Erwin Böttinger | Jasper zu Putlitz (Hrsg.)

Die Zukunft der Medizin

Medizinisch Wissenschaftliche Verlagsgesellschaft

Erwin Böttinger | Jasper zu Putlitz (Hrsg.)

Die Zukunft der Medizin
Disruptive Innovationen revolutionieren Medizin und Gesundheit

Mit einem Geleitwort von Hasso Plattner

mit Beiträgen von

M. Aach | R. Averill | G. Barreto | E. Böttinger | M. Braun
D. Champeaux | A. Cornejo Müller | P. Dabrock | I. de Cremoux
J. Deerberg-Wittram | L. Determann | H. Estiri | T. Ganslandt
T. Gayvoronskaya | A. Gharabaghi | J. Graalmann | D. Grasmücke
P. Haas | R. Herzog | M.C. Hirsch | J. Jacubeit | D. Jäger | C. Johner
J.N. Kather | J.G. Klann | F. Knieps | J.C. Kvedar | M.D. Majmudar
C. Meinel | A. Mühle | S. Müllauer | S.N. Murphy | M. Müschenich
R. Novak | H. Pak | R. Philipp | M. Pogorzhelskiy | F. Post | J. Pratschke
H.-U. Prokosch | J. zu Putlitz | M. Queisner | L. Reisman | R. Rittweger
T. Rödiger | I.M. Sauer | S. von Schorlemer | S. Schürle-Finke | M. Sedlmayr
A. Stett | K.B. Wagholikar | L. Wamprecht | C.-C. Weiß

 Medizinisch Wissenschaftliche Verlagsgesellschaft

Die Herausgeber

Prof. Dr. med. Erwin Böttinger
HPI Digital Health Center Potsdam
Campus Griebnitzsee | Universität Potsdam
Prof.-Dr.-Helmert-Straße 2–3
14482 Potsdam

Dr. med. Jasper zu Putlitz
Triton
Schillerstraße 20
60313 Frankfurt/Main

MWV Medizinisch Wissenschaftliche Verlagsgesellschaft mbH & Co. KG
Unterbaumstraße 4
10117 Berlin
www.mwv-berlin.de

ISBN 978-3-95466-398-9

Bibliografische Information der Deutschen Nationalbibliothek
Die Deutsche Nationalbibliothek verzeichnet diese Publikation in der Deutschen Nationalbibliografie;
detaillierte bibliografische Informationen sind im Internet über http://dnb.d-nb.de abrufbar.

© MWV Medizinisch Wissenschaftliche Verlagsgesellschaft Berlin, 2019

Dieses Werk ist einschließlich aller seiner Teile urheberrechtlich geschützt. Die dadurch begründeten Rechte, insbesondere die der Übersetzung, des Nachdrucks, des Vortrags, der Entnahme von Abbildungen und Tabellen, der Funksendung, der Mikroverfilmung oder der Vervielfältigung auf anderen Wegen und der Speicherung in Datenverarbeitungsanlagen, bleiben, auch bei nur auszugsweiser Verwertung, vorbehalten.

Die Wiedergabe von Gebrauchsnamen, Handelsnamen, Warenbezeichnungen usw. in diesem Werk berechtigt auch ohne besondere Kennzeichnung nicht zu der Annahme, dass solche Namen im Sinne der Warenzeichen- und Markenschutz-Gesetzgebung als frei zu betrachten wären und daher von jedermann benutzt werden dürften. Im vorliegenden Werk wird nur die männliche Form verwendet, gemeint sind immer alle Geschlechter, sofern nicht anders angegeben.

Die Verfasser haben große Mühe darauf verwandt, die fachlichen Inhalte auf den Stand der Wissenschaft bei Drucklegung zu bringen. Dennoch sind Irrtümer oder Druckfehler nie auszuschließen. Der Verlag kann insbesondere bei medizinischen Beiträgen keine Gewähr übernehmen für Empfehlungen zum diagnostischen oder therapeutischen Vorgehen oder für Dosierungsanweisungen, Applikationsformen oder Ähnliches. Derartige Angaben müssen vom Leser im Einzelfall anhand der Produktinformation der jeweiligen Hersteller und anderer Literaturstellen auf ihre Richtigkeit überprüft werden. Eventuelle Errata zum Download finden Sie jederzeit aktuell auf der Verlags-Website.

Produkt-/Projektmanagement: Bernadette Schultze-Jena, Berlin
Lektorat: Bernadette Schultze-Jena, Monika Laut-Zimmermann, Berlin
Übersetzung: Nina-Maria Nahlenz (aus dem Englischen, Beiträge: I.4, I.5, II.4, IV.1, IV.2, V.2) überarbeitet von Jasper zu Putlitz
Layout & Satz: zweiband.media, Agentur für Mediengestaltung und -produktion GmbH, Berlin
Druck: druckhaus köthen GmbH & Co. KG, Köthen

Zuschriften und Kritik an:
MWV Medizinisch Wissenschaftliche Verlagsgesellschaft mbH & Co. KG, Unterbaumstraße 4, 10117 Berlin, lektorat@mwv-berlin.de

Vorwort

Dieses Buch beschreibt wesentliche Aspekte der durch Digitalisierung und Personalisierung geprägten Zukunft der Medizin, in der Durchbrüche in Forschung und Versorgung durch Big Data, Künstliche Intelligenz und Robotik erzielt werden. In mehr als 30 Beiträgen erläutern international renommierte Autoren, wie neue Entwicklungen und Technologien die Medizin und das Gesundheitswesen im 21. Jahrhundert radikal verändern und verbessern werden. Sie entwerfen eine Welt, in der digitale und personalisierte Therapieansätze und neue Technologien im Einsatz direkt am Patienten langfristig zu mehr Gesundheit führen. In dieser Welt sind Operationen zukünftig nicht mehr nur im Körper, sondern auch im Genom möglich. Micro- und Nanoroboter helfen bei der Suche nach Krankheiten und heilen sie. Intelligente Assistenzsysteme helfen Patienten und Ärzten bei der Prävention und Heilung von Krankheiten. Tödliche Krankheiten werden chronisch und chronische Krankheiten heilbar.

Der rasante technologische Fortschritt verbessert aber nicht nur Forschung und Versorgung – er wirft auch viele grundlegende Fragen auf. Traditionelle Rollen im Gesundheitswesen werden neu justiert. In einer Zeit, in der Patienten zu informierten Konsumenten werden, die ihre Gesundheitsversorgung mit dem Smartphone buchstäblich selbst in die Hand nehmen, muss sich das Gesundheitssystem grundlegend weiterentwickeln, um die Chancen sinnstiftender Innovationen zu erschließen. Deshalb finden sich in diesem Buch auch Beiträge, die neue Denkanstöße für die Weiterentwicklung unseres Gesundheitssystems in den Dimensionen Versicherung, Datenschutz und Ethik geben.

Es mag vermessen klingen, in einem Buch die Zukunft der Medizin beschreiben zu wollen. Wir sind überzeugt, dass der Versuch unternommen werden muss. Dabei geht es um Visionen, nicht um hundertprozentige Richtigkeit der Aussagen und Vollständigkeit der Themen. Wichtig ist für uns, dass die Beschreibung der Zukunft der Medizin auf Grundlage vieler bereits heute sichtbarer und denkbarer Entwicklungen der Startpunkt für eine konstruktive Diskussion wird, an der sich alle Akteure des Gesundheitswesens – vom Patienten bis zum Gesundheitsminister – beteiligen sollten. Für sie haben wir dieses Buch gemacht.

Den internationalen Vordenkern aus allen Bereichen des Gesundheitswesens und angrenzenden Fächern danken wir herzlich für ihre Beiträge. Der Verleger der Medizinisch Wissenschaftlichen Verlagsgesellschaft, Herr Dr. Hopfe, hat uns bei der Verwirklichung dieses Buches sehr unterstützt. Wir bedanken uns bei ihm für zahlreiche wertvolle Anregungen. Ganz besonderer Dank gilt Frau Bernadette Schultze-Jena, die unser gemeinsames Projekt mit vielen guten Hinweisen von Verlagsseite aus intensiv begleitet hat. Dem Hasso-Plattner-Institut danken wir für die großzügige Unterstützung.

Wir wünschen Ihnen, liebe Leserinnen und Leser, viel Freude und vor allem einen Erkenntnisgewinn beim Lesen dieses Buches. Wir hoffen, dass Sie die eine oder andere Zukunftsfacette in Ihrem täglichen Leben erkennen werden oder nutzen können. Lassen Sie uns die Zukunft der Medizin gemeinsam gestalten!

Prof. Dr. Erwin Böttinger und Dr. Jasper zu Putlitz
Berlin und Potsdam im Mai 2019

Geleitwort

Der medizinische Fortschritt schreitet unaufhaltsam voran. In den letzten Jahrzehnten sind faszinierende Entdeckungen zur Erkennung von Krankheitsursachen sowie zur Prävention und Behandlung von Krankheiten gemacht worden. In den entwickelten Ländern der westlichen Welt haben wir uns heute daran gewöhnt, gesund und ohne große Einschränkungen ein hohes Lebensalter zu erreichen. Wir haben in unserer Gesellschaft eine große Zahl von Menschen mit einem Lebensalter von über 80, 90 oder sogar 100 Jahren. Noch vor zwei Generationen war dies keineswegs so.

Medizinischen Fortschritt gibt es aber nicht umsonst. In der ganzen Welt steigen die Kosten für die medizinische Versorgung. Auch die Qualität hat an vielen Stellen noch Verbesserungspotenzial. In vielen Ländern mangelt es am Zugang zu adäquater Gesundheitsversorgung und Pflege. Die Medizin und die Gesundheitssysteme dieser Welt müssen dringend weiterentwickelt werden, um die drängenden Probleme zu lösen.

Die Digitalisierung und Personalisierung ergänzt und erweitert unsere Möglichkeiten in der Medizin. Ich bin überzeugt, dass wir durch den gezielten Einsatz von digitalen Technologien die medizinische Versorgung und den Zugang dazu verbessern, Qualität steigern und Kostenanstiege dämpfen können. Der Informationsaustausch zwischen verschiedenen Behandlern in Arztpraxen und Krankenhäusern kann sicherer und schneller gelingen. Weiterhin werden ärztliche Entscheidungen transparenter dokumentiert und für Patienten nachvollziehbarer. Ferner setzt sich evidenzbasierte Medizin stärker durch, Doppeluntersuchungen können vermieden werden und es gibt mehr Sicherheit bei der Arzneimittelanwendung. Schließlich wird die Kommunikation mit dem Patienten verbessert, der im heutigen Gesundheitsmarkt auch selbstbewusster Kunde ist. Erfolgsbeispiele gibt es bereits in der ganzen Welt. Die Gesundheitsdaten jedes Bürgers in Israel und bald auch in Japan werden zentral erfasst und verwaltet und ermöglichen so eine Beobachtung der medizinisch relevanten Werte über das ganze Leben. In den USA gibt es viele Beispiele dafür, wie Digital Health die Qualität und den Zugang zu medizinischer Versorgung verbessert. Und viele Länder in Europa sind bei diesem Thema ebenfalls schon weit vorangeschritten.

Deutschland muss bei der digitalen Transformation des Gesundheitswesens dringend aufholen. Dafür setze ich mich persönlich ein. Hierzulande haben wir etwas schärfere regulatorische Bedingungen als einige andere Länder, die uns teils noch hemmen, neue Möglichkeiten in der digitalen Medizin praktisch einzusetzen. Deshalb sehe ich auch vor allem die Politik in der Pflicht, neue gesetzliche Weichenstellungen sowie Reformschritte, die den internationalen Entwicklungen im Gesundheitswesen zumindest ebenbürtig sind, rasch und entschlossen festzulegen. Wir brauchen differenzierte Antworten auf viele grundlegende, neue Fragen. Bei Digitalisierung und Personalisierung der Medizin geht es nicht darum, Persönlichkeitsrechte unserer Bürger zu gefährden, sondern Möglichkeiten auszuschöpfen, die ein signifikantes Potenzial haben, die Medizin und das Gesundheitssystem zu verbessern und zukunftsfähig zu machen. Dafür lehren und forschen wir am Digital Health Center des Hasso-Plattner-Instituts in Potsdam.

Wie sich die Medizin in Zukunft konkret weiterentwickeln könnte, beschreibt dieses Buch mit Beiträgen namhafter Autoren aus dem In- und Ausland. Die einzelnen Kapitel enthalten viel Wissenswertes zu konkreten Anwendungen in der Medizin, die durch den Einsatz digitaler Technologien und personalisierter Ansätze er-

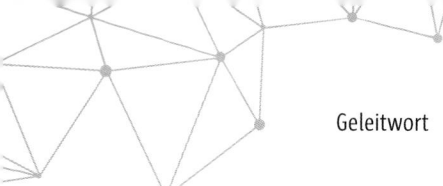

Geleitwort

möglicht werden. Auch grundlegende Fragen zur Zukunft und Weiterentwicklung unseres Gesundheitssystems werden thematisiert. Ich bin den Autoren und Herausgebern, Prof. Dr. Erwin Böttinger und Dr. Jasper zu Putlitz, sehr dankbar, dass sie in diesem Buch ambitioniert und visionär die Stoßrichtungen der zukünftigen Entwicklung in der Medizin, aber auch im Gesundheitswesen insgesamt beschreiben. Dem hier vorgelegten Werk wünsche ich eine weite Verbreitung und aufmerksame Leser.

Prof. Dr. h.c. mult. Hasso Plattner
Potsdam im Mai 2019

Die Autorinnen und Autoren

Dr. med. Mirko Aach
Berufsgenossenschaftliches Universitätsklinikum
Bergmannsheil
Chirurgische Klinik und Poliklinik
Abteilung für Rückenmarkverletzte
Bürkle-de-la-Camp-Platz 1
44789 Bochum

Richard Averill, MSc
The Hesperium Group, LLC
38 North Benham Road
Seymour, CT 06483
USA

PD Dr. rer. nat. Guillermo Barreto
Max-Planck-Institut für Herz- und Lungenforschung
LOEWE Forschungsgruppe Epigenetik des
Lungenkrebses
Parkstraße 1
61231 Bad Nauheim

Prof. Dr. med. Erwin Böttinger
HPI Digital Health Center Potsdam
Campus Griebnitzsee | Universität Potsdam
Prof.-Dr.-Helmert-Straße 2–3
14482 Potsdam

Dr. Matthias Braun
Friedrich-Alexander-Universität Erlangen-Nürnberg
Lehrstuhl für Systematische Theologie II (Ethik)
Kochstraße 6
91054 Erlangen

David Champeaux
IPsoft UK LTD
The Leadenhall Building, 31st Floor
122 Leadenhall Street
London, UK EC3V 4AB

Alejandro Cornejo Müller
Die BrückenKöpfe GmbH
Mohrenstraße 34
10117 Berlin

Prof. Dr. Peter Dabrock
Friedrich-Alexander-Universität Erlangen-Nürnberg
Lehrstuhl für Systematische Theologie II (Ethik)
Kochstraße 6
91054 Erlangen

Isabelle de Cremoux
Seventure Partners
5/7 rue de Monttessuy
75007 Paris
France

Dr. Jens Deerberg-Wittram
RoMed Kliniken der Stadt und des Landkreises
Rosenheim GmbH
Pettenkoferstraße 10
83022 Rosenheim

Prof. Dr. iur. Lothar Determann
Attorney at Law, Rechtsanwalt
Baker & McKenzie LLP
660 Hansen Way
Palo Alto, CA 94304
USA

Hossein Estiri, PhD
Massachusetts General Hospital
50 Staniford Street
Suite 750
Boston, MA 02114
USA

Prof. Dr. Thomas Ganslandt
Universitätsmedizin Mannheim der Ruprecht-
Karls-Universität Heidelberg
Heinrich-Lanz-Zentrum für Digitale Gesundheit
Theodor-Kutzer-Ufer 1–3
68167 Mannheim

Tatiana Gayvoronskaya
Hasso-Plattner-Institut für Digital Engineering
gGmbH
Internet-Technologien und Systeme
Prof.-Dr.-Helmert-Straße 2–3
14482 Potsdam

Prof. Dr. med. Alireza Gharabaghi
Eberhard Karls Universität Tübingen
Neurochirurgische Universitätsklinik
Sektion Funktionelle und Restaurative
Neurochirurgie
Otfried-Müller-Straße 45
72076 Tübingen

Jürgen Graalmann
Die BrückenKöpfe GmbH
Mohrenstraße 34
10117 Berlin

Dr. med. Dennis Grasmücke
Berufsgenossenschaftliches Universitätsklinikum
Bergmannsheil
Chirurgische Klinik und Poliklinik
Abteilung für Rückenmarkverletzte
Bürkle-de-la-Camp-Platz 1
44789 Bochum

Prof. Dr. Peter Haas
Fachhochschule Dortmund
Emil-Figge-Straße 42
44227 Dortmund

Rainer Herzog
Kravogelstraße 16A
81249 München

Dr. Martin Christian Hirsch
Ada Health GmbH
Karl-Liebknecht-Straße 1
10178 Berlin

Dr. med. Johannes Jacubeit
connected-health.eu GmbH/LifeTime
Beerenweg 1f
22761 Hamburg

Prof. Dr. med. Dirk Jäger
Nationales Centrum für Tumorerkrankungen (NCT)
am Universitätsklinikum Heidelberg und dem
Deutschen Krebsforschungszentrum Heidelberg
Medizinische Onkologie
Im Neuenheimer Feld 460
69120 Heidelberg

Prof. Dr. Christian Johner
Johner Institut GmbH
Villa Rheinburg
Reichenaustraße 1
78467 Konstanz

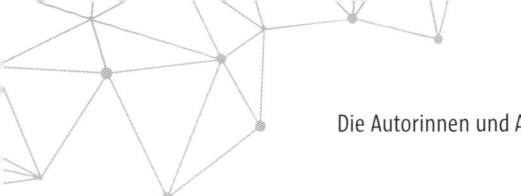

Die Autorinnen und Autoren

Dr. med. Jakob Nikolas Kather, MSc
Nationales Centrum für Tumorerkrankungen (NCT)
am Universitätsklinikum Heidelberg und dem
Deutschen Krebsforschungszentrum Heidelberg
Medizinische Onkologie
Im Neuenheimer Feld 460
69120 Heidelberg

Jeffrey G. Klann, PhD
Massachusetts General Hospital
50 Staniford Street
Suite 750
Boston, MA 02114
USA

Franz Knieps
BKK Dachverband e.V.
Mauerstraße 85
10117 Berlin

Joseph Charles Kvedar, MD
Professor for Dermatology
Harvard Medical School
Vice President, Connected Health
Partners HealthCare
399 Revolution Drive, 13th Floor
Somerville, MA 02145
USA

Maulik D. Majmudar, MD, PhD
Amazon – Day 1
2121 7th Avenue
17th floor
Seattle 98121, WA
USA

Prof. Dr. sc. nat. Dr. rer. nat. Christoph Meinel
Hasso-Plattner-Institut für Digital Engineering
gGmbH
Internet-Technologien und Systeme
Prof.-Dr.-Helmert-Straße 2–3
14482 Potsdam

Alexander Mühle
Hasso-Plattner-Institut für Digital Engineering
gGmbH
Internet-Technologien und Systeme
Prof.-Dr.-Helmert-Straße 2–3
14482 Potsdam

Dr. med. Sabine Müllauer
Maria-Eich-Straße 77
82166 Gräfelfing

Shawn N. Murphy, MD, PhD
Professor of Neurology
Harvard Medical School
25 Shattuck Street
Boston, MA 02115
USA
und
Chief Research Information Officer
Partners HealthCare
399 Revolution Drive
Suite 725
Somerville, MA 02145
USA

Dr. Markus Müschenich
Flying Health
F.H. Incubator GmbH
Friedrichstraße 68
10117 Berlin

Dr. med. habil. Rodger Novak
CRISPR Therapeutics AG
Baarerstrasse 14
6300 Zug
Schweiz

Hon Pak, MD, MBA
3M Health Information Systems
12215 Plum Orchard Drive
Silver Spring, MD 20904
USA

Ruth Philipp, Dipl.-Psych.
ottonova
Ottostraße 4
80333 München

Michael Pogorzhelskiy
Exzellenzcluster Bild Wissen Gestaltung
Ein Interdisziplinäres Labor
Sophienstraße 22a
10178 Berlin

PD Dr. med. Felix Post
Katholisches Klinikum Koblenz-Montabaur
Rudolf-Virchow-Straße 5–7
56073 Koblenz

Prof. Dr. med. Johann Pratschke
Charité – Universitätsmedizin Berlin
Campus Mitte | Campus Virchow Klinikum
Chirurgische Klinik
Augustenburger Platz 1
13353 Berlin

Prof. Dr. Hans-Ulrich Prokosch
Friedrich-Alexander-Universität Erlangen-Nürnberg
Lehrstuhl für Medizinische Informatik
Wetterkreuz 13
91058 Erlangen

Dr. med. Jasper zu Putlitz
Triton
Schillerstraße 20
60313 Frankfurt/Main

Moritz Queisner
Charité – Universitätsmedizin Berlin
Campus Mitte | Campus Virchow Klinikum
Chirurgische Klinik
Augustenburger Platz 1
13353 Berlin
und
Exzellenzcluster Bild Wissen Gestaltung
Ein Interdisziplinäres Labor
Sophienstraße 22a
10178 Berlin

Lonny Reisman, MD, FACC
HealthReveal
750 Lexington Ave
New York, NY 10022
USA

Dr. med. Roman Rittweger
ottonova
Ottostraße 4
80333 München

Tim Rödiger
Die BrückenKöpfe GmbH
Mohrenstraße 34
10117 Berlin

Prof. Dr. med. Igor Maximilian Sauer
Charité – Universitätsmedizin Berlin
Campus Mitte | Campus Virchow Klinikum
Chirurgische Klinik
Augustenburger Platz 1
13353 Berlin

Dr. rer. nat. Stephan von Schorlemer
D4L data4life gGmbH
Rudolf-Breitscheid-Straße 186
14482 Potsdam

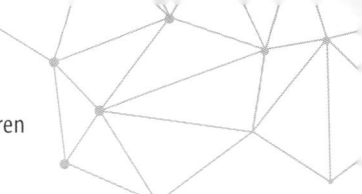

Die Autorinnen und Autoren

Prof. Simone Schürle-Finke, PhD
ETH Zürich
Responsive Biomedical Systems Laboratory
Institute of Translational Medicine
Department of Health Science & Technology
Vladimir-Prelog Weg 4 – HCI E 367.1
8093 Zürich
Schweiz

Prof. Dr. rer. nat. Martin Sedlmayr
Technische Universität Dresden
Medizinische Fakultät Carl Gustav Carus
Institut für Medizinische Informatik und Biometrie
Fetscherstraße 74
01307 Dresden

Dr. rer. nat. Alfred Stett
Retina Implant AG
Gerhard-Kindler-Straße 13
72770 Reutlingen

Kavishwar B. Wagholikar, MBBS, PhD
Massachusetts General Hospital
50 Staniford Street
Suite 750
Boston, MA 02114
USA

Laura Wamprecht
Flying Health
F.H. Incubator GmbH
Friedrichstraße 68
10117 Berlin

Christian-Cornelius Weiß
D4L data4life gGmbH
Rudolf-Breitscheid-Straße 186
14482 Potsdam

Inhalt

I Digital, vernetzt, personalisiert – Versorgung weiter denken ... 1

1. Die Zukunft der Krebstherapie ... 3
   Jakob Nikolas Kather und Dirk Jäger
2. Krebsdiagnose per Atemtest ... 15
   Guillermo Barreto
3. Netflix, Nudging, Netzwerke – Die Zukunft der Versorgung chronisch kranker Menschen ... 19
   Jasper zu Putlitz
4. Vernetzte Gesundheit heute und morgen ... 37
   Joseph Charles Kvedar
5. Digitale Prävention ... 53
   Lonny Reisman

II Nano, Micro, Mega – Neue Technologien für die Medizin ... 69

1. Operieren im digitalen Raum – Mixed Reality in der Chirurgie ... 71
   Igor Maximilian Sauer, Moritz Queisner, Michael Pogorzhelskiy und Johann Pratschke
2. Operation im Genom – CRISPR/Cas9 als Chance für die Medizin ... 85
   Rodger Novak
3. Nanosysteme für die personalisierte Medizin ... 95
   Interview mit Simone Schürle-Finke
4. Bazillen als Pillen – Die Zukunft der Mikrobiomtherapien ... 103
   Isabelle de Cremoux

III Wieder gehen, wieder sehen – Die Überwindung der Handicaps ... 123

1. Der Traum vom Gehen ... 125
   Mirko Aach und Dennis Grasmücke
2. Das Leben wieder in die Hand nehmen ... 135
   Alireza Gharabaghi
3. Mit eigenen Augen sehen ... 143
   Alfred Stett

IV Nichts bleibt wie es ist – Wie KI unsere Gesundheit rasant verbessert ... 153

1. Performance Matrix – Intelligente Systeme verbessern Gesundheit ... 155
   Interview mit Hon Pak und Richard Averill
2. Amelia fühlt mit – Kognitive virtuelle Assistenten im Gesundheitswesen ... 169
   David Champeaux
3. Künstliche Intelligenz in Anamnese und Diagnose – Ein Bericht am Beispiel von Ada ... 187
   Martin Christian Hirsch

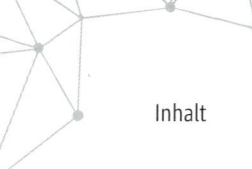

V Bits & Bytes statt Stahl & Strahl – Informations- und Datentechnologien revolutionieren die Medizin — 199

1. Wendepunkt für Gesundheit — 201
   Erwin Böttinger
2. Weg mit den Datensilos — 211
   Jeffrey G. Klann, Kavishwar B. Wagholikar, Hossein Estiri, Maulik D. Majmudar und Shawn N. Murphy
3. Datenschätze heben – Perspektiven für die Biomedizinische Informatik — 225
   Hans-Ulrich Prokosch, Thomas Ganslandt und Martin Sedlmayr
4. Das digitale Gesundheitswesen – Das Ende des Sektorendenkens — 237
   Peter Haas
5. data4life – Eine nutzerkontrollierte Gesundheitsdaten-Infrastruktur — 249
   Stephan von Schorlemer und Christian-Cornelius Weiß
6. Die Zukunftspotenziale der Blockchain-Technologie — 259
   Christoph Meinel, Tatiana Gayvoronskaya und Alexander Mühle
7. eRezept – Eine konkrete Anwendung für die Blockchain — 269
   Johannes Jacubeit

VI Radikal anders – Neues Denken, neue Rollen, neue Systeme — 281

1. Value-based Health Care – Der Paradigmenwechsel zu einem nutzenorientierten Gesundheitswesen — 283
   Jens Deerberg-Wittram
2. Muss der Mediziner der Zukunft noch Arzt sein? — 295
   Markus Müschenich und Laura Wamprecht
3. Ethik und Digitalisierung – Offene Fragen und mögliche Perspektiven — 305
   Matthias Braun und Peter Dabrock
4. Gesunder Datenschutz — 317
   Lothar Determann und Felix Post
5. Rechtliche Rahmenbedingungen im Zeitalter von digitaler Gesundheit und personalisierter Medizin — 337
   Rainer Herzog
6. Regulatorische Anforderungen an Medizinprodukte — 357
   Christian Johner

VII Neu gedacht – Vom Versicherer zum Gesundheitsgestalter — 369

1. Krankenkassen sind keine Versicherungen mehr. Was sollen sie in Zukunft leisten? — 371
   Jürgen Graalmann, Alejandro Cornejo Müller und Tim Rödiger
2. Soziale Krankenversicherung 4.0 — 387
   Franz Knieps
3. Digitale Krankenversicherung — 401
   Roman Rittweger, Sabine Müllauer und Ruth Philipp

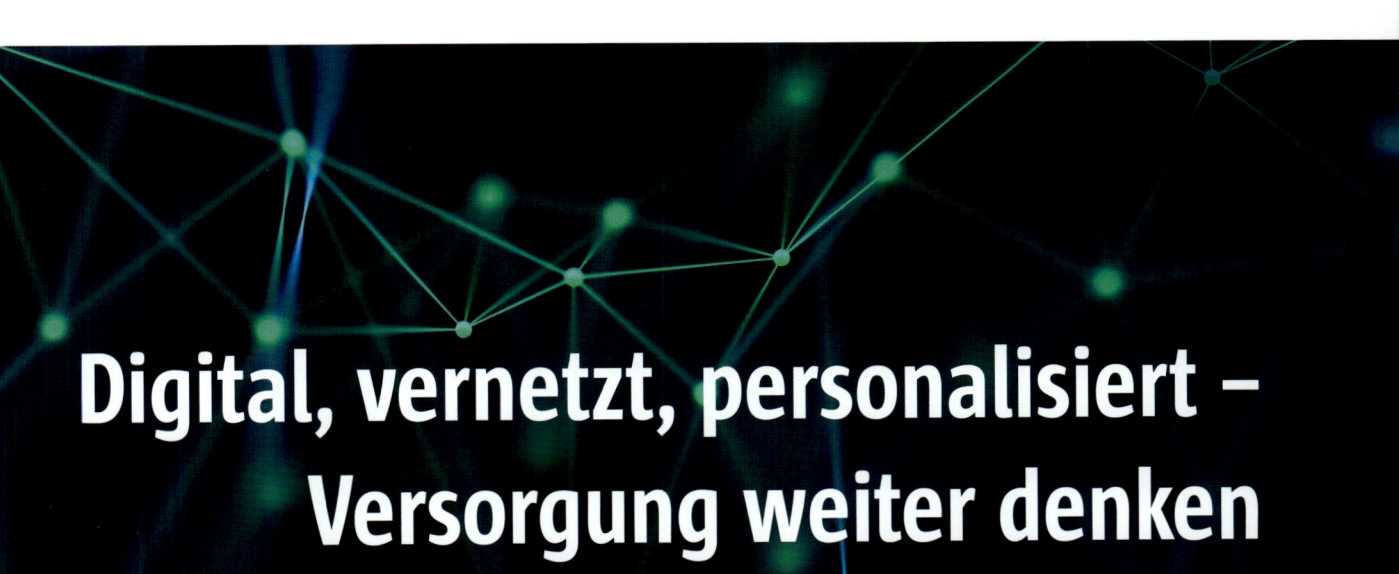

Digital, vernetzt, personalisiert – Versorgung weiter denken

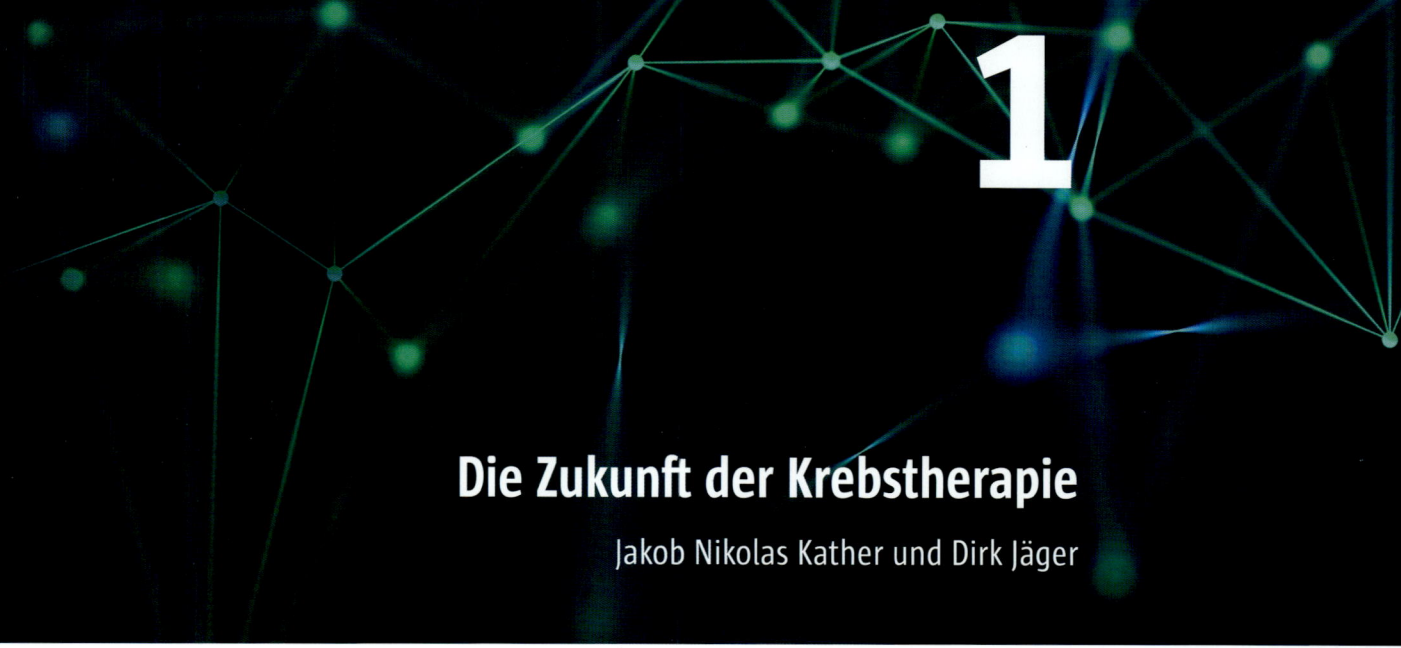

Die Zukunft der Krebstherapie

Jakob Nikolas Kather und Dirk Jäger

Der klinische Alltag in der Onkologie

Frau Müller stand mitten im Leben: Die 43-Jährige war Mutter zweier Kinder und war erfolgreich im Beruf. Es war für sie erschütternd, als sie wegen Bauchschmerzen zu ihrem Hausarzt ging, der letztendlich zwei Lebermetastasen fand. Die nächsten Monate waren geprägt von Arztterminen, Hoffnung und Bangen: Ein metastasierter Darmkrebs, wie er bei Frau Müller vorlag, ist eine lebensbedrohliche Erkrankung – andererseits hatte die Erkrankung bislang nur in die Leber gestreut. Nach langen Diskussionen im interdisziplinären Tumorboard und vier Zyklen einer Therapie aus Zytostatika und einem Epidermal Growth Factor Receptor (EGFR)-Antikörper waren die Metastasen so deutlich geschrumpft, dass in einer großen Operation sowohl der Tumor im Darm als auch die tumorbefallenen Teile der Leber entfernt werden konnten. Zwar war auch das darauffolgende Jahr nicht einfach: Erneute acht Zyklen einer Chemotherapie, eine weitere Operation zur Stomarückverlagerung, eine Rehabilitationsbehandlung und dann die Wiedereingliederung im Beruf bedeuteten eine große Belastung für die Familie. Dennoch befindet sich die Patientin nun in der Nachsorge und hat berechtigte Hoffnung auf ein tumorfreies Leben. Was noch vor einer Generation undenkbar war, war hier geglückt: Die Heilung einer metastasierten Tumorerkrankung. In diesem Fall hatte die interdisziplinäre Zusammenarbeit, moderne Chirurgie und in zahllosen klinischen Studien erprobte medikamentöse Therapie die Chance auf Heilung gebracht.

Erfolgsgeschichten wie von Frau Müller gehören längst zum Alltag der Onkologie in Deutschland. Dies tröstet jedoch nicht darüber hinweg, dass nach wie vor für viele Patienten mit metastasierten Tumorerkrankungen nur unbefriedigende Therapieoptionen zur Verfügung stehen. Die Beschleunigung des onkologischen Fortschritts lässt erwarten, dass sich dies immer weiter verbessern wird. Doch wohin wird die Reise der Onkologie bis 2030 gehen? Und ist die Versorgungslandschaft in Deutschland hierfür bereit? Diesen Fragen werden wir im vorliegenden Beitrag nachgehen.

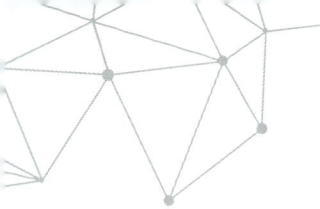

Onkologie heute: Erfolg der evidenzbasierten Medizin

In der Medizin ist Vorsicht geboten bei der Verallgemeinerung von Einzelfällen – aber ein Blick auf die Statistik gibt Grund zum Optimismus. In der westlichen Welt führt der Rückgang des Zigarettenrauchens zu einer niedrigeren Inzidenz vieler Tumorerkrankungen. (Underwood et al. 2015) Aber auch die Überlebenszeit von Tumorpatienten wird immer länger, selbst in fortgeschrittenen Erkrankungsstadien. Mittlerweile ist es üblich, dass selbst schwere Erkrankungen, wie das metastasierte Magenkarzinom oder Pankreaskarzinom, durch mehrere Therapielinien mitunter jahrelang unter Kontrolle gehalten werden können. Woher kommt diese Entwicklung und wie weit können wir diese in der Zukunft bringen?

Wie der obige Fallbericht zeigt, sind die bisherigen Erfolge vor allem begründet in der Professionalisierung der Onkologie in chirurgisch und onkologisch ausgewiesenen Zentren sowie der Entwicklung wirksamer Medikamente in translationaler Forschung und klinischen Studien.

Die Fortschritte in der Onkologie kamen schrittweise: Dutzende klinische Studien waren nötig, um beispielsweise für das Kolonkarzinom die Effektivität der Chemotherapien zu verbessern. Jede erfolgreiche Studie der letzten Jahrzehnte verlängerte die mittlere Überlebenszeit um Wochen bis Monate, aber auch jede formell „negative" Studie erweiterte unser Wissen über die Erkrankung. Bis heute dominieren auf den großen Krebskongressen die klassischen klinischen Studien mit schrittweiser Verlängerung des Überlebens.

Dieses Muster könnte sich jedoch in Zukunft ändern – nicht zuletzt aufgrund technologischer Fortschritte. Die Zahl der neu zugelassenen Medikamente nimmt immer schneller zu und in den klinischen Studien wird zunehmend auch über Komplettremissionen berichtet – die Heilung von Tumorerkrankungen in bislang hoffnungslosen Situationen. Einige große technologische Neuerungen sind hier besondere Hoffnungsträger: Einerseits die klassische Präzisionsonkologie mit genomischer Analyse von Tumoren, andererseits die Immuntherapie und weiterhin computergetriebene Neuerungen unter den Schlagworten Big Data und Künstliche Intelligenz. Es gibt auch einige andere Technologien, die nicht so sehr im Scheinwerferlicht stehen, aber dennoch interessantes Potenzial bergen: Dies sind beispielsweise Small Data-Ansätze und Computersimulationen, funktionelle Charakterisierung von Tumoren und adaptive Therapie. Im Folgenden möchten wir den Stand der Technik in diesen Technologien betrachten und mögliche Anwendungen für die Zukunft diskutieren.

Die Hoffnungsträger: Genomik, Immuntherapie und Big Data

Genomische Krebsmedizin: Immer noch zukunftsweisend?

Klassischerweise werden bösartige Tumoren anhand des Ursprungsorgans und der Histomorphologie kategorisiert, und basierend hierauf auch entsprechenden Chemotherapien zugeführt. Mittlerweile sind jedoch für fast alle großen Tumorentitäten genetische Subgruppen bekannt, die zielgerichtete Behandlungen nach sich ziehen. Beispiele sind

- das HER2-positive Mamma- oder Magenkarzinom,
- das RAS-Wildtyp kolorektale Karzinom oder
- das BRAF-mutierte Melanom.

Patienten mit diesen genetischen Veränderungen profitieren zum Teil enorm von einer Therapie, die eben diese genetische Schwachstelle ihrer Tumorzellen ausnutzt. Allerdings sind dies zwar zielgerichtete Therapien, aber keine wirkliche „personalisierte" Therapie im engeren Sinne. Denn: Diese Therapien zielen auf Patientenkollektive ab, die einen großen Teil der entsprechenden Entitäten ausmachen. Mit dem Fortschritt in Genom-Sequenzierungstechnologien stiegen die Hoffnungen auf eine kleinteiligere, echte „personalisierte" Medizin: Statt nur große Subgruppen jeder Tumorentität zu betrachten, sollten auch genetische Veränderungen mit geringer Inzidenz in jedem Patienten „personalisiert" nachgewiesen werden und als molekulare Therapieziele verwendet werden. Wie alle Maßnahmen in der Medizin muss sich selbstverständlich auch dieses Postulat einer Überprüfung in randomisierten Studien unterziehen. Hierbei zeigten sich bisher leider enttäuschende Ergebnisse: Die SHIVA und MOSCATO-Studien konnten keine überzeugenden Erfolge liefern (Le Tourneau u. Kurzrock 2016). Auch die groß angelegte NCI-MATCH-Studie konnte nur in einem geringen Teil der Patienten relevante genetische Veränderungen identifizieren, wovon letztendlich aber auch nur ein Bruchteil der Patienten profitierte. Mittlerweile ist klar, dass zwar genomische Analysen in immer mehr Teilbereichen der Onkologie Eingang finden, dass aber weiterhin die überwiegende Mehrheit aller Tumorpatienten keinen direkten Vorteil hieraus zieht. Eine mögliche Ursache dieser Probleme liegt darin, dass Tumoren eben nicht nur aus Tumorzellen bestehen. Die Zusammensetzung der Tumor-Mikroumgebung ist in einigen Tumorentitäten wie dem kolorektalen Karzinom der genetischen Untersuchung prognostisch und prädiktiv überlegen. Heutzutage lässt sich somit konstatieren (Kather et al. 2018a):

Es reicht nicht aus, nur auf genetische Veränderungen von Tumorzellen abzuzielen – eine Tumortherapie muss auch die Umgebung der Tumorzellen berücksichtigen.

Die Tumor-Mikroumgebung: Von der Antiangiogenese zur Immuntherapie

Maligne Tumoren bestehen zu großen Teilen aus Nicht-Tumorzellen: Fibroblasten, Endothelzellen und verschiedene Immunzellen machen bei vielen Tumoren sogar kumulativ den größten Teil der Tumormasse aus. Diese Zelltypen sind in den letzten Jahren zunehmend in den Fokus der Krebsforschung gerückt. Die erste großflächige klinische Translation gelang mit der antiangiogenen Therapie: Durch Blockade von Wachstumsfaktoren für die Blutgefäßbildung sollten Tumorzellen „ausgehungert" werden. Mittlerweile sind mehrere Hemmstoffe dieser Wachstumsfaktoren und ihrer Rezeptoren zugelassen, insbesondere die Wirkstoffe Bevacizumab, Ramucirumab, Sunitinib und Sorafenib. Allerdings zeigte sich in diesem Feld nach dem ersten Hype schnell eine Ernüchterung. Nicht nur scheint der Wirkmechanismus des „Aushungerns" wissenschaftlich nicht haltbar – auch in klinischen Studien hatten diese Therapiestrategien bestenfalls bescheidenen Nutzen. Heutzutage hat Bevacizumab einen nicht bestreitbaren Stellenwert beim kolorektalen Karzinom und Sorafenib hat einen Nutzen beim hepatozellulären Karzinom und einigen anderen Tumoren. Bei vielen Tumorarten sind diese Wirkstoffe jedoch fast komplett aus der klinischen Praxis verschwunden, so etwa beim Glioblastom. Ein Tiefpunkt der antiangiogenen Therapie war erreicht, als die amerikanische Food and Drug Administration (FDA) im Jahr 2011 die Zulassung von Bevacizumab beim Mammakarzinom wegen Wirkungslosigkeit zurücknahm. Eine ähnliche Substanz, Ramucirumab, ist mit 15.000 $ Therapiekosten pro Monat eines der teuersten Medikamente überhaupt und wird beim Magenkarzinom und dem kolorektalen Karzinom eingesetzt – verlängert das Überleben jedoch nur um wenig mehr als einen Monat im Vergleich zu einer Behandlung mit einem Placebo (Goldstein u. El-Rayes 2015).

Seit 2014 hat jedoch eine neue Therapiestrategie große Erfolge zu verzeichnen: Die Tumor-Immuntherapie. Die sogenannten Checkpoint-Inhibitoren blockieren inhibitorische Signalwege von T-Lymphozyten und verstärken somit eine vorbestehende Anti-Tumor-Immunantwort. In Entitäten wie dem BRAF-Wildtyp Melanom oder dem PD-L1-positiven Lungenkarzinom sind diese Medikamente bereits die Erstlinien-Therapie der Wahl. Große medizinische und kommerzielle Hoffnungen werden in die Weiterentwicklung dieser Wirkstoffklasse gesetzt. Alle zugelassenen Checkpoint-Inhibitoren zielen auf die Oberflächenproteine PD1, PD-L1 und CTLA-4 ab, aber Inhibitoren zahlreicher funktionell ähnlicher Proteine werden bereits in klinischen Studien getestet. Vielversprechende Kandidaten sind die Proteine LAG-3, TIM-3 und TIGIT. Eine Inhibition dieser Immun-Checkpoints wird derzeit in klinischen Phase I/II-Studien getestet und hat zum Teil bereits sehr vielversprechende Ergebnisse geliefert.

Weiterhin gab es in den letzten Jahren vermehrt Erfolge von Vakzinierungsstrategien, denen das Ziel gemein ist, die körpereigene Immunantwort in Richtung der Tumorkontrolle zu lenken. Im besten Fall werden hierfür Oberflächenstrukturen der Tumorzellen identifiziert, die ausschließlich auf dem Tumor selbst, nicht aber im gesunden Gewebe vorkommen. Dieses Kriterium ist insbesondere für Neoantigene erfüllt – also Proteine, die durch Mutationen im Tumor-Erbgut eine „unnatürliche" Aminosäurensequenz haben und so an der Zelloberfläche präsentiert werden, dass sie als Zielstruktur für die adaptive Immunantwort dienen können. Diese Antigene können dem Körper per Impfung (Vakzinierung) zugeführt werden und selbstständig oder in Anwesenheit von Adjuvanzien die natürlicherweise bestehende Anti-Tumor-Immunität verstärken (Jager et al. 2003).

Neben diesen „passiven" Immuntherapien existieren mit den zellulären Immuntherapien „aktive" Therapiestrategien. Hier werden lebende Zellen in den Körper eingebracht, die sich dort vermehren und aktiv Tumorzellen angreifen. Klinisch am weitesten fortgeschritten sind hier die T-Lymphozyten mit „chimären Antigen-Rezeptoren", kurz CAR-T-Zellen. Hierbei werden patienteneigene T-Zellen extrahiert und genetisch modifiziert, sodass sie einen Rezeptor für klar definierte Tumorantigene exprimieren. Zusätzlich werden die intrazellulären Domänen dieser Rezeptoren typischerweise so optimiert, dass es einerseits unabhängig von kostimulatorischen Signalen zu einer Zellaktivierung kommt, aber andererseits nicht zur überschießenden Immunantwort. Seit Sommer 2018 sind CAR-T-Zellen auch in Europa zugelassen, in Deutschland jedoch nur in einzelnen Zentren verfügbar. Der komplexe Herstellungsprozess dieser Zellen macht den Einsatz auch für große Zentren zu einer logistischen Herausforderung. Zum Einsatz kommen diese CAR-T-Zellen bei bestimmten seltenen B-Zell-Neoplasien. In Einzelfällen wurde jedoch auch bei häufigeren Tumorentitäten wie dem Mammakarzinom von überzeugenden Erfolgen mit zellulären Immuntherapien berichtet (Zacharakis et al. 2018).

Mit zunehmender klinischer Reife der Immuntherapien kommt eine wesentliche Fragestellung zum Tragen: Wie kann vor Therapiestart oder zumindest kurz danach vorhergesagt werden, ob der Patient auf die Immuntherapie ansprechen wird? Bei den Tumorzell-gerichteten genetisch definierten Therapien scheint dies fast trivial: Ein HER2-Inhibitor wird nur bei Patienten wirken, die HER2 überexprimieren. Ein ALK-Inhibitor wird nur bei Patienten wirken, die eine ALK-Genfusion aufweisen. Zu Beginn der Immuntherapie-Ära bestanden große Hoffnungen auf einen ähnlichen Zusammenhang: So schien klar zu sein, dass eine anti-PD-1/PDL-1-gerichtete Checkpoint-Inhibition nur bei Patienten Wirkung zeigen sollte, die eine starke Expression von PDL-1 aufwiesen. Zahlreiche klinische Studien bei verschiedenen Tumorentitäten zeigten aber, dass ein solcher Zusammenhang nur sehr eingeschränkt gilt. Die prädiktive Aussagekraft der PDL-1-Expression im Tumorgewebe ist generell sehr gering und Checkpoint-Inhibition kann auch bei einem Teil der PDL-1-negativen Patienten wirken. Andere Biomarker sind hier deutlich zuverlässiger, wie beispielsweise DNA-Reparaturdefekte und die Mutationslast in Tumorzellen. Die Mutationslast – auf Englisch „Tumor Mutational Burden" (TMB), bezeichnet die Anzahl von Mutationen im Tumorgewebe eines bestimmten Patienten. Obwohl hierbei nicht die Immunogenität einer Mutation berücksichtigt wird, sondern genetische Veränderungen nur abgezählt werden, hat sich gezeigt, dass TMB eine gute Prädiktion des Ansprechens auf Immuntherapie erlaubt. DNA-Reparaturdefekte wie die „Mismatch Repair Deficiency" (MMRd) sind sogar so gut prädiktiv, dass die FDA Checkpoint-Inhibitoren für alle Patienten mit diesem Merkmal zugelassen hat – unabhängig von der Histologie des Tumors. Auch die Mutationslast ist sehr vielversprechend, insbesondere, da sie vermutlich auch aus dem peripheren Blut bestimmbar ist (Gandara et al. 2018). Insgesamt sind diese beiden Biomarker zwar sehr sensitiv, aber momentan noch wenig spezifisch: Auch Patienten ohne diese Merkmale können prinzipiell auf Immuntherapie ansprechen. Da die Immuntherapie nicht direkt die Tumorzellen modifiziert, sondern die körpereigenen Immunzellen, ist es nicht verwunderlich, dass auch deren Eigenschaften einen Therapieerfolg vorhersagen können. Selbst routinemäßig erhobene Messwerte wie die Zahl der Lymphozyten im peripheren Blut können zur Prädiktion des Erfolgs von Immuntherapien beitragen (Hopkins et al. 2017).

Auch im Zeitalter der Immuntherapie gilt somit, dass eine möglichst detaillierte Analyse einzelner Patienten notwendig ist, um jedem Patienten die optimale Therapie zuzuführen. Durch die zahlreichen in den letzten Jahren zugelassenen Medikamente – insbesondere auch Immuntherapeutika – ist das Problem der optimalen Therapiestrategie noch deutlich komplexer geworden als zuvor – denn nun ist klar, dass nicht nur Eigenschaften der Tumorzellen analysiert werden müssen, sondern auch die Eigenschaften des körpereigenen Immunsystems. Die Anzahl der Parameter, die man in Zusammenschau hierfür ansehen kann, ist für eine einzelne Ärztin nicht zu bewältigen. Wir werden uns im Folgenden deshalb technischen Lösungen zuwenden, die das Potenzial bergen, Tumoren genauer zu klassifizieren und individuell optimale Therapiestrategien vorherzusagen.

Big Data: Woher kommen diese Datenmengen und können wir sie nutzbar machen?

Onkologen müssen schon seit vielen Jahren eine große Menge von Daten verarbeiten. Um beispielsweise für eine Mammakarzinom-Patientin eine Therapieempfehlung auszusprechen, müssen zumindest Alter, Vorerkrankungen, Patientenpräferenzen, T-, N- und M-Stadium, Tumor-Grading, Proliferationsfraktion, Hormonrezeptorstatus für Östrogen und Progesteron, sowie HER2-Status bedacht werden. Setzt man vereinfachend für jedes dieser Merkmale nur drei Ausprägungen fest (etwa hoch/mittel/niedrig), ergeben sich etwa 177.000 mögliche Kombinationen.

Mit dem Stichwort „Big Data" werden in der Onkologie jedoch typischerweise zwei Technologien assoziiert, die noch einmal um viele Größenordnungen mehr Daten produzieren: Genomische Daten und Bilddaten.

Genomische Daten sind beispielsweise Einzelnukleotidvariationen oder Translokationen, unter denen zusammen dutzende potenziell therapierelevante Veränderungen bekannt sind, die beispielsweise in Gen-Panels wie dem MSK-IMPACT-Panel zusammengefasst sind. Im weiteren Sinne fallen hierunter auch transkriptomische Daten, also Expressionsniveaus von mRNAs in Tumorgewebe. Klinisch anerkannte Genexpressions-Panels wie das 70-Gen-Panel MammaPrint® werden beispielsweise beim Mammakarzinom eingesetzt. Auch epigenetische Veränderungen, wie beispielsweise DNA-Methylierungen, können aus Tumorproben ausgelesen werden. Schon dieser kleine Ausschnitt des menschlichen Nukleinsäure-Repertoires lässt also unvorstellbar viele denkbare Kombinationen zu, die sinnvoll in therapeutische Entscheidungsbäume implementiert werden müssen. Dies geschieht aktuell auf drei Arten:

- Erstens können in genomischen Daten einzelne, zumeist seltene Veränderungen festgestellt werden, die auf Proteinebene eine direkt pharmakologisch hemmbare Veränderung hervorrufen. Ein Beispiel sind

BRAF-V600E-Mutationen, die beim Melanom häufig, bei anderen Tumorentitäten selten auftreten und eine gelegentlich wirksame Therapie mit einem entsprechenden Inhibitor ermöglichen.

- Zweitens können mehrere Messungen von Genexpressionsniveaus zu Risiko-Scores zusammengefasst werden, die beispielsweise das Rückfallrisiko nach einer kurativen Therapie vorhersagen. Beim Mammakarzinom werden solche Scores eingesetzt, um Hochrisikopatientinnen zu identifizieren, die trotz geringer Tumorausbreitung und erfolgreicher operativer Entfernung von einer adjuvanten Chemotherapie profitieren (Sparano et al. 2018).
- Drittens können molekulargenetische Daten genutzt werden, um Tumorgruppen feiner zu klassifizieren und somit sowohl das individuelle Risiko als auch den Nutzen von Therapien vorherzusagen. Ein Beispiel ist die kürzlich veröffentlichte Klassifikation von Hirntumoren anhand der DNA-Methylierungsmuster (Capper et al. 2018). Im Falle dieser Klassifikation kamen zudem Techniken des maschinellen Lernens zum Einsatz, die es überhaupt erlaubten, in komplexen molekulargenetischen Datensätzen Gruppen von Patienten mit ähnlichen Mustern zu finden.

Bei medizinischen Bilddaten findet sich eine ähnliche Situation: Auch hier können heutzutage relativ kostengünstig enorme Datenmengen generiert werden, die aktuell nur stark abstrahiert in Therapieentscheidungen eingehen. Beispielsweise wird ein kompletter CT-Datensatz mit dutzenden Schichten mit jeweils hunderttausenden Bildpixeln durch die radiologische Befundung stark reduziert: Im Extremfall auf nur drei Zahlenwerte im TNM-Stadium. Versuche, aus den verfügbaren Daten mehr quantitative Werte zu extrahieren, werden hier als „Radiomics" bezeichnet. Diese Techniken sind freilich nicht nur bei radiologischen Bilddaten einsetzbar, sondern prinzipiell auch für andere Bilder: Fotos von Hauttumoren, histologische Bilder oder Ultraschallbilder. Diese Ansätze werden auch als Histomics, Pathomics oder allgemein „Image-omics" bezeichnet.

Somit sind schon heute für viele Tumorpatienten prinzipiell große Datenmengen relativ einfach verfügbar. Sie finden jedoch nur stark abstrahiert und bruchstückhaft Eingang in klinische Entscheidungen. Ob molekulargenetische Messungen oder Bilddaten – viele Studien haben gezeigt, dass diese Daten große Mengen an bislang ungenutzten – teilweise für die menschliche Wahrnehmung nicht zugänglichen – Informationen beinhalten. Der Weg, um dieses Potenzial zu bergen, ist vorgezeichnet: Große, gut charakterisierte Patientenkohorten müssen mit standardisierten Messmethoden und mit den bereits verfügbaren Technologien untersucht werden. Nach Erfahrung der Autoren ist der limitierende Faktor für derartige Studien am ehesten der personelle und logistische Aufwand, um unter Wahrung ethischer und datenschutzrechtlicher Prinzipien ausreichend große Patientenkollektive mit homogen erhobenen Messdaten zu etablieren.

Nicht zu vergessen ist zudem, dass vor dem Eingang neuer Ergebnisse in klinische Entscheidungsbäume obligat eine prospektive, möglichst randomisierte und verblindete Überprüfung der abgeleiteten Handlungsempfehlungen in klinischen Studien passieren muss. Zudem gilt es, hier weitere Fallstricke zu beachten.

Dieses Beispiel des Machine Learning-Algorithmus zeigt auf, dass Datensätze für Machine Learning-Techniken oft mit unerwünschten Signalen kontaminiert sind und entsprechend große Vorsicht beim Benutzen dieser Datensätze erforderlich ist.

Beispiel eines Machine Learning-Algorithmus

In einem nicht-onkologischen Setting wurde kürzlich ein Machine Learning-Algorithmus auf klinische Daten, insbesondere Laborwerte, trainiert, um hieraus das Überleben von hospitalisierten Patienten vorherzusagen. Überraschenderweise zeigte sich jedoch, dass ein Großteil der Vorhersagekraft dieses Algorithmus auf dem Vorhandensein und dem Zeitpunkt der Laboranforderung beruhte

(Agniel et al. 2018). Auf die Onkologie übertragen könnte man somit erwarten, dass sich Hochrisikopatienten geradezu dadurch auszeichnen, dass die Behandler umfangreiche molekulare Testungen anfordern, wohingegen für Patienten mit a priori niedrigem Risiko auf diese genaueren Messungen verzichtet wird.

Small Data statt Big Data? Mechanistische Simulationen

Computergestützte Datenauswertung muss jedoch nicht immer bedeuten, dass immer größere Datenmengen benötigt werden. Einige Ansätze, die derzeit noch weniger im Rampenlicht stehen, benutzen vergleichsweise kleine klinische Datenmengen, um versteckte Informationen für die klinische Praxis nutzbar zu machen.

Ein Beispiel sind mechanistische Computermodelle oder Simulationen der Tumor-Mikroumgebung. Mechanistische Simulationen sind in vielen Bereichen weit verbreitet, beispielsweise in der Wettervorhersage: Aus dem Wissen um mechanistische Zusammenhänge zwischen Lufttemperatur, Meerestemperatur, Luftdruck etc. lassen sich mit vergleichsweise wenigen Messungen tropische Stürme vorhersagen. Die hierfür nötigen Modelle werden mit Echtzeitdaten gespeist, laufend aktualisiert und geben Wahrscheinlichkeiten für den Verlauf eines Tropensturms zurück, aus denen Entscheidungen wie beispielsweise die Evakuierung vom Sturm bedrohter Küstenabschnitte abgeleitet werden können. Analog hierzu können mechanistische Modelle der Tumor-Mikroumgebung basierend auf theoretischen Überlegungen und relativ wenigen Messwerten Wahrscheinlichkeiten für den Verlauf einer Tumorerkankung liefern. Dazu kommt, dass solche Modelle erlauben, „Was-wäre-wenn"-Fragen zu stellen. Hier sind mechanistische Modelle der Klimaerwärmung ein Vorbild, die Fragen beantworten wie: „Welche Menge an Treibhausgasen dürfen wir noch ausstoßen, um mit 95 % Wahrscheinlichkeit die Erde nicht über 2 °C zu erwärmen?" Analog hierzu können computerbasierte Simulationen von Tumoren wiederum Fragen beantworten wie: „Welche Dosis der Chemotherapie muss mit welcher Dosis der Immuntherapie kombiniert werden, um die beste Chance auf eine Krankheitskontrolle zu erreichen?" (Kather et al. 2018b). Für solche mechanistischen Modelle sind oft wenige Messwerte ausreichend. Während typische Machine Learning-Ansätze für einzelne Patienten tausende Parameter heranziehen (wie beispielsweise Genexpressionsniveaus), reichen für mechanistische Modelle oft nur ein Dutzend Messwerte pro Patient aus. Zeitaufgelöste Daten spielen hier eine besondere Rolle, um wie bei der Vorhersage von Tropenstürmen die Wahrscheinlichkeiten laufend an Beobachtungen anzupassen. Leider finden viele Messungen in der Onkologie oft nur zu einem Zeitpunkt statt, insbesondere Untersuchungen am Tumorgewebe. In klinischen Entscheidungsbäumen sind beispielsweise fast nie wiederholte Biopsien von Tumorgewebe vorgesehen. Nichtinvasive Verfahren wie die radiologische Bildgebung oder auch Liquid Biopsy-Verfahren sind somit für mechanistische Simulationen eine naheliegende Datenquelle. Dazu kommt jedoch auch, dass die Daten relativ robust und gut standardisiert sein müssen. Viele Messwerte in der Onkologie unterliegen relevanten Schwankungen, beispielsweise je nach Hersteller eines MRT-Gerätes oder je nach Lokalisation einer Biopsie in einer Metastase.

Eine Untergruppe der mechanistischen Simulationen sind die sogenannten adaptiven Therapieverfahren, die an Überlegungen aus der Ökologie angelegt sind. Das größte Problem der Bekämpfung von Tumorzellen mit zytotoxischen Substanzen ist die Vermehrung von präexistenten resistenten Zellpopulationen. Im Falle von fortgeschrittenen Tumorerkrankungen führt dies fast unweigerlich zur Entwicklung von Resistenzen und somit zum klinischen Rezidiv nach initialem Therapieansprechen. Dieses Problem ist aus der Schädlingsbekämpfung in der Landwirtschaft bekannt. Neben vielen anderen unerwünschten Nebeneffekten einer Giftapplikation in der Landwirtschaft kommt es auch hier fast unweigerlich im Verlauf zur

Verbreitung resistenter Spezies. Zur Zulassung neuer pestizider Substanzen ist somit ein sogenannter „Pest Control-Plan" notwendig, der vorbeugende Schritte gegen eine solche Resistenzentwicklung aufzeigen soll. Beispiele sind der sparsame Einsatz von Pestiziden oder der Wechsel auf andere Substanzen. Dieser Strategie folgend, hat eine kleine Studie beim Prostatakarzinom gezeigt, dass eine intermittierende Therapie möglicherweise einer kontinuierlichen Therapie mit antiandrogenen Substanzen überlegen ist. (Gatenby et al. 2009) Auch beim kolorektalen Karzinom zeigen erste Daten, dass eine Reexposition mit Anti-EGFR-Antikörpern nach initialer Progression auf diese Medikamente wieder sehr wirksam sein könnte (Parseghian 2018). Solche intermittierenden Therapieschemata lassen sich jedoch schwerlich intuitiv entwickeln, da es zahllose Möglichkeiten der Dosisanpassung und Taktung gibt. Auch hier spielen deshalb mechanistische Modelle eine große Rolle: Mit solchen Modellen können die verschiedenen Taktungen der Therapiephasen und Therapiepausen optimiert werden, bevor sie am Patienten zum Einsatz kommen.

Mechanistischen Computersimulationen und mathematische Modelle für die adaptive Therapie sind also potenzielle Small Data-Ansätze, um mit Computerunterstützung die Therapiestrategien für solide Tumoren zu optimieren. Auch hier gilt selbstverständlich, dass ultimativ ein Wirkungsnachweis in prospektiven, randomisierten, verblindeten klinischen Studien erfolgen muss, bevor diese Methoden routinemäßig eingesetzt werden.

Krebsmedizin in Deutschland in der Zukunft

Digitalisierung und Zentrumsbildung in Deutschland

Ob Big Data oder Small Data – die Onkologie der Zukunft benötigt quantitativ und standardisiert erhobene Daten, da die klinische Intuition allein für onkologische Therapieempfehlungen nicht mehr ausreichen wird. Für eine automatisierte Auswertung in jedweder Form müssen diese Daten in einheitlichen Formaten digital vorliegen. Schon diese Grundvoraussetzung ist in Deutschland aktuell bei weitem nicht gegeben. Eine gerade erst beginnende Zentrumsbildung in der onkologischen Behandlung bedingt, dass viele Krebspatienten in kleineren Einrichtungen behandelt werden, in denen der Zugang zu innovativen Therapiestudien schlecht ist. Darüber hinaus ist aber selbst in großen onkologischen Zentren ein substanzieller Teil der medizinischen Dokumentation noch nicht digitalisiert. Selbst der digitalisierte Teil der Dokumentation ist vielerorts noch weitgehend unstrukturiert oder in improvisierter Form – beispielsweise in fortlaufend geführten Textdokumenten statt in strukturierten Datenbanken. Aber auch dem Ruf nach strukturierter Dateneingabe und -aufbewahrung ist nicht einfach nachzukommen. Schon die strukturierte Befundung diagnostischer Datensätze wie radiologischer Bilder ist mit einem zeitlichen Mehraufwand für den Befunder verbunden und muss vorsichtig in klinische Abläufe eingebunden werden. Eine strukturierte Erfassung von Therapieschemata inklusive Nebenwirkungen und Dosisanpassungen sowie aller Befunde im Laufe einer Tumorerkrankung ist aktuell noch eine Utopie.

Zur Lösung dieser Problematik kommen verschiedene politische und technologische Optionen in Betracht. Eine zunehmende Zentrumsbildung in der Onkologie führt nicht nur zum besseren Zugang zu klinischen Studien, sondern auch zu einer effizienteren Personalallokation in der spezialisierten Versorgung insbesondere von Patienten mit fortgeschrittenen Erkrankungen. Digitale Technologien wie die computerbasierte Auswertung von als Freitext geschriebenen Befunden können ebenfalls helfen, technologisch wieder aufzuholen. Im internationalen Vergleich ist dies aus Sicht der Autoren auch dringend nötig: Länder wie die Niederlande mit einer etablierten Zentrumsversorgung haben deutlich höhere Raten an Studieneinschlüssen für onkologische Patienten zu verzeichnen als Deutschland. Und in den Vereinigten Staaten sind „Electronic Health Records" viel flächendeckender implementiert als hierzulande.

Was sind die Stärken des Standorts Deutschland?

In einigen Aspekten der onkologischen Versorgung kann Deutschland jedoch sehr wohl auf internationalem Vergleich mithalten: Gerade im heutigen Zeitalter bewährt sich unser Sozialstaat. Mit Immuntherapie und zielgerichteten Therapien stehen für einige klar definierte Tumorarten sehr effektive Medikamente zur Verfügung. Meist handelt es sich um eher seltene Erkrankungen wie der chronischen myeloischen Leukämie (CML), dem Mikrosatelliten-instabilen Kolonkarzinom (MSI) oder dem metastasierten Melanom. Die gesetzliche Krankenversicherung ermöglicht es uns in den meisten Fällen, diese Patienten mit den international anerkannten Standardtherapien zu behandeln – ohne nennenswerte direkte Kosten für die Patienten. Der Blick in die USA zeigt hier ein völlig anderes Bild: Ein nennenswerter Teil der Bevölkerung verfügt nicht über eine Krankenversicherung, die ohne weiteres zielgerichtete Krebstherapien bezahlt. Ein fehlender Kündigungsschutz bedeutet für viele chronisch Krebskranke den Verlust des Arbeitsplatzes und der Lebensgrundlage ohne hinreichendes soziales Sicherungsnetz. Es ist nicht verwunderlich, dass Themen wie die „finanzielle Toxizität" von Krebsbehandlungen mittlerweile auf amerikanischen Kongressen eine große Rolle spielen, wohingegen das Thema in Deutschland erst entdeckt wird. Dies darf natürlich nicht darüber hinwegtäuschen, dass eine Krebserkrankung auch für eine Familie in Deutschland eine erhebliche Belastung mit psychosozialem Beratungsbedarf darstellt. Dennoch kommt gerade in Grenzsituationen wie einer Krebsdiagnose der Vorteil des Sozialstaats zum Vorschein.

Nach wie vor genießt die Medizin in Deutschland international ein großes Ansehen. In unserer klinischen Praxis erhalten wir viele Anfragen für Zweitmeinungen aus anderen Ländern und ein nicht unerheblicher Teil unserer Patienten ist nur für die Behandlung bei uns aus dem Ausland angereist.

Wie wird Spitzenonkologie in Zukunft aussehen? Und welche Strukturen müssen hierfür in Deutschland geschaffen werden? Unsere Vorschläge hierzu fassen wir im folgenden Abschnitt zusammen.

Wie wird die Spitzenonkologie in Deutschland 2030 aussehen?

Vor zehn Jahren schien klar, dass die Zukunft der Onkologie eine möglichst umfangreiche genetische Sequenzierung von Tumorgewebe sein würde. Schon dies brachte enorme logistische Probleme mit sich, denn die technologischen Voraussetzungen hierfür konnten nur mit viel Aufwand in einigen wenigen Zentren geschaffen werden. Die bisherigen Erfolge der Immuntherapie haben aber klar gezeigt, dass hochindividualisierte Immuntherapien diese genomische Medizin ergänzen müssen. Dies betrifft sowohl die Diagnostik als auch die Therapie von Tumorerkrankungen:

Zur Tumordiagnostik werden die zwei Standbeine invasive Diagnostik am Gewebe mit nichtinvasiver Diagnostik im Blut oder per Bildgebung notwendig sein, jeweils bezogen auf den Tumorzellanteil und das körpereigene Immunsystem (s. Tab. 1). Die hierfür notwendigen Technologien sind prinzipiell schon entwickelt, jedoch ist noch völlig unklar, wie diese verschiedenen diagnostischen Modalitäten in der Breite der Krebspatienten erhoben werden und in der Praxis kombiniert werden sollen. Die von uns diskutierten Methoden des maschinellen Lernens werden unverzichtbar sein, um aus heterogenen und großen Datensätzen die klinisch relevanten Teile herauszusieben und der klinischen Entscheidungsfindung zur Verfügung zu stellen. Um den Standort Deutschland hier in den nächsten Jahren zu positionieren, schlagen wir die Einrichtung von interdisziplinären Diagnostik-Einheiten vor, die mit Methoden des maschinellen Lernens ausgestattet sind, um heterogene hochdimensionale Datensätze nah am klinischen Geschehen zusammenzuführen.

Zur Tumortherapie werden die beiden Standbeine Basistherapie und angepasste Therapie notwendig sein – auch hier bezogen auf den Tumorzellanteil und das Immunsystem (s. Tab. 1). Die Basistherapie mit Chemotherapie, zielgerichteter Therapie einzelner genetischer Veränderungen sowie Immun-Checkpoint-Blockade existiert bereits heute. Jedoch kommt es oft auch nach initialem Ansprechen zu einem Therapieversagen im Verlauf. Um dies zu vermeiden oder zu verzögern, ist aus unserer Sicht eine hochindividualisierte Therapie vonnöten. Bezogen auf den Tumorzellanteil bedeutet dies, dass im Therapieverlauf das Mutationsprofil wiederholt gemessen wird und zielgerichtete Therapien laufend angepasst werden. Auch die Taktung und Dosierung der Chemotherapie kann theoretisch durch mathematische Simulation optimiert werden, wie einige vielversprechende Studien aus dem Feld der adaptiven Therapie zeigen (Zhang et al. 2017). Bezogen auf das Immunsystem bedeutet die Individualisierung, dass ausgehend von der initialen immunologischen Ausstattung eines Patienten immunmodulierende Substanzen, zelluläre Immuntherapien oder gezielte Vakzinierung eingesetzt werden, um gezielt dem sogenannten „Immune Escape" der Tumorzellen entgegenzuwirken. Um dies zu erreichen, ist es notwendig, die Methoden zur Immunmodulation und die verschiedenen Formen der Immuntherapien technisch weiter zu entwickeln, besser verträglich und kostengünstiger zu gestalten. Diese technischen Entwicklungen allein werden jedoch nicht ausreichen, um die Frage nach optimalen Therapiestrategien und -kombinationen zu beantworten. Hierfür zeichnet sich das computergestützte Therapiedesign, die Simulation von Kombinationstherapien bis hin zur Simulation des „virtuellen Patienten", als vielversprechende Lösung ab. Auch hierfür besteht jedoch gerade in Deutschland viel struktureller Nachholbedarf. Wir schlagen auch hier vor, die Zentrumsbildung voranzutreiben und insbesondere Anreize für interdisziplinäre Gruppen zu setzen. Auch diese müssen nahe an der klinischen Realität etabliert werden, um die Vision des virtuellen Tumorpatienten zu ermöglichen.

Die infrastrukturellen Grundlagen für diese Entwicklungen sind in Deutschland gegeben: Es existiert eine breite Basis an großen Kliniken, an denen akademische Forschung mit klinischer Versorgung eng verzahnt ist. Allerdings bedarf die Sammlung von Kompetenzen in überregionalen Zentren sowie die Integration moderner Technologien (insbesondere Computertechnologien) noch signifikanter Bemühungen und Investitionen, um 2030 weiterhin eine Spitzenonkologie in Deutschland anbieten zu können.

Tab. 1 Die Standbeine der Tumordiagnostik und -therapie im Jahr 2030

	Diagnostik		Therapie	
	Nichtinvasiv	**Invasiv**	**Basistherapie**	**Angepasste Therapie**
Tumorzellen	▪ Mutationslast ▪ genetischer Subtyp ▪ Radiomics-Risiko-Scores	▪ Tumorantigene ▪ Mutationslast ▪ genetischer Subtyp ▪ Histologie	▪ Chemotherapie ▪ zielgerichtete Therapie bestimmter Mutationen	▪ adaptive Therapie ▪ Reevaluation genetischer Veränderungen im Verlauf
Immunsystem	▪ systemisches Immunprofil ▪ Immuno-Radiomics	▪ Tumor-infiltrierende Immunzellen ▪ T-Zell-Rezeptor-Repertoire	▪ Immun-Checkpoint-Inhibition	▪ individualisierte zelluläre Therapien ▪ gezielte Immunisierung

Literatur

Agniel D et al. (2018) Biases in electronic health record data due to processes within the healthcare system: retrospective observational study. BMJ 361, k1479

Capper D et al. (2018) DNA methylation-based classification of central nervous system tumours. Nature 555, 469–74

Gandara DR et al. (2018) Blood-based tumor mutational burden as a predictor of clinical benefit in non-small-cell lung cancer patients treated with atezolizumab. Nat Med 24, 1441–48

Gatenby RA et al. (2009) Adaptive therapy. Cancer Res 69, 4894–903

Goldstein DA, El-Rayes BF (2015) Considering Efficacy and Cost, Where Does Ramucirumab Fit in the Management of Metastatic Colorectal Cancer? Oncologist 20, 981–2

Hopkins AM et al. (2017) Predicting response and toxicity to immune checkpoint inhibitors using routinely available blood and clinical markers. Br J Cancer 117, 913–20

Jager E et al. (2003) Antigen-specific immunotherapy and cancer vaccines. Int J Cancer 106, 817–20

Kather JN et al. (2018a) Genomics and emerging biomarkers for immunotherapy of colorectal cancer. Semin Cancer Biol. 52(2), 189–197

Kather JN et al. (2018b) High-Throughput Screening of Combinatorial Immunotherapies with Patient-Specific In Silico Models of Metastatic Colorectal Cancer Cancer Res 78, 5155–63

Le Tourneau C, Kurzrock R (2016) Targeted therapies: What have we learned from SHIVA? Nat Rev Clin Oncol 13, 719–20

Parseghian C et al. (2018) Anti-EGFR Resistant Clones Decay Exponentially After Progression: Implications for Anti-EGFR Re-challenge. Journal of Clinical Oncology 36(15), 3511–3511

Sparano, JA et al. (2018) Adjuvant chemotherapy guided by a 21-gene expression assay in breast cancer. N Engl J Med 379, 111–121

Underwood JM et al. (2015) Decreasing trend in tobacco-related cancer incidence, United States 2005–2009, J Community Health 40, 414–8

Zacharakis N et al. (2018) Immune recognition of somatic mutations leading to complete durable regression in metastatic breast cancer, Nature Medicine 24, 724–30

Zhang et al. (2017) Integrating evolutionary dynamics into treatment of metastatic castrate-resistant prostate cancer. Nature Communications 8, 1816

Prof. Dr. med. Dirk Jäger

Dirk Jäger leitet seit 1. Juli 2005 die Abteilung Medizinische Onkologie im Nationalen Centrum für Tumorerkrankungen (NCT) Heidelberg und verantwortet den gesamten klinischen Bereich im NCT. Alle onkologischen Fachabteilungen des Universitätsklinikums sind in die interdisziplinäre Ambulanzstruktur des NCT integriert. Ein wesentlicher Schwerpunkt der Abteilung ist die Translation von innovativen Behandlungsansätzen in frühe klinische Studien. Hierbei spielen Strategien, die das eigene Immunsystem für die Behandlung von Tumoren einsetzen, eine bedeutende Rolle.

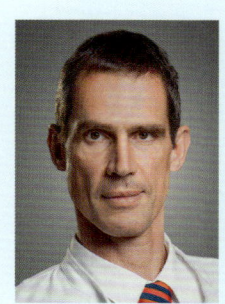

Dr. med. Jakob Nikolas Kather, MSc

Jakob Nikolas Kather ist Arzt in Weiterbildung mit klinischem Schwerpunkt in der gastrointestinalen Onkologie. Neben dem Medizinstudium studierte er Medizinphysik an der Universität Heidelberg. Als Mitarbeiter bei Prof. Jäger im NCT und dem Deutschen Krebsforschungszentrum (DKFZ) kombiniert er computerbasierte Simulationen, Maschinelles Lernen mittels neuronalen Netzen und Hochdurchsatz-Untersuchung von Tumorgewebe. Mit diesen neuen Technologien können neue Biomarker gefunden werden und Therapiestrategien für einzelne Patienten optimiert werden.

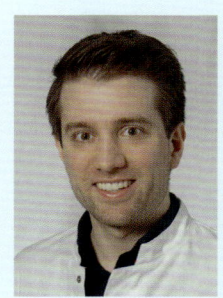

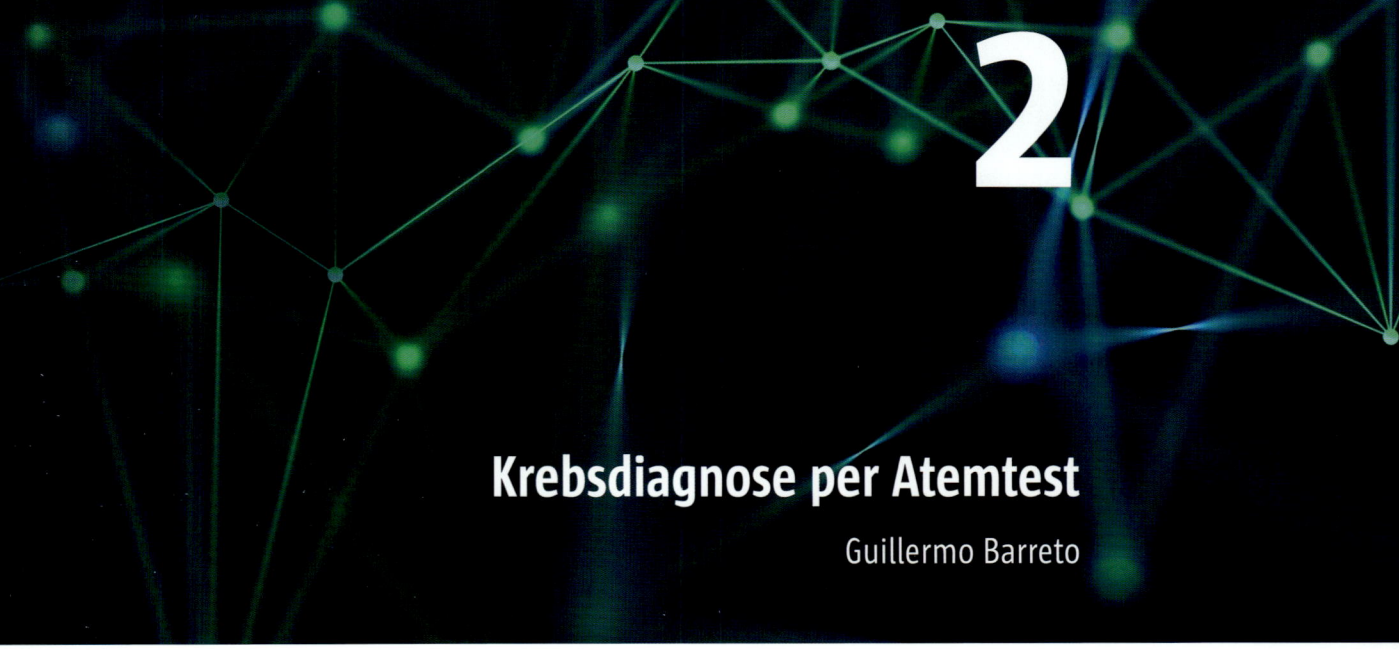

Krebsdiagnose per Atemtest

Guillermo Barreto

Lungentumore werden häufig erst in einem fortgeschrittenen Stadium erkannt. Lungenkrebs ist daher die weltweit häufigste krebsbedingte Todesursache.

Lungenkrebs beginnt meist harmlos, mit Husten, Heiserkeit oder Kurzatmigkeit – daher bleibt er in vielen Fällen lange unerkannt. Wenn schließlich bildgebende Verfahren und Gewebeproben die Diagnose liefern, ist es für eine Heilung oft zu spät. Mit jährlich weltweit rund 1,6 Millionen Menschen ist Lungenkrebs die häufigste Krebsart, 86 Prozent der Patienten sterben innerhalb von fünf Jahren nach der Diagnose (The Globocan Project 2012). Beginnt man eine Behandlung dagegen bereits im Frühstadium, steigt die 5-Jahres-Überlebensrate dramatisch: Anstelle von 20 Prozent überleben rund 70 Prozent der Patienten (Horvát et al. 2009). Lungenkrebs früher nachweisen zu können, ist daher ein Anliegen vieler Forschergruppen weltweit.

Chemische Spürnase gesucht

Tatsächlich macht er sich bereits früher bemerkbar, als man denkt, nämlich in der exhalierten Atemluft des Patienten. Bereits vor 30 Jahren fand man heraus, dass Hunde mit ihren feinen Riechorganen flüchtige Substanzen in der Atemluft von Krebspatienten mit erstaunlich hohen Trefferquoten erschnuppern können.

Die Leistung eines solchen tierischen Assistenten hängt unter anderem von seiner Tagesform ab. Klinische Diagnostik muss jedoch zu jeder Sekunde höchsten Anforderungen an Reproduzierbarkeit, Quantifizierbarkeit und Zuverlässigkeit genügen. Bei Krebsverdacht fürchten Ärzte auch die falsch-positiven Befunde: Sie bedeuten immense psychische Belastungen, unnötige Bestrahlungen und riskante operative Eingriffe für den Patienten sowie überflüssige

Kosten für das Gesundheitssystem. Während daher in den USA Frühtests mit Atemluft bereits routinemäßig bei Risikogruppen zur Anwendung kommen, sind sie in Europa jedoch aufgrund der hohen Rate falsch-positiver Befunde und ihrer relativ geringen Spezifität noch nicht in die klinischen Leitlinien aufgenommen worden (Horvát et al. 2009).

Vom Atemtest zum „Lungenabdruck"

Die Ausatemluft des Menschen ist zunächst ein stark verdünntes Gemisch aus flüchtigen und nicht-flüchtigen Substanzen. Das Bier vom Vorabend, körperliche Anstrengung, hormonelle Schwankungen, Infektionen – das alles kann sich in ihr niederschlagen. Welche Biomarker sind also dazu geeignet, den hohen wissenschaftlichen Anforderungen an eine verlässliche Diagnose zu genügen? Zahlreiche Studien haben sich bereits mit den flüchtigen Substanzen beschäftigt mit dem Ziel, einen Fingerabdruck – einen „Lungenabdruck" – flüchtiger Substanzen zu erstellen, der sich zwischen Gesunden und Krebspatienten unterscheidet. Diese Methoden sind sehr empfindlich, haben aber auch Schwächen in Robustheit und Anwendbarkeit. Die Übertragbarkeit in den klinischen Alltag war eine Hürde, die es noch zu überwinden galt (Horvát et al. 2009).

In unserer Forschungsgruppe „Epigenetik des Lungenkrebs", am MPI in Bad Nauheim, wurde ein anderer Weg verfolgt: die Analyse nicht-flüchtiger Substanzen. Diese finden sich im Atemluftkondensat. Dieses entsteht, wenn Probanden mehrere Minuten lang in eine gekühlte Kammer hineinatmen, in der die Luft und damit auch darin befindliche Moleküle kondensieren und gesammelt werden. Das Atemluftkondensat enthält zahlreiche Moleküle wie ATP, Botenstoffe, Peptide und sogar Gene. Wie diese Substanzen aus den Zellen in die Atemluft gelangen, ist noch unklar. Doch sie ergeben einen „Lungenabdruck", der zum Teil direkt aus dem Stoffwechsel der Zelle stammt.

RNA-Moleküle als Biomarker

Unsere Überlegung zu Beginn war, dass Gene, die für die Embryonalentwicklung wichtig sind, auch in den Anfangsstadien von Lungentumoren eine Rolle spielen könnten (Mehta et al. 2016). Wir entschieden uns für zwei Gene: GATA6 and NKX2-1, Schlüsselregulatoren der Lungenentwicklung in der Maus. Diese Gene sind bei Maus und Mensch sehr ähnlich.

Untersuchungen an Gewebeproben aus der Lunge haben ergeben, dass Lungenkrebspatienten die Genprodukte von GATA6 und NKX2-1 anreichern, während diese in den Lungen gesunder erwachsener Menschen nicht aktiv sind. Als Nächstes haben wir die Genprodukte auch im Atemluftkondensat nachgewiesen.

Um unsere Ergebnisse abzusichern, haben wir die Daten aus der Atemluft mit denen aus dem Lungengewebe derselben Patienten verglichen und herausgefunden, dass sie weitgehend übereinstimmen. Was noch wichtiger war: Bei positiven Befunden klassischer Diagnosemethoden zum Nachweis von Lungenkrebs waren in allen untersuchten Fällen auch die Genprodukte von GATA6 und NKX2-1 erhöht.

Insgesamt betrug die Sensitivität des Tests 98,3 Prozent. Auch die Spezifität war mit einem Wert von 89,7 Prozent außerordentlich gut (Horváth et al. 2009). Das bedeutet eine relativ geringe Wahrscheinlichkeit falsch-positiver Ergebnisse. Im Vergleich zu vorhergehenden Arbeiten, die auf der Analyse von Atemluftkondensat beruhten, finden sich oft Diskrepanzen. Ein Grund dürfte die hohe Verdünnung unserer Ausatemluft sein: Sie besteht zu 99 Prozent aus Wasser. Umso wichtiger sind genaueste und standardisierte Vorgehensweisen (Horváth et al. 2009). Deshalb haben wir die Standardprozedur von der Nahrungsaufnahme vor der Probenentnahme über die Dauer des Ausatmens, die Temperatur im Auffanggerät und die Probenlagerung bis hin zur eigentlichen Auswertung optimiert.

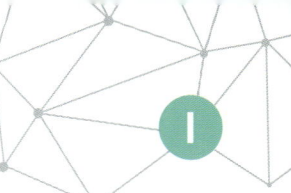

Der Weg zur klinischen Anwendung

Noch sind die Daten nicht ausreichend, um die Zuverlässigkeit unter klinischen Bedingungen sicher vorherzusagen. 2018 wurde eine klinische Studie unter Beteiligung von fünf Kohorten im Rahmen des Deutschen Zentrums für Lungenforschung gestartet. Zwei weitere klinische Studien in Deutschland und im Ausland werden zurzeit geplant. Die Ergebnisse sind vielversprechend – vor allem, weil mit dieser Untersuchung Lungenkrebs im frühen Stadium nachgewiesen werden konnte. Es liegt daher nahe, den Atemtest als zusätzliche Diagnosemaßnahme einzusetzen, zum Beispiel für das Screening von Risikopatienten (etwa Rauchern, bei erblicher Vorbelastung oder bereits bestehenden Lungenerkrankungen). Auch wäre der Test eine Alternative für Patienten, bei denen eine invasive Probenentnahme nicht möglich ist.

Unser Atemtest könnte in Zukunft eine wertvolle Ergänzung der herkömmlichen Diagnoseverfahren zur Erkennung von Lungentumoren sein: nicht-invasiv, zuverlässig, genau und kostengünstig. Mit seiner Hilfe wäre vor allem eine frühere Diagnose von Lungenkrebs möglich – und damit eine wesentlich höhere Überlebensrate.

Modifizierte Version eines unter dem Titel „Atemtest ermöglicht frühe Diagnose von Lungenkrebs" im Jahrbuch 2018 der Max-Planck-Gesellschaft erstveröffentlichten Beitrags.

Literatur

Horváth I, Lázár Z, Gyulai N et al. (2009) Exhaled biomarkers in lung cancer. European Respiratory Journal 34, 261–275. DOI: 10.1183/09031936.00142508

Mehta A, Cordero J, Dobersch S et al. (2016) Non-invasive lung cancer diagnosis by detection of GATA6 and NKX2-1 isoforms in exhaled breath condensate. EMBO Molecular Medicine 8, 1380–1389. DOI: 10.15252/emmm.201606382

The Globocan Project (2012) URL: http://globocan.iarc.fr/Default.aspx (abgerufen am 18.03.2019)

PD Dr. rer. nat. Guillermo Barreto

Guillermo Barreto ist Molekularbiologe und derzeit Gruppenleiter der Arbeitsgruppe „Lung Cancer Epigenetic" am Max-Planck-Institut für Herz- und Lungenforschung. Er interessiert sich für die Prozesse der Chromatin-vermittelten Transkriptionsregulation. Seine Forschungsaktivitäten konzentrieren sich auf epigenetische Mechanismen während der embryonalen Lungenentwicklung, die bei verschiedenen Lungenerkrankungen wie Lungenkrebs und Lungenfibrose rekapituliert werden. Er arbeitet basierend auf der Hypothese, dass Erkenntnisse über die Prozesse während der Embryonalentwicklung implementiert werden können, um die für diese Lungenerkrankungen verantwortlichen molekularen Mechanismen aufzuklären. Seine Arbeit führte zu neuartigen wissenschaftlichen Konzepten, die sich in mehreren wegweisenden Publikationen widerspiegeln. Guillermo Barreto hat auch Erfahrung in der Integration grundlegender Forschungsergebnisse zur epigenetischen Deregulierung in die Entwicklung von Diagnose- und Therapiestrategien, wie drei lizenzierte Patente mit umfassender klinischer Relevanz belegen. Als Mitglied des Deutschen Zentrums für Lungenforschung (DZL) und als Fakultätsmitglied des Exzellenzclusters Cardio Pulmonary System (ECCPS) und des Universitätsklinikums Universitäten Gießen und Marburg (UGMLC) engagiert er sich in deren Forschungsnetzwerken und trägt aktiv zu ihrer Weiterentwicklung bei.

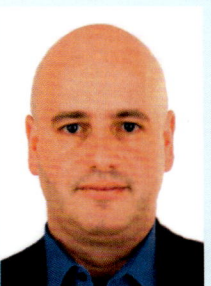

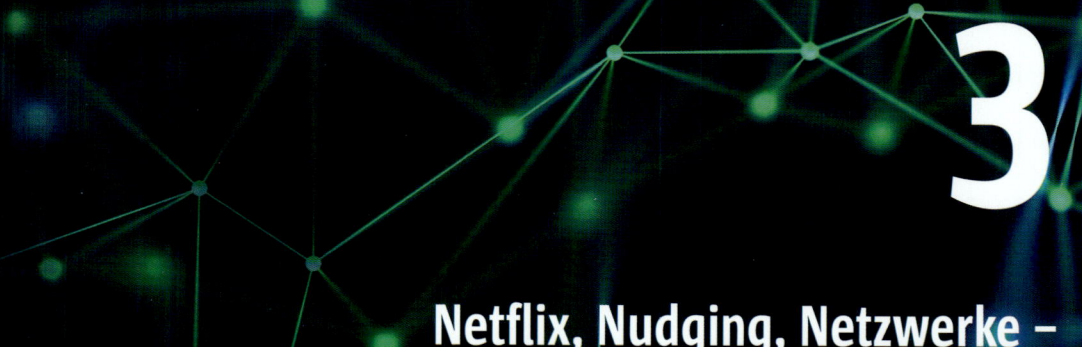

3

Netflix, Nudging, Netzwerke – Die Zukunft der Versorgung chronisch kranker Menschen

Jasper zu Putlitz

Chronische Erkrankungen fordern unser Gesundheitssystem

Chronische Erkrankungen sind eine der größten Herausforderungen für das Gesundheitssystem. Sie entziehen sich einer Behandlung, die unmittelbar auf Heilung und nachhaltige Beseitigung der Beschwerden abzielt. Gleichzeitig führen sie zu Folgeerkrankungen, an denen viele Patienten versterben. Die Kosten für das Gesundheitssystem sind immens.

> Nach Expertenschätzungen werden heute 75 bis 80 Prozent der Ausgaben im Gesundheitswesen durch chronische Erkrankungen verursacht.

Viele chronische Erkrankungen sind hinsichtlich ihrer genauen Ursachen bis heute noch nicht vollständig erforscht, beispielsweise Alzheimer, Parkinson, Lupus Erythematodes, Morbus Crohn, Osteoarthritis, chronisch-obstruktive Lungenerkrankung (COPD), Asthma und Multiple Sklerose. Für diese Erkrankungen existieren bisher keine auf die Beseitigung der Ursachen abzielende Therapien, lediglich Symptome oder das Voranschreiten können gemildert oder beseitigt werden. Eine Erwartung an die Zukunft ist, dass die Ursachen, die zu diesen komplexen Krankheitsbildern führen, aufgeklärt werden. Durch Einfluss genetischer Faktoren und Umweltfaktoren wird die Diagnostik und Therapie dieser Erkrankungen sehr komplex sein. Ein multidisziplinärer Therapieansatz ist erforderlich (Christensen et al. 2008). Das heißt: Ärzte und Therapeuten verschiedener Fachrichtungen und Subspezialitäten müssen intensiv zusammenarbeiten, um den besten Diagnoseansatz und die bestgeeignete Therapie und Versorgung für den jeweiligen Patienten zu finden und umzusetzen.

Manche chronischen Erkrankungen sind hinsichtlich ihrer Ursachen besser (wenn auch noch nicht vollständig) erforscht. Dazu gehören Stoffwechsel-Erkrankungen wie Typ-1- und

Typ-2-Diabetes, Hypercholesterinämie oder Hyperlipidämie, Infektionskrankheiten wie HIV/AIDS (früher tödlich, heute oft chronisch) oder chronische Hepatitis B und Organerkrankungen wie die koronare Herzkrankheit oder Herzrhythmusstörungen. Für diese Erkrankungen existieren Therapiestandards. Manche dieser Erkrankungen sind inzwischen heilbar.

Dennoch stehen wir bei vielen chronischen Erkrankungen vor erheblichen Herausforderungen. Denn gerade die nicht übertragbaren Erkrankungen wie Diabetes mit Folgeerkrankungen, chronische Herzinsuffizienz und chronisch-obstruktive Lungenerkrankung (COPD), auf die sich dieser Beitrag fokussiert, nehmen stark zu und haben sich zu einem wesentlichen Kostentreiber im Gesundheitswesen entwickelt. Fehlernährung, Übergewicht, Rauchen und übermäßiger Alkoholgenuss sind die Hauptrisikofaktoren. Bei den genannten Erkrankungen bestehen zwei besondere Herausforderungen:

- Erstens treten Krankheitsfolgen meist erst mit erheblicher zeitlicher Latenz auf.
- Zweitens ist der Verlauf sehr stark vom Verhalten des Patienten und seinem Umgang mit der Erkrankung und ihrer Therapie abhängig.

Dieser Beitrag will zeigen, wie sich die Versorgung von Menschen mit chronischen, nicht übertragbaren Krankheiten in Zukunft verbessern kann. Dabei geht es hier nicht nur um Patienten, ihre Leiden und ihre dadurch eingeschränkte Lebenserwartung. Eine deutliche Verbesserung der Versorgung chronisch kranker Menschen ist ein Imperativ für die Medizin im 21. Jahrhundert, denn die finanzielle Belastung für Gesundheitssysteme in der westlichen Welt (beispielsweise Europa, USA), zunehmend aber auch für die Versorgung in Ländern wie China und Indien (The Economist 2018), ist immens. Wenn die Versorgung chronisch kranker Menschen in Zukunft nicht fundamental verbessert wird, gerät die Leistungsfähigkeit unserer Gesundheitssysteme an ihre Grenzen – schneller als wir denken.

Chronisch Kranke werden mit ihren Problemen heute oft alleingelassen

Bei Martin S., einem 57-jährigen Familienvater und Buchhalter eines kommunalen Entsorgungsunternehmens wird im Rahmen einer Routineuntersuchung ein erhöhter Blutzuckerwert festgestellt. Die weitere Abklärung bestätigt die Diagnose eines manifesten Typ-2-Diabetes. Zudem fallen erhöhte Blutdruckwerte auf. Wie lange Diabetes und Hypertonie schon bestehen, ist nicht bekannt. Vor 4 Jahren hatte Martin S. mit dem Rauchen aufgehört, vorher hatte er seit seinem 18. Lebensjahr 1–2 Packungen pro Tag geraucht. Der aktuell bestimmte HbA1c-Wert, ein Marker für chronisch erhöhte Blutzuckerwerte, ergibt einen deutlich erhöhten Wert, was auf eine länger andauernde diabetische Stoffwechsellage hindeutet. Martin S. hatte über die letzten Jahre hinweg kontinuierlich Gewicht zugenommen, bei einer Größe von 1,78 m wiegt er aktuell 89 kg und weist damit einen Body-Mass-Index von 28 auf. Sein Hausarzt verordnet ihm ein orales Antidiabetikum und einen Blutdrucksenker und empfiehlt mehr Bewegung und eine Ernährungsberatung. In 3 Monaten soll Martin S. sich wieder zur Kontrolle vorstellen. Beschwerden hat Martin S. nicht. Die Medikamente nimmt er ein, zur Ernährungsberatung geht er, aber die dort vermittelten Vorschläge für die Umstellung der Ernährung findet er nicht besonders praktikabel, sie scheinen nicht zu seinem von ihm als „stressig" empfundenen Berufsalltag zu passen. Er stellt seine Ernährung folglich nicht um. Seiner Frau erzählt er nur von der Diagnose, praktische Implikationen jenseits der neu einzunehmenden Medikamente und „dass man bei der Ernährung ein bisschen aufpassen müsse" werden nicht besprochen. Mehr Bewegung im Alltag setzt er ebenfalls kaum um, ab und zu nimmt er jetzt an seinem Arbeitsplatz im Bürogebäude die Treppe. Im Wesentlichen geht alles weiter wie bisher. Nach 3 Monaten wird der HbA1c-Wert kontrolliert, er ist weiterhin zu hoch. Der Hausarzt steigert die Dosis des oralen Antidiabetikums. Als nach weiteren 3 Monaten immer noch keine Verbesserung eintritt, verordnet der Hausarzt zusätzlich Insulin. Damit verbessern sich die Blutzuckerwerte vorübergehend etwas. Martin S. führt die medikamentöse Therapie fort.

7 Jahre später: Martin S., jetzt 64 Jahre alt, hat das Angebot seines Arbeitgebers, sich vorzeitig pensionieren zu lassen, angenommen. Er hat weiterhin starkes Übergewicht. In letzter Zeit empfindet er Kurzatmigkeit. Sein Hausarzt untersucht ihn und überweist ihn zum Kardiologen. Der stellt eine Herzinsuffizienz fest und beginnt eine medikamentöse Therapie. Damit geht es Martin S. besser. Vor kurzem hatte er nachts große Atemnot, seine Frau fuhr ihn in die Notaufnahme des nahegelegenen Krankenhauses, wo er medikamentös stabilisiert und zur Beobachtung stationär aufgenommen wurde. Seine Diabetes-Medikation wurde im Rahmen des stationären Aufenthaltes umgestellt, da die Blutzuckerwerte auffallend hoch waren. Nach mehreren Tagen Krankenhausaufenthalt wird Martin S. entlassen, versehen mit dem Hinweis, dass er sein Gewicht täglich messen und nachts mit erhöhtem Oberkörper schlafen solle. Martin S. schreibt fortan seine Gewichtswerte in sein Diabetiker-Tagebuch neben die Blutzuckerwerte – das Buch zeigt er seinem Hausarzt alle drei bis vier Wochen beim Arztbesuch. Dieser wirft einen kurzen Blick auf die Werte, untersucht ihn körperlich, misst die relevanten Laborwerte und trägt sie in sein Praxisverwaltungssystem ein.

Zukünftig starke Zunahme chronischer Erkrankungen – Eine Kostenwelle rollt auf uns zu

Martin S. ist kein Einzelfall. In Deutschland und weltweit gibt es Millionen von Menschen mit chronischen Erkrankungen. Zudem steigen die Zahl der Erkrankten und die Kosten seit Jahren stark an, wie am Beispiel von drei wichtigen chronischen Erkrankungen verdeutlicht wird:

- **Chronische Herzinsuffizienz (CHF)**: In Deutschland leben geschätzt mindestens 3,5 Millionen Menschen mit CHF (Tiller et al. 2013; Stork et al. 2017), davon sind ca. 2,6 Millionen diagnostiziert. Jedes Jahr kommen schätzungsweise 275.000 Personen hinzu (Nationale Versorgungsleitlinie Chronische Herzinsuffizienz 2017). Die Erkrankungshäufigkeit der Herzinsuffizienz nimmt seit Jahren zu, sie ist die inzwischen häufigste Einzeldiagnose von vollstationär behandelten Patienten (Deutscher Herzbericht 2017). 2016 wurden knapp 430.000 Patienten in Deutschland mit Hauptdiagnose Herzinsuffizienz stationär versorgt. Knapp 50.000 Patienten verstarben (Deutscher Herzbericht 2017). CHF und Folgeerkrankungen verursachen in Deutschland direkte Kosten von mindestens 5 Mrd. EUR im Jahr[1]. Weltweit sind mindestens 26 Millionen Menschen von Herzinsuffizienz betroffen (Savarese u. Lund 2017). Die weltweiten jährlichen Gesamtkosten werden auf knapp 110 Mrd. US-Dollar geschätzt (Cook et al. 2014).
- **Chronisch-obstruktive Lungenerkrankung (COPD)**: In Deutschland leben mindestens 7 Millionen Menschen mit COPD, davon sind ca. 4 Millionen diagnostiziert. Jährlich kommen etwa 50.000 Menschen hinzu. Für 2030 wird mit ca. 8 Millionen Personen gerechnet, die an einer COPD leiden. Weltweit leben schätzungsweise 250–400 Millionen Menschen mit COPD. 3,2 Millionen Menschen starben 2015 weltweit an den Folgen. Achtmal mehr Menschen sterben an COPD im Vergleich zu Asthma (GBD Chronic Respiratory Disease Collaborators 2017). Der Großteil der COPD-Fälle ist durch Rauchen verursacht. COPD und Folgeerkrankungen verursachen in Deutschland direkte Kosten von mindestens 14 Mrd. EUR im Jahr (Aumann u. Prenzler 2013; Wacker et al. 2016). Nach aktuellen

---

[1] nach Gesundheitsberichterstattung des Bundes (abgerufen am 16.1.2019)

Schätzungen der WHO wird die COPD bis zum Jahr 2050 zur weltweit dritthäufigsten erkrankungsbedingten Todesursache.

- **Diabetes mellitus**: In Deutschland leben mindestens 6,5 Millionen Menschen mit einem diagnostizierten Diabetes mellitus. Jährlich werden im Bereich der gesetzlichen Krankenversicherung (GKV) etwa 500.000 Menschen neu diagnostiziert (Deutsche Diabetes Gesellschaft 2018). Etwa 95 Prozent der Patienten sind an Typ-2-Diabetes erkrankt, der oft viele Jahre zu spät diagnostiziert und durch Fehlernährung, Bewegungsmangel und genetische Prädisposition begünstigt wird. Diabetes und seine Begleit- und Folgekrankheiten verursachen jährlich Kosten von rund 35 Mrd. EUR für Behandlung, Pflege, Arbeitsunfähigkeit und Frühverrentung (Deutsche Diabetes Gesellschaft 2017) – Tendenz steigend. Etwa 80 Prozent dieser Kosten entstehen jedoch nicht durch die Diabetestherapie selbst, sondern durch die Folgen eines schlecht eingestellten Diabetes und der daraus resultierenden Begleit- und Folgeerkrankungen. Übergewicht (Body-Mass-Index [BMI] > 25) und Fettleibigkeit (BMI > 30) als wesentlicher Diabetes-Risikofaktor nehmen stark zu. Laut WHO waren 2016 in Deutschland 65 Prozent der Männer und 50 Prozent der Frauen übergewichtig. Diabetes ist ein globales Gesundheitsproblem. Nach aktuellen Schätzungen lebten 2017 weltweit ca. 450 Millionen erwachsene Menschen mit Diabetes, 2045 sollen es knapp 700 Millionen sein. Hinzu kommen ca. 380 Millionen Personen mit gestörter Glukosetoleranz. Die globalen Kosten für die Versorgung von Diabeteskranken wurden für das Jahr 2017 auf 850 Mrd. US-Dollar geschätzt (Cho et al. 2018).

Bedeutsam werden die Zahlen, wenn man sich vor Augen hält, dass viele Menschen – so wie Martin S. – von mehr als einer chronischen Erkrankung betroffen sind (Ward et al. 2014). Komorbiditäten erhöhen das Risiko von Komplikationen. Auf der Welt gibt es mehr als eine Milliarde Menschen mit schlecht eingestelltem Bluthochdruck (NCD Risk Factor Collaboration 2017), viele davon wissen nicht von ihrem Zustand. Kommen manifeste Erkrankungen hinzu, sind Krankenhausaufenthalte und eine verkürzte Lebenserwartung die häufige Folge. Besonders schwerwiegend ist die Kombination somatischer chronischer Erkrankungen mit psychischen Erkrankungen wie Depression oder Angststörungen (Maske et al. 2013). Hier erschwert oder verhindert der psychische Zustand des Patienten oft die zielgerichtete Therapie bzw. Prävention. Aus Studien ist bekannt, dass Patienten mit psychischen Erkrankungen ein erhöhtes Risiko haben, Komplikationen ihrer chronischen Erkrankungen zu entwickeln. Folglich sind die spezifischen Krankheits- und Versorgungskosten dieser Patientengruppe deutlich höher als bei psychisch gesunden Chronikern (Egede et al. 2014; Egede et al. 2015; Hutter et al. 2010).

Bisherige Lösungsansätze für die Versorgung chronisch kranker Patienten reichen nicht aus

Das Beispiel Martin S. zeigt: Für die Versorgung von Patienten mit chronischen Erkrankungen bestehen heute mehrere wesentliche Herausforderungen:

- **Krankheitsfolgen entstehen mit großer zeitlicher Latenz:** Chronische Erkrankungen wie Typ-2-Diabetes, Chronische Herzinsuffizienz, COPD, Hypertonie, Asthma und Depression entwickeln ihre oft die Lebenszeit und Lebensqualität reduzierenden Folgen und Komplikationen mit großer zeitlicher Latenz. Dies verhindert eine frühzeitige Entdeckung sowie die klare Bewusstseinsbildung beim Patienten und seinem Umfeld im Hinblick auf einen konsequenten und stringenten Umgang mit Risikofaktoren und später mit der Erkrankung. Die Menschen haben bereits in dieser Phase zu wenig Wissen und kaum einen Anreiz, potenziell gesundheitsschädliches Verhalten abzustellen. Auch später fehlen oft zielgerichtete Anreize, Patienten für das Selbstmanagement ihrer Erkrankung zu motivieren.

- **Späte oder fehlende Diagnose**: Die meisten Patienten werden zu spät oder gar nicht diagnostiziert – Konsequenz der großen zeitlichen Latenz. Risikofaktoren werden nicht systematisch erfasst und sind oft noch nicht ausreichend deutbar. Das gilt zumal für die mehr als 5.000 seltenen chronischen Erkrankungen, die oft unheilbar sind (ACHSE-Broschüre 2014). In einer retrospektiven Studie mit knapp 40.000 COPD-Patienten in England wurde bei 85 Prozent der Patienten im 5-Jahres-Intervall unmittelbar vor der COPD-Diagnose eine Chance auf die Diagnose verpasst (Jones et al. 2014). Allerdings fehlt oft auch das Bewusstsein für die Risiken. Bei einer Befragung von 1.000 Personen in Dänemark waren 28 Prozent der untersuchten knapp 200 Raucher der Auffassung, dass COPD keine tödliche Erkrankung ist (Sikjaer et al. 2018). In Deutschland wird für Typ-2-Diabetes eine „Dunkelziffer" von 2 Millionen Personen angenommen (Deutsche Diabetes Gesellschaft 2018; Tamayo et al. 2014).
- **Diagnose und Therapieverordnung reicht für effektive Behandlung nicht aus**: Für chronisch Erkrankte ist die Diagnose und die Verordnung einer Therapie nur der Anfang. Dauerhafte Therapieadhärenz und oft als unangenehm empfundene Verhaltensänderungen sind die großen, permanenten Herausforderungen, denen sie sich tagtäglich bis an das Ende ihres Lebens stellen müssen. Chronische Erkrankungen hängen auch mit einem geringen Bildungsstandard zusammen, bei sozial schwächeren Menschen kommen sie häufiger vor.
- **Objektive Verschlechterungen werden vom Patienten und seinem Umfeld oft nicht erkannt oder falsch gedeutet**: Treten Symptome einer chronischen Erkrankung auf, markiert das oft das Ende einer langanhaltenden Entwicklung bzw. Verschlechterung, die vom Patienten und seinem Umfeld bisher subjektiv gar nicht oder nicht ausreichend wahrgenommen wurde. Konsequenz sind ungeplante Krankenhausaufenthalte oft via Notaufnahme, wie bei Martin S. Oft kommen die Patienten auch kurze Zeit nach Entlassung wieder ins Krankenhaus (sog. „frequent flyer").
- **Gesundheitsversorgungssystem bietet die falschen Anreize**: Unser heutiges Versorgungssystem ist noch zu sehr auf die Akutversorgung, auf Diagnose und das Verschreiben einer Therapie ausgerichtet – für Adhärenz-Monitoring und das Erlernen von Verhaltensänderungen gibt es im heutigen System nur wenig oder gar keine Erstattung durch die Kostenträger (Christensen 2008; Gerlach et al. 2018).
- **Ausrichtung des Gesundheitsversorgungssystems ist zu wenig multidisziplinär und intersektoral**: Die verschiedenen Versorgungssektoren (ambulant, stationär) und -stufen arbeiten immer noch zu isoliert. Eine durchgängige Versorgung chronisch Kranker wird dadurch erschwert. Für viele chronische Erkrankungen bietet unser heutiges Versorgungssystem noch nicht den multidisziplinären und sektorübergreifenden Versorgungsansatz, der erforderlich ist, um ein effizientes Management sicherzustellen. Patienten werden oft von einer Vielzahl zu wenig koordinierter Ärzte und Therapeuten gleichzeitig versorgt und zwischen Krankenhaus und ambulantem Sektor hin- und hergeschickt. Informationen zur Therapie werden zu wenig ausgetauscht, die bestehenden IT-Infrastrukturen und -Systeme sind zu wenig vernetzt. Der Patient wird im Dickicht der Versorgung oft alleingelassen. Er versteht die Implikationen seiner Erkrankung und vor allem die Folgen mangelnder Therapieadhärenz nicht.

Hinsichtlich der Bedeutung chronischer Erkrankungen und der Notwendigkeit, die Versorgung zu verbessern, gibt es bei den wesentlichen Stakeholdern des Gesundheitssystems in Deutschland und international kein Erkenntnisdefizit. Jedoch ist es in den letzten 20 Jahren nicht gelungen, die Zunahme chronischer Erkrankungen einzudämmen, die Versorgung deutlich und nachhaltig zu verbessern und den Kostenanstieg zu dämpfen. Beispielhaft genannt seien Disease Management-Programme. Seit den Nullerjahren versuchen gesetzliche Krankenkassen mit diesen aufwendigen Programmen, eine Verbesserung der Therapie und Versorgung zu erreichen. Getrieben war die Entwicklung zunächst auch von der Kopplung der Einschreibung in diese strukturierten Behandlungsprogramme an Ausgleichszahlungen aus dem Risikostrukturausgleich, dies wurde jedoch 2009 aufgehoben. Die Ergebnisse dieser Programme sind uneinheitlich (Fuchs et al. 2014; Fullerton et al. 2011; Gerst 2011). Während einige Programme tatsächlich Verbesserungen erbrachten (Köhler et al. 2012), sind andere ohne wesentliche Effekte geblieben (Linder et al. 2011). Heute bestehen Disease Management-Programme für die Diagnosen Typ-1- und Typ-2-Diabetes, Brustkrebs, COPD, koronare Herzkrankheit und Asthma bronchiale.[2] Laut Kassenärztlicher Bundesvereinigung sind mehr als 6,5 Millionen Patienten eingeschrieben. Eine vergleichende gesundheitsökonomische Analyse existiert nicht. Feststellen lässt sich jedoch: Chronisch Kranke profitieren von Disease Management-Programmen durch Anwendung leitliniengerechter Therapie, Schulungen und Qualitätssicherung. Gleichzeitig bewirken die Programme per se keine wesentlichen Veränderungen an der sektoral geprägten Versorgungsstruktur, die für die kontinuierliche Versorgung von Chronikern nur begrenzt geeignet ist.

Mangelnde Digitalisierung erschwert die Versorgung chronisch kranker Menschen – Innovationen setzen sich bisher nicht durch

Deutschland ist europaweit fast Schlusslicht bei der Digitalisierung im Gesundheitswesen (Thiel et al. 2018). Wesentliche Grundlagen für die bessere Versorgung chronisch kranker Menschen fehlen: Eine durchgängige Verfolgbarkeit über alle Leistungserbringer und Versorgungsstufen und -sektoren hinweg mithilfe einer elektronischen Patientenakte, in die alle an der Versorgung beteiligten Leistungserbringer Einblick nehmen können, existiert bisher nicht. Nur 28 Prozent der Hausärzte in Deutschland werden bei der Versorgung von chronisch Kranken durch einen Fallmanager oder eine medizinische Fachangestellte unterstützt. Lediglich 16 Prozent der Ärzte in Deutschland geben an, stets darüber benachrichtigt zu werden, wenn ihr Patient die Notaufnahme aufsucht und aus dem Krankenhaus entlassen wird (Gerlach et al. 2018; Osborn u. Schneider 2015; Osborn u. Schneider 2016).

Die Digitalisierung ist wesentliche Voraussetzung gerade für das stark daten- und informationsgetriebene Management von chronisch Kranken – und den flächendeckenden Rollout von digitalen Innovationen für das Versorgungsmanagement. Jedoch gibt es für digitale Innovationen zur besseren Versorgung chronisch kranker Menschen bis heute keine Regelerstattung durch die gesetzliche Krankenversicherung. Daher konnten sich neue, technologie- und datengetriebene Versorgungsansätze bisher nicht ausreichend etablieren und skalieren. Startups fehlen trotz guter Ideen meist die Mittel, die Effektivität ihrer Ansätze in ausreichend großen und damit statistisch aussagefähigen Studien zu belegen. Ferner sind viele Ansätze noch zu kostspielig, um bei einem großen Patientenkollektiv mit sehr heterogener und sich rasch verändernder Risikostruktur des einzelnen Patienten kosteneffektiv eingesetzt werden zu können – sie fallen bei einer

---

2 Zudem werden derzeit im Gemeinsamen Bundesausschuss Anforderungen an vier neue DMP zu den Krankheiten Chronischer Rückenschmerz, Depressionen, Osteoporose und Rheumatoide Arthritis entwickelt.

gesundheitsökonomischen Analyse durch. Konsequenz: Innovative und funktionierende Ansätze zur Versorgung chronisch kranker Menschen haben sich in Deutschland bisher trotz einer über 10 Jahre währenden Smartphone-Ära nicht breit durchgesetzt. Der noch stark analog geprägte Versorgungsmanagement-Markt in Deutschland[3] hat schätzungsweise eine Größe von nur 75–100 Mio. EUR pro Jahr – ein Bruchteil der Leistungsausgaben, die durch chronische Erkrankungen hervorgerufen werden. Ob in diesem Markt bei der überschaubaren Größe insgesamt Profite erwirtschaftet werden, darf bezweifelt werden. Große Teile des Marktes befinden sich in einer Negativspirale aus mangelnder Finanzierung, fehlender Evidenz und ausbleibender Skalierung. Vorerst hält die „Pilotitis" an, die Weiterentwicklung und Verbesserung vielversprechender Lösungen bleibt aus. Ob der Innovationsfonds[4] dies mit seinem beabsichtigten Übergang erfolgreicher Projekte in die Regelversorgung nachhaltig ändern wird, bleibt abzuwarten.

Zukunftsvision – X-omics, Wearables, Apps, Künstliche Intelligenz und Nudging verbessern die Versorgung chronisch kranker Menschen

Chronisch kranke Menschen werden in Zukunft dank neuer Technologien und der Fähigkeit, große Datenmengen zu analysieren, viel besser und viel personalisierter versorgt.

Die Vision: Risiken für noch nicht aufgetretene Erkrankungen frühzeitig erkennen und gegensteuern – und bereits aufgetretene chronische Leiden heilen.

Die wesentlichen Hebel für die Verbesserung der Versorgung chronisch kranker Menschen sind bekannt. Dem Gesundheitssystem fehlen jedoch bisher die technologischen Möglichkeiten, sinnvolle Schritte zur Umsetzung zu gehen. Dies wird sich zusehends ändern. Drei Stoßrichtungen prägen die Zukunftsvision der Versorgung chronisch kranker Menschen:

1. **Früherkennung**: Das individuelle Risiko, an einem chronischen Leiden zu erkranken, wird mithilfe von Sensoren, Wearables und „X-omics"-Daten (genomics, transcriptomics, proteomics, metabolomics, microbiomics etc.) und Künstlicher Intelligenz früher als heute erkannt und hinsichtlich seiner Krankheitsrelevanz bewertet – gegebenenfalls noch vor der Geburt. Entsprechend werden präventive Maßnahmen frühzeitig ergriffen. **Resultat**: Chronische Erkrankungen treten nicht oder nur verzögert auf.

2. **Digitale Versorgung**: Bestehende chronische Erkrankungen werden durch technologieunterstütztes, in den Patientenalltag eingebettetes Monitoring und Coaching, kontinuierliche Datenanalyse und durch Künstliche Intelligenz unterstützte, (teil-)automatisierte Intervention – Stichwort Chatbot bzw. virtuelle Assistenten – kontinuierlich versorgt. Das Smartphone wird zum „point of care", Sensoren übertragen Vitalparameter, Algorithmen identifizieren Risiken. Auf Basis eines tiefgreifenden Verständnisses individueller Präferenzen und Motivationsmuster werden Patienten aktiviert – sie erhalten maßgeschneiderte digitale Angebote und Anreize, sich dauerhaft für das Management ihrer chronischen Erkrankung(en) zu engagieren.

---

3 Drittanbieter von „Remote Patient Monitoring", Telehealth, Telecoaching und ähnlichen Dienstleistungen

4 Mit dem 2015 verabschiedeten GKV-Versorgungsstärkungsgesetz wurde die Einführung des Innovationsfonds als gesundheitspolitisches Instrument zur Förderung der Integrierten Versorgung und Versorgungsforschung in Deutschland beschlossen. Von 2016 bis 2019 ist der Fonds mit jährlich 300 Mio. EUR ausgestattet.

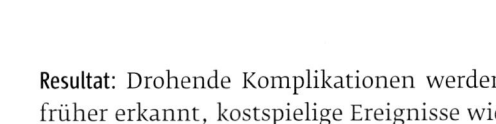

Resultat: Drohende Komplikationen werden früher erkannt, kostspielige Ereignisse wie Krankenhausaufenthalte reduziert.

3. **Fundamental weiterentwickelte Versorgungs- und Vergütungsstrukturen:** Integrierte Versorgungsstrukturen und populationsbezogene Versorgungsmodelle für chronisch kranke Menschen werden von der Ausnahme zur Regel. Leistungserbringer erhalten finanzielle Anreize, gezielt die Ergebnisse der Versorgung chronisch kranker Menschen zu verbessern, tragen aber auch einen Teil des Risikos.
Resultat: Sicherstellung von Versorgungsstandards für chronisch kranke Menschen und Output-Fokussierung des Gesundheitssystems durch gleichgerichtete Anreize.

Welche Entwicklungen bereits heute erkennbar sind und wie sie die Zukunft prägen werden, wird im Folgenden anhand von einigen Beispielen beschrieben.

Von der Früherkennung der Erkrankung zur Früherkennung der Erkrankungsrisiken

In Zukunft wird das Risiko, an einem chronischen Leiden zu erkranken, bei gesunden Menschen mithilfe von Wearables, Daten und Prädiktionsalgorithmen regelmäßig viel früher erkannt als heute. Denn chronische Erkrankungen brechen nicht von heute auf morgen aus. Zwischen Gesundheit und Manifestation bzw. dem Auftreten von Komplikationen liegt eine Phase, die mehrere Jahre dauern kann und in der symptomlose, pathologische Prozesse im Körper ablaufen, ohne dass es vom (zukünftigen) Patienten oder seinem Arzt bemerkt wird. Prozesse, die wahrscheinlich zu einem späteren Zeitpunkt zu einer manifesten Erkrankung führen werden, können bei Menschen, die Risikoträger für eine bestimmte Erkrankung sind, unterbrochen werden. Der Ansatz wird zielgerichtet, individuell und präzise funktionieren – und ist zukünftig mit überschaubarem Aufwand rasch umsetzbar.

Schon heute kann man chronische Erkrankungen wie Diabetes oder Bluthochdruck mit Wearables feststellen, die Vitaldaten wie die Herzfrequenz aufzeichnen. Werden die Daten mit Künstlicher Intelligenz analysiert, lassen sich Personen mit einer manifesten chronischen Erkrankung oder einem Erkrankungsrisiko herausfiltern.

Eine Studie aus den USA mit 14.000 Personen, die eine Smartwatch trugen, zeigte, dass ein Algorithmus (DeepHeart) der Firma Cardiogram durch Auswertung von Herzfrequenzdaten eine 85-prozentige Genauigkeit bei der Unterscheidung zwischen Menschen mit und ohne Diabetes erreichte. Die Cardiogram App war auch in der Lage, Bluthochdruck mit 80-prozentiger Genauigkeit und Schlafapnoe mit 83-prozentiger Genauigkeit zu erkennen (Ballinger et al. 2018). Dieser vielversprechende Ansatz wird zurzeit weiterentwickelt.

Ein Beispiel für ein Wearable, das bereits weite Verbreitung gefunden hat, ist der ZIO Patch der Firma iRhythm Technologies. Das FDA-zugelassene Pflaster enthält einen kleinen, haftenden, wasserabweisenden EKG-Sensor mit einer Elektrode, die der Benutzer auf seine Brust kleben kann, um eine kontinuierliche 24-Stunden-Überwachung über einen Zeitraum von 2 Wochen durchzuführen. Die diagnostische Ausbeute, das heißt die Detektion einer tatsächlich vorhandenen Arrhythmie, in diesem Fall Vorhofflimmern, lässt sich im Vergleich zum normalen, zweitägigen Langzeit-EKG deutlich verbessern (Turakhia et al. 2013). Mittlerweile wurden mit dem ZIO Patch über 400 Millionen Stunden kuratierter EKG-Daten erzeugt. Über 90.000 EKGs wurden in einer Kollaboration mit der Stanford University verwendet, um ein „Deep Neuronal Network" (Deep Learning-Algorithmus) zu entwickeln, das 12 Herzrhythmusklassen mindestens so gut wie oder sogar besser als Kardiologen identifizieren kann (Hannun et al. 2019).

Ein weiteres Beispiel: Man erhält in der Apotheke oder Drogerie einen Testkit, gibt eine Speichelprobe ab und sendet diese ein. Ein Labor analysiert die Probe und identifiziert Erkrankungsrisiken. Firmen wie 23andme oder Color sind mit verschiedenen auf Endverbraucher ausgerichteten Testkits bereits am Markt, die die DNA des Spenders analysieren und die Ergebnisse online zur Verfügung stellen:

- **23andme** versendet seinen Testkit derzeit (Stand Januar 2019) in ca. 55 Länder inklusive Deutschland. Untersucht werden in der DNA des Kunden fast 1 Million Abschnitte des menschlichen Erbguts, die sog. Einzelnukleotid-Polymorphismen aufweisen (Genotypisierung[5]) und persönliche Merkmale ausmachen. Kunden in Kanada, USA (inkl. Übersee-Territorien), UK, Irland, Dänemark, Schweden, Finnland und den Niederlanden können detaillierte Health-Reports erhalten, die auf genetische Risiken, beispielsweise an Brustkrebs, Alzheimer oder Parkinson zu erkranken hinweisen.[6]
- **Color** bietet in über 100 Ländern auf Basis von Next Generation Sequencing[7] verschiedene Tests zur Bestimmung des erblichen Risikos für Krebs- und Herzerkrankungen an. Der Color Hereditary Heart Health Test[8] analysiert 30 Gene, die mit erblichen Erkrankungen wie Kardiomyopathien, Arrhythmien, Arteriosklerose und familiärer Hypercholesterinämie assoziiert sind. Eine ärztliche Verordnung ist erforderlich. Detaillierte Reports sind für Arzt und Patient online zugänglich. Patientenreports sind allgemeinverständlich formuliert.

Die heute verfügbaren Tests und Analysemethoden fokussieren sich auf Veränderungen an einzelnen Genen und monokausale Zusammenhänge zwischen Genotyp und Phänotyp. Zukünftig werden polygenetische Risiko-Scores (ein gewichteter Risikowert für ein Merkmal oder eine Krankheitsdisposition unter Berücksichtigung von Genvarianten an mehreren Orten im Genom), die nicht nur die generelle Prädisposition, sondern auch die Wahrscheinlichkeit des Eintretens einer chronischen Erkrankung, beispielsweise Typ-2-Diabetes mit hoher Treffsicherheit anzeigen (Heianza u. Qi 2019; Simonson et al. 2011; Natarajan et al. 2017; Cho et al. 2014; Muller et al. 2016). Neben genetischen Markern werden auch andere Biomarker beispielsweise aus dem Mikrobiom und dem Metabolom der Testperson zur Verfügung stehen, um Menschen mit erhöhtem Erkrankungsrisiko frühzeitig zu identifizieren. Ferner werden epigenetische Effekte, das heißt nicht in der DNA-Sequenz kodierte Aktivitätsänderungen von Genen, berücksichtigt werden können (Dijk et al. 2015). Schließlich werden Umwelteinflüsse und – gerade bei chronischen Erkrankungen sehr wichtig – soziale Determinanten von Gesundheit zukünftig besser quantifiziert und hinsichtlich ihres Risikobeitrags eingeschätzt werden. Resultat wären multidimensionale und dynamische Risiko-Scores, die eine realistische Einschätzung über das Auftreten und den Verlauf chronischer Erkrankungen liefern.

Liegen diese Risiko-Scores außerhalb des Referenzbereichs, ergibt sich die Möglichkeit eines intensivierten Monitorings und möglicherweise einer prophylaktischen Behandlung. Gerade bei einer Erkrankung wie Typ-2-Diabetes bestehen echte Optionen für die Prävention, beispielsweise durch eine Änderung des Lebensstils und der Ernährung. Dies reduziert die Wahrscheinlichkeit, dass bei den betroffenen Personen die Erkrankung symptomatisch wird bzw. Folgeerkrankungen auslöst. Damit diese Vision Realität wird, müssen für wichtige chronische Erkrankungen allerdings weitere (Bio-)Marker identifiziert werden, um das Wissen über die Krankheitsentstehung und die Belastbarkeit prädiktiver Aussagen zu erweitern. Die Richtigkeit von Risiko-Vorhersagen muss ausreichend belegt und abgesichert sein.

Mit der Verfügbarkeit umfassender und aussagefähiger Tests und Scorings zu vertretbaren

---

5 Identifikation bereits bekannter genetischer Varianten
6 In allen anderen Ländern wird lediglich ein Bericht zur geografischen/regionalen Abstammung angeboten.
7 Bestimmung der Basenabfolge in DNA-Strängen im Hochdurchsatzverfahren
8 In der EU derzeit noch nicht verfügbar (Stand Januar 2019).

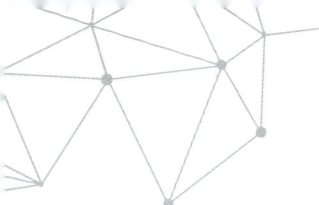

Kosten könnte es zukünftig möglicherweise auf Risikopopulationen bezogene oder gar bevölkerungsweite Risiko-Screenings für die Entwicklung chronischer Erkrankungen geben. Allerdings: Derartige Methoden erfordern eine Einwilligung und kompetente Beratung durch Ärzte und Therapeuten, damit die notwendigen vorbeugenden Maßnahmen korrekt umgesetzt werden und der Umgang mit (genetischem) Risikowissen adäquat erfolgt (Pet et al. 2019). Schließlich werden sich die neuen Ansätze in einem solidarisch finanzierten Gesundheitssystem nur durchsetzen, wenn sie auch gesundheitsökonomischen Nutzen haben.

Von der reaktiven zur kontinuierlichen, digitalen Versorgung

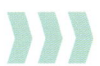

> Die Vision: In Zukunft werden Patienten mit chronischen Erkrankungen ortsunabhängig und nach ihren persönlichen Präferenzen kontinuierlich betreut.

Sensoren in Wearables oder im Körper überwachen Vitalparameter und werten die erhaltenen Daten automatisch mithilfe von Algorithmen und Künstlicher Intelligenz aus. Der Patient erhält Feedback und Hinweise für das Management seiner Erkrankung. Fallweise ist der Arzt und zunehmend auch geschultes Fachpersonal eingebunden und kann den Patienten aus der Distanz (und natürlich auch persönlich) betreuen. Eine elektronische Patientenakte speichert alle Informationen und Interventionen, sie sind nach Freigabe durch den Patienten von allen beteiligten medizinischen und nichtmedizinischen Leistungserbringern einsehbar.

Die Monitoring-Idee ist nicht neu und klingt bestechend einfach: Messung der Vitalparameter von chronisch Kranken durch Ärzte oder geschultes Fachpersonal auch außerhalb der Praxis oder Klinik führt zur besseren und effizienteren Versorgung. Es existieren schon heute umfangreiche Erfahrungen mit Telemonitoring-Ansätzen, bei denen Vitalparameter von chronisch Kranken zu Hause gemessen und an ein telemedizinisches Zentrum – meist in einer klinischen Einrichtung oder Praxis angesiedelt und von speziell geschultem Fachpersonal unter ärztlicher Aufsicht besetzt – übertragen werden. Aber Daten allein reichen nicht aus. Viele Studien zeigen, dass das reine Telemonitoring von chronisch Kranken („Remote Patient Monitoring") in der Regel keine signifikanten, dauerhaften Auswirkungen auf klinische oder finanzielle Erfolgsparameter hat. Ein Beispiel: In England scheiterte der „Whole Systems Demonstrator", eine aufwendig konzipierte, randomisierte und kontrollierte Multicenter-Studie mit Fokus auf Telemonitoring von über 3.000 Chronikern (Cartwright et al. 2013; Henderson et al. 2014; Henderson et al. 2013; Steventon et al. 2012; Steventon et al. 2014). Eine Analyse von 27 Remote Patient Monitoring-Studien aus den Jahren 2000 bis 2016, die eine Meta-Analyse von 8 Studien enthielt, kam zu dem Schluss, dass der Nachweis von signifikanten Effekten auf klinische Parameter wie Body Mass Index (BMI), Gewicht, Taillenumfang, Körperfettanteil, systolischer und diastolischer Blutdruck nicht gelungen sei (Noah et al. 2018).

Damit Wearables, Big Data und Künstliche Intelligenz in der Versorgung von Chronikern funktionieren, müssen sie in adäquat angepasste, klinische Prozesse und maßgeschneiderte Interventionsstrategien eingebettet werden. In Zukunft könnten App- und Smartphone-unterstützte Versorgungsansätze, die auf das systematische Verhaltenstraining, den Aufbau von Wissen des Patienten (und seines Umfelds) über seine Erkrankung(en) und Anzeichen von Komplikationen sowie personalisiertes Coaching setzen, erfolgreich sein. Mit der Stärkung des Patientenwissens um seine Erkrankung und des Selbstmanagements, mit Lebensstilinterventionen und maßgeschneiderter Betreuung könnte nicht nur die Versorgung chronisch kranker Menschen verbessert, sondern auch eine nachhaltige Kostendämpfung erreicht werden.

Zwar wiesen die bisher erprobten Versorgungsansätze höhere Interventionskosten als reine Telemonitoring-Interventionen auf, denn der Aufwand für die Betreuung der Patienten war höher. Doch es bestehen gute Chancen, dass sich dies zukünftig durch die automatisierte, durch Künstliche Intelligenz unterstützte Auswertung von Patienteninformationen im Hinblick auf Vitalparameter, Wissen und Verhalten bessert. Werden die Informationen in übersichtlicher Form für das Fachpersonal aufbereitet und in einer einfachen Logik (beispielsweise Rot-Gelb-Grün) präsentiert, kann sich die Fachkraft jederzeit sehr effizient genau auf diejenigen Patienten konzentrieren, die aktuell das höchste Risiko aufweisen.

Einige Beispiele illustrieren die bisherigen Erfahrungen mit den geschilderten Versorgungs-Ansätzen:

- **Die Veterans Administration (VA)** in den USA publizierte eine Studie über die telemedizinische Betreuung von über 17.000 chronisch kranken, oft multimorbiden Veteranen (Care Coordination Home Telehealth (CCHT)-Programm). Erreicht wurde eine Reduzierung der Krankenhausaufenthalte um 19 Prozent und eine Reduzierung der Krankenhaus-Belegungstage um 25 Prozent (Vergleich der Messwerte im Jahr vor Beginn sowie 6 Monate nach Beginn der Intervention) (Darkins et al. 2008). In über 40.000 Befragungen während des Interventionszeitraums ergab sich eine mittlere Zufriedenheit der Patienten mit dem CCHT-Programm von 86 Prozent. Die Interventionskosten lagen bei etwa 1.600 US-Dollar pro Patienten und Jahr und waren damit deutlich günstiger als alternative Betreuungsformen.
- **In einem Demonstrationsprojekt des Center for Medicare and Medicaid Services (CMS)** (staatliche Krankenversicherung für Personen über 65 Jahre und Personenkreise mit geringem Einkommen in den USA) wurden signifikante Effekte erzielt. In der Studie mit über 1.700 über 65-jährigen Patienten mit verschiedenen chronischen Erkrankungen (chronische Herzinsuffizienz, COPD und Diabetes; Komorbiditäten waren bei den meisten Patienten vorhanden) wurde eine Kostenersparnis von 8 bis 13 Prozent (312 bis 542 US-Dollar) pro Quartal über einen Zeitraum von 2 Jahren für die Telehealth-Interventionsgruppe gegenüber einer im Propensity Matching-Verfahren erstellten Vergleichsgruppe erreicht (Baker et al. 2011). Der Effekt war im Wesentlichen auf die Reduzierung ungeplanter Krankenhausaufenthalte zurückzuführen. Die Interventionskosten pro Patient und Jahr lagen bei knapp 1.000 US-Dollar. Mit dem in dieser Studie eingesetzten Home Telehealth-Ansatz und ähnlichen Verfahren wurden in den USA bis heute schätzungsweise 400.000–500.000 Patienten betreut.
- **In einer prospektiven, randomisierten und kontrollierten, deutschen Studie (TIM-HF2)** mit über 1.500 Herzinsuffizienzpatienten (NYHA II und III), die eine telemedizinische Betreuung mit auf das Risikoprofil des Patienten abgestimmten Interventionen erhielten, wurde gezeigt, dass Patienten im Interventionsarm über die Beobachtungsperiode von einem Jahr signifikant weniger Tage durch ungeplante, kardiovaskulär verursachte Krankenhausaufenthalte oder Tod verloren (Telemedizingruppe: 17,8 Tage, Kontrollgruppe: 24,2 Tage) (Koehler et al. 2018). Die Gesamtsterblichkeit wurde ebenfalls signifikant verringert: Von 100 Herzinsuffizienzpatienten starben unter normalen medizinischen Versorgungsbedingungen 11 Patienten, mit zusätzlicher telemedizinischer Betreuung waren es nur 8. In Bezug auf die ungeplanten Krankenhausaufenthalte aufgrund von Herzinsuffizienz verloren die Patienten der Telemedizingruppe 3,8 Tage pro Jahr im Vergleich zu 5,6 Tagen pro Jahr in der Kontrollgruppe. Eine gesundheitsökonomische Analyse unter Berücksichtigung der Interventionskosten steht aus.

- **Im Programm „Curaplan Herz Plus" der AOK Nordost**, welches eine Kombination von Telemonitoring und Coaching bietet, schult und berät ein Pflegepersonalteam im telemedizinischen Betreuungszentrum eines externen Dienstleisters Patienten mit chronischer Herzinsuffizienz zu allen Inhalten des Lebens mit ihrer Erkrankung. Ferner ermitteln und dokumentieren Patienten täglich Zeichen und Beschwerden ihrer Erkrankung sowie ihr Körpergewicht. Die Informationen werden automatisch an das Telemedizin-Zentrum übermittelt, wo auch eine teilautomatisierte Auswertung erfolgt. Wenn Frühzeichen einer Verschlechterung erkannt werden, informiert das Zentrum den Patienten und den ambulant betreuenden Arzt und unterstützt beide bei der zeitnahen Einleitung einer Behandlung, die einem Krankenhausaufenthalt vorbeugen soll. Bisher wurden über 7.000 Versicherte in dem Programm betreut. Eine Auswertung ergab, dass das Programm die Überlebenswahrscheinlichkeit der Patienten nach 2 Jahren um bis zu 70 Prozent erhöht (Herold et al. 2018). Die nach 2 Jahren gemessene Häufigkeit der indikationsspezifischen Krankenhausaufenthalte sank in der Interventionsgruppe signifikant. Es konnte ein deutlicher Trend zu Einsparungen bei den Gesamtkosten pro Patienten gezeigt werden (Herold et al. 2018).

- **Die AOK Bayern führte ein landesweites Telemonitoring-Programm** für COPD-Patienten durch, um die Häufigkeit von Krankheitsschüben und stationären Einweisungen zu reduzieren und die Lebensqualität zu verbessern. Die Auswertung umfasste 651 Patienten und eine einjährige Beobachtungsperiode. Das Mortalitätsrisiko der Patienten wurde um 49 Prozent gesenkt. Krankenhausaufenthalte und das Aufsuchen einer Notaufnahme waren seltener erforderlich. Die Leistungsausgaben pro Patienten reduzierten sich um insgesamt 895 EUR (Interventionskosten nicht berücksichtigt), im Wesentlichen getrieben durch eine geringere Anzahl von Krankenhausaufenthalten. Die positiven Effekte waren bei Patienten mit sehr schwerer COPD am stärksten ausgeprägt (Achelrod et al. 2017).

- **In einer randomisierten, prospektiv vergleichenden Diabetes-Coaching-Studie** des Deutschen Instituts für Telemedizin und Gesundheitsförderung (DITG) in Zusammenarbeit mit dem Westdeutschen Diabetes- und Gesundheitszentrum (WDGZ) mit 202 Patienten wurde ein telemedizinisches Lebenstil-Intervention-Programm (TeLiPro) für adipöse Typ-2-Diabetiker mit unzureichender glykämischer Kontrolle (HbA1c ≥ 7,5 Prozent) und einem BMI ≥ 27 kg/m^2 eingesetzt (Kempf et al. 2017). Die Patienten wurden mit telemedizinischen Blutzuckermessgeräten, Waagen und Schrittzählern ausgestattet. Ein Online-Portal ermöglichte die Vernetzung der Akteure (Hausärzte, Diabetologen, Diabetesberater und Patienten) und führte Patientendaten zusammen. In der Interventionsgruppe erhielten die Patienten eine Diät zur initialen Gewichtsreduktion sowie telefonisches Coaching zu den Themen Ernährung, Bewegung, Motivation, Medikation und Krankheitsaufklärung. Die dreimonatige Betreuung erfolgte nach einem strikten Interventionsplan mit klar definierten HbA1c- und BMI-Zielen. Nach einem Jahr hatte das Programm den HbA1c-Wert, das Gewicht und den Insulinbedarf signifikant verbessert. Auch weitere Parameter wie systolischer Blutdruck, Lebensqualität, Insulinbedarf und Ernährungsverhalten verbesserten sich. Die Interventionskosten pro Patienten betrugen umgerechnet 1.300 US-Dollar. Weitere TeLiPro-Daten und andere Studien (Lean et al. 2018) deuten darauf hin, dass eine Remission bei Typ-2-Diabetikern in einem Routine-Versorgungssetting möglich ist. Inzwischen gibt es etliche vielversprechende Projekte zur digital unterstützten Diabetesversorgung (Graetzel von Graetz 2018). In USA erzielte die Firma Livongo ähnliche Erfolge (Bollyky et al. 2018; Downing J et al. 2017). Typ-2-Diabetes könnte für viele Betroffene zu einer heilbaren Erkrankung werden.

Viele der beschriebenen Ergebnisse wurden teils noch mit Technologie aus der Vor-Smartphone-Ära erzielt. Sie liefern jedoch wichtige Hinweise auf Erfolgsfaktoren für die technologie- und datenunterstützte Versorgung.

Insgesamt lässt sich vorhersagen: Zukünftig wird die Kombination aus sensorgestütztem Peripheriegerät (Wearable), App und (cloudbasierter) Plattform, kombiniert mit einer durch Künstliche Intelligenz unterstützten Auswertung und personalisierten Intervention beim Patienten (entweder maschinell – Stichwort Chatbot bzw. virtueller Assistent – oder persönlich durch einen Coach) eine deutlich bessere Versorgung ermöglichen.

Während extrakorporale Sensoren in allen möglichen klinischen und konsumentengängigen Formen bereits etabliert sind – die Apple Watch Series 4 kann ein EKG ableiten – wird in Zukunft auch die intrakorporale Sensorik eine große Rolle spielen.

Die Firma Proteus Digital Health hat einen Sensor entwickelt, mit dem Ärzte zukünftig verfolgen können, ob und wann Patienten ihre Arzneimittel einnehmen. Der Sensor hat die Größe eines Sandkorns und wird in Tabletten eingebettet. Er aktiviert sich automatisch, wenn die Tablette den Magen erreicht und sich auflöst. Anschließend kommuniziert der Sensor mit einem elektronischen Pflaster, das der Patient trägt, von dort gelangen die Daten in die Cloud. Die Daten werden dem Patienten über eine App zur Verfügung gestellt, der Arzt und das Pflegeteam haben mit Einwilligung des Patienten über eine Weboberfläche Zugriff.

Seit November 2017 ist das atypische Neuroleptikum Abilify (Aripiprazol) des japanischen Pharmaunternehmens Otsuka von der FDA als erste Sensortablette überhaupt unter dem Namen ABILIFY MYCITE® zugelassen.

Damit steht eine neue Kategorie, „DigiMeds", für die Versorgung bereit. Neben neurologisch-psychiatrischen Erkrankungen fokussiert sich Proteus auf Infektionskrankheiten wie Hepatitis C Virus (HCV) oder AIDS, Onkologie und kardiovaskulär-metabolische Erkrankungen. In einer 2017 veröffentlichten prospektiven, offenen, cluster-randomisierten Pilotstudie mit über 100 Patienten mit schlecht eingestelltem Bluthochdruck und Typ-2-Diabetes wurde gezeigt, dass Patienten, die „DigiMeds" einnahmen, ihre Blutdruckeinstellung, die LDL-Cholesterin- und HbA1c-Werte signifikant gegenüber der Vergleichsgruppe verbessern konnten (Frias et al. 2017). Proteus verfolgt den Ansatz in laufenden Studien und Indikationen mit Partnern aus der Pharmaindustrie weiter. Das privat finanzierte Unternehmen verfügt über mehr als 500 Patente. Denkt man den Ansatz weiter, entsteht das Szenario von Micro- oder Nanosystemen, die in der Blutbahn schwimmen und von dort Informationen senden, die Aufschluss über den physiologischen Zustand des Menschen geben und automatisch Alarm schlagen, falls die Ergebnisse von der Norm abweichen.

Insgesamt befinden wir uns noch in einer frühen Phase der Realisierung einer digital unterstützten Versorgung chronisch kranker Menschen. Viele der beschriebenen Ansätze bedürfen einer Weiterentwicklung und umfassender klinischen Evaluation unter realen medizinischen Einsatzbedingungen. Ferner stellen sich weitere Herausforderungen. In klinischen Studien hat sich gezeigt, dass ca. 30–50 Prozent der chronisch kranken Menschen nur schwer zu einer Teilnahme an den jeweiligen digitalen Versorgungsprogrammen zu motivieren sind (Baker et al. 2011; Koehler et al. 2018). Zukünftig wird es darauf ankommen, diese Non-Responder für eine Teilnahme an digitalen Versorgungsprogrammen zu gewinnen. Außerdem müssen Patienten und Ärzte dauerhaft bei der Stange gehalten werden, um einen nachhaltigen Effekt zu erzielen. Daher könnte das vom amerikanischen Nobelpreisträger Richard H. Thaler beschriebene „Nudging" von Patienten und Ärzten, das heißt die Verhaltensbeeinflussung ohne Verbote und Gebote, in Zukunft eine große Rolle spielen.

Die Verhaltensökonomie postuliert, dass Menschen kognitiven Verzerrungen ausgesetzt sind, die ihnen im Weg stehen, sich perfekt „rational" zu verhalten und ihre (Therapie-)Ziele zu erreichen. Sie unterliegen den Effekten

- der Trägheit (Neigung, sich an den Status quo zu halten),
- der Optionsüberlastung (zu viele Optionen führen zu Unentschlossenheit),
- der Verlustvermeidung (Verluste wiegen schwerer als gleichwertige Gewinne),
- der sozialen Rückkopplung (Rückmeldung von anderen sind wichtig) und
- des Gegenwartsbias (Belohnungen in der Gegenwart sind wichtiger als gleichwertige Belohnungen in der Zukunft).

Auch wenn Menschen nicht vollkommen rational sind, sind ihre Entscheidungen in der Tendenz vorhersehbar. Dieser Ansatz wird genutzt, um verhaltensökonomische Lösungen zu entwickeln, die Patienten mit chronischen Erkrankungen dazu bringen, sich mehr für ihre Gesundheit zu engagieren (Asch et al. 2012).

Beispiel
Patienten mit Warfarin-Therapie in den USA wurde eine elektronische Medikationsbox zur Verfügung gestellt, die die korrekte Medikamenteneinnahme erfasst. Die Patienten nahmen automatisch an einer Lotterie teil, in der sie täglich mit einer Chance von 1:5 10 US-Dollar und mit einer Chance von 1:100 100 US-Dollar gewinnen konnten – aber nur, wenn sie am Vortag ihr Medikament korrekt eingenommen hatten. Der Ansatz kombinierte Patientenengagement, Gewinnchance und drohende Reue: Niemand möchte hören, dass er gewonnen hat, nur um gleichzeitig zu erfahren, dass er wegen Nichteinnahme des Medikaments disqualifiziert wurde. In der Pilotstudie konnte die Rate der Blutgerinnungswerte außerhalb des Referenzbereichs von 35 Prozent auf 12 Prozent reduziert werden (Volpp et al. 2008).

Soziale Netzwerke und Konsumentenplattformen wie Amazon kennen die Prioritäten ihrer Nutzer sehr genau. Netflix zerlegt seine Nutzer basierend auf deren Sehverhalten in rund 2.000 Untergruppen. Aus der Analyse dieser und anderer Daten ließe sich sicherlich auch vieles über die Präferenzen von Menschen im Umgang mit ihren chronischen Erkrankungen lernen. Die Zusammenführung von Daten aus verschiedenen Lebensbereichen mit Einwilligung des Patienten, die Analyse von Korrelationen und Identifikation von Kausalitäten eröffnet die Chance, chronisch kranke Menschen zukünftig noch viel zielgerichteter zu versorgen. Für manchen mag das ein gruseliges Szenario sein. Für Menschen, die an einer oder mehreren chronischen Erkrankungen leiden, ist es möglicherweise eine Lösung, die ihr Leiden verringert.

Von sektoralen zu integrierten Versorgungs- und Vergütungsstrukturen

Es besteht kein Zweifel, dass sich Versorgungs- und Vergütungsstrukturen im deutschen Gesundheitssystem fundamental und rasch weiterentwickeln müssen, um die adäquate Versorgung der zunehmenden Anzahl chronisch kranker Menschen auch in Zukunft sicherzustellen. Dies gilt insbesondere vor dem Hintergrund des sich abzeichnenden Mangels an Fachpersonal.

Gatekeeping-Programme wie die seit langem praktizierte, von Hausärzten koordinierte Versorgung (Hausarztzentrierte Versorgung) sind besonders bei chronischen Erkrankungen vorteilhaft. Eine qualitativ hochwertige hausärztliche Versorgung erreicht gleiche oder bessere Gesundheitsergebnisse und ist zugleich kosteneffektiver als klinik- beziehungsweise fachspezialistenzentrierte Ansätze (Gerlach u. Szecsenyi 2011). In Zukunft kommt es darauf an, den Rahmen für einen Ausbau derartiger Modelle zu schaffen und sie gleichzeitig in das digitale Zeitalter zu überführen. Es gilt, die „Hausarztzentrierte Versorgung 2.0" zu entwickeln, bei der digitale Plattformen die Versorgungskoordination der Patienten über Sektoren und Versorgungsstufen hinweg ermöglichen und Patienten mit ihren selbstberichteten Ergebnissen eine noch aktivere Rolle bei der Optimierung ihrer Versorgung spielen. Telemedizinische Angebote sollten in Ergänzung heutiger

Versorgungsangebote zukünftig zum Versorgungsstandard werden. Das Modell „VersorgungsassistentIn in der Hausarztpraxis" (VERAH) – speziell ausgebildete medizinische Fachangestellte (MFA), die durch eine Zusatzausbildung auch Hausbesuche und delegierbare hausärztliche Tätigkeiten übernehmen können – sollte unter Einsatz digitaler Technologien weiterentwickelt werden.

In Zukunft werden auch integrierte Versorgungsstrukturen eine wichtige Rolle bei der Betreuung chronisch kranker Menschen spielen. Gemeinsam mit regionalen Ärztenetzen hat die OptiMedis AG im südbadischen Kinzigtal seit 2006 Strukturen aufgebaut, in denen Ärzte, Therapeuten, Krankenhäuser, Apotheken und weitere Partner in einem Verbund zusammenarbeiten und elektronisch vernetzt die bisherigen Sektorgrenzen überwinden. Ca. 10.000 Patienten werden in der Region mit etwa 70.000 Einwohnern aktiv in ihre Behandlung einbezogen und motiviert, Krankheiten und deren Folgen frühzeitig vorzubeugen und an Gesundheits- und Versorgungsprogrammen teilzunehmen. „Gesundes Kinzigtal" geht auch bei den Vergütungsstrukturen neue Wege. Geld von den Krankenkassen gibt es nur, wenn die medizinische Versorgung mindestens genauso gut oder besser ist und gleichzeitig die Kosten geringer sind als bei von Alter, Geschlecht und Gesundheitszustand her vergleichbaren Versicherten im Bundesdurchschnitt – im Detail ein kompliziertes, mit Unsicherheit behaftetes Verfahren (Pimperl et al. 2015). Die wissenschaftliche Evaluation von „Gesundes Kinzigtal" zeigt nach Angaben des Unternehmens, dass die Versorgung in der Region besser ist als andernorts. Unter anderem wurde die Zahl der Krankenhauseinweisungen reduziert. Auf dieser Basis erfolgt derzeit der Rollout in anderen Regionen, u.a. in Hamburg und international in UK, den Niederlanden und anderen europäischen Ländern.

Zukünftig werden erfolgsabhängige Vergütungsstrukturen eine deutlich größere Rolle spielen. Das aktuelle Gutachten des Sachverständigenrats gibt Hinweise zu Selbstbeteiligungsregelungen und sektorenübergreifenden Leistungskomplexpauschalen (Gerlach et al. 2018).

> **Zwei konkrete Beispiele für erfolgsabhängige Vergütungsstrukturen aus den USA**
> - Proteus Digital Health hat die ersten „Value-based contracts" geschlossen, bei denen eine Vergütung der Medikation nur bei über 80-prozentiger Therapieadhärenz erfolgt.
> - Das Unternehmen Evolent Health unterstützt große Krankenhäuser und fachgruppenübergreifende Arztpraxen bei der Umsetzung von risikobasierten Vergütungsmodellen und erreicht mit diesen Dienstleistungen einen jährlichen Umsatz von über 500 Millionen US-Dollar.

Resümee und Ausblick

Die zukünftige digitale Versorgung chronisch kranker Menschen wird datenbasiert, technologisiert, und personalisiert sein. Erfolgskritisch ist die dauerhafte Aktivierung des Patienten und seines Umfelds, die Weiterentwicklung und der zielgerichtete Einsatz von Technologie sowie das fokussierte Redesign von Versorgungsprozessen und -strukturen, um Leistungserbringer zu motivieren und eine optimale Koordination der Patientenbetreuung zu gewährleisten. Ferner kommt es darauf an, die wesentlichen Risikofaktoren – Rauchen, übermäßiger Alkoholkonsum, Übergewicht, erhöhte Cholesterinwerte und Bluthochdruck – in den Griff zu bekommen. Viele chronisch kranke Menschen benötigen dabei Hilfe und sind sehr an den neuen Ansätzen interessiert, sobald sie richtig und dauerhaft motiviert werden. Mit weiterem Fortschritt bei der Erforschung der Krankheitsursachen und den beschriebenen Entwicklungen könnte in ferner Zukunft eine „Vision Zero" für chronische Erkrankungen Realität werden: Chronische Erkrankungen werden verhindert oder geheilt, das Leiden von Millionen Menschen wird gemildert. Damit wird ein wesentlicher Beitrag zur langfristigen Stabilisierung unseres Gesundheitssystems geleistet.

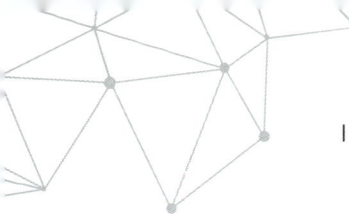

Literatur

Achelrod D, Schreyogg J, Stargardt T (2017) Health-economic evaluation of home telemonitoring for COPD in Germany: evidence from a large population-based cohort. Eur J Health Econ 18(7), 869–882

ACHSE-Broschüre (2014)

Asch DA, Muller RW, Volpp KG (2012) Automated hovering in health care – watching over the 5,000 hours. N Engl J Med 367(1), 1–3

Aumann I, Prenzler A (2013) Epidemiologie und Kosten der COPD in Deutschland – Eine Literaturrecherche zu Prävalenz, Inzidenz und Krankheitskosten. Der Klinikarzt 42(04),168–172

Baker LC et al. (2011) Integrated telehealth and care management program for Medicare beneficiaries with chronic disease linked to savings. Health Aff (Millwood) 30(9), 1689–97

Ballinger B et al. (2018) DeepHeart: Semi-Supervised Sequence Learning for Cardiovascular Risk Prediction. AAAI

Bollyky JB et al. (2018) Remote Lifestyle Coaching Plus a Connected Glucose Meter with Certified Diabetes Educator Support Improves Glucose and Weight Loss for People with Type 2 Diabetes. J Diabetes Res, 3961730

Cartwright M et al. (2013) Effect of telehealth on quality of life and psychological outcomes over 12 months (Whole Systems Demonstrator telehealth questionnaire study): nested study of patient reported outcomes in a pragmatic, cluster randomised controlled trial. BMJ 346, f653

Cho MH et al. (2014) Risk loci for chronic obstructive pulmonary disease: a genome-wide association study and meta-analysis. Lancet Respir Med 2(3), 214–25

Cho NH et al. (2018) IDF Diabetes Atlas: Global estimates of diabetes prevalence for 2017 and projections for 2045. Diabetes Res Clin Pract 138, 271–281

Christensen CM, Grossman JH, Hwang J (2008) The innovator's prescription: a disruptive solution for health care. McGraw-Hill Education New York

Cook C et al. (2014) The annual global economic burden of heart failure. Int J Cardiol 171(3), 368–76

Darkins A et al. (2008) Care Coordination/Home Telehealth: the systematic implementation of health informatics, home telehealth, and disease management to support the care of veteran patients with chronic conditions. Telemed J E Health 14(10), 1118–26

Deutsche Diabetes Gesellschaft (2017) Gesundheitsbericht Diabetes. URL: https://www.diabetesde.org/system/files/documents/gesundheitsbericht_2017.pdf (abgerufen am 22.04.2019)

Deutsche Diabetes Gesellschaft (2018) Gesundheitsbericht Diabetes. URL: www.diabetesde.org/system/files/documents/gesundheitsbericht_2018.pdf (abgerufen am 22.04.2019)

Deutscher Herzbericht (2017) URL: www.herzstiftung.de/herzbericht (abgerufen am 22.04.2019)

Downing J, Bollyky J, Schneider J (2017) Use of a Connected Glucose Meter and Certified Diabetes Educator Coaching to Decrease the Likelihood of Abnormal Blood Glucose Excursions: The Livongo for Diabetes Program. J Med Internet Res 19(7), e234

Egede LE et al. (2014) Impact of mental health visits on healthcare cost in patients with diabetes and comorbid mental health disorders. PLoS One 9(8), e103804

Egede LE et al. (2015) Differential impact of mental health multimorbidity on healthcare costs in diabetes. Am J Manag Care 21(8), 535–44

Frias J et al. (2017) Effectiveness of Digital Medicines to Improve Clinical Outcomes in Patients with Uncontrolled Hypertension and Type 2 Diabetes: Prospective, Open-Label, Cluster-Randomized Pilot Clinical Trial. J Med Internet Res 19(7), e246

Fuchs S et al. (2014) Disease management programs for type 2 diabetes in Germany: a systematic literature review evaluating effectiveness. Dtsch Arztebl Int 111(26), 453–63

Fullerton B, Nolte E, Erler A (2011) The quality of chronic care in Germany. Z Evid Fortbild Qual Gesundhwes 105(8), 554–62

GBD Chronic Respiratory Disease Collaborators (2017) Global, regional, and national deaths, prevalence, disability-adjusted life years, and years lived with disability for chronic obstructive pulmonary disease and asthma, 1990–2015: a systematic analysis for the Global Burden of Disease Study 2015. Lancet Respir Med 5(9), 691–706

Gerlach FGW, Haubitz M, Meyer G, Schreyögg J, Thürmann P, Wille E (2018) Bedarfsgerechte Steuerung der Gesundheitsversorgung. Gutachten des Sachverständigenrats zur Begutachtung der Entwicklung im Gesundheitswesen. Medizinisch Wissenschaftliche Verlagsgesellschaft Berlin

Gerlach FM, Szecsenyi J (2011) Hausarztzentrierte Versorgung: Inhalte und Qualität sind entscheidend. Dtsch Arztebl 108(18)

Gerst T (2011) Disease-Management-Programme: Zehn Jahre DMP – Wenig Begeisterung. Dtsch Arztebl Int 108(39), A-2001

Graetzel von Graetz P (2018) Das Digitale Diabetes-Ökosystem. E-HEALTH-COM. URL: https://e-health-com.de/thema-der-woche/das-digitale-diabetes-oekosystem/ (abgerufen am 27.03.2019)

Hannun AY et al.(2019) Cardiologist-level arrhythmia detection and classification in ambulatory electrocardiograms using a deep neural network. Nat Med 25(1), 65–69

Heianza Y, Qi L (2019) Impact of Genes and Environment on Obesity and Cardiovascular Disease. Endocrinology 160(1), 81–100

Henderson C et al. (2013) Cost effectiveness of telehealth for patients with long term conditions (Whole Systems Demonstrator telehealth questionnaire study): nested economic evaluation in a pragmatic, cluster randomised controlled trial. BMJ 346, f1035

Henderson C et al. (2014) Cost-effectiveness of telecare for people with social care needs: the Whole Systems Demonstrator cluster randomised trial. Age Ageing 43(6), 794–800

Herold R et al. (2018) Telemedical Care and Monitoring for Patients with Chronic Heart Failure Has a Positive Effect on Survival. Health Serv Res 53(1), 532–555

Herold R, Hoffmann W, van den Berg N (2018) Telemedical monitoring of patients with chronic heart failure has a positive effect on total health costs. BMC Health Serv Res 18(1), 271

Hutter N, Schnurr A, Baumeister H (2010) Healthcare costs in patients with diabetes mellitus and comorbid mental disorders – a systematic review. Diabetologia 53(12), 2470–9

Jones RC et al. (2014) Opportunities to diagnose chronic obstructive pulmonary disease in routine care in the UK: a retrospective study of a clinical cohort. Lancet Respir Med 2(4), 267–76

Kempf K et al. (2017) Efficacy of the Telemedical Lifestyle intervention Program TeLiPro in Advanced Stages of Type 2 Diabetes: A Randomized Controlled Trial. Diabetes Care 40(7), 863–871

Koehler F et al. (2018) Efficacy of telemedical interventional management in patients with heart failure (TIM-HF2): a randomised, controlled, parallel-group, unmasked trial. Lancet 392(10152), 1047–1057

Koehler F et al. (2018) Telemedical Interventional Management in Heart Failure II (TIM-HF2), a randomised, controlled trial investigating the impact of telemedicine on unplanned cardiovascular hospitalisations and mortality in heart failure patients: study design and description of the intervention. Eur J Heart Fail 20(10), 1485–1493

Köhler T, Leinert J, Südhoff S (2012) Ergebnisse der AOK-Bundesauswertungen zur gesetzlichen Evaluation der DMP für die Indikation Diabetes mellitus Typ 2. Monitor Versorgungsforschung 01, 5. Jhg, 34–37

Lean ME et al. (2018) Primary care-led weight management for remission of type 2 diabetes (DiRECT): an open-label, cluster-randomised trial. Lancet 391(10120), 541–551

Linder R et al. (2011) The benefit and efficiency of the disease management program for type 2 diabetes. Dtsch Arztebl Int 108(10), 155–62

Maske U et al. (2013) Chronische somatische Erkrankungen und Beeinträchtigung der psychischen Gesundheit bei Erwachsenen in Deutschland. Robert Koch-Institut, Epidemiologie und Gesundheitsberichterstattung.

Muller B et al. (2016) Improved prediction of complex diseases by common genetic markers: state of the art and further perspectives. Hum Genet 135(3), 259–72

Natarajan P et al. (2017) Polygenic Risk Score Identifies Subgroup With Higher Burden of Atherosclerosis and Greater Relative Benefit From Statin Therapy in the Primary Prevention Setting. Circulation 135(22), 2091–2101

Nationale Versorgungsleitlinie Chronische Herzinsuffizienz (2017) URL: www.leitlinien.de/nvl/html/nvl-chronische-herzinsuffizienz/kapitel-1 (abgerufen am 22.04.2019)

NCD Risk Factor Collaboration (NCD-RisC) (2017) Worldwide trends in blood pressure from 1975 to 2015: a pooled analysis of 1479 population-based measurement studies with 19.1 million participants. Lancet 389(10064), 37–55

Noah B et al. (2018) Impact of remote patient monitoring on clinical outcomes: an updated meta-analysis of randomized controlled trials. npj Digital Medicine 1, 20172

Osborn R Schneider E (2016) The Commonwealth Fund 2016. International Health Policy Survey of Adults in 11 Countries. The Commonwealth Fund

Osborn R, Schneider E (2015) Commonwealth Fund International Health Policy Survey of Primary Care Physicians. The Commonwealth Fund

Pet DB et al. (2019) Physicians' perspectives on receiving unsolicited genomic results. Genet Med 21(2), 311–318

Pimperl A et al. (2015) Economic Evaluation of Integrated Care Systems – Scientific Standard Specifications, Challenges, Best Practice Model. Gesundheitswesen 77(12), e184–93

Savarese G, Lund LH (2017) Global Public Health Burden of Heart Failure. Cardiac Failure Review 3(1), 7–11

Sikjaer MG et al. (2018) Lack of awareness towards smoking-related health risks, symptoms related to COPD, and attitudinal factors concerning smoking: an Internet-based survey conducted in a random sample of the Danish general population. Eur Clin Respir J 5(1), 1506235

Simonson MA et al. (2011) Recent methods for polygenic analysis of genome-wide data implicate an important effect of common variants on cardiovascular disease risk. BMC Med Genet 12, 146

Steventon A et al. (2012) Effect of telehealth on use of secondary care and mortality: findings from the Whole System Demonstrator cluster randomised trial. BMJ 344, e3874

Steventon A et al. (2014) Effect of telehealth on glycaemic control: analysis of patients with type 2 diabetes in the Whole Systems Demonstrator cluster randomised trial. BMC Health Serv Res 14, 334

Stork S et al. (2017) Epidemiology of heart failure in Germany: a retrospective database study. Clin Res Cardiol 106(11), 913–922

Tamayo T et al. (2014) Diabetes in Europe: an update. Diabetes Res Clin Pract 103(2), 206–17

The Economist (2018) The epidemiological transition is now spreading to the emerging world. The Economist, Apr 26th 2018

Thiel R et al. (2018) #SmartHealthSystems Digitalisierungsstrategien im internationalen Vergleich. Bertelsmann Stiftung

Tiller D et al. (2013) Prevalence of symptomatic heart failure with reduced and with normal ejection fraction in an elderly general population-the CARLA study. PLoS One 8(3), e59225

Turakhia MP et al. (2013) Diagnostic utility of a novel leadless arrhythmia monitoring device. Am J Cardiol. 112(4), 520–4

van Dijk SJ et al. (2015) Recent developments on the role of epigenetics in obesity and metabolic disease. Clin Epigenetics 7, 66

Volpp KG et al. (2008) A test of financial incentives to improve warfarin adherence. BMC Health Serv Res 8, 272

Wacker ME et al. (2016) Direct and indirect costs of COPD and its comorbidities: Results from the German COSYCONET study. Respir Med 111, 39–46

Ward BW, Schiller JS, Goodman RA (2014) Multiple chronic conditions among US adults: a 2012 update. Prev Chronic Dis 11, E62

I Digital, vernetzt, personalisiert – Versorgung weiter denken

Weiterführende Links

23andMe (2019) URL: www.23andme.com (abgerufen am 27.03.2019)

Color (2019) URL: www.color.com (abgerufen am 27.03.2019)

Evolent Health (2019) URL: www.evolenthealth.com (abgerufen am 27.03.2019)

Gesundheitsberichterstattung des Bundes (2019) URL: http://www.gbe-bund.de (abgerufen am 16.01.2019)

iRythm Technologies (2019) URL: www.irhythmtech.com (abgerufen am 27.03.2019)

Livongo (2019) URL: www.livongo.com (abgerufen am 27.03.2019)

OptiMedis AG (2019) URL: www.optimedis.de (abgerufen am 27.03.2019)

Proteus Digital Health (2019) URL: www.proteus.com (abgerufen am 27.03.2019)

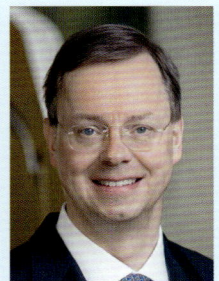

Dr. med. Jasper zu Putlitz

Jasper zu Putlitz ist Operating Partner der Beteiligungsgesellschaft Triton. Als Arzt, Wissenschaftler und Manager setzt er seine langjährige Erfahrung bei der Digitalisierung des Gesundheitswesens ein. Der gebürtige Heidelberger schloss sein Medizinstudium an der Ludwig-Maximilians-Universität München ab und wurde mit einem Gentechnik-Thema promoviert. Mehrere Jahre war er Arzt und Forscher an den Universitätskliniken München, Zürich, Freiburg und an der Harvard University. Bei der Unternehmensberatung McKinsey & Company in Berlin war er Partner. Als CEO leitete er das Digital Health-Unternehmen Robert Bosch Healthcare Systems mit Sitz in Palo Alto, Kalifornien. Bei Accenture verantwortete er als Geschäftsführer den Strategiebereich Gesundheitswesen und Öffentlicher Sektor. Jasper zu Putlitz war im Vorstand des BDI-Ausschusses für Gesundheitswirtschaft aktiv. Er ist stellvertretender Kuratoriumsvorsitzender des Max-Planck-Instituts für Hirnforschung und Kurator der Max-Planck-Förderstiftung sowie Dozent am Digital Health Center des Hasso-Plattner-Instituts.

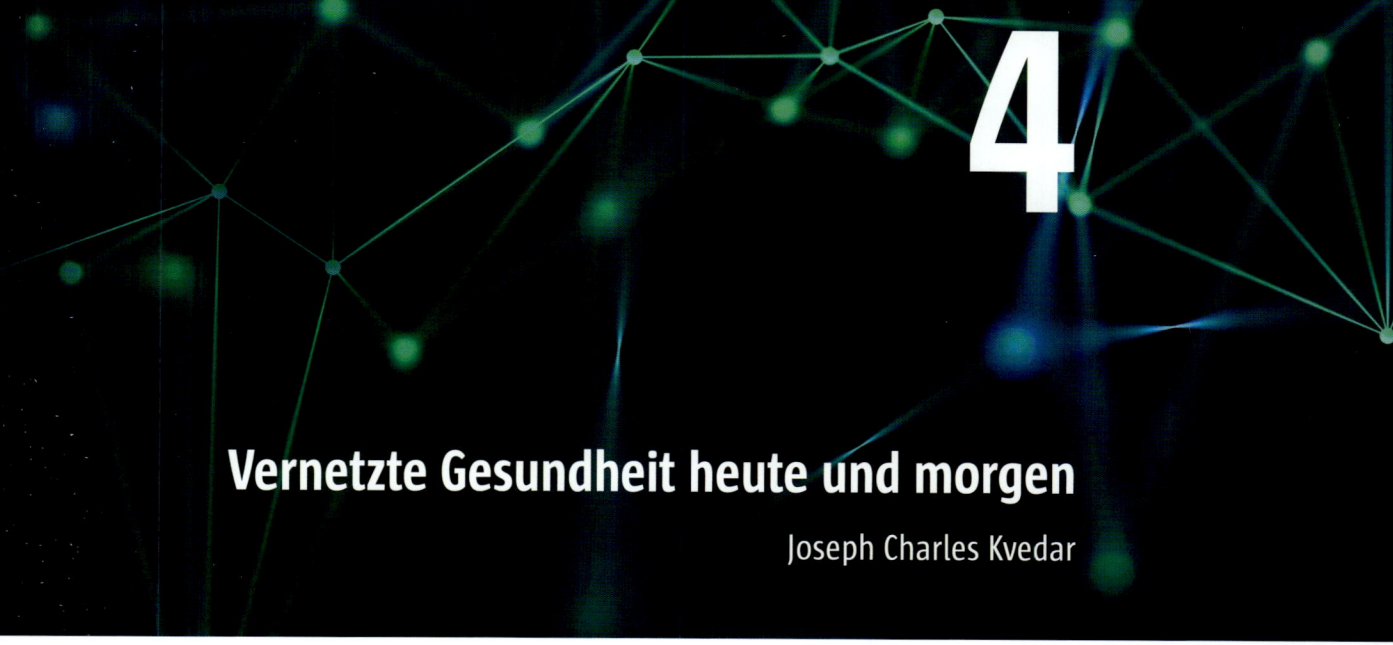

4

Vernetzte Gesundheit heute und morgen

Joseph Charles Kvedar

Datum: Irgendwann in der Zukunft ...

John, 44 Jahre alt, Anwalt, sitzt über seinen Schreibtisch gebeugt in seinem Büro. Seine iPhone 30-Smartwatch summt: Sam 4.0 ruft an, sein Lifestyle-Coach, der ihm von seinem Arzt, Dr. Jce Kvedar, zur Seite gestellt wurde. John nimmt den Anruf an.

„Hi Sam! Was gibt's?"

„Hi John! Ich wollte nur mal hören, wie es dir so geht ..."

„Geht so, Sam. Bis jetzt habe ich echt eine harte Woche hinter mir. Ich nehme an, deshalb rufst du an?"

„Das habe ich gesehen, John. Deinem Wellness-Team ist aufgefallen, dass du deinen Trainingstermin am Dienstag nicht wahrgenommen und dir zwei Tage hintereinander bei McDonald's Mittagessen besorgt hast. Dein Stresspegel ist höher als sonst und dein Blutdruck schwankt stärker als gewöhnlich. Wir würden dir gern helfen. Was hältst du davon, wenn wir dir den restlichen Monat gesündere Alternativen für dein Mittagessen senden, damit du es schaffst, dein Gewichtsabnahmeziel zu erreichen?"

„Klar Sam, das wäre super."

„Noch etwas John: Wenn es dir momentan schwerfällt, ins Fitness-Studio zu gehen, dann könntest du wenigstens morgens zuhause ein 20-minütiges virtuelles Workout mit deinem Remote-Trainer absolvieren. Was hältst du davon? Du hast den Kurs schon einmal belegt und hattest großen Spaß daran. Wir bieten einen Kurs morgens um 7:30 Uhr und einen morgens um 8:00 Uhr an. Welcher wäre dir lieber?"

„Okay Sam. 7:30 Uhr würde mir ganz gut passen."

„Eine letzte Sache noch, bevor wir auflegen. Wie wäre es, wenn wir jetzt einfach zehn Minuten tief durchatmen, um deinen Stress etwas abzubauen. Das wird dir dabei helfen, dich besser auf deine Arbeit zu konzentrieren und deine Produktivität steigern ..."

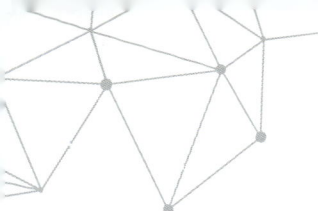

I Digital, vernetzt, personalisiert – Versorgung weiter denken

Statusbericht von Sam 4.0 an Dr. Kvedar ...

„Guten Morgen, Joe: Hier kommt das morgendliche Update. Wir haben gerade 75 Fälle von ungewöhnlich hohem Blutdruck auf dem Schirm (12 Patienten haben ihre Medikamente nicht wie verschrieben eingenommen), außerdem haben wir Daten von 20 EKGs abgefragt, 12 eventuelle stationäre Aufnahmen vermieden, 10 Patienten auf Hautkrebs gescreent und 44 Textnachrichten mit Glückwünschen an diejenigen Patienten versendet, die die besten Fortschritte gemacht haben. Neun Patienten haben wir markiert, weil sie ihre Wellness-Ziele nicht erreichen. Ich kontaktiere die betroffenen Patienten und biete Hilfe an. Sechs Patienten haben sich mit dem Magen-Darm-Virus angesteckt, das gerade um sich greift; zwei dieser Patienten lasse ich häusliche Unterstützung zukommen. Einer der betroffenen Patienten ist über neunzig, bei dem zweiten Patienten handelt es sich um eine junge Mutter mit zwei Kleinkindern. Ihre Telefonkonferenz mit Jennifer Stone – Patientin 1015 – beginnt in zwei Minuten."

„Danke, Sam. Weiter so! Wir müssen diesen Faulenzern in den Hintern treten."

Sam 4.0 ist mein KI-gestützter, virtueller Kollege (für diejenigen, die lieber mit einem weiblichen virtuellen Agenten zusammenarbeiten, gibt es Samantha 4.0). Durch Sam 4.0 ist es mir möglich, genau die Art der personalisierten Versorgung zu leisten, die in den frühen 2000er-Jahren noch unvorstellbar gewesen wäre – damals existierte im Gesundheitsbereich nur das Modell des persönlichen Gesprächs vor Ort, also in der Arztpraxis oder im Krankenhaus. Auf den ersten Blick mögen solche Begegnungen von Angesicht zu Angesicht ja „persönlicher" erscheinen als die Nutzung automatisierter Modelle der vernetzten Gesundheit. Tatsächlich kritisierten jedoch viele am alten Gesundheitssystem, dass man sich als Patient wie ein winziges Zahnrad in einer riesigen gefühlskalten Maschinerie fühlte.

In der Zeit vor Sam 4.0 kam ich an manchen Tagen morgens in die Praxis und wurde erstmal von einem überfüllten Wartezimmer voller unzufriedener Patienten „begrüßt", die letztendlich meist mehr Zeit im Wartezimmer verbrachten als tatsächlich im Gespräch mit ihrem Arzt! Heute sieht das ganz anders aus: Statt vier bis fünf Patienten pro Stunde, haben mich heute Morgen sechs Patienten „aufgesucht", von denen lediglich zwei so große gesundheitliche Probleme hatten, dass sie persönlich in der Praxis vorstellig werden mussten. Mit den anderen Patienten spreche ich via Telefonkonferenz.

Heutzutage nutzen die meisten Industriezweige bereits intelligente, softwaregestützte Datenanalytik die aus einer enormen Masse an Daten aussagekräftige und belastbare Informationen erzeugen. Wir stehen zweifelsohne am Beginn eines neuen Zeitalters. Nehmen wir einmal an, einer Ihrer Patienten hat Hypertonie, und Sie haben aufgrund dessen die Blutdruckwerte dieses Patienten in den vergangenen zwei Monaten kontinuierlich überwacht. Sie könnten sich dann auf einem Dashboard anzeigen lassen, welche Ihrer Patienten einen normalen Blutdruck haben, wann der Blutdruck der einzelnen Patienten ansteigt und weshalb. Mit diesen Daten würden Sie echte Erkenntnisse dahingehend gewinnen, wo Sie bei der Versorgung Ihres Hypertonie-Patienten ansetzen müssen und was der Patient selbst zur Verbesserung seines Zustands tun könnte.

Zwar überwacht und analysiert Sam 4.0 alle möglichen Patientendaten, dennoch ist er nicht einfach nur ein automatisierter Zahlenfresser. Sam 4.0 wurde dahingehend programmiert, die Signale menschlicher Emotionen zu erkennen und darauf zu reagieren. Seine Fähigkeit, Menschen schnell einzuschätzen und Verhaltensmuster zu erkennen, hat ihn zu einem sehr leistungsfähigen Gesundheitscoach gemacht, der Menschen dazu inspiriert, echte Verhaltensänderungen umzusetzen und beizubehalten. Statt einen einheitlichen Behandlungsplan zu verordnen, ermöglicht uns die Künstliche Intelligenz (KI) von Sam 4.0, *hyper-personalisierte* Programme für jeden einzelnen Patienten auf Grundlage seiner Vorlieben und seiner

Prognose – und sogar auf Basis seiner täglichen Stimmungslage – zu entwickeln. Der Sam 4.0-Bot ist ein virtueller 24/7-Gesundheitscoach in Echtzeit, der Patienten im Bedarfsfall mit Rat und Unterstützung zur Seite steht und der uns Mediziner darüber benachrichtigt, wenn ein Patient einen Arzt „aus Fleisch und Blut" benötigt.

Sams neuestes Feature ist ein Roboter für die häusliche Versorgung, ein sogenannter Homecare-Roboter. Dieser Roboter stellt eine praktische, interaktive Hilfe für geriatrische Patienten sowie Patienten während der Rekonvaleszenz nach Operationen oder Verletzungen dar. Er kann Gewichte von bis zu 175 kg anheben und einfache Mahlzeiten nach einem ärztlich vorgegebenen Essensplan zubereiten. Außerdem kommt er gut mit Kindern und Haustieren zurecht.

Ein weiterer Punkt: Wir alle wissen, dass selbst motivierte Menschen ab und zu einen kleinen Schubs benötigen, um auf Kurs zu bleiben. Wir geben unser Bestes, um die Motivation unserer Patienten auf Grundlage ihrer individuellen Persönlichkeit und Vorlieben aufrechtzuerhalten. Zu diesem Zweck wollen wir das persönliche Gesundheitsmanagement so angenehm wie möglich gestalten. Wir überraschen zum Beispiel jeden Tag einige der Patienten, die den größten Fortschritt gemacht haben, mit einer kleinen, unerwarteten Belohnung – das können ein Gutschein, Konzerttickets oder neue Sportkleidung sein. Manchmal spendieren wir auch ein Geschenk an jemanden, der sich gerade etwas schwertut – sozusagen als kleine, überraschende Motivationshilfe.

Im Großen und Ganzen freue ich mich berichten zu können, dass die Epidemie der maßgeblich durch die Lebensweise bedingten Krankheiten (Diabetes mellitus, Adipositas, Herzerkrankungen, COPD, zahlreiche Krebsarten usw.), die fast zu einem Zusammenbruch des Gesundheitssystems des 21. Jahrhunderts geführt hätte, durch unser technologiegetriebenes Gesundheitssystem in erheblichem Maße eingedämmt werden konnte.

Unterm Strich leben wir Menschen heute nicht nur länger, sondern auch gesünder.

Datum: Zurück in die Gegenwart ...

Sam 4.0 hört sich zu schön an, um wahr zu sein? Das liegt das daran, dass „Es" nicht existiert ... zumindest noch nicht. Bei dem oben Beschriebenen handelt es sich um ein KI-gesteuertes, automatisiertes Modell eines Gesundheitssystems der Zukunft, in dem Technologien wie Sam 4.0 synergetisch mit ärztlichen und nichtärztlichen Leistungserbringern zusammenarbeiten und die Reichweite und Effizienz der medizinischen Versorgung erheblich erhöhen. Es wird viele verschiedene Vorläufer von „Sam" geben, bevor wir an dem Punkt angelangt sind, an dem KI-Interaktionen mit dem Menschen in natürlicher Weise – auf einer „menschenähnlichen" Ebene – stattfinden können, sprich: bis KI die besonders schwierigen oder immer wiederkehrenden Aufgaben im Kontext des alltäglichen Patientenmanagements bewältigen kann.

Der demografische Wandel führt dazu, dass derartige richtungsweisende Veränderungen im Bereich der medizinischen Versorgung zwangsläufig auf uns zukommen werden. Im Jahr 2020 wird es weltweit mehr Menschen im Alter von 65 Jahren und älter geben als Kinder im Alter von fünf Jahren und jünger (United States Census Bureau 2018). Bis 2050 wird es sogar doppelt so viele Menschen im Alter von 65 Jahren und älter geben als Kinder im Alter von fünf Jahren und jünger (He et al. 2016; Greeley 2016).

Um es auf den Punkt zu bringen: Bis Mitte des Jahrhunderts wird es nicht mehr genügend junge Menschen geben, um die gesundheits- und Pflegeversorgung und deren Kosten für

eine Bevölkerung zu stemmen, die immer älter und meist auch immer kränker wird.

Uns bleibt also gar nichts anderes übrig, als uns von einer persönlichen, vor Ort stattfindenden „One-to-One"-Versorgung weg – und stattdessen zu einem automatisierten „One-to-Many"-System hinzubewegen, das in erster Linie außerhalb ortsgebundener und physisch realer Einrichtungen stattfindet. Um dies umsetzen zu können, müssen wir unsere Patienten jedoch mit dem entsprechenden Rüstzeug ausstatten und sie bei ihrem individuellen Gesundheitsmanagement im Alltag unterstützen – sei es zuhause, bei der Arbeit oder woanders.

Bereits heute kommen Chatbots, virtuelle Assistenten und Heimroboter zum Einsatz (Kvedar 2018), die die Grundlage für ein automatisiertes, vernetztes Gesundheitssystem schaffen, in dem Menschen die meiste Zeit reibungslos mit smarten Technologien – und nur bei medizinischer Notwendigkeit mit menschlichen Dienstleistern – interagieren.

- Künftig werden biometrische Echtzeitdaten passiv und innerhalb eines Kosmos, den ich als „Internet der gesunden Dinge" (Kvedar et al. 2015) bezeichne, erfasst. Das heißt, Milliarden von Alltagsgegenständen (Wearables, Smartphones, smarte Kleidung, smarte Waagen, Küchengeräte, Autos und sogar von Menschen oral einnehmbare Technologien) bilden ein miteinander verknüpftes globales Netzwerk, in dem personenbezogene Gesundheitsdaten erfasst, empfangen und geteilt werden. In Kombination mit GPS, der Genomik und dem digitalen Fußabdruck, den Menschen hinterlassen, wenn Sie einkaufen, im Internet surfen, in sozialen Netzwerken aktiv sind usw. bieten diese Daten echte Einblicke, welchen Einfluss die Lebensweise auf Krankheiten hat.
- Neue und unauffällige Wege der Datenerfassung über Menschen in ihrer häuslichen Umgebung, in der Schule, bei der Arbeit und beim Spielen erzeugen ein weitaus authentischeres Echtzeit-Profil davon, was im Körper eines Patienten, in seinem Umfeld und in seinem Leben vorgeht, als dies durch einen Bericht des Patienten allein möglich wäre. Diese neuen Technologien bieten schon bei den ersten Anzeichen eines potenziellen Problems die Möglichkeit zur Intervention, sodass dieses in den meisten Fällen unmittelbar behoben werden kann und nicht erst dann, wenn der Patient in die Notaufnahme eingeliefert wird.
- Die Fortschritte auf dem Feld der KI, beispielsweise im Bereich des maschinellen Lernens – und insbesondere des „Deep Learning" – werden in Hinblick auf unsere Kenntnisse über die Gesundheit und das Wohlbefinden von Menschen eine transformative Kraft haben. Beim Deep Learning wird Computern beigebracht, ein Problem zu lösen oder ein Objekt (oder sogar eine Emotion) zu identifizieren, indem diese – wie der Mensch – durch Erfahrung dazulernen (Kvedar et al. 2017). Die Algorithmen können dahingehend trainiert werden, dass sie sich durch die Anhäufung von immer mehr Daten selbst kontinuierlich erweitern und ihre Wissensbasis optimieren und verfeinern.
- Mithilfe intelligenter, softwaregestützter Datenanalytik können aus der enormen Masse an Daten, die durch die neuen Formen von KI bereitgestellt werden, aussagekräftige und handlungsleitende Informationen erzeugt werden. Die Diagnostik von Hypertonie beispielsweise stellt hierbei nur den Beginn des Behandlungsprozesses dar: Wearables und andere Tracker sind in der Lage, rund um die Uhr zu erkennen, welche Faktoren im Leben des Patienten sich auf die Blutdruckwerte auswirken und spezielle Auslöser zu identifizieren. Steigt der Blutdruck des Patienten nachts an? Steigt er tagsüber an? Steigt er nach dem Essen an? Steigt er zu bestimmten Zeiten im Büro oder zuhause an? Anhand dieser Informationen würde der Arzt echte Erkenntnisse gewinnen, wie dieser Patient zu behandeln ist und ihn auf Grundlage individueller, belastbarer

Informationen bei der Verbesserung seines Zustands unterstützen können.
- KI-Tools, die nicht nur das Verhalten aufzeichnen, sondern das Verhalten auch mit bestimmten physiologischen und emotionalen Veränderungen in Korrelation bringen, könnten dazu beitragen, dass Menschen ein besseres Verständnis davon erlangen, wie sich ihre Gedanken und Handlungen auf ihre Gesundheit auswirken (Kvedar et al. 2017).

Wird sich der Mensch darauf einlassen?

Im Laufe der Jahre bin ich Skeptikern begegnet, die nicht glauben wollen, dass sich der Mensch jemals in einem automatisierten Gesundheitssystem wohlfühlen wird: Sie beharren darauf, dass der Mensch immer von anderen Menschen gepflegt werden möchte. Aber tatsächlich ist das Gegenteil der Fall. Unsere Studien haben gezeigt, dass ein digitales Gerät genauso gut – wenn nicht sogar besser – abschneidet wie der Mensch, wenn es darum geht, dass sich Patienten gut umsorgt fühlen.

Bei Partners Connected Health haben wir verschiedene Wege untersucht, wie sog. „Relational Agents" verschiedener Leistungsstufen bei Patienten angewendet werden können. Im Jahr 2012 haben wir mit Tim Bickmore, Associate Professor am College of Computers and Information Science an der Northeastern University in Boston, zusammengearbeitet, um herauszufinden, ob ein Softwarebot in der Lage ist, Menschen zu mehr körperlicher Aktivität zu motivieren (Watson et al. 2012). Wir haben diesem virtuellen Coach den Namen „Karen" gegeben. Karen verfügte sowohl über visuelle (ein cartoonähnliches Aussehen) als auch über akustische (eine Speech-to-Voice-Maschine im frühen Entwicklungsstadium) Komponenten. Wir fanden heraus, dass Menschen, die dreimal wöchentlich mit Karen interagierten, ihre Bewegungsziele – in diesem Fall täglich eine bestimmte Anzahl Treppenstufen steigen – mit höherer Wahrscheinlichkeit erreichten, als diejenigen, die lediglich einen Schrittzähler trugen.

Bickmore ist führend auf dem Gebiet der menschlichen Interaktion mit Relational Agents, beispielsweise Bots, und hat auch selbst faszinierende Arbeit geleistet. In einer bahnbrechenden Studie zeigte er, dass Patienten, die auf die Entlassung aus dem Krankenhaus vorbereitet werden, ihre Entlassungsanweisungen tatsächlich lieber von einem computergesteuerten Agenten, als im Gespräch mit einer Person mitgeteilt bekommen (Kvedar et al. 2015). Auf die Frage, warum sie den Avatar dem Menschen vorziehen, antworteten die Patienten typischerweise:

> *„Er spricht nicht herablassend mit mir. Er ist nicht in Eile. Ich kann in Ruhe über meine Fragen nachdenken und sie so oft stellen, wie ich möchte, ohne dass er dabei über mich urteilt."* (Kvedar et al. 2015)

Manchmal benötigen Patienten eine Betreuung rund um die Uhr, was selbst der fürsorglichste und mitfühlendste Arzt oder Pfleger nicht leisten kann. Einen solchen Patienten hatten wir im Kopf, als wir mit unserem Team ePAL entwarfen, eine Smartphone-App für Patienten, die starke Schmerzmittel zur Linderung ihrer Krebsschmerzen anwenden. Der ursprüngliche Zweck von ePAL war es, Patienten die telefonische Kontaktaufnahme mit ihrem Onkologen zu erleichtern, um Probleme oder Fragen zu klären. Die App verfügte jedoch noch über weitere Features, zu denen die Patienten scheinbar eine Beziehung aufbauten.

Partners Connected Health führte gemeinsam mit dem Palliative Care Center am Massachusetts General Hospital ein Pilotprogramm durch, bei dem eine Patientengruppe die ePAL-App erhielt, die andere Patientengruppe nicht (Kvedar et al. 2017). Die Patienten mit der App wurden jeden Morgen gebeten, ihre Schmerzen einzustufen und erhielten anschließend spezielle Ratschläge, wie sie ihre Medikamente auf Grundlage ihrer Einstufung anpassen sollten. Die App war ein ständiger Begleiter, der den Patienten unmittelbare Antworten auf ihre Fragen zur Linderung der Krebsschmerzen gab. Die App überprüfte zwei Stunden später, ob es dem jeweiligen Patienten besser ging. Sie gab dem Patienten auch Informationen darüber, wie mit häufigen Nebenwirkungen in Zusammenhang mit Opiaten, beispielsweise Problemen mit dem Magen-Darm-Trakt, umzugehen ist. Die App verfügte darüber hinaus über eine umfangreiche Bibliothek, mit deren Hilfe sich die Patienten über andere Möglichkeiten des Schmerzmanagements und über die idealen Formen der Ernährung und Bewegung und Techniken des Stressmanagements informieren konnten.

Obwohl es für die Patienten einfacher denn je war, ihren Onkologen zu kontaktieren, nahm die Zahl der Telefonanrufe unter den Nutzern der App ab. Gleichzeitig verbesserten sich die Schmerz-Scores der Patienten signifikant im Vergleich mit denen der Kontrollgruppe (Verbesserung um 40%), ebenso die von den Patienten berichtete Lebensqualität.

Das ePAL der Zukunft könnte sehr wohl eine KI-gesteuerte Figur wie Sam sein, die Fragen in Echtzeit beantwortet (sodass der Patient nicht auf den Rückruf seines Arztes warten muss). Schließlich wacht der Patient für gewöhnlich nachts voller Angst und Sorge auf und benötigt genau dann eine beruhigende und kompetente Orientierungshilfe, ob eine medizinische Intervention erforderlich ist oder nicht.

> Dennoch möchte ich hier eine Warnung aussprechen: Egal, in welchem Maße wir diese technologische Zauberei in die medizinische Versorgung integrieren und wie wirkungsvoll wir diese auch gestalten – wir dürfen niemals vergessen, dass wir einen Menschen vor uns haben und auch immer haben werden.

Menschen müssen sich gut aufgehoben fühlen, insbesondere, wenn sie mit Maschinen interagieren. Durch unsere Arbeit auf diesem Gebiet seit nunmehr über zwanzig Jahren haben wir gelernt, dass es von entscheidender Bedeutung ist, eine Beziehung zwischen Nutzer und Technologie herzustellen und dem Nutzer das Gefühl zu geben, dass „Es" ihn und das, was er durchmacht, wirklich versteht.

Unter Systemdesignern ist es schon lange kein Geheimnis mehr, dass Nutzer schneller eine Beziehung aufbauen und das Gehirn in Hinblick auf die Vermenschlichung des Programms überlistet werden kann, wenn die entsprechende Software auf das Mitfühlen mit dem Nutzer trainiert wird (Kvedar 2018). Zum jetzigen Zeitpunkt kann dies über die Einbeziehung von alltäglichen Features wie Emojis und Push-Benachrichtigungen erfolgen, die für das Leben des Nutzers augenscheinlich von Bedeutung sind. Am Horizont zeichnen sich jedoch bereits anspruchsvollere, „emotionsfähige" Technologien ab, die Computern (Maschinen) beibringen werden, menschliche Emotionen zu erkennen und darauf zu reagieren, wodurch es Menschen und ihren digitalen Coaches möglich ist, in einer natürlicheren Art und Weise miteinander zu interagieren.

Seit jeher stellt mangelnde Therapietreue (Adhärenz) in Bezug auf medizinische Therapien ein großes Problem dar. Hippokrates' Feststellung „Der Arzt soll sich immer der Tatsache bewusst sein, dass Patienten oft lügen, wenn sie behaupten, dass sie eine bestimmte Medizin eingenommen haben" trifft heutzutage genauso zu wie damals, zur Zeit ihrer Niederschrift vor etwas mehr als 2000 Jahren. Heute nehmen 30–50% der Patienten weltweit – insbesondere Patienten mit chronischen Erkrankungen – ihre Medikamente nicht wie verordnet ein (Brody 2017; Brown u. Sinsky 2013). Laut eines im Jahre 2012 in „The Annuals of Internal Medicine" veröffentlichten Reviews wird geschätzt, dass mangelnde Therapieadhärenz allein in den USA jährlich für etwa 125.000 Todesfälle, für mindestens 10% der stationären Aufnahmen und für Kosten zwischen 100 Mrd. und 289 Mrd. Dollar verantwortlich ist (Viswanathan et al. 2012).

> In der Zukunft wird es unvorstellbar sein, dass ein Arzt ein Rezept für ein Arzneimittel ausstellt oder einen neuen Ernährungsplan oder Änderungen der Lebensweise empfiehlt, ohne ein umfassendes Programm zur Sicherstellung der Adhärenz und des Erfolgs einzubeziehen.

Es wird als fast genauso gewissenlos angesehen werden, wie Patienten nach einem Eingriff ohne technische Überwachung und Unterstützung nach Hause zu schicken, mit dem Ziel, dass diese für sich selbst sorgen. Und es wird uns primitiv erscheinen, dass Menschen mit potenziell schwerwiegenden medizinischen Erkrankungen ohne kontinuierliche Überwachung umhergelaufen sind, welche die unmittelbare Behebung eines Problems zum Zeitpunkt des erstmaligen Auftretens ermöglicht, und nicht erst Monate oder gar Jahre später, wenn es von einem Arzt festgestellt wird.

Bereits heute stoßen innovative Unternehmen in diesen Bereich vor und schaffen Möglichkeiten zur besseren Kontrolle der Therapieadhärenz und gleichzeitig Tools zur stärkeren Einbeziehung von Patienten in die Steuerung ihrer Gesundheit und ihres Wohlbefindens. Ein Beispiel hierfür ist Proteus Digital Health, ein Unternehmen mit Sitz in Redwood, Kalifornien, das 2001 gegründet wurde und führend auf dem Gebiet des Therapie-Trackings ist (Miliard 2017). Die Technologie von Proteus besteht aus einem vom Patienten oral einnehmbaren Sensor und einem winzigen Silikonchip, der in ein Medikament eingebettet ist. Der Patient trägt ein separates Pflaster auf dem Körper, das die Einnahme des digitalen Medikaments sowie das Aktivitätsniveau, die gegangenen Schritte, die Körperposition, das Schlafmuster und die Varianz des Herzrhythmus aufzeichnet. Der Sensor von Proteus enthält zwei Mineralien, die von Natur aus im menschlichen Körper vorkommen – Magnesium und Kupfer – und die mit der Magensäure reagieren und infolgedessen ein herzschlagähnliches Signal abgeben, welches vom Pflaster erkannt wird. Die Daten werden vom Pflaster an das mobile Endgerät des Patienten gesendet und können außerdem vom Pflegeteam des Patienten eingesehen werden.

Die US-amerikanische Food and Drug Administration (FDA) hat den schluckbaren Sensor von Proteus im Jahr 2012 als Medizinprodukt zugelassen; der Sensor ist ebenfalls für die Verwendung in Europa freigegeben. Im Jahr 2017 erfolgte die FDA-Zulassung von ABILIFY MYCITE® (Aripiprazol-Tabletten mit dem Sensor von Proteus) von Otsuka Pharmaceutical Co., Ltd. Bei ABILIFY handelt es sich um ein Neuroleptikum.

Das Ganze würde natürlich nicht funktionieren, wenn wir den Menschen einfach nur erzählten, dass sie eine digitale Tablette schlucken sollen, damit wir sie ausspionieren können. Das Schöne an einem System wie dem von Proteus ist, dass es die medizinische Versorgung für Patienten weniger abstrakt und dafür greifbarer macht. Es gibt Menschen ein Gefühl der Kontrolle über ihr Leben – es ertüchtigt sie. Sie können sehen, wie Änderungen der Lebensgewohnheiten, wozu auch die richtige Anwendung von Medikamenten gehört, die Steigerung der körperlichen Aktivität und guter Schlaf sich direkt auf die Vitalstatistiken auswirken, die den allgemeinen Gesundheitszustand widerspiegeln. Das ist der Punkt, den ich oben angesprochen habe – Menschen müssen verstehen, dass sich ihr Handeln wirklich positiv auswirken kann.

Ein weiterer Ansatz, um Menschen beim Umgang mit schwierigen gesundheitlichen Problemen zu unterstützen, sind Heimroboter. Das Unternehmen Catalia Health mit Sitz in San Francisco hat im Jahr 2015 seinen Roboter „Mabu" vorgestellt, einen persönlichen Gesundheitsbegleiter, der mithilfe von KI eine echte Beziehung zum Patienten aufbaut (Kidd 2015). Mabu ist die Kurzform von „mabutaki", dem japanischen Wort für „zwinkern", und „mabudachi", „bester Freund". Mabu ist ein Entwurf des internationalen Design- und

Consultingunternehmens IDEO mit Hauptsitz in Palo Alto, Kalifornien. Er hat etwa die Größe eines kleineren Küchengeräts und verfügt über eine integrierte Kamera im Gehäuse. Der Roboter hat ein liebenswertes Gesicht mit großen Augen, mit denen er Augenkontakt zum Nutzer herstellen kann, und besitzt außerdem einen Touchscreen. Mabu ist eine Expertin auf dem Fachgebiet der Psychologie und ist zudem emotionsfähig – aufgrund von Software, die das Tracking menschlicher Gesichtszüge und die Entschlüsselung von Mimik ermöglicht. Mabu kann ihren Kopf nach oben und nach unten bewegen und spricht mit einer angenehmen, beruhigenden weiblichen Stimme. Im Gegensatz zu den meisten Apps, die Therapieadhärenz beispielsweise durch tägliche Erinnerungen unterstützen, klingt Mabu nicht wie eine defekte Schallplatte – sie führt jeden Tag ein anderes Gespräch mit dem Nutzer, das auf dessen Persönlichkeit und Stimmungslage ausgerichtet ist. Die durchschnittliche Interaktionsdauer beträgt zwei bis drei Minuten.

Viele Nutzer von Mabu sind ältere Patienten, die mehrere gesundheitliche Probleme zu bewältigen haben – bei manchen handelt es sich um Patienten mit Krebs im Endstadium – und deren Therapieschemata kompliziert und teuer sind. Das Unternehmen behauptet auf Grundlage früherer Studien, dass diejenigen Patienten, die Mabu nutzten, eine Verbesserung der Motivation um 40% zeigten; das heißt, diese Patienten hielten sich über einen um 40% längeren Zeitraum an ihre Medikamentenpläne als die Kontrollgruppe.

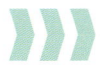

Ich möchte einen Punkt klarstellen: Technologie wird niemals den Bedarf an echten Menschen im Gesundheitswesen decken können. Technologie wird den Menschen jedoch effizienter machen und in die Lage versetzen, sich gleichzeitig um mehr Menschen kümmern zu können.

Care.coach ist ein Start-up aus Millbrae, Kalifornien, das eine Kombination aus High-Tech und menschlichem Kontakt nutzt, um das Selbstmanagement chronischer Erkrankungen bei älteren Patienten zu verbessern (Wang et al. 2018; Wang u. Wang 2018; Leung et al. 2018). Bei dem Gerät von care.coach handelt es sich um eine Tablet-basierte Service-Plattform, die das Unternehmen selbst als „magischen Bilderrahmen" bezeichnet – ein interaktiver Bildschirm, der im Haus oder neben dem Krankenhausbett installiert wird. Hierüber können Patienten mit einem Avatar interagieren, einem Begleiter in Gestalt eines virtuellen Hundes oder einer Katze, je nach Vorliebe, der Unterstützung in Echtzeit sowohl tagsüber als auch nachts bietet. Vonseiten des Nutzers muss keinerlei Aufwand betrieben werden: Nach der Lieferung ins Haus muss dieser lediglich den Stecker einstecken, und schon beginnt der Avatar zu sprechen. Er muss nicht aufgeladen oder mit anderen Geräten synchronisiert werden. Wie andere erfolgreiche Technologien für ältere Menschen ist auch die Technologie von care.coach für den Nutzer spielend leicht zu bedienen.

Care.coach ist nicht komplett automatisiert, es handelt sich vielmehr um eine Kombination aus KI und menschlicher Intervention. Die Software automatisiert das Selbstmanagement chronischer Erkrankungen und ist darauf programmiert, den einzelnen Patienten bei der Befolgung seines spezifischen, auf die jeweilige Erkrankung abgestimmten häuslichen Versorgungsplans zu unterstützen. Der Patient erhält außerdem Anleitungen und Motivationshilfen zur Beibehaltung seines täglichen Bewegungsplans oder Reha-Programms. Dies ist eines der besten Beispiele dafür, was ich als „One-to-Many"-Versorgung bezeichne.

Die Menschen hinter diesem virtuellen Haustier tragen dazu bei, dass es noch liebenswerter wird und real erscheint. Der Video-Audio-Stream wird von einem weltweiten Team speziell im Bereich der Humanmedizin ausgebildeter Betreuer überwacht. Sie können die Nutzer jederzeit hören, sehen und mit ihnen sprechen. Die englisch- und spanischsprachigen Gesundheitsberater arbeiten von zuhause, in der Regel auf den Philippinen oder in Lateinamerika, und überwachen mehrere Bildschirme gleichzeitig. Sie können eingreifen, sobald sie ein Problem erkennen oder Fragen beantwortet werden müssen. Durch Interaktion mit den Betreuern über den Haustier-Avatar kommt es zu einer starken Bindung zwischen den Patienten und ihren virtuellen Bildschirm-Haustieren.

Diese Kombination aus Mensch und Software wird sich zu einem häufig genutzten Ansatz entwickeln, der von erfolgreichen Unternehmen genutzt wird, um dem Druck des steigenden Bedarfs durch die Generation der Babyboomer auf das System standzuhalten.

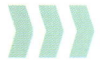

Vieles kann von Software erledigt werden; der Schlüssel zum Erfolg wird jedoch sein, bei Bedarf einen Menschen im Hintergrund zur Verfügung zu haben.

Care.coach wird darüber hinaus bereits als Hilfsmittel zur besseren Versorgung von Patienten, zur Kostendämpfung und zur Verbesserung von Behandlungsergebnissen an Krankenhäuser vermarktet. Ähnlich wie in der häuslichen Umgebung kann care.coach auch im Krankenhaus als zusätzliches Augenpaar und freundliches Gesicht des Krankenhauspersonals fungieren, das nicht gleichzeitig überall sein kann. Care.coach kann dazu beitragen, Patienten zu motivieren und darüber hinaus Krankenhauspersonal auf potenzielle Probleme aufmerksam machen, die zu einem längeren oder erneuten Krankenhausaufenthalt und zu schlechten klinischen Ergebnissen führen könnten.

Künftig wird sich die medizinische Versorgung auf Prävention im wahrsten Sinne des Wortes konzentrieren – Probleme werden in Echtzeit erkannt und bereits beim ersten Zeichen einer Auffälligkeit angegangen. Heutzutage versteht man unter „Prävention" lediglich die Durchführung entsprechender Vorsorgeuntersuchungen und -tests beim jährlichen ärztlichen Check-up. Durch die kontinuierliche Kontrolle der wichtigsten biometrischen Parameter könnten die jährlichen Check-ups jedoch überflüssig werden; gegebenenfalls wäre sogar nur alle fünf Jahre eine ärztliche Untersuchung vor Ort nötig.

Die neueste Version der Apple Watch Series 4 verfügt zum Beispiel über einen Herzrhythmussensor, der auf kontinuierlicher Basis Unregelmäßigkeiten des Herzrhythmus feststellen kann, die normalerweise mithilfe eines EKGs erkannt werden (Apple 2019). Es gibt noch weitere Rhythmuskontrollgeräte auf dem Markt, darunter ein Gerät namens Kardia, das von AliveCor (Alivecor 2019) vertrieben wird, und mit dem der Nutzer „jederzeit und überall ein EKG in medizinischer Qualität" ableiten kann. Dieses Gerät ist in der Lage, binnen 30 Sekunden zwischen einem normalen Herzrhythmus und Vorhofflimmern zu unterscheiden. Unbehandelt können Herzrhythmusstörungen – sogenannte Arrhythmien – zu Schlaganfall und Herzinsuffizienz führen. Werden derlei Probleme frühzeitig erkannt und mit geeigneten Medikamenten und durch Änderungen der Lebensweise behandelt, kann dies Leben retten und zweifelsohne einen erheblichen Rückgang der immensen Behandlungskosten in Zusammenhang mit Herzerkrankungen sowie eine erhebliche Steigerung der Lebensqualität der betroffenen Patienten bewirken.

Im Gegensatz zu unserem derzeitigen System, das sich tendenziell auf Eingriffe und medikamentöse Interventionen konzentriert, wird das Gesundheitssystem der Zukunft den „weichen" Daten, also dem emotionalen Wohlbefinden des Menschen, das direkt mit der geistigen und körperlichen Gesundheit verknüpft ist, die gleiche Bedeutung beimessen. Soziale Isolation ist beispielsweise bei älteren Menschen auf der ganzen Welt ein ebenso großer Risikofaktor für vorzeitigen Tod wie das tägliche Rauchen von 15 Zigaretten (Flowers 2018).

Sozialkontakte verringern das Risiko für einen vorzeitigen Tod um 50%, und zwar unabhängig vom Alter; umgekehrt bedeutet dies, ohne Sozialkontakte besteht ein hohes Risiko, bereits in jungem Alter zu sterben (Holt-Lunstad 2017). Soziale Isolation wird als ein solch schwerwiegendes Problem der öffentlichen Gesundheit angesehen, dass die Premierministerin von Großbritannien, Teresa May, Anfang 2018 das neue Amt des „Minister of Loneliness" (Minister/in für Einsamkeit) ins Leben rief, um Initiativen im Kampf gegen soziale Isolation zu entwickeln (Yeginsu 2018).

Soziale Isolation ist jedoch nicht nur ein Problem der älteren Generationen. Ein plötzlicher Rückzug aus dem sozialen Umfeld – die Selbstisolation – kann in jedem Alter ein Zeichen für Depression sein, auch bei jüngeren Menschen. Die Identifizierung von isolierten Menschen stellt sich sehr viel schwieriger dar, als sie auf den ersten Blick erscheinen mag, da soziale Isolation naturgemäß ein verborgenes Problem ist. Heutzutage gibt es zukunftsweisende Unternehmen, die in das passive Monitoring von Menschen (mithilfe von Wearables oder Smartphones) investieren, um Einblicke in unsere Gedanken- und Gefühlswelt zu erhalten.

Auch unsere Online-Aktivitäten können Hinweise auf unseren psychischen Gesundheitszustand geben: Eine im Jahr 2017 in *EPJ Data Science* veröffentlichte Studie hat beispielsweise ergeben, dass Computer, die maschinelles Lernen nutzen, depressive Menschen auf der Grundlage bestimmter Anhaltspunkte in deren Instagram-Fotos erkennen können: „Instagram photos reveal predictive markers of depression" („Instagram-Fotos enthalten prädiktive Marker für Depressionen"; Reece u. Danforth 2017). Die Forscher analysierten die Fotos von 166 Teilnehmern, von denen die Hälfte innerhalb der vorangegangenen drei Jahre die klinische Diagnose „Depression" erhalten hatte. Die Grundannahme hierfür ist, dass depressive Menschen Bilder posten, die dunkler sind und mehr Grautöne und weniger Gesichter enthalten. Das Ergebnis: Die Erfolgsrate der Technologie betrug 70%. Die Erfolgsrate eines Allgemeinmediziners in Hinblick auf die Diagnostik von Depression bei einzelnen Personen hingegen betrug 42%. Die Maschine hat bei der Diagnostik von Depression also tatsächlich besser abgeschnitten als ein Arzt im persönlichen Gespräch unter vier Augen mit dem betroffenen Patienten.

Ob jung oder alt – heutzutage besitzt fast jeder ein Smartphone, und es gibt immer mehr Hinweise dafür, dass die Art und Weise, wie wir Technologien nutzen, Einblicke in unsere psychische Verfassung geben kann. Bereits 2011 war Ginger.io – damals ein brandneues Startup aus dem MIT Media Lab in Cambridge, Massachusetts – meines Wissens nach das erste Unternehmen, welches das passive Monitoring von Teilnehmern über deren Smartphone-Aktivitäten nutzte (Kvedar et al. 2015). Die Forschungsergebnisse von Ginger.io deuteten darauf hin, dass auf der Grundlage von Änderungen bei der Smartphone-Aktivität und anhand von prädiktiven Modellen, die von Wissenschaftlern und Technikern am MIT entwickelt wurden, der psychische Gesundheitszustand einzelner Personen beurteilt und gleichzeitig eine personalisierte Betreuung im genau richtigen Moment zur Verfügung gestellt werden kann. Im Jahr 2017 erfand sich das Unternehmen als Anbieter für psychische Gesundheitsdienstleistungen neu und vernetzt seitdem Menschen mit psychischen Erkrankungen und Störungen mit seinem eigenen Betreuungsteam aus ausgebildeten Coaches, zugelassenen Therapeuten und approbierten Psychiatern.

Der Zusammenhang zwischen psychischer Verfassung und der Nutzung von Smartphones wird dennoch weiterhin von anderen Forschern untersucht. Im Jahr 2018 beschrieben Forscher der Dartmouth University einen neuen Weg zur Vorhersage des Auftretens von Depressionen durch die Nutzung passiver Daten aus Smartphones und Wearables von Studierenden (ACM 2018). Den Forschern fiel auf, dass es sich bei Depressionen um ein zunehmendes Problem an Universitäten in den gesamten USA handelt und dass die psychiatrischen und psychologischen Ressourcen an den einzelnen Universitäten bereits auf Hochtouren arbeiten, was gleichzeitig bedeutet, dass die Erkrankung bei vielen Studenten unerkannt und somit auch unbehandelt bleibt.

Laut der American Association of Medical Colleges (AAMC) besteht bereits jetzt, neben der drohenden Knappheit an Hausärzten in den USA, auch ein ernstzunehmender Mangel an Psychiatern und anderen Dienstleistern auf dem Gebiet der psychischen Gesundheit. Die AAMC hat festgestellt, dass „das Defizit in ländlichen Gegenden, vielen städtischen Wohngegenden und in den psychischen Gesundheitszentren einzelner Stadtteile, in denen meist die schwersten psychischen Erkrankungen behandelt werden, besonders hoch ist." (Weiner [AAMC] 2018) Die Forschergruppe sagt voraus, dass sich dieser Zustand noch verschärfen wird, und zitiert einen Bericht, in dem geschätzt wird, dass bis zum Jahr 2025 „der Bedarf die Anzahl an tatsächlich praktizierenden Psychiatern um 6.090 bis 15.600 übersteigen wird."

> Der Mangel an menschlichen Dienstleistern auf dem Gebiet der psychischen Gesundheit führt dazu, dass sich in diesem Bereich dringend etwas ändern muss – schon heute werden in rasantem Tempo Innovationen auf diesem Gebiet entwickelt.

Das Start-up X2AI aus San Francisco bietet eine der modernsten Versionen von KI-Technologie auf dem Gebiet der psychischen Gesundheit an (Kvedar 2018). Die Forscher wollen KI Messaging-Tools Empathie beibringen, sodass diese künftig die Arbeit menschlicher Therapeuten ergänzen können. Ihre Assistentin „Tess" wird vom Unternehmen als „unsere psychologische Künstliche Intelligenz – oder einfacher gesagt – unser psychologischer Chatbot, der Patienten Bewältigungsstrategien zur Erreichung von psychischem Wohlbefinden liefert" bezeichnet. Tess kann Termine mit Therapeuten vereinbaren, Dialoge mit Patienten führen und Patienten rund um die Uhr mit einem der Bereitschaftstherapeuten verbinden – und das für gerade einmal 5 USD im Monat. Ein weiteres nützliches Feature ist die nächtliche Motivationstextnachricht, die von einem Therapeuten zusammen mit Empfehlungen an die einzelnen Patienten gesendet wird. Das Ziel von X2AI ist es, eine Patientenerfahrung zu schaffen, bei der Interaktionen mit Tess und Interaktionen mit Menschen kombiniert werden, wobei die Software sich nahtlos in den Ablauf einfügen soll.

Der begrenzte Zugang zu Dienstleistern auf dem Gebiet der psychischen Gesundheit stellt ein weltweites Problem dar, insbesondere für Menschen, die diesen möglicherweise am dringendsten benötigen (Solon 2016). Es gibt über eine Million Flüchtlinge aus Syrien, deren Leben durch einen brutalen Krieg auf den Kopf gestellt wurde und die jetzt in Flüchtlingscamps im Libanon leben. Um diesen Menschen bei der Bewältigung ihrer traumatischen Erlebnisse und der aus der kompletten Zerrüttung ihres früheren Lebens resultierenden emotionalen Probleme zu helfen, wurde von X2AI eine arabischsprachige Version von Tess namens „Karim" entwickelt. Karim ist ein Chatbot, der personalisierte Konversationen per Textnachricht führen kann und dabei Empfehlungen auf Grundlage seiner Einschätzung der psychischen Verfassung seines Gegenübers gibt.

„Die Prävalenz von Stress im hausärztlichen Bereich ist hoch; 60–80% der Praxisbesuche beinhalten eine stressbezogene Komponente", so ein Artikel in *JAMA Internal Medicine* aus dem Jahr 2013 (Nerurkar et al. 2013). In Zukunft wird sich die Aufmerksamkeit stark auf die Auswirkungen von Stress auf die Gesundheit konzentrieren. Wir wissen schon seit einiger Zeit, dass dies ein Problem darstellt. Aber bis vor kurzem standen uns nicht die Mittel zur Verfügung, Stress nachzuverfolgen, also zu „tracken", und zu quantifizieren.

Heutzutage können Menschen alles tracken – vom Blutdruck über den Herzrhythmus bis hin zu Schlafmustern – und sind so in der Lage, ihre Gesundheit und ihr Wohlbefinden zu steuern. Mittlerweile gibt es auch neue Wege, um Stress zu tracken. Vom Standpunkt der vernetzten Gesundheit aus gesehen, waren einige frühe Beiträge auf diesem Feld in etwa so gut wie sog. „mood rings"; allerdings verändert sich dies gerade. Das Unternehmen Spire aus San Francisco bietet beispielsweise ein Wearable an, welches das Atemmuster aufzeichnet und dadurch den Gemütszustand erkennt (Spire.io 2019). Das Gerät von Spire zeichnet zwar die Atmung auf, es zeigt dem Nutzer jedoch nicht die Atemfrequenz an, sondern informiert ihn darüber, ob er gerade konzentriert oder gestresst ist, da sich die Atmung unter verschiedenen Bedingungen entsprechend verändert. Bei dem Tracker handelt es sich um ein kleines, rechteckiges Gerät, das mithilfe eines Clips am Hosenbund befestigt wird und das Schlaf, Stress und Aktivität aufzeichnet. Sobald der Nutzer Zeichen von Stress oder Unruhe zeigt, wird er über ein Klingelsignal benachrichtigt. Auf Grundlage dieser Informationen können Nutzer Atemtechniken zur Beruhigung anwenden, um ihr Atemmuster zu normalisieren und dadurch ihren Stresspegel zu senken.

Die Erforschung von Stressreaktionen brachte eine weitere Erfindung hervor, die zur Verbesserung der Lebensqualität – wenn nicht sogar zu Rettung von Leben – der 65 Millionen Epileptiker weltweit beitragen könnte. Schätzungen zufolge haben etwa 1,2% der Menschen in den USA eine aktive Epilepsie, eine neurologische Erkrankung, die jederzeit zu unvorhersehbaren Krampfanfällen führen kann. Empatica, Inc. ist eine Abspaltung des MIT Media Lab mit Niederlassungen in Cambridge, Massachusetts und Mailand, Italien. Das „Embrace"-System des Unternehmens ist die einzige von der FDA zugelassene Smartwatch zum Monitoring von Krampfanfällen, die „kontinuierlich physiologische Daten zum allgemeinen Befinden erfasst sowie Schlaf, Stress und körperliche Aktivität aufzeichnet" (Regalia et al. 2017; Caborni et al. 2017). Embrace nutzt eine hochentwickelte Form des maschinellen Lernens, um den Nutzer auf „Grand-Mal-Anfälle" oder schwerwiegende „generalisierte tonisch-klonische" Anfälle zu überwachen und gibt im Bedarfsfall einen Alarm aus, um Hilfe von Betreuungspersonen anzufordern. Embrace misst die elektrodermale Aktivität (EDA) und quantifiziert auf dieser Grundlage physiologische Veränderungen in Zusammenhang mit dem Sympathikus-Nervensystem, der sogenannten „Flight-or-Fight"-Reaktion. Im April 2017 wurde Embrace – das Wearable, das Veränderungen auf der Haut erkennt und somit eine Komponente der Stressreaktion misst – in Europa als Medizinprodukt zugelassen.

Von Bedeutung ist außerdem, dass in den vergangenen Jahren neue medikamentöse Therapien zur Behandlung von Epilepsie entwickelt wurden, die das Leben der betroffenen Menschen zum Positiven verändert haben. Die Unvorhersehbarkeit der Krampfanfälle macht diese Erkrankung jedoch nach wie vor zu einem Alptraum für viele Epileptiker. In Hinblick auf den Abbau von Stress, der in engem kausalen Zusammenhang mit dieser Erkrankung steht, könnte ein Monitoring in Echtzeit und rund um die Uhr jedoch wahrhaft lebensverändernd für Patienten sowie für deren Familien und Betreuer sein.

Und wie denken Sie darüber?

Da wir immer stärker von Technologien wie Chatbots, Heimrobotern und virtuellen Assistenten abhängig werden, ist es zwingend notwendig, dass diese Tools den Emotionen ihrer Nutzer entsprechend reagieren. Ein smarter virtueller Gesundheitscoach muss beispielsweise erkennen können, wann der Nutzer Lust hat, zu reden oder wann er sich besser abschalten sollte. Ich hoffe, dass diese Art von Daten eines Tages eine wahre Schatzkiste an Informationen für uns bereithält, die zu echten Verhaltensänderungen inspirieren bzw. motivieren.

Affectiva, ein auf KI-Emotionen spezialisiertes Unternehmen aus Boston wurde damit beauftragt, einen der berühmtesten Roboter der Welt – den humanoiden Roboter „Pepper" von Softbank Robotics – emotionsfähig zu machen (Business Wire 2018). Affectiva wurde 2009 am MIT Media Lab ins Leben gerufen und hat durch seine Software zur Emotionserkennung „Affdex", die Computern das Zuordnen von emotionalen und kognitiven Zuständen zu Gesichtsausdrücken beibringt, gehörige Erfolge erzielt. Das Unternehmen expandierte später im Bereich der Stimmanalyse. Mithilfe der Software von Affectiva wird Pepper trainiert, sein Verhalten während der Interaktion auf Grundlage eines tiefgreifenden Verständnisses der komplexen emotionalen und kognitiven Zustände von Menschen anzupassen. Momentan ist Pepper etwa 1,20 m groß und auf Niedlichkeit ausgelegt. Er sieht aus wie ein lustiges Spielzeug. In Zukunft könnte jedoch ein smarter, emotionsfähiger Pepper – oder ein vergleichbarer Roboter –, der einfache Aufgaben im Haushalt erledigen kann, ein guter Begleiter oder Coach für ältere Menschen sein, die allein leben.

Eine weitere, besonders interessante und lukrative Datenquelle stellt die Stimmanalyse dar. Wir hinterlassen unseren stimmlichen „Fingerabdruck" jedes Mal, wenn wir mit Siri sprechen, Alexa von Amazon eine Frage stellen oder einfach nur mit unserem Smartphone telefonieren (Kvedar et al. 2017). Inwieweit Stimmdaten als neue Herangehensweise zur Beurteilung der psychischen und körperlichen Gesundheit verwendet werden können, wird derzeit von verschiedenen Unternehmen untersucht. Der Reiz liegt darin, dass Stimmanalysesoftware in Heimroboter wie Alexa und Google Home oder „echte" Roboter integriert werden könnte und diese so in Diagnosetools verwandelt, die in der Lage sind, die Gesundheit zu überwachen oder Krankheiten zu erkennen.

Sprechen ist nicht einfach nur eine Ausdrucksform: Beim Sprechen arbeiten neben Hunderten aktiver Muskelfasern auch zahlreiche Kreisläufe im Gehirn, die einen erheblichen Anteil der Hirnaktivität ausmachen, eng zusammen. Dieser komplexe Vorgang des Sprechens wird durch drei Hauptsysteme ermöglicht – das Zentralnervensystem, das Muskelsystem und das Atmungssystem. Außerdem gibt es Hinweise dafür, dass selbst geringe Veränderungen der Stimmlage auf ein potenzielles gesundheitliches Problem hindeuten können. Inwieweit Stimmdaten als neue Herangehensweise zur Beurteilung der psychischen und körperlichen Gesundheit verwendet werden können, wird derzeit von verschiedenen Unternehmen geprüft.

Im Jahr 2015 wurde Sonde Health mit Sitz in Boston gegründet. Das Unternehmen, zielt darauf ab, eine stimmbasierte Technologie-Plattform zu entwickeln, welche die Art und Weise des psychischen und körperlichen Gesundheitsmonitorings und der Diagnostik von Krankheiten von Grund auf verändern soll. Das Unternehmen sucht insbesondere nach „stimmlichen Biomarkern" für Erkrankungen (Maor et al. 2016; Miner et al. 2016).

Ein weiteres Unternehmen, das sich der Stimmanalyse verschrieben hat, ist Beyond Verbal aus Tel Aviv. Dieses Unternehmen führte eine Studie in Zusammenarbeit mit der Mayo Clinic durch, in der die Stimmen von 121 Patienten, bei denen eine elektive Koronarangioplastie durchgeführt werden sollte analysiert wurden (inkl. einer Kontrollgruppe von 25). Die Forscher kamen zu folgendem Schluss:

„Wir haben auffällige stimmliche Besonderheiten identifiziert, die unabhängig mit KHK (koronarer Herzkrankheit) assoziiert sind. Die Studienergebnisse lassen auf einen möglichen Zusammenhang zwischen den stimmlichen Besonderheiten und KHK schließen."

Mit anderen Worten: Wenn sich diese Technologie weiterentwickelt, könnte das Screening auf Herzerkrankungen im Gesundheitssystem der Zukunft ebenso einfach sein, wie das Monitoring stimmlicher Muster. Eine solche Vorgehensweise wäre berührungsfrei, günstig und könnte jederzeit überall durchgeführt werden; auch wäre kein teures diagnostisches Equipment nötig.

Eine Million Menschen

Alle Diskussionen über die Zukunft der Medizin wären sinnlos, ohne die Erforschung der Rolle von Genomik und Präzisionsmedizin einzubeziehen. Meiner Meinung nach sind wir jedoch gerade dabei, Neuland in Hinblick auf die interessantesten Aspekte eines Gebiets zu betreten, das die wohl wertvollsten Einblicke in die Zusammenhänge von Gesundheit, Verhalten und Genetik hervorbringen könnte. Beim Forschungsprogramm „All of Us" (dt.: „Wir alle"), früher unter dem Namen „Precision Medicine Initiative Cohort Program" bekannt, handelt es sich um eine richtungsweisende Longitudinalstudie, die darauf abzielt, eine Million amerikanische Bürger zu rekrutieren. Im Rahmen der Studie werden Informationen zu Lebensweise, Verhalten, Anamnese sowie biologische Proben (z.B. Blut und Urin) und genomische Daten über die gesamte Lebenszeit von Probanden aller Altersstufen, jeder Hautfarbe, jeglichen Gesundheitszustands und aller sozialen Schichten gesammelt. Diese Daten werden mit der elektronischen Gesundheitsakte der Teilnehmer verknüpft. Der Leiter der National Institutes of Health (NIH), Francis S. Collins beschreibt die Studie als „wagemutig".

Laut der Website der Studie „All of Us" besteht die Mission des Projekts darin, „die Gesundheitsforschung und medizinische Durchbrüche zu beschleunigen, mit dem Ziel, jedem einzelnen von uns eine individuell zugeschnittene Prävention, Behandlung und Versorgung zu ermöglichen" (National Institutes of Health 2019). Außerdem sei die Studie „ein hochinteraktives Forschungsmodell, in dessen Rahmen Teilnehmer auf Augenhöhe in die Entwicklung und Umsetzung des Forschungsvorhabens und in erheblichem Maße in die Steuerung und Kontrolle des Programms einbezogen werden."

Es dauert noch Jahrzehnte, bis das Projekt „All of Us" abgeschlossen und die enormen Datenmengen ausgewertet sein werden. Der Projektleiter Eric Dishman prophezeit jedoch, dass die Studie bereits in drei bis vier Jahren – also noch bevor tatsächlich eine ganze Million Teilnehmer rekrutiert wurde – Ergebnisse erbringen wird, die für die Wissenschaftswelt von hohem Interesse sein werden, und zwar einfach nur deshalb, weil so viele Gesundheitsaktendaten aus derart vielen verschiedenen Quellen an einem Ort zusammengefasst sind. „Danach wird es immer besser, je mehr Menschen wir samt ihrer genomischen Daten aufnehmen", so Dishman.

Eines meiner Lieblingszitate stammt von dem Philosophen William Gibson und lautet „Die Zukunft ist schon da – sie ist bloß nicht gleich verteilt." Alle oben beschriebenen Technologien stellen die Bausteine eines Gesundheitssystems der Zukunft dar, das die Mauern unseres starren, ortsgebundenen Modells wortwörtlich durchbrechen und in den Alltag jedes einzelnen Menschen integriert werden wird. Letzten Endes besteht das wahre Potenzial von KI in der medizinischen Versorgung nicht darin, Menschen auszuspionieren oder so viele Daten wie möglich zu sammeln. Die wahre Stärke von KI liegt darin, Informationen zu liefern, die zu einer engeren Beziehung zwischen Menschen und ihren Gesundheitsdienstleistern beitragen können. Werden KI-fähige Tools richtig eingesetzt, können Sie so manches ausgesprochen schwieriges Problem im Bereich der medizinischen Versorgung lösen, indem sie auf Menschen in einer Art und Weise zugehen, zu der konventionelle Ansätze – und auch der Mensch – niemals in der Lage wären.

Literatur

Weiner S (AAMC) (2018) URL: https://news.aamc.org/patient-care/article/addressing-escalating-psychiatrist-shortage/ (abgerufen am 11.03.2019)

ACM (2018) Proceedings of the ACM on Interactive, Mobile, Wearable and Ubiquitous Technologies. ACM 2 (1), Art. 43

Alivecor.com (2019) Bridging the Gap Between Wearables and Healthcare. URL: https://www.alivecor.com/technology/ (abgerufen am 11.03.2019)

Apple.com (2019) Apple Watch Series 4. URL: https://www.apple.com/apple-watch-series-4/?afid=p238%7Cs5tOC7bdb-dc_mtid_20925qtb42335_pcrid_295216235223&cid=wwa-us-kwgo-watch-slid (abgerufen am 11.03.2019)

Brody J (2017) The Cost of Not Taking Your Medicine. The New York Times, 17.04.2017. URL: https://www.nytimes.com/2017/04/17/well/the-cost-of-not-taking-your-medicine.html (abgerufen am 11.03.2019)

Brown M, Sinsky C (2013) Sometimes the best way to solve our patients' medical problems is to make sure they're taking their medicine. Fam Pract Manag 20(2), 25–30

Business Wire (2018) Affectiva and SoftBank Robotics Partner to Bolster Emotional Intelligence in Humanoid Robots. 28.08.2018. URL: https://www.businesswire.com/news/home/20180828005076/en/Affectiva-SoftBank-Robotics-Partner-Bolster-Emotional-Intelligence (abgerufen am 11.03.2019)

Caborni C, Migliorini M, Onorati F, Regalia G, Picard R (2017) Tuning decision thresholds for active/rest periods significantly improves seizure detection algorithm performance: An evaluation using Embrace Smartwatch on outpatient settings. 32nd International Epilepsy Congress 2017

Flowers L (2018) Medicare Spends More on Socially Isolated Older Adults. AARP Solutions Forum. URL: https://www.aarp.org/content/dam/aarp/ppi/2018/03/Presentation1.pdf (abgerufen am 11.03.2019)

Greeley MA (2016) Life Expectancy Gradient ... Role of Healthcare Technology. URL: https://ontheflyingbridge.wordpress.com/2016/11/02/life-expectancy-gradient-role-of-healthcare-technology/ (abgerufen am 11.03.2019)

He W, Goodkind D, Kowal P (2016) March 28 2016. An Aging World: 2015. URL: https://www.census.gov/library/publications/2016/demo/P95-16-1.html (abgerufen am 11.03.2019)

Holt-Lunstad J (2017) So Lonely I Could Die. American Psychological Association, 05.08.2017. URL: https://www.apa.org/news/press/releases/2017/08/lonely-die.aspx (abgerufen am 11.03.2019)

Kidd C (2015) Introducing the Mabu Personal Healthcare Companion. Catalia Health, 12.05.2015. URL: http://www.cataliahealth.com/introducing-the-mabu-personal-healthcare-companion/ (abgerufen am 11.03.2019)

Kvedar J (2018) Is talking to software the next big step in healthcare delivery? URL: https://chealthblog.connectedhealth.org/2018/09/11/is-talking-to-software-the-next-big-step-in-healthcare-delivery/ (abgerufen am 11.03.2019)

Kvedar J, Colman C, Cella G (2015) The Internet of Healthy Things. Partners HealthCare. 241

Kvedar J, Colman C, Cella G (2017) The New Mobile Age: How Technology Will Extend the Healthspan and Optimize the Lifespan. Partners HealthCare. 267

Leung E, Seavey K, Wang V, Curry S, Broderick E (2018) Digital Companions Improve Psychosocial and Behavioral Health Support for Older Adults. Presidential poster presented at American Geriatrics Society Annual Scientific Meeting.

Maor E, Jaskanwal DS, Lerman L et al. (2016) The Sound of Atherosclerosis: Voice Signal Characteristics are Independently Associated with Coronary Artery Disease. Mayo Clinic Proceedings 93(7)

Miliard M (2017) Otsuka, Proteus finally win FDA approval for sensor-equipped Abilify. November 14 2017. MobiHealthNews. URL: https://www.mobihealthnews.com/content/otsuka-proteus-finally-win-fda-approval-sensor-equipped-abilify (abgerufen am 11.03.2019)

Miner A, Milstein A, Schueller S et al. (2016) Smartphone-Based Conversational Agents and Responses to Questions About Mental Health, Interpersonal Violence, and Physical Health. JAMA Intern Med. 176(5), 619–25

National Institutes of Health (2019) All of Us Research Project. URL: https://allofus.nih.gov/ (abgerufen am 11.03.2019)

Nerurkar A, Bitton A, Davis R, Phillips R, Yeh G (2013) When Physicians Counsel About Stress: Results of a National Study. JAMA Intern Med 173(1), 76–77

Reece A, Danforth C (2017) EPJ Data Science Highlight – Instagram photos reveal predictive markers of depression. August 9 2017. EPJ EPJ Data Science 6:15

Regalia G, Caborni C, Migliorini M, Onorati F, Picard R (2017) Real-time seizure detection performance with Embrace alert system: one-year real-life setting case study. International Congress on Mobile Health Devices For Seizure Detection 2017

Solon O (2016) Karim the AI delivers psychological support to Syrian refugees. The Guardian, 22.03.2016. URL: https://www.theguardian.com/technology/2016/mar/22/karim-the-ai-delivers-psychological-support-to-syrian-refugees (abgerufen am 11.03.2019)

Spire.io (2019) The Science of Breathing. URL: https://spire.io/pages/science (abgerufen am 11.03.2019)

United States Census Bureau (2018) Older People Projected to Outnumber Children for First Time in U.S. History. URL: https://www.census.gov/newsroom/press-releases/2018/cb18-41-population-projections.html. (abgerufen am 11.03.2019)

Viswanathan M, Golin CE, Jones CD, Ashok M, Blalock SJ, Wines RC, Coker-Schwimmer EJ, Rosen DL, Sista P, Lohr KN (2012) Interventions to improve adherence to self-administered medications for chronic diseases in the United States: a systematic review. Ann Intern Med. 157(11), 785–95

Wang V, Wang B (2018) Culturally Adaptive Digital Avatars for Psychosocial and Self-Management Support of High Risk Elders. Poster presented at Aging in America 2018. URL: http://members.asaging.org/members_online/registration/eventSearch.asp?action=single&mt=AIA18&afil=ASA&ev=SB10309 (abgerufen am 11.03.2019)

Wang V, Wexler S, Drury L, Wang B (2018) A Protocol-Driven, Digital Conversational Agent at the Hospital Bedside to Support Nurse Teams and to Mitigate Delirium and Falls Risk. Iproc 4(2), e11883

Watson A, Bickmore T, Cange A, Kulshreshtha A, Kvedar J (2012) An Internet-Based Virtual Coach to Promote Physical Activity Adherence in Overweight Adults: Randomized Controlled Trial. JMIR. URL: https://www.jmir.org/2012/1/e1/ (abgerufen am 11.03.2019)

Yeginsu C (2018) UK Appoints a Minister for Loneliness. The New York Times, 17.01.2018. URL: https://www.nytimes.com/2018/01/17/world/europe/uk-britain-loneliness.html (abgerufen am 11.03.2019)

I Digital, vernetzt, personalisiert – Versorgung weiter denken

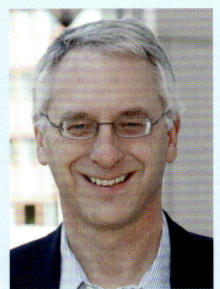

Joseph Charles Kvedar, MD

Joseph Charles Kvedar ist im Begriff, ein neues Modell des Gesundheitswesens zu entwickeln. In seinem Modell findet die Versorgung nicht mehr im Krankenhaus oder in der Arztpraxis, sondern im Alltag des Patienten statt. Er ist Autor von zwei Büchern zu diesem Thema: *The New Mobile Age: How Technology Will Extend the Healthspan and Optimize the Lifespan* (2017) und *The Internet of Healthy Things* (2015).

Bei Partners HealthCare setzt Joseph Charles Kvedar personalisierte Gesundheitstechnologien ein, die zur Verbesserung der Versorgung beitragen und sowohl Leistungserbringern als auch Patienten das Management chronischer Erkrankungen und die Aufrechterhaltung von Gesundheit und Wohlbefinden erleichtern sowie die Compliance, Motivation und klinischen Outcomes verbessern sollen. Er hat etliche innovative Programme zum Gesundheitstracking, Initiativen zur mobilen Gesundheit und virtuellen Versorgung sowie klinische Forschungsprogramme für die 1,5 Millionen Patienten der an Partners HealthCare angeschlossenen Krankenhäuser – darunter Brigham and Women's Hospital und Massachusetts General Hospital – ins Leben gerufen.

Joseph Charles Kvedar fungiert als Leiter des Programmkomitees der Connected Health Conference, einem branchenprägenden Event, das von Partners Connected Health und der Personal Connected Health Alliance (PCHAlliance) der HIMSS gemeinsam ausgerichtet wird. Zudem ist er Vorstandsmitglied der PCHAlliance.

Da Joseph Charles Kvedar aufgrund seiner Führungsqualitäten und seiner Visionen auf dem Gebiet der vernetzten Gesundheit internationales Ansehen genießt, arbeitet er gegenwärtig auch im Redaktionsausschuss von *npj Digital Medicine*, einer wissenschaftlichen Partnerzeitschrift von *Nature*. Seine Einblicke und Visionen auf dem Gebiet der vernetzten Gesundheit sind im cHealth Blog nachzulesen. Joseph Charles Kvedar ist als strategischer Berater bei Flare Capital Partners, Wave Edge Capital, PureTech Ventures und Qualcomm Life tätig; außerdem ist er Vorstandsmitglied bei b.well Connected Health. Er ist darüber hinaus Mitvorsitzender der Digital Medicine Payment Advisory Group der American Medical Association und Vorstandsmitglied bei Xcertia, einem Zusammenschluss von AHA, AMA, DHX Group und HIMSS zur Verbesserung der Qualität, der Sicherheit und der Effektivität mobiler Gesundheitsapps. Joseph Charles Kvedar ist Professor für Dermatologie an der Harvard Medical School.

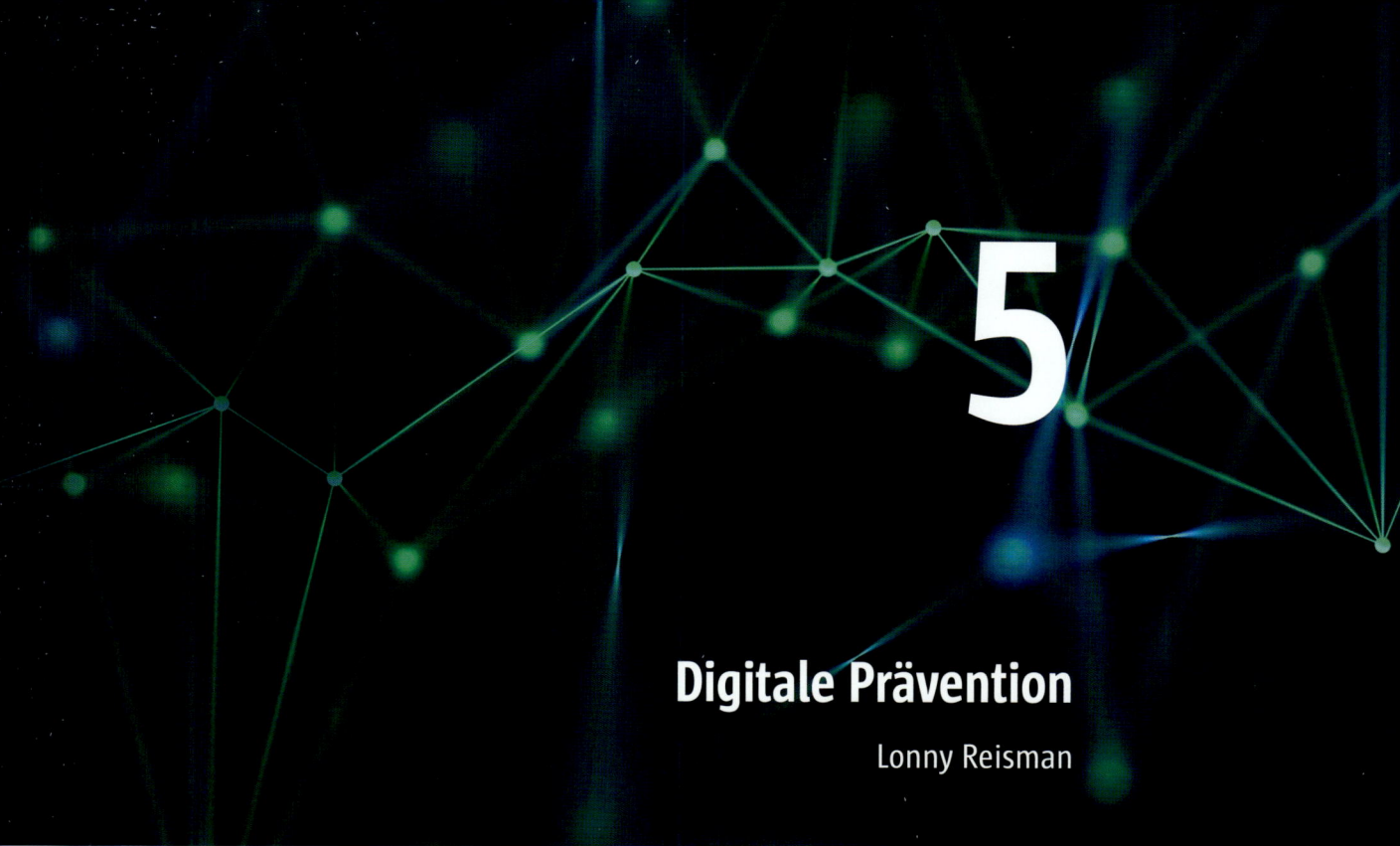

5

Digitale Prävention

Lonny Reisman

Einleitung

Aufgrund der anhaltenden Fokussierung auf Effizienz in der Gesundheitsversorgung ist es bislang nicht gelungen, sich angemessen mit der Problematik der steigenden Kosten zu befassen. Nun ist es Zeit für eine Wende – weg von der reinen Fokussierung auf Effizienz und stattdessen hin zu klinischer Effektivität.

Die explodierenden Kosten im Gesundheitswesen stellen eine Bedrohung für westliche Wirtschaftssysteme dar und schränken für Patienten den Zugang zu lebensrettenden diagnostischen und therapeutischen Innovationen ein. Die derzeitigen Bemühungen zur Kostendämpfung konzentrieren sich auf die Unwirtschaftlichkeit des Gesundheitswesens im Allgemeinen, wobei das Hauptaugenmerk auf der Senkung überhöhter Preise und der Einschränkung der übermäßigen Inanspruchnahme von Leistungen liegt. In den USA wird das Spektrum der traditionellen Managed Care-Instrumente, wie Preisverhandlungen, Kontrolle der Inanspruchnahme von Leistungen und das Krankheits- bzw. Fallmanagement heutzutage durch ergebnisorientierte Versorgungsverträge und stärkere Kostenteilung zwischen Kostenträgern und Patienten ergänzt. All diese Strategien zielen darauf ab, die Effizienz des Gesundheitswesens zu steigern, lassen jedoch außer Acht, dass die Effektivität der zugrundeliegenden Versorgung auf standardisierten medizinischen Leitlinien basiert. Obwohl die Steigerung der Effizienz durch den damit verbundenen Rückgang der Basiskosten in Einzelfällen zu einer Senkung der Kosten der Gesundheitsversorgung führen kann, wurden bislang keine Erfolge im Hinblick auf eine dauerhafte Kostendämpfung verzeichnet. Vor dem Hintergrund der zunehmend älter werdenden Bevölkerung und der ständigen Entwicklung von immer mehr erstrebenswerten, wenn auch kostspieligen diagnostischen und therapeutischen Innovationen, müssen die grundlegenden Ursachen für den anhaltenden Kostenanstieg zwingend diskutiert werden.

Dieses Kapitel beschreibt neue Strategien, die das gegenwärtige Streben nach Effizienz in der Gesundheitsversorgung ergänzen sollen.

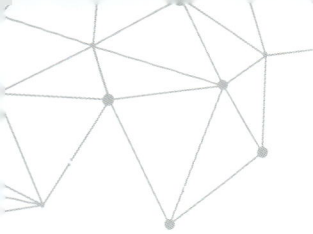

Dabei werden Methoden aufgezeigt, auf deren Grundlage eine optimale, wissenschaftlich fundierte, klinisch effektive Versorgung zur Verringerung der Krankheitslast der jeweils betroffenen Populationen erreicht werden kann. Durch den Einsatz digitaler Technologien und durch Fortschritte auf dem Gebiet der Künstlichen Intelligenz (KI) kann klinische Exzellenz an breiter Front umgesetzt und auf virtuellem Weg zugänglich gemacht werden. Nachweislich wirksame Therapien verzögern die Verschlechterung des Gesundheitszustands, die nicht nur zu unaufhaltsamen Kostensteigerungen, sondern auch zu vermeidbarem menschlichem Leid führt.

Zu Beginn werden in diesem Kapitel die Herausforderungen im Zusammenhang mit dem Status quo des Gesundheitswesens in den USA beleuchtet sowie ein Lösungsansatz vorgestellt, der zur Bewältigung dieser Herausforderungen auch in anderen Ländern beitragen kann. Im Anschluss wird auf Herausforderungen eingegangen, die es auf dem Weg zu überwinden gilt, und es wird das vielversprechende Thema Künstliche Intelligenz zur Überwindung dieser Herausforderungen behandelt.

Heutige Herausforderungen

Die strategische Ausrichtung konventioneller Ansätze zur Kostendämpfung basiert in den USA traditionell darauf, dass schätzungsweise ein Drittel der medizinischen Kosten als unnötig und vermeidbar gilt. Rückläufige Volumina erbrachter Leistungen werden durch Anreize, die darauf abzielen, die übermäßige, schädliche und redundante Inanspruchnahme von Versorgungsleistungen zu vermeiden, erreicht. Durch Verhandlungen mit Anbietern von Gesundheitsleistungen und dem Streben nach höherer Markttransparenz werden Preissenkungen erzielt. Patienten können Preise vergleichen und Waren sowie Dienstleistungen in vermeintlich sinnvoller Weise erwerben, wie sie es als Kunde in anderen Bereichen auch tun.

Die Präzisionsmedizin verspricht eine Zukunft der optimierten Versorgung zu geringeren Kosten – heute noch Utopie. Derzeit wird das Augenmerk – recht kurzsichtig – auf standardisierte Versorgungsmethoden zum Management ganzer Patientenpopulationen gelegt, die Notwendigkeit der Berücksichtigung hochdifferenzierter klinischer und verhaltensbezogener Merkmale der individualisierten Patientenversorgung wird dabei außer Acht gelassen. Möglicherweise werden elektronische Patientenakten durch Ausschöpfung von Big Data irgendwann hilfreiche klinische Einblicke liefern. Deren Potenzial wird jedoch derzeit durch die starke Fokussierung auf den Erlöszyklus im Krankenhaus, durch einen anhaltenden Mangel an Interoperabilität zwischen den verschiedenen Systemen und durch die Verwendung grob vereinfachender Qualitätsparameter zunichte gemacht. Die für den einzelnen Patienten relevante klinische Problematik wird nicht ausreichend erfasst. In manchen Fällen wird sogar Schaden angerichtet.

Bei genauerer Betrachtung der konventionellen Ansätze zur Kostendämpfung taucht der Begriff „Effektivität" bemerkenswerterweise kaum auf. Dies ist eine erhebliche Schwachstelle der heutzutage verfolgten Ansätze.

Im Versuch, den übermäßigen Kostenanstieg zu dämpfen, ahmen führende Akteure des Gesundheitswesens in den USA das Effizienzstreben anderer Branchen nach. Die Ergebnisse sind jedoch nur schwer zu fassen. Alle Bemühungen werden sicherlich in guter Absicht unternommen, sind durchaus lobenswert und erzielen höchstwahrscheinlich auch einen gewissen Effekt. Dennoch wird kollektiv übersehen, dass nicht die Vermeidung der hohen Kosten für medizinische, auf Erkrankungen im fortgeschrittenen Stadium abzielende Innovationen den stärksten Einfluss auf die

Kostenentwicklung hat, sondern die Verhinderung des vermeidbaren Fortschreitens der Erkrankung an sich. Die meisten Fachleute bestätigen, dass mehr als 80% der medizinischen Gesamtkosten die Folge von Komplikationen chronischer Erkrankungen sind, obwohl diese eigentlich vermeidbar wären.

Andere Branchen erzielen bereits Leistung und Effektivität auf hohem Niveau. Das heißt, hier ist der Fokus auf Effizienz als Ansatz zur Kostendämpfung durchaus gerechtfertigt. Als Vergleich bietet sich beispielsweise die bemerkenswerte Effektivität im Bereich der kommerziellen Luftfahrt an. In der medizinischen Versorgung wird ein solch hohes Niveau dauerhafter Effektivität bisher nicht erreicht; Versorgungsstudien zu Krebs, Diabetes mellitus, endokrinen Erkrankungen, Gefäß- und Nierenerkrankungen zeigen anhaltend Versagensquoten von mehr als 50% bezüglich der Umsetzung optimaler Therapien, die die Krankheitsprogression aufhalten können. Eine US-amerikanische Studie aus dem Jahr 2017 hat gezeigt, dass von 94.000 Patienten mit Vorhofflimmern, bei denen es zu einem Schlaganfall kam, 84 Prozent *keine* optimale Antikoagulanzientherapie erhalten hatten, obwohl eine solche Therapie das Schlaganfallrisiko nachweislich um zwei Drittel senkt (Xian et al. 2017). In einer weiteren Studie wurde das Management eines bestimmten Herzinsuffizienztyps untersucht, von dem 50% aller Herzinsuffizienzpatienten betroffen sind. Der betreffende Herzinsuffizienztyp geht mit einer schlechteren Prognose einher als viele Krebserkrankungen und gehört zu den teuersten Diagnosen in der geriatrischen Population in den USA. In dieser Studie wurde beschrieben, dass bei weniger als 1% der dafür geeigneten Patienten Arzneimittel der drei grundsätzlich zur Verfügung stehenden Klassen in angemessener Dosierung verordnet wurden, die klinisch nachweislich kostspielige Krankenhausaufenthalte und Todesfälle bei dieser Population verringern (Greene et al. 2018). Das US-amerikanische Institute of Medicine meldete vor einem Jahrzehnt, dass bis zu 98.000 Menschen jährlich an den Folgen ärztlicher Behandlungsfehler in Krankenhäusern versterben (Kohn et al. 2018), woraufhin Datenanalysten schlussfolgerten, dass dies derselben Zahl an Todesfällen entspricht, wie wenn *jeden Tag* zwei Boeing 747 abstürzten. Nun stürzen Flugzeuge glücklicherweise nur selten ab, und dank der zuvor erwähnten exemplarischen Höchstleistungen in Sachen Sicherheit kann sich die Luftfahrtbranche auf Effizienz als primäres Mittel zur Kostendämpfung fokussieren. Im Gesundheitswesen allerdings hat man die täglichen „Abstürze" noch nicht im Griff. Fehldiagnosen, fehlerhafte Behandlungspläne, mangelhafte Patienten-Compliance und fehlender Zugang zur Versorgung aufgrund sozialer Barrieren gibt es in großer Zahl. Diese „Abstürze" führen nicht nur zu vermeidbaren Todesfällen und zu vermeidbarer Morbidität, sondern tragen auch zu übermäßigen medizinischen Kosten in Größenordnungen bei, welche die derzeitigen effizienzorientierten Ansätze zur Kostendämpfung bei weitem übersteigen.

> Die kontinuierliche Fokussierung auf Initiativen zur Steigerung der Effizienz mag zwar gerechtfertigt sein, dennoch müssen auch die „Flugzeuge" des Gesundheitswesens von Grund auf sicherer gemacht werden, indem das Augenmerk verstärkt auf die Effektivität der Gesundheitsversorgung gelegt wird.

Die Verringerung der Krankheitslast unserer Gesellschaft durch die Bereitstellung klinisch effektiver Versorgung wird nachhaltig zu einer Senkung der Kosten im Gesundheitswesen führen, da die Nachfrage nach elementaren, kostspieligen Gesundheitsleistungen verringert wird. Auch wenn sich Patienten bei Wahlleistungen zunehmend wie Konsumenten verhalten, sollten diejenigen, die beispielsweise eine Dialysebehandlung benötigen oder mit den Folgen eines Schlaganfalls zu kämpfen haben, nicht mit einer hohen Kostenbeteiligung belastet werden. Ein nachhaltiger Lösungsansatz würde sich indessen auf die Vermeidung der Notwendigkeit einer Dialysebehandlung oder einer Rehabilitation nach einem Schlaganfall konzentrieren, indem Niereninsuffizienz oder zerebrovaskulären Ereignissen vorgebeugt wird.

Dies könnte durch die Einführung von Präventionsprogrammen erreicht werden, die digitale Technologien nutzen, um die klinische Wirksamkeit auf ein Niveau zu bringen, das in der Praxis bisher noch nicht erreicht wurde. Werden die vermeidbaren Folgen chronischer Erkrankungen, die den Großteil der medizinischen Gesamtausgaben ausmachen, nicht unter Kontrolle gebracht, wird die grundsätzlich durchaus wünschenswerte Entwicklung klinischer Innovationen zur Behandlung schwerkranker Patienten weiterhin zu einem Anstieg der Kosten führen, der von Bemühungen um höhere Effizienz allein nicht dauerhaft ausgeglichen werden kann.

In den USA sind Programme zur Förderung der „Qualität" im Gesundheitswesen bisher nicht auf klinische Effektivität ausgerichtet. Die vielfältigen Aktivitäten von Regierungsbehörden, Managed Care-Unternehmen, Arbeitgebern, Leistungserbringern und Patientenvertretern zur Einführung verschiedener Qualitätsprogramme haben sich bisher nicht ausreichend mit der sehr komplexen Natur menschlicher Erkrankungen und menschlichen Verhaltens auseinandergesetzt. Zwar enthalten viele auf Gesundheit und bestimmte Populationen ausgerichtete Managementprogramme Qualitätselemente, doch ist deren Nutzen begrenzt. Wellness-Programme verfolgen zwar allgemein erstrebenswerte Ziele, beispielsweise Raucherentwöhnung, Gewichtsreduktion und vermehrte körperliche Aktivität. Diese Programme berücksichtigen jedoch spezifische physiologische und verhaltensbezogene Eigenschaften, die bei Patienten mit hohem Risiko für das Auftreten von Krankheiten wie Diabetes mellitus oder kardiovaskulären Erkrankungen typisch sind, nicht ausreichend. Zwar versprechen diese Programme langfristige Verbesserungen der Gesundheit, die finanziellen Auswirkungen sind jedoch erst viele Jahre später zu spüren. Disease Management-Programme umfassen in den USA und anderswo im Allgemeinen Patientenschulung, Versorgungskoordination und Maßnahmen zur Adhärenz im Kontext einer bestimmten Erkrankung, bieten jedoch in der Regel keine individuellen Anpassungen, die aufgrund des zwangsläufigen Auftretens von Komplikationen und Begleiterkrankungen bei einzelnen Patienten vorgenommen werden müssen. Zudem sind die Patienteninteraktionen zeitlich willkürlich und zu niedrigfrequent, da es den Programmen an der erforderlichen Technologie zum kontinuierlichen Patienten-Monitoring mangelt, mit deren Hilfe das Auftreten drohender, wenn auch vermeidbarer, folgenschwerer und kostspieliger Komplikationen frühzeitig festgestellt werden könnte. Darüber hinaus ändern diese Programme generell nichts an der Problematik unilateral getroffener diagnostischer und therapeutischer ärztlicher Entscheidungen, die sich oft nicht an Therapieleitlinien halten. Dieser letzte Punkt soll nicht die guten Absichten von Medizinern infrage stellen. Vielmehr ist die Erwartung unrealistisch, dass jeder einzelne Arzt in der Lage wäre, ständig auf dem neuesten Stand über aktuelle, in medizinischen Fachzeitschriften veröffentlichte Studienergebnisse zu sein. Noch unrealistischer ist die Erwartung, dass der Arzt die publizierten Studien dahingehend konfigurieren könnte, dass sie den komplexen und individuellen Bedürfnissen eines einzelnen Patienten Rechnung trägt, die sich heutzutage in immensen Datensätzen aus elektronischen Patientenakten, Informationen aus Arztbesuchen, bildgebenden Verfahren und selbst generierten Daten (z.B. mithilfe von Wearables, Monitoring, Implantaten) widerspiegeln. Es ist also nicht verwunderlich, dass die medizinische Evidenz häufig nicht berücksichtigt wird. Dennoch steht die Anwendung leitlinienbasierter medizinischer Versorgung kaum im Fokus von Maßnahmen zum Versorgungsmanagement.

Leistungserbringer in den USA stellen sich langsam um auf die Übernahme von Risiken („risk sharing") und die Entwicklung von neuen Versorgungs- und Erstattungsmodellen wie Accountable Care Organizations (ACO)[1], Patient-Centered Medical Homes (PCMH)[2], Erstattungsbündel oder sogar voll pauschalierte Erstattung („Capitation"), bei der nach Erstattung eines Pauschalbetrags pro Kopf durch die Krankenversicherung in der Folge sämtliche Versorgungskosten vom Leistungserbringer getragen werden. Diese Programme sind noch in einem frühen Stadium der Entwicklung und konzentrieren sich in erster Linie darauf, die Abhängigkeit von teuren Versorgungssettings (wie Akutkrankenhäusern) zu verringern, die typisch für die Ineffizienz von Gesundheitsversorgungssystemen sind. Traditionelle Managed Care-Ansätze konzentrieren sich bislang auf Versorgungskoordination, Vermeidung überflüssiger Gesundheitsleistungen, Verringerung der übermäßigen Inanspruchnahme von Leistungen bei Niedrigrisiko-Populationen und einfache, populationsorientierte Qualitätsparameter (z.B. dem Anteil der Patienten, die sich einem jährlichen Screening unterziehen). Aber nicht antagonistische Beziehungen zwischen den verschiedenen Stakeholdern in Managed Care-Modellen, sondern Zusammenschlüsse versprechen die besten Ergebnisse. Im Hinblick auf klinische Effektivität machen sich traditionelle Managed Care-Ansätze die potenziellen Vorteile enger Patientenbeziehungen und umfangreicher Datenbestände, die Krankenhäusern und Ärzten zur Verfügung stehen, bisher nicht zunutze. Trotz der heutzutage in den USA allgegenwärtigen „Plattformen" für das populationsorientierte Gesundheitsmanagement mangelt es diesen Ansätzen an einer gezielten Ausrichtung auf klinische Effektivität – stattdessen liegt der Fokus auf Qualitätsparametern. Ferner versagen diese Ansätze, wenn es darum geht, die betreffenden Populationen außerhalb der Grenzen der jeweils zugehörigen Versorgungseinrichtungen zu betreuen (z.B. wenn Patienten zuhause sind oder andere, nicht dem jeweiligen Versorgungssystem zugehörige Einrichtungen zur Behandlung aufsuchen). Infolgedessen stehen Daten und Informationen, die gesammelt werden könnten, während Patienten ihrem Alltag nachgehen, nicht zur Auswertung zur Verfügung und können demnach auch keinen Beitrag zur frühzeitigen Intervention leisten. Sogenannte „Wearables" könnten beispielsweise nicht nur Fitnessfans, sondern auch Patienten mit einem drohenden Risiko für schwerwiegende Erkrankungen helfen. Neue Gesundheitsinformationstechnologien sollten auf diese dynamischen Daten zugreifen und kontextuelle Analysen unter Einbezug elektronischer Patientenakten und Abrechnungsdaten durchführen können. Damit können im Risiko stehende klinische Leistungserbringer handlungsleitende Informationen erhalten, mit denen sie die Gesundheit der ihnen anvertrauten Patientenpopulationen verbessern können.

Ein auf Evidenz beruhender, wissenschaftlich fundierter Ansatz, der digitale Technologien nutzt, um eine qualitativ hervorragende und kostengünstige Gesundheitsversorgung allgemein zugänglich zu machen, harrt leider noch der flächendeckenden Umsetzung. Die jüngsten Publikationen bestätigen die anhaltende Fokussierung der aktuell in den USA verfolgten Population Health-Modelle auf traditionelle Managed Care-Methoden, die auf Kontrolle der Inanspruchnahme von Gesundheitsleistungen und Preisverhandlungen basieren (McWilliams et al. 2017). Die Versäumnisse hinsichtlich einer leitlinienbasierten Versorgung von Patienten mit erhöhtem klinischem Risiko bestehen weiterhin. Daher sind risikotragende Leistungserbringer bisher oft nicht in der Lage, vermeidbare Krankenhausaufenthalte und Wiederaufnahmen bei

---

[1] ACO sind Verbünde von Leistungserbringern, bei denen die Erstattung von Gesundheitsdienstleistungen von Qualitätskennzahlen und den Gesamtkosten der Versorgung abhängig ist.
[2] Das PCMH ist ein teamorientiertes Gesundheitsversorgungsmodell, das Patienten unter der Leitung eines Leistungserbringers eine umfassende und kontinuierliche medizinische Versorgung bietet mit dem Ziel, bestmögliche Ergebnisse zu erzielen; Versorgungskoordination ist ein Kernprinzip des PCMH.

diesen Patienten zu reduzieren. Selbst durch einen Rückgang der Inanspruchnahme von überflüssigen Leistungen können die vermeidbaren Kosten fortschreitender Erkrankungen nicht gedämpft werden. Ebenso wenig können das Fortschreiten von Erkrankungen und die damit verbundenen medizinischen Kosten durch Versorgungskoordination aufgehalten werden, wenn die Versorgung, die koordiniert werden soll, schon grundsätzlich auf Fehlern basiert.

Wie also lässt sich im Zeitalter der allgegenwärtigen Digitalisierung, Künstlicher Intelligenz und eines völlig neuen Verantwortungsniveaus von Leistungserbringern ein hartnäckiges Unvermögen erklären, unser bestes wissenschaftlich fundiertes Wissen für schutzbedürftige und gefährdete Patienten einzusetzen?

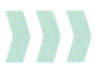

Eine hinreichende Erklärung bedarf einer Betrachtung der heutigen Dynamik zwischen Leistungserbringern und Kostenträgern. Ohne ein Verständnis dieser Dynamik sind eine angemessene und effektive Gesundheitsversorgung und eine entsprechende Kostendämpfung nicht möglich.

In diesem Kapitel wurden zwei Literaturbestände zu populationsbezogener und individueller Gesundheit erwähnt, die selten gemeinsam diskutiert werden. Zunächst wurde auf das anhaltende Versagen von Leistungserbringern bei der Umsetzung leitliniengerechter Versorgung eingegangen, die auf fundierten klinischen Studien basiert. Dabei wurden Probleme mit der Patienten-Compliance nicht weiter betrachtet. Wie bereits dargestellt, dokumentiert eine Vielzahl von Studien die Differenz zwischen dem, was tatsächlich wirksam ist (z.B. Antikoagulation bei Patienten mit Vorhofflimmern zur Schlaganfallprävention) und dem, was tatsächlich in der Praxis stattfindet. Dann wurde die Perspektive der Gesundheitspolitik und von Managed Care diskutiert. Von dieser Warte aus betrachtet, sind steigende Kosten und Inanspruchnahme von Gesundheitsleistungen vermeidbare Ursachen für Kosteninflation im Gesundheitswesen, allerdings wird nur selten die – adäquate oder nicht adäquate – Anwendung klinischer Prinzipien (wie die soeben erwähnte Antikoagulation bei Vorhofflimmern oder die optimale Anwendung medikamentöser Therapien bei Herzinsuffizienz) berücksichtigt, um hohe Hospitalisierungsraten und Kostenanstiege bei chronisch kranken Patienten zu erklären. Es ist rätselhaft, warum diese Blickwinkel nicht ständig kollidieren und es zu keiner Zusammenarbeit kommt. Auf akademischen klinischen Konferenzen in den USA hört man nur selten etwas zu Kostendruck, Erstattungen oder Risikoteilung; auf Population Health-Konferenzen hingegen konzentrieren sich die Diskussionen über Kosten auf Preise und übermäßige Inanspruchnahme von Gesundheitsleistungen bei Niedrigrisiko-Populationen, ohne dass dabei jemals die zu geringe Inanspruchnahme nachweislich wirksamer klinischer Interventionen bei Hochrisikopatienten angesprochen wird.

Der Diskurs zwischen diesen beiden Welten muss dort verschmelzen, wo sich klinische Effektivität mit klinischer Effizienz verbindet, um so das Fundament für neue Strategien zur Kostendämpfung zu legen.

Kostenträger (und Patienten) sollten eine leitlinienorientierte Versorgung als Grundlage für die Vergütung der Leistungserbringer verlangen. Leistungserbringer sollten erwarten, dass die Kostenträger in automatisierte Technologien zur Erfüllung lästiger Routineaufgaben (z.B. Überprüfung der Inanspruchnahme von Gesundheitsleistungen) investieren, während sie gleichzeitig ihre Daten und Ressourcen zur Unterstützung der Leistungserbringer einsetzen, damit diese in der Lage sind, jeden Patienten zu jeder Zeit optimal zu versorgen.

Zukünftige Lösungsansätze

Bei der zukünftigen Reform unserer Gesundheitssysteme muss das Hauptaugenmerk auf klinischer Effektivität liegen. Wir müssen Technologien einsetzen, die bedenkliche medizinische Auffälligkeiten frühzeitig identifizieren und die Einhaltung von Leitlinien verbessern können. Wir brauchen Systeme, die physiologische und verhaltensbezogene Signale, die folgenschweren Ereignissen vorausgehen, frühzeitig erkennen und entsprechend reagieren können. Zurück zum vorherigen Beispiel Vorhofflimmern und Schlaganfall: ein Schlaganfall erfordert in der Regel die Konsultation geeigneter Fachärzte, in den USA bereits oft mittels Telemedizin, sowie die Anwendung besonderer Thrombolytika und Thrombektomie-Instrumente zur Wiederherstellung der Blutversorgung des Gehirns und zur Einschränkung der Behinderung bzw. Senkung der Mortalität. In einer Situation, in der der Grundsatz „Zeit ist Hirn" gilt, leisten Ärzte gemeinsam Bemerkenswertes, indem sie binnen Minuten reagieren und Patienten retten. Aber welche Fehler und Versäumnisse in den vorangegangenen Monaten oder Jahren führen dazu, dass es überhaupt zu so vielen Schlaganfällen kommt? Würde man bereits eingreifen, bevor der Schlaganfall auftritt, würde dies zweifelsohne zu besseren klinischen Ergebnissen und niedrigeren Kosten führen, da viele Schlaganfälle von vornherein überhaupt nicht auftreten würden. Man denke an das Auftreten von Risikofaktoren wie Bluthochdruck, Hyperlipidämie oder Vorhofflimmern und die breite Verfügbarkeit risikomindernder Maßnahmen, die durch Früherkennung der Anzeichen, die einem Schlaganfall vorausgehen, ergriffen werden könnten. Digitale Technologien können schon heute das Vorliegen von Arrhythmien wie Vorhofflimmern erfassen, selbst wenn dieses nur intermittierend auftritt; KI-Plattformen könnten zukünftig Therapien auf Grundlage wissenschaftlicher Evidenz vorschlagen. Im genannten Beispiel könnten diese Therapien eine Katheterablation, eine medikamentöse Behandlung mit Gerinnungshemmern oder die Schrittmacherimplantation zur Verringerung des Schlaganfallrisikos umfassen. Die klinischen und finanziellen Effekte medizinischer Prävention sind mindestens gleichwertig und wahrscheinlich sogar stärker als das effektive und effiziente Schlaganfallmanagement mittels Anwendung modernster Thrombolytika, selbst wenn man Rabatte auf die Medikation berücksichtigt – vom Leiden des Patienten ganz zu schweigen. Ohne die Nutzung digitaler Systeme zur Vorhersage von Risiken und Früherkennung von Symptomen werden jegliche Bemühungen, die auf Effizienz der Versorgung allein abzielen, scheitern. Zwangsläufig werden vermeidbare Erkrankungen (Schlaganfall, Herzinfarkt, Herzinsuffizienz, Niereninsuffizienz, Amputation, Erblindung usw.) mit neuen Arzneimitteln, Medizinprodukten und Pflegeinterventionen behandelt, die zwar hilfreich, aber auch extrem kostspielig sind – und niemals so wirkungsvoll sein werden wie die Vermeidung solch unerfreulicher Ereignisse.

Wie kann eine auf Digitalisierung basierende Krankheitsprävention umgesetzt werden, und welche Hindernisse sind bei der Umsetzung zu erwarten? Ein Lösungsansatz, der auf die vermeidbaren Folgen fortschreitender Erkrankungen abzielt, erfordert die Integration von Fähigkeiten, die bereits isoliert vorliegen, aber bisher nicht in einem koordinierten Angebot zusammengefasst wurden. Dieser Lösungsansatz muss auf die Entwicklung von Gesundheitsversorgungsstrukturen abzielen, die nah am Patienten sind und die Prinzipien der klinischen Effektivität berücksichtigen. Die spezifischen Anforderungen hierfür umfassen 5 Hauptbereiche:

1. eine sich weiterentwickelnde Evidenzbasis, die so erfasst, strukturiert und gepflegt ist, dass sie die auf einzelne Patienten angewendete Analytik unterstützt
2. patientenspezifische Datenaggregation, mit deren Hilfe im Ergebnis ein dynamischer, digitaler Patientenavatar geschaffen werden

kann und bei der die Daten so strukturiert sind, dass sie für die abgleichende Analyse mit der Evidenzbasis genutzt werden können
3. Selektion und Risikostratifizierung von einzelnen Patienten und Patientenpopulationen; neue Versorgungsansätze sollten auf klinischen Prognosemodellen basieren und so konzipiert sein, dass sie die traditionellen, auf Inanspruchnahmen von Leistungen basierten versicherungsstatistischen Methoden zur Vorhersage und Minimierung von Kosten ergänzen
4. Rechenschaftspflicht entlang der Versorgungskette/Abschluss qualitäts- und wertorientierter Versorgungsverträge
5. Einbindung der Patienten

Evidenzbasis

Eine aktuelle und sich ständig weiterentwickelnde Evidenz- und Wissensbasis, die sich abzeichnende Trends in Bezug auf präventive, diagnostische, therapeutische und verhaltensbezogene Aspekte der Medizin erfasst, ist grundlegende Voraussetzung. Wie bereits erwähnt, wurde in einer kürzlich veröffentlichten Publikation beschrieben, dass Mediziner es bei vielen Herzinsuffizienzpatienten durchgängig versäumen, evidenzbasierte medikamentöse Therapien in der korrekten Dosierung zu verordnen (Greene et al. 2018). Diese Arbeit zeigt: Veröffentlichte klinische Studienergebnisse untermauern die Anwendung bestimmter Arzneimittel bei Herzinsuffizienz, und die Ergebnisse finden auch Eingang in Leitlinien, in denen deren Anwendung befürwortet wird. Aber Patienten profitieren in der Praxis nicht von diesen Leitlinien. In Anbetracht der Veröffentlichung zehntausender Artikel von variierender Verlässlichkeit pro Jahr wird der Bedarf an einer zuverlässigen Aufbereitung der Publikationen deutlich. Die Zusammenarbeit mit Fachgesellschaften kann diesen dringenden Bedarf beschleunigen. Wenn die Evidenz- und Wissensbasis erst einmal etabliert ist, muss sie kontinuierlich aktualisiert werden, sobald neue Erkenntnisse vorliegen. Außerdem muss sie so strukturiert sein, dass die dynamische Korrelation mit individuellen Patientendaten möglich ist.

Patientenspezifische Datenaggregation

Allgemein gibt es die Einschätzung, dass die großflächige Verbreitung neuer medizinischer Erkenntnisse bis zu 17 Jahre dauern kann. Die Herausforderung bei der Verbreitung neuer Erkenntnisse und der raschen Überführung medizinischer Evidenz in die individuelle Patientenversorgung besteht darin, dass es bisher keine technologieunterstützte Brücke gibt, die die klinischen Studienergebnisse mit der realen medizinischen Praxis verbindet. Neben einer Strukturierung der Evidenzbasis, die sich zur Abfrage und Analyse eignet, müssen auch die Patientendaten in ähnlicher Weise strukturiert sein und zudem die individuellen Patientenmerkmale dynamisch widerspiegeln. Die individuellen Patientenmerkmale könnten zukünftig innerhalb eines digitalen Patientenavatars erfasst werden (s. Abb. 1). Dieser könnte aus aktuell verfügbaren Datenquellen wie der elektronischen Patientenakte, Abrechnungsdaten mit diagnostisch und therapeutisch relevanten Informationen und Informationen aus Bildgebungsverfahren, Wearables und Implantaten zusammengesetzt werden. Sobald die Evidenzbasis und die Patientendaten ordnungsgemäß zusammengeführt und strukturiert sind, könnten Abweichungen zwischen der aktuellen Versorgung des Patienten und der relevanten medizinischen Evidenz in Echtzeit detektiert werden. Im Herzinsuffizienz-Beispiel könnten hämodynamische Informationen zur „Pumpfunktion" des Herzens (d.h. zur linksventrikulären Ejektionsfraktion) mit Therapiestandards wie der Anwendung von ACE-Hemmern, Betablockern und Aldosteron-Antagonisten, abgeglichen werden. Sobald geeignete Medikamente in der korrekten Dosierung verordnet wurden (oder eine entsprechende gerätebasierte Therapie eingeleitet wurde), könnte die weitere und fortlaufende Analyse hinsichtlich der bekannten potenziellen Folgen der jeweiligen Intervention (z.B. Hypo-

5 Digitale Prävention

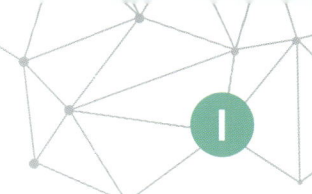

Abb. 1 Aufbau eines digitalen Patientenavatars

tonie) beginnen, um negative Therapiefolgen zu vermeiden oder abzuschwächen. Durch Einbezug zeitgleich generierter Vitalparameter und Schaffung eines technischen und organisatorischen Rahmens, der einen Abgleich mit evidenzbasierten Standards möglich macht, könnte die Brücke geschlagen werden, die für die optimale Versorgung von Patienten mit einer Vielzahl an Erkrankungen benötigt wird.

Selektion und Risikostratifizierung von einzelnen Patienten und Patientenpopulationen

Die kurzfristig orientierten finanziellen Anforderungen der Gesundheitsreformer erfordern die Fokussierung auf Patientenpopulationen, bei denen rasch Ergebnisse infolge der Ausrichtung auf klinische Effektivität zu erwarten sind. Patientenpopulationen können durch die Einstufung des individuellen Risikos charakterisiert werden – von „gesund" über „Risiko für Erkrankung", „manifeste Erkrankung", „komplexe chronische Erkrankung mit Begleiterkrankungen" bis hin zu „schwerkrank". Bezüglich der gesunden und schwerkranken Patientenpopulationen wurde in der Vergangenheit bereits sehr viel gute Arbeit geleistet (z.B. durch Wellness-Initiativen bzw. Fallmanagement). Ein zukünftig vielversprechender Ansatz ist jedoch die gezielte Ansprache von Patienten beim erstmaligen Auftreten der Erkrankung oder zumindest vor dem erstmaligen Auftreten von Komplikationen (s. Abb. 2). Bei dieser Herangehensweise werden Patienten betreut, deren Zustand sich heutzutage oft bis zu einem hohen Erkrankungsgrad verschlechtert, für die jedoch bei rechtzeitiger Intervention hervorragende Möglichkeiten zur Verringerung der künftigen Morbidität durch den Einsatz effektiver Versorgungsansätze bestehen. Diese Patienten stellen die 5% in diesem Jahr dar, die im nächsten Jahr 50% der Gesamtkosten verursachen werden, aber zum jetzigen Zeitpunkt nur für vernachlässigbare Gesundheitsausgaben verantwortlich sind. Ziel eines digitalisierten, effektivitätsorientierten Gesundheitsversorgungssystems ist es, der folgenschweren Zustandsverschlechterung dieser Patienten innerhalb eines berechenbaren, kurzfristigen Zeitrahmens vorzubeugen und somit auch die damit verbundenen Kosten zu vermeiden.

Rechenschaftspflicht entlang der Versorgungskette/Abschluss qualitäts- und wertorientierter Versorgungsverträge

Um finanziell nachhaltige Verbesserungen der klinischen Outcomes zu erzielen, müssen Hersteller und Vertreiber von Arzneimitteln und Medizinprodukten sinnvolle qualitäts- und wertorientierte Verträge mit Krankenhäusern, Leistungserbringern und Kostenträgern abschließen. Wenn der Anstieg medizinischer Kosten durch bessere Outcomes gedämpft werden soll, dürfen die Kosten einer Intervention nicht die Einsparungen überschreiten, die diese eigentlich erzielen soll. Ein wertorientierter Ansatz berücksichtigt die faire Vergütung von Gesundheitsdienstleistern, die stark in Forschung und Entwicklung investiert haben und die rasche, großflächige Umsetzung effektiver Gesundheitsversorgung gleichermaßen. Gegenwärtig sind Arzneimittel- und Gerätehersteller in den USA größtenteils gegen den Kostendruck, der auf den Leistungserbringern lastet, abgeschirmt, da deren Vergütung nach wie vor auf einem traditionellen Volumen-Modell („fee for service") und Einheitspreisen basiert. Da die Leistungserbringer zukünftig mehr Verantwortung übernehmen müssen, stehen auch die Arzneimittel- und Gerätehersteller für

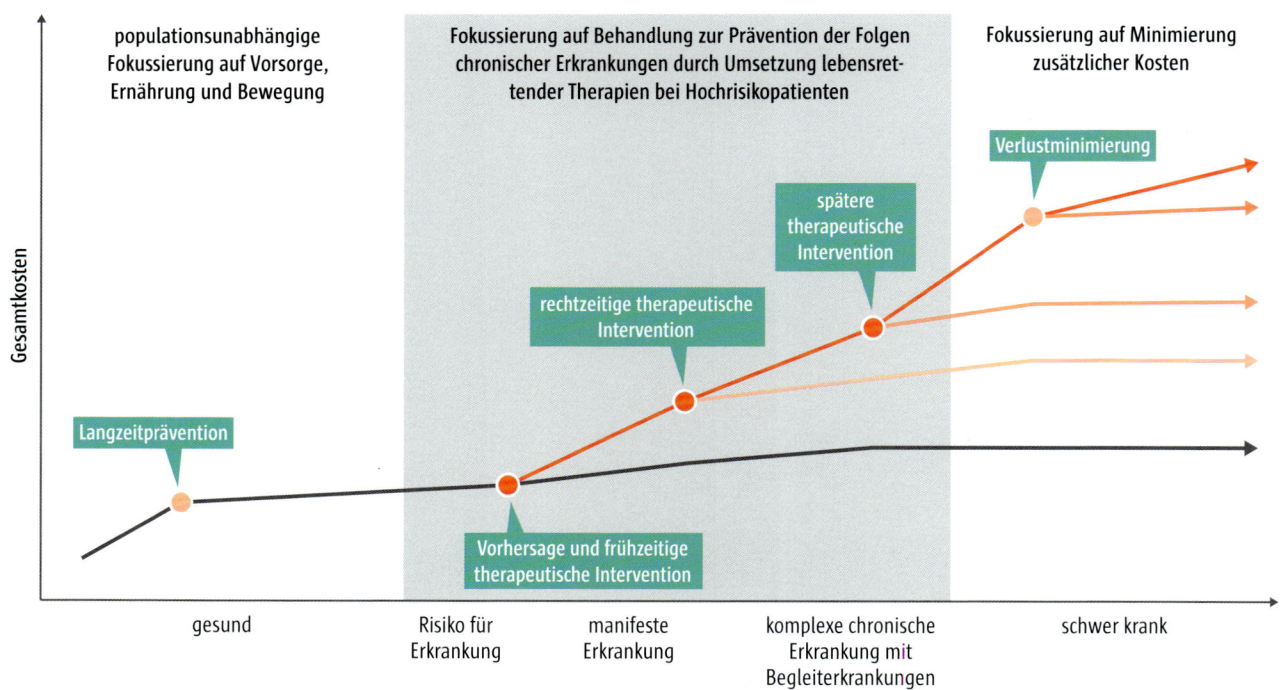

Abb. 2   Zeitlich optimale Interventionen zur Beeinflussung des klinischen Krankheitsverlaufs und der Kosten

die im Zusammenhang mit ihren Erzeugnissen erzielten klinischen und finanziellen Outcomes in der Verantwortung. Man stelle sich nur einmal die Ironie eines hoch effizienten und hoch effektiven Leistungserbringers – etwa ein Krankenhaus mit verbundener spezialfachärztlicher Versorgung – vor, der aufgrund der mit der Bereitstellung der erforderlichen Arzneimittel und medizinischen Technologien einhergehenden Kosten finanziell scheitert. Da in den USA die finanzielle Rechenschaftspflicht der Leistungserbringer weiter steigt, müssen diese zukünftig die gesamte Versorgungskette steuern können sowie Hersteller von Arzneimitteln und Medizinprodukten in risikobehaftete Versorgungsverträge einbezogen werden.

Die Umsetzung eines wertorientierten Versorgungsmodells mit geringeren Kosten und höherer Qualität wird die daran beteiligten Leistungserbringer mit höheren Marktanteilen belohnen. Der daraus resultierende Anstieg des Patientenvolumens – ob Erstattung der Kosten nach Leistung oder pauschal nach Kopf pro Monat – wird den Umsatz der beteiligten Leistungserbringer und ihrer Partner erheblich steigern. Durch eine populationsbasierte Finanzierung und Bonuszahlungen für Kosteneinsparungen können die Bedenken der Hersteller bezüglich eines Rückgangs der Gewinnspanne infolge der Einführung von Effizienzparametern ausgeräumt und gleichzeitig eine Steigerung des Ertrags derjenigen Unternehmen erzielt werden, mit deren Produkten und Dienstleistungen messbare Verbesserungen der klinischen Outcomes erreicht werden.

Einbindung der Patienten

Die Rolle des Patienten im digitalen Ökosystem wird von entscheidender Bedeutung sein. Fehlende Patienten-Compliance trotz ordnungsgemäßer ärztlicher Behandlungspläne wird die Leistungsfähigkeit des Versorgungssystems insgesamt erheblich mindern. Umgekehrt werden Programme, die – unabhängig vom verordneten Arzneimittel – auf maximale Patienten-Compliance abzielen, ohne dass die ordnungsgemäße Erstellung des Behandlungsplans sichergestellt ist, die Beteiligten zwar möglicherweise zufriedenstellen, aber keine messbaren Auswirkungen auf klinische Outcomes und Kosten haben – ein Pyrrhussieg. Patienten lassen sich bereits heute in vielfältigen Bereichen ihres Lebens von ihrem Smartphone unterstützen. Mit physiologischen Daten aus diesen Geräten, die mit anderen Patientendaten kombiniert und analysiert werden, könnten zukünftig klinische Orientierungshilfen entwickelt und angewendet werden, die Patienten und Betreuungspersonen motivieren, mehr Verantwortung für ihre eigene Gesundheit und die Gesundheit ihrer Angehörigen zu übernehmen. Zukünftig werden Patienten mehr und mehr nicht nur eine klinisch effektive Versorgung verlangen, die im Einklang mit fundierter Evidenz steht und auf ihre individuellen Bedürfnisse zugeschnitten ist, sondern sich möglicherweise auch zu den leidenschaftlichsten und zugleich am meisten von den Auswirkungen profitierenden Befürwortern eines digital unterstützten Gesundheitsversorgungssystems entwickeln. Und da die eigene Gesundheit und die Gesundheit der Angehörigen für viele Menschen ein starker Motivator ist, könnten gleichzeitig Prämien in Form von günstigeren Versicherungsbeiträgen oder wertorientierten Versicherungsmodellen eingeführt werden, um einen direkten finanziellen Anreiz zur Mitwirkung zu schaffen.

Zukünftige Herausforderungen

Folgende Herausforderungen stehen der digitalen Transformation, die zur Erzielung allgegenwärtiger Exzellenz und geringerer Kosten erforderlich ist, entgegen:
1. diagnostische und therapeutische Trägheit von Ärzten
2. übermäßige oder zu geringe Nutzung von Ressourcen und ihre Auswirkung auf die Lebenserwartung

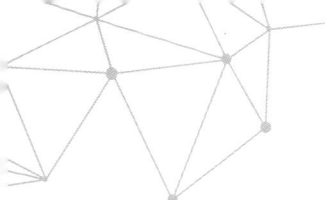

I Digital, vernetzt, personalisiert – Versorgung weiter denken

3. Diskrepanz zwischen Zugang zur Gesundheitsversorgung und klinischer Exzellenz
4. Grenzen und Nachteile oberflächlicher Qualitätsparameter
5. Berücksichtigung sozialer Determinanten der Gesundheit und Versorgungskoordination
6. Konsistenz von Workflow und Datenfluss

Diagnostische und therapeutische Trägheit von Ärzten – Von 17 Jahren zu 17 Minuten

In einem Editorial zu dem Bericht, in dem beschrieben wurde, dass 99% der Herzinsuffizienz-Patienten keine optimale Versorgung erhalten, obwohl sie für eine von drei Kategorien medikamentöser Therapien geeignet sind, wurde therapeutische Trägheit als eine mögliche Erklärung angeführt (Greene et al. 2018). Das Editorial kommt zu dem überzeugenden Schluss, dass Leitlinien nicht einfach nur als reine Vorschläge angesehen werden dürfen und dass Mechanismen und Anreize für ihre Umsetzung bei Patienten dringend benötigt werden. Wie erwähnt, vergehen von der Schaffung einer wissenschaftlichen Grundlage für eine klinische Intervention bis zu ihrer breiten Anwendung 17 Jahre – in einer Welt, in der Informationen aus nahezu sämtlichen Bereichen unseres digitalen Lebens in Sekundenschnelle verbreitet werden, ist diese Zeitspanne völlig inakzeptabel. Die durchgängige und universelle Anwendung der bestgeeigneten klinischen Interventionen bei zuvor gründlich untersuchten Patienten sollte mithilfe eines Nachweissystems nachvollzogen werden. Die herausragenden Leistungen von Medizinern sollten durch die bereits erwähnten digitalen Tools ergänzt und unterstützt werden, um der zunehmenden Komplexität der klinischen Medizin Rechnung zu tragen – damit aus 17 Jahren künftig 17 Minuten werden!

Übermäßige oder zu geringe Nutzung von Ressourcen und ihre Auswirkung auf die Lebenserwartung

In den Debatten über Kostendämpfung im Gesundheitswesen lag die zwar nötige, aber auch zu eng gefasste Betonung bislang auf übermäßiger Inanspruchnahme von Gesundheitsleistungen bei bestimmten Patientenpopulationen. Die zu geringe Nutzung sinnvoller Gesundheitsdienstleistungen bei einzelnen Patienten wird in den meisten Strategien zur Kostendämpfung selten bis gar nicht erwähnt, obwohl hierzu eine ganze Reihe an medizinischer Literatur existiert, in der die Konsequenzen der zu geringen Inanspruchnahme von Leistungen für Kosten und Outcomes thematisiert werden. Wie bereits zuvor erwähnt, führen die Folgen der zu geringen Inanspruchnahme von effektiven therapeutischen und diagnostischen Leistungen zu anderweitig vermeidbarem Leiden und Tod sowie zu erhöhten Kosten. Im Bereich Prävention haben allgemeingültige Standards bei Themen wie Adipositas, Rauchen, Alkohol- und Drogenmissbrauch sowie individueller Lebensführung spürbare Effekte erzielt, indem die zu geringe Inanspruchnahme effektiver, populationsbezogener Interventionen reduziert oder beseitigt wurde. Jenseits davon wird die zu geringe Inanspruchnahme von Gesundheitsleistungen im Zusammenhang mit dem vielschichtigen klinischen Bedarf von individuellen Hochrisikopatienten fast gar nicht thematisiert. Die auf den ersten Blick nicht eingängige Vorstellung, dass eine heute stattfindende, klinisch effektive Inanspruchnahme von Gesundheitsleistungen bereits im kurzfristigen Zeithorizont zu geringeren Kosten bei denjenigen Hochrisikopatienten führen kann, die noch nicht an den irreversiblen Folgen ihrer chronischer Erkrankung(en) leiden, muss endlich akzeptiert werden. Das Management von Amputationen, Erblindung, Niereninsuffizienz, Schlaganfall, Herzinsuffizienz und anderen folgenschweren Ereignissen, die infolge einer versäumten optimalen Behandlung entstehen, sollte besser gestern als heute oder morgen (nachdem die Komplikationen aufgetreten sind) angegangen werden. Durch frühzeitige Beeinflussung des Krankheitsverlaufs und durch Abschwächung der Krankheitsfolgen mittels einer optimierten Versorgung kann der jeweilige Krankheitsverlauf so verändert werden, dass an breiter Front die positiven Ergebnisse aus klinischen Studien reproduziert, die Mortalität gesenkt und Kosten eingespart werden.

Diskrepanz zwischen Zugang zur Gesundheitsversorgung und klinischer Exzellenz

Ein vorrangiges Ziel der Gesundheitspolitik ist es, einen angemessenen Zugang der Patienten zu praktizierenden Ärzten zu gewährleisten. Zugang ist zwar zwingend erforderlich, dennoch unterstreicht das erwiesene Unvermögen von Medizinern im Hinblick auf die konsistente Umsetzung der optimalen Versorgung die Tatsache, dass Zugang und herausragende klinische Leistung letztlich nicht ein und dasselbe sind. Vor dem Hintergrund der Unmengen an Patientendaten, der sich stets wandelnden Patientenprofile und der ständigen Entwicklung neuer diagnostischer und therapeutischer Ansätze, die allesamt verschiedene Evidenzgrade aufweisen, können Ärzte sich nur begrenzt auf dem neuesten Stand halten. Eine ausgewogene Gesundheitsversorgung kann nur auf Grundlage derselben computer- und datengestützten Durchbrüche erzielt werden, die bereits anderen Branchen zu einem grundlegenden Wandel verholfen haben. Die Vorstellung, in ein Flugzeug zu steigen, das nicht über ausreichend funktionstüchtige Instrumente, jedoch über einen sehr erfahrenen Piloten verfügt, erscheint geradezu absurd. Die Komplexität der Daten, die einem Mediziner während der wiederholten Vorstellung von Patienten mit multiplen Symptomen, medizinischen Erkrankungen und medikamentösen Therapien zur Verfügung stehen, wirkt bestenfalls abschreckend und erweist sich im schlechtesten Fall als dauerhaft nicht zu bewältigen. Dringend benötigt wird ein digitales System, das es ermöglicht, wissenschaftliche Erkenntnisse rasch, bestmöglich und konsistent bei allen Patienten umzusetzen, und zwar unabhängig von Herkunft, Umfeld oder sozialem Status.

Grenzen und Nachteile oberflächlicher Qualitätsparameter

Mithilfe populationsbezogener Qualitätsparameter wird die Gesamtleistung des Gesundheitssystems in Bezug auf Lebensstil, Präventionsmaßnahmen (z.B. die jährliche Augenuntersuchung bei allen Diabetikern) und allgemeine Patientenzufriedenheit erfasst. Diese Parameter sind zwar wichtig, berücksichtigen jedoch nicht die individuellen Umstände einzelner Patienten, z.B. die hohe Variabilität beim Phäno- und Genotyp. Um den Verwaltungsaufwand zu erleichtern, sind viele Programme zur Qualitätsmessung zudem sehr allgemein gehalten. Populationsorientierte, allgemeine Versorgungsvorgaben sind jedoch möglicherweise für den individuellen Patienten nicht geeignet. Die Arzneimittelklasse der ACE-Hemmer kann beispielsweise bei vielen Herzinsuffizienz-Patienten eingesetzt werden. Auf individueller Patientenebene jedoch könnte die übereifrige Befolgung von Behandlungsansätzen, die auf der Anwendung von ACE-Hemmern basieren, eine Gefahr für den einzelnen Patienten darstellen, da dieser möglicherweise stattdessen eine neue Herzklappe benötigt oder weil aufgrund der Nierenfunktion, des Blutdrucks oder des Kaliumspiegels eine Anwendung von ACE-Hemmern kontraindiziert ist.

> **Beispiel**
>
> In einer kürzlich veröffentlichten Studie (Gupta u. Fonarow 2018) wurde festgestellt, dass große Krankenhäuser, die sich übermäßig stark auf Maßnahmen zur Verringerung von Wiedereinweisungen innerhalb von 30 Tagen nach Entlassung konzentrieren, langfristig höhere Mortalitätsraten zu verzeichnen haben. Ferner sollten heutzutage, da überall die Wunder der Präzisionsmedizin gepriesen werden, allgemeine Qualitätsparameter durch Messverfahren ergänzt werden, die die einzigartige Physiologie und die Präferenzen des individuellen Patienten berücksichtigen. Patienten dürften eher an denjenigen Qualitätsscores interessiert sein, die ihre eigenen klinischen Merkmale berücksichtigen und bei denen gegen Vorgaben gemessen wird, die ihren eigenen Bedürfnissen entsprechen. Wir benötigen neue, präzise Qualitätsparameter, um sicherzustellen, dass Versorgungsgerechtigkeit im Gesundheitswesen gefördert und Ungleichheiten schneller identifiziert werden.

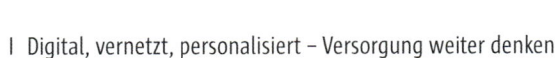

Berücksichtigung sozialer Determinanten der Gesundheit und Versorgungskoordination

Seit einigen Jahren spielen zunehmend soziale Determinanten der Gesundheit eine Rolle in der Reformdiskussion. Die Notwendigkeit einer koordinierten Versorgung wird anerkannt. Patienten mit niedrigem, sozioökonomischem Status haben oft schlechten Zugang zu gesunden Lebensmitteln, einem gesunden physischen Umfeld und guter Gesundheitsversorgung. Daraus ergibt sich eine bruchstückhafte und schlecht koordinierte Bereitstellung der verfügbaren Versorgungs- und Gesundheitsressourcen. Dies führt oft zu einem schlechteren Gesundheitszustand und einer Verschlechterung der körperlichen und verhaltensbezogenen Einschränkungen, was wiederum die sozioökonomische Situation dieser Patienten verschlechtert. Zwar werden in Bezug auf diese Probleme bereits durchaus lobenswerte Schritte unternommen und greifbare Fortschritte erzielt, jedoch darf eine Fokussierung auf die nichtklinischen Aspekte der Versorgung nicht auf Kosten der Identifizierung und Modifizierung des klinischen Risikos, akkurater Diagnostik und optimaler Behandlungsansätze erfolgen.

Beispiel

Trotz geeigneter Anpassung des Lebensstils benötigen viele Diabetiker nach wie vor Medikamente, einschließlich Insulin oder anderer neuer Arzneimittelklassen, die – zum ersten Mal in der Medizingeschichte – kardiovaskuläre Risiken (eine Hauptursache für Mortalität) bei diesen Patienten verringern. Das anhaltende Versäumnis, den Schwächsten der Gesellschaft präzise Diagnostik und optimale Therapie zur Verfügung zu stellen, kann nicht allein durch modernere Wohnungen, bessere Verkehrsmittel und Versorgungskoordination behoben werden. Die Gesundheitsversorgung erweist sich als ebenso komplex wie jede andere gesellschaftliche Herausforderung, der wir gegenüberstehen und muss auf klinischer, verhaltensbezogener, ökonomischer und sozialer Ebene koordiniert werden.

Konsistenz von Workflow und Datenfluss

Die möglichen Vorteile eines digital unterstützten Gesundheitsversorgungssystems können nur durch eine klare Fokussierung auf den Workflow von Ärzten und Patienten realisiert werden. Während die aktuellen Vorgaben für Abrechnung, Qualitätskontrolle und Dokumentation weiterhin beibehalten werden müssen, sind die Interoperabilität der Systeme und der bequeme Zugriff auf die gewonnenen Erkenntnisse wichtige Voraussetzungen für den Erfolg. Viele Mediziner sind bereits jetzt mit dem Aufwand überfordert, der mit der Implementierung von Systemen, die das Leben vermeintlich einfacher machen, einhergeht und verschließen sich gegenüber jeglichen neuen Ansätzen, die nicht schnell und unkompliziert zu einer Verbesserung ihrer bereits bestehenden Arbeitsabläufe führen. Wird dies von vornherein ignoriert, wird das Versprechen einer digital unterstützten klinischen Exzellenz scheitern.

Die Verheißungen der Künstlichen Intelligenz

Außer im Bereich der Onkologie hat die Big Data- und KI-Revolution in der klinischen Versorgung bisher kaum Verbreitung gefunden. Unsere Fähigkeit zur Vorhersage und Prävention der Progression von Krankheiten macht zwar sicherlich Fortschritte, basiert bislang im Großen und Ganzen aber auf randomisierten klinischen Studien als zuverlässigstem Fundament für evidenzbasierte Medizin. Wir treten gegenwärtig in eine neue, digitale Phase der Umsetzung medizinischer Erkenntnisse ein. Mit den Ergebnissen dieser Umsetzung in Form von „Real World Evidence" kann wiederum die Weiterentwicklung eines lernenden, auf die kontinuierliche Verbesserung der Gesundheit abzielenden Gesundheitssystems unterstützt werden. Randomisierte klinische Studien schließen aus verschiedenen demografischen und klinischen Gründen immer wieder bestimmte Patienten von der Teilnahme aus. Obwohl sie von der Teilnahme an bestimmten klinischen Studien ausgeschlossen wurden, erhalten viele Patienten in der Praxis dennoch neu zugelassene Arzneimittel und Medizinprodukte – paradoxerweise auf Grundlage von Studien, für deren Teilnahme sie möglicherweise als ungeeignet galten. Die Daten aus der Anwendung klinischer Interventionen in der täglichen Praxis können mithilfe von KI-Technologien analysiert werden, um so die Evidenz zu verfeinern, auf der die Zulassung dieser Produkte basiert. Auf diese Weise kann die optimale Anwendung dieser Interventionen bei verschiedenen Patientengruppen ermittelt werden. Zukünftig könnte „Real World Evidence" die grundlegende Vorstellung von diagnostischer und therapeutischer Effektivität bestimmter medizinischer Interventionen verändern und damit unser Streben nach einem präzisionsbasierten Ansatz der medizinischen Versorgung beflügeln. Der zwingenden Notwendigkeit von Präzision zur Erarbeitung klinischer Strategien für individuelle Patienten wird letztlich durch die Entwicklung und Akzeptanz einer digitalen Zukunft in der Medizin Rechnung getragen. Nur auf diese Weise kann die Gesundheitsversorgung die sich ständig verändernde Dynamik der menschlichen Physiologie und gleichzeitig die bestverfügbare klinische Evidenz berücksichtigen.

Schlussbetrachtung

Unsere Gesundheit ist unser höchstes Gut. Unsere Fähigkeit zur Bewahrung dieses Guts wird ständig durch soziale, ökonomische und verhaltensbezogene, die Gesellschaft durchdringende Trends herausgefordert. Während diese Makrotrends hochkomplex sind, führt ein zusätzlicher Mikrotrend zu Schäden auf individueller Patientenebene. Dieser Mikrotrend bezieht sich auf die anhaltend ausbleibende Umsetzung von Ergebnissen gründlicher wissenschaftlicher Arbeiten bei individuellen Patienten, bei denen das Risiko für schwerwiegende klinische Outcomes und exorbitante Kosten besteht. Mit dem Fortschreiten des digitalen Zeitalters sollte es möglich sein, durch Nutzung von Technologie virtuellen Zugriff auf fachliche Erkenntnisse zur Optimierung der Patientenoutcomes zu bieten. Zweifelsohne gehören einige medizinische Interventionen nur in erfahrene Hände; die meisten Probleme in der Gesundheitsversorgung können jedoch durch angemessen geschulte Personen gelöst werden, denen durch die in diesem Kapitel beschriebenen digitalen Ansätze die entsprechenden Fähigkeiten vermittelt werden. Es bleibt zu hoffen, dass sich der breit angelegte Zugang zu Wissen, der unser digitales Zeitalter prägt, auch auf das Gesundheitswesen ausweitet und schließlich dazu führt, dass das lohnende Ziel einer erschwinglichen und zugleich optimalen Gesundheitsversorgung erreicht wird.

Literatur

Greene SJ et al. (2018) Medical Therapy for Heart Failure with Reduced Ejection Fraction: The CHAMP-HF Registry. J Am Coll Cardiol. 72(4), 351–366

Gupta A, Fonarow GC (2018) The Hospital Readmissions Reduction Program: Evidence for Harm. JACC Heart Fail. 6(7), 607–609. DOI: 10.1016/j.jchf.2018.02.012

Kohn LT, Corrigan JM, Donaldson MS, Institute of Medicine (2000) Committee on Quality of Health Care in America. To Err Is Human: Building a Safer Health System. National Academy Pr. Washington, DC

McWilliams, JM, Chernew ME, Landon BE (2017) Medicare ACO program savings not tied to preventable hospitalizations or concentrated among high-risk patients. Health Affairs 36(12), 2085–93

Xian Y, O'Brien EC, Liang L, Xu H, Schwamm LH, Fonarow GC, Bhatt DL, Smith EE, Olson DM, Maisch L, Hannah D, Lindholm B, Lytle BL, Pencina M, Hernandez AF, Peterson ED (2017) Association of Preceding Antithrombotic Treatment with Acute Ischemic Stroke Severity and In-Hospital Outcomes Among Patients With Atrial Fibrillation. JAMA 317(10), 1057–1067. DOI: 10.1001/jama.2017.1371

Lonny Reisman, MD, FACC

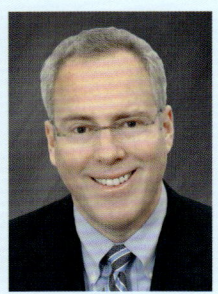

Lonny Reisman ist Gründer und CEO von HealthReveal. HealthReveal ist ein klinisches KI-Unternehmen, das sich der Minderung vermeidbarer Folgen von chronischen Erkrankungen bei Patienten verschrieben hat. Zuvor war Lonny Reisman sechs Jahre lang als Chief Medical Officer (CMO) bei Aetna tätig. Während seiner Beschäftigung bei Aetna war er für die klinische Strategie des Unternehmens zur Verbesserung der Gesundheit der Aetna-Mitglieder verantwortlich und am Aufbau eines besseren Versorgungssystems auf Grundlage evidenzbasierter Eigenverantwortung der einzelnen Teilnehmer beteiligt.

Vor seiner Tätigkeit als CMO war Lonny Reisman CEO bei ActiveHealth Management. Er ist Mitgründer von ActiveHealth Management – heute eine Tochtergesellschaft von Aetna. Vor der Gründung konnte er auf fast 20 Jahre Erfahrung als Arzt und Berater für große Arbeitgeber zurückblicken, die von den Auswirkungen der Qualität und der Kosten der Gesundheitsversorgung betroffen waren. Lonny Reisman leitete die Entwicklung des ActiveHealth CareEngine®-Systems, einer Plattform zur Unterstützung der klinischen Entscheidungsfindung, die im Jahr 2004 in den USA patentiert wurde.

Reisman ist Mitglied des Harvard Medical School Health Care Policy Comitee, des New York eHealth Collaborative Board of Directors, des East Coast CMO Executive Summit Committee, des New York City Health and Hospitals Corporation OneCity Health Executive Committee und des American College of Cardiology Science and Quality Committee. Von 1991 bis 1998 war er Direktor der Managed Care Group von William M. Mercer und im Zuge dessen Leiter zahlreicher Consultingaufträge von Fortune Global 500-Unternehmen, Leistungserbringern aus dem Gesundheitswesen, Lieferanten und Kostenträgern, die auf das Bedarfsmanagement von Ressourcen in der Gesundheitsversorgung ausgerichtet waren.

Lonny Reisman war zwischen 1987 und 1999 als Oberarzt am New York Hospital und am St. Luke's-Roosevelt Hospital Center und zwischen 1985 und 1987 als Assistenzarzt der Kardiologie an der University of Chicago tätig. Sein Grundstudium schloss er an der State University of New York in Stony Brook ab, seinen Abschluss in Medizin machte er an der Tel Aviv University.

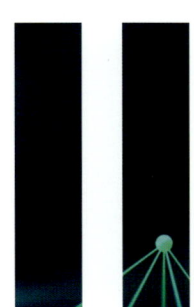

Nano, Micro, Mega – Neue Technologien für die Medizin

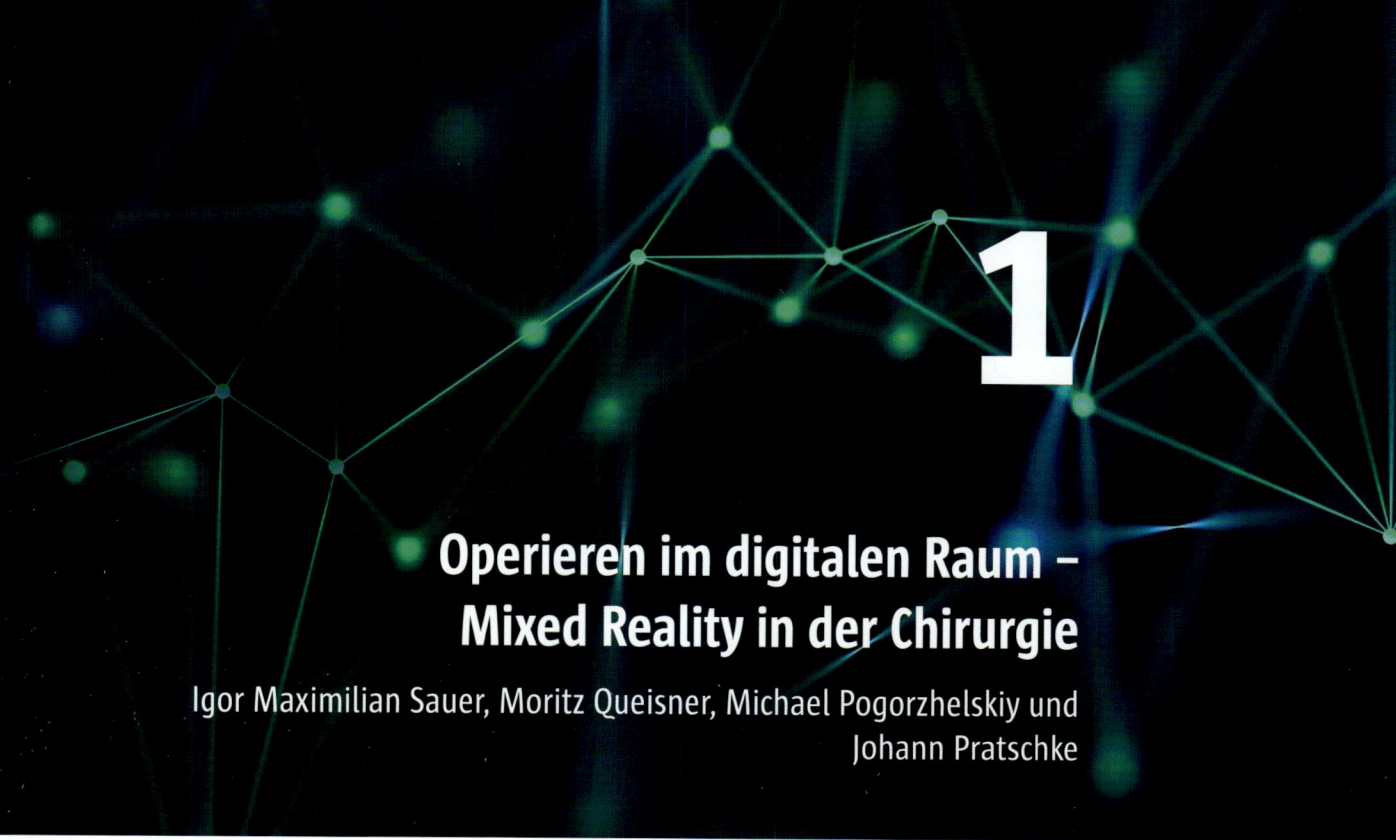

Operieren im digitalen Raum – Mixed Reality in der Chirurgie

Igor Maximilian Sauer, Moritz Queisner, Michael Pogorzhelskiy und Johann Pratschke

Die gegenwärtige Chirurgie steht vor der Herausforderung, ein zunehmend komplexes Gefüge bildbasierter Technologien in die Vorbereitung und Durchführung von Operationen zu integrieren. Bedingt durch die jüngere Technikentwicklung werden digitale Bilder heute zunehmend in mobile, sensorgesteuerte und augmentierende Visualisierungssysteme integriert und drei- oder vierdimensional dargestellt. Ein grundlegender Aspekt ist dabei die Verknüpfung von Bildgebung und Operationssitus: Um die Bildgebung in Diagnosen und Handlungen zu übersetzen, müssen Chirurgen in der Lage sein, Bildinformationen und Patient miteinander in Beziehung zu setzen. Am Beispiel von Mixed und Augmented Reality diskutiert der Beitrag das Potenzial und die Risiken der Anwendung in der chirurgischen Intervention. Im Mittelpunkt stehen dabei die Fragen, wie sich die Art und Weise verändert, Körpervolumen darzustellen und welche Anpassungen chirurgischer Sehweisen und Arbeitsabläufe dafür notwendig sind.

Der augmentierte Chirurg

Tragen im Jahr 2025 alle Chirurgen Datenbrillen im Operationssaal? Wird eine Diagnose als Wahrscheinlichkeit aus Millionen vergleichbarer Pathologien in der Cloud berechnet? Überwachen Chirurgen nur noch die Aktionen autonomer Robotersysteme? Leiten 3D-Simulationen das Ende des Schnittbilds ein? Die aktuellen Tech-Hypes zum Thema Bildgebung in der Medizin zielen zuletzt vermehrt auf chirurgische Arbeitssituationen und haben damit neben aller Euphorie auch für reichlich Verunsicherung gesorgt. In welche Technologien sollen Kliniken investieren? Über welches Wissen müssen Chirurgen verfügen, um mit den technischen Entwicklungen Schritt zu halten?

Bedingt durch die jüngere Technikentwicklung werden digitale Bilder heute zunehmend in mobile, sensorgesteuerte und

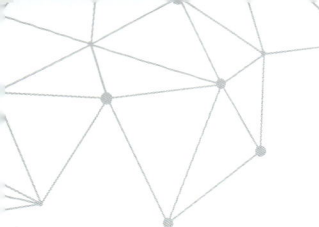

augmentierende Visualisierungssysteme integriert. Medizinische Bildgebung greift damit zunehmend räumlich adaptiv und in Echtzeit in Arbeitsprozesse ein und leitet diese an. In der chirurgischen Praxis zeigen sich die umfassenden Folgen dieser technologischen Aufrüstung deutlich. Operationen werden in einem solchen Maß durch automatisierte Echtzeitbildgebung unterstützt, dass Bildschirmdarstellungen als die primären Referenzobjekte an die Stelle realer Patienten rücken. Eine Folge dieser permanenten raumzeitlichen Verzahnung von Bildgebung, Patient und Eingriff sind neue Möglichkeiten der Diagnose und Therapie, aber auch neue Herausforderungen in Bezug auf die Wahrnehmung, Interpretation und Gestaltung von Bildern, die handlungsanleitend und sogar lebensentscheidend werden.

Die unzähligen stilisierten Marketingbilder zukünftiger Arbeitssituationen legen auf den ersten Blick den Eindruck einer tiefgreifenden Disruption nahe, die tradierte Sehschulen, Bildformate und Arbeitsabläufe der chirurgischen Praxis infrage stellt. Es scheint, als läge die Zukunft der Chirurgie in der Hand intelligenter Algorithmen, Roboter und Bildführungsprozesse, deren Entwicklung auch noch zunehmend von Akteuren außerhalb der klassischen Medizintechnik mitbestimmt wird, etwa in den Bereichen Big Data, Künstliche Intelligenz oder Robotik. Doch gerade im Hinblick auf die Integration neuer Technologien in die chirurgische Praxis geht allzu oft der Blick auf das Wesentliche verloren. Welchen konkreten Mehrwert bieten solche neuen Verfahren? Und welche neuen Probleme rufen sie hervor? Am Beispiel der Darstellungsprinzipien von Mixed und Augmented Reality sollen im Folgenden das Potenzial und die Risiken der Anwendung in der chirurgischen Intervention aufgezeigt werden. Im Mittelpunkt steht dabei die Frage, wie sich die Art und Weise verändert, Körpervolumen darzustellen sowie welche Anpassungen chirurgischer Sehweisen und Arbeitsabläufe dafür notwendig sind.

Adaptive 4D-Bildgebung: Ein neues Raum- und Körperverständnis

Chirurgisches Handeln basiert maßgeblich auf Kenntnissen der individuellen Anatomie, der Pathologie und – in Kooperation mit den betreuenden Anästhesisten – der Physiologie während des operativen Eingriffs. Die Berücksichtigung bestimmter intraoperativer (patho-)physiologischer Veränderungen während des operativen Eingriffs ist also unerlässlich. Diese Informationen situationsadaptiert und ohne Beeinträchtigung der Abläufe zur Verfügung zu stellen, ist entscheidend für den Erfolg einer Intervention. Um dies zu gewährleisten, steht die gegenwärtige Chirurgie vor der Herausforderung, ein zunehmend komplexes Gefüge bildbasierter Technologien in die Vorbereitung und Durchführung von Operationen zu integrieren. Ein grundlegender Aspekt ist dabei die Verknüpfung von Bildgebung und Operationssitus: Um die Bildgebung in Diagnosen und Handlungen zu übersetzen, müssen Chirurgen in der Lage sein, Bildinformationen und Patient miteinander in Beziehung zu setzen.

Dafür müssen sie im Allgemeinen über ein raumbezogenes Bildwissen verfügen, insbesondere, um von zweidimensionalen Bildern auf dreidimensionale Anatomie zu schließen. In der Regel ist bei chirurgischen Eingriffen ein Abgleich zwischen Bildschirm und Patient erforderlich: Die Betrachtung von Bildschirm und Operationssitus ist dabei nur zeitlich nacheinander und räumlich nebeneinander möglich. Das heißt, chirurgische Eingriffe erfordern nicht nur häufiges Hin- und Herschauen zwischen Bildschirm und Operationsgebiet, sondern darüber hinaus auch das kognitive Applizieren der Rauminformationen im Bild auf den Patientenkörper. Dabei müssen Ausrichtung und Position von Bildschirm und Patient fortwährend aufeinander bezogen werden. So muss beispielsweise in der minimal-invasiven Chirurgie die Perspektive und Skalierung intraoperativer Darstellungen sowie die Position und Ausrichtung des Bildschirms durch den Chirurgen auf die Lage, Ausrichtung und Größe des Operationssitus' übertragen werden, um Instrumente entsprechend zu navigieren. Diese kognitive Überbrückung von Bildschirm und Operationsgebiet wirkt sich in der Praxis nachteilig auf die Koordination von Hand und Auge aus: Die Führung von Instrumenten sowie die Orientierung im Operationsgebiet werden durch die unzureichende Anpassung von Bild und Handlung erschwert (van Veelen et al. 2004). Eine solche Handlungs- und Darstellungsweise ist beispielhaft für eine Reihe chirurgischer Arbeitsabläufe, in denen Bildschirmdarstellungen die maßgebliche und oftmals einzige Handlungs- und Entscheidungsgrundlage darstellen (Queisner 2016).

Durch die Möglichkeiten instantaner Bildherstellung, -verarbeitung und -übertragung, die zur Lagebestimmung von Strukturen oder zur Überwachung von Eingriffen in Echtzeit eingesetzt werden können, ergeben sich neue Möglichkeiten für chirurgische Interventionen. Zuletzt setzt die medizinische Bildtechnik zunehmend auf räumliche Darstellungsformen, die über das konventionelle Schnittbild und das Videobild hinausgehen, um die Ausdehnung des Patientenkörpers besser sichtbar und erfahrbar zu machen. Dabei sollen vor allem stereoskopische Visualisierungstechniken und inzwischen auch zunehmend 3D-Druckverfahren die räumliche Differenz zwischen Bildgebung und Patient weiter minimieren und so ein besseres Raumverständnis komplexer Strukturen ermöglichen. Mixed und Augmented Reality-Anwendungen gehen jedoch noch einen Schritt weiter: mit ihnen soll die räumliche Trennung von Bildschirm und Operationsgebiet weitgehend aufgehoben werden.

Durch die sensor-basierte Raumerfassung in Echtzeit, wie sie bereits in Smartphones, Tablets oder Datenbrillen eingesetzt wird, ermöglichen sie eine an die Blickrichtung und

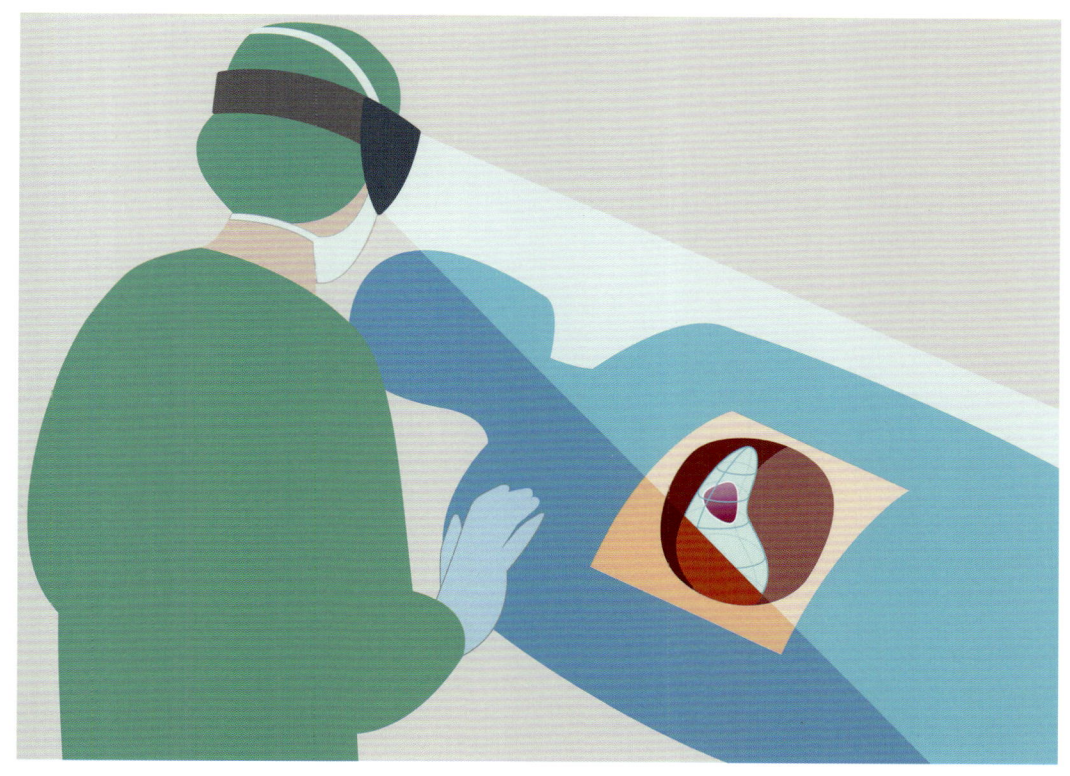

Abb. 1 Darstellungsprinzip einer Überlagerung des Organs mit relevanten anatomischen Strukturen

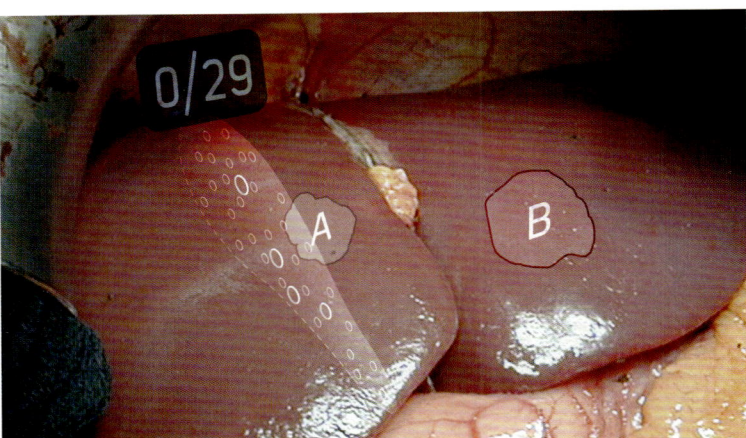

Abb. 2 Überlagerung des Organs mit wesentlichen anatomischen Strukturen für eine Leberteilresektion. Neben relevanten, die Resektionsebene kreuzenden Gefäßen und Gallengängen, können auch nicht tastbare und durch neoadjuvante Chemotherapie signifikant größenreduzierte Raumforderungen raumkonsistent dargestellt werden.

Die Fusionierung von Bildgebung und Operationssitus

Erste Mixed und Augmented Reality-Anwendungen für chirurgische Eingriffe wurden in den frühen 90er-Jahren des letzten Jahrhunderts zunächst in der Neurochirurgie und der Mund-Kiefer-Gesichtschirurgie eingesetzt (Wagner et al. 1995). Etabliert haben sich vor allem Annotationen und Bildüberlagerungen bei Mikroskopie-gestützten Eingriffen in der Neurochirurgie (Guha et al. 2017). Während die grundlegenden Anwendungsfelder und -potenziale für die chirurgische Praxis in Überblicksstudien inzwischen umrissen worden sind, (Kersten-Oertell et al. 2013; Bernhardt et al. 2016) steht die erfolgreiche Implementierung von Mixed und Augmented Reality in die Arbeitsabläufe und Praktiken der bildgeführten Chirurgie noch aus. Anwendungen basieren hier nach wie vor zumeist auf konventionellen Bildschirmtechnologien und -anordnungen. Inzwischen stellen jedoch etliche Studien das Potenzial von Mixed und Augmented Reality-Anwendungen heraus, komplexe chirurgische Eingriffe sicherer, schneller und effektiver durchzuführen (Mahmoud et al. 2017). Mit der Verfügbarkeit von leistungsfähigeren, teilweise autonom einsetzbaren Display-Technologien (z.B. Microsoft „Hololens") hat sich diese Zahl zuletzt weiter erhöht und es gibt vermehrt auch klinische Evaluationen (Sauer et al. 2017; Qian et al. 2017).

das Interventionsgebiet angepasste räumliche Darstellung der prä- und intraoperativen Bildgebung im Sichtfeld des chirurgischen Personals. Im Gegensatz zu den meisten klassischen Bildschirmdarstellungen im OP, die sich nicht an die Position und Blickrichtung des Chirurgen anpassen, reduzieren solche Anzeigesysteme auf diese Weise maßgeblich den Abstraktionsschritt von der Bildschirmdarstellung zum Operationssitus. Langfristiges Ziel der Bestrebungen ist dabei die Fusionierung der durch moderne radiologische Verfahren erzeugten Informationen mit der realen Situation im Operationsgebiet (s. Abb. 1). Durch die Überlagerung von virtueller und realer Anatomie könnten Chirurgen so für den Eingriff relevante anatomische Strukturen und handlungsbedingte Informationen drei- bzw. vierdimensional ins Sichtfeld einblenden und raumkonsistent bewerten (s. Abb. 2). Für die chirurgischen Disziplinen birgt diese Form der Bildfusion ein besonderes Zukunftspotenzial, da eine Vielzahl operativer Eingriffe den kontinuierlichen Abgleich von Bild und Körper erfordern. Dies wäre weit mehr als eine ergonomische Veränderung, sondern ein grundlegend neuer Ansatz in der intraoperativen Bildgebung.

Der Einsatz von Mixed und Augmented Reality-Technologien ist für viele Formen chirurgischer Interventionen denkbar:
- in der offenen Chirurgie,
- im Rahmen laparoskopischer sowie
- bei robotisch-assistierten Eingriffen.

Bei konventionellen, offenen Eingriffen tragen Anwender am Kopf befestigte transparente Bildschirme, sogenannte *Head-mounted Displays*

(HMD). In der Laparoskopie sowie bei robotisch assistierten Eingriffen wird der Situs bereits über Bildschirme betrachtet: Eine Fusionierung des Bildes mit zusätzlichen, computergenerierten Visualisierungen ist hier technisch einfacher realisierbar als bei transparenten Displays. Mittels Überlagerung könnten beispielsweise für die operative Strategie relevante anatomische Strukturen, etwa Gefäßverlauf, Versorgungsgebiet der Gefäße sowie die Relation dieser zum pathologischen Befund (z.B. zum zu entfernenden Tumor), zu schonende Strukturen (z.B. Verlauf von Nerven oder des Harnleiters) oder aber die optimale Ausrichtung von Osteosynthesematerial in der Traumatologie raumkonsistent dargestellt werden.

Diese räumliche Synchronisierung von Bildgebung und Anatomie ist – insbesondere in der Viszeral- oder Kardiochirurgie – aufgrund des sich ständig dynamisch verändernden realen Umfelds in der technischen Umsetzung äußerst komplex. Der präoperativ radiologisch erzeugte und anschließend zu dreidimensionalen Informationen aufbereitete Datensatz ist zunächst statisch und bedarf auf Grundlage kontinuierlicher volumetrischer, also dreidimensionaler Erfassung des Situs' in Echtzeit der Anpassung, bevor eine Überlagerung der digital erzeugten 3D-Informationen auf die reale Umgebung erfolgen kann (Lavallée et al. 1995). Technisch können dafür beispielsweise stereoskopische Oberflächenerfassung, Laser-Triangulation, Time-of-Flight zur Entfernungsmessung und Objekterkennung oder die Projektion und Erfassung von Infrarot-Signalen eingesetzt werden – Technologien, die im Zusammenhang mit der Entwicklung autonomer Fahrzeuge oder in der Unterhaltungselektronik (z.B. Steuerung von Spielkonsolen oder Gesichtserkennung zur Freischaltung von

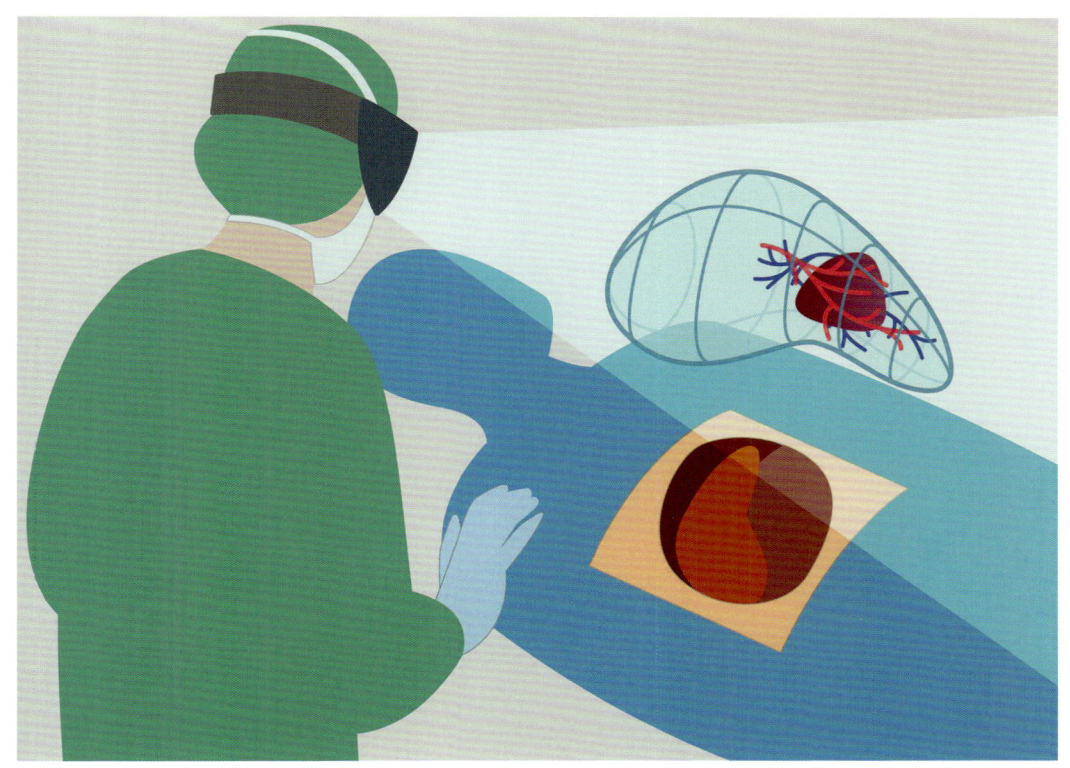

Abb. 3 Darstellungsprinzip relevanter anatomischer Strukturen in unmittelbarer Nähe des Operationssitus

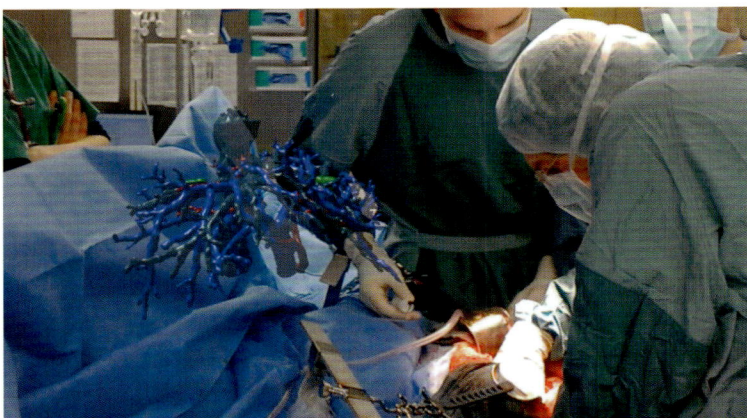

Abb. 4 Einsatz eines Mixed Reality Head-mounted Displays (HMD) im Rahmen eines offenen viszeralchirurgischen Eingriffs an der Leber (Aufnahme durch Microsoft Hololens): Die anatomischen Strukturen werden nicht – wie üblicherweise – als Schnittbild auf einem fest installierten Monitor dargestellt, sondern als stereoskopisches 3D-Modell adaptiv und räumlich konsistent unmittelbar über dem Operationssitus eingebunden.

Mobiltelefonen) bereits Anwendung finden. Zusätzliche Informationen könnten langfristig durch intraoperativ durchgeführte bildgebende Verfahren wie Sonographie, robotergestützte C-Arm-Röntgensysteme oder intraoperative Magnetresonanztomographie gewonnen werden. Letzteres würde aber MRT-taugliche Robotersysteme erfordern. Derartige Systeme sind bisher nur für einfache Eingriffe wie Biopsien und nur im Experimentalstadium verfügbar (Groenhuis et al. 2018).

Ein technisch weniger komplexer Einsatz von Mixed und Augmented Reality-Anwendungen während operativer Eingriffe ist die Bereitstellung stereoskopischer Darstellungen relevanter anatomischer Strukturen in unmittelbarer Nähe des Operationsgebiets (s. Abb. 3). So können beispielsweise 3D-simulierte Rekonstruktionen der relevanten Gefäße, der Gallengänge und der Tumorlokalisationen bei hepatobiliären Eingriffen unmittelbar oberhalb des Thorax/Halses des Patienten positioniert werden. Möchte sich der Operateur während des Eingriffs hinsichtlich anatomischer Verhältnisse auf Basis der präoperativ durchgeführten Computertomographie versichern, ist ein kurzes Hochblicken ausreichend. Die stereoskopische Darstellung kann dabei mit Gesten raumkonsistent am Operationssitus positioniert werden und erleichtert und beschleunigt so das Erfassen der Relation zwischen Bildgebung und der tatsächlichen Situation im Operationssitus (s. Abb. 4) (Sauer et al. 2017).

Werden Instrumente oder Sonden mit Markierungen versehen, können diese mit Tracking-Systemen im Raum lokalisiert und im HMD mit Annotationen versehen werden. Dies können im einfachsten Fall Informationen bezüglich relevanter Funktionsparameter dieser Geräte sein. Interessanter wird es jedoch, wenn diagnostische Informationen räumlich mit dem Patienten in Beziehung werden. Annotiert man beispielsweise die von einem Ultraschallgerät erzeugten Bilder unmittelbar an den Schallkopf des Gerätes, vereinfacht dies nicht nur die Hand-Auge-Koordination, sondern es ermöglicht auch eine effizientere Erfassung der örtlichen Anatomie: Mixed Reality erweckt hier den Eindruck, die Ultraschallsonde funktioniere wie eine Taschenlampe, mit der das Gewebe durchleuchtet werden kann (s. Abb. 5).

Auch die Ergebnisse anderer diagnostischer Maßnahmen können ins Sichtfeld des Chirurgen eingebunden und mit dem Operationssitus in Bezug gesetzt werden. Am Fraunhofer-Institut für Graphische Datenverarbeitung wird beispielsweise an einem System gearbeitet, bei dem Nahinfrarotkameras mit dem Fluoreszenzfarbstoff Indocyaningrün (ICG) markierte Lymphknoten detektieren. Das erzeugte Bild wird dem Operateur über ein HMD in Echtzeit so eingeblendet, dass sich Bild und Gefäße überlagern. Diese Darstellung erleichtert dem Operateur die Identifikation und Entfernung der Sentinel-Lymphknoten, also der im Lymphabflussgebiet eines Primärtumors liegenden Lymphknoten, die im Falle einer lymphogenen Metastasierung zuerst betroffen sind (Fraunhofer Institut 2017).

1 Operieren im digitalen Raum – Mixed Reality in der Chirurgie

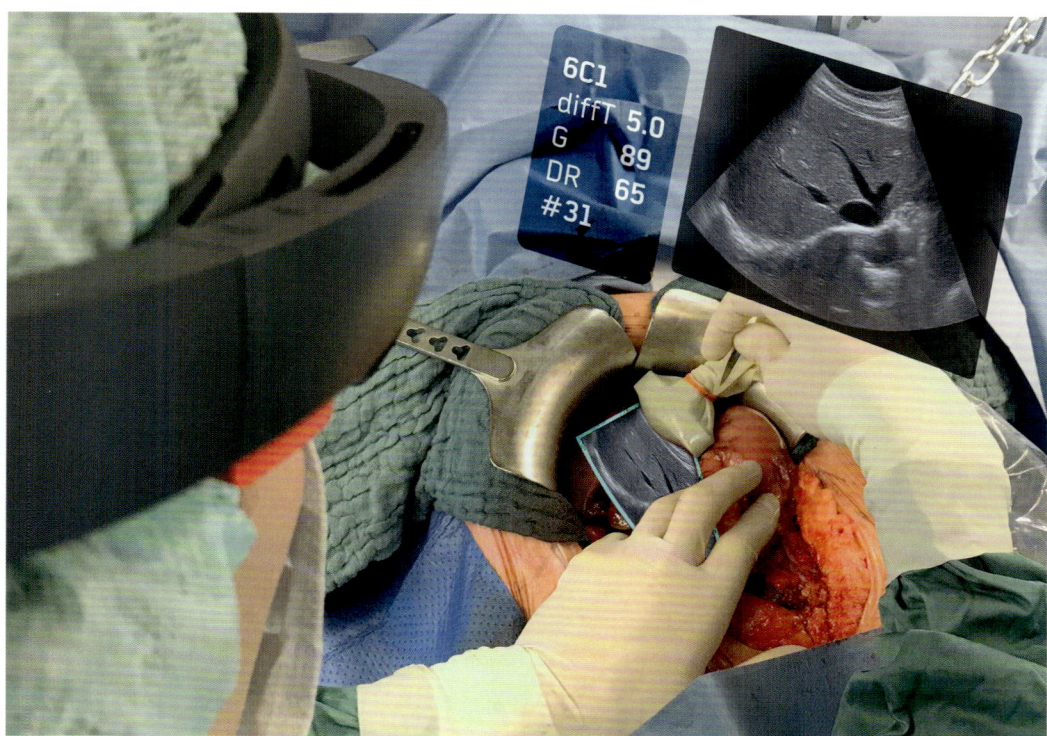

Abb. 5 Einblendung des Ultraschallbildes in das Blickfeld des Benutzers. Das (dynamische) Bild kann zur Navigation lagegenau an der Ultraschall-Sonde positioniert und zudem auf einen „virtuellen Bildschirm" im Sichtfeld des Chirurgen übertragen werden. Die Darstellung kann durch Gesten positioniert und skaliert werden.

Mixed Reality in der roboter-assistierten Chirurgie

Prädestiniert für Mixed Reality-Anwendungen sind robotisch assistierte Eingriffe (Feußner et al. 2018) Wesentliches Interface der Bedienungskonsolen ist bereits ein – in der Regel stereoskopisches – Bildschirmsystem. Die gestenbasierte Steuerung der Instrumente „auf Sicht" basiert hier auf einem Videobild, aus dem die Lage- und Positionsveränderungen anatomischer Strukturen berechnet werden können. So können nicht nur zusätzliche Bildinformationen adaptiv mit dem Videobild fusioniert werden, sondern auch in ein räumliches Verhältnis mit den Instrumenten gesetzt werden, was im Hinblick auf die Automatisierung von Steuerungsfunktionen bedeutsam ist.

Diese Bildinformationen können beispielsweise durch den Einsatz von Substanzen zur Gewebemarkierung gewonnen werden. Die Injektion von Farbstoffen wie *Methylen-Blau* oder steriler Tusche dient schon lange der Visualisierung und Differenzierung von Tumorlokalisationen. Auch in der Robotik ist die Fluoreszenzbildgebung basierend auf dem *Farbstoff ICG* bereits verfügbar. Über einen speziellen Lichtfilter wird mittels Schwarzlichtdarstellung das Anfluten des zuvor intravenös gegebenen fluoreszierenden Farbstoffes sichtbar gemacht. Die Technik dient dabei der Identifikation von Gefäßen und der Beurteilung der Gewebeperfusion, beispielsweise nach Anlage von gastrointestinalen Anastomosen oder nach Organtransplantation (Tummers et al. 2017; Degett et al. 2016). ICG wird über die Leber verstoffwechselt und ausgeschieden und kann daher bei der Identifikation von Metastasen dienlich sein (van der Vorst et al. 2013).

Spezifische, zielgerichtete Marker könnten zukünftig einen wichtigen Aspekt bildgeführter, robotisch assistierter chirurgischer Eingriffe darstellen. Werden (fluoreszierende) Markersubstanzen an spezifische Antikörper gekoppelt, so wird dieser Farbstoff im Bereich der entsprechenden Epitope akkumulieren und die Unterscheidung des maligne veränderten von gesundem Gewebe ermöglichen. Erstmalig wurde eine solche Anwendung bei der Therapie der Peritonealkarzinose bei Ovarialkarzinom beschrieben: Die Überexpression eines Folsäurerezeptors (FR-α) bei 90–95% des epithelialen Ovarialkarzinoms wurde von van Dam et al. (2011) genutzt, um mit an Fluoresceinisothiocyanat gekoppelter Folsäure (folate-FITC) Metastasen sichtbar zu machen. Diverse Konjugate wurden bisher beschrieben und tierexperimentell evaluiert (van Driel et al. 2016; DeLong et al. 2017). Erste Substanzen werden in klinischen Phase I und II Studien evaluiert (Rosenthal et al. 2016). Zukünftig könnte man tumorspezifische, Marker-gekoppelte Antikörper prä- oder intraoperativ applizieren, mit geeigneten Detektoren kontinuierlich erfassen und mit dem Videobild aus dem Operationssitus überlagert dem Operateur in Echtzeit präsentieren.

Im Rahmen robotisch assistierter Eingriffe könnte Mixed Reality zudem verwendet werden, um nicht relevante Bildinformationen, beispielsweise den Schaft der Instrumente, auszublenden und durch die Bildinformation des dahinter liegenden Gewebes zu überlagern (Swayze et al. 2018). Sichtbar wäre dann lediglich die Instrumentenspitze – beispielsweise die Scherenblätter. Die reale Darstellung (das Videobild) wird hier mit dem Ziel der besseren Information (keine Verdeckung von anatomischen Strukturen durch den Instrumentenschaft) manipuliert. Dieser Ansatz einer Diminished Reality wirft nicht zuletzt die Frage auf, wie dem Operateur der Operationssitus generell präsentiert wird:

- Wie weit kann und darf die anatomische Darstellung visuell angereichert und transformiert werden?
- Verbindet sich mit einer zunehmenden Abstraktion ein Verlust an Kontrolle oder bereichert die zunehmende visuelle Aufbereitung den Handlungsspielraum von Chirurgen?

Denkt man diese Frage weiter und nimmt an, dass die räumliche Erfassung des Raumes (z.B. Position und Deformation der Organe, Gefäße und Nerven inklusive der zu adressierenden Pathologie) akkurat und in Echtzeit erfolgen könnte, wären grundlegend neue Formen der Interaktion mit dem Gewebe möglich. So wäre es beispielsweise vorstellbar, dass sich der Operateur in einer beliebig skalierbaren räumlichen VR-Darstellung der anatomischen Verhältnisse bewegt und robotisch assistierte, semiautomatische chirurgische Eingriffe (z.B. Durchtrennen von Gefäßen an bestimmten Stellen oder Festlegung von Ebenen der Parenchymdissektion) anweist (s. Abb. 6). Dies wäre eine radikal andere Praxis des bild-basierten Operierens: Die relevanten anatomischen Strukturen werden basierend auf Oberflächenerfassung und Schnittbildgebung (MRT) erfasst und die gewonnenen Daten für den Operateur als begehbares dreidimensionales Szenario aufbereitet. Der Operateur könnte nun die Positionen für bestimmte Maßnahmen (z.B. Clipping und Durchtrennung eines Gefäßes) markieren und den Befehl zur Durchführung dieses Procederes geben, die ein MRT-taugliches Robotersystem anschließend durchführt.

Auch bei der Vorbereitung robotischer Systeme kann Mixed Reality eingesetzt werden. Ähnlich wie bei Einsatzszenarien in industriellen Fertigungsprozessen kann chirurgisches Personal bei der Interaktion mit Maschinen durch Mixed Reality unterstützt werden. So könnte etwa der *Andockprozess durch audiovisuelle Hinweise* sicherer und schneller durchgeführt werden. Soll-Positionen können beispielsweise mittels 3D-Silhouetten im Raum markiert und mit der realen Position der Roboterarme

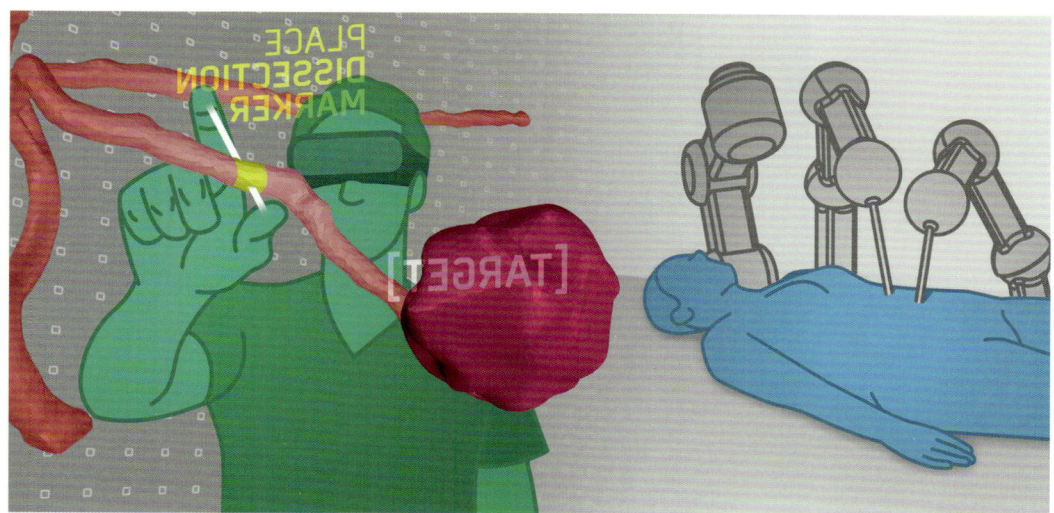

Abb. 6 Zukunftskonzept für ein semiautonomes Steuerungsinterface in der robotischen Chirurgie. Der Operateur agiert in einer beliebig skalierbaren räumlichen Darstellung der in Echtzeit aktualisierten Anatomie des Patienten. Nach der Markierung relevanter anatomischer Strukturen (z.B. die Position von Ligation/Clipping und Durchtrennung eines Gefäßes) erfolgt die Durchführung durch das Robotersystem.

abgeglichen werden. Eine an die tatsächliche Umgebung angepasste Anleitung des assistierenden Personals vereinfacht die praktische Umsetzung von theoretisch erworbenem Wissen. Je nach Einsatzgebiet ist auch eine Anwendung im perioperativen Umfeld denkbar. So könnte etwa die Bedienung komplexer Geräte auch für ungeübtes Assistenzpersonal einfacher und sicherer werden oder das Auffinden von während der Operation notwendigen Verbrauchsmaterialien schneller erfolgen. Beide Aspekte erscheinen zunächst trivial – sind aber in Zeiten, in welchen das Assistenzpersonal im OP vielfach durch externe Leasingpersonalfirmen gestellt wird – wesentliche, die OP-Zeit und Qualität beeinflussende Faktoren. Neben einer komplikationsärmeren, ergonomisch günstigeren und schnelleren operativen Intervention wäre somit auch ein ökonomischer Mehrwert im Krankenhausbetrieb zu prüfen (Mirnezami u. Ahmed 2018; Yoon et al. 2018).

Was kommt nach dem Schnittbild? Bildgebung in der Chirurgie neu denken

Obwohl Mixed und Augmented Reality-Technologien bereits seit den 1960er-Jahren erforscht werden und in ersten kommerziellen Anwendungen auch außerhalb des Consumer-Bereichs zum Einsatz kommen (z.B. in der industriellen Fertigung, Fernwartung oder Architekturplanung), ist ein Durchbruch in der Medizintechnik trotz positiver Markterwartungen und hoher Investitionen in die Hardwareentwicklung bisher noch nicht zu beobachten. Die fortgesetzte industrielle Entwicklung liefert aber inzwischen eine Fülle unterschiedlicher Mixed und Augmented Reality-Anwendungen und Gerätschaften zur Bildfusion, welche eine Verwendung in der Chirurgie nahelegen. Während in der Games-Branche oder Automobilherstellung bereits vielversprechende Anwendungsszenarien existieren, steht die Gesundheitsbranche noch am Anfang der Entwicklung. Nach wie vor ist hier noch nicht ausreichend geklärt, was Mixed und Augmented Reality für die Gesundheitsbereich leisten können – und was nicht. Zwar gibt es auch in der Medizin vielversprechende Ansatzpunkte, etwa in der Rehabilitation, in der Patientenkommunikation oder in der Psychotherapie. Gemessen an den gestiegenen Investitionen in die Technologien bleiben die Resultate aber bisher hinter den Erwartungen zurück, obwohl sich das Potenzial angesichts der bildbasierten, hoch individualisierten und zunehmend computer-assistierten Intervention in der Chirurgie durchaus abzeichnet.

Im Mittelpunkt der Diskussion steht derzeit eine schnell wachsende Anzahl von Fallstudien, die insbesondere technische Defizite evaluieren, wie etwa die Aktualisierung prä-operativer Daten, die Registrierung und das Mapping von nicht-rigiden Gewebe, Aspekte wie Rechenleistung, Akkulaufzeit, Sichtfeldgröße, Positionsberechnung und Bildqualität der Geräte (Khor et al. 2016). Neben diesen wichtigen technischen Aspekten werden jedoch kaum übergreifende Ansätze verfolgt, die auf eine langfristige Etablierung der Technologie abzielen. Diese erfordert vor allem die Vertiefung der Grundlagenforschung, um den Nutzen für konkrete Anwendungskontexte in die Praxis hinein zu prüfen und zu vermitteln. Damit ist nicht nur die klinische Forschung und die Medizintechnik herausgefordert, denn neben der Entwicklung klinischer Anwendungsszenarien und der entsprechenden Technik werden vor allem die Fragen nach den Darstellungsprinzipien und der Bedienbarkeit von Reality-Technologien darüber entscheiden, ob und inwieweit sie für die Chirurgie jenes neue Paradigma bildbasierter Praktiken sein können, als welches sie derzeit von der Industrie dargestellt werden.

Für eine weitreichende Transformation der intraoperativen Bildgebung gilt es nun, die bestehenden Defizite systematisch anzugehen. Neben der technischen Weiterentwicklung der Hardware und Software stehen dabei vier Aspekte im Vordergrund, deren Klärung für eine Implementierung von Mixed und Augmented Reality in die chirurgische Praxis maßgeblich ist:

- Erstens ist die Definition von Standards und Technologien für die Integration in die klinische IT-Infrastruktur erforderlich.
- Zweitens muss evaluiert werden, welche konkreten chirurgischen Arbeitsschritte und Handlungsabläufe durch Mixed und Augmented Reality konkret verbessert werden können.
- Drittens müssen User-Experience Guidelines formuliert werden, die Gestaltungsprinzipien für die Entwicklung der Handlungs-Schnittstellen und -prozesse verbindlich festlegen, um Mixed und Augmented Reality handhabbar und damit alltagstauglich zu machen.
- Viertens muss schließlich ein entsprechendes anwendungsorientiertes Wissen über die Funktionsweise und Handlungsprinzipien erarbeitet werden, das in Klinik und ärztliche Ausbildung einerseits sowie Technikentwicklung andererseits etabliert werden muss.

Insbesondere der Bereich der 4D-Bildgebung zur visuellen Rekonstruktion anatomischer Strukturen fordert nicht allein die technischen Möglichkeiten in einem Höchstmaß heraus, sondern auch die Gestaltung einer entsprechenden Bildästhetik. Im Hinblick auf Funktionen der Überlagerung und Annotation wird die Gestaltung der Verknüpfung von Bild, Objekt und Körper deshalb auch zu einer neuen Herausforderung für die Medizintechnik. Dies betrifft insbesondere die Gestaltung der entsprechenden visuellen Interfaces von Mixed und Augmented Reality-Anwendungen, die ein Höchstmaß an Handlungsfähigkeit gewähren sollen, indem sie Struktur und Dynamik effektiv integrieren. Noch ungeklärt ist das Mapping dreidimensionaler anatomischer Rekonstruktionen auf der realen Anatomie, hier muss der Widerspruch zwischen Oberfläche und Tiefe durch entsprechende Designstrategien ausgeglichen werden. Beim sogenannten

„*Cinematic Rendering*" der Firma Siemens wird beispielsweise versucht, anatomische Strukturen mit fotorealistischer Qualität darzustellen (Siemens Healthineers 2017). Es ist zumindest fraglich, ob diese Art der Darstellung über den unbestritten realistischen Eindruck hinaus dem eigentlichen Ziel der sicheren und zügigen Erfassung komplexer anatomischer Strukturen dient. Alternativ können die Darstellungen auf die für den jeweiligen Eingriff relevanten Strukturen (z.B. Gefäße, Gallengänge und Tumor bei hepatobiliären Eingriffen) mit simpler Farbgebung und wenigen, der Orientierung dienenden Eigenschaften wie Schattenbildung oder Rastern erzeugt werden.

Die Verschaltung von Echtzeitbildgebung, mobilen Displays und bildbasierter Interaktion verlangt in der chirurgischen Praxis zudem neben analytischer Wahrnehmung und Interpretation ein prospektives Handlungs- und Körperwissen, das die Folgen bestimmter Bild- und Medienoperationen antizipiert. Wenn virtuelle und reale Anatomie miteinander überlagert werden, anstatt auf einem separaten Display dargestellt zu werden, unterscheidet sich diese Kompetenz maßgeblich von den traditionell erlernten Sehschulen und Handlungsstrategien der chirurgischen Praxis. Eine Implementierung von Mixed und Augmented Reality in die chirurgische Praxis kann deshalb erst dann erfolgreich sein, wenn die damit verbundenen Herausforderungen und Wissensdefizite einen festen Bestandteil der ärztlichen Aus- und Weiterbildung darstellen. Dies beinhaltet erstens die Vermittlung der Funktionsweise und Handlungsprinzipien von Mixed und Augmented Reality in der ärztlichen Ausbildung sowie die Technikentwicklung (z.B. im Hinblick auf die Wirksamkeit der Anordnung von Bildschirmen oder die gestenbasierte Steuerung). Es schließt zweitens die Bestimmung der sozialen, ethischen und rechtlichen Konsequenzen für die ärztliche Praxis, Anwender und die Patienten mit ein, insbesondere für die Implikationen der Überlagerung von Operationsgebiet und Bild, aber auch im Hinblick auf emotionale und kognitive Belastungsfaktoren, die bei der Nutzung von Simulatoren auftreten.

Der erfolgreiche Einsatz von Mixed und Augmented Reality in der Chirurgie ist erst dann denkbar, wenn die Akteure in den Kliniken von diesen Aspekten überzeugt werden können.

Erst dann wird sich zeigen, ob tradierte Sehschulen und Handlungsweisen durch Mixed und Augmented Reality-Anwendungen verbessert oder ergänzt werden können. Dabei zeigt sich nicht zuletzt, dass nur ein interdisziplinärer Ansatz, der Medizin, Technologie und Gestaltung in Forschung und Entwicklung verbindet, zu nachhaltigen und auf die spezifischen Nutzeranforderungen im Operationssaal zugeschnittenen Lösungen führen kann.

Literatur

Bernhardt S, Nicolau SA, Solera L, Doignon C (2016) The status of augmented reality in laparoscopic surgery as of 2016. Medical Image Analysis 37, 66–90

Degett TH, Andersen HS, Gögenur I (2016) Indocyanine green fluorescence angiography for intraoperative assessment of gastrointestinal anastomotic perfusion: a systematic review of clinical trials. Langenbecks Arch Surg 401(6), 767–775

DeLong JC, Murakami T, Yazaki PJ, Hoffman RM, Bouvet M (2017) Near-infrared-conjugated humanized anti-carcinoembryonic antigen antibody targets colon cancer in an orthotopic nude-mouse model. J Surg Res 218, 139–143

Feußner H, Ostler D, Wilhelm D (2018) Robotik und „augmented reality". Aktueller Entwicklungsstand und Zukunftsperspektive. Chirurg 89(10), 760–768

Frauenhofer Gesellschaft (2017) AR-Brille unterstützt Arzt bei Tumoroperationen. Presseinformation. URL: https://www.fraunhofer.de/de/presse/presseinformationen/2017/November/AR-brille-unterstuetzt-arzt-bei-tumoroperationen.html (abgerufen am 01.03.2019)

Groenhuis V, Siepel FJ, Veltman J, van Zandwijk JK, Stramigioli S, Ann S (2018) Stormram 4: An MR Safe Robotic System for Breast Biopsy. Ann Biomed Eng 46(10), 1686–1696

Guha D, Alotaibi NM, Nguyen N, Gupta S, McFaul C, Yang VXD (2017) Augmented Reality in Neurosurgery: A Review of Current Concepts and Emerging Applications. Can J Neurol Sci 44(3), 235–245

Kersten-Oertell M, Jannin P, Collins DL (2013) The state of the art of visualization in mixed reality image guided surgery. Comput Med. Imaging Graph 37(2), 98–112

Khor WS, Baker B, Amin K, Chan A, Patel K, Wong J (2016) Augmented and virtual reality in surgery—the digital surgical environment: applications, limitations and legal pitfalls. Ann TransMed 4(23), 454

Lavallée S, Cinquin P, Szeliski R, Peria O, Hamadeh A, Champleboux G, Troccaz J (1995) Building a hybrid patient's model for augmented reality in surgery: a registration problem. Comput Biol Med 25(2), 149–164

Mahmoud N, Grasa ÓG, Nicolau SA, Doignon C, Soler L, Marescaux J, Montiel JM (2017) On-patient see-through augmented reality based on visual SLAM. Int J Comput Assist Radiol Surg 12(1), 1–11

Mirnezami R, Ahmed A (2018) Surgery 3.0, artificial intelligence and the next-generation surgeon. Br J Surg 105(5), 463–465

Qian L, Barthel A, Johnson A, Osgood G, Kazanzides P, Navab N, Fuerst B (2017) Comparison of optical see-through head-mounted displays for surgical interventions with object-anchored 2D-display. Int J Comput Assist Radiol Surg 12(6), 901–910

Queisner M (2016) Medical Screen Operations: How Head-Mounted Displays Transform Action and Perception in Surgical Practice. MediaTropes 6 (1), 30–51

Rosenthal EL, Warram JM, de Boer E, Basilion JP, Biel MA, Bogyo M, Bouvet M, Brigman BE, Colson YL, DeMeester SR, Gurtner GC, Ishizawa T, Jacobs PM, Keereweer S, Liao JC, Nguyen QT, Olson JM, Paulsen KD, Rieves D, Sumer BD, Tweedle MF, Vahrmeijer AL, Weichert JP, Wilson BC, Zenn MR, Zinn KR, van Dam GM (2016) Successful Translation of Fluorescence Navigation During Oncologic Surgery: A Consensus Report. J Nucl Med 57(1), 144–50

Sauer IM, Queisner M, Tang P, Moosburner S, Hoepfner O, Horner R, Lohmann R, Pratschke J (2017) Mixed Reality in Visceral Surgery: Development of a Suitable Workflow and Evaluation of Intraoperative Use-cases. Ann Surg 266(5), 706–712

Siemens Healthineers (2017) Cinematic Rendering für die Chirurgie. URL: https://www.siemens.com/press/de/feature/2017/healthineers/2017-06-cinematic-rendering.php#ii142 (abgerufen am 25.02.2019)

Swayze JS, Young J, Strob GS, Beckman A, Ethicon Endo-Surgery Inc. (2018) United States Patent Application US 20180168741 A1

Tummers WS, Warram JM, Tipirneni KE, Fengler J, Jacobs P, Shankar L, Henderson L, Ballard B, Pogue BW, Weichert JP, Bouvet M, Sorger J, Contag CH, Frangioni JV, Tweedle MF, Basilion JP, Gambhir SS, Rosenthal EL (2017) Regulatory Aspects of Optical Methods and Exogenous Targets for Cancer Detection. Cancer Res 77(9), 2197–2206

van Dam GM, Themelis G, Crane LM, Harlaar NJ, Pleijhuis RG, Kelder W, Sarantopoulos A, de Jong JS, Arts HJ, van der Zee AG, Bart J, Low PS, Ntziachristos V (2011) Intraoperative tumor-specific fluorescence imaging in ovarian cancer by folate receptor-α targeting: first in-human results. Nat Med 17(10), 1315–1319

van der Vorst JR, Schaafsma BE, Hutteman M, Verbeek FP, Liefers GJ, Hartgrink HH, Smit VT, Löwik CW, van de Velde CJ, Frangioni JV, Vahrmeijer AL (2013) Near-infrared fluorescence-guided resection of colorectal liver metastases. Cancer 119(18), 3411–3418

van Driel PB, Boonstra MC, Prevoo HA, van de Giessen M, Snoeks TJ, Tummers QR, Keereweer S, Cordfunke RA, Fish A, van Eendenburg JD, Lelieveld BP, Dijkstra J, van de Velde CJ, Kuppen PJ, Vahrmeijer AL, Löwik CW, Sier CF (2016) EpCAM as multitumour target for near-infrared fluorescence guided surgery. BMC Cancer 16(1), 884

van Veelen MA, Jakimowicz J, Kazemier G (2004) Improved physical ergonomics of laparoscopic surgery. Minim Invasive Ther Allied Technol. 13(3), 161–166

Wagner A, Ploder O, Enislidis G, Truppe M, Ewers R, Craniomaxillofac J (1995) Virtual image guided navigation in tumor surgery-technical innovation. J Craniomaxillofac Surg 23(5), 217–3

Wilhelm D, Vogel T, Ostler D, Marahrens N, Kohn N, Koller D, Friess H, Kranzfelder M (2018) Enhanced Visualization: From Intraoperative Tissue Differentiation to Augmented Reality. Visc Med 34(1), 52–59

Yoon JW, Chen RE, Kim EJ, Akinduro OO, Kerezoudis P, Han PK, Si P, Freeman WD, Diaz RJ, Komotar RJ, Pirris SM, Brown BL, Bydon M, Wang MY, Wharen Jr RE, Quinones-Hinojosa A (2018) Augmented reality for the surgeon: Systematic review. Int J Med Robot 14(4), e1914

Prof. Dr. med. Igor M. Sauer

Igor M. Sauer leitet die Experimentelle Chirurgie der Charité und ist Leitender Oberarzt der Chirurgischen Klinik der Charité – Universitätsmedizin Berlin. Er beschäftigt sich mit Methoden der Organunterstützung, des Organersatzes sowie der Implementierung technischer Lösungen in der Chirurgie. In diesem Kontext begann er 2015 gemeinsam mit dem Exzellenzcluster „Bild Wissen Gestaltung" mit dem Aufbau des FutureOR – eines LivingLabs, in welchem sich ein interdisziplinäres Team mit bildgestützten Operationsverfahren und Ausbildungsszenarien unter Anwendung von Virtual und Mixed Reality in der Viszeralchirurgie beschäftigt.

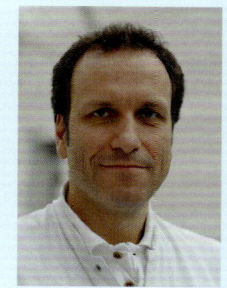

Moritz Queisner

Moritz Queisner ist zurzeit Gastwissenschaftler in der Experimentellen Chirurgie an der Charité – Universitätsmedizin Berlin. Zuvor war er wissenschaftlicher Mitarbeiter am Exzellenzcluster „Bild Wissen Gestaltung. Ein interdisziplinäres Labor" der Humboldt-Universität zu Berlin, wo er die Arbeitsgruppe „Adaptive Imaging" mitgegründet hat. Er hat einen akademischen Hintergrund in Medienwissenschaft und Science and Technology Studies. Seine derzeitigen Arbeitsschwerpunkte liegen in den Bereichen Virtual und Augmented Reality in der Medizin, bildgeführte Interaktion und interdisziplinärer Wissenstransfer in der Forschung und Entwicklung.

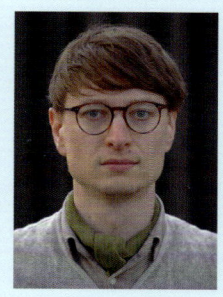

Michael Pogorzhelskiy

Michael Pogorzhelskiy ist User Experience Designer und konzipiert Virtual Reality-Schulungsformate für LoomVR. Er war vorher wissenschaftlicher Mitarbeiter am Exzellenzcluster „Bild Wissen Gestaltung. Ein interdisziplinäres Labor" der Humboldt-Universität zu Berlin. Im Projekt Hybrid Knowledge Interactions untersuchte und entwickelte er Telepräsenz- bzw. Teleassistenz-Systeme für kollaborative und objektzentrierte Forschungspraktiken. Als Teil der Arbeitsgruppe „Adaptive Imaging" entwickelt er gemeinsam mit der Charité Virtual und Mixed Reality-Anwendungen für die Medizin.

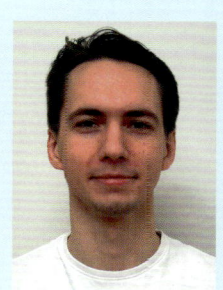

Prof. Dr. med. Johann Pratschke

Johann Pratschke ist Direktor der Chirurgischen Klinik der Charité – Universitätsmedizin Berlin. Zuvor war er von 2009 bis 2014 Direktor der Abteilung für Viszeral-, Transplantations- und Thoraxchirurgie der Universität Innsbruck, Österreich. Er ist Experte für die Transplantation viszeraler Organe und die onkologische Chirurgie von Leber, Bauchspeicheldrüse, Niere, Dünndarm. Derzeit konzentriert er sich auf die Transformation komplexer viszeraler Chirurgie in Richtung Laparoskopie und robotisch assistierter Chirurgie.

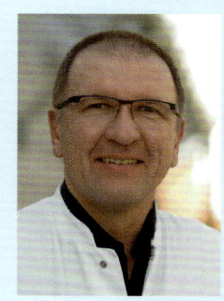

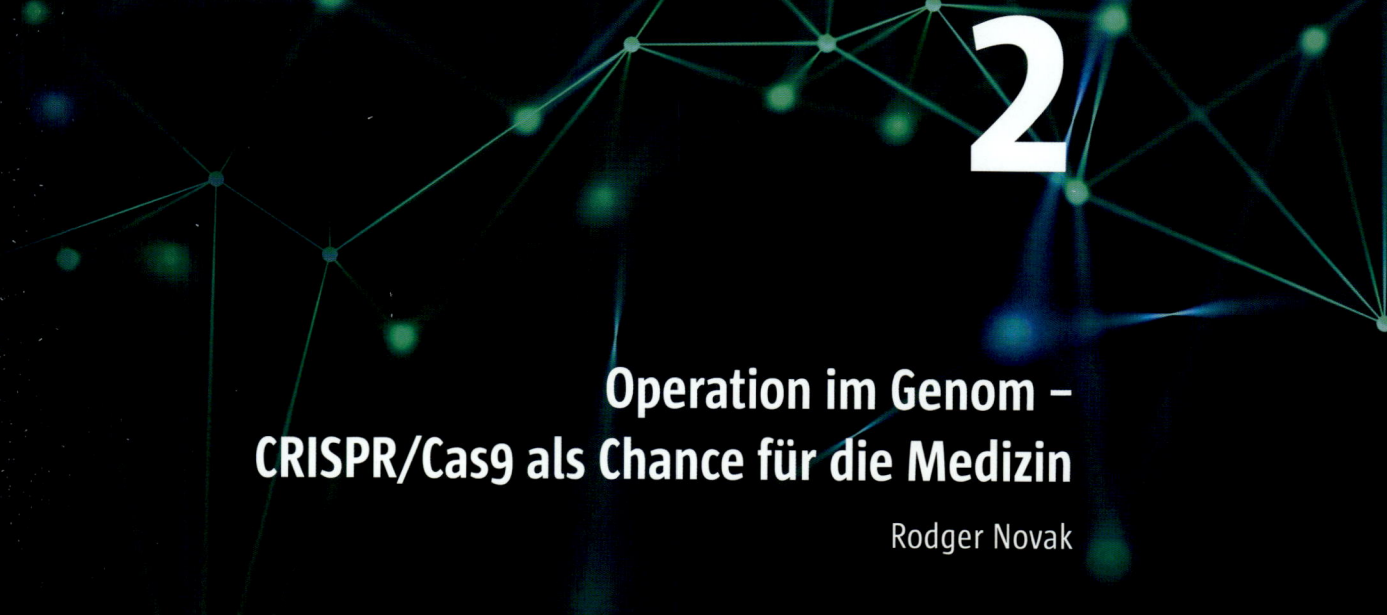

Operation im Genom – CRISPR/Cas9 als Chance für die Medizin

Rodger Novak

Einleitung

Der Wunsch, das Erbgut von Organismen, sei es von Pflanzen, Tieren oder sogar Menschen exakt und gezielt manipulieren bzw. editieren zu können, ist seit vielen Jahrzehnten von vielen Medizinern und Biologen geträumt worden. Der Ursprung dieses Traums geht vermutlich bereits auf das Jahr 1953 zurück, in dem James Watson und Francis Crick ihre Arbeiten zur *Doppelhelixstruktur der Desoxyribonukleinsäure* (DNS) vorstellten und damit den Code zur Entschlüsselung unseres Erbguts gefunden hatten.

Die Motivation, gezielte Genveränderung vornehmen zu können war sicherlich, je nach theoretisch denkbaren Anwendungsmöglichkeiten und Fachrichtung, unterschiedlich ausgeprägt. Vereint war man allerdings in der Tatsache, dass die praktische Umsetzung lange Zeit selbst im einfachsten Kontext nicht oder nur sehr schwer möglich war. Dies zeigte sich insbesondere sehr eindrucksvoll am Beispiel der *homologen Rekombination*. Als das Prinzip der homologen Rekombination Ende der 1980er-Jahre mit dem Ziel zum Einsatz kam, gezielte Editierungen des Genoms vorzunehmen, zeigte sich, dass die Methode hochkomplex und vor allem extrem ineffizient war (s. Abschnitt „Wie funktioniert Geneditierung?"). Somit blieb gerade die humanmedizinische Anwendung konzeptionell bis auf weiteres vornehmlich Science-Fiction-Serien wie „Star Trek" vorbehalten.

Mittlerweile gibt es seit ungefähr 15 Jahren Geneditierungsmethoden, die sich die natürlichen Reparaturmechanismen der Zellen zu eigen machen, um die Effizienz und Präzision von gezielten DNS-Veränderungen voranzutreiben. Obwohl auch diese Methoden weiterentwickelt wurden, war die Innovationskurve eher flach, was zu einer sehr begrenzten Anwendung und Verbreitung dieser Technologien führte. Umso überraschender ist es, dass im Sommer 2012 die Fachwelt praktisch über Nacht mit einer vollkommen neuartigen Geneditierungsmethode konfrontiert wurde, die innerhalb kürzester Zeit nicht nur die pharmazeutische und biotechnologische Forschungs-

und Entwicklungsarbeit revolutioniert hat, sondern auch bereits erste sehr konkrete Anwendungsmöglichkeiten in der Humanmedizin erbracht hat (Jinek et al. 2012a). Diese Technologie, CRISPR/Cas9 (*Clustered Regularly Interspaced Short Palindromic Repeats/CRISPR Associated Protein 9*) oder umgangssprachlich „Genschere", bietet somit zum ersten Mal sehr konkret die Möglichkeit, dass Mediziner innerhalb der nächsten Jahrzehnte de facto das humane Genom derart editieren können, dass beispielsweise genetische, onkologische oder Autoimmunerkrankungen geheilt oder vorgebeugt werden können. Was ist CRISPR, wie wurde es entdeckt, und vor allem: Was sind seine Möglichkeiten, was ist realistisch und was nicht? Das folgende Kapitel soll helfen zumindest einige dieser Fragen zu beantworten.

Wie funktioniert Geneditierung?

Der Begriff der Geneditierung und somit der präzisen Modifikation des Genoms ist nicht neu. Den Anfang machte vor allem das sogenannte *Gene-Targeting* mittels homologer Rekombination in embryonalen Stammzellen, was zum Kernstück der Fachdisziplin *Funktionelle Genomanalyse* wurde und Anfang der 1990er-Jahre die ersten wesentlichen Erkenntnisse zur Genfunktionen von Wirbeltieren und somit auch des Menschen erbrachte. Das Problem besteht allerdings darin, dass die Frequenz der homologen Rekombination mit ca. einer homologen Rekombination pro 10^6 Zellen extrem gering ist und Forscher somit auf komplexe Selektionsmechanismen angewiesen sind, die eine therapeutische Anwendung schlussendlich fast unmöglich machen.

Mitte der 1990er-Jahre wurden dann erste Fachartikel veröffentlicht, die zeigten, dass sogenannte *Zinkfingerproteine* eine hohe Bindungsaffinität an Doppelstrang-DNS haben derart konstruiert werden können, dass sie sehr spezifisch an DNS binden können. Durch die Fusionierung der Zinkfingerproteine an unspezifische Nukleasen wurden *Zinkfingernukleasen* (ZFNs) generiert, die nach Bindung an den jeweiligen DNS-Zielorten einen Doppelstrangbruch (DSB) induzieren, ohne dass es, zumindest im Idealfall, auf anderen Bereichen des Chromosoms zu relevanten Bindungen und somit weiteren DSBs kommt (off-target) (Urnov et al. 2005). Die Induktion des DSB führt zur Aktivierung der zellulären DNS-Reparaturmaschinerie, was sich auf zweierlei Art nutzen lässt. Zum einen kann vor allem in sich teilenden Zellen die Frequenz der homologen Rekombination deutlich verbessert werden (Porteus u. Baltimore 2003) und zum anderen lässt sich durch den DSB der hocheffiziente, aber fehleranfällige Mechanismus des *Non-homologous end joining* (NHEJ) aktivieren, was in der Regel entweder eine Verschiebung des Leserahmens oder die Insertion bzw. den Verlust von DNS zur Folge hat und somit zu einem Verlust einer Genfunktion führt. Es wurde schnell erkannt, dass sich diese Technologie möglicherweise nutzen lassen könnte, um angeborene Mutationen in adulten Stammzellen von Patienten mit genetischen Defekten zu korrigieren. Diese korrigierten Zellen könnten dann dem Patienten zurückgegeben werden, um den möglicherweise organspezifischen Gendefekt zu heilen.

> **Erste klinische Studien mit ZFNs**
>
> Wenn auch ZFNs einen großen Fortschritt in Bezug auf eine mögliche gentherapeutische Anwendung darstellten, so benötigte es deutlich mehr als 10 Jahre, bevor die erste klinische Studie im Dezember 2009 initiiert wurde. Die Firma Sangamo Therapeutics nutzte dabei das Prinzip der Zelltherapie, um HIV-infizierten Patienten CD4⁺ T-Zellen zu entnehmen, die dann mithilfe von ZFNs genetisch so modifiziert wurden, dass sie das Oberflächenantigen CCR5, dass das HI-Virus benötigt, um CD4⁺ T-Zellen zu infizieren, nicht mehr exprimieren. Diese geneditierten T-Zellen wurden dann den Patienten zurückinfundiert in der Hoffnung, dass die CCR5-negativen T-Zellen resistent gegenüber dem HI-Virus sind und sich somit das Virus nicht weiter ausbreiten kann. Auch wenn der klinische Erfolg der Studie limitiert war, so lag dies weniger an der Geneditierung selbst, als an der komplexen Biologie der HIV-Infektion.

2 Operation im Genom – CRISPR/Cas9 als Chance für die Medizin

Seit dem Start der ersten klinischen Studie mit ZFNs sind mittlerweile wieder 10 Jahre vergangen, also mehr als 20 Jahre nach der Einführung der Technologie an sich. Es gibt zwar seit kurzem eine Handvoll an weiteren klinischen Studien, die sich der ZFN-Technologie bedienen, allerdings hat sich die Technologie nicht so durchsetzen können, wie man es zu Anfang hätte vermuten können. Es gibt dafür zahlreiche Gründe, die vor allem damit zusammenhängen, dass es sich um eine mehr oder weniger empirische Protein-DNS-Interaktion handelt, die trotz der Verfügbarkeit verschiedener Methoden sehr viel Erfahrung und vor allem Zeit benötigt, um die „perfekte" ZFN zur Verfügung zu haben. Der Vollständigkeit halber sei erwähnt, dass neben den ZFNs auch noch *Transcription Activator-like Effector Nucleases (TALENs)* und *Meganukleasen* zur Geneditierung benutzt werden. Keine der hier erwähnten Methoden hat allerdings auch nur in Ansätzen die Dynamik und Akzeptanz erfahren wie das bereits erwähnte CRISPR-System, dessen Mechanismus Mitte 2012 entschlüsselt wurde.

CRISPR/Cas9-Technologie

Wie in so vielen Fällen von wirklich bahnbrechenden Erfindungen spielt auch bei CRISPR der Zufall eine gewichtige Rolle. Vor diesem Hintergrund sollte man wissen, dass viele biomedizinisch relevanten Entdeckungen ihren Ursprung in der klassischen Bakteriologie haben. Genannt sei hier vor allem die Funktion von bakteriellen Restriktionsenzymen, die die Grundlage für die molekulare Klonierung und damit der modernen Gentechnik sind. Das CRISPR/Cas9-System, das seinen biologischen Ursprung ebenfalls in Prokaryonten hat, könnte in der Zukunft eine enorme Rolle in der biomedizinischen Anwendung der Technologie spielen. Um zu verstehen, warum diese Technologie innerhalb so kurzer Zeit eine derartige Bedeutung für die Medizin, aber auch in Bereichen wie Agrarindustrie und Bioproduktion von Medikamenten, Nahrungsergänzungsmitteln, Detergentien etc. erreicht hat, muss man sich mit ein wenig mehr als lediglich der Technologie an sich beschäftigen. Dies ist vor allem vor dem Hintergrund wichtig, wenn man bedenkt, dass sich keine andere Geneditierungstechnologie auch nur annähernd hat so durchsetzen können.

CRISPR, wie der Name – Clustered Regularly Interspaced Short Palindromic Repeats – treffend bezeichnet, ist durch sich wiederholende DNS-Abschnitte gekennzeichnet, die sich auf bakteriellen Genomen, aber auch Genomen von Archaea finden lassen. Archaea und Bakterien bilden zusammen die Gruppe der Prokaryonten. Dieses Charakteristikum, ohne allerdings die Funktionalität zu kennen, wurde bereits 1987 in *Escherichia coli* und 1993 in *Mycobacterium tuberculosis* beschrieben und erhielt zu der Zeit den Namen *Direct Variable Repeats*. Im Laufe der Jahre, auch bedingt durch die zunehmende Sequenzierung von bakteriellen Genomen, wurden in vielen weiteren Prokaryonten sich wiederholende DNS-Abschnitte entdeckt. Im Jahr 2002 wurde dann zum ersten Mal der Begriff der *Clustered Regularly Interspaced Short Palindromic Repeats (CRISPR)* verwendet. Auch wurden in vielen prokaryontischen Genomen Gene entdeckt, die in der Nähe des CRISPR-Gen-Lokus liegen, sogenannte *CRISPR-associated Genes (Cas-Genes)*. Die sich wiederholenden DNS-Sequenzen *Repeats* wechseln sich mit sogenannten *Spacern* ab, die im Gegensatz zu den Repeats einer hohen Inter- aber auch Intraspezies-Variabilität unterliegen. Die palindromisch (spiegelverkehrt komplementär) angeordneten Repeats sind innerhalb einer Spezies in der Regel sehr konserviert, variieren aber erheblich zwischen verschiedenen Prokaryonten. Repeats und Spacer bilden auf dem prokaryontischen Genom einen DNS-Abschnitt, der *CRISPR-Array* genannt wird.

Die hohe Variabilität der Spacer-Regionen führte 2005 zu der Entdeckung, dass die Spacer-Sequenzen mit Fremd-DNS aus Viren (Bakteriophagen) und Plasmiden identisch sind. Es wurde damals bereits richtig vermutet, dass das CRISPR-System dazu dient, Prokaryonten vor dem Angriff von Bakteriophagen zu schützen. Der erste Beweis für die Richtigkeit der Hypothese wurde 2007 erbracht, als Forscher des Danisco Konzerns zeigen konnten, dass Bakterien, die mit Bakteriophagen infiziert werden, nicht nur Teile der Phagen-DNS als Spacer in den CRISPR-Lokus integrieren, sondern auch, dass diese Bakterien gegenüber den entsprechenden Phagen resistent sind. In diesem Zusammenhang wurde zum ersten Mal von einer adaptiven, erworbenen Immunität der Prokaryonten gegen Bakteriophagen bzw. Viren und andere mobile DNS-Formen gesprochen. Diese Art der erworbenen Immunität war bisher nur bei Wirbeltieren bekannt. Das Forschungsinteresse an CRISPR wurde durch diese Entdeckung weiter angetrieben und führte schnell zu weiteren Erkenntnissen. Im Jahr 2010 konnte dann gezeigt werden, dass das Cas-Gen Nummer 9 (Cas9) eine Nukleasefunktion hat und sehr effizient einen DSB auf der DNS induzieren kann. Zu diesem Zeitpunkt versuchten bereits mehrere Labors das CRISPR-System zu nutzen, um es gezielt als Geneditierungssystem einsetzen zu können. Allerdings scheiterten alle Versuche daran, dass die genaue Funktionalität des Systems noch nicht entschlüsselt worden war.

Der Durchbruch gelang in den Jahren 2011 und 2012. Es konnte gezeigt werden, dass zwei verschiedene Interaktionen mit der invadierenden Fremd-DNS nötig sind, um diese dann schlussendlich zerstören zu können. Während der Adaptationsphase wird die Fremd-DNS mittels der Cas Gene 1 und 2 in das CRISPR-Array als Protospacer integriert (Koonin et al. 2017; Sternberg et al. 2016). Kommt es nun zu einer zweiten Infektion mit derselben Fremd-DNS, der sogenannten Interferenzphase, wird die Fremd-DNS durch das CRISPR-System zerstört. Wie dies genau funktioniert konnten zum ersten Mal Forschungsarbeiten von Emmanuelle Charpentier und Jennifer Doudna zeigen (Deltcheva et al. 2011; Jinek et al. 2012). Eine zentrale Funktion nimmt dabei eine kleine RNS, tracrRNA (trans-activating crRNA) ein. Diese RNS war bis zu den Arbeiten von Charpentier und Doudna nicht bekannt. Es ist wichtig festzuhalten, dass die tracrRNA zwei verschiedene Funktionen hat:

- Zum einen ist tracrRNA zusammen mit RNAse III nötig, um die sogenannte pre-crRNA, das Transkriptionsprodukt des CRISPR-Array, während der Reifungsphase (maturation) in crRNA zu prozessieren.
- Zum anderen konnten im darauffolgenden Jahr Charpentier und Doudna zeigen, dass ohne tracrRNA keine funktionsfähige Nuklease Cas9 existiert.

Um Cas9 gezielt einsetzen zu können, bedarf es einer Bindung der „reifen" crRNA an die Nuklease (s. Abb. 1). Dies funktioniert wiederum nur im Zusammenspiel mit tracrRNA. Die funktionsfähige crRNA besteht aus einem transkribierten „spacer" und einem RNS-Duplex, der sich aus Teilen des CRISPR-Repeats und der Anti-Repeat-Struktur von tracrRNA bildet (Deltcheva et al. 2011). Dieser tracrRNA:crRNA Komplex ist notwendig, um die Nuklease Cas9 an den gewünschten Zielort der DNS zu lotsen (Jinek et al. 2012). Kurz erwähnt sei noch, dass die genaue Zielführung von Cas9 strikt von der Anwesenheit eines Protospacer-Nachbarmotivs (protospacer adjacent motif – PAM) abhängt. Dieses Motiv besteht aus einigen in der Regel wenigen Nukleotiden, die sich in der Nähe der crRNA-Zielsequenz befinden.

Nur wenige Monate nach der Beschreibung der genauen Funktionalität des Class II CRISPR/Cas9-Systems wurde in einer Reihe von Publikationen gezeigt, wie man mithilfe der CRISPR-Technologie gezielt die Genome von eukaryontischen Zellen und Organismen, einschließlich humaner und Mäusezellen, bearbeiten kann.

CRISPR in der Medikamentenforschung und Entwicklung

Mit dem Potenzial, pathogene Gene zu korrigieren, ist die CRISPR-Technologie eine der erwartungsvollsten Technologien der modernen Medizin und verspricht, die Art und Weise wie wir genetische Erkrankungen therapieren, radikal zu verändern. Darüber hinaus lässt sich die CRISPR-Technologie auf revolutionäre Weise in der Zelltherapie einsetzen, was zu einer deutlichen Erweiterung des Anwendungsspektrums führen wird. Dies betrifft den Bereich der Immun-Onkologie, aber auch wesentliche Aspekte der regenerativen Medizin.

Auch wenn die Forschung und Entwicklungsbemühungen der Biotechnologiefirmen noch am Anfang stehen, so ist jetzt bereits festzuhalten, dass mehrere zusätzliche Faktoren zum Erfolg der Geneditierungstechnologie CRISPR beitragen bzw. beigetragen haben. Maßgeblichen Anteil daran hat das wachsende Verständnis am genetischen Ursprung vieler Erkrankungen und die sich daraus resultierenden Bemühungen der pharmazeutischen Industrie, sich mit der Thematik der *personalisierten bzw. Präzisions-Medizin* auseinanderzusetzen. In diesem Zusammenhang müssen die zahlreichen *genomweiten Assoziationsstudien* (GWAS – Genome-wide Association Study) genannt werden, die zeigen konnten, dass es eine sehr große Zahl an genetischen Variationen auf dem humanen Genom gibt, die in vielen Fällen mit einer Erkrankung oder zumindest der Disposition zu einer Erkrankung in Zusammenhang stehen. Auch kommt hinzu, dass sich die DNS-Sequenzierungskosten in den letzten 15 Jahren massiv reduziert haben. Kostete es im Jahr 2004 noch ca. 1 Million US-Dollar, ein menschliches Genom zu sequenzieren, so sind die Kosten im Jahr 2018 auf knapp 1.000 US-Dollar geschrumpft. Es wird erwartet, dass der Preis in den nächsten 4 bis 5 Jahren auf rund 100 oder weniger US-Dollar sinkt. Dies hat zur Folge, dass man davon ausgeht im Jahr 2019 die Daten von rund 10 Millionen menschlichen Genomen zur Verfügung zu haben. Die pharmazeutische und biotechnologische Industrie ist zunehmend bemüht, gerade auch Erkenntnisse aus den oben erwähnten GWAS-Studien zu nutzen, um effizientere und gezieltere Therapien für Patienten zu entwickeln. Die Erkenntnis, dass der größte Teil menschlicher Erkrankungen einen genetischen Hintergrund hat, wird dadurch verkompliziert, dass wir verschiedene Risikofaktoren für die jeweiligen Erkrankungen berücksichtigen müssen. So gibt es eine rasant wachsende Datenlage bzgl. monogener Risikofaktoren, die den Mechanismen der Mendelschen Vererbung unterworfen sind. Hinzu kommen zahlreiche Mutationen mit unterschiedlich stark ausgeprägter Penetranz, die somit unterschiedlich starke Risikofaktoren für die Manifestation einer Erkrankung

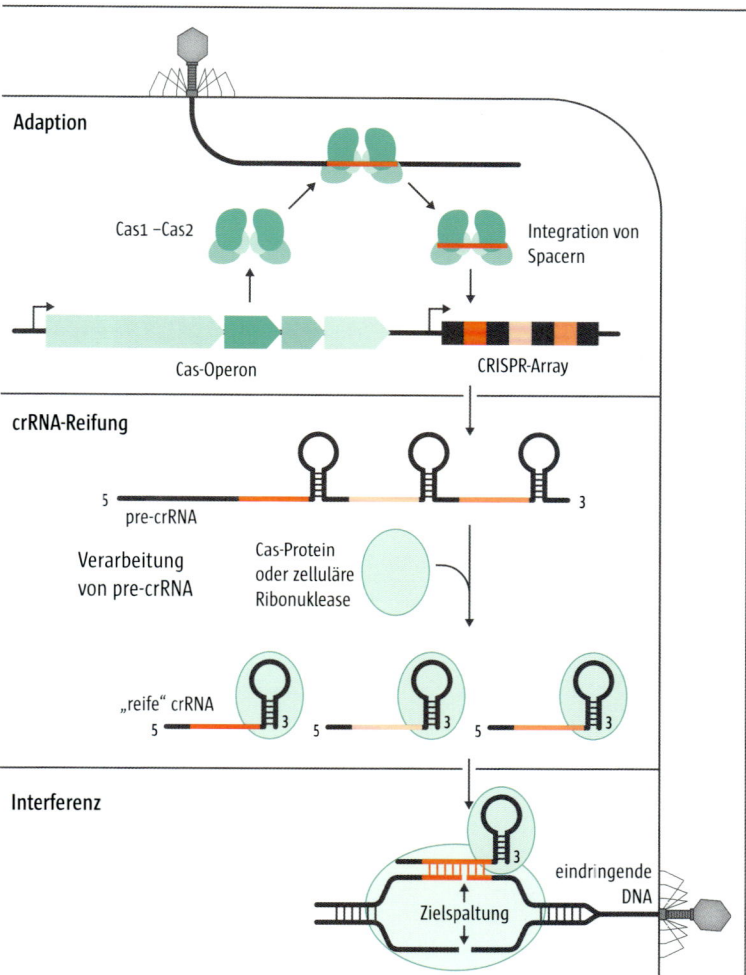

Abb. 1 Die drei Stadien der CRISPR-Technologie

darstellen, wie beispielsweise neurodegenerative Erkrankungen, Tumoren oder Autoimmunerkrankungen.

Die CRISPR-Technologie hat seit 2012 auf unterschiedliche Art und Weise die pharmazeutische Forschung und Entwicklungsarbeit verändert. In diesem Kontext müssen mehrere Bereiche genannt werden. Die Identifizierung von Zielmolekülen mittels CRISPR hat einen entscheidenden Einfluss auf die Wirkstoffsuche. Durch die gezielte Aktivierung oder Hemmung von Genen können Forscher die Gene und Proteine bestimmen, die Krankheiten verursachen oder verhindern, und somit Ziele für potenzielle Wirkstoffe identifizieren. CRISPR macht es auch einfacher, zelluläre oder sogar Ganztiermodellsysteme zu kreieren, die es erlauben, spezifische Krankheiten auf genetischer Ebene im Detail zu studieren. Dies bedingt nicht nur ein besseres Verständnis der Pathophysiologie einer Erkrankung, sondern ermöglicht auch eine deutlich verbesserte Verifikation in Bezug auf die Wirksamkeit und Sicherheit eines möglichen Medikaments. Und schlussendlich kann man CRISPR auch direkt oder indirekt als Genmedizin einsetzen, siehe nächster Abschnitt. Sogenannte Knock-out-Screenings zur Identifizierung von Genen, die an der Resistenz von Medikamenten beteiligt sind, haben sich ebenfalls schnell zu einer der am häufigsten verwendeten Anwendungen der CRISPR-Technologie in der Wirkstoffsuche entwickelt.

CRISPR-Genmedizin – Ex vivo vs. In vivo

Grundsätzlich lässt sich festhalten, dass sogenannte CRISPR-Therapeutika noch am Anfang ihrer Entwicklung stehen. Es gibt zwar bereits mehrere Genehmigungen für klinische Studien seitens der europäischen und nordamerikanischen Zulassungsbehörden, die die CRISPR-Technologie einsetzen, allerdings ist mit einem rasanten Anstieg der Zahl dieser Studien erst in den nächsten 2 bis 3 Jahren zu rechnen. Da die Entschlüsselung der Technologie und damit der mögliche Einsatz als Gentherapeutikum erst 2012 stattgefunden haben, ist die derzeitige Geschwindigkeit, mit der neue CRISRP-Produkte in die klinische Untersuchung gelangen, als ausgesprochen rasant zu bezeichnen. Welche CRISPR-Produkte sehen wir derzeit in der späten präklinischen bzw. klinischen Entwicklung und welche Entwicklungen können wir erwarten?

Ex vivo- und In vivo-Therapien

Wenn wir von CRISPR basierten Therapieansätzen sprechen, unterscheiden wir grundsätzlich zwischen sogenannten *Ex vivo-* und *In vivo-Therapien*. Die Ex vivo-Therapien sind dadurch charakterisiert, dass man Patienten Zellen, oft Stammzellen, entnimmt und dann ex vivo, also außerhalb des Körpers, mit der CRISPR-Technologie editiert. Bei den In vivo-Therapien entnimmt man kein Patientenmaterial, sondern verabreicht die Nuklease Cas9 und die sogenannte Führungs-RNS zusammen mit einem Trägermaterial, wie zum Beispiel einem Lipid-Nanopartikel (LNP). Möchte man eine Mutation korrigieren gibt man noch eine DNS-Vorlage (template) hinzu, die die korrigierte DNS-Sequenz beinhaltet.

Zu den Ex vivo-Therapien: der Grund warum derzeit ausschließlich Ex vivo-Therapien in den frühen Phasen der klinischen Entwicklung sind, hängt mit der im Vergleich zu In vivo-Therapien deutlich reduzierten Komplexität des therapeutischen Ansatzes zusammen. Um die Komplexität weiter zu reduzieren, hat sich die Firma CRISPR Therapeutics AG dazu entschlossen, für ihre ersten klinischen Programme, *β-Thalassämie und Sichelzellanämie*, eine sogenannte Knock-out-Strategie zu wählen. Beide Erkrankungen sind durch ein fehlendes bzw. fehlerhaftes β-Globin gekennzeichnet, das normalerweise zusammen mit dem α-Globin die wichtigste Form des Hämoglobins beim erwachsenen Menschen darstellt. Das bei Erwachsenen normale Hämoglobin besteht aus zwei α-Ketten und zwei β-Ketten.

Der von CRISPR Therapeutics gewählte Therapieansatz beinhaltet zunächst eine Entnahme der „fehlerhaften" hämatogenen Stammzellen des Patienten. Danach werden die Stammzellen durch den Einsatz der CRISPR-Technologie derart editiert, dass ein Gen, das für die nachgeburtliche Herabregulierung des fetalen Hämoglobins, bestehend aus zwei α-Ketten und zwei γ-Ketten, zuständig ist, ausgeschaltet wird. Dies führt dazu, dass nun vermehrt fetales Hämoglobin in den Stammzellen produziert wird, was das fehlerhafte „erwachsene" Hämoglobin funktionell ersetzt. Dem Patienten werden nun im Rahmen einer autologen Knochenmarkstransplantation die geneditierten Stammzellen zurückgegeben, die durch die erhöhte Produktion von fetalem Hämoglobin zu einer funktionellen Heilung der β-Thalassämie bzw. Sichelzellanämie führen sollen.

Ein weiterer wesentlicher CRISPR-Therapieansatz findet seinen Ursprung in der Immunonkologie. Bei der sogenannten *CAR-T-Zelltherapie* (Chimärischer Antigenrezeptor) kommen gentechnisch veränderte T-Zellen mit tumorantigenspezifischen Rezeptoren zum Einsatz. Im Rahmen der Therapie werden dem Tumorpatienten T-Zellen aus dem Blut entnommen und ex vivo gentechnisch so verändert, dass sich auf der Oberfläche tumorspezifische Antigenrezeptoren befinden. Nach Rückgabe der CAR-T-Zellen an den Patienten kommt es zur spezifischen Bindung der T-Zelle an den Tumor und infolge zu einer Zerstörung der Tumorzelle. Im August 2017 erhielt Novartis als erstes Unternehmen überhaupt für eine CAR-T-Zelltherapie (Kymriah®) die Zulassung von der FDA (Food and Drug Administration) für die Therapie von akuter lymphoblastischer B-Zell-Leukämie (ALL) und im Mai 2018 für die Therapie von diffus großzelliger B-Zell-Leukämie (DLBCL). Im August 2018 wurde Kymriah® durch die Europäische Kommission (EK) zugelassen.

Der Einsatz der CRISPR-Technologie könnte nun die Entwicklung der CAR-T-Zelltherapie weiter vorantreiben. Auch wenn diese Art der Immuntherapie für die Therapie einiger hämatogener Tumoren als bahnbrechend zu bezeichnen ist, so gibt es doch eine große Zahl an Herausforderungen, die möglicherweise mit der CRISPR-Technologie adressiert werden können. Bei der herkömmlichen CAR-T-Zelltherapie handelt es sich um eine autologe Therapie, das heißt es werden dem Tumorpatienten T-Zellen entnommen und dann im Labor entsprechend gentechnisch verändert und demselben Patienten dann zurückgeführt. Dieser Prozess ist sehr aufwendig, kostet Zeit und viel Geld und ist zusätzlich mit teils schweren Nebenwirkungen behaftet. Einfacher und deutlich günstiger wäre es, wenn man T-Zellen von gesunden Menschen entnehmen würde und diese gentechnisch derart verändert, dass sie universell und zu jeder Zeit einsetzbar sind. Dieser Therapieansatz wird als allogen bezeichnet und hat gegenüber der autologen Therapie viele Vorteile. Die CRISPR-Technologie erscheint bestens geeignet, um eine derartigen Therapieansatz zu ermöglichen. Dabei benutzt man eine Führungs-RNS um das Gen, das den Haupthistokompatibilitätskomplex Klasse I (MHC-I) kodiert, zu zerstören. Dadurch wird die T-Zelle vom Immunsystem des Patienten nicht mehr als fremd erkannt (host versus graft Reaktion). Damit die T-Zelle nicht das gesunde Gewebe des Patienten angreift (graft versus host Reaktion) wird auch der sogenannte T-Zell-Rezeptor zerstört und schlussendlich wird die allogene T-Zelle noch mit einem entsprechenden CAR-T-Rezeptor versehen. Auch wenn diese Ansätze erst noch durch klinische Studien verifiziert und qualifiziert werden müssen, so ist mit dem Beginn der ersten klinischen Studien im Jahr 2019 sowohl in Nordamerika als auch in Europa zu rechnen. Da die CRISPR-Technologie gleichzeitig mehrere Gene zerstören, aber auch neue Gene in ein Genom integrieren kann, erscheint es möglich, dass wir in Zukunft auch erste klinische Studien sehen werden, die es erlauben, funktionelle Immuntherapien gegen solide Tumoren durchzuführen. Dies ist bisher mittels der allogenen CAR-T-Zelltherapie nicht möglich gewesen.

Pharmakologische und sicherheitsrelevante Aspekte

Gerade bei einer neuen Technologie wie CRISPR ist es wichtig, pharmakologische, aber auch sicherheitsrelevante Aspekte im Detail studieren bzw. kontrollieren zu können. So ist es ex vivo relativ einfach möglich, die zu editierenden Zellen einer genauen Untersuchung bzgl. Editierungseffizienz zu unterwerfen. Zum Beispiel kann geprüft werden, wie viele Zellen durch den Einsatz der CRISPR-Technologie am Zielort korrekt editiert wurden, sei es mono-allelisch oder bi-allelisch. Die präklinische Arbeit erlaubt es in diesem Zusammenhang festzulegen, welche Editierungseffizienz theoretisch nötig ist, um einen pharmakologischen Effekt oder gar eine Heilung zu erreichen.

Wichtig zu erwähnen ist, dass es sich bei den meisten Ex vivo-Therapien um Zelltherapien handelt, bei denen die geneditierte Zelle das medizinische Therapeutikum darstellt. Somit ist es unabdingbar, das Zelltherapeutikum auf Sicherheitsaspekte hin zu qualifizieren. Ein wesentlicher und viel diskutierter Aspekt der CRISPR-Technologie ist die Determinierung von sogenannten *Off-Target-Effekten*. Vereinfacht gesprochen sind Off-Target-Effekte Bereiche auf dem Genom, die zusätzlich zur ausgewählten Zielsequenz durch CRISPR geschnitten werden. Um die Thematik in einen sinnvollen Kontext zu setzen, muss man bedenken, dass DSBs im Rahmen des normalen Zyklus einer Zelle, also der Abfolge verschiedener Aktivitätsphasen zwischen den Teilungen eukaryotischer Zellen, nichts Ungewöhnliches sind. Hinzu kommt, wie bereits im Abschnitt „Wie funktioniert Geneditierung?" erwähnt, dass eukaryotische Zellen sehr effektive Reparaturmechanismen etabliert haben, um die DSBs zu reparieren. Dennoch versucht man eine therapeutische Führungs-RNS während der präklinischen Entwicklung so auszuwählen, dass im besten Fall keine zusätzlichen DSBs kreiert werden. Wichtigster Faktor neben einer transienten Expression oder Präsenz der Nuklease Cas9, ist die korrekte Auswahl und Qualifizierung einer Führungs-RNS. Selbst bei optimaler Auswahl einer Führungs-RNS kann man allerdings keine Garantie erwarten, dass es nicht doch in vereinzelten Fällen zu unerwünschten DSBs kommt. Dies hängt vor allem mit der Zahl der editierten Zellen zusammen, die beispielsweise im Fall einer Ex vivo-Therapie von β-Thalassämie oder Sichelzellanämie leicht in die hunderte von Millionen gehen kann. Wie bereits mehrfach erwähnt, werden DSBs schnell von der Zelle repariert mit keinen oder wenigen Konsequenzen für die Zelle. In seltenen Fällen kann es zur Induktion eines gezielten Suizidprograms der betroffenen Zelle kommen, der sogenannten *Apoptose*. Rein theoretisch ist es auch denkbar, dass eine Führungs-RNS ein Tumorsuppressorgen direkt oder indirekt durch Translokationen ausschaltet und somit zu einem ungebremsten Zellwachstum führt. Die letztgenannte Möglichkeit ist bei sorgfältiger bioinformatischer Auswahl und richtiger toxikologischer Qualifizierung als sehr unwahrscheinlich anzusehen.

Keimbahneditierung

Sehr bald nachdem es klar wurde, dass CRISPR die Editierung von eukaryotischen Zellen vermutlich revolutionieren würde, begannen sich Wissenschaftler Gedanken darüber zu machen, für welche alternativen Anwendungsmethoden sich die Technologie noch eignen würde. Der eingeschränkte Rahmen eines Buchartikels reicht nicht aus, um auch nur einen Bruchteil der, zumeist noch theoretischen, Erwägungen darzulegen. Somit beschränke ich mich auf das Thema der *Geneditierung der Keimbahnen*. Um dieses hochumstrittene Thema in einen Kontext setzen zu können, muss man wissen, dass jegliche Manipulation der Keimbahn das Erbgut der Nachfahren dauerhaft verändert, während die in diesem Artikel beschriebenen somatischen Geneditierungen nicht vererbbar sind. Am einfachsten lässt sich das Thema an folgendem Beispiel festmachen:

Chorea Huntington – Heilung durch Keimbahneditierung?

Die oben erwähnte neurodegenerative Erkrankung Chorea Huntington lässt sich zumindest bei frühzeitiger Diagnose mutmaßlich innerhalb der nächsten 10 bis 15 Jahren kurativ behandeln. Bekommt ein derart therapierter Patient Kinder, werden diese aufgrund des autosomal dominanten Vererbungsmodus, mit 50% Wahrscheinlichkeit ebenfalls an Chorea Huntington erkranken. Würde man jedoch beim Träger eines Huntingtin-Gens mit erhöhter CAG-Repeat-Zahl die Korrektur in den Spermien oder Eizellen vornehmen bevor es zur Befruchtung kommt, würden alle Nachfahren ein „gesundes" Huntingtin-Gen tragen und somit auch nicht an Chorea Huntington erkranken bzw. dies weitervererben.

Allein die Illustrierung dieser Möglichkeiten in der Fachpresse hat zu einer hochkontroversen Diskussion geführt, in denen Befürworter und Gegner der Keimbahneditierung teils inadäquate Argumente angeführt haben. Sicherlich steht gerade bei den Gegnern eines derartigen Einsatzes der CRISPR-Technologie die ethische Frage, inwieweit wir Menschen in einer derart frühen Phase der Entwicklung in das Erbgut eingreifen dürfen im Vordergrund. Hinzu kommen berechtigte Bedenken, die einen Missbrauch der Technologie befürchten. Ob die kürzlich von der Presse hervorgebrachte Thematik von „Designer-Babys" als sinnvoller Beitrag zu einer ernsthaften Diskussion beiträgt, lässt sich allerdings zumindest bezweifeln. Dennoch sei darauf verwiesen, dass die vielfach erwähnten technischen Schwierigkeiten, die den Einsatz der CRISRP-Technologie in Bezug auf Keimbahneditierungen auf Jahrzehnte hinaus verzögern würde, als unzutreffend zu bezeichnen sind.

Neben der rasanten technischen Entwicklung, die gerade durch chinesische Wissenschaftler vorangetrieben wird, ist anzumerken in welch kurzer Zeit sich die Position der US National Academy of Sciences (NAS) verändert hat.

Im Jahr 2015, direkt nach den ersten Berichten über embryonale Geneditierungen in China, wurde von der NAS ein internationales Meeting einberufen, auf dem jeglicher Versuch, aus modifizierten Keimbahnen eine humane Schwangerschaft abzuleiten als unverantwortlich beschrieben wurde.

Nur zwei Jahre später, im Jahr 2017, veröffentlichen die NAS und National Academy of Medicine einen Bericht, in dem klinische Studien mit dem Ziel, vererbliche genetische Editierungen zu testen, also eine Keimbahneditierung, im Fall schwerwiegender Erkrankungen und unter strengen Auflagen erlaubt werden könnten.

2018 gab das United Kingdom's Nuffield Council on Bioethics zu Protokoll, dass vererbliche Genomeditierungen unter bestimmten Umständen ethisch akzeptabel seien. Und ebenfalls im Jahr 2018 wurde durch das Pew Research Council eine Studie veröffentlicht, die besagt, dass 72% der Amerikaner der Meinung sind, dass die Veränderung der DNS eines ungeborenen Menschen, um eine schwere Erkrankung zu verhindern, den Einsatz von Geneditierungstechnologien rechtfertigt.

Als Ende November 2018 bekannt wurde, dass der chinesische Wissenschaftler He Jiankui behauptete, zum ersten Mal das Erbgut zweier Embryonen derart gentechnisch verändert zu haben, dass sie sich nicht mit HIV infizieren können, löste dies weltweite Empörung aus. Gentechnisch gesehen hatte er wie oben beschrieben das CCR5-Gen ausgeschaltet, dass unter anderem die Eintrittspforte für HI-Viren in humane T-Zellen darstellt. Da die Geneditierung an den Keimbahnen vollzogen wurde, fehlt den mittlerweile geborenen Zwillingen und ihren möglichen Nachkommen das CCR5-Gen nicht nur in T-Zellen, sondern in allen Körperzellen. Welche Auswirkungen dies auf andere Körperfunktionen hat, ist heute schwer abzuschätzen. Interessanterweise haben erst sehr kürzlich veröffentlichte Forschungsarbeiten zeigen können, dass das Fehlen von CCR5 nicht unbedingt mit Nachteilen einhergehen muss. So konnten Forschungen von Thomas Carmichael zeigen, dass Patienten, die von Natur aus kein CCR5-Gen exprimieren, sich von leichten und moderaten Schlaganfällen besser erholen (Joy et al. 2019). Zusätzlich konnte gezeigt werden, dass diese Patienten ebenfalls kognitiv zu deutlich verbesserten Leistungen fähig waren als Vergleichspatienten, die das CCR5-Gen regulär exprimierten. Welche Auswirkungen allerdings die Keimbahneditierung von CCR5 bei den Zwillingen hat, ist derzeit in keiner Weise abzuschätzen, was den Keimbahneinsatz der CRISPR-Technologie gerade auch aus diesem Grund, zumindest zum jetzigen Zeitpunkt, als unverantwortlich erscheinen lässt.

Literatur

Deltcheva E, Chylinski K, Sharma CM, Gonzales K, Chao Y, Pirzada ZA, Eckert MR, Vogel J, Charpentier E (2011) CRISPR RNA maturation by trans-encoded small RNA and host factor RNase III. Nature 471, 602–607

Jinek M, Chylinski K, Fonfara I, Hauer M, Doudna, JA, Charpentier E (2012a) A programmable dual-RNA-guided DNA endonuclease in adaptive bacterial immunity. Science 337, 816–821

Joy MT, Ben Assayag E, Shabashov-Stone D, Liraz-Zaltsman S, Mazzitelli J, Arenas M, Abduljawad N, Kliper E, Korczyn AD, Thareja NS et al. (2019) CCR5 Is a Therapeutic Target for Recovery after Stroke and Traumatic Brain Injury. Cell 176, 1143–1157.e13

Koonin EV, Makarova KS, Zhang F (2017) Diversity, classification and evolution of CRISPR-Cas systems. Curr. Opin. Microbiol. 37, 67–78

Porteus MH, Baltimore D (2003) Chimeric nucleases stimulate gene targeting in human cells. Science 300, 763

Sternberg SH, Richter H, Charpentier E, Qimron U (2016) Adaptation in CRISPR-Cas Systems. Mol. Cell 61, 797–808

Urnov FD, Miller JC, Lee Y-L, Beausejour CM, Rock JM, Augustus S, Jamieson AC, Porteus MH, Gregory PD, Holmes MC (2005) Highly efficient endogenous human gene correction using designed zinc-finger nucleases. Nature 435, 646–651

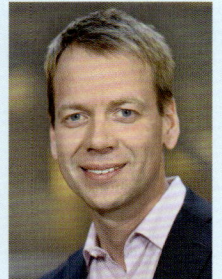

Dr. med. habil. Rodger Novak

Rodger Novak hat viele Jahre im Topmanagement von Pharma- und Biotechnologieunternehmen gearbeitet. Im Jahr 2013 war er Mitbegründer der Geneditierungsfirma CRISPR Therapeutics, die er bis Ende 2017 als Vorstandsvorsitzender führte und im Oktober 2016 erfolgreich an die US-amerikanische Technologiebörse NASDAQ brachte. Mittlerweile fungiert Rodger Novak als Vorsitzender des Aufsichtsrats und Präsident der Gesellschaft. Er ist ebenfalls Mitglied des Aufsichtsrats von Casebia Therapeutics, eines 50–50 Joint Ventures zwischen CRISPR Therapeutics und der Bayer AG. Rodger Novak bekleidet weitere Aufsichtsratspositionen bei ERS Genomics, Dublin, Irland und der GBA Laborgruppe, Hamburg, Deutschland. Vor der Gründung von CRISPR Therapeutics war Rodger Novak beim französischen Pharmakonzern Sanofi globaler Leiter der Forschungs- und Entwicklungsabteilung von Antiinfektiva. Von 2003 bis 2006 war er Stellvertretender Leiter des Antibiotic Research Instituts (ABRI) der Sandoz Gruppe. Anfang 2006 löste er das ABRI aus der Sandoz und gründete die Firma Nabriva Therapeutics. Rodger Novak erhielt 1993 seine Approbation als Arzt und ein Jahr später die Zulassung zur Tätigkeit als Arzt in den USA. Von 1996 bis 2001 war er PostDoc an folgenden US-amerikanischen Forschungseinrichtungen: The Rockefeller University, St Jude Children's Research Hospital und NYU Medical Center. 2001 habilitierte Rodger Novak am Biozentrum in Wien im Fach Mikrobiologie. Er ist Autor von zahlreichen Publikationen mit Artikeln u.a. in Nature, Nature Medicine und Molecular Cell sowie Coinventor von mehreren Patenten.

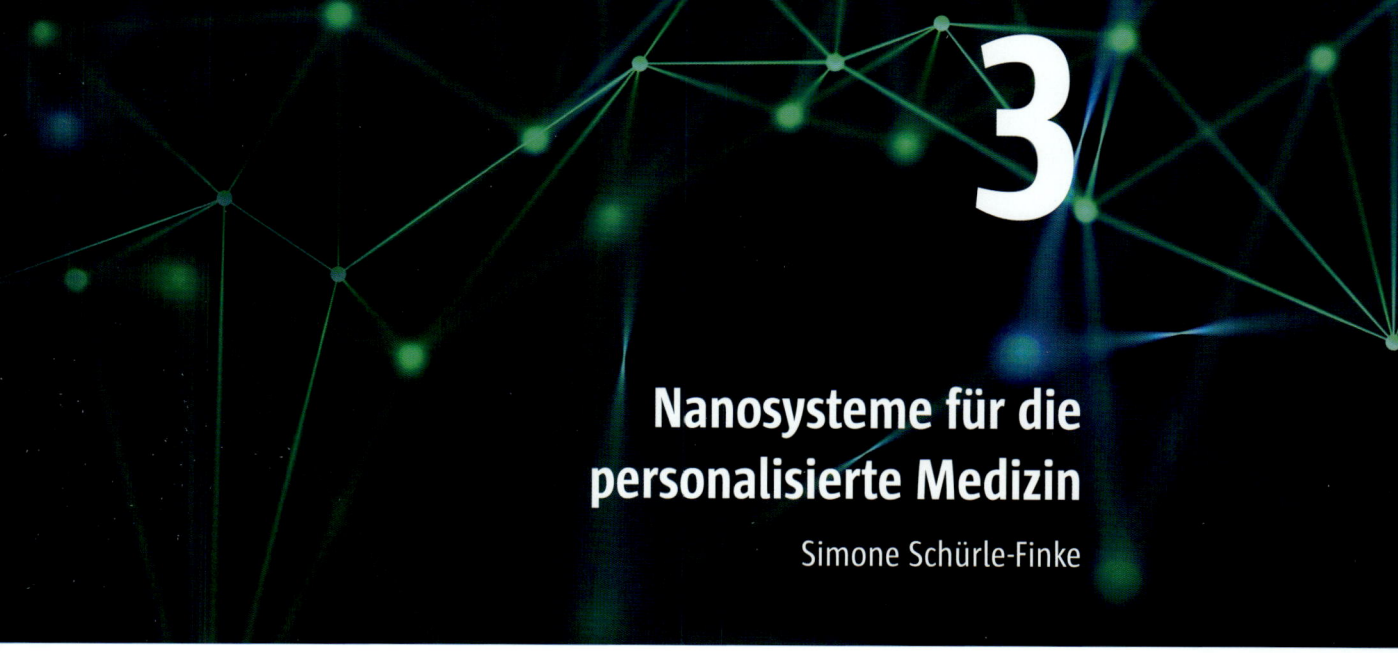

3

Nanosysteme für die personalisierte Medizin

Simone Schürle-Finke

Frau Prof. Simone Schürle-Finke, PhD, Department of Health Sciences and Technology, Abt. Responsive Biomedical Systems Laboratory, ETH Zürich spricht über Zukunftspotenziale der Nanosysteme in der Medizin.
Interview: Dr. Jasper zu Putlitz

Jasper zu Putlitz: Frau Professorin Schürle-Finke, was sind Nanosysteme?

Simone Schürle-Finke: Nanosysteme sind sehr klein und kommen in vielen verschiedenen Formen vor. Die Größe oder Breite eines menschlichen Haares ist um die 60 Mikrometer. Wenn man ein Haar nochmals tausendmal teilt, hat man ein 60 Nanometer großes Objekt. Und das – also wenige 10 bis 100 Nanometer – ist der Größenbereich für Nanosysteme, an denen ich im Kontext von biomedizinischen Anwendungen arbeite. Vom Material zum System wird das Ganze, wenn es auf bestimmte Signale reagieren kann. Spannend ist, dass sich im Nano-Größenbereich die Physik ändert und wir hier Phänomene beobachten und auch nutzen können, die in anderen Größenbereichen nicht gegeben sind. Ein eindrückliches Beispiel sind Gold-Nanopartikel. Wenn wir Gold als Klumpen anschauen, hat es die für uns bekannte, goldene Farbe. Ein Goldpartikel im Nanometerbereich erscheint rot, dieser Effekt kommt durch eine spezielle Interaktion von Licht mit Elektronen an Gold-Nanopartikeln zustande und kann nur auf der Nanoskala beobachtet werden.

Jasper zu Putlitz: Warum sind Nanosysteme für die Medizin von Bedeutung?

Simone Schürle-Finke: Nanosysteme haben eine Größe, die es Ihnen ermöglicht, im Körper auf zellulärer Ebene zu interagieren. Eine menschliche Zelle ist typischerweise einige zehn Mikrometer groß. Daher kann ein Nanosystem im Körper auch von einer Zelle aufgenommen werden. Einer meiner Forschungsschwerpunkte ist, wie man Nanosysteme designen und herstellen kann, die biochemische Prozesse auf zellulärer Ebene erkennen und auf diese reagieren können. Mit physikalischen Signalen, die wir von außen kontrollieren, können wir auf diese Systeme zusätzlich gezielt einwirken und sie steuern. Im Körper können Nanosysteme dann für diagnostische Zwecke eingesetzt werden. Denkbar ist auch, dass sie als Vehikel für den zielgerichteten Transport und die lokale Abgabe von Wirkstoffen genutzt werden. Ein Beispiel: bei Krebs kommt es lokal im Tumor zu einer Erniedrigung des pH-Werts. Dieses Signal könnte ein Nanosystem nutzen, um einen Wirkstoff abzugeben. Bei anderen Erkrankungen können sich bestimmte enzymatische Aktivitäten ändern. Ein Nanosystem könnte eine derartige Veränderung detektieren und daraufhin ein Signal nach außen senden, das der Erkennung der Krankheit oder der Bestimmung ihrer Aktivität dient.

Jasper zu Putlitz: Wie genau könnten Nanosysteme im Körper von außen angesteuert werden?

Simone Schürle-Finke: Beispielsweise durch Magnetismus. Nanosysteme können magnetische Materialien enthalten, sodass wir diese Systeme von außen mit Magnetfeldern detektieren und auch manipulieren können. Hinzu kommt, dass Magnetfelder ohne Nebenwirkungen im menschlichen Körper einsetzbar sind und Gewebe durchdringen können. Diese Argumente gelten auch für Ultraschall, ein weiterer Schwerpunkt meiner Forschung.

Jasper zu Putlitz: Aus welchen Komponenten besteht ein Nanosystem genau?

Simone Schürle-Finke: Nehmen wir das Beispiel eines einfachen chemischen Nanosystems, die Liposomen. Das sind kugelförmige Gebilde, die aus einer Lipid-Doppelmembran bestehen. Sie sind biokompatibel, nicht toxisch und können vom Körper abgebaut werden. Im Innern können sie eine Flüssigkeit transportieren. Schon seit den 70er-Jahren des vorigen Jahrhunderts gibt es intensive Studien zur Formulierung bestimmter Nanosysteme aus Liposomen. Man kann sich das vorstellen wie ein Trojanisches Pferd, in dessen Innern ein Wirkstoff transportiert wird. Es gibt verschiedene Ansätze, wie man diese Liposomen dazu bringen kann, sich speziell in kranken Geweben anzureichern. Zum Beispiel kann man auf der Oberfläche von Liposomen bestimmte Erkennungsmoleküle befestigen, die die Liposomen, wenn Sie durch die Blutbahn passieren, am gewünschten Wirkort andocken lassen, sodass sie sich dort anreichern. Durch Anlegen von Energie, z.B. durch Magnetfelder oder Ultraschall, kann man die Liposomen auch von außen öffnen, sodass sie ihren Inhalt gezielt am Ort der Erkrankung freigeben können und gesundes Gewebe verschont wird.

Jasper zu Putlitz: Ich dachte, ich muss mir Nanosysteme eher wie mikroskopisch kleine Maschinen vorstellen. Ist das falsch?

Simone Schürle-Finke: Ihre Vorstellung ist vielleicht angeregt von den Medien, die solche Systeme oft als miniaturisierte Roboter oder Maschinchen, die an einer Zelle werkeln, darstellt. Das Bild, wenn auch faszinierend, stimmt so aber nicht. Die Ansätze zum Design und die Methoden zur Herstellung sind ganz anders als die in der Makrowelt, und dadurch sehen die Systeme dann auch ganz anders aus. Es gibt allerdings Arbeitsgruppen, die sich mit Architekturen auf der Nanoskala beschäftigen, die sich an dem Maschinengedanken orientieren, und versuchen, auf molekularer Ebene Funktionen, wie die von Rotoren oder Hebeln, umzusetzen. Für die Entwicklung solcher molekularen Maschinen haben im Jahr 2016 drei Forscher den Nobelpreis für Chemie erhalten. Es ist unbestreitbar, dass sich auf der Nanoskala unglaublich viel tut und wir uns in einer ganz besonders spannenden Zeit befinden.

Jasper zu Putlitz: Was sind die Schwerpunkte Ihrer Forschung im Bereich Nanosysteme?

Simone Schürle-Finke: Ich arbeite an Nanosystemen, die auf bestimmte biochemische Signale von Erkrankungen wie zum Beispiel Tumoren reagieren können und deren Reaktion wir dann außerhalb des Körpers auslesen können. Diese Systeme sind auch bei vielen anderen Erkrankungen wie beispielsweise Arthritis einsetzbar, wo es um die Bestimmung der Krankheitsaktivität geht. Ein weiteres Beispiel ist die Verwendung von Nanosystemen, um Infektionsherde im Körper zu detektieren und nach außen zu melden. Mit diesen Forschungen zur Diagnostik befinden sich mein Team und ich bisher auf der Ebene der Laborversuche außerhalb des Körpers und teilweise im Tierversuchsstadium. Ein anderer Bereich meiner Forschung bezieht sich auf therapeutische Ansätze, und zwar darauf, wie man Wirkstoffe mittels Nanosystemen, oder Nano-Shuttles, wie ich gern sage, und Magnetfeldern gezielter an Tumoren anreichern und verteilen kann. Ein ganz neuer Ansatz, den wir in diesem Zusammenhang auch verfolgen, ist, statt synthetischer Nano-Shuttles lebende Bakterien zu verwenden, die ebenfalls auf Magnetfelder reagieren können und sich von Natur aus an Tumoren anreichern. Letzteres Phänomen wurde schon Anfang 1900 von dem Immunpioneer Dr. William Coley beobachtet, der als erster damit experimentierte, jedoch dann an Komplikationen wie Sepsis scheiterte. Heutzutage haben wir nun Mittel, solche Bakterien genetisch so zu modifizieren, dass sie sicher und effektiv als neue, mögliche Form der Krebstherapie eingesetzt werden können. Sie sehen, unsere Forschung – und generell die der Nanosysteme – ist per se sehr interdisziplinär, hier verschmelzen verschiedene Disziplinen wie Biologie, Chemie und Physik.

Jasper zu Putlitz: Können Sie mir erklären, wie Nanosysteme genau bei diesen medizinischen Anwendungen ihren Effekt erzielen?

Simone Schürle-Finke: Nehmen wir als Beispiel ein Nanosystem für die Analyse eines Tumors, an dessen Entwicklung ich beteiligt war. Bei einem Patienten mit Darmkrebs geht es darum, herauszufinden, was der richtige Therapieansatz ist. Natürlich könnte man eine Biopsie des Tumors nehmen. Dies wird ja auch vielfach durchgeführt, ist aber invasiv. Außerhalb des Körpers analysiert man dann totes Gewebe des Patienten. Dabei wäre es sehr interessant und aufschlussreich, wie die Aktivität des Tumors in vivo aussieht. Da gibt es im Tumor Enzyme, die hoch- oder runterreguliert sind, und dies korreliert mit dem Tumorstatus hinsichtlich der Wahrscheinlichkeit, zu metastasieren oder auch im Hinblick auf die Anfälligkeit für bestimmte Medikamente. In meiner Postdoc-Zeit am MIT habe ich zusammen mit Kollegen ein Nanosystem entwickelt, das auf einem wie zuvor beschriebenen Liposom basiert. Dieses Liposom agiert im Prinzip als Nano-Shuttle und enthält in seinem Innern ein Peptid-Substrat, also eine bestimmte Aminosäuresequenz, die nach Freisetzung von einem im Tumor vorhandenen Enzym gespalten werden kann. Damit hat das Substrat die Funktion eines Sensors. Diesen Nano-Shuttle haben wir in den Körper eines Versuchstiers, in diesem Fall eine tumortragende Maus, eingebracht.

Jasper zu Putlitz: Was passiert mit dem Nano-Shuttle im Körper der Maus?

Simone Schürle-Finke: Der Nano-Shuttle verteilt sich zunächst überall und reichert sich auch in bestimmten Geweben an. Ein großer Teil wird über die Leber abgebaut und ausgeschieden. Aber ein Teil geht auch ins Tumorgewebe. Entscheidend ist Folgendes: Wir haben in den Nano-Shuttle auch noch magnetische Nanopartikel eingebaut, um dadurch eine Möglichkeit zu haben, den Shuttle spezifisch nur im Tumorgewebe zu öffnen. Das funktioniert so: Wir verwenden eine temperaturempfindliche Formulierung für den Nano-Shuttle. Wenn man diesen dann einem hochfrequenten Magnetfeld aussetzt, dann absorbiert er die magnetische Energie und gibt diese in Form von Wärme frei. Die Wärme bewirkt lokal, dass sich die Membran des Nano-Shuttle aufweitet und damit das Enzymsubstrat frei wird.

Jasper zu Putlitz: Wirken die Substrate im Tumor zerstörend auf die Tumorzellen?

Simone Schürle-Finke: Nein. Der Effekt ist, dass das Substrat nur im Tumorgewebe für das Enzym zugänglich ist. Das Ziel ist, durch die Analyse der Enzymaktivität in einem Tumor in vivo dessen Biologie und Krankheitsaktivität zu verstehen. Wenn das Substrat im Tumor auf das Enzym trifft, wird es gespalten und gibt ein kleines Molekül, einen Marker ab. Dieser Marker ist noch viel kleiner als der Nano-Shuttle und kann über die Niere im Urin ausgeschieden werden. Mit einem einfachen mikrofluidischen Test können wir den Marker dann im Urin messen und erhalten so Informationen über die Tumoraktivität in vivo.

Jasper zu Putlitz: Dafür muss man aber wissen, wo der Tumor sitzt, oder?

Simone Schürle-Finke: Korrekt. In diesem Beispiel ist es so, dass man wissen muss, wo sich der Tumor befindet, und dies ist ja auch bei vielen menschlichen Tumoren der Fall. Entscheidend ist aber ein anderer Punkt: dieser Ansatz trägt zur Personalisierung der Therapie bei, denn mit den erhaltenen Informationen können wir zukünftig viel besser als in der Vergangenheit bestimmen, welcher therapeutische Ansatz zum gegebenen Zeitpunkt bei diesem speziellen Patienten unter seinen spezifischen Rahmenbedingungen der geeignetste ist. Wir können sehr genaue Diagnostik ermöglichen oder die Wirkstoffabgabe an bestimmte Bedingungen knüpfen. Nanosysteme versetzen uns in die Lage, intelligente Therapien zu entwickeln.

Jasper zu Putlitz: Sie haben jetzt ein sehr konkretes Beispiel genannt. Was erreicht man damit, was man nicht bisher schon kann? Wo ist die erfinderische Höhe?

Simone Schürle-Finke: Mit solchen Ansätzen bringen wir Diagnostik und Therapie beim Menschen auf die zelluläre und molekulare Ebene. Wir können zukünftig auf dieser Ebene im Körper agieren und Informationen gewinnen, die bisher nicht zu erhalten sind. Nochmal zurück zum Beispiel: wenn wir bei dem Tumorpatienten einfach eine Blutanalyse machen würden, hätten wir ein sehr undifferenziertes Bild der Tumoraktivität. Mit unserem Ansatz kann man in vivo messen, was im Tumor passiert, und zwar lokal und minimal-invasiv. Für unseren Nanosystem-Ansatz gibt es sehr viele Anwendungsfelder. Mit Antikörpern bestückte Nano-Shuttles könnten sich im Körper an Zielstrukturen sehr spezifisch anreichern und medikamentöse Wirkstoffe an ihr Ziel transportieren. Damit wären die systemischen Nebenwirkungen der Wirkstoffe geringer. Auch in der Diagnostik ließen sich Nano-Shuttles einsetzen, beispielsweise bei Brustkrebs, wo sie an einen Oberflächenrezeptor von Brustkrebszellen andocken könnten und wir dann analog zum genannten Beispiel Darmkrebs-Informationen auslesen könnten, die Ärzten in der Entscheidung helfen können, welche Therapie die besten Erfolgschancen hat.

Jasper zu Putlitz: Welche konkreten Anwendungsfälle für Nanosysteme gibt es heute bereits?

Simone Schürle-Finke: Eines der ersten Systeme, das auf den Markt kam, war Doxil® der Firma Janssen. Es wurde bereits 1995 von der FDA zugelassen. Hier ist das Standard-Chemotherapeutikum Doxorubicin in ein Liposom verpackt, und damit wird die Zirkulationszeit im Körper verlängert und gleichzeitig die systemische Toxizität des Chemotherapeutikums vermindert. Eine Weiterführung von Doxil® ist ThermoDox® der Firma Celsion. Dabei handelt es sich um ein Nanosystem auf Liposombasis, bei der der Wirkstoff Doxorubicin erst nach lokaler Applikation von Wärme freigesetzt wird. ThermoDox® befindet sich noch in der klinischen Erprobungsphase bei Patienten mit primärem Leberzellkarzinom. Ferner erwähnt sei die NanoTherm®-Therapie der Firma MagForce aus Berlin, bei der magnetische Nanopartikel in den Tumor eingebracht und dann durch ein magnetisches Wechselfeld erwärmt werden, sodass sie das umliegende Krebsgewebe zerstören. Auch dieses Verfahren befindet sich noch in der klinischen Erprobung, beispielsweise bei Prostatakarzinom und Hirntumorpatienten. Experimentell werden auch Goldpartikel eingesetzt, die sich mit Antikörpern verbinden lassen und dann in einer Zielregion durch einen Laser erwärmt werden, wodurch es ebenfalls zu einer Zerstörung von Gewebe kommt. Die Firma Nanospectra aus den USA beispielsweise testet diesen Ansatz in klinischen Studien und andere Firmen wie nanoComposix, bieten verschiedenste Gold-Nanopartikel speziell für dieses Anwendungsgebiet an.

Jasper zu Putlitz: Was können wir uns für die Zukunft der Medizin vom Forschungs- und Entwicklungsfeld der Nanosysteme erwarten?

Simone Schürle-Finke: Insgesamt erwarte ich, dass wir mit Nanosystemen zukünftig im Hinblick auf eine personalisierte Medizin bessere Methoden haben, um deutlich genauere Analysen zu erstellen. Vorstellbar wäre, dass mit Nanosystemen noch viel stärker als heute die sogenannte Point-of-Care-Diagnostik, also diagnostische Tests beispielsweise beim Patienten zu Hause ermöglicht wird. Ich habe ja in meinem Beispiel über die Urinanalyse gesprochen. In dem spezifischen Fall war dies noch mit einer magnetischen Aktivierung verbunden. Denkt man das Beispiel in verschiedenen Dimensionen konsequent weiter, entsteht ein Szenario, bei dem der Patient zu Hause ein Nanosystem möglicherweise sogar oral einnimmt und selbst einen Urintest macht, dessen Ergebnisse er dann dem Arzt übermitteln kann. Generell gesprochen, denke ich, dass Nanosysteme uns Möglichkeiten geben werden, relevante Informationen über ein mögliches oder tatsächliches Krankheitsgeschehen viel früher und präziser als heute zu sammeln. Bevor überhaupt Schmerz entsteht oder sonstige Symptome auftreten, könnten kostengünstige Nanosysteme bei Risikogruppen das Auftreten einer Erkrankung aufzeigen. Schließlich denke ich auch an die Möglichkeiten, die Systeme auf der Mikro-Skala eröffnen, also Mikrosysteme. Dies ist zwar nicht mein Forschungsfeld, aber Anwendungen wie mikroskopisch kleine Langzeitimplantate oder lokale Wirkstoff-freisetzende Implantate sind denkbar. Und diese können auch mit Intelligenz versehen werden, die beispielsweise eine Aktivierung nur unter bestimmten Bedingungen zulässt.

Jasper zu Putlitz: Werden wir in 10 Jahren klinisch zugelassene Nanosysteme haben?

Simone Schürle-Finke: Ich hoffe es. Wie ich sagte: Schon heute ist mehr im Einsatz, als man denkt. Meine Vision ist, dass intelligente Nanosysteme in 10–20 Jahren routinemäßig zur Diagnostik und zur Therapie von Erkrankungen bei Patienten eingesetzt werden und deren Krankheitsverlauf positiv beeinflussen.

Jasper zu Putlitz: Welche Herausforderungen müssen auf dem Weg dahin bewältigt werden?

Simone Schürle-Finke: Eine große Herausforderung auf dem Weg in die klinische Anwendung sind die hohen Kosten für klinische Studien. Und natürlich die sonstigen regulatorischen Hürden auf dem Weg zur Zulassung. Insbesondere bei Nanosystemen stellt sich die Frage nach dem Verhalten im Körper. Wie verteilen sich die Systeme, wie lange bleiben sie im Körper, wie werden sie abgebaut? Wie reagiert das Immunsystem? Gibt es toxische Effekte? Alle diese Fragen testen wir natürlich. Es kommt auch vor, dass bestimmte Materialien nicht für einen in vivo-Einsatz geeignet sind. Wichtig ist, dass gerade toxikologische Tests bestimmten einheitlichen Kriterien folgen müssen. Dafür gibt es nanotoxikologische Zentren, beispielsweise EURO-NanoTox, ein virtuelles Zentrum von verschiedenen Partnerinstituten, die alle Aspekte der Humantoxikologie von Nanosystemen erforschen. Man kann dort Nanosysteme testen lassen.

Jasper zu Putlitz: Planen Sie momentan bereits selbst die klinische Erprobung von Nanosystemen am Menschen?

Simone Schürle-Finke: Ich strebe es an, aber nicht in ganz naher Zukunft. Im Moment bewegen sich unsere Studien auf der Ebene von Tierversuchen, beispielsweise in Mäusen.

Jasper zu Putlitz: Gibt es im Bereich der Nanosysteme viele Start-up-Unternehmen?

Simone Schürle-Finke: Immer mehr Start-ups sind in diesem Gebiet aktiv. Ich habe im Jahr 2014 die Firma MagnebotiX mitgegründet, die sich auf die Entwicklung und Produktion von elektromagnetischen Manipulationsapparaturen für Nanosysteme fokussiert. Diese Apparaturen werden von Forschern eingesetzt, die mit magnetischen Nano- oder Mikrosystemen arbeiten und mit diesen Systemen interagieren wollen. Die zuvor beschriebenen Arbeiten zur Messung der Tumoraktivität in vivo, an denen ich während meiner Postdoc-Zeit beteiligt war, haben zu einem Patent beigetragen, das nun im Rahmen eines Start-ups namens Glympse Bio in den USA eingesetzt wird. Diese Firma entwickelt Nanosysteme als Aktivitätssensoren, die in vivo eingesetzt werden können. Das erste Anwendungsfeld ist die nichtalkoholische Steatohepatitis. Weitere Gebiete, auf denen die Firma forscht, sind Krebs, Autoimmunerkrankungen und Infektionen.

Prof. Simone Schürle-Finke, PhD

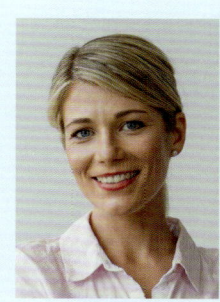

Simone Schürle-Finke ist Assistenzprofessorin (Tenure Track) für Reaktionsfähige Biomedizinische Systeme an der Eidgenössischen Technischen Hochschule in Zürich (ETHZ), Schweiz. Simone Schürle-Finkes Gruppe entwickelt diagnostische und therapeutische Systeme im Mikro- und Nanometermaßstab mit dem Ziel, eine Reihe von herausfordernden Problemen in der Gesundheitsversorgung anzugehen. Bevor sie die Position an der ETHZ einnahm, war sie Postdoktorandin am Koch Institut für Integrative Krebsforschung am Massachusetts Institut für Technologie (MIT) in Cambridge, USA. Dort forschte sie an Nanosensoren für personalisierte Tumordiagnostik sowie an Methoden zur Verbesserung des Wirkstofftransports in Tumorgewebe (2014–2017). Sie promovierte 2014 an der ETHZ und beschäftigte sich am Institut für Robotik und Intelligente Systeme mit magnetischen Manipulationstechniken für biomedizinische Anwendungen. Sie wurde mit der ETH-Medaille für ihre Doktorarbeit und mit Stipendien der Heinrich-Hertz-Stiftung, des Schweizerischen Nationalfonds, des German Academic Exchange Network und der Society in Science (Branco Weiss Stipendium) für ihre Forschung ausgezeichnet. Sie wurde vom World Economic Forum (WEF) für ihre Beiträge ihres wissenschaftlichen Wissens zum Gemeinwohl und die Einbeziehung der mit der Auszeichnung „Young Scientist" ausgezeichnet und trug zum „WEF Global Future Council on Human Enhancement" bei. Sie ist außerdem Mitgründerin von MagnebotiX, einem ETHZ-Spin-Off, das Systeme zur Generierung von Magnetfeldern anbietet.

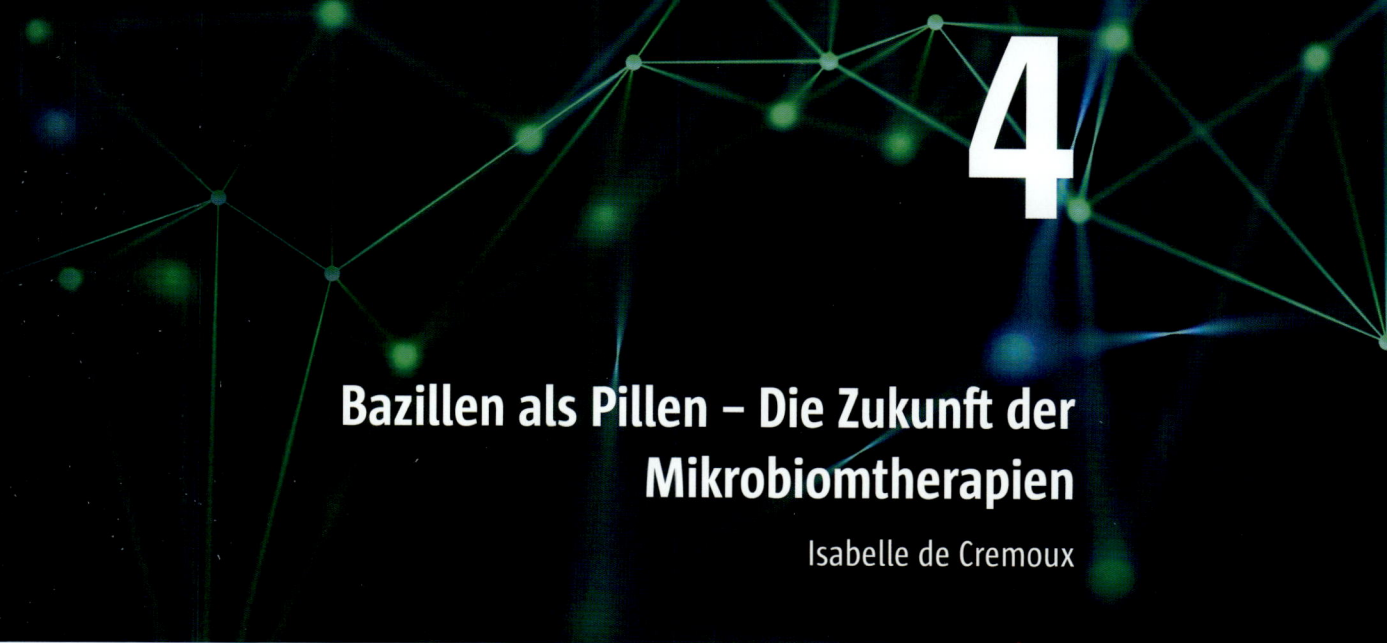

4

Bazillen als Pillen – Die Zukunft der Mikrobiomtherapien

Isabelle de Cremoux

Einleitung

Schon lange ist bekannt, dass das Mikrobiom, das heißt die Gesamtheit aller den Menschen besiedelnden Mikroorganismen, ein wesentliches Element der menschlichen Physiologie ist. Mittlerweile zeigt eine große Anzahl wissenschaftlicher Arbeiten, dass das Mikrobiom darüber hinaus eine potenziell tragende und kausative Rolle bei der Entstehung verschiedener Erkrankungen beim Menschen spielt. Die wachsende Wissensbasis untermauert einen Paradigmenwechsel in der menschlichen Gesundheitsversorgung und Medizin, bei dem die Ausrichtung auf das Mikrobiom zur Behandlung und Vorbeugung menschlicher Krankheiten die Entwicklung neuer Medikamente ermöglicht, die die aktuelle Arzneimittellandschaft voraussichtlich grundlegend ändern werden. Mit der Zulassung bahnbrechender mikrobiombasierter Technologien und Produkte wird sich auch der aktuelle Behandlungsstandard für zahlreiche Erkrankungen grundlegend weiterentwickeln.

Die Entwicklung mikrobiombasierter Produkte dient der Bekämpfung und Behandlung einer ganzen Reihe von Erkrankungen beim Menschen, dazu gehören Allergien, chronisch-entzündliche Darmerkrankungen, metabolisches Syndrom, Adipositas und sogar Krebserkrankungen. Im Allgemeinen umfasst ein therapeutischer mikrobiombezogener Ansatz die Modulation oder den Austausch des bestehenden, mit der jeweiligen Erkrankung assoziierten Mikrobioms (Dysbiose) durch eine nützliche mikrobielle Gemeinschaft, mit deren Hilfe die gesunde mikrobielle Signatur und Funktion wiederhergestellt werden. Zur Erreichung dieses therapeutischen Ergebnisses stehen zahlreiche Interventionsmodalitäten zur Verfügung, von der Stuhltransplantation über die Supplementierung mit einzelnen Bakterienstämmen oder -konsortien bis hin zur spezifischen Eliminierung von Bakterienspezies/-stämmen, die sich vermutlich in Bezug auf die jeweilige Pathologie begünstigend auswirken. Da die Mikrobiomforschung zunehmend Fortschritte macht und tiefere Einblicke in Kausalitäten und Wirkmechanismen erlangt, werden vermehrt molekulare Therapieansätze greifbar, die von niedermolekularen Molekülen über Peptide und Proteine bis hin zu mikrobiombasierten Diagnostika reichen.

Parallel zur starken Fokussierung auf mikrobiombasierte Therapeutika werden im Gesundheitswesen und bei großen Lebensmittelkonzernen zunehmend personalisierte Ansätze im Hinblick auf die Gesundheit und das allgemeine Wohlbefinden verfolgt, die stark durch die Verbrauchernachfrage getrieben werden und von hohem kommerziellen Interesse sind. Die Forschung hierzu befindet sich diesbezüglich noch in den Kinderschuhen. Die Vision: eine Präzisionsernährung, die die großen genetischen und mikrobiellen Unterschiede zwischen Individuen berücksichtigt und bei der mit dem Ziel eines gesunden Mikrobioms Diäten, Probiotika und Präbiotika spezifisch auf die Bedürfnisse eines Individuums zugeschnitten werden.

In diesem Kapitel werden einige der Bereiche betrachtet, in denen die größten Fortschritte in der Mikrobiomforschung zu verzeichnen sind und die das zukünftige Potenzial dieses Forschungsfeldes für bahnbrechende Entdeckungen, die die Gesundheitsversorgung weltweit verändern werden, zeigen. Zudem werden einige der aktuellen translationalen Ansätze in Bezug auf die Verwendung des Mikrobioms zur grundlegenden Veränderung der Gesundheitsversorgung und des Krankheitsmanagements beim Menschen hervorgehoben. Außerdem wird darauf eingegangen, wie sich diese Ansätze auf die starke Pipeline mikrobiombasierter Therapien auswirken, die sich aktuell in der klinischen Entwicklung befinden. Abschließend werden einige der Herausforderungen bei der Überführung der Ergebnisse der Mikrobiomforschung in die kommerzielle Realität diskutiert, dazu gehören Produktherstellung, regulatorische Gesichtspunkte, klinische Studiendesigns/ klinische Wirksamkeit und Fragen im Zusammenhang mit geistigem Eigentum, die allesamt bei der Markteinführung mikrobiombasierter Produkte berücksichtigt werden müssen.

Fortschritte in der Mikrobiomforschung – Status quo

Die Forschung im Bereich des menschlichen Mikrobioms hat in den letzten zehn Jahren exponentiell zugenommen. Durch den unaufhörlich steigenden Einsatz technologischer Innovationen hat der wissenschaftliche Fortschritt auf diesem Gebiet zur Entstehung einer komplett neuen Industriesparte geführt, die sich darauf konzentriert, diese Forschung in die therapeutische und kommerzielle Realität zu überführen und sowohl im Ernährungs- als auch im Arzneimittelsektor auszuschöpfen.

Die Bedeutung des Mikrobioms für die Gesundheit lässt sich aus einer einfachen Tatsache ableiten, die auch in der Literatur bereits vielfach dargelegt wurde, nämlich, dass die Anzahl der Mikroorganismen, die auf der Oberfläche und innerhalb des menschlichen Körpers leben, die der somatischen Zellen bei weitem übersteigt und diese großflächige, zahlenmäßig bedeutsame mikrobielle Besiedelung außerdem unsere gesamte genetische Diversität und funktionellen Fähigkeiten amplifiziert. Diese kofunktionale Beziehung hat starke evolutionäre Wurzeln (Davenport et al. 2017) und gilt als unerlässlich für die menschliche Gesundheit, von der Schwangerschaft bis zur Geburt und über alle Lebensabschnitte hinweg. Darüber hinaus gibt es zunehmende wissenschaftliche Evidenz, dass es sich bei bestimmten Mitgliedern des Mikrobioms um echte Symbionten handelt, die hochgradig auf die Förderung wichtiger Wirtsfunktionen spezialisiert sind und einen unmittelbaren Nutzen für die menschliche Gesundheit haben. Diese Beobachtungen haben zu weiteren Forschungsarbeiten geführt, die auf die Identifizierung und Isolierung dieser Bakterien aus komplexen Mikrobiomen und den Nachweis des therapeutischen Nutzens zur Prävention beziehungsweise Behandlung chronischer Erkrankungen abzielen. Infolgedessen entstand der Ausdruck „Bugs as Drugs" („Bazillen als Pillen"), der verschiedene Produktmodalitäten einschließt, die allesamt über therapeutisches Potenzial verfügen – von lebenden oder inaktivierten Mikroorganismen bis hin zu Bestandteilen und Stoffwechselprodukten von Mikroorganismen. Im Gegenzug ist auch bekannt, dass bestimmte Mitglieder des Mikrobioms die menschliche Gesundheit negativ beeinflussen können, und obgleich diese Mikroorganismen möglicherweise nicht gänzlich pathogen sind, werden sie als „Pathobionten" bezeichnet und spielen wahrscheinlich eine wichtige Rolle bei der Entstehung von Krankheiten.

Ein Großteil der Erkenntnisse zum menschlichen Mikrobiom wurde aus umfangreichen Humanstudien des Human Microbiome Project (HMPI/II) der US-amerikanischen National Institutes of Health (NIH), den American and British Gut Projects (AGP und BGP), dem European Metagenomic Human Intestinal Tract (MetaHIT) Project, dem MyNewGut Project und dem Flemish Gut Flora Project erlangt. Auf Grundlage dieser Studien liegt heute eine Fülle an Informationen zur mikrobiellen Diversität und Ökologie zahlreicher Körperregionen, einschließlich der Mundhöhle, der Haut, der Vagina und des Darms vor (McDonald et al. 2018; Lloyd-Price et al. 2017; Gilbert et al. 2018a, b). Es wird angenommen, dass die Zusammensetzung des Mikrobioms durch viele Faktoren beeinflusst wird, von der Art der Geburt über das Stillen bis hin zu Lebensweise (urban versus ländlich), Ernährung, Antibiotikakonsum, Arzneimittelnutzung und sogar dem zirkadianen Rhythmus.

Ein großer Teil der Erkenntnisse zur Mikrobiomzusammensetzung und zum Zusammenhang zwischen Mikrobiom und Gesundheit wurde durch die Weiterentwicklung von Hochdurchsatz-Sequenzierungsmethoden, Vernetzung von Computerkapazität sowie die starke allgemeine Zunahme der Sequenzierungen von Genomen erlangt, ermöglicht durch die starke Senkung der Sequenzierungskosten (Knight et al. 2017). Diese Arbeiten haben dazu geführt, dass heute eine detaillierte Beschreibung des mikrobiellen Inhalts aus DNA-Proben verschiedener Quellen, beispielsweise Stuhl, Darmschleimhaut, Haut, Mundhöhle und Atemwege, sowohl von gesunden als auch von erkrankten Menschen vorliegt. Die Proben wurden im Rahmen groß angelegter Kohortenstudien beim Menschen, kleineren Individualstudien und einer umfassenden Reihe an Tiermodellen gesammelt. Das gemeinsame Ziel dieser Studien bestand darin, die Zusammensetzung des Mikrobioms und entsprechende Störeinflüsse über alle Lebensphasen hinweg zu untersuchen – in utero, bei der Geburt, im frühen Lebensalter, in der Jugend und im fortgeschrittenen Alter, einschließlich bei der Population der Hundertjährigen – und diese Ergebnisse mit Gesundheitsoutcomes und Langlebigkeit in Beziehung zu setzen, um Erkenntnisse zum kausalen und therapeutischen Potenzial des menschlichen Mikrobioms zu erlangen.

Die Diversität und Funktion des Mikrobioms im Laufe des Lebens

Der Begriff „Mikrobiom" umfasst Bakterien, Pilze, Protozoen[1], Archaea[2] und Viren. Wie bereits erwähnt beherbergen alle Regionen des menschlichen Körpers ein eigenes Mikrobiom. Gegenwärtig ist das bakterielle Mikrobiom, einschließlich der anaeroben Bakterien, die am besten charakterisierte mikrobielle Gemeinschaft und wurde umfangreich im menschlichen Darm untersucht. Diese Tatsache spiegelt sich auch im Inhalt dieses Kapitels wider.

Bislang wurde das Hauptaugenmerk auf das Mikrobiom beim erwachsenen Menschen gelegt, allerdings wird nun zunehmend eine Kartierung der Veränderungen des Mikrobioms im Laufe der menschlichen Entwicklung

---

1 eukaryotische (einen Zellkern besitzende) Einzeller
2 Die Archaea, früher auch Archaebakterien oder Urbakterien genannt, bilden eine der drei Domänen, in die alle zellulären Lebewesen eingeteilt werden. Die anderen beiden Domänen sind die Bakterien (Bacteria), die mit den Archaea zu den Prokaryoten zusammengefasst werden, und die Eukaryoten (Eukaryota), die im Unterschied zu den Prokaryoten einen Zellkern besitzen.

angestrebt. Dabei spielen insbesondere die Geburt und die frühen Lebensjahre eine wichtige Rolle, da es sich bei diesen Zeiträumen um kritische Fenster für die Durchführung therapeutischer Maßnahmen handelt (Stiemsma et al. 2017). Es ist kein Zufall, dass der Erwerb und die Entwicklung des Darmmikrobioms eng mit der Entwicklung der mukosalen und systemischen Immunität verbunden ist, aber auch die metabolische Programmierung vorantreibt. Auf Grundlage einiger Studien wird behauptet, dass die Exposition gegenüber Mikroorganismen pränatal, zum Beispiel über die Plazenta und das Fruchtwasser, erfolgen kann (Lauder et al. 2016; Chu et al. 2017), obwohl die Vorstellung einer mikrobiellen Exposition in utero nach wie vor äußerst umstritten ist. Daher handelt es sich bei der Behauptung, dass diese in geringem Umfang (d.h. mit geringer Biomasse) vorhandenen Mikrobiome während der Entwicklung des Fötus funktionelle Relevanz haben, zum gegenwärtigen Zeitpunkt um reine Spekulation.

Bekannt ist allerdings, dass der nachgeburtliche Erwerb des Mikrobioms die Zusammensetzung des frühen Mikrobioms im Darm beeinflusst, und dass dies von Faktoren wie der Art der Geburt (Dominguez-Bello et al. 2010; Hill et al. 2017) und der anfänglichen Ernährung (Stillen versus Flasche) (Lewis u. Mills 2017) abhängt. Anhand kürzlich veröffentlichter Daten wurde erneut die Bedeutung der Reihenfolge und des Timings der bakteriellen Besiedelung des Darms im frühen Lebensalter als einer der Haupteinflussfaktoren für den Aufbau und die Ökologie des Mikrobioms gezeigt (Martinez et al. 2018). Dabei ist insbesondere von Bedeutung, dass die zeitliche Entwicklung des Mikrobioms im Darm bis zu einem Alter von 3 bis 5 Jahren andauert und das Mikrobiom erst dann eine erwachsenenähnliche Ausprägung erreicht (Cheng et al. 2016; Stokholm et al. 2018). Aufgrund der vorherrschenden Plastizität des Mikrobioms im frühen Lebensalter bietet diese Übergangsphase ein ideales Fenster für Interventionen im Hinblick auf den Erwerb eines gesunden Mikrobioms.

Vor dem Hintergrund des aktuellen Anstiegs chronischer Erkrankungen bei Kindern, insbesondere in westlichen Ländern, ist es von entscheidender Bedeutung, die Entwicklung des Mikrobioms im frühen Lebensalter nachvollziehen zu können. Die genaue Ursache für die steigende Prävalenz und Inzidenz vieler chronischer Erkrankungen bei Kindern ist noch nicht vollständig geklärt, jedoch tragen Faktoren wie die postnatale Ernährung, Antibiotikagaben, Impfungen und Hygienemaßnahmen allesamt zur aktuellen Zunahme bei, indem sie das normale Gleichgewicht bei der mikrobiellen Besiedelung des in Entwicklung befindlichen Darms stören und die Regulierung des Immunsystems verändern (Tamburini et al. 2016; Obiakor et al. 2018; Blaser 2018). Es gibt mehrere konsistente Belege dafür, dass sowohl eine geringe mikrobielle Diversität als auch eine unreife mikrobielle Zusammensetzung und ungünstige Veränderungen der Mikrobiomzusammensetzung in den frühen Lebensjahren Prädiktoren für das Risiko allergischer und atopischer Erkrankungen bei Kindern im Alter von 5 Jahren sind (Fujimura et al. 2016; Fujimura u. Lynch 2015; Stokholm et al. 2018). In diesem Zusammenhang wurde eine Reihe mikrobieller Signaturen bei gesunden Kindern und bei Kindern mit Erkrankungsrisiko beschrieben (Arrieta et al. 2015; Fujimura et al. 2016). Von diesen Mikrobiomsignaturen wird angenommen, dass sie das Potenzial zur Vorhersage atopischer Erkrankungen bei Risiko-Kindern haben. Entsprechend könnten therapeutische Interventionen konzipiert werden, die auf die Supplementierung spezifischer nützlicher Bakterienspezies/-stämme bei diesen Kindern abzielen.

Mikrobiomvermittelte Erkrankungen des Darms

Zu den wichtigen allgemeinen Eigenschaften eines gesunden Mikrobioms im Darm gehören eine hohe Diversität, dominiert von den Bakterienstämmen *Firmicutes* und *Bacteroidetes*. Eine mikrobielle Dysbiose kann zu jedem Zeitpunkt während des Lebens auftreten und wurde im Zusammenhang mit einer ganzen Reihe von Erkrankungen beim Menschen beschrieben, dazu gehören chronisch-entzündliche Darmerkrankungen, Lebererkrankungen, Adipositas und metabolisches Syndrom sowie neurodegenerative Erkrankungen wie Morbus Alzheimer und Morbus Parkinson. Typischerweise ist eine Dysbiose mit einem Rückgang der bakteriellen Vielfalt und des Artenreichtums, dem Verlust an Anaerobiern und der Vermehrung von aerotoleranten *Proteobacteria* assoziiert, von denen einige Pathobionten sind und aktiv zu Krankheitsprozessen beitragen (Shin et al. 2015; Zhu et al. 2018; Kriss et al. 2018). Welche Faktoren zu einer veränderten dysbiotischen Struktur des gesunden Mikrobioms führen, ist bislang noch nicht vollumfänglich geklärt. Allerdings kann sich ein genetisches Risiko in Kombination mit fettreicher oder schlechter Ernährung, Infektionen, Antibiotika, Arzneimittelanwendung sowie Umweltfaktoren und sozioökonomischen Faktoren negativ auf das Mikrobiom auswirken und seine allgemeine Widerstandsfähigkeit und Stabilität verringern (Sharma u. Gilbert 2018). Die präzise Bestimmung von universell relevanten Mikrobiomveränderungen, die über ein prädiktives oder diagnostisches Potenzial für bestimmte Erkrankungen verfügen, bleibt eine Herausforderung. Dies wird durch die Inkonsistenz der veröffentlichten Studien veranschaulicht und erschwert den Fortschritt bei der Entwicklung robuster mikrobiomspezifischer Diagnosemarker und die Aufdeckung kausal relevanter Veränderungen im Mikrobiom.

Dokumentation des menschlichen Mikrobioms bei gesunden und kranken Menschen

Ein Großteil der frühen Arbeiten zur Charakterisierung und Quantifizierung der mikrobiellen Diversität in menschlichen Proben erfolgte auf Grundlage regionsspezifischer 16S rRNA[3]-Sequenzierung. Heute wird verstärkt auf die metagenomische Sequenzierung[4] des gesamten Genoms gesetzt, wodurch eine höhere Präzision bei der Charakterisierung auf Spezies-/Stammebene erzielt wird. Seitdem größere populationsorientierte Mikrobiomstudien[5] durchgeführt werden, wurden bei der Analyse des menschlichen Mikrobioms gute Fortschritte im Hinblick auf Best Practices erzielt, die bei der Sequenzierung und den bioinformatischen Verfahren angewendet werden sollten, um Bias und Fehlerraten zu reduzieren. Daher wird die Bedeutung standarisierter und validierter Arbeitsabläufe für die Erzielung reproduzierbarer Sequenzierungsdaten viel stärker berücksichtigt (Costea et al. 2017), sodass aussagekräftige Mikrobiomdatensätze reproduziert und von akademischen Fachkreisen und Industrie genutzt werden können. Die Fokussierung auf Qualität und Reproduzierbarkeit hat zur Entstehung von zahlreichen Projekten, Allianzen und Initiativen geführt, wie dem International Human Microbiome Standards (IHMS) Project, der International Metagenomic and Microbiome Standards Alliance (IMMSA), dem Microbiome Quality Control Project und der Mosaic Community Challenge, die allesamt darauf abzielen, akademische Fachkreise und Industrie mit qualitativ hochwertigen Daten zu versorgen.

Da die menschlichen Datensätze immer größer werden, kommen zunehmend auch die Einschränkungen zum Vorschein, mit denen der Ansatz einer „Momentaufnahme" bei der Charakterisierung von Mikrobiomen einhergeht. Es gibt ein stärkeres Bewusstsein für die Wichtigkeit adäquat aussagekräftiger, groß angelegter, longitudinaler Kohortenstudien, die nicht nur Kerndaten zum Baseline-Mikrobiom, sondern

---

3 rRNA = ribosomale RNA
4 Erhebung der Gesamtheit der genomischen Information der (Mikro-)Organismen einer bestimmten Lebensgemeinschaft
5 Beispielsweise MetaHIT (Metagenomics of the Human Intestinal Tract; finanziert aus EU-Mitteln) und HMPI/II (NIH Integrated Human Microbiome Project; das iHMP (Integrated Human Microbiome Project) erstellt integrierte longitudinale Datensätze sowohl aus dem Mikrobiom als auch aus dem Wirt).

auch die Variabilität im Laufe der Zeit erfassen, durch die dann auch Störvariablen wie die Anwendung von Antibiotika berücksichtigt werden. Dies gilt mittlerweile als Goldstandard für die Ableitung relevanter gesundheitsbezogener, kausaler Verschiebungen im Mikrobiom von Individuen (Gilbert et al. 2018). Beim Umgang mit diesen enormen Datensätzen ist der Einsatz von Berechnungsalgorithmen unverzichtbar, die auf maschinellem Lernen basieren. Anhand dieser Algorithmen können Kausalitäten präzise bestimmt und bakterielle Signaturen definiert werden, mit deren Hilfe die Wirksamkeit von Therapien verbessert werden kann.

Der Ökosystemansatz zur Entschlüsselung der Biologie von Wirt und Mikroorganismus

Mittlerweile wird der Schwerpunkt stärker auf die allgemeine Wirkung der mikrobiellen Gemeinschaft beziehungsweise des mikrobiellen Ökosystems und zudem auf die Wirkung einzelner Bakterienspezies innerhalb eines Ökosystems gelegt, da immer mehr Daten darauf hinweisen, dass bestimmte mikrobielle Populationen entweder synergetisch oder antagonistisch wirken und die Reaktionen von Mikroorganismus und Wirt gleichermaßen beeinflussen. Eine weitere wichtige Entwicklung auf dem Gebiet der Mikrobiomforschung ist die Fokussierung auf die Identität auf Stammebene beziehungsweise die Stammesgeschichte von Mitgliedern einer komplexen bakteriellen Gemeinschaft, da immer mehr Einblicke in die funktionelle Diversität einzelner Bakterienarten und -stämme gewonnen werden. Um diesen hohen Auflösungsgrad zu erreichen, wird der Fokus immer mehr auf die Verwendung von Long-Read-Sequenzierungstechnologien, beispielsweise PacBio und Nanopore, und die direkte Kultivierung neuartiger Bakterienisolate mit anschließender Sequenzierung und Bestimmung der Zusammensetzung des Gesamtgenoms gelegt. Gleichermaßen entsteht aufgrund der vergleichsweise einfachen Gewinnung adäquater und akkurater Sequenzierungsdaten von zahlreich vorhandenen Mitgliedern der mikrobiellen Gemeinschaft innerhalb einer Probe ein zunehmendes Bewusstsein dafür, dass Mikroorganismen mit geringer Häufigkeit von großer funktioneller Bedeutung sind. Daher werden sowohl Sequenzierungs- als auch Berechnungsmethoden entsprechend verbessert, um diesen potenziell wichtigen Akteuren Rechnung zu tragen. In diesem Kontext wird immer mehr Aufwand betrieben, um die Sammlung isolierter Bakterienkulturen, einschließlich gering vorhandener Taxa, zu erweitern und das Gesamtgenom dieser neuartigen Bakterienisolate zu sequenzieren, sodass letztlich hervorragend kuratierte Referenzgenome zur Verfügung stehen, auf deren Grundlage eine akkurate Identifizierung auf Spezies- und Stammebene erfolgen kann.

Sequenzierung und Analyse des Mikrobioms – Herausforderungen und Grenzen

Es gibt zahlreiche und hinreichend bekannte Herausforderungen. Dazu gehört beispielsweise die strukturelle Bestimmung der Mikrobiomgemeinschaft; aber auch die Zuordnung von Funktionen zu einzelnen Mitgliedern oder Gruppen von Bakterien oder Konsortien stellt eine große Herausforderung dar. Dies liegt teilweise daran, dass die aktuellen Ansätze zur Gen-Annotation begrenzt sind, unter anderem aufgrund von fehlerhaften Gen-Annotationen innerhalb eines Bakteriengenoms und der gegenwärtigen Wissenslücke in Bezug auf die tatsächliche Funktion vieler Bakteriengene. Dies kann nur durch ausführliche Studien zur molekularen, funktionalen und phänotypischen Charakterisierung behoben werden, die direkt auf das spezifische Gen oder Gencluster abzielen. Darüber hinaus gibt es ein Problem mit den Proben selbst. Viele Analysen des Mikrobioms im Darm basieren auf menschlichen

Stuhlproben. Zunehmend wird jedoch klar, dass Stuhl aufgrund der Bildung von bakteriellen Untergemeinschaften und standortspezifischen biogeografischen Unterschieden bei der Zusammensetzung und Funktion im menschlichen Gastrointestinaltrakt nicht repräsentativ für andere wichtige Regionen des menschlichen Gastrointestinaltrakts ist.

Mikrobiomvermittelte Krankheiten – Präzise Bestimmung von Kausalität und Behandlungsmöglichkeiten

Die Mikrobiombiologie ist in die Ära der Meta-Omik (Big Data) und des „Deep Phenotyping" eingetreten, in der die Integration zusätzlicher funktioneller Merkmale (Bauer u. Thiele 2018) aus den Bereichen der Metagenomik, Metatranskriptomik, Metaproteomik und Molekularphenomik umgesetzt wird (Dumas et al. 2018), die allesamt auf das Verständnis der Mikrobiomfunktion im Kontext komplexer biologischer Metadaten, einschließlich menschlicher Faktoren wie Genetik, Gesundheitszustand, Umwelt, Arzneimittelanwendung, Ernährung, Antibiotikagaben usw. abzielen. Mit der anhaltenden Erfassung großer Mengen qualitativ hochwertiger Daten (siehe beispielsweise die Initiative MiBioGen [Chen et al. 2018; Wang et al. 2018a]) und der sich ständig erweiternden Fähigkeit im Bereich der Durchführung computergestützter Hochleistungsanalysen, bei maschinellem Lernen, mathematischer Modellerstellung und Statistik können zukünftig Vorhersagen von

1. relevanten Verschiebungen der Mikrobiomdynamik/-varianz mit kausalem oder diagnostischem Potenzial und
2. therapeutische/ernährungsbezogene Interventionen, die sich auf die menschliche Gesundheit und Erkrankungen auswirken,

einzig und allein auf Grundlage von *In-silico-Analysen* getroffen werden.

Dieser mikrobiombezogene, systemmedizinische Ansatz ermöglicht zudem die Entdeckung von Biomarkern in Zusammenhang mit Wirtsmerkmalen durch Patientenstratifizierung, Identifizierung von Respondern und Non-Respondern (Gilbert 2018). Eine kürzlich veröffentlichte groß angelegte Studie mit genetischen Daten und Mikrobiomdaten von mehr als 1.000 Teilnehmern hat gezeigt, dass die Vorhersage des metabolischen Status hierdurch gegenüber der alleinigen Untersuchung der genetischen Daten signifikant verbessert wurde (Rothschild et al. 2018). Auch im Rahmen des interdisziplinären, von den National Institutes of Health (NIH) finanzierten Programms iHMP (Integrated Human Microbiome Project) mit Schwerpunkt auf

1. Schwangerschaft und Frühgeburten,
2. Auftreten von chronisch-entzündlichen Darmerkrankungen und
3. Auftreten von Typ-2-Diabetes

werden longitudinale Multi-Omics-Verfahren angewendet, um Mikrobiomveränderungen im Laufe der Zeit zu definieren, und zwar sowohl zum Zeitpunkt des erstmaligen Auftretens als auch im Verlauf dieser Erkrankungen. Mittels Integration komplexer Mikrobiomdatensätze und detaillierter Analysen der Wirtsbiologie zielen diese Studien darauf ab, die Veränderungen/Störeinflüsse der Bakteriendynamik und -zusammensetzung im gesamten Krankheitsverlauf bis ins kleinste Detail zu bestimmen. Dieser wissenschaftliche Big-Data-Ansatz verfolgt zwei allgemeine Ziele, nämlich erstens die Identifizierung von Kausalität auf Spezies- und Stammebene sowie auf Ebene von Molekülen und molekularen Signalwegen, und zweitens die Identifizierung neuer therapeutischer Ansätze zur Prävention und Heilung dieser Erkrankungen. Der Erfolg dieser Ansätze hängt voll und ganz von einem robusten klinischen Studiendesign, von der Qualität der zugrundeliegenden Daten aus Mikrobiom-, Metabolom- und Proteomanalysen und von Metadaten, einschließlich der Genauigkeit der klinischen Diagnosen bei den Patienten, ab.

Entdeckung von Biomarkern und Stratifizierung von Populationen und Patienten

Wie bereits erwähnt, wird der Begriff „Dysbiose" universell verwendet, um strukturelle Abweichungen der Mikrobiomgemeinschaft von ihrem normalen, gesunden Zustand bei einer Vielzahl von Erkrankungen zu beschreiben. Die Definition der krankheitsspezifischen Dysbiose gilt als potenzieller diagnostischer Marker für das Risiko, den Schweregrad und die Progression der jeweiligen Erkrankung (He et al. 2018). Zudem wird vermutet, dass es sich hierbei um einen wichtigen Stratifizierungsmarker für die vorzeitige Bestimmung von Respondern beziehungsweise Non-Respondern handelt.

In einer kürzlich veröffentlichten Studie (He et al. 2018) wurden starke Effekte der geografischen Region auf die allgemeine Mikrobiomstruktur beschrieben, dabei wurde insbesondere der Aufbau von geografiebezogenen Referenzdatenbanken zum gesunden Mikrobiom für den Abgleich mit erkrankten Kohorten derselben Region als bedeutsam hervorgehoben. In einer kürzlich publizierten Studie aus China (Ren et al. 2018) wurde das fäkale Mikrobiom von Patienten mit Leberzirrhose und hepatozellulärem Karzinom (HCC) mit dem von gesunden Kontrollen verglichen. Ziel der Studie war es, eine diagnostische Mikrobiomsignatur zu identifizieren, mit deren Hilfe HCC bereits im sehr frühen Stadium vorhergesagt werden kann, sodass eine frühzeitige therapeutische Intervention zur Verbesserung der Langzeitprognose bei diesen Patienten eingeleitet werden kann. Die Autoren haben nachgewiesen, dass bei HCC-Patienten im Vergleich mit gesunden Kontrollen die Anzahl Butyrat-bildender Gattungen der Spezies *Ruminococcus*, *Oscillibacter*, *Faecalibacterium* und *Clostridium* IV verringert war, während die Anzahl Lipopolysaccharid-bildender *Klebsiella* und *Haemophilus* erhöht war. Die potenzielle diagnostische Relevanz und der Wert dieser Mikrobiomverschiebung bedürfen weiterer klinischer Validierung.

Im Zusammenhang mit chronisch-entzündlichen Darmkrankheiten, aber auch anderen Krankheiten, besteht ein großes Interesse an der Identifizierung von nicht invasiven, krankheitsspezifischen Biomarkern und Biomarkern, mit deren Hilfe Patienten besser im Hinblick auf geeignete Therapien stratifiziert werden können. In Bezug auf Morbus Crohn liegen substanzielle Belege dafür vor, dass die Blüte von *Proteobacteria* insbesondere durch die Ausbreitung adhärent-invasiver FimH-positiver *E. coli* (AIEC) verursacht oder begünstigt wird (Palmela et al. 2018). Dieses Bakterium ist ein wichtiger Biomarker für Morbus Crohn, aber auch ein wichtiges Ziel für die Behandlung einer Untergruppe von Crohn-Patienten.

Neben chronisch-entzündlichen Darmerkrankungen ist auch das Kolorektalkarzinom mit der Besiedelung und Biofilmbildung durch Colibactin-positive *E. coli* und enterotoxische *Bacteroides fragilis* assoziiert, die bei Patienten mit familiärer adenomatöser Polyposis (FAP) und benigner Polypenbildung in frühen Lebensjahren als vermehrt vorliegend beschrieben wurden (Dejea et al. 2018). Diese Bakterien und deren Toxine könnten sich als nützliche mikrobiombasierte diagnostische Marker für Menschen mit einem Risiko für das Auftreten eines Kolorektalkarzinoms erweisen. Ein weiterer potenzieller diagnostischer Marker für das Auftreten eines Kolorektalkarzinoms ist *Fusobacterium nucleatum* (Zhang et al. 2018). Laut eines kürzlich veröffentlichten Fachbeitrags besteht jedoch Bedarf an einer umfassenderen Evaluierung der Geografie und der Unterschiede zwischen den Stämmen, um dieses Bakterium mit der Diagnose Kolorektalkarzinom assoziieren zu können (Sears et al. 2018).

Das diagnostische Potenzial des Mikrobioms für die Identifizierung von Respondern gegenüber Immuntherapien zur Krebsbehandlung, beispielsweise Antikörper zur Checkpoint-Inhibition (Vetizou et al. 2015; Sivan et al. 2015; Gopalakrishnan et al. 2018; Matson et al. 2018; Routy et al. 2018; Zitvogel et al. 2018) wird derzeit intensiv erforscht. Die derzeitigen, von der FDA zugelassenen Produkte zur Checkpoint-Inhibition sind gegen das *cytotoxic T lymphocyte-associated protein 4 (CTLA4)* und das *programmed cell death protein 1 (PD1)* oder seinen Liganden (PD-L1) gerichtet, die auf T-Zellen (CTLA4, PD1) beziehungsweise Tumorzellen (PD-L1) exprimiert werden und normale Effektorfunktionen der T-Zellen hemmen. Die Wirksamkeit dieser Produkte ist bei Krebspatienten variabel. Die Möglichkeit, dass die Mikrobiomzusammensetzung die klinische Wirksamkeit dieser Arzneimittel potenzieren könnte, ist von hoher translationaler Relevanz, da hierdurch die Krebsüberlebensraten verbessert und die genauere Vorhersage von Respondern beziehungsweise Non-Respondern möglich würde. Der derzeitige Erklärungsansatz hierfür ist, dass bei Respondern eine Besiedelung mit spezifischen Bakterienspezies vorliegt, die zu einem immunaktivierten Milieu beitragen, das wiederum die inflammatorische Signalgebung, die Anregung und die Infiltration antitumoraler T-Zellen und letztlich die Tumorregression verstärkt. Die präklinische Arbeit von Vetizou et al. aus dem Jahr 2015 identifizierte die potenzierende Wirkung von *Bacteroidales* zur Förderung der antitumoralen Th1-Zellimmunität, während Sivan et al. 2015 die verstärkende Wirkung von *Bifidobacteriaceae* auf antitumorale, CD8-exprimierende T-Zellen beschrieb. Jüngste Studien bei Patienten mit metastasiertem malignem Melanom haben die wesentliche Bedeutung von *Bifidobacteriaceae* bei Respondern weiter bestätigt, allerdings auch zehn weitere Bakterienspezies identifiziert, die bei Respondern unterschiedlich stark vermehrt vorliegen, darunter *Enterococcus faecium* und *Collinsella aerofaciens*. Die Bedeutung von Bakterienspezies wie diesen in Bezug auf die Potenzierung der Tumor-Immunität bedarf weiterer klinischer Validierung.

Darmbakterien – Gesund versus Dysbiotisch – Rationale Mikrobiomtherapien

Mikrobiome bestehen nicht nur aus Bakterien. Mittlerweile steigt das Interesse an der funktionalen Rolle anderer wichtiger Komponenten des Mikrobioms, einschließlich Viren und Pilzen (sog. Transkingdom-Interaktionen und -Netzwerke), jedoch liegen nach wie vor nur wenige Studien im Vergleich zu den Arbeiten und Erkenntnissen aus Studien zu Bakterien, insbesondere Darmbakterien, vor.

In Bezug auf die gutartigen Akteure des Mikrobioms im Darm besteht starker Konsens, dass Bakterien der Gattungen *Lactobacillus*, *Bifidobacteria*, *Faecalibacterium* und *Akkermanisa* der Gesundheit zuträglich sind, während Vertreter der Gruppe der *Proteobacteria* eher mit dysbiotischen Signaturen oder verschiedenen Erkrankungsphänotypen in Zusammenhang stehen. Diese Sichtweise mag zu simpel sein, und eine Überbewertung dieser groben Einteilung sollte möglichst vermieden werden, da auch andere Faktoren, wie beispielsweise der Kontext, d.h. Körperregion, Menge, genetischer Hintergrund usw. (Cirstea et al. 2018) wahrscheinlich ebenso wichtig sind und berücksichtigt werden müssen.

Die Mikrobiomindustrie – Investoren, Lebensmittel- und Pharmakonzerne

Die aktuellen öffentlichen und privaten Investitionen in die Mikrobiomindustrie belaufen sich gesamthaft schätzungsweise auf etwa 1,5 Mrd. US-Dollar. Wichtige Mikrobiom-Deals wurden in Europa, in den USA, in Kanada und in Asien abgeschlossen, wobei Frankreich und Nordamerika diesbezüglich führend sind. Der Seventure's Health for Life Capital™ Fund ist der erste Investmentfonds, der auf mikrobiombezogene Investments fokussiert ist.

Die Branchen, an denen Investoren interessiert sind, spiegeln sich im aktuellen Seventure-Dealflow (s. Abb. 1) wider, der Investment-Opportunitäten im Bereich Behandlung (Pharma), Ernährung/medizinische Nahrungsmittel (Nx) einschließlich Probiotika, Präbiotika und neuartige Nahrungsmittel, und Diagnostika (Dx) umfasst. Pharmazeutische

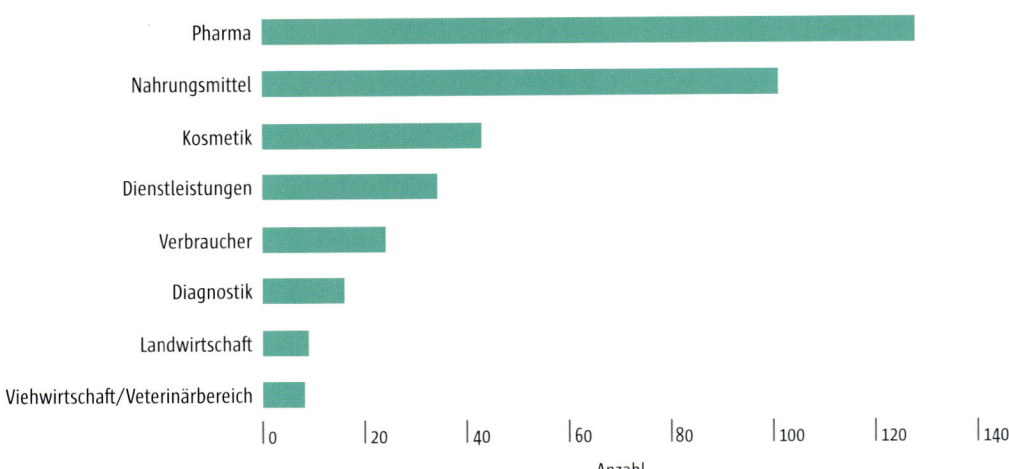

Abb. 1 Zielmärkte – Dealflow im Bereich Mikrobiom nach Branchen bei der Venture Capital-Beteiligungsgesellschaft Seventure Partners (Stand: November 2017, Seventure Partners). Anmerkung: Seventure Partners hat nicht in alle präsentierten Deals investiert.

Entwicklungen sind dabei zahlenmäßig führend. Dienstleistungen rund um die Mikrobiomanalytik nehmen stark zu, da nicht nur Unternehmen neu gegründet werden, sondern existierende Unternehmen ihre Dienstleistungen um mikrobiombezogene Angebote erweitern. Verbraucherbezogene Tests nehmen ebenfalls stark zu.

Die Modalitäten von Mikrobiomprodukten (s. Abb. 2) können grob als Stuhltransplantation („Fecal Microbial Transfer"/Fäkale Mikrobiotische Transplantation, FMT) klassifiziert werden, dazu gehören auch die breite Palette fäkal abgeleiteter Mikrobiomprodukte sowie lebende biotherapeutische Produkte (LBP), einschließlich definierter Bakterienkonsortien, einzelner Bakterienspezies und -stämme sowie genetisch veränderter Bakterien, und ferner bioaktive Moleküle bakteriellen Ursprungs, einschließlich Proteine und Peptide sowie niedermolekularer Moleküle.

Neben Investoren zieht der Mikrobiombereich auch Big Pharma und große Lebensmittelkonzerne an, so sind u. a. bereits Pfizer und Second Genome, Enterome und BMS, Enterome und Nestlé, Johnson & Johnson und Vedanta sowie Genentech und Lodo Therapeutics und Microbiota Partnerschaften eingegangen. Die erste Übernahme wurde 2018 bekanntgegeben, als Ferring Pharmaceuticals das Unternehmen

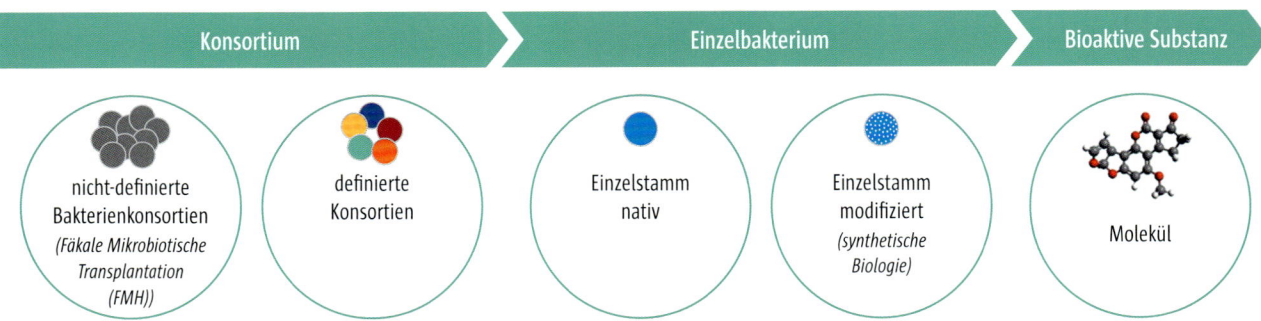

Abb. 2 Modalitäten von Mikrobiomprodukten. Neben nicht-definierten und definierten Bakterienkonsortien existieren native und modifizierte Einzelspezies und -stämme von Bakterien und bioaktive Moleküle (Stand: Oktober 2018, Seventure Partners).

Rebiotix übernahm. Mit derartigen Übernahmen ergeben sich für Biotech- und Pharmaunternehmen Synergieeffekte im Hinblick auf die Vergrößerung ihrer kommerziellen Reichweite.

Aktivitäten von Biotech-Unternehmen im Mikrobiombereich

Seit der ersten Auflistung von im Mikrobiombereich tätigen Biotech-Unternehmen (Olle 2013) kam es zu einem atemberaubenden Wachstum im mikrobiomorientierten Biotech-Sektor, sodass heute mehrere hundert Unternehmen in privater oder öffentlicher Hand existieren. Die Produktpipeline dieser Unternehmen ist vielfältig und umfasst zahlreiche in der Entwicklung befindliche therapeutische Modalitäten zur Bekämpfung einer Fülle von Erkrankungen beim Menschen – Stoffwechselerkrankungen, immunvermittelte Erkrankungen, onkologische Erkrankungen, Infektionskrankheiten, neurologische Erkrankungen und Hauterkrankungen.

Die Stuhltransplantation – Das Aushängeschild der mikrobiombasierten Interventionen

Stuhltransplantationen werden schon seit langer Zeit – in China bereits seit dem 4. Jahrhundert – durchgeführt. Der heutige Ansatz für FMT ist ausgefeilter und berücksichtigt stärker den Phänotyp des Spenders sowie die Sicherheit, indem vor der Transplantation zunächst umfassende Screeningverfahren durchgeführt werden (Wang et al. 2018b). Unternehmen wie OpenBiome und Rebiotix erzielen derzeit große Fortschritte auf diesem Gebiet, indem sie den Weg für diese Modalität zur Behandlung rezidivierender Infektionen mit *Clostridioides (Clostridium) difficile (rCDI)* ebnen. Rebiotix entwickelt die Therapie mit der Bezeichnung „Microbiota Restoration Therapy (MRT™) RBX2660" als hochpräzisen Ansatz derzeit im Rahmen einer randomisierten, doppelt-verblindeten und placebokontrollierten Phase III-Studie (Rekrutierung läuft) weiter und hat von der FDA für RBX2660 die Einstufung als Fast Track, Orphan Drug und Breakthrough Therapy erhalten. Rebiotix hat aus vorhergehenden Studien berichtet, dass die „Gesamterfolgsrate (verblindet und offen) bei allen randomisierten Patienten, die mindestens eine aktive Behandlung erhielten, 89,2% (n = 74/83) betrug, wohingegen sich die Ansprechrate unter Placebo auf 45,5% (20/44) belief; $p < 0{,}0001$" (Dubberke et al. 2016). Bei den noch ausstehenden Ergebnissen der Phase III-Studie handelt es sich klarerweise um einen sehr wichtigen Meilenstein für das Unternehmen. Rebiotix ist möglicherweise bereits jetzt schon auf dem besten Weg, die FDA-Zulassung für RBX2660 zur Behandlung von rCDI zu erhalten.

Da die Stuhltransplantation wirksam in der Behandlung von rCDI ist, besteht großes Interesse an Nachweisen für die Anwendbarkeit bei einem breiteren Spektrum an Erkrankungen, beispielsweise zur Verbesserung des Überlebens bei Patienten mit akuter myeloischer Leukämie (AML) sowie zur Behandlung von Patienten mit chronisch-entzündlichen Darmerkrankungen und Reizdarmsyndrom. Ein neuartiger diesbezüglicher Ansatz ist die autologe Stuhltransplantation zur Behandlung von Krebspatienten, beispielsweise mit AML. Diese therapeutische Strategie stellt die Basis für die Technologie der französischen Firma MaaT Pharma dar, die auf die Rekolonisierung des Darms von Hochrisikopatienten mit deren eigenem Mikrobiom abzielt.

Aktuell liegen einige Fallstudien vor, die allesamt die Wirksamkeit der Stuhltransplantation zur Behandlung von Colitis ulcerosa untersuchen und diese mit 0% bis 100% beschreiben, sowie drei randomisierte kontrollierte Studien (RCT). Sowohl in den Fallstudien als auch in den RCT wurden variable Remissionsraten bei Colitis-Patienten unter Stuhltransplantation im Vergleich mit Patienten unter Placebo berichtet

(Patel et al. 2018; Brown u. Kelly 2017). Gegenwärtig besteht im Hinblick auf das Potenzial der Stuhltransplantation zur Behandlung von Colitis ulcerosa oder Morbus Crohn Bedarf für weitere klinische Validierung, Spendereffekte spielen vermutlich eine wichtige Rolle.

Die bisher geringe Akzeptanz der Stuhltransplantation basiert auf potenziellen Sicherheitsbedenken, zum Beispiel in Hinblick auf die Übertragung von unbekannten Pathogenen vom Spender auf den Empfänger. Vorerst wird die Sicherheit der derzeit durchgeführten Stuhltransplantationen über Stuhltransplantationsregister überwacht. Bekannt ist, dass die Mikrobiomstruktur nach einer Stuhltransplantation nicht einfach nur eine Kombination aus dem Mikrobiom des Spenders und dem des Empfängers ist. Um besser vorhersagen zu können, welche Bakterien sich inwieweit ansiedeln, werden maschinelle Lernsysteme und sog. Random-Forest-Algorithmen verwendet. Durch die Entstehung immenser menschlicher FMT-Datensätze und die Erweiterung der Berechnungsansätze wird die Industrie zunehmend in Richtung einer Pipeline von mikrobiellen Produkten der nächsten Generation geführt – der Generation der definierten, aus Mikroorganismen abgeleiteten Produkte (Breitbandprodukte und rational gestaltete Produkte), die auf lange Sicht zur Behandlung chronisch-entzündlicher Darmerkrankungen und anderer Erkrankungen besser geeignet sind.

Mikrobiom-Discovery-Plattformen – Neue Therapiemodalitäten – Bedeutung von Engraftment

Die klinische Entwicklung definierter mikrobieller Produkte wird von einigen bekannten Mikrobiomunternehmen, unter anderem Vedanta Biosciences, Seres Therapeutics, Finch Therapeutics und Microbiotica, vorangetrieben. Einige dieser Unternehmen machen sich hochdetaillierte Analysen menschlicher Datensätze zunutze, die unter anderem die Mikrobiomzusammensetzung von Respondern und Non-Respondern nach einer Stuhltransplantation oder Interventionen mit anderen mikrobiombasierten Produkten untersuchen. Zwei Beispiele für derartige Produkte der Firma Seres Therapeutics sind Ser-109, ein in Phase III befindliches Produkt zur Behandlung von rCDI und Ser-287, ein führender Kandidat der Phase Ib zur Behandlung von Colitis ulcerosa. Das Produkt FIN-524 von Finch Therapeutics zur Behandlung von Colitis ulcerosa wurde ebenfalls auf Grundlage von Daten aus der firmeneigenen Plattform „Human-First Discovery" entwickelt. Vedanta Biosciences arbeitet mit einem umfassenden Netzwerk an Partnern zusammen, um Zugriff auf die Mikrobiomdaten aus Interventionsstudien mit Fokus auf Engraftment und klinischem Ansprechen bei Krebspatienten zu erlangen – auf Grundlage solcher Analysen wurde das Produkt VE808 entwickelt.

Die Nutzung menschlicher Daten ist ein wirkungsvoller Ansatz und wird in Zukunft wahrscheinlich immer wichtiger werden, da hierdurch die Identifizierung von (bakteriellen) Gründer- oder Ankerspezies, Schlüsselspezies sowie wichtigen Unterschieden bei der funktionalen Diversität/Redundanz zwischen Individuen ermöglicht wird, die direkt mit dem Schweregrad und Verlauf von Erkrankungen korreliert werden können (Stein et al. 2018). Zudem gelten Daten zum positiven Mikrobiom-Engraftment, das stark mit einem responsiven Phänotyp korreliert, als wichtiger Ansatz für die Identifizierung spezifischer Bakterienarten (Kandidaten) oder Gemeinschaftsstrukturen für rational konzipierte Produkte, die von therapeutischem Nutzen sein können. Dieser Engraftment-orientierte Ansatz wird oft als *reverse Translation* beziehungsweise *reverse Engineering* bezeichnet und liefert Daten zur Mikrobiomkolonisation beim Menschen, auf deren Grundlage neue, präzise mikrobielle Produkte auf (bakterieller) Stammebene konzipiert und entwickelt werden können.

Im Hinblick auf die Umsetzung dieses Ansatzes ist nach wie vor unklar, ob das Engraftment einer neuen Bakterienspezies in ein bestehendes, komplexes Ökosystem entweder einen initialen Untergang des bestehenden, dysbiotischen Mikrobioms, beispielsweise durch die Gabe von Antibiotika, erfordert oder zur Stärkung/Aufrechterhaltung des Engraftments spezifische Verfahren, z.B. eine Diät oder die ergänzende Anwendung von Nährsubstraten, notwendig sind (Kearney et al. 2018; Shepherd et al. 2018). Daher muss, trotz der starken Fokussierung auf die Konzipierung synergetischer Konsortien, möglicherweise mehr Aufmerksamkeit auf Ernährungs- und/oder Wirtsfaktoren gelegt werden, die das Engraftment und die Besiedelung durch exogene Bakterien steuern.

Interessanterweise wurde diese Sichtweise sehr prägnant in einem kürzlich veröffentlichten Übersichtsbeitrag von Jeff Gordon mit dem Titel „The Gut Microbiota, Food Science and Human Nutrition: A Timely Marriage" (Barratt et al. 2017) diskutiert. In diesem Beitrag wird die Notwendigkeit eines besseren Verständnisses hervorgehoben, wie Nahrungsmittel (und deren molekulare Zusammensetzung), die der Mensch zu sich nimmt, die Funktion von Mikroorganismen fördern können, die wiederum für die Gesundheit förderlich sind. Durch Kenntnis dieser funktionalen gegenseitigen Abhängigkeit könnten mikrobielle Therapeutika (Synbiotikum: Substrat plus Bakterium) oder auf das Mikrobiom abzielende Nahrungsmittel entwickelt werden, die über eine höhere Wirksamkeit und funktionale Vorhersagbarkeit beim Patienten verfügen.

Die Bedeutung von Wirtsfaktoren, einschließlich der angeborenen und der adaptiven Immunantwort (z.B. IgA) für die Funktion des bakteriellen Engraftments ist ebenso wichtig, daher müssen diese Wirtsfaktoren bei der langfristigen Evaluierung des Engraftments und der Wirksamkeit mikrobiombasierter Therapeutika ebenfalls berücksichtigt werden. Darüber hinaus sind die Evolution auf Stammebene sowie potenzielle funktionale Divergenzen innerhalb des Wirts zu berücksichtigen.

Mikrobiombasierte Therapien der nächsten Generation

Wie bereits beschrieben, machen viele Biotech-Unternehmen im Mikrobiombereich Fortschritte mit lebenden biotherapeutischen Produkten, entweder in Form von Bakterienkonsortien mit variabler Komplexität oder einzelnen Bakterienspezies zur Behandlung oder Prävention einer ganzen Reihe von Erkrankungen, insbesondere gastrointestinaler Erkrankungen wie chronisch-entzündlichen Darmerkrankungen oder rCDI. Diese Indikationen gelten aufgrund der Kompatibilität der Darreichungsform – peroral – und der Zielregion – Darmtrakt – als vergleichsweise einfach, auch wenn die perorale Darreichung von (lebenden) pharmazeutischen Wirkstoffen mit zahlreichen Schwierigkeiten verbunden sein kann.

Die Perspektive der Behandlung anderer, nicht den Gastrointestinaltrakt betreffende Erkrankungen wie Adipositas oder Autismus und neurodegenerative Erkrankungen wie Morbus Alzheimer und Morbus Parkinson, mithilfe peroraler mikrobiombasierter Therapien hat zu einer vermehrten Gründung neuer Unternehmen auf diesem Gebiet geführt, dazu gehören Targedys, Holobiome, Bloom Science und Axial Therapeutics. Das klinische Potenzial der Beeinflussung der über den Gastrointestinaltrakt vermittelten Veränderung der Hirnfunktionen wird durch zunehmende Evidenz für die Verknüpfung von Mikrobiom, Essverhalten und Sozialverhalten mit dem frühen Auftreten von Morbus Parkinson untermauert. Kaelberer et al. haben mit ihrer ausgezeichneten Arbeit aus dem Jahr 2018 zudem zum ersten Mal einen direkten neuronalen Schaltkreis zwischen Darm und Gehirn für die Erkennung von Nährstoffen identifiziert, an dem enteroendokrine Zellen beteiligt sind, die mittlerweile als Neuropoden bezeichnet werden, und die sich mit benachbarten Nervenzellen und letztlich vagalen Neuronen synaptisch verbinden (Kaelberer et al. 2018). Diese Zellen sind nachweislich in der Lage, komplexe Nährstoffe, beispielsweise aus der Trinknahrung ENSURE, aber auch Einfachzucker mittels neuronaler Signalgebung im Millisekundenbereich zu erkennen und darauf zu reagieren. Glutamat fungiert hierbei als Neurotransmitter. Diese Erkenntnisse stimmen zu einem sehr großen Teil mit einer unabhängigen Arbeit zur Darm-Hirn-Achse überein, in der ernährungsspezifisches Tryptophan, das ebenfalls von Darmbakterien reguliert wird, mit der neuroinflammatorischen Aktivierung und der Neurodegeneration von Mikroganglien und Astrozyten im zentralen Nervensystem in Verbindung gebracht wird (Rothhammer et al. 2018).

Die Dysbiose des Mikrobioms wurde außerdem bei Hirnerkrankungen wie Morbus Parkinson dokumentiert. Es wird angenommen, dass dieser Störeinfluss den gastrointestinalen Symptomen zugrunde liegt, die Jahre vor dem ersten Auftreten motorischer Störungen bei Morbus Parkinson beobachtet werden können. Genau wie bei anderen mikrobiombezogenen Erkrankungen mit Darm-Hirn-Assoziation, einschließlich Autismus und Depression, befinden sich Interventionen, die auf die mangelnde Funktion des Stoffwechsels und des Mikrobioms abzielen, bereits in der Produktpipeline. In Abbildung 3 sind die Seventure Dealflows nach Therapiegebieten dargestellt. Das Therapiegebiet Gastroenterologie ist zahlenmäßig führend. Viele Startups im Therapiegebiet Infektionserkrankungen fokussieren sich auf Clostridium difficile-Infektionen, einige auch auf weitergehende Präzisionsansätze.

Mikrobiomtherapien und deren Wirkmechanismus – Identifizierung neuer Wirtsziele

Neben dem Verständnis der Mikrobiomdysbiose zur Identifizierung kausaler und therapeutischer Ziele benötigt der Mikrobiomsektor auch validierte mechanistische Daten. Bei einigen Indikationen, beispielsweise chronisch-ent-

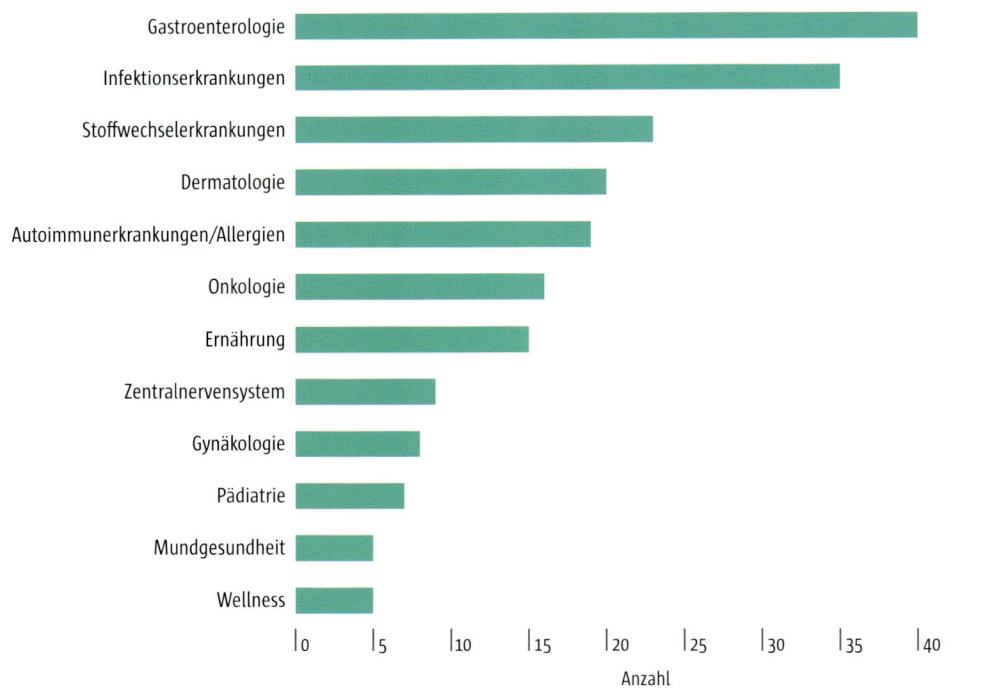

Abb. 3 Dealflow im Bereich Mikrobiom nach Therapiegebieten bei der Venture Capital-Beteiligungsgesellschaft Seventure Partners (Stand: November 2017, Seventure Partners). Anmerkung: Seventure Partners hat nicht in alle präsentierten Deals investiert.

zündlichen Darmerkrankungen, hat die Identifizierung von relevanten kausalen Targets zur kommerziellen Entwicklung von Behandlungsansätzen, einschließlich Präzisions-Targeting/-Editing des Mikrobioms, geführt. Unternehmen wie Eligo Biosciences, BiomX, Enterome und Intralytix verfolgen solche Ansätze bereits. Das Produkt EB8018 von Enterome ist gegen FimH-positive Pathobionten (z.B. AIEC) bei Crohn-Patienten gerichtet, ebenso die Phagentherapie von Intralytix. Diese zielgerichteten Ansätze haben zudem zu einer Diskussion über Biomarker und Patientenstratifizierung geführt. Daher entwickeln Unternehmen wie Enterome gemeinsam mit Nestlé Health Science begleitende Diagnostika, die auf die Verbesserung der Behandlungsergebnisse sowie auf Kosteneinsparungen im Gesundheitswesen abzielen. Alternative Ansätze, die ein erhebliches therapeutisches Potenzial bieten, sind die gezielte Behandlung von kausalen/validierten Pathobionten mit maßgeschneiderten (natürlichen und künstlichen) Phagentherapien. Solche Ansätze werden sowohl von BiomX als auch von Eligo Biosciences entwickelt und kommen bereits bei Krebserkrankungen, chronisch-entzündlichen Darmerkrankungen, Autoimmunerkrankungen und Adipositas zum Einsatz. Diese Präzisionstherapien haben den inhärenten Vorteil, dass sie krankmachende Mikroorganismen vernichten, aber die Diversität und Struktur des Grundmikrobioms erhalten. Andere therapeutische Ansätze basieren auf der Beobachtung, dass es sich bei bestimmten Bakterien, z.B. denen des *Clostridium-Clusters IV* und *-Clusters XIVa* um potente Regulatoren der adaptiven T-Zellfunktion handelt, die u.a. die Treg-Expansion[6] fördern und über therapeutische Relevanz bei verschiedenen entzündlichen Erkrankungen wie chronisch-entzündlichen Darmerkrankungen und Nahrungsmittelallergien verfügen (Atarashi et al. 2013). Gleichermaßen hat der Einfluss bestimmter Mikroben auf CD8+ und CD4+ exprimierende T-Zellen und auf natürliche Killerzellen ebenfalls Mikrobiom-Produktrezepturen hervorgebracht, die die antitumorale Immunität fördern, wie bereits weiter oben beschrieben. Die jüngste Arbeit basiert auf Daten von ca. 6.000 Krebspatienten und lässt vermuten, dass CD4+/MHC II[7] in Bezug auf die Vorhersage des Ansprechens auf eine Krebstherapie sogar eine noch bedeutendere Rolle als CD8+/MHC I zukommt (Marty et al. 2018) und daher bei der Entwicklung mikrobiombasierter Therapien als Behandlungsergänzung in Betracht gezogen werden sollten. Auch andere angeborene Immunzell-Targets spielen eine wichtige Rolle, dazu gehört u.a. die Modulation mittels mikrobiomvermittelter Regulierung der *Toll-like Receptor (TLR)-Signalgebung*.

In diesem Zusammenhang haben Unternehmen wie Amansia und LNC Therapeutics Bakterienspezies identifiziert, die die Stoffwechselfunktion modulieren, dazu gehören u.a. die Spezies *Akkermansia muciniphila* und *Christensenella*. Bei *A. muciniphila* wird diese Wirkung über TLR (Toll-like Receptor)-Signalwege vermittelt. NeurImm – ein weiteres neu gegründetes Unternehmen – hat eine komplett neue neuronale angeborene Immunzellachse identifiziert, die sich möglicherweise tiefgreifend sowohl auf die inflammatorischen als auch die metabolischen Signalwege auswirkt (Ibiza et al. 2016; Cardoso et al. 2017).

Was andere Wirkmechanismen angeht, gelten aus Mikroben abgeleitete bioaktive Metabolite und Moleküle als überaus wichtig. Hier drehen sich viele Diskussionen seit geraumer Zeit um die Bildung und Funktion kurzkettiger Fettsäuren beziehungsweise (in jüngerer Zeit) Gallensäuren. Zunehmend gibt es Arbeiten, die auf das Hochdurchsatz-Screening (engl. High Throughput Screening, HTS) neuartiger

---

6   Treg sind regulatorische T-Zellen, die eine Rolle bei der Regulierung oder Unterdrückung anderer Zellen des Immunsystems spielen.

7   MHC = Major Histocompatibility Complex; Proteine, die für die Immunerkennung, die Gewebeverträglichkeit (Histokompatibilität) bei Transplantationen und die immunologische Individualität wichtig sind.

Metabolite und Targetfunktionen abzielen, die unter Umständen über eine besser vorhersagbare, konventionelle pharmazeutische/arzneimittelähnliche Wirkweise verfügen als Therapeutika aus lebenden Bakterien.

Will man die Zukunft der Mikrobiomik vorhersagen, ist festzustellen, dass auf diesem Forschungsgebiet ständig Fortschritte gemacht werden. Die Tiefenmetagenomik, Metatranskriptomik und Metabolomik werden in Kombination mit zellbasiertem HTS und verschiedenen Tiermodellen zukünftig noch sehr viel mehr Erkenntnisse über die translationale mechanistische Biologie zutage fördern, mit deren Hilfe die Koevolution und wechselseitigen Beziehungen von Mikrobiom und Wirt definiert werden kann. Durch solch bahnbrechende wissenschaftliche Fortschritte werden zusätzliche Therapiemöglichkeiten eröffnet, auf deren Nutzung die Mikrobiombranche bereits wartet.

Die Tiermodelle, die im Rahmen von Mikrobiomstudien zum Einsatz kommen, müssen gewiss verbessert, sprich: stärker „humanisiert", werden. Solche Modelle sind für die Definition biologischer Mechanismen von entscheidender Bedeutung, da hierdurch Proof of Concept-Daten erhoben und Ursache-Wirkungs-Beziehungen identifiziert werden können. Auch müssen Mikrobiomstudien an mehr als nur einem einzigen Modell durchgeführt werden. Damit würde die Überzeugung gestärkt, dass die wissenschaftlichen Erkenntnisse nicht nur auf Tiermodell-spezifischer Phänomenologie basieren, sondern tatsächlich translationale Bedeutung besitzen und somit über klinische Relevanz verfügen.

Herausforderungen – Regulatorische Gesichtspunkte, Herstellung, klinisches Design und geistiges Eigentum

Obwohl auf akademischer und kommerzieller Ebene außerordentlich große Fortschritte erzielt wurden, liegt nach wie vor viel Wissen über menschliche Mikrobiome und deren Zusammenhang mit der Gesundheit im Verborgenen. Die Industrie selbst ist zwar dynamisch, sieht sich aber mit vielen Herausforderungen konfrontiert.

Mikrobiombasierte Produkte stellen eine neue Arzneimittelklasse dar. Derartige Arzneimittelprodukte werden vom Centre for Biological Evaluation and Research (CBER) der US-amerikanischen Arzneimittelbehörde FDA und der Europäischen Arzneimittelagentur EMA reguliert. Die FDA führte vor Kurzem gemeinsam mit dem National Institute of Allergy and Infectious Diseases (NIAID) einen Workshop mit dem Titel „Science and Regulation of Live Microbiome-based Products Use to Prevent, Treat or Cure Diseases in Humans" durch. Obwohl im Rahmen dieser Veranstaltung das Leitliniendokument „Early Clinical Trials with Live Biotherapeutic Products: Chemistry, Manufacturing and Control Information" aktualisiert werden sollte, das im Juni 2016 von der FDA herausgegeben wurde, wurden in erster Linie die wissenschaftlichen Lücken thematisiert. Es dürfte klar sein, dass lebende biotherapeutische Produkte (LBP) und ähnliche Produkte, die in Zusammenhang mit Krankheiten eingesetzt werden sollen, wie andere Arzneimittelprodukte auch reguliert werden und das übliche Verfahren für in Erprobung befindliche neue Arzneimittel (investigational new drug, IND) durchlaufen müssen. Zum heutigen Zeitpunkt (2018) ist noch keine mikrobiombasierte Therapie für die klinische Anwendung zugelassen. Dennoch hat die FDA die Stuhltransplantation zur Behandlung von refraktärer rCDI im Rahmen einer Ermessensregelung genehmigt.

Gegenwärtig existiert kein fester regulatorischer Rahmen in Bezug auf die klinische Entwicklung von LBP. Die FDA zeigt sich diesbezüglich jedoch hilfsbereit und vereinfacht zunehmend das klinische Entwicklungsverfahren für Unternehmen auf einer Fall-zu-Fall-Basis. Dies umfasst die Unterstützung bei der Konzipierung robuster klinischer Studien mit geeigneten und anerkannten Endpunkten der Wirksamkeit sowie die Einbeziehung anderer wichtiger Parameter, beispielsweise des Mikrobiommonitorings und des In vivo-Trackings, d.h. der Überwachung der Retention und Passage lebender therapeutischer Stämme im beziehungsweise durch den menschlichen Darm. Die Herstellung von Lebendprodukten stellt eine Herausforderung dar, wobei die Sicherheit, d.h. das Nichtvorhandensein von Virulenzgenen, mobilen genetischen Elementen sowie eine umfassende Produktvalidierung (Lebensfähigkeit, Potenz und Reinheit) maßgeblich sind. Die EMA verfügt in Bezug auf die künftige klinische Anwendung von LBP ebenso wenig über ein festes regulatorisches Verfahren wie die FDA, jedoch werden zukünftig neue Leitlinien erwartet.

Für neue Biotech-Unternehmen im Mikrobiombereich ist das geistige Eigentum – wie in jeder anderen Branche auch – von zentraler Bedeutung. Schließlich werden hierdurch Patente zum langfristigen Schutz im jeweiligen Marktsegment (20 Jahre ab Einreichung der Daten) und infolgedessen ein langjähriges Nutzungsmonopol sichergestellt. Wie bei anderen Aspekten der Mikrobiombranche stellt jedoch auch dies ein schwieriges Unterfangen dar.

Die Mikrobiom-Patentlandschaft wächst exponentiell, genau wie die Entwicklung im Bereich der wissenschaftlichen Publikationen und Konferenzen in diesem Gebiet. Bei vielen der in den USA eingereichten Patente werden die Zusammensetzung der Substanz und die Methoden der Behandlung und Anwendung geschützt. Die Zusammensetzung der Substanz (composition of matter, COM) ist ein wichtiger Punkt. Patente zum Schutz mikrobiombasierter Therapien dürfen keine natürlichen Phänomene beziehungsweise Substanzen beinhalten, die den Gesetzen der Natur unterliegen (35 U.S.C. § 101). Der Inhalt des Patents muss darüber hinaus anwendbar sein (35 U.S.C. § 112) und zusätzlich die Anforderungen in Hinblick auf Neuartigkeit/Nichtoffensichtlichkeit (35 U.S.C. § 102 und § 103) erfüllen. Paragraf 112 ist insofern sehr interessant, als dadurch in Patentanträgen erstens die genaue kommerzielle Zusammensetzung (einzelner Stamm oder Konsortium) und zweitens der Detaillierungsgrad, der zur Sicherstellung des Schutzes benötigt wird, berücksichtigt werden müssen (z.B. Bakterien, die durch 16S rRNA-Sequenzen oder durch detailliertere metagenomische oder gesamtgenomische Sequenzierung definiert sind, sowie die Identifizierung tatsächlich isolierter, eingelagerter Kulturen). Dies stellt Antragsteller vor besondere Herausforderungen, denn sie müssen die tatsächliche Zusammensetzung (Erfindung) schützen und den Patentanspruch möglichst weit fassen, um den größtmöglichen Schutz zu erzielen.

Neue Biotech-Unternehmen sind ziemlich erfolgreich, was Patentanmeldungen angeht; so wurden bereits eine große Zahl nennenswerter Patente in den USA, in der EU und in anderen Regionen erteilt. Für neue, aufstrebende Biotech-Unternehmen empfiehlt es sich, sehr erfahrene Patentanwälte ins Boot zu holen, die Unterschiede zwischen dem US-amerikanischen und europäischen Patentrecht zu berücksichtigen und robuste Patentbestände aufzubauen (COM, Anwendungsmöglichkeiten, Rezepturen, Herstellung, neuartige Kombinationen), um nicht nur ihre mikrobiombasierten Arzneimittelkandidaten zu schützen, sondern auch Mitwettbewerbern den Weg in das entsprechende Marktsegment zu erschweren. Mit dieser Strategie lässt sich zum einen eine solide Handlungsfreiheit gewährleisten, zum anderen erhöhen sich damit die Chancen auf wirtschaftlichen Erfolg.

Ausblick

Die Mikrobiombranche wächst zweifelsohne mit Hochgeschwindigkeit und verfügt über eine echte Eigendynamik. Wir sind jedoch gerade erst dabei, das translationale Potenzial dieser Branche mittels einer Kombination aus Praxiserfahrungen und Ausprobieren („Trial-and-Error") grundlegend zu begreifen und zu erproben. Unbestritten birgt die Mikrobiombranche hohe Risiken, dennoch ist sie äußerst vielversprechend. Parallel werden wissenschaftliche und klinische Fortschritte auf zahlreichen therapeutisch relevanten Gebieten, in denen ein echter, bisher nicht ausreichend adressierter Bedarf besteht, erzielt, wie man am Beispiel Cancer Moonshot sieht. Wahrscheinlich wird es in den kommenden zehn Jahren zu einer starken interdisziplinären Zusammenarbeit von Mikrobiomexperten und Fachleuten der rein therapeutischen Disziplinen, wie der Neurobiologie und der biologischen Krebsforschung, kommen. Wir erreichen außerdem bald den Zeitpunkt, an dem die ersten mikrobiombasierten Therapeutika Ergebnisse der laufenden klinischen Phase III-Studien liefern werden. Die Resultate dieser Studien werden für die weitere Realisierung des Konzepts „Bugs as Drugs" von zentraler Bedeutung sein.

Literatur

Arrieta M-C, Arévalo A, Stiemsma L, Dimitriu P, Chico ME, Loor S, Vaca M, Boutin RCT, Morien E, Jin M et al. (2018) Associations between infant fungal and bacterial dysbiosis and childhood atopic wheeze in a nonindustrialized setting. J Allergy Clin Immunol 142:424–434.e10

Atarashi K, Tanoue T, Oshima K, Suda W, Nagano Y, Nishikawa H, Fukuda S, Saito T, Narushima S, Hase K et al. (2013) Treg induction by a rationally selected mixture of Clostridia strains from the human microbiota. Nature 500:232–236

Barratt MJ, Lebrilla C, Shapiro H-Y, Gordon JI (2017) The Gut Microbiota, Food Science, and Human Nutrition: A Timely Marriage. Cell Host Microbe 22:134–141

Bauer E, Thiele I (2018) From Network Analysis to Functional Metabolic Modeling of the Human Gut Microbiota.Sangwan N, editor. mSystems 3:359

Blaser MJ (2018) The Past and Future Biology of the Human Microbiome in an Age of Extinctions. Cell 172:1173–1177

Browne AS, Kelly CR (2017) Fecal Transplant in Inflammatory Bowel Disease. Gastroenterol Clin North Am 46:825–837

Cardoso V, Chesné J, Ribeiro H, García-Cassani B, Carvalho T, Bouchery T, Shah K, Barbosa-Morais NL, Harris N, Veiga-Fernandes H (2017) Neuronal regulation of type 2 innate lymphoid cells via neuromedin U. Nature 549:277–281

Chen L, Garmaeva S, Zhernakova A, Fu J, Wijmenga C (2018) A system biology perspective on environment-host-microbe interactions. Human Molecular Genetics 27:R187-R194

Cheng J, Ringel-Kulka T, Heikamp-de Jong I, Ringel Y, Carroll I, de Vos WM, Salojärvi J, Satokari R (2016) Discordant temporal development of bacterial phyla and the emergence of core in the fecal microbiota of young children. ISME J 10:1002–1014

Chu DM, Ma J, Prince AL, Antony KM, Seferovic MD, Aagaard KM (2017) Maturation of the infant microbiome community structure and function across multiple body sites and in relation to mode of delivery. Nat Med 23:314–326

Cirstea M, Radisavljevic N, Finlay BB (2018) Good Bug, Bad Bug: Breaking through Microbial Stereotypes. Cell Host Microbe 23:10–13

Costea PI, Zeller G, Sunagawa S, Pelletier E, Alberti A, Levenez F, Tramontano M, Driessen M, Hercog R, Jung F-E et al. (2017) Towards standards for human fecal sample processing in metagenomic studies. Nat Biotechnol 35:1069–1076

Davenport ER, Sanders JG, Song SJ, Amato KR, Clark AG, Knight R (2017) The human microbiome in evolution. BMC Biol 15:127

Dejea CM, Fathi P, Craig JM, Boleij A, Taddese R, Geis AL, Wu X, DeStefano Shields CE, Hechenbleikner EM, Huso DL et al. (2018) Patients with familial adenomatous polyposis harbor colonic biofilms containing tumorigenic bacteria. Science 359:592–597

Dominguez-Bello MG, Costello EK, Contreras M, Magris M, Hidalgo G, Fierer N, Knight R (2010) Delivery mode shapes the acquisition and structure of the initial microbiota across multiple body habitats in newborns. Proc Natl Acad Sci USA 107:11971–11975

Dubberke et al. (2016) Efficacy and Safety of RBX2660 for the Prevention of Recurrent Clostridium difficile Infection: Results. of the PUNCH CD 2 Trial. Open Forum Infectious Diseases 3(1), 1341

Fujimura KE, Lynch SV (2015) Microbiota in allergy and asthma and the emerging relationship with the gut microbiome. Cell Host Microbe 17:592–602

Fujimura KE, Sitarik AR, Havstad S, Lin DL, Levan S, Fadrosh D, Panzer AR, LaMere B, Rackaityte E, Lukacs NW et al. (2016) Neonatal gut microbiota associates with childhood multisensitized atopy and T cell differentiation. Nat Med 22:1187–1191

Gilbert JA, Blaser MJ, Caporaso JG, Jansson JK, Lynch SV, Knight R (2018) Current understanding of the human microbiome. Nat Med 24:392–400

Gilbert JA, Jansson JK, Knight R (2018) Earth Microbiome Project and Global Systems Biology. mSystems 3:69

Gopalakrishnan V, Spencer CN, Nezi L, Reuben A, Andrews MC, Karpinets TV, Prieto PA, Vicente D, Hoffman K, Wei SC et al. (2018) Gut microbiome modulates response to anti-PD-1 immunotherapy in melanoma patients. Science 359:97–103

He Y, Wu W, Zheng H-M, Li P, McDonald D, Sheng H-F, Chen M-X, Chen Z-H, Ji G-Y, Zheng Z-D-X et al. (2018) Regional variation limits applications of healthy gut microbiome reference ranges and disease models. Nat Med 375:2369

Hill CJ, Lynch DB, Murphy K, Ulaszewska M, Jeffery IB, O'Shea CA, Watkins C, Dempsey E, Mattivi F, Tuohy K et al. (2017) Evolution of gut microbiota composition from birth to 24 weeks in the INFANTMET Cohort. Microbiome 5:4

Ibiza S, García-Cassani B, Ribeiro H, Carvalho T, Almeida L, Marques R, Misic AM, Bartow-McKenney C, Larson DM, Pavan WJ et al.

(2016) Glial-cell-derived neuroregulators control type 3 innate lymphoid cells and gut defence. Nature 535:440–443

Kaelberer MM, Buchanan KL, Klein ME, Barth BB, Montoya MM, Shen X, Bohórquez DV (2018) A gut-brain neural circuit for nutrient sensory transduction. Science 361: 5236

Kearney SM, Gibbons SM, Erdman SE, Alm EJ (2018) Orthogonal Dietary Niche Enables Reversible Engraftment of a Gut Bacterial Commensal. Cell Rep 24:1842–1851

Knight R, Callewaert C, Marotz C, Hyde ER, Debelius JW, McDonald D, Sogin ML (2017) The Microbiome and Human Biology. Annu Rev Genomics Hum Genet 18:65–86

Kriss M, Hazleton KZ, Nusbacher NM, Martin CG, Lozupone CA (2018) Low diversity gut microbiota dysbiosis: drivers, functional implications and recovery. Curr Opin Microbiol 44:34–40

Lauder AP, Roche AM, Sherrill-Mix S, Bailey A, Laughlin AL, Bittinger K, Leite R, Elovitz MA, Parry S, Bushman FD (2016) Comparison of placenta samples with contamination controls does not provide evidence for a distinct placenta microbiota. Microbiome 4:29

Lewis ZT, Mills DA (2017) Differential Establishment of Bifidobacteria in the Breastfed Infant Gut. Nestle Nutr Inst Workshop Ser 88:149–159

Lloyd-Price J, Mahurkar A, Rahnavard G, Crabtree J, Orvis J, Hall AB, Brady A, Creasy HH, McCracken C, Giglio MG et al. (2017) Strains, functions and dynamics in the expanded Human Microbiome Project. Nature 550:61–66

Martínez I, Maldonado-Gomez MX, Gomes-Neto JC, Kittana H, Ding H, Schmaltz R, Joglekar P, Cardona RJ, Marsteller NL, Kembel SW et al. (2018) Experimental evaluation of the importance of colonization history in early-life gut microbiota assembly. Elife 7:1

Marty R, Thompson WK, Salem RM, Zanetti M, Carter H (2018) Evolutionary Pressure against MHC Class II Binding Cancer Mutations. Cell 13, 175(7):1991

Matson V, Fessler J, Bao R, Chongsuwat T, Zha Y, Alegre M-L, Luke JJ, Gajewski TF (2018) The commensal microbiome is associated with anti-PD-1 efficacy in metastatic melanoma patients. Science 359:104–108

McDonald D, Hyde E, Debelius JW, Morton JT, Gonzalez A, Ackermann G, Aksenov AA, Behsaz B, Brennan C, Chen Y et al. (2018) American Gut: an Open Platform for Citizen Science Microbiome Research.Greene CS, editor. mSystems 3:457

Obiakor VC, Tun HM, Bridgman SL, Arrieta M-C, Kozyrskyj AL (2018) The association between early life antibiotic use and allergic disease in young children: recent insights and their implications. Expert Rev Clin Immunol.:1744666X.2018.1521271

Olle B (2013) Medicines from microbiota. Nat Biotechnol 31:309–315

Palmela C, Chevarin C, Xu Z, Torres J, Sevrin G, Hirten R, Barnich N, Ng SC, Colombel J-F (2018) Adherent-invasive Escherichia coli in inflammatory bowel disease. Gut 67:574–587

Patel K, Patel A, Hawes D, Shah J, Shah K (2018) Faecal microbiota transplantation: looking beyond clostridium difficile infection at inflammatory bowel disease. Gastroenterol Hepatol Bed Bench 11:1–8

Ren Z, Li A, Jiang J, Zhou L, Yu Z, Lu H, Xie H, Chen X, Shao L, Zhang R et al. (2018) Gut microbiome analysis as a tool towards targeted non-invasive biomarkers for early hepatocellular carcinoma. Gut. gutjnl-2017-315084

Rothhammer V, Borucki DM, Tjon EC, Takenaka MC, Chao C-C, Ardura-Fabregat A, de Lima KA, Gutiérrez-Vázquez C, Hewson P, Staszewski O et al. (2018) Microglial control of astrocytes in response to microbial metabolites. Nature 557:724–728

Rothschild D, Weissbrod O, Barkan E, Kurilshikov A, Korem T, Zeevi D, Costea PI, Godneva A, Kalka IN, Bar N et al. (2018) Environment dominates over host genetics in shaping human gut microbiota. Nature 555:210–215

Routy B, Le Chatelier E, Derosa L, Duong CPM, Alou MT, Daillère R, Fluckiger A, Messaoudene M, Rauber C, Roberti MP et al. (2018) Gut microbiome influences efficacy of PD-1-based immunotherapy against epithelial tumors. Science 359:91–97

Schnupf P, Gaboriau-Routhiau V, Cerf-Bensussan N (2018) Modulation of the gut microbiota to improve innate resistance. Curr Opin Immunol 54:137–144

Sears CL (2018) The who, where and how of fusobacteria and colon cancer. Elife 7:1443

Sharma A, Gilbert JA (2018) Microbial exposure and human health. Curr Opin Microbiol 44:79–87

Shepherd ES, DeLoache WC, Pruss KM, Whitaker WR, Sonnenburg JL (2018) An exclusive metabolic niche enables strain engraftment in the gut microbiota. Nature 557:434–438

Shin N-R, Whon TW, Bae J-W (2015) Proteobacteria: microbial signature of dysbiosis in gut microbiota. Trends in Biotechnology 33:496–503

Sivan A, Corrales L, Hubert N, Williams JB, Aquino-Michaels K, Earley ZM, Benyamin FW, Lei YM, Jabri B, Alegre M-L et al. (2015) Commensal Bifidobacterium promotes antitumor immunity and facilitates anti-PD-L1 efficacy. Science 350:1084–1089

Stein RR, Tanoue T, Szabady RL, Bhattarai SK, Olle B, Norman JM, Suda W, Oshima K, Hattori M, Gerber GK et al. (2018) Computer-guided design of optimal microbial consortia for immune system modulation. Elife 7:451

Stiemsma LT, Turvey SE (2017) Asthma and the microbiome: defining the critical window in early life. Allergy Asthma Clin Immunol 13:3

Stokholm J, Blaser MJ, Thorsen J, Rasmussen MA, Waage J, Vinding RK, Schoos A-MM, Kunøe A, Fink NR, Chawes BL et al. (2018) Maturation of the gut microbiome and risk of asthma in childhood. Nat Commun 9:141

Tamburini S, Shen N, Wu HC, Clemente JC (2016) The microbiome in early life: implications for health outcomes. Nat Med 22:713–722

Vétizou M, Pitt JM, Daillère R, Lepage P, Waldschmitt N, Flament C, Rusakiewicz S, Routy B, Roberti MP, Duong CPM et al. (2015) Anticancer immunotherapy by CTLA-4 blockade relies on the gut microbiota. Science 350:1079–1084

Wang J, Kurilshikov A, Radjabzadeh D, Turpin W, Croitoru K, Bonder MJ, Jackson MA, Medina-Gomez C, Frost F et al. (2018a) Meta-analysis of human genome-microbiome association studies: the MiBioGen consortium initiative. Microbiome 6:55

Wang J-W, Kuo C-H, Kuo F-C, Wang Y-K, Hsu W-H, Yu F-J, Hu H-M, Hsu P-I, Wang J-Y, Wu D-C (2018b) Fecal microbiota transplantation: Review and update. J Formos Med Assoc.

Zhang S, Cai S, Ma Y (2018) Association between Fusobacterium nucleatum and colorectal cancer: Progress and future directions. J Cancer 9:1652–1659

Zhu W, Winter MG, Byndloss MX, Spiga L, Duerkop BA, Hughes ER, Büttner L, de Lima Romão E, Behrendt CL, Lopez CA et al. (2018) Precision editing of the gut microbiota ameliorates colitis. Nature 553:208–211

Zitvogel L, Ma Y, Raoult D, Kroemer G, Gajewski TF (2018) The microbiome in cancer immunotherapy: Diagnostic tools and therapeutic strategies. Science 359(6382), 1366–1370

Isabelle de Cremoux

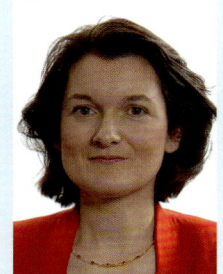

Isabelle de Cremoux ist CEO, geschäftsführende Gesellschafterin und Leiterin des Teams Life Sciences bei Seventure Partners. Sie begann ihre Karriere 1991 bei Arthur Andersen in Detroit, USA. Anschließend war sie sechs Jahre lang für Pfizer France und Pfizer Europe in verschiedenen Positionen in den Bereichen Management, klinische Forschung und Unternehmensentwicklung tätig. Im Jahr 1998 wechselte Isabelle de Cremoux zu Laboratoire Fournier/Abbott und übernahm dort den Posten der stellvertretenden Leiterin im Bereich Unternehmensentwicklung. Zu ihren Verantwortlichkeiten gehörten die Produkt- und Technologielizenzierung sowie die Akquisition, außerdem war sie für zahlreiche Geschäftsabschlüsse in Europa und den USA verantwortlich. Im Jahr 2001 kam sie zu Seventure, um die Abteilung Life Sciences aufzubauen. Isabelle de Cremoux leitet den Geschäftsbereich Life Sciences und investiert persönlich in die französischen, skandinavischen und nordamerikanischen Sektoren Biotech, Ernährung, Gesundheitsversorgung und personalisierte Medizin. Ihr besonderes Interesse gilt dem Mikrobiom, daher hält sie häufig Vorträge zu diesem Fachgebiet auf einschlägigen Konferenzen. Sie ist Gründerin des Fonds Health for Life Capital, der in erster Linie auf das Mikrobiom ausgerichtet ist und partnerschaftlich mit Danone und Novartis zusammenarbeitet. Zu den Investmenterfahrungen von Isabelle de Cremoux gehören Santaris (verkauft an Roche für 450 Mio. USD im August 2014), ArgenX (börsennotiert), OPI (verkauft an Eusa für 110 Mio. EUR), Bioalliance (börsennotiert) und Pixium Vision (börsennotiert). Gegenwärtig ist sie für Enterome Biosciences, Maat Pharma, Targedys, LNC, Vedanta, Amansia usw. verantwortlich. Isabelle de Cremoux besitzt einen akademischen Abschluss der l'Ecole Centrale Paris sowie DECF- und ISEB-Diplome und hat über 25 Jahre Erfahrung in den Bereichen internationale Unternehmensentwicklung und Finanzen in der pharmazeutischen Industrie.

III

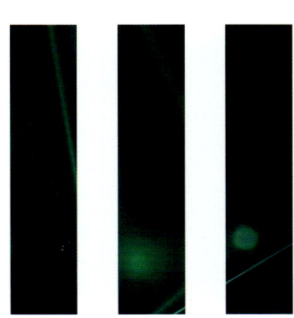

Wieder gehen, wieder sehen – Die Überwindung der Handicaps

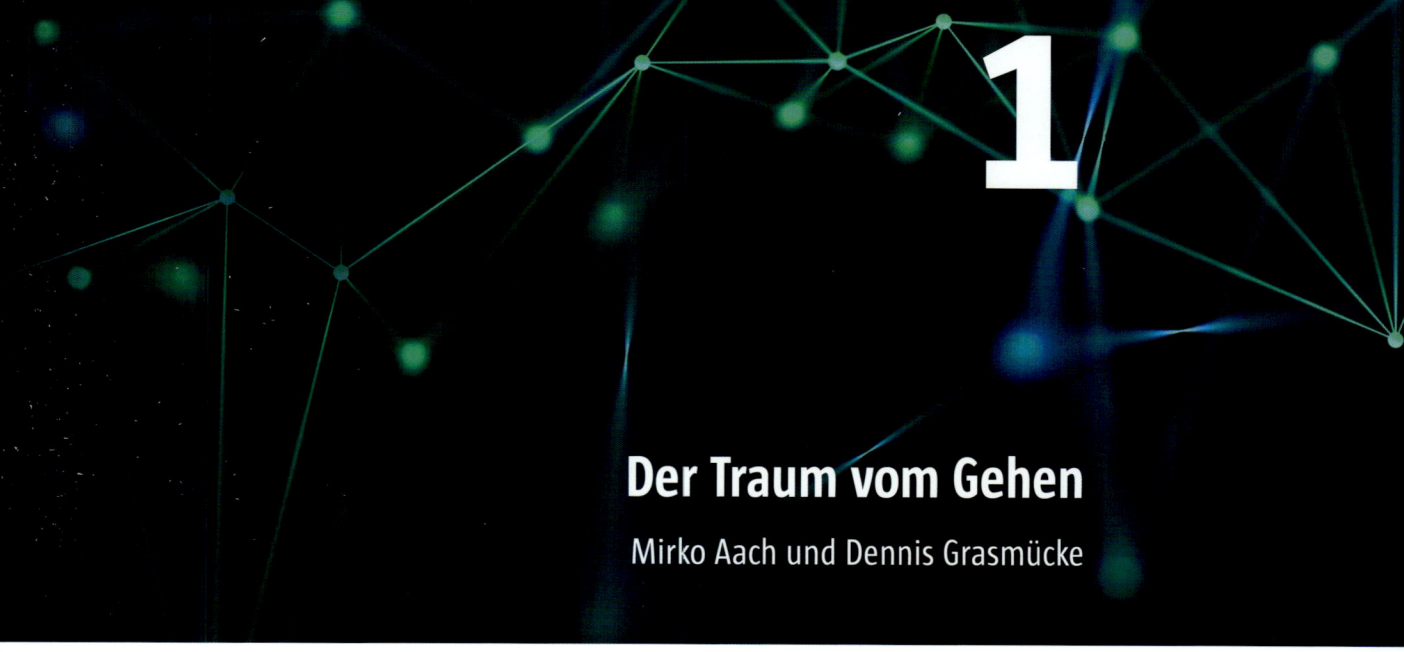

Der Traum vom Gehen

Mirko Aach und Dennis Grasmücke

„Stehe auf und wandele" (Johannes 5:8) – die Heilung der Querschnittlähmung ist seit jeher therapeutischer Traum der Menschheit und häufig Gegenstand von Wundern. Diese wundersamen Heilungen sind der Wissenschaft bis in die heutige Zeit verwehrt. Immer noch gilt die Schädigung des Rückenmarks, egal ob durch Trauma, Tumor, Entzündung, Durchblutungsstörung oder degenerative Veränderungen als therapierefraktäres Momentum, welches sich kausalen, kurativen Therapien entzieht. Somit ist die vollständige Schädigung des Rückenmarks durch oben genannte Ereignisse unwiederbringlich mit dauerhaften Lähmungserscheinungen verbunden.

Wir adressieren die langläufigen Ideen zur Therapie des Querschnittsyndroms an die motorischen Defizite, wobei im Falle eines sensomotorisch kompletten Querschnittsyndroms bei Weitem nicht nur die motorischen Fähigkeiten unterhalb der Läsionshöhe im Rückenmark zum Erliegen kommen, sondern vielmehr der Verlust von Sensorik und der Verlust der Kontrolle über die willkürliche Ausscheidung von Urin und Stuhlgang wesentliche weitreichende Einschränkungen in Bezug auf Lebensqualität und Überlebenszeit haben. Trotzdem ist die Wiederherstellung der Gehfunktion bis in die heutige Zeit vorrangiges Ziel der Rehabilitation Querschnittgelähmter. Der Artikel beschreibt die therapeutischen Möglichkeiten zur Wiederherstellung der Gehfähigkeit nach Eintritt einer Querschnittlähmung mit Aufarbeitung der aktuellsten wissenschaftlichen Publikationen und Ausblick in mögliche Weiterentwicklungen für die Zukunft.

Querschnittlähmung – Auswirkung und Lokomotionstherapie

Nach Eintritt einer Querschnittlähmung sind unterhalb der Läsionshöhe im Rückenmark alle neuronal gesteuerten Funktionen des Körpers teilweise oder vollständig beeinträchtigt. Am offensichtlichsten hierbei ist die motorische Lähmung, welche die Betroffenen an einen Rollstuhl bindet. Dies gilt ubiquitär als Ausdruck einer Mobilitätshilfe nach Eintritt von Lähmungen. Wesentlicher ist jedoch der Verlust von Sensibilität mit der Gefahr der Ausbildung von Decubitalulcera (Druckgeschwür), insbesondere im Gesäßbereich sowie im Bereich der Fersen.

Lebenslimitierend war lange Zeit der Verlust der willkürlich, kontrollierten Blasenentleerung, was bis in die 1950er-Jahre und insbesondere in den Vor-Antibiotika-Zeiten rasch in Richtung Urosepsis mündete oder wegen dauerhafter unzureichender Harnblasenentleerung eine Dialysepflichtigkeit zur Folge hatte. Des Weiteren ist der Verlust der willkürlichen Funktion des Musculus sphincter ani externus (äußerer Analschließmuskels) verbunden mit Obstipationen (Verstopfungen), Diarrhoen, Inkontinenzen mit allen begleitenden Problemen. Abhängig von der Läsionshöhe ist ferner das Zusammenspiel des autonomen Nervensystems, insbesondere im Sinne der Gefäßregulation sowie der Kreislaufregulation gestört, sodass bei Rückenmarkläsionen oberhalb Th 6 sogenannte autonome Dysregulationen drohen. Diese äußern sich z.B. bei übermäßigen Dehnungen der Hohlorgane als hypertone Krisen.

Als Therapie der neurogenen Harnblasen- und Mastdarmentleerungsstörung wurde maßgeblich der intermittierende Katheterismus als Goldstandard etabliert, je nach Läsionshöhe kombiniert mit anticholinergen medikamentösen Therapien zur Dämpfung einer Detrusor-Überaktivität, sodass zumindest die Entwicklung einer Dialysepflicht in der heutigen Zeit verhindert werden kann. Dennoch drohen rezidivierende Harnwegsinfektionen, welche die Lebensqualität erheblich einschränken können.

Schließlich ist bereits früh nach Eintritt einer Querschnittlähmung eine Veränderung der Gefäßregulationen in den unteren Extremitäten zu beobachten, was einerseits zu einer Verminderung des arteriellen Flusses in den unteren Extremitäten führen und andererseits eine Erhöhung der venösen Kapazität nach sich ziehen kann. Ebenfalls ist nach Eintritt einer Rückenmarkverletzung eine Kalksalzminderung zu beobachten, was nach Jahren zu einer erhöhten Frakturanfälligkeit der gelähmten Extremitäten führt.

Dennoch ist seit langem die Wiederherstellung der Gehfähigkeit ein wesentlicher Bestandteil der Rehabilitation Querschnittgelähmter. Seit vielen Jahrzehnten sind verschiedene orthopädische Hilfsmittel entwickelt worden, um eine Vertikalisierung der Querschnittgelähmten zu ermöglichen. Hierzu wurden z.B. zur Unterstützung der gelähmten Rumpf- und Beinmuskulatur sogenannte *Knee-Ankle-Foot-Orthosis* (*KAFO*) eingesetzt. Hierbei erfolgt die Stabilisierung der Gelenke durch Metall- oder Kunststoffstreben, welche seitlich am Körper vom Becken abwärts geführt werden. Diese überbrücken teilweise die Gelenke rigide oder mit flexiblen, entsperrbaren und einrastenden Gelenken. Voraussetzung für die Nutzung solcher Orthesen war eine vollkräftig ausgeprägte Schulter-, Arm- und Handmuskulatur unter Einschluss der oberen Rücken- und Bauchmuskulatur, sodass diese Anwendungen Querschnittgelähmten unterhalb Th 10 vorbehalten waren. Hiermit konnten Patienten in den Stand mobilisiert werden und unter Einsatz der oberen Extremitäten mit 4-Punktsicherung an Unterarmgehstützen kurze Strecken gehen. Voraussetzung hierfür war eine Annäherung des Beckens an den unteren Rippenbogen über den Musculus quadratus lumborum (quadratischer Lendenmuskel), sodass die entlastete untere Extremität jeweils zirkumduziert nach vorne geführt werden konnte (Aach et al. 2015; Hussey et al. 1973; Mehrholz et al. 2012).

Bereits in den 1960er- und 1970er-Jahren wurde insbesondere im ehemaligen Jugoslawien unter Federführung der Arbeitsgruppen von Wodovnik und Vucobratoric (Marsolais et al. 1991; Vodovnik et al. 1965, Vodovnik u. Rebersek 1974) versucht, diese Orthesen mit *funktioneller Elektrostimulation* zu kombinieren. Ziel war es, hierdurch eine Lokomotion bei komplett Querschnittgelähmten zu erreichen. Entsprechend der damals limitierten technischen Möglichkeiten waren die Konstruktionen von erheblichem Umfang, sodass eine flächendeckende Anwendung zu keinem Zeitpunkt erreicht werden konnte.

Die oben genannten Systeme adressierten zunächst den sensomotorisch komplett querschnittgelähmten Patienten. Insbesondere für inkomplett Querschnittgelähmte Patienten mit motorischen Restfunktionen etablierten sich bereits früh Therapien zur Gangschulung. Zunächst wurden Anwendungen an sogenannten Laufkatzen und im Parallelbarren eingeführt, welche im Laufe der Zeit durch die sogenannte *Lokomotionstherapie* ersetzt wurden. Die Lokomotionstherapie beschreibt eine Gangschulung, in der Regel auf dem Laufband unter Körpergewichtsentlastung. Hierbei werden zunächst die teilgelähmten unteren Extremitäten mit Unterstützung von Physiotherapeuten vorgesetzt, wobei der Patient versucht, bestmöglich mit zu arbeiten. Ziel war die Wiederherstellung der selbständigen Gehfähigkeit. Zusätzlich sollte die Koordination, die Kraft und die Ausdauer für das Gehen mit der teilgelähmten Muskulatur trainiert werden. Ab der Jahrtausendwende wurde der erste Lokomotionsroboter (Lokomat® der Schweizer Firma Hocoma) entwickelt. Hierbei wurde der Patient auf dem Laufband trainiert. Die Bewegungsunterstützung der Beine erfolgte durch eine äußere Rahmenstruktur mit Aufnahme des Beckens unter Körpergewichtsentlastung. Voraussetzungsabhängig erfolgte die jeweilige Unterstützung durch die äußere Führung im Sinne eines robotal gesteuerten Exoskeletts. Diese Form der Therapie entwickelte sich zum Goldstandard der neurogenen Gangstörungen nach Eintritt einer Querschnittlähmung (Dittuno et al. 2008; Mehrholz et al. 2017).

Exoskelett – Definition und Beispiele

In den letzten 10 bis 15 Jahren sind zahlreiche mobile Exoskelette zur Therapie Querschnittgelähmter auf den Markt erschienen, welche sich in ihrer Funktionsweise prinzipiell am Lokomat orientierten, aber ein Gehen losgelöst vom Laufband ermöglichen sollten. Maßgebliches Problem war hier die Kombination eines Exoskeletts mit einem Lebewesen, welches eigentlich ein Endoskelett nutzt.

Exoskelett

Exoskelett bedeutet Außenskelett, lateinisch „exo" (außen) und griechisch „skeletos" (ausgetrockneter Körper, Mumie). In der Zoologie bedeutet ein Exoskelett eine harte, mehrgliedrige äußere Stützstruktur für einen Organismus. Die bewegende Muskulatur setzt innerhalb dieser Stützstruktur an. Durch Kontraktionen der Muskeln können die verschiedenen Bestandteile der stützenden Segmente zueinander bewegt werden (Lehmann 1996).

Typischerweise findet man diese Form der Stützstruktur und Bewegung bei Insekten, Spinnentieren oder Gliedertieren. Übertragen auf den medizinischen Bereich, ist ein Exoskelett ein extern am Körper des Anwenders montierter Stützapparat, welcher aus beweglichen Elementen entlang der langen Röhrenknochen besteht und im Bereich der Gelenke beweglich miteinander verbunden ist.

Die Besonderheit der aktuellen Exoskelette ist, dass die Gelenke mit Antriebsaggregat versehen sind, sodass die Bewegung in Form von Beugen/Strecken in Hüft-, Knie- und Sprunggelenk elektromechanisch über verschiedene Steuerungssysteme erfolgen kann. Die Energieversorgung wird über integrierte Akkus gewährleistet.

In der Vergangenheit sind unabhängig voneinander an verschiedenen Orten Exoskelette zum Einsatz bei Querschnittgelähmten entwickelt worden. Einige sind zunächst für den militärischen und industriellen Einsatz konzipiert worden und danach in den medizinischen Bereich integriert worden. Nach einer aktuellen Internetrecherche sind zurzeit etwa 45 medizinisch anwendbare exoskelettale Lokomotionsgeräte in der Anwendung, entweder als Therapiegerät oder als Hilfsmittel für den alltäglichen Einsatz (vgl. http:/exosceletonreport.com/product-categorie/medical).

Die wesentlichen mobilen und stationären Exoskelette sollen an dieser Stelle kurz mit Funktionsweise und Einsatzgebiet beschrieben werden. Hierzu zählen:

- Lokomat®,
- Exo-GT,
- Rewalk™,
- Indego,
- KEEOGO™ sowie
- das neuronal gesteuerte Exoskelett HAL®.

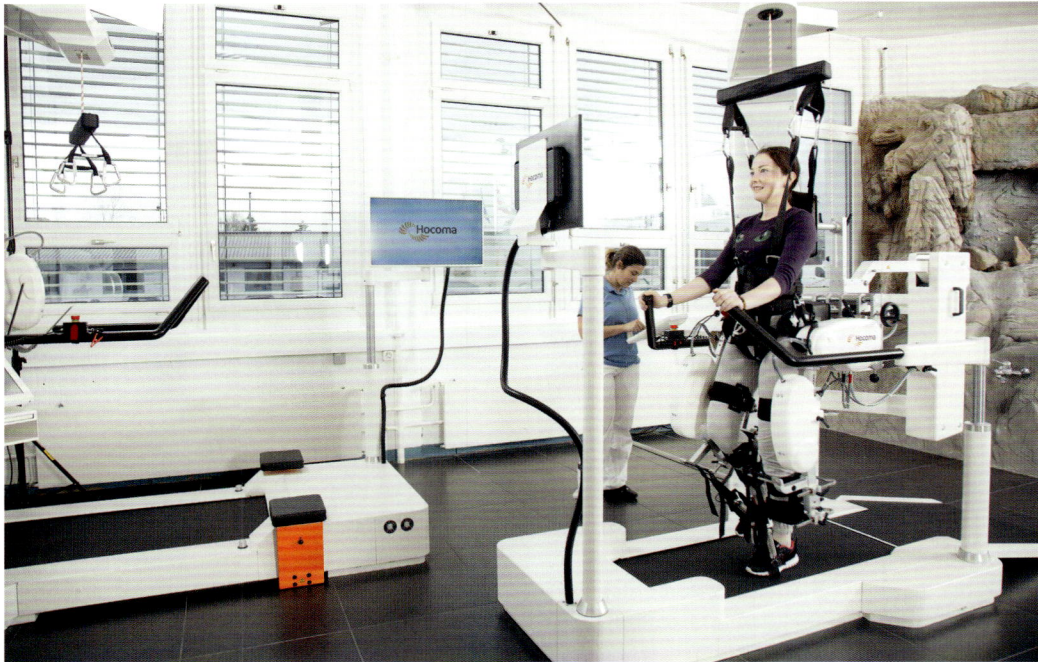

Abb. 1 Lokomat® der Firma Hocoma. Eines der ersten robotalen Lokomotionssysteme (stationäres Exoskelett), welches weltweit am häufigsten in den Kliniken eingesetzt wird und ständig weiterentwickelt wurde (mit freundlicher Genehmigung von Hocoma).

Mit dem Lokomat® erfolgte erstmals zur Jahrtausendwende der Übertrag des normalen körpergewichtsgestützten Lokomotionstraining auf dem Laufband in ein stationäres Exoskelett (s. Abb. 1). Die Schweizer Firma Hocoma stellte dieses System vor, bei dem widerstandsgesteuert unterschiedliche Unterstützungen des Patienten möglich sind und so ein Training der gelähmten unteren Extremität ermöglicht werden soll. Hierbei werden, analog zu mobilen Exoskeletten, die unteren Extremitäten geführt und die Schrittlänge und Frequenz mit der Geschwindigkeit des Laufbandes harmonisiert. Gleichzeitig wird der Patient bei der Anwendung vertikal be- und entlastet, um so Schwung- und Standbeinphasen zu simulieren. In den aktuellsten Versionen besteht die Möglichkeit, das sogenannte Augmented Performance Feedback (APF) zu nutzen. Hierbei handelt es sich um eine virtuelle Umgebung, welche auf einem Bildschirm gezeigt wird und sozusagen mit dem Lokomaten® durchlaufen wird (Domingo et al. 2014; Niu et al. 2012). Des Weiteren kann das Gerät auch auf Kindergröße eingestellt werden (Hocoma 2019; Lünenburger et al. 2004).

Bei dem Rex Exoskelett der Firma Rex Bionics aus Neuseeland handelt es sich um ein selbständig steh- und gehfähiges Exoskelett mit einem Gewicht von 40 kg. Adressiert werden komplett Gelähmte, auch hochhalsmarkgelähmte Patienten ab dem 5. Halswirbel abwärts. Durch das Gerät kann eine Geh- und Stehfunktion ausgeführt werden. Die Kontrolle erfolgt mittels Joystick-Steuerung. Limitierend ist eine geringe Geschwindigkeit, größter Vorteil ist jedoch, dass auch ein Gehen über Treppen oder Rampen möglich ist und hierzu keine zusätzlichen Gehhilfen benötigt werden (Birch et al. 2017).

Die Firma Ekso Bionics aus Kalifornien befasst sich seit langem mit der Entwicklung mobiler Exoskelette, konzipiert als Hilfsmittel aber auch als Therapiegerät (s. Abb. 2). Die Rahmenkonstruktion durch teleskopierbare Stangenrahmen ist im Gegensatz zum Rex Exoskelett schlank. Akku und Steuerungssystem werden in einem

Rucksack getragen. Das freie Gehen ist nicht möglich. Zur Stabilisierung beim Gehen zu ebener Erde sind Hilfsmittel in Form von Unterarmgehstützen oder Rollator erforderlich. Die Steuerung kann entweder durch den Therapeuten auf Knopfdruck über ein separates Steuerungssystem begonnen werden. Die Alternative ist eine Kontrolle über Knöpfe, welche in Unterarmstützen oder Rollator integriert sind. Für den rehabilitativen Bereich im Modus Prostep TM oder Prostep + TM ist das Gehen über eine laterale und Vorwärtsbewegung des Beckens oder bei deutlich inkomplett Gelähmten durch ein Einleiten einer Schrittbewegung des Patienten initiiert. Die Gangunterstützung kann von 100% (vollständige Übernahme des Gehens) bis auf 0% (lediglich Stütz- und Stabilisierungsfunktion) eingestellt werden. Als einsetzbar wird dieses Gerät ab einer Tetraplegie sub C7 und tiefer beschrieben (Kolakowsky-Hayner et al. 2013; Milia et al. 2016).

Rewalk aus Massachusetts ist als Marktführer der derzeitigen mobilen Exoskelette zu sehen. Das Gerät ReWalk™ Personal 6.0 ist seit Juni 2018 im deutschen Hilfsmittelverzeichnis (gemäß § 139 SGB V) hinterlegt und adressiert den komplett Querschnittgelähmten, der ein System nutzen möchte, welches ein komplett exoskeletal übernommenes Gehen ermöglicht. Voraussetzung hierfür ist eine vollkräftige Streckfähigkeit im Ellenbogengelenk sowie eine möglichst gute Greiffunktion der Hände, sodass eine Tetraplegie sub C7/C8 oder tiefer Voraussetzung für die Anwendung ist. Die Steuerung des ReWalk™ Personal 6.0 erfolgt hauptsächlich über eine Verlagerung des Körperschwerpunktes sowie durch eine Vorwärtsbewegung des Oberkörpers. Hierdurch initiiert das Exoskelett den ersten Schritt. Wenn sich der Patient weiter vorbeugt, werden weitere Schritte durchgeführt. Ein Rückneigen stoppt diese Bewegung. Um in die vertikale Position zu gelangen oder zum Treppensteigen oder Hinsetzen, muss vorher über eine Kontrolleinheit das jeweilige Programm angewählt werden (Benson et al. 2016; Esquenazi et al. 2012; Fineberg et al. 2013; Kolakowsky-Hayner et al. 2013;

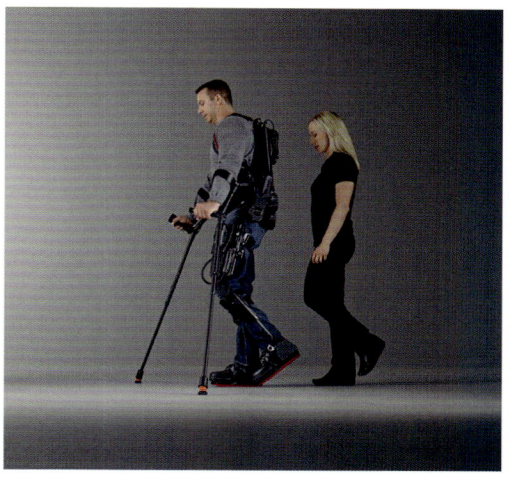

Abb. 2 Exoskelett EksoGT™ der Firma Ekso Bionics. Das Laufen erfolgt unter Zuhilfenahme von Unterarmgehstützen oder Rollator (mit freundlicher Genehmigung von Ekso Bionics).

Talaty et al. 2013.; Yang et al. 2015; Zeilig et al. 2012).

Analog zum Rewalk adressiert das Indego Exoskelett der Firma Parker Hannifin den primär komplett Gelähmten. Jedoch ist die Rahmenkonstruktion schmal konfiguriert, sodass vom Hersteller ein Tragen auch im Rollstuhl als möglich angesehen wird. Aufgrund des relativ niedrigen Beckenrahmens ist der Einsatz für Querschnittgelähmte unterhalb Th 7 konzipiert. In Studienanwendungen zeigte sich aber auch eine Anwendbarkeit analog zum EksoGT™ und ReWalk™ Personal 6.0 bei Tetraplegien sub C7. Erforderlich ist der Einsatz von Hilfsmitteln in Form von Rollator oder Unterarmgehstützen zur Stabilisierung des Gangs (Ekelem et al. 2015; Evans et al. 2015; Hartigan et al. 2015).

Die KEEOGO™ smart powered Orthese der Firma B-TEMIA aus Québec/Kanada entspricht in der Konfiguration ebenfalls einem Exoskelett. Sie adressiert inkomplett gelähmte Patienten. Versucht wird, durch eine Steuerung durch Gyroskop und Bewegungssensoren die visuelle Gehfähigkeit zu unterstützen. Die Anwendung fokussiert demnach nicht auf Querschnittgelähmte, sondern insbesondere auf andere neurogene Gangstörungen mit und ohne Spastik, z.B. Parkinson, Muskeldystrophien, Multiple Sklerose und Kinderlähmung sowie auf Patienten mit

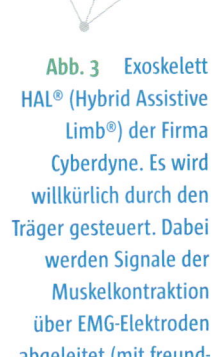

Abb. 3 Exoskelett HAL® (Hybrid Assistive Limb®) der Firma Cyberdyne. Es wird willkürlich durch den Träger gesteuert. Dabei werden Signale der Muskelkontraktion über EMG-Elektroden abgeleitet (mit freundlicher Genehmigung von Cyberdyne Deutschland).

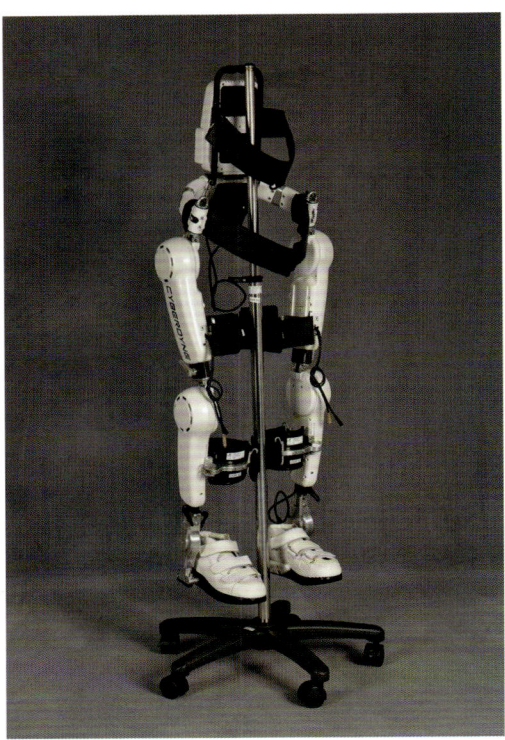

peripheren Nervenläsionen nach Tumor oder Trauma (Landon-Cardina et al. 2018). Im Gegensatz zu den vorgenannten Exoskeletten positioniert sich dieses Exoskelett als Dermoskelett. Dies bedeutet, dass die Führung an Ober- und Unterschenkeln über dünne Kunststoffschalen mit Klettverschlüssen erfolgt. Dennoch sind die lateralen motorgetriebenen Areale auftragend.

Das HAL® (Hybrid Assistive Limb®) Exoskelett der Firma Cyberdyne aus Japan ist trotz ähnlicher äußerer Struktur mit einem Gerüst aus Faserverbund und Polycarbonat-Bestandteilen in Punktsteuerung und therapeutischer Ausrichtung von allen vorgenannten Exoskeletten zu unterscheiden (s. Abb. 3). HAL® adressiert ausschließlich den therapeutischen Ansatz. Hierzu sind bei den Patienten willkürliche Restfunktionen an den unteren Extremitäten erforderlich, um das Gerät zu steuern. Die Steuerung erfolgt durch Ableiten der willkürlichen Muskelkontraktionen via EMG-Elektroden. Die Signale werden über Kabelverbindungen an eine Rechnereinheit weitergeleitet, welche die dahinter stehende Bewegungsidee erkennt und so dem Patienten zusätzlich die notwendige Unterstützung gewährt, sodass eine Echtzeit Lokomotion möglich wird. So kommen inkomplett querschnittgelähmte Patienten aller Höhen gemäß ISNCSCI (International Standards for Neurological Classification of Spinal Cord Injury)-Einstufung ab AIS (American Spinal Injury Association Impairment Scale) C oder besser für die Therapie infrage. Zusätzlich wären auch per Definition komplett gelähmte Patienten entsprechend AIS A zu therapieren, sofern sie sogenannte Zonen partiellen Funktionserhalts (ZPP) haben, die zum Beispiel noch eine Innervation von Hüftbeuge- oder Kniestreckmuskulatur zulässt. Die Steuerung willkürlicher Art erfolgt im sogenannten voluntary control mode (CVC; Cybernic Voluntary Control), alternativ kann auch ein Steuerungsmodus mittels autonomous control mode (CAC; Cybernic Autonomous Control) angewendet werden, bei dem über eine Drucksensorplatte der Fußsohle die Standbeinphase erkannt wird und eine Bewegung im kontralateralen Bein im Sinne der Schwungbeinphase eingeleitet wird (Mizukami et al. 2017).

Die Studienlage zu HAL® beschreibt nach Training auf dem Laufband mit Körpergewichtsentlastung und Sturzprophylaxe eine funktionelle Verbesserung nach Exoskelett-Therapie mit dem HAL-System (Aach et al. 2014; Cruciger et al. 2016; Cruciger et al. 2014; Grasmücke et al. 2017).

Allen rigiden Exoskeletten ist jedoch gemein, dass das menschliche Endoskelett in puncto Bewegungsfreiheit mit dem physiologischen Gangbild mit der exoskeletalen Orthese konkurriert, sodass generierte Bewegungen zum Teil unphysiologisch anmuten. Ausnahmen hierbei sind das KEEOGO™ sowie das HAL®. Des Weiteren sind alle zurzeit im therapeutischen oder Hilfsmitteleinsatz befindlichen Exoskelette nicht alltagstauglich mit einem Aktivrollstuhl zu kombinieren. Zusätzlich drohen bei eingeschränkter Schutzsensibilität Decubitalulcera und bei ausgeprägter Osteoporose potenziell auch lokomotionsinduzierte Frakturen.

Soft-Exoskelett

Aufgrund der oben dargelegten Problematik, dass derzeitige Exoskelette nicht alltagstauglich mit einem Rollstuhl zu kombinieren sind, wird die Entwicklung sogenannter „Soft Exoskeletons" vorangetrieben. Insbesondere für die oberen Extremitäten sind bereits Systeme entwickelt. Derzeit wird intensiv an Materialien geforscht, die Kontraktionen gewährleisten können. Ferner wird versucht die Motorgröße für die großen Gelenke so zu reduzieren, dass ein Tragen eines solchen Exoskeletts im Rollstuhl möglich wäre. Die Idee dahinter ist, die im Soft-Exoskelett verbauten Gewebestränge so zu positionieren, dass sie gegeneinander verschoben werden können und somit die muskuläre Kontraktion und Elongation simuliert werden kann. Z.B. Seilzüge können diese Bewegungen generieren, andere Ideen basieren auf pneumatische Antriebe (Capello et al. 2018; Cestari et al. 2017).

Aktivierung des Endoskeletts

Um die eigenen Ressourcen des Körpers zu fördern, wurde bereits früh versucht, über funktionelle Elektrostimulation eine Lokomotion auch bei komplett gelähmten Patienten zu generieren.

Die Arbeitsgruppe um Rabischong aus Montpellier/Frankreich etablierte eine Elektrostimulation, welche über subcutan verlegte Kabel die großen Muskelgruppen der unteren Extremität erreichte. Die Elektroden wurden direkt an der Muskulatur platziert. Die Aktivierung der Elektroden erfolgte von extern durch die Haut (Wild et al. 2002). Dieses System war operativ extrem aufwendig zu platzieren. Das erreichbare Gangbild war nicht zufriedenstellend. Entsprechend konnte sich dieses System, entwickelt in den 1990er-Jahren, nicht durchsetzen. Entsprechend wurde basierend auf herkömmlichen epidurale Schrittmachern zur Schmerztherapie eine epidurale Elektrostimulation an den entsprechenden Spinalnerven erprobt. Hierbei zeigt sich in einer aktuellen Studie aus der Mayo Clinic in den USA, dass durch die epidurale Elektrostimulation bei komplett Gelähmten ein Gangzyklus zu therapeutischen Zwecken erreicht werden kann. Dabei wird extern stimuliert und unter Laborbedingungen ein Gangrhythmus erzielt (Gill et al. 2018).

Die Arbeitsgruppe um Gregor Courtine in der Schweiz hat ebenfalls mit epiduraler Elektrostimulation, jedoch kombiniert mit EMG-Ableitung einer willkürlichen Innervation, insgesamt drei Patienten therapiert. Hierbei zeigte sich die Machbarkeit der epiduralen Elektrostimulation in Kombination mit einer Echtzeit EMG-Ableitung, welche drahtlos dann die zusätzliche epidurale Elektrostimulation der gelähmten/teilgelähmten Muskulatur generiert. Der Vorteil hierbei ist, dass die inkomplett Querschnittgelähmten willkürlich die Bewegung einleiten, die dann über eine funktionell Elektrostimulation unterstützt wird (Wagner et al. 2018).

Ausblick

Zurzeit ist durch biologische Verfahren (Stammzelltherapie, neuroregenerative/protektive Pharmazeutika) eine Heilung des Rückenmarkschadens nicht möglich. Somit konzentriert sich die Wiederherstellung der Gehfunktion auf orthopädische Hilfsmittel im Sinne von neuromechanischen Prothesen. Entsprechende Exoskelette sind derzeit in der Anwendung. Als Ausblick in die Zukunft sind hier insbesondere Soft-Exoskelette vielversprechend, die in Kombination mit einem Aktivrollstuhl angewendet werden könnten. Insbesondere könnte durch kontraktile Fasern ein solches Exoskelett quasi als Hose getragen werden. Problematisch ist weiterhin die Anbindung eines solchen Systems an die willkürliche Bewegungsintention der Patienten. Dieses Problem ist bisher lediglich für teilquerschnittgelähmte Patienten gelöst über das Abgreifen der Restinnervation via EMG-Elektroden. Hierdurch kann, wie z.B. bei dem HAL® Exoskelett, eine Echtzeitunterstützung, analog zur willkürlichen Innervation, gewährleistet werden.

Im Fall einer kompletten Lähmung müssten Gleichgewichtssensoren sowie „Abstandswarner" analog zum teilautonomen Autofahren zur Anwendung kommen, um z.B. blickgerichtet Hindernisse erkennen zu können. Somit könnten intelligente Systeme ein Gehen in alltagsrelevanter Umgebung gewährleisten. Prinzipiell wäre auch eine Kombination aus EEG-Ableitung und solcher exoskeletalen Systeme denkbar. Derzeit sind aber weder intrakranielle Implantate noch EEG-Hauben ausreichend selektiv, um außerhalb von Laboranwendungen eine exoskeletale Steuerung zu gewährleisten. Die Aktivierung des Endoskeletts wie oben genannt ist ein weiterer Weg, um die patienteneigenen Ressourcen bestmöglich zu nutzen. Insbesondere die Arbeitsgruppe um Courtine hat hier ein System im Sinne einer Machbarkeitsstudie angewendet, welches für die Zukunft erhebliches Potenzial für eine Restoration der Gehfunktion bietet. Hierbei handelt es sich jedoch wiederum um inkomplett gelähmte Patienten, die noch eine Restverbindung zu den unteren Extremitäten haben und diese willkürlich innervieren können. Im Falle einer kompletten Lähmung kann die Stimulation weiterhin nur als zu aktivierendes Programm erfolgen, mit Befehlen in Form von Aufstehen, Gehen, Stoppen und Hinsetzen.

Aufgrund der fehlenden sensorischen Rückmeldung gibt es analog zur intracortikalen EEG-Ableitung Versuche der intracortikalen Mikrostimulation am humanen somatosensorischen Cortex, um im Falle einer kompletten Lähmung auch eine sensorische Rückmeldung für Tastsinn und Lagesinn zu generieren (Flesher et al. 2016). Diese Funktion wiederherzustellen wäre wesentlich, um für die Zukunft auch ein freies Gehen umzusetzen, da bei einer sensomotorisch kompletten Querschnitt-

lähmung natürlich ansonsten die vollständige Rückmeldung aus der Peripherie in Bezug auf Gelenkstellung für Stand- und Spielbein fehlt.

Zusammenfassend ist bis in die heutige Zeit die Wiederherstellung der Gehfunktion nicht möglich. Mit Exoskeletten und Soft-Exoskeletten sowie dem Vorantreiben der epiduralen Stimulation existieren jedoch bereits in Anwendung und Entwicklung vielversprechende Ansätze, um die verloren gegangenen Funktionen motorischer Art und teilweise sensorischer Art nach Rückenmarkverletzungen wiederherzustellen oder zu simulieren. Insbesondere vor dem Hintergrund der raschen elektronischen Entwicklung ist innerhalb weniger Jahre mit durchgreifenden Verbesserungen in diesem Bereich zu rechnen. Die Vision von Querschnittgelähmten, die wieder gehen können, ist in greifbare Nähe gerückt.

Literatur

Aach M, Cruciger O, Sczesny-Kaiser M et al (2014) Voluntary driven exoskeleton as a new tool for rehabilitation in chronic spinal cord injury: a pilot study. Spine J 14(12):2847–53

Aach M, Meindl RC, Geßmann J, Schildhauer TA, Citak M, Cruciger O (2015) Exoskeletons for rehabilitation of patients with spinal cord injuries. Optionsand limitations. Unfallchirurg 118(2):130–7. DOI:10.1007/s00113-014-2616-1

Benson I, Hart K, Tussler D, van Middendorp JJ (2016) Lower-limb exoskeletons for individuals with chronic spinal cord injury: findings from a feasibility study. Clin Rehabil 30(1):73–84

Birch N, Graham J, Priestley T et al. (2017) Results of the first interim analysis of the RAPPER II trial in patients with spinal cord injury: ambulation and functional exercise programs in the REX powered walking aid. Journal of Neuroengineering and Rehabilitation 14(1):60

Cappello L, Galloway KC, Sanan S, Wagner DA, Granberry R, Engelhardt S, Haufe FL, Peisner JD, Walsh CJ (2018) Exploiting textile mechanical anisotrophy for fabric-based pneumatic Actuators. Soft Robotics 5(5)

Cestari M, Sanz-Merodio D, Garcia E (2017) Preliminary Assessment of a Compliant Gait Exoskeleton, Soft Robot 4(2):135–146

Cruciger O, Schildhauer TA, Meindl RC et al. (2016) Impact of locomotion training with a neurologic controlled hybrid assistive limb (HAL) exoskeleton on neuropathic pain and health related quality of life (HRQoL) in chronic SCI: a case study. Disabil Rehabil Assist Technol 11(6):529–534

Cruciger O, Tegentoff M, Schwenkreis P, Schildhauer TA, Aach M (2014) Locomotion training using voluntary driven exoskeleton (HAL) in acute incomplete SCI. Neurology 83(5):474

Ditunno PL, Patrick M, Stineman M, Ditunno JF (2008) Who wants to walk? Preferences for recovery after SCI: a longitudinal and crosssectional study. Spinal Cord 46(7):500–506

Domingo A, Lam T (2014) Reliability and validity of using the Lokomat to assess lower limb joint position sense in people with incomplete spinal cord injury. J Neuroeng Rehabil 11:167

Ekelem A, Murray S, Goldfarb M (2015) Preliminary assessment of variable geometry stair ascent and descent with a powered lower limb orthosis for individuals with paraplegia. Conf Proc IEEE Eng Med Biol Soc 2015:4671–4

Esquenazi A, Talaty M, Packel A, Saulino M (2012) The ReWalk powered exoskeleton to restore ambulatory function to individuals with thoracic-level motor-complete spinal cord injury. Am J Phys Med Rehabil 91(11):911–921

Evans N, Hartigan C, Kandilakis C, Pharo E, Clesson I (2015) Acute Cardiorespiratory and Metabolic Responses During Exoskeleton-Assisted Walking Overground Among Persons with Chronic Spinal Cord Injury. Top Spinal Cord Inj Rehabil 21(2):122–32

Fineberg DB, Asselin P, Harel NY, et al (2013) Vertical ground reaction force-based analysis of powered exoskeleton-assisted walking in persons with motor-complete paraplegia. J Spinal Cord Med 36(4):313–321

Flesher SN, Collinger JL, Foldes ST, Weiss JM, Downey JE et al. (2016) Intracortical microstimulation ot human somatosensory cortex. Science Translation Medicine 8(361):361ra141

Gill M, Grahm, P, Calvert J, Linde M, Lanov I, Strommer J, Beck L, Sayenko D, van Straaten M, Drubach D, Thoreson A, Lopes C, Gerasimenko Y, Edgerton R, Lee, K, Zhao, K (2018) Neuromodulation of lumbosacral spinal networks enables independent stepping after complete paraplegia. Nature Medicine 24:1677–1682

Grasmücke D, Zieriacks A, Jansen O, Fisahn C, Sczesny-Kaiser M, Wessling M, Meindl RC, Schildhauer TA, Aach M (2017) Against the odds: what to expect in rehabilitation of chronic spinal cord injury with a neurologically controlled Hybrid Assistive Limb exoskeleton. A subgroup analysis of 55 patients according to age and lesion level. Neurosurg Focus 42(5):E15

Hartigan C, Kandilakis C, Dalley S, Clausen M, Wilson E, Morrison S, Etheridge S, Farris R (2015) Mobility Outcomes Following Five Training Sessions with a Powered Exoskeleton. Top Spinal Cord Inj Rehabil 21(2):93–9

Hocoma (2019) Lokomat – Technisches DAtenblatt. URL: https://www.hocoma.com/de/losungen/lokomat/technisches-datenblatt/ (aufgerufen am 06.02.2019)

Hussey RW, Stauffer ES (1973) Spinal cord injury: requirements for ambulation. Arch Phys Med Rehabil 54(12):544–547

Kolakowsky-Hayner SA, Crew J, Moran S, Shah A (2013) Safety and feasibility of using the Ekso bionic exosksleton to aid ambulation after spinal cord injury. J Spine S4:003

Landon-Cardinal O, Prince F, Bédard S, Benveniste O, Hudson M (2018) Dermoskeletics to preserve mobility and function in inclusion body myositis. Neurology 91(16):760

Lehmann U (1996) Paläontologisches Wörterbuch 4. Aufl. In: Martin C. (Hrsg.) Lexikon der Geowissenschaften. Enke Stuttgart, 221

Lünenburger L, Colombo G, Riener R, Dietz V (2004) Biofeedback in gait training with the robotic orthosis Lokomat. Conf Proc IEEE Eng Med Biol Soc 7:4888–4891

Marsolais EB, Kobetic R, Chizeck HJ, Jacobs JL (1991) Orthoses and electrical stimulation for walking in complete paraplegia. Neurorehabil Neural Repair 5:13–22

Mehrholz J, Harvey LA, Thomas S, Elsner B (2017) Is body-weight-supported treadmill training or robotic-assisted gait training superior to overground gait training and other forms of physiotherapy in people with spinal cord injury? A systematic review. Spinal Cord 55(8):722–729. DOI: 10.1038/sc.2017.31

Mehrholz J, Kugler J, Pohl M (2012) Locomotor training for walking after spinal cordinjury. Cochrane Database Syst Rev 14(11):CD006676. DOI:10.1002/14651858.CD006676

Milia P, De Salvo F, Caserio M, Cope T, Weber P, Santella C (2016) Neurorehabilitation in paraplegic patients with an active powered exoskeleton (Ekso). Digit Med 2:163–8

Mizukami M, Yoshikawa K, Kawamoto H, Sano A, Koseki K, Asakwa Y, Iwamoto K, Nagata H, Tsurushima H, Nakai K, Marushima A, Sankai Y, Matsumura A (2017) Gait training of subacute stroke patients using a hybrid assistive limb: a pilot study. Disabil Rehabil Assist Technol 12(2):197–204

Niu X, Varoqui D, Kindig M, Mirbagheri MM (2012) The effect of robot- assisted locomotor training on walking speed. Conf Proc IEEE Eng Med Biol Soc 2012(12):3858–3861

Talaty M, Esquenazi A, Briceno JE (2013) Differentiating ability in users of the ReWalk (TM) powered exoskeleton: an analysis of walking kinematics. IEEE Int Conf Rehabil Robot 2013:6650469

Vodovnik L, Long C 2nd, Reswick JB, Lippay A, Starbuck D. (1965) Myo-electric control of paralyzed muscles. IEEE Trans Biomed Eng 12(3):169–72.

Vodovnik L, Rebersek (1974) Information content of myo-control signals for orthotic and prosthetic systems. Arch Phys Med Rehabil 55(2):52–6

Wagner FB, Mignardot JB, Le Goff-Mignardot CG et al. (2018) Targeted neurotechnology restores walking in humans with spinal cord injury. Nature 563(7729):65–71

Wild K, Rabischong P, Brunelli G, Benichou M, Krishnan K (2002) Acta, Computer added locomotion by implanted electrical stimulation in paraplegic patients (SUAW). von Neurochir Suppl. 79:99–104.

Yang A, Asselin P, Knezevic S, Kornfeld S, Spungen AM (2015) Assessment of in-hospital walking velocity and level of assistance in a powered exoskeleton in persons with spinal cord injury. Top Spinal Cord Inj Rehabil 21(2):100–109

Zeilig G, Weingarden H, Zwecker M, Dudkiewicz I, Bloch A, Esquenazi A (2012) Safety and tolerance of the ReWalkTM exoskeleton suit for ambulation by people with complete spinal cord injury: a pilot study. J Spinal Cord Med 35(2):96–101

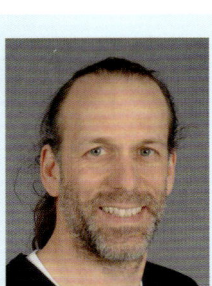

Dr. med. Mirko Aach

Mirko Aach arbeitete nach Abschluss seines Medizinstudiums seit 2007 als Assistenzarzt in der Abteilung für Rückenmarkverletzte im Berufsgenossenschaftlichen Universitätsklinikum Bergmannsheil Bochum. Er promovierte 2008 zum Thema der operativen Versorgung primär maligner Beckentumoren. Seine Facharztprüfung in Orthopädie und Unfallchirurgie folgte 2014. Im gleichen Jahr wurde er zum Oberarzt berufen. Seit dem 1. Mai 2018 ist er Leitender Arzt der Abteilung für Rückenmarkverletzte. Zu seinen Forschungsschwerpunkten zählen die heterotope Ossifikation nach einer Rückenmarkverletzung und die Therapie von rückenmarkverletzten Patienten mit neuronal gesteuerten Exoskeletten seit Beginn der Einführung des HAL® Exoskelett-Systems in Deutschland. Für die Pilotstudie zu diesem Thema, wurde ihm 2014 der Herbert-Lauterbach-Preis verliehen. Er ist Mitglied der DMGP (Deutschsprachigen Medizinischen Gesellschaft für Paraplegie) sowie 1. Vorsitzender des Förderkreises für Patienten der Abteilung für Rückenmarkverletzte e.V.

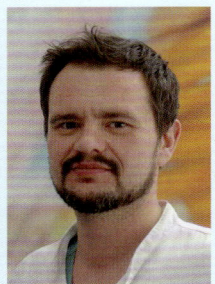

Dr. med. Dennis Grasmücke

Dennis Grasmücke ist seit 2014 Assistenzarzt in der Abteilung für Rückenmarkverletzte der chirurgischen Klinik und Poliklinik des Berufsgenossenschaftlichen Universitätsklinikums Bergmannsheil Bochum. Er promovierte im Jahr 2014 mit dem Thema „Retrospektive Längsschnittstudie über den Langzeiterfolg, die klinische Effizienz und die Komplikationen nach sakraler Deafferentation und Vorderwurzelstimulation mittels implantiertem Stimulator bei querschnittbedingter Blasenfunktionsstörung". Seit 2015 ist er aktiv an der Forschung und der Durchführung der exoskelettalen Therapie bei Querschnittgelähmten am Bergmannsheil Bochum unter der Leitung und Schirmherrschaft von Prof. Dr. med. Th. A. Schildhauer und Dr. med. M. Aach beteiligt. Weitere wissenschaftliche Arbeitsfelder sind im Bereich der Paraplegiologie zu finden, wie z.B. Arbeiten zu heterotopen Ossifikationen bei Querschnittgelähmten.

2

Das Leben wieder in die Hand nehmen

Alireza Gharabaghi

Einführung – Persönliche Schicksale und gesellschaftliche Herausforderung

Sonja P[1] hat vor einem Jahr einen Schlaganfall erlitten (Katz et al. 2015); sie ist eine von etwa 250.000 Menschen in Deutschland, die es jedes Jahr trifft (Heuschmann et al. 2010). Seitdem ist Sonja halbseitig gelähmt, kann ihrer Arbeit nicht mehr nachgehen und ist auf fremde Hilfe angewiesen. Obwohl sie einige Monate in der Reha-Klinik verbracht hat und auch heute noch mehrmals die Woche zur Physiotherapie geht, verbessert sich ihre Situation nicht. Besonders belastet sie, dass sie ihre Hand nicht mehr im Alltag einsetzen kann. Ihr geht es wie etwa 100.000 Schlaganfall-Patienten jährlich, die chronische motorische Einschränkungen insbesondere der Finger- und Handfunktion zurückbehalten und pflegebedürftig bleiben. Schlaganfall ist damit der häufigste Grund für erworbene Behinderung im Erwachsenenalter (DSH et al. 2017). Die jährlichen Ausgaben für die Behandlung und Pflege dieser Patienten belaufen sich je nach Schweregrad der Beeinträchtigungen auf 10.000–120.000 €, durchschnittlich etwa 40.000 € pro Patient (Lekander et al. 2017), und führen damit zu Kosten in Höhe von bis zu 40 Mrd. € in Deutschland. Existierende Versorgungsansätze zur Wiederherstellung der Bewegungsfähigkeit sind stationäre Rehabilitationsmaßnahmen und ambulante Physio- und/oder Ergotherapie; diese führen aber für allzu viele Betroffene nicht zu den gewünschten Ergebnissen. Es besteht daher ein großer Bedarf, die Effektivität bestehender Therapieansätze zu verbessern, um mehr Patienten Selbstständigkeit zu ermöglichen und ihre Pflegebedürftigkeit zu reduzieren. Eine Besserung der Behinderung und folglich eine Verminderung des Unterstützungsbedarfes bei allen täglichen Verrichtungen hin zu manchen täglichen Verrichtungen würde im Vergleich zum Versorgungsstandard einen deutlichen Zugewinn an Mobilität und Teilhabe für die Betroffenen bedeuten sowie die jährlichen Kosten für Behandlung und Pflege um etwa 42.000 € pro Patient reduzieren (Lekander et al. 2017).

---

1 Name geändert

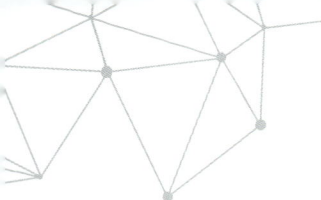

Forschungsstand – Paradigmenwechsel erfordert kritische Bestandsaufnahme

Schlaganfall ist weltweit die Hauptursache für komplexe Behinderung im Erwachsenenalter, sodass die langfristige Erholung und Wiederherstellung der Betroffenen eine klinische und wissenschaftliche Priorität darstellt (Ward 2017). Wir wissen immer mehr über die zugrundeliegenden Mechanismen der Erholung und über potenzielle therapeutische Interventionen, die die Lernfähigkeit und Plastizität des Gehirns zur funktionellen Wiederherstellung nutzen. Die Übertragung dieser experimentellen Befunde beim Tier in die klinische Anwendung beim Menschen befindet sich allerdings erst in den Anfängen (Ward 2017).

Bei kritischer Betrachtung des therapeutischen Status quo in der klinischen Praxis ergeben sich folgende Befunde: In den ersten Wochen und Monaten nach einem Schlaganfall kann eine spontane Erholung auftreten; in der Folgezeit sind weitere Fortschritte jedoch sehr begrenzt. Diese initiale Wiederherstellung von Funktionen scheint dabei nicht wesentlich von Art und Ausmaß der Therapie abzuhängen (Krakauer u. Marshall 2015). Sie tritt vor allem bei leichter betroffenen Patienten auf, die nach dem Schlaganfall beispielsweise noch ihren Arm bewegen können. Diese Patienten zeigen eine *proportionale Erholung*, d.h. sie gewinnen ~70% ihrer verlorengegangenen Arm- und Handfunktion wieder (Prabhakaran et al. 2008). Auch etwa die Hälfte der schwer betroffenen Patienten, die Ihre Hand initial nicht kontrollieren können, zeigt eine solche proportionale Erholung; d.h. auch sie gewinnen ~70% ihrer verlorengegangenen Arm- und Handfunktion wieder und zeigen damit – absolut gesehen – sogar einen größeren Erholungsschub als die leichter betroffenen Patienten (Winters et al. 2015; Byblow et al. 2015; Guggisberg et al. 2017). Interessanterweise wird dieses Erholungsmuster nach Schlaganfall auch in anderen funktionellen Domänen als der Motorik beobachtet, wie bei Sprachstörungen (Lazar et al. 2010; Marchi et al. 2017) oder Aufmerksamkeits- und Wahrnehmungsstörungen (Marchi et al. 2017; Nijboer et al. 2013; Winters et al. 2017) und scheint damit ein allgemeines neurobiologisches Phänomen der Funktionserholung darzustellen. Allerdings gibt es aktuell auch empirisch begründete, mathematische Simulationen, die diesen proportionalen statistischen Zusammenhang infrage stellen und eher von einem konstanten Erholungsmuster ausgehen (Hope et al. 2019). Diese akademisch anmutende Frage hat durchaus hohe klinische Relevanz, da ihre eindeutige Beantwortung Aufschluss darüber geben kann, ob Patienten mit einer Erholung nach dem Schlaganfall diese Verbesserung spontan oder durchaus auch dank der durchgeführten rehabilitativen Maßnahmen zeigen.

In diesem Kontext unstrittig sind allerdings zwei Befunde aus der Rehabilitationsforschung (Ward 2017; Stinear 2017): Während die Akuttherapie des Schlaganfalls mit der Beseitigung der Gefäßverschlusses (Thrombolyse, Thrombektomie) bereits vor vielen Jahren einen Paradigmenwechsel erlebt hat (Hacke et al. 2008), sind die Ergebnisse der anschließenden Rehabilitationsbehandlung sehr ernüchternd:

1. Bei den Patienten, die eine Erholung zeigen, gibt es keinen Hinweis, dass bisherige therapeutische Maßnahmen den Anteil der motorischen Erholung jenseits der beobachteten ~70% steigern können. Daher müssen die meisten Betroffenen mit anhaltenden Beeinträchtigungen der Bewegung leben.
2. Bei den Patienten, die auch langfristig keine oder nur minimale Verbesserungen ihrer motorischen Behinderung erfahren, gibt es keine effektiven Therapien, dies zu ändern. Dies betrifft etwa die Hälfte der schwer betroffenen Patienten, d.h. etwa ein Drittel aller Schlaganfall-Patienten (Winters et al. 2015; Byblow et al. 2015; Guggisberg et al. 2017).

Eine relevante klinische Frage ist dabei, ob und wie wir frühzeitig nach dem Schlaganfall in der Lage sind zu prognostizieren, wer sich unter den schwer betroffenen Patienten zumindest teilweise erholt und wer nicht. Zu diesem Zweck werden unterschiedliche bildgebende (mittels Magnetresonanztomographie) und physiologische (mittels Elektroenzephalographie, Transkranielle Magnetstimulation) Biomarker erhoben (Stinear et al. 2012; Byblow et al. 2015; Niccolo et al. 2015; Buch et al. 2016), wobei bisher noch nicht geklärt ist, ob diese diagnostischen Maßnahmen jenseits und unabhängig vom klinischen Untersuchungsbefund, der ohne Hilfsmittel erhoben wird, eine zusätzliche prognostische Aussagekraft beitragen können (Ward 2017; Stinear 2017). Eine initial fehlende Fingerstreckfunktion auf der betroffenen Körperseite hat beispielsweise bereits eine sehr hohe prognostischen Aussagekraft bzgl. des Ausbleibens einer zukünftigen Funktionserholung auch anderer motorischer Funktionen der Patienten im weiteren Verlauf (Winters et al. 2015).

Es kommen aber auch schon mathematisch-statistische Ansätze zum Einsatz, um den großen Informationsgehalt bildgebender Informationen zu erschließen und für eine bessere Prognose zu nutzen (Rondina et al. 2016; 2017). Es ist davon auszugehen, dass Methoden maschinellen Lernens bald noch größere, multimodale Datensätze dazu nutzen werden, Patientengruppen genauer bzgl. ihres Erholungspotenzials zu unterscheiden.

Unbenommen von diesen diagnostischen Weiterentwicklungen sind jedoch die o.g. ernüchternden Befunde, was die therapeutischen Möglichkeiten anbelangt; dass nämlich auch nach einem in der Akutphase optimal versorgten Schlaganfall bisherige rehabilitative Ansätze nur sehr begrenzten Einfluss darauf haben, den anschließenden, beinahe schicksalhaften Verlauf wesentlich zu verändern und vor allem schwere und dauerhafte Funktionsverluste rückgängig zu machen.

- Wieso stoßen wir trotz eines großen Ressourcenaufwandes mit manchmal monatelangen Rehabilitationsmaßnahmen an unsere therapeutischen Grenzen?
- Wieso hat – im Rahmen bisheriger Studien und Forschungsvorhaben – auch der Einsatz von Medikamenten und Hirnstimulationsverfahren sowie von Rehabilitationsrobotern, virtueller Realität oder Mensch-Maschine-Schnittstellen keinen durchschlagenden Erfolgt gebracht?
- Wie muss sich das Feld auf der Basis bisheriger Erkenntnisse entwickeln, um in 10–15 Jahren einen Paradigmenwechsel in der Schlaganfall-Rehabilitation zu erreichen?

Ausblick – Intelligenter Einsatz neuer Technologien

Die Neurorehabilitation der Zukunft nutzt alle wissenschaftlichen Erkenntnisse und technologischen Möglichkeiten, um auf den einzelnen Patienten zugeschnittene Therapien zu entwickeln. Diese neuen Behandlungsansätze erfordern, dass die mit konventionellen Therapien nicht erreichbaren neuronalen Ressourcen des Gehirns ausgeschöpft und gezielt für die Wiederherstellung verloren gegangener Funktionen genutzt werden.

Lähmungen nach einem Schlaganfall sind darauf zurückzuführen, dass die Hauptverbindung zwischen einem auf Bewegungen spezialisierten Bereich des Gehirns und dem übrigen Körper beschädigt oder unterbrochen sind. Diese Bahnen entspringen dem motorischen Kortex, kreuzen noch im Gehirn auf die Gegenseite und verlaufen dann über das Rückenmark zu Armen und Beinen. Im gesunden Gehirn verläuft diese Verbindung wie eine „Autobahn" ohne Unterbrechungen bis zum Rückenmark. Ein schwerer Schlaganfall führt meist zu einer „Vollsperrung" dieser für die Bewegung so wichtigen Verbindungsstrecke. Bisherige Behandlungsansätze verlassen sich meist darauf, dass diese Barriere überwunden werden kann, wenn es häufig und intensiv genug versucht wird.

Zukünftige Therapieansätze erfordern hingegen, gezielt „Umgehungsstraßen" zu finden und auszubauen, d.h. Nervenbahnen zu aktivieren, die bisher wenig genutzt wurden oder ggf. andere Aufgaben innehaben. Für ein solches Vorgehen sind besonders *Mensch-Maschine-Schnittstellen* und *Hirnstimulationsverfahren* geeignet, auf die im Weiteren eingegangen wird.

Außerdem muss eine *personalisierte Therapie* den Patienten gleichermaßen fördern und fordern, indem sie von und mit dem Patienten lernt; d.h. sie ermittelt objektiv und anhand physiologischer Parameter seine kognitiven, motivationalen und körperlichen Leistungsgrenzen und erweitert diese individuell im Trainingsverlauf, um eine bestmögliche Funktionserholung zu erzielen. Einzelne Komponenten einer solchen selbstlernenden und adaptiven *Rehabilitationstechnologie* sind zwar bereits vorhanden, ihre intelligente Verknüpfung und Patienten-orientierte Verbesserung stehen jedoch noch aus.

Mensch-Maschine-Schnittstellen, auch bekannt als *Brain-Machine-Interfaces* oder *Neuroprothesen*, haben zum Ziel, dass Menschen Technologien – wie einen Computer, eine Prothese oder einen Rollstuhl – durch die Kraft ihrer Gedanken steuern können. In der Medizin werden solche Mensch-Maschine-Schnittstellen eingesetzt, um beispielsweise gelähmten Patienten dabei zu helfen, wieder selbstständig ihren Alltag zu bewältigen (Katz et al. 2015). Damit solche assistierenden Technologien auch therapeutisch wirksam sind, also dazu beitragen, dass die Anwender nicht mehr auf diese Unterstützungsgeräte angewiesen sind, müssen wir verstehen, was in den Gehirnen derer geschieht, die solche Neuroprothesen nutzen. Treten anhaltende Veränderungen der Hirnfunktion auf, die für die Anwender auch längerfristig von Nutzen sind (Gharabaghi 2016)?

Während sich in der Vergangenheit die meisten Neuroprothetik-Wissenschaftler darauf konzentriert haben, eine möglichst genaue Ansteuerung von Maschinen durch das Gehirn zu erreichen, bedarf es für einen effektiven therapeutischen Einsatz einer genaueren Erforschung, was im Gehirn der Anwender selbst geschieht, wenn sie z.B. einen Handroboter mit ihren Gedanken steuern. Interessanterweise scheinen die Netzwerke im Gehirn in ähnlicher Weise aktiviert zu werden wie bei einer richtigen Bewegung ohne Unterstützung. Dieser Effekt wird im Gehirn nicht erreicht, wenn man sich diese Bewegung nur vorstellt (Bauer et al. 2015). Dabei ist besonders wichtig, dass die Anwender diese Bewegung auch wirklich spüren, z.B. durch die roboter-assistierte Unterstützung (Vukelić u. Gharabaghi 2015a). Solche Gehirn-Roboter-Übungen sind schwierig und verlangen Ausdauer, vergleichbar mit dem Erlernen eines Musikinstrumentes. Wie andere Herausforderungen kann auch das Roboter-Training zu Frustrationen führen (Fels et al. 2015). Bemerkenswerterweise kann man aber im Elektroenzephalogramm schon vor der Übung erkennen, wer bei diesem Training besonders gefordert sein und wem es eher leicht fallen wird (Bauer u. Gharabaghi 2015a).

Da Patienten nach einem Schlaganfall schnell an ihre Belastungsgrenze gelangen können, ist es besonders wichtig, objektive Kriterien zu entwickeln, durch die das Training mit Mensch-Maschine-Schnittstellen und Rehabilitationsrobotern an die Bedürfnisse der Betroffenen angepasst werden kann. Ein relevantes Forschungsfeld der Zukunft ist deshalb, herauszufinden, welche Biomarker und Algorithmen besonders geeignet sind, die Rehabilitationstechnologie optimal an die Anwender anzupassen, damit diese ihr Lernpotenzial und die Plastizität des Gehirns maximal ausschöpfen (Bauer u. Gharabaghi 2015b; Bauer et al. 2016a; Naros et al. 2016a; Bauer u. Gharabaghi 2017; Gharabaghi et al. 2014a; Bauer et al. 2016b). Solche adaptiven Mensch-Maschine-Schnittstellen können dadurch genau die Netzwerke, Hirnwellen und Bahnen aktivieren, die für die Rehabilitation Gelähmter besonders wichtig sind, aber bislang nur unzureichend genutzt wurden (Vukelić u. Gharabaghi 2015b; Naros u. Gharabaghi 2015; Bellardinelli et al. 2017). Die Integration dieser Mensch-Maschine-Schnittstellen in virtuelle Realitäten, ihre Verknüpfung mit robotischen Mehrgelenk-Orthesen, die den gelähmten Arm wie schwerelos erscheinen lassen, und der Einsatz hybrider Technologien, die einzelne Muskeln gezielt und bedarfsabhängig unterstützen, ermöglichen den Anwendern darüber hinaus mit diesen Neurorobotern autonom und spielerisch die Grenzen, die ihnen nach dem Schlaganfall gesetzt wurden, zu erfahren und sukzessive zu erweitern (Grimm et al. 2016a; Grimm et al. 2016b; Grimm u. Gharabaghi 2016; Grimm et al. 2016c; De Marchis et al. 2016; Brauchle et al. 2015).

Um diesen Lernprozess zu unterstützen, werden zur Förderung der Plastizität zukünftig auch nicht-invasive Stimulationsverfahren genau über den Hirnarealen einsetzt, die für die Funktionswiederherstellung genutzt werden sollen (Naros et al. 2016b; Naros u. Gharabaghi 2017; Kraus et al. 2016b). Wenn diese unterstützende Stimulation darüber hinaus aktivitäts- und hirnzustandsabhängig verwendet wird, kann zusätzlich ihre Effizienz und Effektivität maximiert werden (Khademi et al. 2018; Khademi et al. 2019). Aktuelle Befunde deuten darauf hin, dass eine solche Kombination aus Neuroroboter und Hirnstimulation besonders vielversprechend ist: Dabei öffnet und schließt der Neuroroboter über eine EEG-Schnittstelle, die durch Hirnsignale gesteuert wird, die gelähmte Hand, wenn sich der Patient die entsprechende Bewegung vorstellt (Naros u. Gharabaghi 2015; Bellardinelli et al. 2017). Zum anderen erzeugt ein Stimulator ohne Berührung ein Magnetfeld über dem Kopf und dadurch neuronale Signale im Gehirn, die von Nervenzelle zu Nervenzellen weitergeleitet werden bis sie am gelähmten Muskel ankommen und eine Bewegung auslösen (Gharabaghi et al. 2014b). Vorangehende Forschungsergebnisse haben gezeigt, dass jeder dieser beiden Ansätze, getrennt voneinander eingesetzt, die Effektivität von Nervenbahnen zur Hand verbessern kann (Kraus et al. 2016b; Kraus et al. 2016a). Aktuelle Befunde konnten jetzt erstmals nachweisen, dass die Kombination aus Neuroroboter und Hirnstimulation auch bisher ungenutzte Nervenbahnen aktiviert (Kraus et al. 2018; Guggenberger et al.

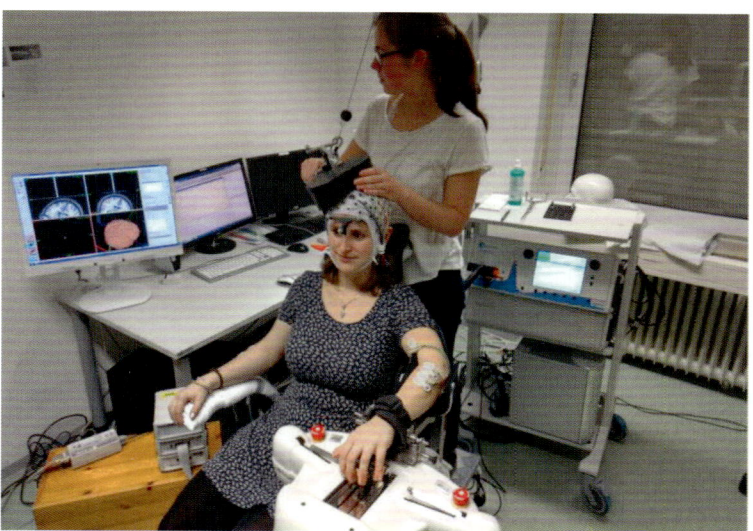

Abb. 1 Versuchsaufbau aus einem EEG-gesteuerten Neuroroboter der Hand und simultaner EEG-gesteuerter magnetischer Hirnstimulation (© Universität Tübingen, Arbeitsgruppe Gharabaghi)

2018). Dies gilt jedoch nur, wenn diese Methoden synchron angewendet werden und die Anwender sich währenddessen die entsprechende Handbewegung auch vorstellen (s. Abb. 1).

Diese Erkenntnisse aus Pilotstudien und Proof of Concept-Untersuchungen müssen in den nächsten Jahren vor allem im Hinblick auf ihre klinische Relevanz überprüft werden, um sie dann systematisch in die flächendeckende Anwendung zu bringen und einen Paradigmenwechsel in der Neurorehabilitation zu erzielen.

Literatur

Bauer R, Fels M, Royter V, Raco V, Gharabaghi A (2016a) Closed-loop adaptation of neurofeedback based on mental effort facilitates reinforcement learning of brain self-regulation. Clinical Neurophysiology 127(9), 3156–64, DOI: 10.1016/j.clinph.2016.06.020

Bauer R, Fels M, Vukelić M, Ziemann U, Gharabaghi A (2015) Bridging the gap between motor imagery and motor execution with a brain-robot interface. Neuroimage 108, 319–27

Bauer R, Gharabaghi A (2015a) Estimating cognitive load during self-regulation of brain activity and neurofeedback with therapeutic brain-computer interfaces. Front Behav Neurosci 9, 21

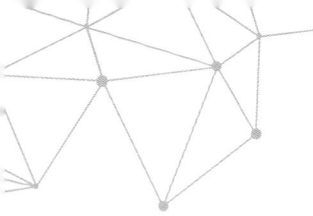

Bauer R, Gharabaghi A (2015b) Reinforcement learning for adaptive threshold control of restorative brain-computer interfaces: a Bayesian simulation. Front Neurosci 9, 36

Bauer R, Gharabaghi A (2017) Constraints and Adaptation of Closed-Loop Neuroprosthetics for Functional Restoration. Front Neurosci 11, 111. DOI: 10.3389/fnins.2017.00111

Bauer R, Vukelić M, Gharabaghi, A (2016b) What is the optimal task difficulty for reinforcement learning of brain self-regulation? Clin Neurophysiol 127(9), 3033–41. DOI: 10.1016/j.clinph.2016.06.016

Belardinelli P, Laer L, Ortiz E, Braun C, Gharabaghi A (2017) Plasticity of premotor cortico-muscular coherence in severely impaired stroke patients with hand paralysis. Neuroimage Clin 14, 726–733. DOI: 10.1016/j.nicl.2017.03.005

Brauchle D, Vukelić M, Bauer R, Gharabaghi A (2015) Brain state-dependent robotic reaching movement with a multi-joint arm exoskeleton: combining brain-machine interfacing and robotic rehabilitation. Front Hum Neurosci 9, 564. DOI: 10.3389/fnhum.2015.00564

Buch ER, Rizk S, Nicolo P, Cohen LG, Schnider A, Guggisberg AG (2016) Predicting motor improvement after stroke with clinical assessment and diffusion tensor imaging. Neurology 86, 1924–25

Byblow WD, Stinear CM, Barber PA, Petoe MA, Ackerley SJ (2015) Proportional recovery after stroke depends on corticomotor integrity. Ann Neurol 78, 848–859

De Marchis C, Santos Monteiro T, Simon-Martinez C, Conforto S, Gharabaghi A (2016) Multi-contact functional electrical stimulation for hand opening: electrophysiologically driven identification of the optimal stimulation site. J Neuroeng Rehabil 13, 22. DOI: 10.1186/s12984-016-0129-6

DSH et al. (2017) URL: http://www.schlaganfall-hilfe.de/documents/10156/ (abgerufen 2018)

Fels M, Bauer R, Gharabaghi A (2015) Predicting workload profiles of brain-robot interface and electromygraphic neurofeedback with cortical resting-state networks: personal trait or task-specific challenge? J Neural Eng 12(4), 046029

Gharabaghi A (2016) What Turns Assistive into Restorative Brain-Machine Interfaces? Front Neurosci, 10, 456

Gharabaghi A, Kraus D, Leão MT, Spüler M, Walter A, Bogdan M, Rosenstiel W, Naros G, Ziemann U (2014b) Coupling brain-machine interfaces with cortical stimulation for brain-state dependent stimulation: enhancing motor cortex excitability for neurorehabilitation. Front Hum Neurosci 8, 122. DOI:10.3389/fnhum.2014.00122

Gharabaghi A, Naros G, Khademi F, Jesser J, Spüler M, Walter A et al. (2014a) Learned self-regulation of the lesioned brain with epidural electrocorticography. Front Behav Neurosci 8, 429. DOI: 10.3389/fnbeh.2014.00429

Grimm F, Gharabaghi A (2016) Closed-Loop Neuroprosthesis for Reach-to-Grasp Assistance: Combining Adaptive Multi-channel Neuromuscular Stimulation with a Multi-joint Arm Exoskeleton. Front Neurosci 10, 284. DOI: 10.3389/fnins.2016.00284

Grimm F, Naros G, Gharabaghi A (2016a) Closed-Loop Task Difficulty Adaptation during Virtual Reality Reach-to-Grasp Training Assisted with an Exoskeleton for Stroke Rehabilitation. Front Neurosci 10, 518

Grimm F, Naros G, Gharabaghi A (2016c) Compensation or Restoration: Closed-Loop Feedback of Movement Quality for Assisted Reach-to-Grasp Exercises with a Multi-Joint Arm Exoskeleton. Front Neurosci 10, 280. DOI:10.3389/fnins.2016.00280

Grimm F, Walter A, Spüler M, Naros G, Rosenstiel W, Gharabaghi A (2016b) Hybrid Neuroprosthesis for the Upper Limb: Combining Brain-Controlled Neuromuscular Stimulation with a Multi-Joint Arm Exoskeleton. Front Neurosci 10, 367. DOI: 10.3389/fnins.2016.00367

Guggenberger R, Kraus D, Naros G, Leão MT, Ziemann U, Gharabaghi A (2018) Extended enhancement of corticospinal connectivity with concurrent cortical and peripheral stimulation controlled by sensorimotor desynchronization. Brain Stimul 11(6), 1331–1335. DOI: 10.1016/j.brs.2018.08.012

Guggisberg AG, Nicolo P, Cohen LG, Schnider A, Buch ER (2017) Longitudinal Structural and Functional Differences Between Proportional and Poor Motor Recovery After Stroke. Neurorehabil Neural Repair 31(12), 1029–1041

Hacke W, Kaste M, Bluhmki E, Brozman M, Dávalos A, Guidetti D et al. (2008) Thrombolysis with alteplase 3 to 4.5 hours after acute ischemic stroke. New England Journal of Medicine, 359(13), 1317–1329

Heuschmann PU et al. (2010) Frequency and Care of Stroke in Germany. Aktuelle Neurologie 37, 333–340

Hope TMH, Friston K, Price CJ, Leff AP, Rotshtein P, Bowman H (2019) Recovery after stroke: not so proportional after all? Brain 142(1), 15–22

Katz E et al. (2015) Neurorehabilitation nach Schlaganfall – Was bewirken Maschinen in unserem Gehirn? Presse- und Öffentlichkeitsarbeit Universitätsklinikum Tübingen, URL: https://idw-online.de/de/news635627 (abgerufen am 07. März 2019)

Khademi F, Royter V, Gharabaghi A (2018) Distinct Beta-band Oscillatory Circuits Underlie Corticospinal Gain Modulation. Cereb Cortex 28(4), 1502–1515. DOI: 10.1093/cercor/bhy016

Khademi F, Royter V, Gharabaghi A (2019) State-dependent brain stimulation: Power or phase? Brain Stimul 12(2), 296–299. DOI: 10.1016/j.brs.2018.10.015

Krakauer JW, Marshall RS (2015) The proportional recovery rule for stroke revisited. Ann Neurol 78, 845–847

Kraus D, Naros G, Bauer R, Khademi F, Leão MT, Ziemann U, Gharabaghi A (2016b) Brain State-Dependent Transcranial Magnetic Closed-Loop Stimulation Controlled by Sensorimotor Desynchronization Induces Robust Increase of Corticospinal Excitability. Brain Stimul 9(3), 415–424. DOI:10.1016/j.brs.2016.02.007

Kraus D, Naros G, Bauer R, Leão MT, Ziemann U, Gharabaghi A (2016a) Brain-robot interface driven plasticity: Distributed modulation of corticospinal excitability. Neuroimage 125, 522–532. DOI:10.1016/j.neuroimage.2015.09.074

Kraus D, Naros G, Guggenberger R, Leão MT, Ziemann U, Gharabaghi A (2018) Recruitment of additional corticospinal pathways in the human brain with state-dependent paired associative stimulation. J Neurosci 38(6), 1396–1407. DOI: 10.1523/JNEUROSCI.2893-17.2017

Lazar RM et al. (2010) Improvement in aphasia scores after stroke is well predicted by initial severity. Stroke 41, 1485–1488

Lekander I, Willers C, von Euler M et al. (2017) Relationship between functional disability and costs one and two years post stroke. PLoS One 12(4), e0174861

Marchi NA, Ptak R, Di Pietro M, Schnider A, Guggisberg AG (2017) Principles of proportional recovery after stroke generalize to neglect and aphasia. Eur J Neurol 24(8), 1084–1087

Naros G, Geyer M, Koch S, Mayr L, Ellinger T, Grimm F, Gharabaghi A (2016b) Enhanced motor learning with bilateral transcranial direct current stimulation: Impact of polarity or current flow direction? Clin Neurophysiol 127(4), 2119–26. DOI: 10.1016/j.clinph.2015.12.020

Naros G, Gharabaghi A (2015) Reinforcement learning of self-regulated β-oscillations for motor restoration in chronic stroke. Front Hum Neurosci 9, 391

Naros G, Gharabaghi A (2017) Physiological and behavioral effects of β-tACS on brain self-regulation in chronic stroke. Brain Stimul 10(2), 251–259. DOI: 10.1016/j.brs.2016.11.003

Naros G, Naros I, Grimm F, Ziemann U, Gharabaghi A (2016a) Reinforcement learning of self-regulated sensorimotor β-oscillations improves motor performance. NeuroImage 134, 142–152. DOI: 10.1016/j.neuroimage.2016.03.016

Nicolo P, Rizk S, Magnin C, Pietro MD, Schnider A, Guggisberg AG (2015) Coherent neural oscillations predict future motor and language improvement after stroke. Brain 138, 3048–60

Nijboer TCW, Kollen BJ, Kwakkel G (2013) Time course of visuospatial neglect early after stroke: a longitudinal cohort study. Cortex 49, 2021–2027

Prabhakaran S et al. (2008) Inter-individual variability in the capacity for motor recovery after ischemic stroke. Neurorehabil Neural Repair 22, 64–71

Rondina JM, Filippone M, Girolami M, Ward NS (2016) Decoding post-stroke motor function from structural brain imaging. Neuroimage Clin 12, 372–80

Rondina JM, Park CH, Ward NS (2017) Brain regions important for recovery after severe post-stroke upper limb paresis. J Neurol Neurosurg Psychiatry 88(9), 737–743

Stinear CM (2017) Prediction of motor recovery after stroke: advances in biomarkers. Lancet Neurol 16(10), 826–836. DOI: 10.1016/S1474-4422(17)30283-1

Stinear CM, Barber PA, Petoe M, Anwar S, Byblow WD (2012) The PREP algorithm predicts potential for upper limb recovery after stroke. Brain 135, 2527–35

Vukelić M, Gharabaghi A (2015a) Oscillatory entrainment of the motor cortical network during motor imagery is modulated by the feedback modality. Neuroimage 111, 1–11

Vukelić M, Gharabaghi A (2015b) Self-regulation of circumscribed brain activity modulates spatially selective and frequency specific connectivity of distributed resting state networks. Front Behav Neurosci 9, 181

Ward NS (2017) Restoring brain function after stroke – bridging the gap between animals and humans. Nat Rev Neurol 13(4), 244–255

Winters C, van Wegen EE, Daffertshofer A, Kwakkel G (2015) Generalizability of the Proportional Recovery Model for the Upper Extremity After an Ischemic Stroke. Neurorehabil Neural Repair 29(7), 614–22

Winters C, van Wegen EE, Daffertshofer A, Kwakkel G (2017) Generalizability of the Maximum Proportional Recovery Rule to Visuospatial Neglect Early Poststroke. Neurorehabil Neural Repair 31(4), 334–342

Prof. Dr. med. Alireza Gharabaghi

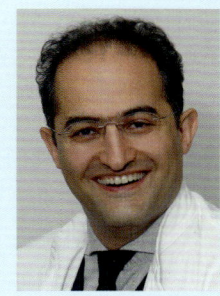

Alireza Gharabaghi studierte Humanmedizin in Hannover, promovierte auf dem Gebiet der Neuroregeneration (summa cum laude) und erhielt als Stipendiat der Studienstiftung des dt. Volkes den Theodor-Fontane-Preis des Stifterverbandes. Nach einem Forschungsaufenthalt an der Harvard Medical School erhielt er den Medizintechnischen Förderpreis der Stiftung Klee und den International Neurobionic Foundation Grant. Seine neurochirurgische Facharztausbildung und Spezialisierung auf dem Gebiet der funktionserhaltenden und funktionsmodulierenden Neurochirurgie absolvierte er in Hannover und Tübingen, habilitierte 2007 und erhielt in dieser Zeit den European Skull Base Society Award, den Traugott-Riechert-Preis für Funktionelle Neurochirurgie und als erster Neurochirurg den Hans-Joachim-Denecke-Preis. Im Jahr 2009 übernahm er die Leitung der neu gegründeten Forschergruppe Neuroprothetik am DFG-Exzellenzcluster Centre for Integrative Neuroscience, erhielt 2012 einen Ruf auf die W3-Professur für Funktionelle und Stereotaktische Neurochirurgie der Universität Freiburg sowie einen Ruf auf die W3-Professur für Translationale Neurochirurgie der Universität Tübingen (primo et unico loco). Letzteren nahm er an und ist seitdem Ärztlicher Leiter der neu gegründeten Sektion für Funktionelle und Restaurative Neurochirurgie der Neurochirurgischen Universitätsklinik Tübingen.

3

Mit eigenen Augen sehen

Alfred Stett

2018: Facebook-Gruppe „Retinitis Pigmentosa Deutschland RP"

„Gibt es denn wirklich gar keine Therapiemöglichkeiten? Nichts, was diese Krankheit zu einem Stillstand bringen und die Blindheit abwenden kann?"

Einführung

Sehen – Eine erstaunliche Fähigkeit

Sehen hat für den Menschen eine große Bedeutung. Er entwickelte sich evolutionär zum Sehtier – die Welt mit Augen wahrzunehmen, hat sich als außerordenlich vorteilhaft erwiesen. Der Mensch ist mit erstaunlichen visuellen Fähigkeiten ausgestattet, um sich von seiner Umwelt ein Bild, beziehungsweise einen kontinuierlichen Film machen zu können. Rund 80% der Informationen nehmen wir mit dem Auge auf. Etwa ein Drittel der Nervenfasern, die Sinnesinformation in das Gehirn leiten, stammen aus dem optischen System. Visuelle Informationen werden vom Gehirn bevorzugt verarbeitet. Wenn wir unsere Umwelt beobachten, erkennen wir Konturen, Flächen, Farben, Richtungen, Entfernungen und Bewegung. Wir formen daraus Objekte, kombinieren sie mit Erinnerungen und fügen alles zu Szenen zusammen, die wir bewusst oder unbewusst wahrnehmen, im Kontext bewerten und auf die wir reagieren.

Die sensorischen Signale, die der visuellen Wahrnehmung zugrunde liegen, entstehen in einer Schicht hochsensibler, lichtempfindlicher Nervenzellen in der Netzhaut: Die Fotorezeptoren tasten das zweidimensionale Abbild der betrachteten Umwelt auf dem Augenhintergrund ab. Sie wandeln Farb- und Intensitätswerte in elektrische Signale um und speisen diese in das neuronale Netzwerk der Retina ein, wo sie in mehreren Schichten vorverarbeitet werden. Von den Ausgangsneuronen der Netzhaut, den retinalen Ganglienzellen (RGZ), gelangt die in viele Teilbilder aufgeteilte Information über den Sehnerv in den visuellen Kortex (Sehzentrum). Fein abgestimmte neuro-muskuläre Regelkreise koordinieren dabei Kopf- und Augenbewegungen, um Objekte nah und fern zu lokalisieren, zu fixieren und um mit der zentralen Netzhaut mit höchster Auflösung kleinste Details erkennen zu können.

Erblindung – Ein großer Verlust

Der Strom visueller Informationen vom Auge ins Gehirn versiegt, wenn krankheits- oder verletzungsbedingt die Bildaufnahme durch die Fotorezeptoren oder die Weiterleitung der Information über den Sehnerv gestört ist. In beiden Fällen kommt es zu starken Beeinträchtigungen des Sehens und im weiteren Verlauf nicht selten zur Erblindung.

- In Industrieländern sind die häufigsten Ursachen für erworbende Blindheit die altersbedingte Makuladegeneration (AMD) und die diabetische Retinopathie.
- Die häufigste ererbte Ursache für Erblindung sind progressive degenerative Erkrankungen der Netzhaut. Diese sogenannten Netzhautdystrophien beeinträchtigen die Funktion von Fotorezeptorzellen und Pigmentepithelzellen. Sie gehen auf Mutationen in vielen Genen zurück, sind phänotypisch sehr heterogen und führen in der Regel früh im Leben zu schweren Sehstörungen.
- Die prominenteste Netzhautdystrophie ist Retinitis pigmentosa (RP). Von ihr sind in Deutschland etwa 20.000 Menschen betroffen, die Prävalenz beträgt ungefähr 1:4.000. Mehr als 80 verschiedene Genmutationen sind mit der nicht-syndromalen RP verbunden (Verbakel et al. 2018). Zur Abwehr und Heilung dieser Krankheit, deren Endstadium die vollständige Erblindung ist, stehen gegenwärtig keine Therapien zur Verfügung.

Die Folgen von Sehverlust sind gravierend: Starke Einschränkungen der Mobilität und der Unabhängigkeit gehen einher mit Einschränkungen der sozialen Teilhabe und sich verschlechternden Beschäftigungsmöglichkeiten, häufig droht der Verlust des Arbeitsplatzes, nicht selten sind sekundäre depressive Reaktionen (Chaumet-Riffaud et al. 2017).

Wiederherstellung von Sehvermögen

Genreparatur, Stammzellen, elektronische Implantate – intensiv wird an der Verwirklichung des Menschheitstraumes, Blinde wieder sehend zu machen, gearbeitet. Mit großer Häufigkeit wird über Ergebnisse von klinischen Studien zu neuen Therapieansätzen für Netzhautdystrophien berichtet. Verschiedene biologische und technische Ansätze, um Sehwahrnehmung zu erhalten oder wiederherzustellen, werden in Forschung und Entwicklung verfolgt. Die unterschiedlichen Technologien ergänzen sich gegenseitig. Eine Gentherapie ist in den frühen Stadien der Krankheit angebracht, wenn die retinalen Fotorezeptorzellen noch intakt sind. Stammzelltherapie, optogenetische Therapie und elektronische Netzhautimplantate sind erforderlich, um das Sehvermögen in späteren Stadien der Netzhautdegeneration wiederherzustellen (Scholl et al. 2016).

Die verfügbaren Optionen für blinde RP-Patienten, Sehvermögen teilweise wieder herzustellen, sind derzeit auf elektronische Netzhautimplantate beschränkt. Andere therapeutische Ansätze, einschließlich Gentherapie, Stammzelltherapie und Optogenetik, sind in die frühe klinische Entwicklung eingetreten. In Anbetracht der Zeit, die für klinische Prüfungen und die Zulassung erforderlich ist, benötigen die Mehrzahl aller heute verfolgten elektronischen, gen- und zellbasierten Ansätze noch mindestens 7–10 Jahre, bis sie als zugelassene Therapie zur Verfügung stehen.

Dieser Beitrag beschreibt skizzenhaft verschiedene Therapieansätze für Netzhautdystrophien und was wir in Zukunft erwarten können. Auch wenn durch die Kombination einer Vielzahl neuer Erkenntnisse und Technologien Fortschritte schwer vorhersagbar sind, steht am Ende hoffentlich die eindeutige Antwort: Ja, für Menschen, die von einer Netzhautdystrophie betroffen sind und daran erblinden, gibt es Therapiemöglichkeiten und Hilfsmittel, um weiterhin einen Teil der Welt mit eigenen Augen sehen zu können.

Stand der Forschung und Technik

Gen- und zellbasierte Therapien bei Netzhautdystrophien

Gentherapie. Wird die vererbte Netzhautdystrophie durch die Mutation eines einzelnen Gens verursacht und ist dieses bekannt, kann eine intakte Kopie des Gens in die Zelle eingeschleust und so der Funktionsverlust der Netzhaut zumindest teilweise aufgehoben werden (Stieger and Lorenz 2018). Mehr als 400 Patienten nehmen an entsprechenden klinischen Studien teil. Bislang gibt es nur eine kommerzielle Therapie für Mutationen im RPE65-Gen bei Leberscher kongenitaler (angeborenen) Amaurose (LCA). Bei dieser Gruppe von Netzhaut-Aderhaut-Dystrophien führt eine Funktionsstörung des Pigmentepithels zum Funktionsverlust der Netzhaut. Die Zulassung dieser Therapie in den USA (2017) und in Europa (2018) wird als historischer Meilenstein der Gentherapie betrachtet (FDA 2017).

Auch wenn weitere Gentherapien für Netzhautdystrophien heute das klinische Erprobungsstadium erreicht haben und die Zahl klinischer Studien weiter ansteigt, sind jedoch frühestens in 7–10 Jahren zugelassene Therapien zu erwarten, die Lösungen bieten für ein breites Spektrum von Mutationen, die die Fotorezeporen beeinträchtigen.

Optogenetische Therapie. Therapien, mit denen fehlerhafte Gene ersetzt werden, können nicht bei Patienten mit fortgeschrittener Netzhautdegeneration mit vollständig untergegangenen Fotorezeptoren angewandt werden. Beim optogenetischen Ansatz hingegen werden sogenannte „Optogene" in noch verbliebene Zellen der inneren Netzhaut eingeschleust, wodurch lichtempfindliche Proteine generiert und in die Zellmembran eingebaut werden. Bei Lichteinfall wirken diese als Schalter und können so die Aktivität der Zellen verändern. Die Optogene können unabhängig von den die Erkrankung auslösenden Genen eingesetzt werden. Es bestehen allerdings noch eine Reihe von ungeklärten Fragen (geeignete Optogene, geeignete Applikation), die eine Anwendung in naher Zukunft unrealistisch erscheinen lassen (Simunovic et al. 2018). Eine wesentliche Einschränkung der optogenetischen Therapie ist die fehlende Fähigkeit der Adaption der lichtempfindlichen Zellen an den großen Bereich der in natürlichen Umgebungen vorkommenden Helligkeiten. Daher sind externe Mittel zur Bildaufnahme, Videobearbeitung und optischen Projektion der verstärkten Bilder auf die Netzhaut erforderlich.

Stammzelltherapie. Als Ersatz von degenerierten Zellen wird versucht, aus Stammzellen Fotorezeptoren und retinale Pigmentepithel-Zellen (RPE) zu gewinnen und zu transplantieren. Am weitesten fortgeschritten ist die Entwicklung von RPE-Stammzelltransplantaten zur Behandlung von AMD (da Cruz et al. 2018). RPE-Zellen sind nicht lichtempfindlich, sie unterstützen jedoch das Überleben und die Funktion der Fotorezeptorzellen. Verschiedenste Krankheiten wie zum Beispiel AMD, RP und LCA können die RPE-Zellen schädigen. Transplantierte Fotorezeptorzellen müssen nach Implantation mit den noch vorhandenen Netzhautzellen synaptische Verbindungen bilden, damit die Bildinformation an den Sehnerv weitergegeben werden kann. Fragen zur Herkunft und Aufbereitung geeigneter Stammzellen und ihrer Vorläufer, zur Immunverträglichkeit der Transplantate und funktionellen Integration in die Empfänger-Netzhaut sind Gegenstand intensiver laufender präklinischer Untersuchungen (Zarbin 2016). Obwohl die Ergebnisse vielversprechend sind, vermag niemand zu sagen, wann eine erfolgreiche Wiederherstellung von Sehvermögen mit stammzellabgeleiteten Fotorezeptoren möglich sein wird.

Elektronische Netzhautimplantate

Bei einer weit fortgeschrittenen Retinitis pigmentosa bleiben die inneren Zellen der Retina erhalten (70–80% der Bipolarzellen und 25–40% der Ganglienzellen [Santos et al. 1997]). Bei der trockenen AMD überleben die Ganglienzellen

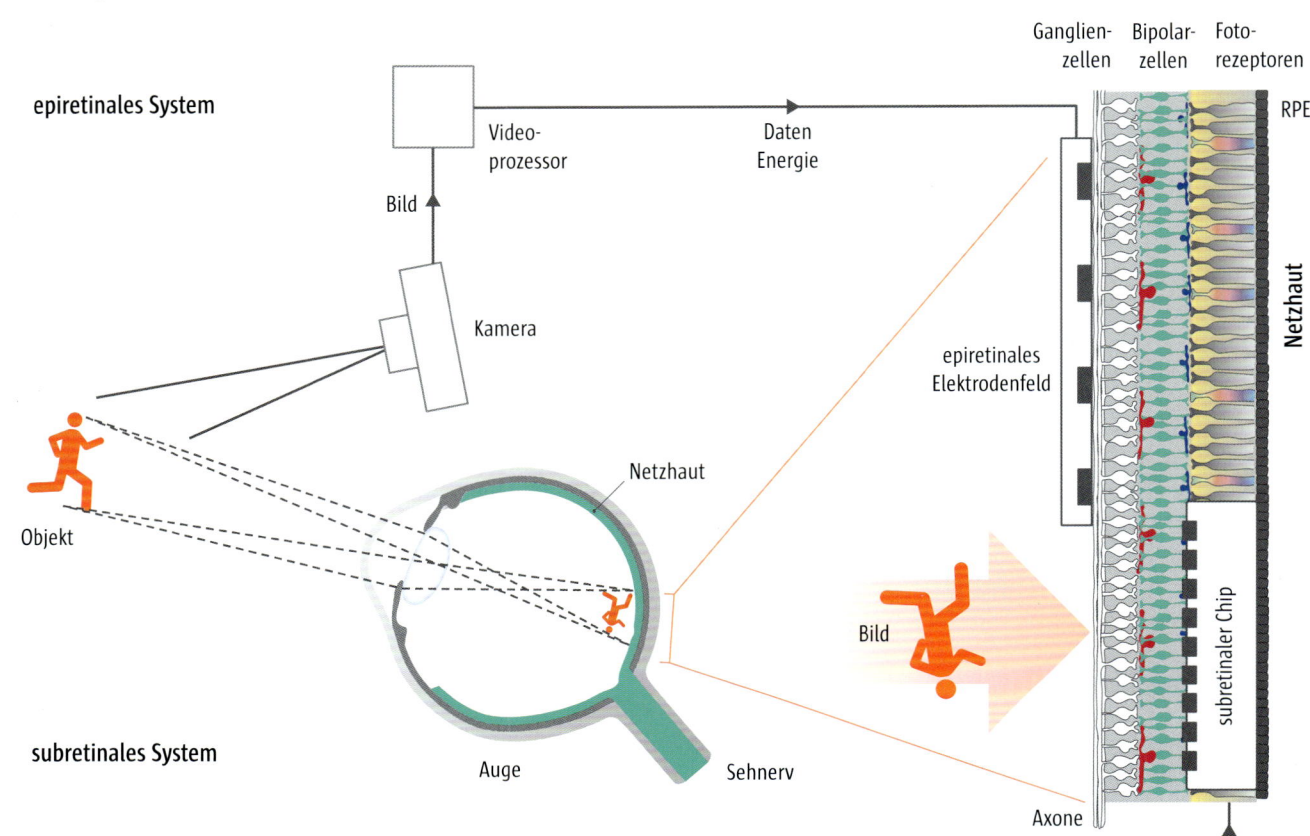

Abb. 1 Elektronische Implantatsysteme zur elektrischen Netzhautstimulation

fast vollständig, bei der feuchten AMD sind es rund 50% (Medeiros u. Curcio 2001). Die überlebenden Zellen können selbst in sehr späten Krankheitsstadien mit elektronischen Implantaten elektrisch stimuliert werden. Darauf basieren die Netzhautimplantate, die seit mehr als 20 Jahren entwickelt werden und mittlerweile die Marktzulassung haben.

Eine punktförmige elektrische Stimulation der Netzhaut führt zur Wahrnehmung eines sogenannten Phosphens („Lichterscheinung"), auch bei blinden Menschen mit degenerierter Netzhaut und intaktem Sehnerv (Humayun et al. 1996). Stärkere Reize werden heller und größer wahrgenommen als schwächere Reize (de Balthasar et al. 2008; Humayun et al. 1996). Idealerweise sind die wahrgenommenen Phosphene rund und im Sehfeld räumlich richtig lokalisiert. Bei gleichzeitiger Stimulation benachbarter Punkte auf der Netzhaut verschmelzen die Phosphene und es werden Linien und andere zusammenhängende Objekte wahrgenommen (Zrenner et al. 2011).

Die Stimulation der Netzhaut kann entweder von der epiretinalen Seite aus erfolgen, oder von der subretinalen Seite (s. Abb. 1). Beim subretinalen Ansatz werden lichtempfindliche Chips mit elektrisch angesteuerten Mikrokontakten in die äußere Netzhaut anstelle der Fotorezeptoren implantiert. Epiretinale Implantate werden in Kontakt mit den Ganglienzellen auf der Innenseite der Netzhaut (epiretinal) gebracht.

Elektronische Netzhautimplantate

Beim epiretinalen System ARGUS II filmt eine in einem Brillengestell montierte Kamera die Umgebung. Ein nachgeschalteter Videoprozessor zerlegt das Bild in 6 x 10 Pixel und berechnet aus der jeweiligen Intensität des Bildes am Ort des Pixels die Reizstärke für die korrespondierende Elektrode auf dem auf der Netzhaut (epiretinal) platzierten Elektrodenfeld (Elektrodendurchmesser 200 µm, Elektrodenabstand 525 µm). Beim subretinalen System ALPHA AMS wird der Kamerachip unter die Netzhaut (subretinal) implantiert. Die Umgebung wird über den natürlichen Lichtweg kontinuierlich auf dem Chip abgebildet. Dieser zerlegt das Bild in 40 x 40 Pixel. Jedes Pixel berechnet aus der jeweiligen Intensität des Bildes am Ort des Pixels die Reizstärke für die auf jedem Pixel integrierte Stimulationselektrode (Elektrodendurchmesser 30 µm, Pixelgröße 70 x 70 µm).

Derzeit gibt es zwei für den Markt zugelassene Produkte für RP-Patienten, die diesen Ansätzen folgen:
- das epiretinale Implantat ARGUS II von Second Sight Medical Products (USA) und
- das subretinale Implantat ALPHA AMS von Retina Implant AG, Reutlingen.

Der Einsatz eines subretinalen Netzhautimplantats von Pixium Vision AG, Paris, bei trockener AMD wird derzeit in einer klinischen Pilotstudie in Frankreich getestet (NCT03333954).

Einen Überblick über die Ergebnisse, die mit zugelassenen Produkten erzielt wurden, ist in Nazari et al. (2017) und Yue et al. (2016) zu finden, konkrete Ergebnisse mit dem epiretinalen Implantat ARGUS II sind in Dagnelie et al. (2017) und Lin et al. 2018) beschrieben, die mit dem subretinalen Implantat ALPHA AMS erzielten Ergebnisse sind in Edwards et al. (2018a) und Stingl et al. (2017) zusammengefasst.

Netzhautimplantate erzeugen durch elektrische Stimulation der degenerierten Netzhaut alltagstaugliche Sehwahrnehmungen mit teilweise erstaunlicher Qualität. Allerdings ist – aufgrund der Art und Weise, wie die Netzhaut kontaktiert und die visuellen Informationen eingespeist werden – die gegenwärtig erreichbare Sehqualität so, dass die Menschen auch mit Implantat noch gesetzlich blind sind. Die sub- und epiretinalen Netzhautimplantate ermöglichen den Anwendern, Kontraste in der Umgebung und Lichtrichtung wahrzunehmen sowie räumliches Sehen mit geringer Auflösung. Die besten bislang erreichten Sehschärfen betrugen rund 4% mit einem subretinalen Implantat (Stingl et al. 2017) und ungefähr 1,6% mit einem epiretinalen Implantat (Lin et al. 2018). Damit sind blinde Menschen mit Implantat in der Lage, drei bis sechs Graustufen zu unterscheiden, sich visuell zu orientieren, sowie Objekte zu lokalisieren und Kollisionen zu vermeiden. Die Sehfähigkeit kann durch Training verbessert werden, sodass im Einzelfall Buchstaben und Wörter gelesen werden konnten (Lin et al. 2018; Zrenner et al. 2011).

Systematische Vergleiche der Ergebnisse mit allen bislang klinisch getesteten Netzhautimplantaten führen zu dem Schluss, dass subretinal platzierte Implantate zur Bildaufnahme und Stimulation das größte Potenzial haben, nach einer degenerativen Netzhauterkrankung ein nützliches Sehvermögen mit ausreichender Auflösung zu erzeugen (Chuang et al. 2014; Lin et al. 2018). Der Patient kann dabei die natürliche Kombination von Kopf- und Augenbewegungen zur Objektlokalisierung und Fixierung nutzen. Die Bildaufnahme mit einer externen Kamera entkoppelt die unwillkürlichen Augenbewegungen von der Blickrichtung und die Platzierung des Implantats auf der Faserschicht führt aufgrund der eingeschränkten Genauigkeit der epiretinalen Stimulation zu unzureichenden visuellen Ergebnissen.

Elektronische Netzhautimplantate können im Prinzip bei allen Netzhautdystrophien eingesetzt werden, bei denen nach Erblindung noch intakte Zellen in der inneren Netzhaut vorhanden sind. Gentherapien kommen nur jeweils bei einem spezifischen Gendefekt zum Einsatz, da zur Intervention für jeden Gendefekt eine intakte Kopie des betroffenen Gens benötigt wird.

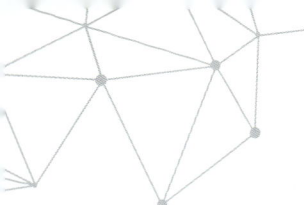

Kortikale Implantate

Entlang des Sehpfades von der Netzhaut bis zum visuellen Kortex können an verschiedenen Stellen durch elektrische Stimulation mit Mikroelektroden Sehwahrnehmungen ausgelöst werden (Lewis et al. 2015). Am weitesten fortgeschritten sind Netzhautimplantate. Die Herausforderungen und zu lösenden Aufgaben, um mit kortikalen Implantaten nützliche und im Alltag hilfreiche Sehwahrnehmungen zu erzeugen, übersteigen die Anforderungen an Netzhautimplantate um ein Vielfaches. Neben Fragen zur Langzeitverträglichkeit ist insbesondere die Frage offen, welches räumliche und zeitliche Auflösungsvermögen durch die elektrische Stimulation an der Oberfläche des visuellen Kortex erreicht werden kann. Nach mehr als 50 Jahren Forschung sind die bislang erreichten Erfolge überschaubar. Die Hoffnungen ruhen heute auf Fortschritten in Mikroelektronik, Mikrotechnologie und digitalen Algorithmen zur Bilderkennung und automatisiertem Lernen (Niketeghad u. Pouratian 2019). Das einzige kortikale Implantat, das derzeit in einer klinischen Studie geprüft wird, ist das ORION-Implantat von Second Sight (NCT03344848).

Trends in Forschung und Technik

Selektive und sichere elektrische Mikrostimulation

Die fundamentale Herausforderung der Neurostimulation ist nach wie vor ungelöst: Die zelltypspezifische und ortsselektive elektrische Stimulation. Elektrische Stimulation hat den inhärenten Nachteil, dass alle Zelltypen im elektrischen Feld, das mit dem Stromfluss durch das Gewebe verbunden ist, polarisiert werden – unabhängig von ihrer physiologischen Funktion im zellulären Netzwerk. Es gibt derzeit keinen praktikablen Ansatz, um zum Beispiel ON- und OFF-Zellen in der Netzhaut selektiv zu stimulieren. Um eine hohe räumliche Auflösung zu erreichen, müssen die Implantate zudem eine hohe Anzahl von Mikroelektroden mit hoher räumlicher Dichte haben. Untersucht werden Ansätze, die räumliche Ausdehnung des Effekts der lokalen Stimulation mit vielen solcher Elektroden durch geeignete räumliche Anordnung und zeitliche Ansteuerung von immer kleiner werdenden planaren und dreidimensionalen Stimulations- und Gegenelektroden mit neuartigen, elektrochemisch sicheren Nanomaterialien zu begrenzen und mit unterschiedlichen Zeitverläufen der Stimulationsströme zelltypspezifische Aktivierungen zu erreichen (Barriga-Rivera et al. 2017).

Visuelle Rehabilitation

Elektronische Implantate ermöglichen naturgemäß Seheindrücke, die zunächst ungewohnt sind. Die räumliche Auflösung und das monokulare Gesichtsfeld sind begrenzt und ermöglichen den Anwendern im Alltag eingeschränkte Sehfähigkeiten in der Nähe und in der Ferne. Mit visuellen Rehabilitationsmaßnahmen können die Anwender der Implantate nach zum Teil mehrjähriger Blindheit lernen, wieder mit eigenen Augen zu sehen und für sich verschiedene Alltagssituationen visuell zu erschließen. Sie lernen, die Phosphen-Wahrnehmungen richtig zu interpretieren und die im Vergleich zum normalen Sehen reduzierten visuellen Informationen in ihrem Alltag zu nutzen. Durch konsequentes Training können die Sehergebnisse nach und nach gesteigert werden. Man macht sich dabei die neuronale Plastizität des visuellen Kortex zunutze (Castaldi et al. 2016). Die verfolgten Ansätze bauen auf Erkenntnissen der Neurorehabilitation und des perzeptuellen Lernens auf und helfen blinden Menschen, Mobilität und Unabhängigkeit zurück zu gewinnen.

Digitale Hilfsmittel für blinde Menschen

Mehr und mehr werden Smartphones und kleine, unauffällige Kamerasysteme (z.B. ORcam) als portable Hilfsmittel zu wichtigen Begleitern und Helfern von Blinden und Menschen mit starken Sehbehinderungen – in Ergänzung zu Stock und Blindenhund. Ihre großen Stärken sind durch Nutzung der Erkenntnisse aus Bildverarbeitung und in immer stärkerem Umfang durch Integration in digitale Infrastrukturen mit Künstlicher Intelligenz die Mustererkennung und Navigation. Zahlreiche Apps stehen zur Verfügung als Lesehilfe und zur Gesichts-, Farb- und Objekterkennung (z.B. Seeing AI, Envision AI) sowie zur Navigation auf Wegen und Orientierung an unbekannten Orten (Lazarillo GPS). Als Ersatz zum Sehen nimmt der Anwender visuelle Informationen als gesprochenen Text oder akustisch kodiert wahr. Damit lassen sich in vielen Alltagssituationen Mobilität und Unabhängigkeit zurückgewinnen. Diese elektronischen Hilfsmittel haben den weiteren Vorteil, dass sie tragbar sind, eine hohe soziale Akzeptanz haben und keine Implantation benötigen.

Digitale Verfahren der Netzhautdiagnose
Durch den Einsatz Künstlicher Intelligenz werden automatisierte Diagnosen in der Augenheilkunde sehr schnell und präzise (Schmidt-Erfurth et al. 2018). So kommen trainierte Algorithmen mit vergleichbarer Genauigkeit zu den gleichen Ergebnissen bei der Befundung von OCT-Aufnahmen wie erfahrene Augenärzte (De Fauw et al. 2018). In Kombination mit adaptiven Verfahren der Bildgebung entstehen leistungsfähige nichtinvasive Diagnoseverfahren, die eine schnelle und genaue Diagnose der verschiedenen Phänotypen von Netzhauterkrankungen ermöglichen (Georgiou et al. 2018) und Veränderung in der Netzhaut zu Biomarkern für neurodegenerative Erkrankungen wie Parkinson, Alzheimer und ALS machen (Colligris et al. 2018).

Digitalisierung und Roboter in der Augenchirurgie
Ein zentraler Bestandteil der elektronischen, sowie der gen- und zellbasierten Therapieansätze sind die intraokularen chirurgischen Zugänge, um Implantate, Zellen und Viren mit der Genlast an Ort und Stelle zu bringen. Hierbei spielt der Subretinalraum zwischen Netzhaut und Pigmentepithel die wohl bedeutendste Rolle. Über sklerale Inzisionen werden unter dem Operationsmikroskop mit mikrochirurgischen Instrumenten elektronische Chips und virale Vektoren in mehrstündigen vitreoretinalen Eingriffen intravitreal oder subretinal platziert bzw. injiziert. Der manuellen Präzision und der Ausdauer des Chirurgen sind dabei Grenzen gesetzt. Mit digitaler Bildgebung, standardisierten und roboterunterstützten Abläufen wird die Glaskörper- und Netzhautchirurgie weniger invasiv und verläuft immer auf gleichbleibend hohem Niveau. Der Einsatz von ferngesteuerten Mikromanipulatoren und Robotern ermöglicht hochpräzise Eingriffe und Manipulationen im Auge, an und unter der Netzhaut (Edwards et al. 2018b).

Ausblick

In der besten aller möglichen Zukunftswelten ist die vollständige Blindheit wegen erblich bedingten Erkrankungen der Netzhaut (Netzhautdystrophien) sehr selten. Die vielfach beschriebene Konvergenz von Technologien und die Einflüsse von heute erkennbaren Trends in der Medizintechnik, Biotechnologie, Mikroelektronik, Materialforschung und Künstlicher Intelligenz spielen dabei eine große Rolle.

Für Menschen mit Netzhautdystrophien enstehen zahlreiche Möglichkeiten, die Sehfähigkeit zu erhalten oder nach Verlust wieder zu erlangen. Gentherapie und elektronische Implantate werden anerkannte Therapien und Hilfsmittel wie Brillen und Linsen zur Korrektur der Refraktion. Möglich wird dies durch bedeutende Fortschritte in der Mikro- und Nanotechnologie, der Biotechnologie und der Robotertechnologie. Davon profitieren auch Menschen, die durch Unfälle und andere Erkrankungen ihr Augenlicht verlieren. Stammzelltherapien finden ihre Nische bei der Behandlung der Makuladegeneration.

Die konsequente Kombination von hochauflösender, adaptiver Bildgebung, leistungsfähigen molekular-genetischen Screeningverfahren und Künstlicher Intelligenz ermöglicht frühe, schnelle und genaue Diagnosen. Dies ist die Voraussetzung für den frühzeitigen und individuellen Einsatz von Gentherapien bei Netzhautdystrophien. Da immer mehr Gene identifiziert wurden, die mit Netzhautdegenerationen in Verbindung gebracht werden und sich die benötigten molekular-genetischen Methoden der Genreparatur nicht beliebig anpassen lassen, werden zugelassene Gentherapien weiterhin nur für wenige Krankheitsbilder zur Verfügung stehen. Elektronische Netzhautimplantate bleiben für die Mehrheit der Betroffenen die einzige Alternative, um nach Erblindung Augenlicht mit einer im Alltag überzeugenden Qualität wieder zu erlangen.

Die roboterunterstützten chirurgischen Verfahren zur Implantation sind standardisiert, sehr präzise und nahezu fehlerfrei. Dadurch wird es möglich, Netzhautimplantate mit komplexen Geometrien ortsfest und in engem Kontakt mit der Netzhaut zu implantieren. Die bilaterale Implantation von flexiblen Implantaten mit einem Gesichtsfeld von 20 Grad ist Routine.

Die Nanobiotechnologie öffnet den Weg zu einem lang erwarteten Quantensprung der Sehqualität. Polymerbasierte Grundstoffe werden robotergesteuert in die Netzhaut injiziert und verbinden sich unter dem Einfluss elektromagnetischer Felder mit den subretinalen Netzhautchips. Wie Fäden durchziehen die so generierten Nanofiber-Elektroden die Zellschichten der Netzhaut und lagern sich an die Zellen an. Dies legt den Grundstein für die zelltypspezifische Stimulation. In den hochintegrierten und extrem verbrauchsarmen mikroelektronischen Netzhautchips sind Algorithmen und Stimulationsprotokolle implementiert, die sicher und stabil die Erkennung von Mimik und Gestik von Gesprächspartnern ermöglichen. Die Sehschärfe kann im Rahmen der visuellen Rehabilitation weit über die gesetzliche Grenze der Blindheit gesteigert werden.

Mit eigenen Augen sehen – mit der visionären Generation smarter Netzhautimplantate ist dies auch nach Verlust der Fotorezeptoren möglich. Betroffene erhalten im Zusammenspiel von äußerlich nicht sichtbaren Netzhautimplantaten und tragbaren digitalen Hilfsmitteln ihre Unabhängigkeit und Mobilität.

Neben technischen Errungenschaften sowie medizinischem und alltäglichem Nutzen sind ebenso regulatorische und ökonomische Randbedingungen entscheidend, um neuen Therapien zum Durchbruch zu verhelfen

In der Europäischen Union ist die Versorgung von Menschen, die an einer seltenen Krankheit leiden, mit krankheitsspezifischen Therapien und Hilfsmitteln seit langem ein erklärtes Ziel. Die Staaten der EU der Zukunft schaffen eine transnationale Zulassungsbehörde mit dem Auftrag, innovative neue Therapien für seltene Erkrankungen regulatorisch niederschwellig zu genehmigen. Gleichzeitig entstehen transnationale Versicherungssysteme, die Evidenznachweise und Entscheidungen zur Kostenerstattung aus allen Mitgliedsländern ohne bürokratische Hürden grenzüberschreitend akzeptieren: Patienten aus ganz Europa können an den klinischen Zentren versorgt werden, wo sie die optimale individuelle Diagnose, Therapie und Rehabilitation erhalten – unabhängig von Landesgrenzen und Kostenträgerregimes. Dadurch werden aufwändige nationale klinische und Marktzugangs-Studien reduziert, Doppelarbeit vermieden, Kompetenzen gebündelt und der Weg der Innovationen von der Forschung bis zum Patienten in ganz Europa deutlich verkürzt. Unternehmen fällt es damit leichter, auch für seltene Erkrankungen ökonomisch sinnvolle und für Investoren attraktive Geschäftsmodelle darzustellen und Produkte mit hohen Sicherheitsanforderungen zu entwickeln und erfolgreich den Nutzern anzubieten.

> **2033: Rare Disease Live Net**
> „Heute habe ich mein Sehtraining im Visual Rehabilitation Center beendet. Weil es für meinen Gendefekt immer noch keine Gentherapie gibt, habe ich mir vor drei Monaten in jedes Auge einen Retinachip implantieren lassen. Jetzt bin ich wieder unabhängig und kann mit den eigenen Augen das Lachen meiner Kinder sehen."

Literatur

Barriga-Rivera A et al. (2017) Visual Prosthesis: Interfacing Stimulating Electrodes with Retinal Neurons to Restore Vision. Front Neurosci 11, 620

Castaldi E et al. (2016) Visual BOLD Response in Late Blind Subjects with Argus II Retinal Prosthesis. PLoS Biol 14 (10), e1002569

Chaumet-Riffaud AE et al. (2017) Impact of Retinitis Pigmentosa on Quality of Life, Mental Health, and Employment Among Young Adults. Am J Ophthalmol 177, 169–74

Chuang AT, Margo CE, Greenberg PB (2014) Retinal implants: a systematic review. British journal of ophthalmology 98 (7), 852–6

Colligris P et al. (2018) Ocular Manifestations of Alzheimers and Other Neurodegenerative Diseases: The Prospect of the Eye as a Tool for the Early Diagnosis of Alzheimers Disease, J Ophthalmol, 8538573

da Cruz L et al. (2018) Phase 1 clinical study of an embryonic stem cell-derived retinal pigment epithelium patch in age-related macular degeneration. Nat Biotechnol 36 (4), 328–37

Dagnelie G et al. (2017) Performance of real-world functional vision tasks by blind subjects improves after implantation with the Argus (R) II retinal prosthesis system. Clin Exp Ophthalmol 45 (2), 152–59

de Balthasar C et al. (2008) Factors affecting perceptual thresholds in epiretinal prostheses. Invest Ophthalmol Vis Sci 49 (6), 2303–14

De Fauw J et al. (2018) Clinically applicable deep learning for diagnosis and referral in retinal disease. Nat Med 24 (9), 1342–50

Edwards TL et al. (2018a) Assessment of the Electronic Retinal Implant Alpha AMS in Restoring Vision to Blind Patients with End-Stage Retinitis Pigmentosa, Ophthalmology 125 (3), 432–43

Edwards TL et al. (2013b) First-in-human study of the safety and viability of intraocular robotic surgery, Nat Biomed Eng 2, 649–56

FDA (2017) FDA approves novel gene therapy to treat patients with a rare form of inherited vision loss, Luxturna is the first gene therapy approved in the U.S. to target a disease caused by mutations in a specific gene. URL: https://www.fda.gov/newsevents/newsroom/pressannouncements/ucm589467.htm (abgerufen am 13.03.2019)

Georgiou M et al. (2018) Adaptive optics imaging of inherited retinal diseases. British Journal of Ophthalmology 102 (8), 1028–35

Humayun MS et al. (1996) Visual perception elicited by electrical stimulation of retina in blind humans. Arch Ophthalmol. 114, 40–46

Lewis PM et al. (2015) Restoration of vision in blind individuals using bionic devices: a review with a focus on cortical visual prostheses. Brain Res 1595, 51–73

Lin T-C, Yue L, Humayun MS (2018) Retinal Prostheses: The Argus System. Technology & Innovation 19 (3), 605–11

Medeiros NE, Curcio CA (2001) Preservation of ganglion cell layer neurons in age-related macular degeneration. Invest Ophthalmol Vis Sci 42 (3), 795–803

Nazari H et al. (2017) Retinal Prostheses: A Clinical Perspective, Journal of VitreoRetinal Diseases 1 (3), 204–13

Niketeghad S, Pouratian N (2019) Brain Machine Interfaces for Vision Restoration: The Current State of Cortical Visual Prosthetics. Neurotherapeutics 16 (1), 134–43

Santos A et al. (1997) Preservation of the inner retina in retinitis pigmentosa. A morphometric analysis. Arch Ophthalmol. 115, 511–15

Schmidt-Erfurth U et al. (2018) Artificial intelligence in retina, Prog Retin Eye Res 67, 1–29

Scholl HPN et al. (2016) Emerging therapies for inherited retinal degeneration, Science translational medicine, 8 (368), 368rv6–68rv6

Simunovic MP et al. (2018) Optogenetic approaches to vision restoration. Exp Eye Res 178, 15–26

Stieger K, Lorenz B (2018) Gentherapie bei degenerativen Erkrankungen der Netzhaut – ein Update. Z. prakt. Augenheilkd. 39, 241–54

Stingl K et al. (2017) Interim Results of a Multicenter Trial with the New Electronic Subretinal Implant Alpha AMS in 15 Patients blind from Inherited Retinal Degenerations. Frontiers in Neuroscience 11, 445

Verbakel SK et al. (2018) Non-syndromic retinitis pigmentosa. Prog Retin Eye Res 66, 157–86

Yue L et al. (2016) Retinal stimulation strategies to restore vision: Fundamentals and systems. Prog Retin Eye Res 53, 21–47

Zarbin M (2016) Cell-Based Therapy for Degenerative Retinal Disease. Trends Mol Med 22 (2), 115–34

Zrenner E et al. (2011) Subretinal electronic chips allow blind patients to read letters and combine them to words. Proc. R. Soc. B 278 (1711), 1489–97

III Wieder gehen, wieder sehen – Die Überwindung der Handicaps

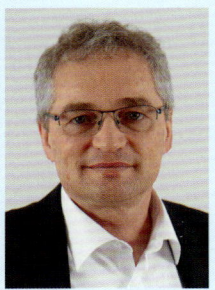

Dr. rer. nat. Alfred Stett

Alfred Stett ist seit 2017 Technologie-Vorstand der Retina Implant AG, Reutlingen. Retina Implant entwickelt, fertigt und vertreibt ein Netzhautimplantat für blinde Menschen. Zuvor war Dr. Stett Stellvertretender Institutsleiter des Naturwissenschaftlichen und Medizinischen Instituts (NMI) an der Universität Tübingen. Er leitete dort den Bereich Technische Physik/Biophysik mit dem Schwerpunkt Mikro- und Nanosysteme für die Biotechnologie und Biomedizintechnik und führte zahlreiche Projekte im Zusammenhang mit der Entwicklung elektrophysiologischer Methoden und aktiven Implantaten durch.

Alfred Stett studierte Physik an der Universität Ulm und promovierte dort 1995. Seine Doktorarbeit fertigte er am Max-Planck-Institut für Biochemie in München auf dem Gebiet der elektrischen Neurostimulation und Nerv-/Chip-Kopplung an. Er ist Sprecher der Fachgruppe „Intelligente Implantate" des Kompetenz- und Kooperationsnetzwerkes microTEC Südwest.

IV

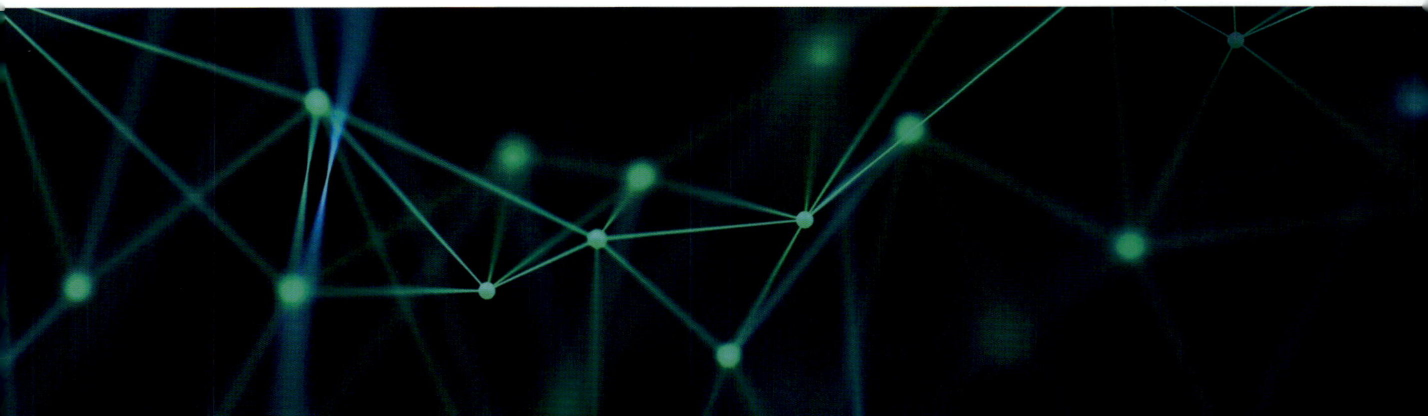

Nichts bleibt wie es ist – Wie KI unsere Gesundheit rasant verbessert

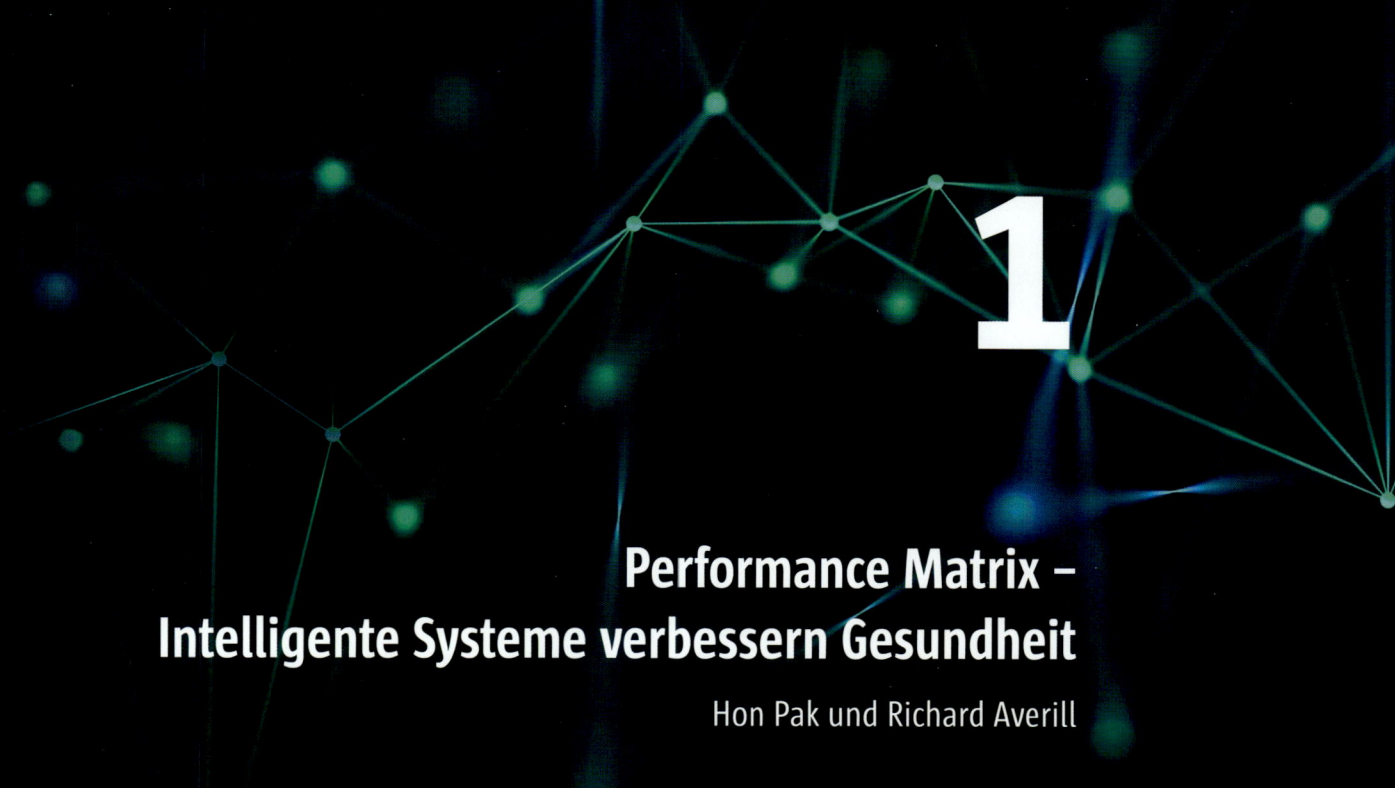

Performance Matrix – Intelligente Systeme verbessern Gesundheit

Hon Pak und Richard Averill

Hon Pak, MD, MBA, Chief Medical Officer, und **Richard Averill**, MSc, ehemaliger Senior Vice President of Clinical and Economic Research bei **3M Health Information Systems** sprechen über die Projektzusammenarbeit mit Verily Life Sciences und die Zukunft des Gesundheitswesens in den USA. Interview: Jasper zu Putlitz

Jasper zu Putlitz: Woran arbeitet 3M im Bereich der Gesundheitsversorgung?

Hon Pak: 3M Health Information Systems (HIS) ist ein Unternehmen, das auf Ertragszyklusmanagement[1] und Performancemanagement für Kostenträger und Leistungserbringer im Gesundheitswesen, beispielsweise Krankenhäuser spezialisiert ist. Wir bieten Software-Produkte an, unter anderem für das Abrechnungs- und Umsatzmanagement. Bei der Entwicklung unseres Produkts 3M 360 Encompass™ haben wir zunächst mit Kodierungssystemen (beispielsweise ICD[2] 9/10) und anderen Klassifizierungssystemen gearbeitet und später Funktionen für die klinische Dokumentation und computergestützte Kodierung hinzugefügt. Zur Verbesserung der computergestützten Kodierung und klinischen Dokumentation haben wir anschließend in Computerlinguistik investiert, da unsere Kunden vor allem in den USA zur optimalen Kostenerstattung Freitexte (beispielsweise Diagnosen und Verfahren) aus Dokumenten in ICD- und CPT[3]-Codes umwandeln müssen. Ferner bieten wir Consulting im Bereich klinische

---

1 Geschäftsvorgang der Gesundheitsunternehmen, beispielsweise Krankenhäuser, die Kostenerstattung für die Erbringung von Leistungen ermöglicht.
2 International Classification of Diseases
3 Current Procedural Terminology

Dokumentation an, um es unseren Kunden zu ermöglichen, ihre Umsätze in sinnvoller Weise zu steigern und die Qualität ihrer Leistungen zu verbessern. Schließlich verfügen wir über einen Geschäftszweig namens Performancemanagement, der sog. Grouper-Software anbietet, mit deren Hilfe Patienten in bestimmte Gruppen eingeteilt werden können.

Jasper zu Putlitz: Wie genau nutzen Kunden Ihre Produkte und Services im Bereich Performancemanagement und Performancemessung?

Hon Pak: Unsere Kunden nutzen unseren Content im Bereich der Kodierung und Klassifizierung, um ihre Performance zu messen. Der Schwerpunkt liegt hierbei auf Effizienz der Leistungserbringung und vermeidbaren Ereignissen wie Komplikationen, die hohe Kosten verursachen. Wir bieten gleichermaßen unternehmensbezogenes und populationsbezogenes Performancemanagement an. Beim unternehmensbezogenen Performancemanagement geht es in erster Linie darum, die Qualität und die Kosten von Leistungserbringern mithilfe von Technologien zu verbessern. Beim populationsbezogenen Performancemanagement wird die Performance unserer Kunden hinsichtlich ihres Patientenmanagements analysiert. Ich gebe Ihnen ein Beispiel: Wir nutzen Grouper-Software, um festzustellen, bei welchen Patienten es zu einer potenziell vermeidbaren Rehospitalisierung oder Komplikation gekommen ist. Darüber hinaus verwenden wir weitere Qualitätsparameter sowie klinische Indikatoren, die für die Beurteilung der ärztlichen Performance von Nutzen sind. Ob Kostenträger oder Leistungserbringer – wir helfen Unternehmen dabei, ihre knappen Ressourcen für diejenigen Verbesserungsmaßnahmen einzusetzen, die von nachhaltiger Wirkung sind.

Jasper zu Putlitz: Wer sind Ihre Kunden?

Hon Pak: Zu unseren Kunden gehören Krankenhäuser, integrierte Gesundheitsversorger, Kostenträger und staatliche Einrichtungen der Gesundheitsversorgung.

Richard Averill: Ein spezifischer Aspekt unserer Tätigkeit als Privatunternehmen ist, dass wir uns auch stark auf Gesundheitspolitik und Forschung konzentrieren. Innerhalb der Abteilung HIS bei 3M gibt es eine Forschungsgruppe, die bisher über 100 Peer-Review-Artikel zu verschiedenen Aspekten der Gesundheitsversorgung veröffentlicht hat, beispielsweise zu Kostenerstattungskonzepten und Qualitätsverbesserungsprozessen. Wir konzentrieren uns nicht nur auf produktrelevante, sondern auch auf politikrelevante Forschung.

Jasper zu Putlitz: Wie verteilen sich Ihre Umsätze auf das Ertragszyklusmanagement und das Performancemanagement?

Hon Pak: Den Großteil unserer Umsätze erzielen wir gegenwärtig mit dem Ertragszyklusmanagement. Der Bereich Performancemanagement macht derzeit zwar nur knapp ein Viertel unseres Umsatzes aus, dennoch sehen wir dies als unseren zukünftigen Schwerpunkt an. Wir setzen darauf, dass *Value-based Care* die Zukunft der Versorgung ist und dass unsere Kunden zukünftig ausgereifte Instrumente benötigen werden, um ihre Geschäfte auch in gesundheitspolitisch und wirtschaftlich turbulenten Zeiten führen zu können.

Jasper zu Putlitz: Welchen Hintergrund hat Ihre Projektzusammenarbeit mit Verily, der auf die Lebenswissenschaften fokussierten Forschungsorganisation von Alphabet, zu der auch Google gehört?

Richard Averill: Wir haben im Laufe der Jahre festgestellt, dass viele unserer Kunden aus dem Gesundheitswesen unzufrieden mit ihren Analysesystemen sind – sie bekommen einfach nicht das, was sie benötigen. Viele sagen uns: „Das System gibt einen Stapel an Berichten mit vielen einzelnen Informationen aus – es sind wirklich Unmengen! Aber hilft mir das dabei, die Performance meines Krankenhauses zu verbessern?". Auf der anderen Seite haben wir über die Jahre große Erfolge bei den Erstattungsreformprojekten in einigen der 30 US-Bundesstaaten erzielt, in denen wir entweder mit Medicaid[4] oder den großen kommerziellen Krankenversicherungen zusammengearbeitet haben. Ein Beispiel: Wir haben mit dem Bundesstaat Maryland zusammengearbeitet und die Kostenerstattung von Komplikationen bei stationären Krankenhausfällen verändert. Maryland orientierte die Gesamterstattung eines Krankenhauses daran, wie gut die Performance dieses Krankenhauses auf einer risikoadjustierten Basis in Bezug auf die stationäre Komplikationsrate im Vergleich mit anderen Krankenhäusern in diesem Bundesstaat war. Auf diese Weise standen die Krankenhäuser hinsichtlich der Verbesserung ihrer Komplikationsraten miteinander in Konkurrenz. Die Krankenhäuser mit der besten Performance bekamen eine Budgeterhöhung, die Krankenhäuser mit schlechter Performance eine Budgetkürzung. Nach den ersten fünf Jahren hatte sich die Rate an stationären Komplikationen in Maryland um über 50 Prozent verringert. Das bedeutet, wenn Sie sich jetzt in ein Krankenhaus in Maryland begeben würden, wäre das Risiko für das Auftreten einer klinisch relevanten Komplikation bei Ihnen um 50 Prozent geringer als noch zu Beginn des Projekts. Wir sehen dies als überwältigenden Erfolg an. Ähnliche Projekte haben wir auch in Texas und Illinois durchgeführt.

Was die Zusammenarbeit mit Verily angeht, haben wir uns entschieden, in drei Schritten vorzugehen: Nachbildung – Integration – Innovation. Zuerst haben wir auf Grundlage all unserer bisherigen Erfolge und Erfahrungen aus den Projekten ein Software-System entwickelt, das die Beurteilung der Performance, die Entwicklung von Versorgungsstandards und die Bereitstellung von Informationen für Leistungserbringer wie Krankenhäuser ermöglicht. Zunächst bildeten wir einzelne Performanceparameter, beispielsweise das Auftreten von Komplikationen, nach. Aktuell sind wir dabei, alle uns zur Verfügung stehenden Performanceparameter gemeinsam in ein System zu integrieren. Sobald wir alle Performanceparameter integriert haben, werden wir Innovationen zur Verbesserung der Performance unserer Nutzer entwickeln. Wir sind uns sicher, dass das resultierende Produkt breit einsetzbar ist, da Vorläuferprodukte sowohl in großen Kliniken als auch in kleinen Krankenhäusern gleichermaßen gut funktioniert haben. Mithilfe unserer Erfahrungen aus bisherigen Projekten haben wir bereits über 30 Performanceparameter definiert. Diese arbeiten wir jetzt systematisch ab. Wir nennen unser Produkt 3M Performance Matrix Platform.

Jasper zu Putlitz: Um welche Performanceparameter geht es?

Richard Averill: Die erste Kategorie sind Effizienzparameter wie Ausgaben und Kapazität, jeweils bezogen auf eine Leistungseinheit. Sind beispielsweise die Kosten pro Tag pro Bett zu hoch oder sind die Klinikaufenthalte im Durchschnitt zu lang? Dann gibt es als zweite Kategorie die wertorientierten Parameter, die in zwei Untergruppen eingeteilt werden. Die erste Untergruppe ist die vermeidbare Versorgung – gibt es beispielsweise zu viele Komplikationen, vermeidbare Rehospitalisierungen oder Besuche in der Notaufnahme? Da hierbei das heikle Thema Vermeid-

---

4 Gesundheitsversorgungsprogramm für Personenkreise mit geringem Einkommen, Kinder, ältere Menschen und Menschen mit Behinderungen in den USA, das von den einzelnen Bundesstaaten organisiert und paritätisch zusammen mit der amerikanischen Bundesregierung finanziert wird.

barkeit behandelt wird, sind komplexe zugrundeliegende technologische Verfahren erforderlich. Schließlich muss unbedingt vermieden werden, dass jemand auf Grundlage unserer Performancemessungen für etwas zur Rechenschaft gezogen wird, auf das er oder sie keinen Einfluss hat. Daher betrachten wir immer nur die Raten, nicht den individuellen Patienten. Übersteigt die Rate die Norm, besteht Bedarf für Verbesserungen. Die zweite Untergruppe ist der gewählte Ort der Leistungserbringung. Zu viele Patienten werden auf Intensivstationen versorgt. Zu viele Patienten werden in der Notaufnahme behandelt, obwohl sie in der Arztpraxis behandelt werden könnten. Zu viele Patienten werden nach der Entlassung aus dem Krankenhaus in einer stationären Pflegeeinrichtung weiterbetreut, statt in die häusliche Pflege entlassen zu werden. Werden im jeweiligen Krankenhaus Patienten eher in Bereichen behandelt, die weniger Kosten verursachen oder eher in Bereichen, die kostenintensiv sind? Wer trifft diese Entscheidungen, und wie werden sie getroffen? Hierbei ist auch wichtig, wie hoch die Rate der „kostenträchtigen" Entscheidungen auf einer risikoadjustierten Basis ist. Wir analysieren ferner, wie gut die Performance eines Krankenhauses in Bezug auf die Nachbeobachtung oder das Monitoring von Patienten ist. Außerdem berücksichtigen wir die Mortalität, allerdings eher als informative Variable, da wir die direkten finanziellen Auswirkungen der Mortalitätsraten nicht quantifizieren können. All diese Parameter werden gleichzeitig analysiert; das heißt, wenn wir ein Krankenhaus oder eine Patientenpopulation beurteilen, werten wir sämtliche Leistungserbringer innerhalb des Krankenhauses anhand dieser 30 Parameter gleichzeitig aus. Schließlich gibt es eine dritte Kategorie von Performanceparametern, dabei handelt es sich um die Versorgungskontinuität, also die Beurteilung, inwieweit ein Patient während einer Versorgungsepisode in verschiedenen Versorgungsumgebungen, beispielsweise Krankenhaus, Arztpraxis, Pflege- oder Rehaeinrichtung gut und angemessen versorgt wird.

Jasper zu Putlitz: Welche Herausforderungen sind Ihnen bislang bei der Analyse dieser Performanceparameter begegnet?

Richard Averill: Eine der größten Herausforderungen sind gegenseitige Abhängigkeiten zwischen verschiedenen Performanceparametern. Ein Beispiel: Wenn ein Krankenhaus eine hohe Rehospitalisierungsrate aufweist, erbringt dieses Krankenhaus dann tatsächlich eine schlechte Leistung in Bezug auf Rehospitalisierungen oder ist die schlechte Performance des Krankenhauses Folge der Performance der Pflegeeinrichtung, in die das Krankenhaus seine Patienten entlässt? Mit anderen Worten, besteht das Rehospitalisierungsproblem auf Krankenhaus- oder auf Pflegeeinrichtungsebene? Oder ist die Rehospitalisierungsrate in der Pflegeeinrichtung gar deshalb so hoch, weil das Krankenhaus seine Patienten „too quick, too sick" (dt.: zu früh und zu krank) entlässt? Die Beurteilung der Rehospitalisierungsrate eines Krankenhauses muss auf risikoadjustierter Basis und im Vergleich mit den Rehospitalisierungsraten aller anderen Krankenhäuser erfolgen, ebenso auf Ebene der Pflegeeinrichtung. Außerdem muss das Krankenhaus hinsichtlich der Verweildauer analysiert werden. Ist die Verweildauer bei den rehospitalisierten Patienten ungewöhnlich kurz gewesen? Alle diese Punkte müssen gleichzeitig berücksichtigt werden, damit sämtliche Effekte erfasst werden können. Es gibt jede Menge gegenseitiger Abhängigkeiten, und oft sind es Dominoeffekte!

Die Bestimmung gegenseitiger Abhängigkeiten ist nicht gerade einfach. Wenn beispielsweise eine sehr lange Verweildauer mit vielen Komplikationen bei einer Patientengruppe assoziiert ist, ist das zugrundeliegende Problem möglicherweise nicht die Aufenthaltsdauer, sondern die Komplikationsrate – also muss ich bei den Komplikationen ansetzen. Damit wird dann auch das

Verweildauerproblem behoben. Performanceprobleme in der Klinik müssen so genau wie möglich identifiziert und quantifiziert werden, um deren wahren Ursprung bestimmen zu können.

Danach kann man mehr ins Detail gehen. Besteht das Komplikationsproblem in einer bestimmten Abteilung? Liegt das Verweildauerproblem beispielsweise gehäuft im Zusammenhang mit notfallmäßigen Aufnahmen am Wochenende vor, ist der Grund hierfür möglicherweise eine personelle Unterbesetzung an den Wochenenden, die einen raschen Beginn der Diagnostik und Therapie verhindert. Möglicherweise zeigt sich auch, dass bestimmte Probleme systematisch in Zusammenhang mit einem einzelnen Arzt auftreten. Wir versuchen, dem Nutzer unseres Systems so viele Informationen wie möglich zu liefern, um ihm die genaue Lokalisierung der Probleme und die Behebung der Ursachen zu ermöglichen.

Jasper zu Putlitz: Wie können Krankenhäuser auf Grundlage der Informationen handeln?

Rich Averill: Bevor sie handeln können, muss zunächst ein finanzielles Modell entwickelt werden, mit dem alle Bereiche der Leistungserbringung verglichen werden können. Auf diese Weise können identifizierte Performanceprobleme im gesamten Versorgungssystem unmittelbar finanziell quantifiziert werden. Wir haben eine Reihe relativer Gewichtungen für alle Arten von Versorgungsleistungen entwickelt, die sich aus Geldbeträgen ableiten, die in der Vergangenheit für diese Leistungen gezahlt wurden. Auf dieser Basis können wir für ein Krankenhaus beispielsweise feststellen, dass die Auswirkungen des Rehospitalisierungsproblems – aus finanzieller Sicht – dreimal so stark sind wie die Auswirkungen des Komplikationsproblems.

Sobald das Krankenhaus seine Probleme quantifiziert hat, kann es handeln. Vor dem Hintergrund der begrenzten Ressourcen, die für das Performancemanagement zur Verfügung gestellt werden können, müssen diese allerdings priorisiert werden. Zudem müssen diesen Personen sehr detaillierte Informationen zur Art des Performanceproblems zur Verfügung gestellt werden, um die Wahrscheinlichkeit der Erzielung einer wesentlichen Performanceverbesserung zu erhöhen.

Jasper zu Putlitz: Werden diese Probleme lediglich aus der Perspektive des Krankenhauses betrachtet?

Richard Averill: Nein. Man kann die Probleme aus zwei Perspektiven betrachten. Zum einen gibt es die Beurteilung des Krankenhauses, man könnte aber auch eine Beurteilung aus der Perspektive verschiedener Patientenkohorten durchführen. Ein Krankenhaus könnte sich beispielsweise fragen: Wie gut ist unser Patientenmanagement bei Herzinsuffizienz? Gibt es Probleme bei den Kosten oder der Qualität? Probleme bei der durchgängigen Versorgung? Man könnte also das Management einer gesamten Population von Patienten mit Herzinsuffizienz betrachten. Anschließend könnte man beide Perspektiven zusammenführen, um Probleme in einem bestimmten Bereich eines Krankenhauses bei Herzinsuffizienzpatienten zu identifizieren.

Unser Ansatz differenziert sich durch ein umfassendes konzeptionelles Modell, das sowohl das Thema Vermeidbarkeit von Problemen als auch unterschiedliche Performanceaspekte abdeckt und Risikoanpassungen auf einheitliche und klinisch verständliche Weise berücksichtigt.

Jasper zu Putlitz: Krankenhäuser werden ihre Performance mit verschiedenen Benchmarks oder soliden Referenzparametern abgleichen wollen. Wie funktioniert das?

Richard Averill: Alles, was mit unserem System gemessen werden kann, basiert auf dem Verhältnis von jeweils zwei statistischen Größen. Wir gleichen die Rate des Auftretens eines bestimmten Performanceaspekts im jeweiligen Krankenhaus auf einer risiko- und Case-Mix-adjustierten Basis mit der erwarteten Rate ab, die wiederum auf einer bestimmten Referenznorm basiert. Bei allen Parametern ziehen wir bereits vorhandene Daten heran. So könnte eine Referenznorm beispielsweise auf der Grundlage aller Medicare[5]-Patienten oder auf der Grundlage eines bestimmten Bundesstaats, beispielsweise aller Krankenhäuser in Kalifornien, erstellt werden. Gelegentlich nutzen wir auch Daten aus HCUP (Healthcare Cost and Utilization Project[6]). Wir wollen, dass die Norm auf Grundlage einer größtmöglichen Datenbasis erstellt wird, um die bestmöglichen Referenzwerte zu erzielen. Aus diesen Referenzwerten können wir in den meisten Fällen dann einen Best Practice-Referenzwert ableiten. Ein Beispiel: Bei den Medicare-Rehospitalisierungsraten wird die Performance verschiedener Krankenhäuser auf risikoadjustierter Basis beurteilt und mithilfe eines Rankings – von gut nach schlecht – dargestellt. Anschließend werden die besten 70 Prozent der Krankenhäuser ausgewählt und die Raten erneut auf Grundlage dieser 70 Prozent berechnet. Auf diese Weise definieren wir die Norm, die wir schließlich zum weiteren Abgleich heranziehen.

Jasper zu Putlitz: Warum ist es für Krankenhäuser so schwer, echte Verbesserungen zu erzielen?

Richard Averill: Ich gebe Ihnen ein Beispiel: Als wir das bereits erwähnte Projekt zu den Komplikationen der Krankenhausbehandlung im Bundesstaat Maryland ins Leben riefen, haben wir mehrere Krankenhäuser gefragt: „Es war doch immer in Ihrem Interesse, die Komplikationsraten zu senken. Warum musste erst das Kostenerstattungssystem geändert werden, damit Sie diesbezüglich aktiv werden? Ihrer Einrichtung würde es finanziell besser gehen, wenn Sie die Komplikationsraten bereits vor Beginn des Projekts verringert hätten." Die Antwort lautete: „Wir waren nicht in der Lage, umfassend zu definieren, welche Ereignisse als Komplikation gelten könnten und umfassend festzulegen, unter welchen klinischen Rahmenbedingungen die einzelnen Komplikationen vermeidbar wären. Über eine zuverlässige Methode zur Risikoadjustierung der Komplikationsraten verfügten wir nicht. Und schließlich fehlte uns eine Norm, mit der wir unsere Performance abgleichen konnten." Krankenhäuser konnten ihre Komplikationsprobleme erst in Angriff nehmen, nachdem der Bundesstaat Maryland die entsprechenden Informationen zur Verfügung stellte und eine konsistente Methodik zur Definition von Komplikationen, zur Bestimmung der Vermeidbarkeit und zur Risikoadjustierung einführte. Damit wurde die für den Bundesstaat Maryland spezifische Prävalenz einzelner Komplikationen auf einer risikoadjustierten Basis bereitgestellt. Es mag paradox klingen: Das Vorhandensein der erforderlichen Infrastruktur zur sinnvollen Selbstevaluierung war wichtiger als der finanzielle Anreiz per se.

Jasper zu Putlitz: Warum haben Sie sich für Verily als Partner für die Zusammenarbeit entscheiden?

---

5 öffentliche und bundesstaatliche Krankenversicherung innerhalb des Gesundheitssystems der USA für ältere oder behinderte Bürger
6 Eine Sammlung von Datenbanken und Softwaretools, die über eine partnerschaftliche Zusammenarbeit zwischen US-Bundesstaaten und Industrie entwickelt und von der US-Behörde Agency for Healthcare Research and Quality (AHRQ) finanziert werden. HCUP-Datenbanken werden aus den Verwaltungsdaten von 49 Bundesstaaten abgeleitet und enthalten klinische und nicht klinische Informationen, einschließlich sämtlicher allgemein gelisteter Diagnosen und Verfahren, Entlassungsstatus, demografischer Patientendaten und Gesamtausgaben für alle Patienten, unabhängig vom Kostenträger (beispielsweise Medicare, Medicaid, private Krankenversicherung, nicht versichert), ab dem Jahr 1988.

Richard Averill: Verily gehört zu Alphabet, dem Mutterkonzern von Google und verfügt daher über enorme Rechenkapazitäten und ein hohes Maß an Fachwissen über Such-Algorithmen. 3M besitzt die klinische und methodologische Infrastruktur und Erfahrungswerte, auf denen man aufbauen kann. Uns wurde rasch klar, dass die 3M Performance Matrix Platform ein Gemeinschaftsprojekt sein muss, da eine umfangreiche Evaluierung der klinischen Performance erfolgen sollte, bei der gleichzeitig die gegenseitigen Abhängigkeiten im gesamten Versorgungskontext berücksichtigt werden müssen.

Hierfür benötigt man eine enorme Rechenleistung. Außerdem müssen sämtliche Ergebnisse durchsucht werden. Man kann sich das Ganze als Netzwerk mit Knotenpunkten vorstellen, wobei ein Knotenpunkt einen individuellen Leistungserbringer oder einen individuellen Parameter für einen bestimmten Zeitraum darstellt. Für diesen Knotenpunkt wird dann eine Evaluierung der Performance durchgeführt. Ein riesiges Netzwerk an Knotenpunkten muss durchsucht werden, um festzustellen, was das wichtigste Problem ist und was für die Verbesserung priorisiert werden soll. Hierfür benötigt man einen sehr raffinierten Such-Algorithmus. Wir waren der Ansicht, dass Verily und 3M bei dieser Art von Projekt nicht in Konkurrenz stehen und beide Unternehmen ihre spezifischen Fähigkeiten ergänzend in das Projekt einbringen können. Deshalb haben wir beschlossen, zusammenzuarbeiten.

Jasper zu Putlitz: Haben Sie dieses Projekt mit einem gemeinsamen Projektteam durchgeführt?

Richard Averill: Ja. Wenn man an einem Gemeinschaftsprojekt arbeitet, muss man zunächst herausfinden, wie die Zusammenarbeit am besten funktionieren kann. Wir mussten den Transfer enormer Datenmengen bewerkstelligen. Der gesamte medizinische Fachjargon, der sich im Laufe von Jahrzehnten entwickelt hatte, musste im Rahmen von Schulungen und Wissenstransfer-Meetings kommuniziert werden, um die beiden Unternehmen hinsichtlich der für die Lösung vorgesehenen Kernbausteine auf dieselbe Verständnisebene zu bringen. Wir verwendeten bekannte Terminologie, beispielsweise DRG[7], verbrachten jedoch auch Monate damit, ein umfassendes Wörterbuch für die einzelnen Termini zu erstellen, die wir verwenden wollten, sodass letztlich beim Aufbau der Plattform alle dieselbe Sprache sprechen. Es geht nicht nur darum, die zugrundeliegende Technologie zum Laufen zu bringen. Vielmehr muss eine Schnittstelle für Plattform-Updates geschaffen werden, da die Kodierungssysteme, Grouper und Normen jährlich aktualisiert werden. Für die sequenzielle Aktualisierung benötigt man eine umfangreiche Wartungsinfrastruktur. Nur so kann die Plattform stets aktuell und auf dem neuesten Stand bleiben. Darüber hinaus mussten sämtliche Komponenten gleichzeitig entwickelt werden und zeitgleich betriebsbereit sein. Eine gewaltige Herausforderung!

Jasper zu Putlitz: Ist die Performance Matrix Platform schon in Betrieb? Welche Kunden nutzen sie bereits?

Richard Averill: Sie ist im Kontext von 3M und Verily betriebsfähig. Wir können Nutzerdaten erfassen, die Plattform laufen lassen und haben sechs bis sieben Parameter verfügbar. Im Zuge der Erweiterung kommt aktuell ein Parameter pro Monat hinzu. Wir haben die Performance Matrix Platform mit US-weiten Daten laufen lassen. Zumindest was die bereits verfügbaren

---

7 Diagnosis Related Groups; Klassifikationssystem für ein pauschaliertes Abrechnungsverfahren

Parameter angeht, können wir beispielsweise die Performance jedes einzelnen Krankenhauses im Land sehen. Die bereits betriebsfähigen Parameter werden bisher von fünf bis sechs Krankenhäusern genutzt, wobei eine ganze Reihe potenzieller Krankenhauskunden auch jetzt schon bereit ist, an den Start zu gehen. Einige dieser Kunden wünschen sich jedoch zunächst ein breiteres Spektrum an Parametern, bevor sie live gehen. Wir erwarten, dass in den kommenden Monaten alle 30 Performanceparameter verfügbar sein werden. Eine Erfahrung haben wir bereits gemacht: Obwohl die Plattform die Informationen in sehr prägnanter Weise bereitstellt, benötigen die Nutzer ein bestimmtes Maß an Hilfestellung. Also haben wir damit begonnen, die Nutzung der Plattform mit bestimmten Consulting-Dienstleistungen zu verknüpfen. Da unseren Krankenhauskunden noch nie zuvor eine solch präzise Evaluierung ihres Versorgungsgeschehens präsentiert wurde, benötigen sie Unterstützung, um diese Erkenntnisse sinnvoll zu nutzen.

Jasper zu Putlitz: Welche Performanceparameter sind aktuell live?

Richard Averill: Zum Beispiel Gesamt-Verweildauer, Verweildauer auf der Intensivstation, Rehospitalisierungen, Komplikationen und Kosten der postakuten Versorgung. Ich gehe davon aus, dass es bis zum Zeitpunkt der Veröffentlichung dieses Buchs etwa 15–20 Parameter sein werden. Einen Punkt möchte ich noch hervorheben: Ich spreche von *potenziell vermeidbaren* Rehospitalisierungen und *potenziell vermeidbaren* Komplikationen. Das ist ein wichtiges Differenzierungsmerkmal unseres Ansatzes. Bei dem aktuell laufenden Medicare-Programm zur Vermeidung von Rehospitalisierungen sind die Krankenhäuser für Rehospitalisierungen „beliebiger Ursache" verantwortlich. Konkret bedeutet das: Wenn ein Patient entlassen, unmittelbar danach auf dem Parkplatz vor dem Krankenhaus angefahren und deshalb erneut stationär aufgenommen würde, wäre das Krankenhaus hierfür verantwortlich. Das ergibt keinen Sinn. Was wir doch eigentlich erreichen wollen, sind echte Verbesserungen im medizinischen Bereich. Würde man die Informationen aus meinem Beispiel den Mitarbeitern des Krankenhauses zeigen, könnten diese nicht nachvollziehen, warum sie für eine nicht vermeidbare Rehospitalisierung verantwortlich sein sollen und die Ergebnisse deshalb als irrelevant ansehen. Wenn echte Verhaltensänderungen erzielt werden sollen, muss der Begriff „Vermeidbarkeit" unbedingt präzisiert werden.

Jasper zu Putlitz: Welches Geschäftsmodell werden Sie verfolgen? Wie werden Ihre Kunden für die Nutzung dieser Plattform und ihrer Dienste zahlen?

Hon Pak: Das Geschäftsmodell befindet sich noch im Stadium der Entwicklung. Momentan gibt es so viele Produkte auf dem Markt, die allesamt dasselbe versprechen. Allerdings ist der Markt auch voller gebrochener Versprechen und bietet nur wenige effektive Lösungen. Deshalb sind unsere Leistungserbringer-Kunden vor allem aus dem Krankenhausbereich etwas skeptisch. Zunächst werden wir ein Geschäftsmodell verfolgen, bei dem wir selbst im Risiko stehen und unseren Kunden stark individualisierte Ansätze anbieten. Später wird das Geschäftsmodell wohl auf den potenziellen Kosteneinsparungen basieren, die wir mit unserem System ermöglichen werden. Wenn wir beispielsweise sehen, dass Kosteneinsparungen von 30 Millionen US-Dollar möglich sind, könnten wir die Preise beispielsweise daran orientieren, wieviel wir unseren Kunden einsparen.

Jasper zu Putlitz: Welche Weiterentwicklungen stehen im Laufe des nächsten Jahres an? Wann werden Sie eine weiterentwickelte Version der Performance Matrix Platform anbieten?

Hon Pak: Wir befinden uns aktuell in der Beta- und Proof of Concept-Phase. Ich denke, eine robustere Version der Performance Matrix wird ungefähr innerhalb eines Jahres verfügbar sein. Unser nächster Schritt besteht darin, Referenzkunden aufzubauen und unsere Consultingleistungen organisch sowie über Partnerschaften auszubauen.

Richard Averill: Beim Consulting geht es uns darum, zu verstehen, wie unsere Krankenhauskunden die Informationen nutzen werden. Wie können wir die Informationen bestmöglich für sie darstellen? Benötigen wir ein Monitoring-System, mit dem die Umsetzung von Verbesserungsinitiativen nachverfolgt werden kann? In der Lernphase müssen wir über die Art der Informationsdarstellung hinausgehen. Im Laufe des kommenden Jahres wollen wir herausfinden, wie die Informationen am besten in Maßnahmen überführt und die Performance bestmöglich nachverfolgt werden kann. Ein langfristiges Ziel wäre es, einzelnen Kunden zu ermöglichen, die Performance Matrix Platform völlig eigenständig zu nutzen.

Hon Pak: Wenn unsere Kunden beispielsweise im Krankenhaus zukünftig eine granulare Sicht auf ihre Probleme erhalten, werden sie nicht nur retrospektive Ergebnisse sehen wollen, sondern nach Informationen in Echtzeit verlangen, mit denen Risikopatienten frühzeitig identifiziert werden können, bevor es zu potenziellen Komplikationen kommt. Wir haben damit begonnen, prädiktive Parameter beispielsweise für vermeidbare Besuche der Notaufnahme oder Komplikationen auszuarbeiten, sodass entsprechende Patienten bereits vor dem Auftreten solcher Ereignisse identifiziert werden können.

Heute sind wir mit unserem Ertragszyklusprodukt in ungefähr 1.700 Krankenhäusern vertreten, in naher Zukunft werden es bereits 2.000 sein. Durch unsere Integration in die elektronischen Patientenaktensysteme unserer Kunden besteht die Möglichkeit, den Ärzten Warnmeldungen direkt in diesen Systemen anzuzeigen, sodass sie in Echtzeit handeln können.

Die meisten Lösungen auf dem Markt basieren heute „lediglich" auf Big Data und KI. Wir gehen einen Schritt weiter, indem wir uns auf die klinische Relevanz unserer Analysen konzentrieren. Dies ist die Basis, auf der wir prädiktive Tools entwickeln, statt einfach nur Statistik zu betreiben.

Jasper zu Putlitz: Lassen Sie uns über das Gesundheitssystem in den USA im Allgemeinen sprechen. Was kann man aus Ihrer Sicht in Zukunft erwarten?

Richard Averill: Tendenziell werden die Kostenerstattungen an Leistungserbringer rigoroser und konsequenter an ihre qualitätsbezogene Performance angepasst. Vor 35 Jahren, also zur Zeit der Reagan-Regierung, stand Medicare vor dem Bankrott. Damals war dies ein enormer Motivator für die radikale Änderung des Krankenhaus-Erstattungssystems in Form der Diagnosis Related Groups (DRG). Heute befinden wir uns in einer ganz ähnlichen Situation. Angesichts der explodierenden Kosten muss die US-Bundesregierung Wege finden, alle Beteiligten gleichgerichtet zu motivieren und so eine dauerhaft höhere Effizienz im Gesundheitssystem sicherzustellen. Die DRG haben für Effizienz beim einzelnen Krankenhausfall gesorgt, aber leider nicht die Zahl der Fälle verringert, wodurch wir heute viel zu viele Krankenhausfälle und unnötige Wiedereinweisungen haben. Das Leistungserstattungssystem der Zukunft muss sehr viel mehr Wert auf Qualität legen.

Die Einrichtungen des Gesundheitswesens, beispielsweise Krankenhäuser, werden ihr Verhalten umfassend ändern müssen. Heutzutage gibt es bereits einige qualitätsbezogene

Erstattungsanpassungen für vermeidbare Komplikationen und Rehospitalisierungen innerhalb von 30 Tagen nach Entlassung, allerdings nur in einigen wenigen klinischen Bereichen, beispielsweise bei Herzinsuffizienz. Doch reicht dies nicht aus. Leistungserbringer benötigen einrichtungsübergreifende, umfassende Anreize, um ihre Handlungen grundlegend zugunsten einer besseren Qualität zu ändern.

Eine weitere wesentliche Entwicklung in den USA sind die zunehmenden Zusammenschlüsse sowohl bei Leistungserbringern als auch bei Krankenversicherern. Mittlerweile ist es hierzulande üblich, dass es einen regional marktbeherrschenden, integrierten Leistungserbringer gibt, der die Versorgung innerhalb einer geografischen Region wie zum Beispiel Boston oder Houston weitgehend kontrolliert. 2016 lebten 125 Millionen Amerikaner in Regionen, in denen ein einzelner integrierter Leistungserbringer mehr als 35 Prozent Marktanteil hatte.[8] Deswegen verschwindet nach und nach der Preiswettbewerb. Besonders in Regionen mittlerer Größenordnung, beispielsweise in New Haven (Connecticut) oder Hartford (Connecticut) mit jeweils einem regional marktbeherrschenden Leistungserbringer gibt es quasi keinen echten Preiswettbewerb mehr. Der Gewinn dieser Leistungserbringer steigt, indem die Preise erhöht werden. Auch bei Krankenversicherungen finden Zusammenschlüsse statt, besonders auf dem kommerziellen Versicherungsmarkt, der ein Volumen von über 1 Billion US-Dollar hat.

Meiner Meinung nach haben wir die Folgen der früheren Gesundheitsreformen nicht ausreichend durchdacht. Nun muss die Regierung sich damit auseinandersetzen. Und sich vor inkonsequenten und unvollständigen Reformen in Acht nehmen. Ein Beispiel: Wenn Verbrauchern Preistransparenz oder Finanzinformationen zur Verfügung gestellt werden, damit sie fundierte Entscheidungen über ihre Gesundheitsversorgung treffen können, mag dies hilfreich sein. Es hat aber nicht zwangsläufig positive Auswirkungen, wenn man in einer Region lebt, die von nur wenigen Leistungserbringern beherrscht wird, zu denen es keine echte Alternative gibt.

Hon Pak: Arbeitgeber werden in den USA künftig eine bedeutendere Rolle spielen. Sie haben ein Interesse daran, die Produktivität ihrer Mitarbeiter zu erhalten und zu steigern. Die steigenden Ausgaben für die Gesundheitsversorgung ihrer Mitarbeiter verringern jedoch ihren Gewinn.[9] Daher wünschen sie sich mehr Programme, die zur Aufrechterhaltung der Gesundheit ihrer Mitarbeiter beitragen. Arbeitgeber werden sicherlich nicht direkt als Administrator privater Krankenversicherungen agieren, aber Tools wie unsere Performance Matrix Platform nutzen, um mit Krankenversicherern besser verhandeln zu können. Manche Arbeitgeber experimentieren mit *Value-based Care*, beispielsweise indem sie eigene Angebote für eine sehr spezialisierte oder sehr kostenintensive Versorgung entwickeln und so einige Versicherungen umgehen. Auch wir bei 3M machen uns Gedanken darüber, wie wir als Arbeitgeber die Gesundheit unserer Mitarbeiter verbessern und gleichzeitig den Kostenanstieg dämpfen können.

Noch ein Punkt: Gegenwärtig betrachten und nutzen viele Akteure in unserem Gesundheitssystem ihre Daten als Wettbewerbsvorteil. Dies führt zu einem Mangel an Interoperabilität und behindert die Demokratisierung der Daten, aus der Innovationen entstehen könnten. Jedoch wer-

---

[8] https://www.mckinsey.com/industries/healthcare-systems-and-services/our-insights/the-future-of-healthcare-finding-the-opportunities-that-lie-beneath-the-uncertainty

[9] Die Ausgaben von Arbeitgebern für die Gesundheitsversorgung ihrer Mitarbeiter machten 2016 etwa 45 Prozent aller Gesundheitsausgaben in den USA aus.

den diesbezüglich bereits Verbesserungen sichtbar. Projekte wie Argonaut[10] werden zur Umsetzung moderner, interoperabler Standards führen, mit denen der Zugriff auf Daten vereinfacht und die Versorgung verbessert wird.

Dann gibt es noch die Disruption im Bereich des Einzelhandels. In den USA schließen sich Apotheken wie CVS mit Krankenversicherern wie Aetna zusammen oder eröffnen in ihren Geschäften sogenannte „Walk-in-Kliniken" (beispielsweise die MinuteClinic™ von CVS). Die Telemedizin verändert die Dynamik der Gesundheitsversorgung für den Verbraucher. Auch Gesundheitsapps via Apple HealthKit werden zu einer Emanzipation des Verbrauchers führen, die in der Vergangenheit unvorstellbar gewesen wäre. In fünf bis zehn Jahren werden Patienten wesentlich mehr Kontrolle über ihre Gesundheitsdaten haben. Sobald Patienten ihre Rechte im Hinblick auf den Datenzugriff durchsetzen, werden sich einige Gesundheitsversorgungsmodelle grundlegend ändern. Unternehmen wie Apple und andere werden durch Integration der Gesundheitsdaten Innovationen vorantreiben. Patienten werden in Bezug auf ihre Gesundheitsversorgung ein größeres Mitspracherecht haben, und Innovationen wie im Bereich der Künstlichen Intelligenz werden sie dabei unterstützen. Gleichzeitig könnte das Verhalten der Patienten positiv beeinflusst und so eine bessere Patientenmotivation und Eigenverantwortung erreicht werden.

Jasper zu Putlitz: Sind Sie der Ansicht, dass große Gesundheitsversorgungsunternehmen letztlich wieder schrumpfen werden?

Richard Averill: Das ist hierzulande schwierig. Der führende lokale oder regionale Leistungserbringer ist oft auch der größte Arbeitgeber im jeweiligen Wahlbezirk. Ein Szenario könnte sein, dass große, marktbeherrschende Leistungserbringer als öffentliche Versorgungsunternehmen fungieren und über lokale oder regionale Monopole verfügen, so wie das heute bei der Wasserversorgung der Fall ist. Dann könnten sie von einer Kommission für öffentliche Versorgungsbetriebe hinsichtlich ihrer Preissetzung reguliert werden. Ein weiteres Szenario wäre, dass kleinere private Krankenversicherer die Preisbildungskompetenz von Medicare nutzen. Wenn diese Versicherer ihr Leistungsangebot an das Medicare-Angebot anlehnen würden, könnten sie sich die Marktmacht und Preisbildungskompetenz von Medicare zunutze machen und kommerzielle Versicherungen anbieten, die wettbewerbsfähiger sind als heute. All dies könnte theoretisch umgesetzt werden, aber ob wir als Land auf diese Umsetzung vorbereitet sind, bleibt abzuwarten.

Jasper zu Putlitz: Wenn Sie an die Ergebnisse Ihrer aktuellen Zusammenarbeit mit Verily denken – was sehen Sie, sagen wir im Jahr 2025–2030?

Richard Averill: Wir hoffen, dass die Performance Matrix Platform sich auf 40–50 verschiedene Performanceparameter vergrößert haben wird. Die Informationen zu den Parametern könnten in ein Monitoring-System eingespeist werden, das den Fortschritt bei der Behebung der verschiedenen, durch die Performance Matrix identifizierten Versorgungs- und Qualitätsprobleme nachverfolgt. Wir hoffen, dass die Performanceparameter zu prädiktiven Modellen weiterentwickelt und in Echtzeit oder Fast-Echtzeit in klinische Systeme eingebettet werden können. Dann könnten

---

10 Das Argonaut-Projekt der Normen-Organisation HL7 (Health Level 7) treibt die Einführung moderner, offener Interoperabilitätsstandards wie FHIR (Fast Healthcare Interoperability Resources) voran.

Alarmmeldungen angezeigt werden, bevor Komplikationen auftreten und damit die Performance verbessert werden. Auch hoffen wir, dass die Performance Matrix Platform nicht nur von einzelnen Leistungserbringern oder Krankenversicherungen genutzt wird, sondern auch von Aufsichtsbehörden oder gar der US-Bundesregierung für ihre Programme in der Gesundheitsversorgung. Auf Grundlage der Performance Matrix könnte die Bundesregierung beispielsweise sagen: „Sehen wir uns doch einmal alle Medicare-Patienten im Land an.[11] Wir wollen die Bereiche und Aspekte identifizieren, die in Bezug auf die klinische Performance landesweit am schlechtesten sind." Dies könnte auch auf bundesstaatlicher Ebene, beispielsweise für Medicaid[12] durchgeführt werden. Man könnte die allgemeine Funktionsfähigkeit des Gesundheitsversorgungssystems analysieren, und zwar im ganzen Land, in einzelnen Bundesstaaten oder in kleineren geografischen Regionen.

Wir hoffen, dass zukünftig alle Abhängigkeiten innerhalb des Gesundheitsversorgungssystems zum ersten Mal umfassend verstanden werden und seitens der Aufsichtsbehörden, der Kostenträger und der Leistungserbringer *gemeinsame* Bemühungen unternommen werden, um unser Gesundheitssystem zu verbessern. Dafür müssen einzelne Leistungserbringer innerhalb des Systems Zugriff auf die entsprechenden Informationen erhalten, um Monitoring und Verbesserungen in Fast-Echtzeit umsetzen zu können. Dies ist unsere Langzeitvision, und einer der zugrundeliegenden Gedanken für die Zusammenarbeit mit Verily ist, dass wir unsere Vision landesweit umsetzen wollen.

Hon Pak: Die Performance Matrix Platform beschleunigt den Übergang von populationsbezogener Gesundheitsversorgung zur Präzisionsmedizin. Normalerweise denkt man in diesem Zusammenhang zuerst an Genomik. Jedoch müssen noch weitere Dimensionen, wie soziale Determinanten der Gesundheit, berücksichtigt werden, um nicht nur den Kontext des erkrankten Patienten vollumfänglich verstehen, sondern auch seinen Motivationsgrad und sozioökonomischen Status erfassen zu können. Wir werden meiner Ansicht nach künftig über Tools und Daten verfügen, die uns ein ganzheitlicheres Bild des Patienten vermitteln und deshalb personalisierte Ansätze hervorbringen, die zu besseren finanziellen und klinischen Outcomes führen.

Jasper zu Putlitz: Welche Rolle spielen dabei individuelle Verhaltenskomponenten?

Hon Pak: Eine sehr große Rolle. Individuelle Outcomes sind zu 40–50 Prozent Folge der Patientenmotivation und des Patientenverhaltens. Wenn wir Outcomes beeinflussen wollen, müssen wir auch die verhaltens- und motivationsbezogenen Aspekte abdecken. Wir berücksichtigen diesbezüglich bereits bestimmte Aspekte, zum Beispiel Compliance; allerdings werden Verhalten und Motivation derzeit noch nicht vollumfänglich abgedeckt und verstanden. Momentan führen wir Studien in Zusammenarbeit mit Universitäten durch, bei denen wir bestimmte Determinanten der Gesundheit, Risikobeurteilungen und sogenannte Patient-reported Outcomes kombinieren, um so die Motivation auf Einzelpatientenebene zu ermitteln. Ich glaube, in zehn Jahren werden wir durch den Zugang zu einer Vielzahl von Daten und den Zugriff auf Tools, die maschinelles Lernen und Künstliche Intelligenz für die individuelle Anpassung nutzen, in der Lage sein, bessere Outcomes zu erzielen.

---

11 Ende 2018 hatte Medicare im Monatsdurchschnitt knapp 65 Millionen Versicherte in den USA.
12 Ende 2018 hatte Medicaid im Monatsdurchschnitt etwa 75 Millionen Versicherte in den USA, davon ca. 30 Millionen Kinder.

1 Performance Matrix – Intelligente Systeme verbessern Gesundheit

Jasper zu Putlitz: Haben Sie darüber nachgedacht, mit Verily – also im weiteren Sinne mit Google – im Bereich Patientenmotivation zusammenzuarbeiten? Dort würden doch bestimmt eine Menge an Verbraucher-Daten zur Verfügung stehen, die für das bessere Verständnis von verhaltensbezogenen Determinanten der Gesundheit hilfreich wären, oder?

Hon Pak: Die Art und Weise, wie Patienten kommunizieren und was über Social Media kommuniziert wird, ist sehr interessant, und die Forschung auf diesem Gebiet – ob zur Stimmungsanalyse oder zur Identifizierung von Risikoverhalten – befindet sich noch am Anfang. Google ist auf diesem Gebiet zweifelsohne weltweit führend, daher werden wir zukünftig mit hoher Wahrscheinlichkeit auch zu diesem Thema eine Zusammenarbeit anstreben.

3M und Verily

Verily Life Sciences ist ein Tochterunternehmen von Alphabet Inc. und auf die Entwicklung von Tools und Geräten zur Erfassung, Organisation und Nutzung von Gesundheitsdaten spezialisiert. Das Ziel des Unternehmens besteht darin, Gesundheitsdaten auf sinnvolle Weise nutzbar zu machen, um Menschen weltweit zu einem gesünderen und längeren Leben zu verhelfen. Im Oktober 2016 ging 3M Health Information Systems eine strategische Partnerschaft mit Verily ein. Ziel dieser Partnerschaft ist die Entwicklung einer Technologieplattform zur Analyse qualitätsbezogener Performancedaten von Gesundheitsversorgungssystemen und Patientenpopulationen und zur Bereitstellung aussagekräftiger Informationen, die zur Förderung nachhaltiger Verbesserungen der Qualität und der Kosten der Gesundheitsversorgung genutzt werden können. Das Ergebnis der Zusammenarbeit ist die 3M Performance Matrix Platform. 3M verfügt über 30 Jahre Erfahrung in der Kodierung und Klassifizierung von Gesundheitsdaten und in Risikostratifizierungsmethoden. Verily verfügt über umfangreiche Kenntnisse im Bereich der Datenanalyse und der Entwicklung von modernen Forschungstools und Algorithmen auf dem Gebiet der Gesundheitsversorgung.

3M Performance Matrix Platform

Bei der 3M Performance Matrix Platform handelt es sich um eine Datenanalyse- und Performancemanagement-Lösung, die populationsbezogene Gesundheitsdatensätze in nutzbare Informationen umwandelt und so Krankenhäusern, Kostenträgern, Aufsichtsbehörden und strategischen Partnern die Evaluierung der Performance sowie die Identifizierung von Optimierungsbereichen ermöglicht, die direkte Auswirkungen auf Effizienz, Qualität und Kosten der Versorgung haben. Die Plattform analysiert simultan die Performance der Leistungserbringer bei verschiedenen betreuten Patientenpopulationen und -kohorten. Die 3M Performance Matrix gleicht die Performance von Leistungserbringern bei den analysierten Patientenpopulationen mit den Performance-Benchmarks von 3M ab und nutzt die Big-Data-Rechenleistung von Verily. Das System bereinigt Rohdaten und unterstützt die Identifikation von Problemen bei stationären oder ambulanten Versorgungsepisoden, vermeidbaren Ereignissen und übermäßiger bzw. zu geringer Inanspruchnahme von Leistungen in sämtlichen Fachabteilungen, bei allen Operationsverfahren und bei nachgelagerten Leistungserbringern. Mithilfe der Rechenleistung von Verily wendet die Plattform die bewährten Methoden und Performanceparameter von 3M auf sämtliche verfügbaren Datensätze an. Anschließend werden die analysierten Daten so dargestellt, dass die wichtigsten Problembereiche identifiziert und priorisiert werden. Statt ganze Teams von Datenanalytikern zu beschäftigen, macht die Technologie die Arbeit im Wesentlichen selbst.

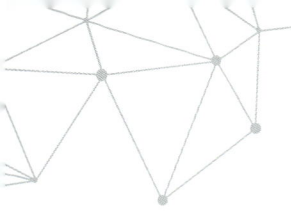

IV Nichts bleibt wie es ist – Wie KI unsere Gesundheit rasant verbessert

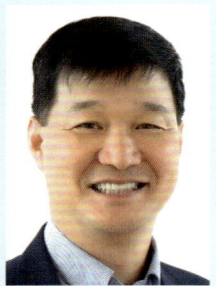

Hon Pak, MD, MBA

Hon Pak, ist Chief Medical Officer bei 3M Health Information Systems und Mitglied des Senior-Executive-Teams. Er ist verantwortlich für die klinische Vision von 3M. Außerdem hat er bei 3M ärztliche Fach- und Führungsaufgaben und stellt auf diese Weise sicher, dass über 5.000 Kunden in den USA qualitativ hochwertige Softwarelösungen von 3M im Bereich der Gesundheitsversorgung nutzen können. Hon Pak leitet die Clinical and Economic Research Group und die Clinical Terminology Group von 3M und leitet gleichzeitig die Entwicklung und Umsetzung innovativer klinischer Programme, die die Zusammenarbeit mit strategischen Partnern wie Verily beinhalten. Vor seiner Tätigkeit bei 3M war Hon Pak Geschäftsführer und Chief Medical Officer bei LongView International Technology Solutions Inc. Er war außerdem der erste ärztliche Chief Information Officer (CIO) des U.S. Army Medical Department (AMEDD) und ist ehemaliger Präsident der American Telemedicine Association. Gegenwärtig ist Hon Pak als Facharzt für Dermatologie Vorsitzender des Health IT Committee der American Academy of Dermatology und Vorsitzender des Physician Electronic Health Record Consortium.

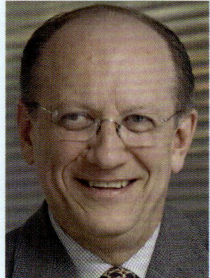

Richard Averill, MSc

Richard Averill ist Direktor des Beratungsunternehmens The Hesperium Group und ehemals Senior Vice President of Clinical and Economic Research bei 3M Health Information Systems. Er ist ein Pionier auf dem Gebiet der Entwicklung von Erstattungssystemen, die sowohl die finanziellen als auch die klinischen Aspekte der Gesundheitsversorgung verbinden. Während seiner Zeit an der Yale School of Management in den 1970ern war er an der Entwicklung der Diagnosis Related Groups (DRG) beteiligt. Seit Beginn der Nutzung des Medicare Inpatient Prospective Payment System war er im Rahmen der Verträge zwischen 3M und CMS (Center for Medicare & Medicaid Services) Hauptverantwortlicher für die Aktualisierung und Pflege der DRG. In Zusammenarbeit mit CMS war er für die Konzeptionierung und die Entwicklung des Erstattungssystems Ambulatory Payment Classification (APC), der Medicare Severity DRGs (MS-DRGs) und des ICD-10 Procedure Coding Systems (ICD-10-PCS) verantwortlich. Bei 3M war er für die Konzeptionierung und Entwicklung vieler weit verbreiteter Patientenklassifizierungssysteme, einschließlich der Systeme All-Patient Refined DRGs und Potentially Preventable Readmissions sowie Potentially Preventable Complications verantwortlich. Insgesamt war Richard Averill an der Konzeptionierung und Entwicklung von Erstattungssystemen beteiligt, die die Grundlage für fast zwei Prozent des Bruttoinlandsprodukts der USA bilden und die auf der ganzen Welt eingesetzt werden. Er wurde bereits mehrfach vom Magazin *Modern Health Care* als eine der 100 einflussreichsten Personen im Gesundheitswesen genannt. Richard Averill hat über 80 Beiträge in Fachzeitschriften veröffentlicht und hält regelmäßig Vorträge zur Reform des Gesundheitswesens.

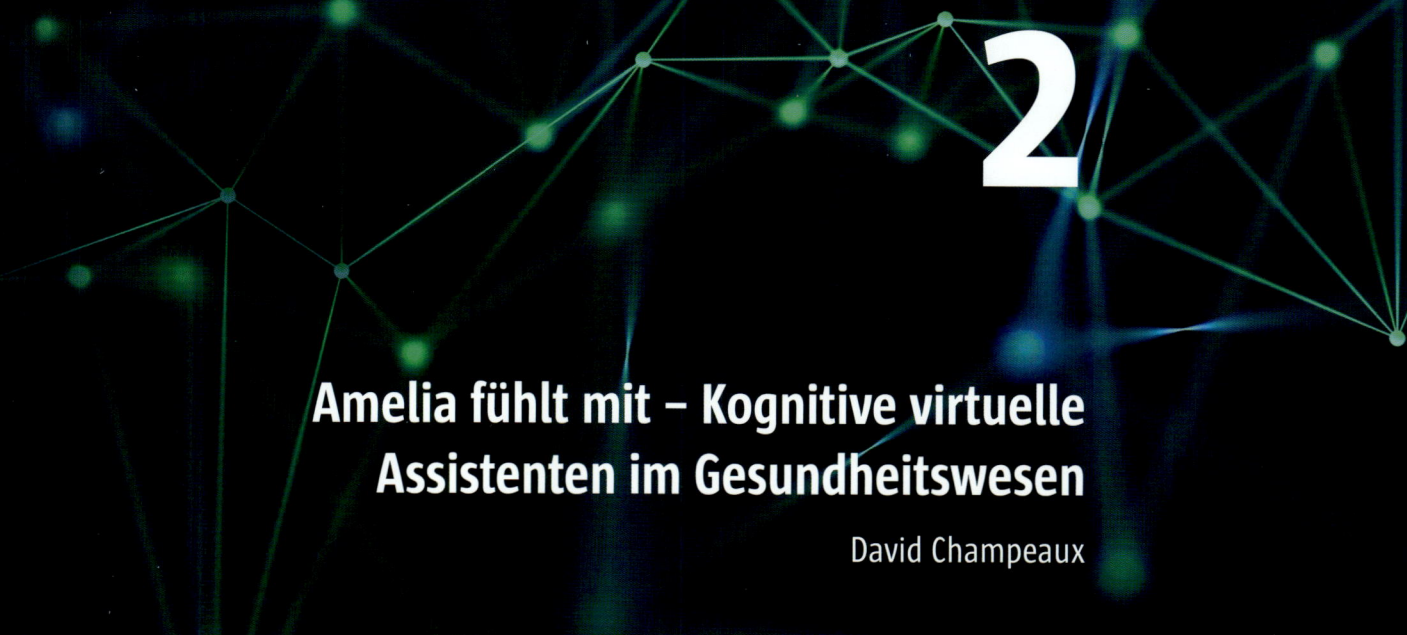

2 Amelia fühlt mit – Kognitive virtuelle Assistenten im Gesundheitswesen

David Champeaux

Von neuen Erkenntnissen zu besseren Ergebnissen mittels Künstlicher Intelligenz (KI)

Im Bereich der digitalen Gesundheit werden zurzeit enorme Investitionen getätigt. Der Großteil dieser Investitionen konzentriert sich auf die sichere Erzeugung, Erfassung und Weitergabe von Daten, beispielsweise aus Wearables, Heimsensoren, mobilen Daten, sozialen Daten, Genomik und gemeinsam genutzten elektronischen Patientenakten. Ferner geht es um den zunehmend präzisen und personalisierten Einblick in diese enormen und vielfältigen Datensätze mithilfe leistungsstarker Analytik und hoher Rechenleistung. Dadurch wird Künstliche Intelligenz ermöglicht.

Die neuen Einblicke eröffnen uns faszinierende Möglichkeiten zur besseren Identifizierung und zum tiefergehenden Verständnis von Gesundheitsproblemen und zu frühzeitigen, geeigneten Interventionen durch Patienten und Ärzte, um Erkrankungen vorzubeugen und sie zu heilen. Die Einblicke selbst reichen jedoch nicht aus, um positive Ergebnisse zu erzeugen – diese sind vielmehr von frühzeitigen und nachhaltigen Interventionen durch Ärzte, Pfleger und Patienten abhängig.

Diese Interventionen dürfen jedoch nicht als selbstverständlich angesehen werden, da sowohl die Ärzte und Pfleger als auch die Patienten zunehmend einer Überlastung mit Informationen ausgesetzt sind, die – wenn sie ignoriert wird – für die Erzielung positiver Behandlungsergebnisse hinderlich sind. Deshalb sollten Gesundheitsversorgungssysteme das Potenzial nutzen, das Künstliche Intelligenz und virtuelle Assistenten für die Unterstützung der medizinischen Arbeitsleistung und die Stärkung der Patienteneinbindung bieten, sodass neue Erkenntnisse rasch und umfassend in nachhaltige, positive Behandlungsergebnisse überführt werden können.

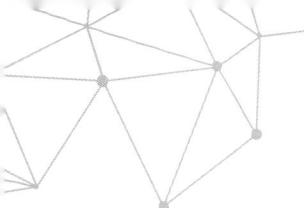

Ärzte und Pfleger sind überlastet und benötigen Unterstützung bei Wahrnehmung und Erkennung

Die Überführung neuer Erkenntnisse in Behandlungsergebnisse hängt zu einem großen Teil von der Verfügbarkeit des entsprechenden Medizin- und Pflegepersonals ab. Diese Fachkräfte müssen bereit sein, proaktiv oder reaktiv auf Grundlage der neu verfügbaren Erkenntnisse zu den von ihnen betreuten Patienten zu handeln.

Unabhängig davon, ob es sich um einen Leistungserbringer handelt, der Erkenntnisse zum Risiko eines Patienten für eine Rehospitalisierung erhält, oder einen Krankenversicherer, der vor einem Versorgungsengpass gewarnt wird, oder einen Patienten, der einen Warnhinweis bezüglich eines vorliegenden Gesundheitsrisikos erhält – die Umwandlung neuer Erkenntnisse in ein positives Behandlungsergebnis erfordert stets eine Intervention. Dies beinhaltet häufig ein Gespräch zwischen einem Arzt oder medizinischen Fachkraft und einem Patienten oder eine Abstimmung zwischen den verschiedenen Leistungserbringern, die an der Versorgung des Patienten beteiligt sind.

Vor dem Hintergrund des weltweiten Mangels an Arbeitskräften im Bereich der Gesundheitsversorgung, insbesondere in der Kranken- und Altenpflege, und den zunehmenden Fällen von Burnout bei diesen Berufsgruppen ist es unrealistisch, anzunehmen, dass diese zukünftig über die Kapazität, die Fähigkeiten und die Bereitschaft verfügen, den stetig wachsenden Informationsfluss zu verarbeiten und auf dieser Grundlage sinnvoll und zeitgerecht zu handeln. Im Vereinigten Königreich bestätigte eine kürzlich von NHS Improvement durchgeführte Analyse, dass 36.000 Pflegefachkräfte fehlen; in einem Survey der Mayo Clinic (Shanafelt 2015) wurde festgestellt, dass Burnout-Fälle ansteigen und mittlerweile 54 Prozent aller Ärzte davon betroffen sind. Tatsächlich stellt der Mangel an verfügbaren Arbeitskräften und deren Finanzierbarkeit eine der Hauptbarrieren für die Skalierbarkeit proaktiver Modelle des populationsbezogenen Versorgungsmanagements dar, selbst wenn diese wie heute üblich auf weniger umfangreichen Erkenntnissen basieren.

Andere Dienstleistungsbranchen wie der Banken- und Versicherungssektor (I-scoop 2019) und die Luftfahrtbranche (Accenture 2019) haben ähnliche Probleme zu bewältigen. Durch Integration digitaler Innovationen erhöhen sie gleichzeitig die Produktivität und verbessern die Qualität ihrer Dienstleistungen und die Kundenerfahrung. Diese Branchen sind insbesondere Spitzenreiter, wenn es um die Verbesserung ihrer Betriebsabläufe im Kundenservice durch Nutzung virtueller Assistenten geht. Das US-amerikanische Versicherungsunternehmen Allstate beispielsweise nutzt den kognitiven virtuellen Assistenten Amelia, um die Leistungsfähigkeit seiner Callcenter-Mitarbeiter bei der Bearbeitung von Kundenanfragen zu steigern. Hierdurch erhöhte das Unternehmen sowohl die Produktivität als auch die Qualität ihres Kundenservice. Die durchschnittliche Gesprächsdauer wurde von 4,6 Minuten auf 4,2 Minuten reduziert, die Problemlösungsrate beim ersten Anruf wurde von 67 Prozent auf 75 Prozent gesteigert.

Im Gesundheitssektor werden diese Ansätze bislang noch kaum genutzt, obwohl in diesem Sektor die niedrigste Steigerung der Produktivität im Vergleich mit anderen Industriesektoren verzeichnet wird. Zwischen 1999 und 2014 stieg die Arbeitsproduktivität in den USA in der Gesundheitsbranche lediglich um 6 Prozent, in anderen Dienstleistungsbranchen jedoch um 18 Prozent und im Fertigungssektor sogar um 78 Prozent (Singhal u. Coe 2016). Auch hinkt der Gesundheitssektor bei der Digitalisierung anderen Branchen hinterher (Gandhi et al. 2016). Statt die Digitalisierung als Chance zu begreifen, kommt es seitens der Arbeitskräfte im Bereich der Gesundheitsversorgung nicht selten zu Beschwerden über die zunehmende Arbeitsbelastung infolge der Einführung digitaler Systeme. Einige Ärzte verbringen mittlerweile 50 Prozent ihrer Zeit damit, Daten in IT-Systeme einzupflegen (Sinsky et al. 2016). Auch Aufsichtsbehörden und Berufsverbände verzögern die Digitalisierung aufgrund von Bedenken zu Qualität, Sicherheit oder Datenschutz. Infolgedessen fühlen sich die Arbeitskräfte im Bereich der Gesundheitsversorgung durch die digitalen Lösungen nicht gefördert, gestärkt und befähigt, sondern stattdessen überfordert, und es kommt zu alarmierend vielen Burnout-Fällen. In Neuseeland wurde eine Prävalenz an schwerwiegenden, arbeitsbezogenen Burnout-Fällen von 42 Prozent festgestellt (Chambers et al. 2016), in China waren hohe Burnout-Raten bei fast einem Viertel der Pflegefachkräfte zudem stark mit dem ausdrücklichen Wunsch nach einem Berufswechsel assoziiert (Jiang et al. 2017).

Vor dem Hintergrund des anhaltenden Mangels an Arbeitskräften im Bereich der Gesundheitsversorgung und dem Streben nach einer proaktiven Einbindung von Menschen für ihre Gesundheit und ihr Wohlbefinden gehen viele Gesundheitssysteme dazu über, neue Formen von Erstbetreuern zu rekrutieren und zu mobilisieren. Der NHS in England erweitert derzeit seine Freiwilligenprogramme, in Indien wurden die Accredited Social Health Activists eingeführt und das Northwell Health Hospital in New York hat eine ganze Reihe neuer Community Health Workers (Gesundheitsfachkräfte in der Grundversorgung) ausgebildet. Andere Gesundheitssysteme, wie beispielsweise die Veterans Health Administration in den USA, mobilisieren Pflegepersonen aus dem unmittelbaren Umfeld des Patienten, beispielsweise Verwandte, Freunde oder Nachbarn.

Diese Entwicklungen stellen eine große Chance für die Sicherung der Gesundheitsversorgung dar. Hierdurch kann die so dringend benötigte zusätzliche Unterstützung dort geboten werden, wo ärztliche und nichtärztliche Leistungserbringer im Alltag überfordert sind. Außerdem können Menschen, die regelmäßige Kontrolluntersuchungen benötigen, beispielsweise chronisch kranke oder ältere Menschen, hierdurch stärker und häufiger in ihre Versorgung eingebunden werden. Die freiwilligen Helfer sind aufgrund ihrer Nähe zum Patienten, ihrer Empathie und Verfügbarkeit von hohem Wert, allerdings werden sie zweifelsohne auch mit Situationen konfrontiert sein, die ihre Erfahrungen und Kenntnisse übersteigen. Daher ist es zwingend notwendig, dass diese Menschen vom Gesundheitsversorgungssystem unterstützt werden und bei Fragen rund um die Uhr jemanden kontaktieren können.

Damit freiwillige Helfer fundierte Entscheidungen treffen können, sollten Gesundheitsversorgungssysteme ihnen Zugang zu relevantem medizinischem Wissen bieten und ihre Fragen unmittelbar beantworten können, beispielsweise zu einem Verbandswechsel oder zur Einnahme eines Medikaments vor oder nach dem Essen, und zwar ohne dass sie sich erst umfangreiches Wissen aneignen müssen. Von freiwilligen Helfern kann nicht erwartet werden, dass sie die Herausforderungen bewältigen können, die mit dem ständigen Suchen nach den richtigen Informationen in zahlreichen verschiedenen (IT-)Systemen einhergehen. Das Risiko für einen Zeitverlust oder gar fehlende Compliance ist zu groß. Medizinische oder operative Leitlinien stehen nicht immer unmittelbar zur Verfügung, um sofortige Hilfestellung zu leisten. Hier könnten moderne Technologien, wie kognitive virtuelle Assistenten, als erster Kontaktpunkt fungieren, um den freiwilligen Helfern eine reibungslose und sichere Bewältigung der Herausforderungen zu ermöglichen. Dialogorientierte kognitive virtuelle Assistenten bieten eine hervorragende Möglichkeit, Wissenslücken auf einfache Weise zu schließen und die Belastung der freiwilligen Helfer zu verringern, indem sie diese dazu befähigen, bestmögliche pflegerische Unterstützung zu leisten und sie bei der Einhaltung etablierter Protokolle, beim Zugriff auf Routineinformationen und Serviceleistungen, bei der Dokumentation ihrer pflegerischen Maßnahmen und bei der Vermittlung von Patienten mit komplexeren Bedürfnissen an den richtigen Arzt zu unterstützen.

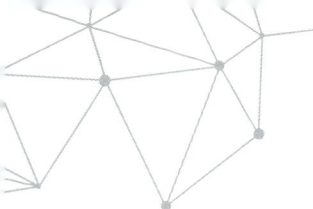

Patienten sind verunsichert und benötigen Unterstützung bei der Bewältigung ihrer Gesundheitsprobleme

Patienten werden zukünftig bei der Verarbeitung von Informationen zu ihrer Erkrankung mehr und mehr Unterstützung benötigen. Sie sind bereits heute angesichts der Menge an Informationen in Bezug auf Therapieoptionen, Apps, Wearables und ähnlichem verunsichert und überfordert. Ferner müssen Patienten angesichts der hohen Informationsdichte in persönlichen Gesprächen über ihre Therapieoptionen aufgeklärt werden, um selbst zielgerichtet handeln zu können. Darüber hinaus benötigen sie auf kontinuierlicher Basis Hilfestellung und einen gelegentlichen Anstoß in Richtung einer Aufrechterhaltung gesundheitsförderlicher Verhaltensweisen. Liegen neue Erkenntnisse vor, beispielsweise zu einem Risikofaktor oder einer sinnvollen Behandlungsoption, wird dies beim Patienten unmittelbar zu vielen Fragen führen:

- Warum geschieht das?
- Ist es tatsächlich von Bedeutung?
- Welche Möglichkeiten habe ich?
- Wer kann mir helfen?
- An wen kann ich mich wenden?
- Wann ist diese Leistung verfügbar?
- Was kann ich sonst noch tun?
- Wie kann ich dies meinen Angehörigen erklären?

Die Annahme, dass allein die Investition in digitale Innovationen, die personalisierte Einblicke zu einem Patienten bieten und über eine mobile App, ein Wearable oder einen Fernseher genutzt werden, automatisch zu einer nachhaltigen Änderung des Patientenverhaltens führen wird, ist verlockend. Der Schwerpunkt dieser Art von Präzisionsmedizin basiert offenbar zum einen auf der Suche nach der „perfekten Erkenntnis" (generiert aus einer Fülle an Daten und Analytik), die so überzeugend und personalisiert ist, dass Patienten ihr Verhalten ändern, und zum anderen auf dem Glauben, dass allein die Präsentation dieser Erkenntnisse in Verbindung mit der passenden Intervention ausreicht, um den Patienten zu einer Änderung seines Verhaltens zu bewegen.

Wenn es doch nur so einfach wäre! Im Zeitraum zwischen der Präsentation von Fakten bis zur menschlichen Reaktion auf diese Fakten kommt der Mensch oftmals vom rechten Weg ab. Daher sollte man sich stets die Erkenntnisse vor Augen halten, die Richard Thaler im Jahr 2017 zum Wirtschaftsnobelpreis verholfen haben – nämlich die komplexen Zusammenhänge, die Auslöser für menschliche Entscheidungen und Handlungen sind. Forscher auf dem Gebiet der Verhaltensökonomie haben seit vielen Jahren darauf hingewiesen, dass sich Menschen nicht wie rationale Maschinen verhalten, sondern stattdessen nur begrenzt rational handeln und von sozialen Präferenzen und einem Mangel an Selbstkontrolle in ihrem Verhalten beeinflusst werden.

Zu erwarten ist, dass jede neue Information – unabhängig davon, wie personalisiert und relevant sie ist – bei den meisten Menschen zunächst weitere Fragen aufwirft und zu einem Bedürfnis nach einem persönlichen Gespräch über deren Tragweite und die Handlungsoptionen führt. Deshalb muss im selben Umfang in die Skalierung der Kapazität für kognitiv unterstütztes Verhalten investiert werden wie in die Generierung neuer (Gesundheits-)Informationen und Erkenntnisse.

Verbesserung der Patientenaktivierung und Bewältigung steigender Versorgungsanforderungen

Zunehmend entsteht eine Lücke zwischen den akkumulierten Gesundheitsinformationen und der Fähigkeit von Patienten und Pflegepersonen, diese Informationen sinnvoll zu nutzen und auf deren Grundlage zu handeln. Dies unterstreicht die dringend benötigte gleichzeitige Investition in kognitive virtuelle Assistenten zur inhaltlichen Verbesserung der Interaktion zwischen Patienten und den an ihrer Versorgung beteiligten Personen.

Auch Gesundheitsversorgungssysteme realisieren zunehmend, dass die an der Versorgung von Patienten beteiligten Personen unterstützt werden müssen, neue Informationen zu verarbeiten, Handlungsoptionen zu erkennen und ihr Verhalten entsprechend anzupassen. Nur so kann das Potenzial der durch Investitionen in neue medizinische und versorgungsrelevante Erkenntnisse erzielten, mutmaßlich besseren Versorgung tatsächlich ausgeschöpft werden.

Der Bedarf an stärkerer Einbindung und Aktivierung von Patienten und Pflegepersonen wird zudem durch steigende Erwartungen im Hinblick auf das Nutzererlebnis forciert und teilweise durch den Markteintritt neuer Akteure getriggert, die im Begriff sind, die Messlatte drastisch nach oben zu verschieben.

Die Ankündigung, dass die drei US-amerikanischen Schwergewichte Amazon, J.P. Morgan Chase und Berkshire Hathaway beabsichtigen, ein separates Non-Profit-Unternehmen namens „Haven" (dt: Hafen, Zufluchtsort) zu gründen, um gegen die hohen Gesundheitsversorgungskosten in den USA anzugehen, führte zu Spekulationen über den Beginn eines neuen Zeitalters der Gesundheitsversorgung, das durch die technischen Fähigkeiten, die Kundendienstphilosophie und die Marktreichweite dieser neuen Akteure angetrieben wird.

Insbesondere die Kundenerfahrung im Bereich der Gesundheitsversorgung ist ein Gebiet, das bereit für Veränderung ist und zunehmend in den Fokus technologiegetriebener Transformationen und neuer Servicemodelle rücken wird. Die Gesundheitsversorgung bietet heutzutage oft keine reibungslose Kundenerfahrung. Im Gegenteil – Interaktionen mit den verschiedenen Bereichen des Gesundheitssystems werden oft als unkoordiniert, missverständlich, verwirrend und bürokratisch wahrgenommen.

Wenn Innovatoren wie Haven, deren Gründer Vorreiter für den „Customer First"-Ansatz in der digitalen Wirtschaft sind, die Gesundheitsbranche mit einem nahtlosen, durchgängigen Kundenservice aufmischen, werden die Erwartungen aller Beteiligten auf drastische Weise nach oben schnellen. Die Verbesserung der Kundenerfahrung wird nicht mehr optional sein, sondern eine wichtige strategische Priorität. Die etablierten Unternehmen der Gesundheitsbranche haben keine andere Wahl als sich zu ändern, wenn sie der Konkurrenz in Bezug auf diese Entwicklungstrends eine Nasenlänge voraus sein wollen – oder aber sie schauen zu, wie andere die Branche für sie verändern und ihnen die Kunden bzw. Patienten abspenstig machen.

Die Entwicklung und Implementierung moderner, an der menschlichen Interaktion orientierter digitaler Lösungen ist alternativlos, da sie mittlerweile von den Kunden verlangt wird. Eine Studie von Accenture (2016) aus dem Jahr 2016 zeigte, das 52 Prozent der Befragten ihren Dienstleister in den vorangegangenen 12 Monaten gewechselt hatten, da sie eine schlechte Kundenerfahrung hatten.

Fazit der Studie: Menschliche Interaktionen sind eine wichtige Komponente in Hinblick auf die Kundenzufriedenheit. Daher sollten „menschliche Elemente" in sämtliche digitale Kanäle integriert werden.

Bei der Planung der Nutzung kognitiver virtueller Assistenten können Anbieter im Bereich der Gesundheitsversorgung von den Best Practices anderer Unternehmen – auch außerhalb der Gesundheitsbranche – profitieren, die diesen Schritt bereits unternommen haben.

Die etablierten Unternehmen der Gesundheitsbranche können nur wenig gegen den Markteintritt neuer Akteure ausrichten. Allerdings gibt es zahlreiche denkbare Wege, wie sie Innovationen, beispielsweise in Form von kognitiven virtuellen Assistenten, als Ergänzung und Erweiterung der menschlichen Arbeitskraft in die Patienteninteraktion integrieren könnten. Damit könnten sie den Personalmangel bewältigen, Patienten besser einbinden und neue, präzise und personalisierte Informationen nutzen, um die Ergebnisse der Versorgung nachhaltig zu verbessern.

Potenzial der KI im Gesundheitswesen

Das größte Medieninteresse und der Großteil der Investitionen in Bezug auf KI im Bereich der Gesundheitsversorgung konzentrieren sich auf die Generierung prädiktiver und personalisierter Erkenntnisse durch Anwendung von KI auf umfangreiche Datensätze (Big Data). Jedoch steigt zunehmend das Interesse an einem weiteren Gebiet der KI-Anwendung – der kognitiven KI und insbesondere den kognitiven virtuellen Assistenten. Entscheider im Gesundheitswesen erkennen zunehmend deren Potenzial zur Behebung des Personalmangels und zur Verbesserung der Patienteneinbindung.

Ein kürzlich veröffentlichter Artikel von Brian Kalis und Matt Collier (Accenture) im Harvard Business Review (Kalis et al. 2018) zum Thema „10 Promising AI Applications in Healthcare" (Die 10 vielversprechendsten KI-Anwendungsfälle in der Gesundheitsbranche) leistet einen wichtigen Beitrag zum Diskurs über KI im Gesundheitswesen. Die Autoren heben die Tatsache hervor, dass der Großteil des potenziellen Werts von KI im Gesundheitswesen in der kognitiven Unterstützung von Routineinteraktionen liegt, statt in den derzeit öffentlichkeitswirksam diskutierten Anwendungen zur Unterstützung der klinischen Entscheidungsfindung. Was KI im Bereich der Gesundheitsversorgung angeht, stellt die kognitive Unterstützung von Routineinteraktionen – bildlich gesprochen – den verborgenen Teil des Eisbergs dar.

Collier und Kalis beschreiben, dass virtuelle Pflegeassistenten und administrative Workflowassistenten zwei der drei potenzialträchtigsten KI-Anwendungen im Gesundheitswesen sind und schätzen, dass sich mit diesen Anwendungen im Jahr 2026 insgesamt ein Einsparpotenzial von 38 Mrd. US-Dollar in den USA erzielen ließe. Darauf aufbauend lässt sich vorhersagen, dass kognitive KI zur Unterstützung von Routinefunktionen in allen vier Dimensionen der Gesundheitsversorgung, nämlich Qualität, Zugang zur Versorgung, Nutzererfahrung (auf Seiten der Patienten und der Pflegepersonen) und Effizienz einen Mehrwert bieten kann.

Jenseits von Chatbots – Dialogorientierte kognitive virtuelle Assistenten

Viele Menschen sind mit der ersten Generation einfacher Web-Chatbots und Sprachassistenten wie Siri oder Alexa vertraut. Sie nutzen diese im Alltag und nehmen sie als bequeme, neue Nutzerschnittstelle für einfache Befehle (beispielsweise: „Spiel etwas Jazz", oder: „Schalte das Licht in der Küche ein") oder Antworten auf häufig gestellte Fragen („Wie wird das Wetter heute?") wahr. Die Nutzer haben mittlerweile jedoch auch die Grenzen dieser Chatbots kennengelernt, beispielsweise erst lernen zu müssen, wie man mit dem Assistenten sprechen muss oder wie man die richtigen Befehle gibt, damit diese ausgeführt werden. Auch die Unfähigkeit zum Verständnis komplexerer Äußerungen ist eine Herausforderung. Daher besteht allgemein die Annahme, dass Web-Chatbots für komplexere „geschäftliche" Interaktionen ungeeignet sind.

Dialogorientierte kognitive virtuelle Assistenten wie Amelia (s. Abb. 1), eine Erfindung der Firma IPsoft und deren Gründer Chetan Dube, können mehr. Sie wurden auf der Grundlage von mehr als zehn Jahren Forschungs- und Entwicklungsarbeit von Beginn an so konzipiert, dass sie dialogorientierte Interaktionen und lückenlose Serviceerlebnisse bieten können. Amelias virtueller Avatar wurde nach dem Aussehen des amerikanischen Models Lauren Hayes geformt, die damit einem großen Publikum bekannt geworden ist.

Amelia wurde als dialogorientierte virtuelle Assistentin mit der Vision geschaffen, dass

2 Amelia fühlt mit – Kognitive virtuelle Assistenten im Gesundheitswesen

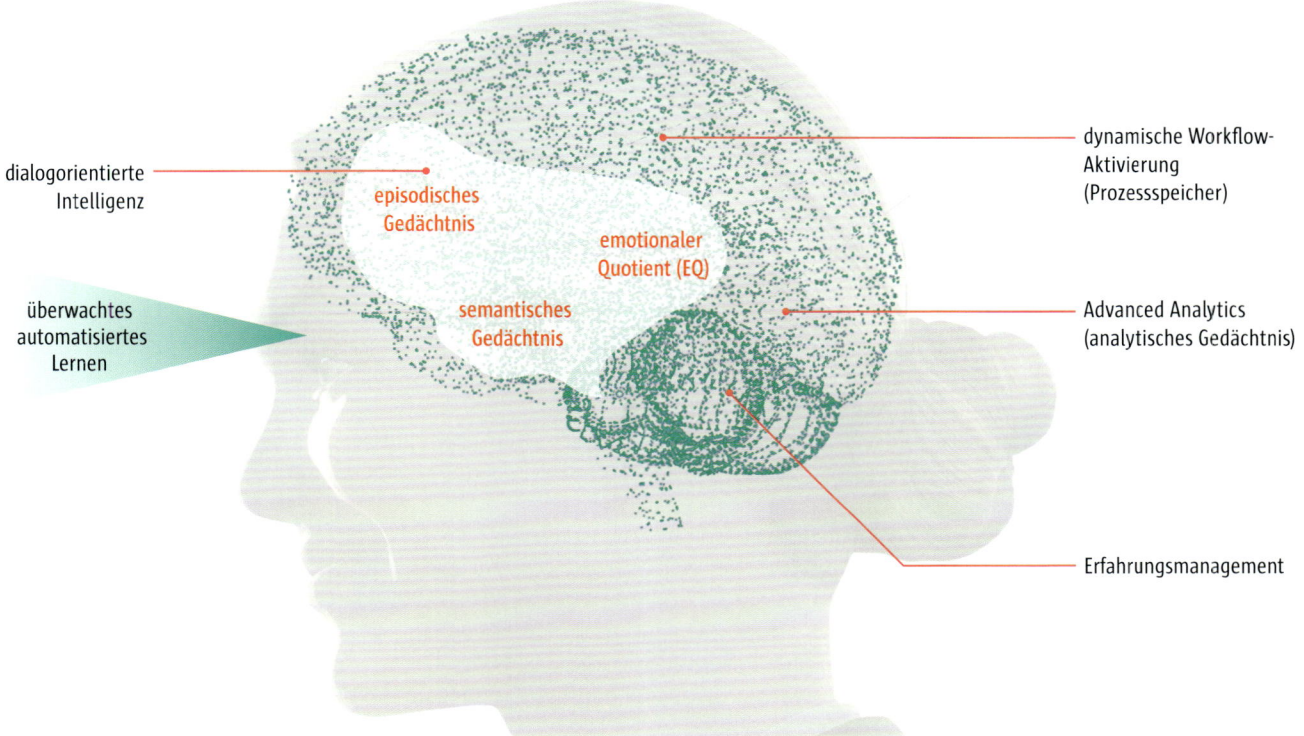

Abb. 1 Das einzigartige „Gehirn" von Amelia

Menschen eines Tages auf dieselbe Weise mit Robotern interagieren werden, wie mit Menschen und dabei oft gar keinen Unterschied bemerken. Zwar sind wir noch nicht an diesem Punkt angekommen, dennoch wurden bereits erhebliche, ja geradezu exponenzielle Fortschritte erzielt, da kognitive virtuelle Assistenten wie Amelia zunehmend lernen, wie Menschen zu kommunizieren. Mit jeder Interaktion wächst das kognitive Verständnis von Amelia und die Anzahl der Funktionen, die sie übernehmen kann.

Die hinter Amelia stehende Technologie ermöglicht, dass sie ähnlich wie ein Mensch immer hilfreicher wird, je mehr Aufgaben ihr beigebracht werden. Auf diese Weise bewegen wir uns von einer in engem Rahmen anwendbaren KI hin zu einer allgemein anwendbaren KI. Dies wird dadurch erreicht, dass man kognitiven virtuellen Assistenten wie Amelia beibringt, innerhalb einer spezifischen Funktion in derselben Weise zu „denken" wie ihr menschliches Ebenbild.

Branchenanalytiker und frühe kommerzielle Anwender – darunter führende Unternehmen wie Vodafone, Credit Suisse, Becton Dickinson und Electronic Arts – haben in den letzten Jahren die Erfahrung gemacht, dass dialogorientierte kognitive virtuelle Assistenten wie Amelia eine bemerkenswerte Kombination von Fähigkeiten bieten:

- **Die Fähigkeit, Bedeutung und Kontext auf semantischer Ebene zu verstehen.** Sie hören nicht nur auf Schlüsselwörter oder Schlüsselsätze, sondern können Absichten und Kontextelemente aus einem breiten Spektrum an menschlichen Äußerungen heraushören.
- **Die Fähigkeit, mitzufühlen.** Sie können im Verlauf der Konversation Stimmungen und den Grad der Zufriedenheit identifizieren, dieses Verständnis für empathische Reaktionen nutzen

- **Die Fähigkeit, zu lernen.** Sie benötigen kein komplettes Skript für alle erdenklichen Interaktionsszenarien, sondern können automatisch neue Inhalte hinzufügen und neue Erfahrungen dokumentieren.
- **Die Fähigkeit, Prozesse parallel, durchgängig und dynamisch auszuführen, diese anzuhalten und zwischen ihnen hin und her zu wechseln.** Einzelne Prozesse müssen nicht erst von Anfang bis Ende ausgeführt werden, bevor andere Prozesse in Betracht gezogen werden können; sie können auf Grundlage des Kontexts und der von ihnen durchgeführten Analysen zu den relevanten Abschnitten eines Prozesses springen und als Reaktion auf eine unerwartete Wendung der Konversation einen Prozess unterbrechen und zu einem anderen Prozess wechseln.
- **Die Fähigkeit zur nahtlosen Integration in firmeneigene IT-Systeme.** Sie beantworten nicht nur häufig gestellte Fragen, sie sind auch in der Lage, Serviceanfragen vollumfänglich und lückenlos zu bearbeiten, indem sie Schnittstellen nutzen, mit dessen Hilfe sie auf eine Vielzahl an anderen IT-Systemen der jeweiligen Organisation zugreifen können; sie können diese Systeme lesen und ergänzen und damit das dort hinterlegte menschliche Wissen nutzen – zuverlässiger und schneller als ihre menschlichen Kollegen.
- **Die Fähigkeit zur Interaktion mit einem menschlichen Team.** Sie arbeiten nicht isoliert, sondern können Interaktionen reibungslos an ihre menschlichen Kollegen übergeben oder Konversationen von menschlichen Kollegen übernehmen und fungieren so als Mitglied eines „kognitiv erweiterten" Teams.
- **Die Fähigkeit zur Einbindung über eine Vielzahl an Kommunikationskanälen.** Sie sind nicht auf einen einzelnen Internetchat oder eine einzelne Sprachschnittstelle beschränkt, sondern funktionieren als eine Plattform mit „dialogorientiertem Gehirn", die ein konsistentes Multikanal-Kunden- und Nutzererlebnis bietet, beispielsweise Sprache, Mobilfunk, Internet, Chat, Kioskterminal, Multimedia oder auch eingebettet in andere Apps.

Bei all diesen Fähigkeiten handelt es sich um grundlegende Eigenschaften, die auch ein „virtueller Kollege" im Bereich der Gesundheitsversorgung mitbringen sollte. Dialogorientierte kognitive virtuelle Assistenten eröffnen daher ein spannendes Spektrum an Möglichkeiten für die Arbeitswelt im Gesundheitswesen. Darüber hinaus könnten mit dieser Technologie neue Formen der Nutzererfahrung für Patienten und ein höherer Grad der Patienteneinbindung erschlossen werden.

Nutzungsmöglichkeiten von kognitiven virtuellen Assistenten in der Gesundheitsversorgung

Dimensionen des Designs und funktionsspezifische Rollenmodelle

Bei der Einführung kognitiver virtueller Assistenten zur Unterstützung der Arbeitskraft und der Patienteneinbindung wurden von Leistungserbringern, Krankenversicherern und Life-Science-Unternehmen bislang typischerweise zwei funktionsspezifische Dimensionen in Erwägung gezogen:

- **Primärer Fokus auf Unterstützung von Pflegepersonen oder Unterstützung von Patienten.** Durch menschenähnliche, dialogorientierte kognitive Assistenten fühlen sich Patienten stärker mit den Leistungserbringern verbunden, haben Einblick in ihren Behandlungsplan und können sich darauf verlassen, dass sie zeitgerecht die besten Handlungsempfehlungen erhalten. Leistungserbringer hingegen fühlen sich aufgrund der Datenflut nicht mehr überfordert, sondern unterstützt; sie können Routineaufgaben an ihre virtuellen Assistenten delegieren, wodurch sie sich stärker auf wertstiftende Kernaufgaben am Patienten konzentrieren können.

2 Amelia fühlt mit – Kognitive virtuelle Assistenten im Gesundheitswesen

Für Leistungserbringer

„Assistent" für Administrations- und Versorgungsprozesse
- „Ich habe eine Frage zu meiner Gehaltsabrechnung für diesen Monat."
- „Welche CME-Schulungen stehen mir zur Verfügung?"
- „Ich brauche einen Besprechungsraum für eine Fallbesprechung."
- „Ist ein Bett frei?"
- „Sind die Laborergebnisse meines Patienten schon da?"
- „Ich muss einen Endokrinologen konsultieren – wer hat gerade Dienst?"

„Souffleur" für Versorgungsmaßnahmen
- „Kannst du meinen letzten Hausbesuch bei Patient x dokumentieren?"
- „Ich muss diesen Patienten ins Krankenhaus einweisen."
- „Kannst du mich an einen Anruf bei Patient x erinnern, der gestern aus dem Krankenhaus entlassen wurde?"
- „Mein Patient leidet an Schlaflosigkeit. Welche Fragen soll ich ihm stellen?"
- „Kannst du die Anamnese meines Patienten vor dem Gespräch erfassen?"

Für Patienten

„Freund und Helfer" mit Informationen zu Gesundheit und Wohlbefinden
- „Welche Leistungen kann ich in Anspruch nehmen?"
- „Wie kann ich mich bei der Krankenversicherung anmelden?"
- „Was sind die nächsten Behandlungsmaßnahmen?"
- „Wie kann ich mir das Rauchen abgewöhnen?"
- „Kann ich etwas nachschlagen, das mir mein Ernährungsberater empfohlen hat?"
- „Wie kann ich überprüfen, ob mein Inhalator richtig funktioniert?"

„Concierge" für den Zugang zu Versorgung
- „Wann ist mein nächster Termin im Krankenhaus?"
- „Sind die Ergebnisse meiner Blutuntersuchung schon da?"
- „Kannst du mich daran erinnern, wann mein nächstes Rezept fällig ist?"
- „Ich bin vor Kurzem umgezogen und muss meine Anschrift ändern."
- „Kann mich jemand ins Krankenhaus bringen?"

- **Primärer Fokus auf administrative und operative Unterstützung.** Gesundheitsinnovatoren fokussieren sich oft auf Themen rund um Patienteneinbindung oder die Verbesserung der Arbeit von Leistungserbringern, denen es um die Erzielung von Verbesserungen hinsichtlich Qualität, Zugang zur Versorgung, Nutzererfahrung (auf Seiten der Patienten und der Pflegepersonen) und Effizienz geht. Allerdings liegt die Messlatte in diesen Bereichen für die Erfüllung der regulatorischen Anforderungen, die Einhaltung der klinischen Qualitätsanforderungen und die Dokumentation von Wirksamkeitsnachweisen sehr hoch. Aus diesem Grund fokussieren sich viele Gesundheitsunternehmen und -organisationen initial auf die weniger anspruchsvollen, aber dennoch sehr potenzialträchtigen Möglichkeiten zur Erleichterung und Erweiterung von Interaktionen in der Administration und im Backoffice. Nach einer ersten Test- und Einführungsphase der kognitiven virtuellen Assistenten in diesen Funktionen gehen die Organisationen dann bald dazu über, die Assistenten auch für Funktionen mit direktem Kunden- bzw. Patientenkontakt einzusetzen und somit deren Nutzung in Kernprozesse zu integrieren.

In vielen Fällen lassen sich die Funktionen nicht klar voneinander abgrenzen, jedoch sollte der primäre Fokus des Einsatzes klar definiert werden, da die Anforderungen an das Design und die Umsetzung stark variieren.

Auf Basis dieser Überlegungen lassen sich vier funktionsspezifische Rollenmodelle für dialogorientierte kognitive virtuelle Assistenten im Gesundheitswesen beschreiben (s. Abb. 2):

1. **Der „Assistent" für Administrations- und Versorgungsprozesse** entlastet Leistungserbringer bei ihren Routinetätigkeiten und ihren administrativen und operativen Prozessen. Auf diese Weise werden Freiräume für patientenorientierte Tätigkeiten geschaffen.

Abb. 2 Funktionsspezifische Rollenmodelle für Amelia im Gesundheitswesen

Denkbare Anwendungsfelder sind Personaladministration, Materialbestellung, Ressourcenplanung und -reservierung, Auftragsvergabe und IT-Anfragen. In der oben genannten Studie von Accenture wird geschätzt, dass Pflegefachkräfte durchschnittlich 51 Prozent ihrer Zeit mit solchen Aufgaben verbringen, Assistenzärzte 17 Prozent.

2. **Der „Souffleur" für Versorgungsmaßnahmen** unterstützt Leistungserbringer bei der Planung und Durchführung von medizinischen und pflegerischen Interventionen, indem er über eine flexible Konversationsschnittstelle relevante Einblicke und protokollkonformen Support bietet. Auf diese Weise können Leistungserbringer die Effizienz und Effektivität ihrer Patienteninteraktionen verbessern. Auch freiwillige Pflegehelfer könnten unterstützt werden. Da sie bequem auf relevante Informationen und fokussierte Unterstützung für bestimmte Maßnahmen zugreifen können, müssen sie nicht zeitraubend neue Fähigkeiten erlernen und können ihre Arbeitsprozesse effizient gestalten.

3. **Der „Freund und Helfer" mit Informationen zu Gesundheit und Wohlbefinden** ermöglicht Patienten rund um die Uhr Zugriff auf Routineinformationen und entsprechende Unterstützung. Hierdurch könnte die Interaktionsfrequenz von Patienten mit ihren Leistungserbringern gesteigert werden, wodurch die Compliance und die Patientenbindung verbessert und gleichzeitig Freiräume für Leistungserbringer geschaffen werden, da beispielsweise die routinemäßigen Aufklärungsgespräche effizienter gestaltet werden können.

4. **Der „Concierge" für den Zugang zu Versorgung** bietet Patienten und ihren Pflegepersonen permanenten, komfortablen Zugriff auf einen virtuellen Assistenten, der Unterstützung bei einfachen versorgungsbezogenen Interaktionen, beispielsweise der Vereinbarung oder Verlegung von Arztterminen, der Abfrage von Laborergebnissen, der Bestellung von Folgerezepten oder der Anforderung von Informationen zur Planung eines Besuchs in einer Versorgungseinrichtung bieten kann.

Beispiele für kognitive virtuelle Assistenten in der Versorgung

Die beschriebenen vier funktionsspezifischen Rollenmodelle werden derzeit weltweit von zahlreichen Unternehmen und Organisationen im Gesundheitswesen erprobt. Dazu gehören medizinische Leistungserbringer, Pflegeheimbetreiber und Pflegedienste, Krankenversicherer, Life-Science-Unternehmen und Plattformentwickler für digitale Gesundheitslösungen. Die verschiedenen Funktionen innerhalb der Rollenmodelle sind prinzipiell entlang des gesamten Versorgungsspektrums anwendbar, von der Krankenversicherung über die Durchführung von Primärprävention bis hin zur postoperativen Versorgung.

Verständnis von Leistungsansprüchen und Auswahlmöglichkeiten in der Krankenversicherung

Im *Harvard Business Review* wurde kürzlich eine Befragung der Recruiting-Plattform Glassdoor erwähnt, die auf Basis von Befragungen in den USA zu dem Ergebnis kam, dass bei 60 Prozent der Teilnehmenden bestimmte Arbeitgeberleistungen eine wichtige Rolle spielen. Die Befragung identifizierte auch diejenigen Leistungen, die von zukünftigen Mitarbeitern als besonders attraktiv wahrgenommen werden. Als „sehr wichtig" wurden von 47 Prozent der Männer und 61 Prozent der Frauen Krankenversicherungen eingestuft. Neben diesen gesundheitsbezogenen Leistungen standen außerdem flexible Arbeitszeiten, mehr Freizeit und Möglichkeiten der Heimarbeit weit oben auf der Liste (Jones 2017).

Trotz des beträchtlichen Aufwands im Zusammenhang mit der Gestaltung und Umsetzung von Arbeitgeberleistungen wie Zuschüssen zur Krankenversicherung wurde in einer Studie der International Foundation of Employee Benefit Plans aus den USA mangelnde Kommunikation als größtes Problem beim Management von Arbeitgeberleistungen identifiziert (HC&W 2019).

- Nur 19 Prozent der Arbeitgeber gaben an, dass ihre Mitarbeiter „sehr gut" über die ihnen zustehenden Arbeitgeberleistungen Bescheid wissen.
- 80 Prozent der Arbeitgeber gaben an, dass ihre Mitarbeiter sich das Kleingedruckte zu Arbeitgeberleistungen noch nicht einmal durchlesen.
- 50 Prozent der Mitarbeiter gaben an, dass sie die ausgehändigten Materialien zu den Arbeitgeberleistungen nicht verstehen.

In Anbetracht der steigenden Kosten für die Gesundheitsversorgung ist gerade Kommunikation von wesentlicher Bedeutung. Beispielsweise wechseln Arbeitgeber und Arbeitnehmer den Krankenversicherer oder die Regeln für Selbstbehalte ändern sich. Tatsächlich geben in der zitierten Studie 65 Prozent der Arbeitgeber an, dass die Aufklärung ihrer Mitarbeiter hohe Priorität hat, und 40 Prozent der Arbeitgeber verfügen mittlerweile über ein gesondertes Budget, dass ausschließlich für die Kommunikation der Arbeitgeberleistungen vorgesehen ist. Kommunikation ist allerdings nur ein Teil der Problematik – eine andere Herausforderung besteht darin, dass die Mitarbeiter befähigt werden müssen, ihre Auswahlmöglichkeiten zu kennen und zu nutzen und relevante Leistungen, wie beispielsweise Zuschüsse, bei Bedarf anzufordern. Erfahrungsgemäß ist dieser Aspekt der arbeitgeberfinanzierten Krankenversicherung in den USA hinsichtlich des Verwaltungsaufwands sowohl kostenintensiv als auch frustrierend.

Wenn Mitarbeiter ihre Leistungsansprüche nicht vollumfänglich kennen oder nicht in der Lage sind, diese zeitgerecht abzurufen, birgt dies hohe Risiken, da eventuell Komplikationen einer sich abzeichnenden Erkrankung entstehen. Kognitive virtuelle Assistenten könnten daher eine wichtige Rolle bei der Verbesserung der Verfügbarkeit und Konsistenz der Information und Kommunikation von Leistungsansprüchen spielen. Gleichzeitig könnte die Bereitstellung dieser Informationen sehr effizient gestaltet werden.

Neben ihrer Fähigkeit zur Kommunikation mit den Mitarbeitern über natürliche Sprache könnten kognitive virtuelle Assistenten komplexe Textdateien verarbeiten, in denen die unternehmensinternen Regelungen zum Leistungsangebot dokumentiert sind. Ferner könnten sie mit administrativen IT-Systemen interagieren, die die Leistungen verwalten und abrechnen.

Dies kann hilfreich sein, wenn ein Mitarbeiter beispielsweise Leistungen oder Zuschüsse für die Zahnversicherung bekommt, sich aber bezüglich der relevanten Details nicht sicher ist, wie er im Erkrankungsfall seine Ansprüche geltend machen kann. Auch können sich Zuschüsse in Form von bezahlter Freizeit als komplex darstellen und von vielen Variablen abhängen. Durch die Integration von Back-End-Systemen und weiteren, geeigneten Informationsquellen könnten kognitive virtuelle Assistenten den Mitarbeitern die benötigten Informationen jederzeit schnell und präzise zur Verfügung stellen.

Zwei Beispiele aus dem Bereich Leistungsmanagement
- Ein großes, weltweit agierendes Pharmaunternehmen nutzt kognitive virtuelle Assistenten für das Management von Personal-Richtlinien und die Abwicklung von Leistungsansprüchen seiner Mitarbeiter.
- Eine digitale Personalmanagement-Plattform testet derzeit das Design eines kognitiven virtuellen Assistenten, um seine von Personen durchgeführten Webchats zu ergänzen.

Wellness und Prävention

Die Entwicklung kognitiver virtueller Assistenten für das Gesundheitswesen bietet einzigartige Chancen zur Skalierung und nachhaltigen Implementierung von Versorgungskoordinationsmodellen für Menschen mit chronischen Erkrankungen.

Gesundheitssysteme weltweit müssen einen starken Anstieg bei Patientenpopulationen mit einer oder mehreren chronischen Erkrankungen, wie Herzerkrankungen, Diabetes mellitus oder Bluthochdruck, bewältigen. Daher ist es zwingend notwendig, die Versorgung chronisch kranker Menschen, die immerhin 70 bis 80 Prozent aller Gesundheitsausgaben in den USA verursachen, zu verbessern.

Wenn chronisch kranke Menschen in die Lage versetzt werden, zuhause für sich zu sorgen, verringert dies die Anzahl der blockierten Betten im Krankenhaus. Die Vermeidung von akuten Exazerbationen, die in Krankenhäusern oder stationären Pflegeeinrichtungen versorgt werden müssen, führt zu einer Reduzierung von unnötigen und kostenintensiven Belastungen des Gesundheitssystems. Zudem wird die Lebensqualität der Patienten verbessert.

Im Bereich des Populationsgesundheitsmanagements und der Versorgungskoordination wurden bereits viele Ansätze erprobt, viele davon haben jedoch in Bezug auf Skalierung und Nachhaltigkeit versagt, da sie stark von der Rekrutierung und Ausbildung von Mitarbeitern als Versorgungskoordinatoren abhängen. Dies stellt insofern eine große Herausforderung dar, als in den meisten Regionen der Welt ein Fachkräftemangel herrscht und diese Mitarbeiter sehr kostspielig sind. Schließlich entsteht der finanzielle Nutzen derartiger Ansätze oft an anderer Stelle im Gesundheitssystem als die Kosten, was ebenfalls zur zögerlichen Verbreitung beiträgt.

Ein typischer Ansatz in diesem Zusammenhang sind integrierte Versorgungsmodelle, bei der die Akutversorgung, die haus- und fachärztliche Versorgung sowie soziale Pflegedienste in der einen oder anderen Form zusammengeschlossen werden, um integrierte und evidenzbasierte Versorgung für bestimmte Patientengruppen sicherzustellen. Die Maßnahmenpakete werden meist auf Grundlage von Versorgungsprotokollen erstellt, die darauf ausgelegt sind, rechtzeitige Interventionen zur Aufrechterhaltung der Gesundheit und zur Prävention von Exazerbationen zu ermöglichen. Jedoch gibt es auch hier Grenzen – es gibt schlicht nicht genügend qualifiziertes Personal, um alle bedürftigen Patienten mit chronischen Erkrankungen durch rechtzeitige Beratung und Interventionen zu unterstützen.

Wie oben beschrieben, erweitern einige Gesundheitsinstitutionen bereits ihre Definition von Arbeitskraft in der Gesundheitsversorgung. Dies umfasst u.a. die Mobilisierung freiwilliger Pflegepersonen wie Verwandte, Freunde oder Nachbarn. Diese sind zwar sicherlich von großem Wert, was sowohl Empathie und Nähe als auch Verfügbarkeit und Finanzierbarkeit angeht, allerdings benötigen sie auch Unterstützung in ihrer Funktion und dürfen nicht übermäßig mit dem Management verschiedener Versorgungsprotokolle belastet werden.

Auch wenn zweifelsohne regelmäßige Hausbesuche von menschlichen Leistungserbringern erforderlich sind, so können virtuelle Assistenten einen rund um die Uhr verfügbaren Support und Zugang zu personalisierten Informationen bieten, der es vielen Patienten ermöglicht, zuhause unter Fernbetreuung durch einen Arzt oder eine Pflegefachkraft für sich selbst zu sorgen. Solche Assistenten könnten den Patienten beispielsweise bei der Bestellung von Rezepten behilflich sein, sie daran erinnern, dass regelmäßig zu gebrauchende Hilfsmittel angewendet werden und sie proaktiv an die Einnahme ihrer Medikamente erinnern. Virtuelle Assistenten könnten dazu beitragen, die Unterstützung des bedürftigen Patienten zu verbessern. Die nur wenigen Stunden persönlicher Kontakte, die selbst chronisch kranken Patienten im Laufe eines Jahres zuteil werden, könnten auf die mehr als 5.000 Stunden erweitert werden, in denen der Patient wach ist und seinen alltäglichen Aktivitäten nachgeht.

Dialogorientierte kognitive virtuelle Assistenten könnten die Funktion der Medizin- und Pflegefachkräfte unterstützen und gleichzeitig die freiwilligen Pflegepersonen befähigen. Indem sie Routineaufgaben übernehmen, verschaffen sie den menschlichen Fachkräften mehr Zeit für tiefgehende Interaktionen mit den Patienten, wie nur Menschen sie bieten können, und ermöglichen ihnen gleichzeitig, eine größere Anzahl Patienten zu betreuen. Zudem befähigen sie die freiwilligen Pflegepersonen, indem sie diesen stets rechtzeitig Informationen geben und nötigenfalls den Kontakt zu einer menschlichen Fachkraft herstellen.

Menschen mit chronischen Erkrankungen sind heutzutage sehr viel informierter und verlangen mehr und mehr, Eigenverantwortung beim proaktiven Management ihrer Erkrankungen zu übernehmen. Viele Gesundheitssysteme versuchen bereits, diesen Patienten die Tools und Ressourcen, wie Apps und Geräte zum Heimmonitoring, zur Verfügung zu stellen, die sie auf sichere und effektive Weise zu mehr Eigenverantwortung befähigen. Kognitive virtuelle Assistenten könnten Patienten hier unterstützen, indem sie ihnen rund um die Uhr dialogorientierten Zugang zu individuell zugeschnittenen Informationen bieten, die ihnen bei der Interpretation der Daten aus ihren Heimmonitoring-Geräten helfen. Außerdem könnten sie ihnen erkrankungsspezifische Beratung und sorgfältig ausgearbeitete Tipps zum Gesundheitsmanagement, entweder nach Bedarf oder im Rahmen eines strukturierten Schulungsprogramms, zur Verfügung stellen und so das Coaching durch menschliche Pflegefachkräfte ergänzen.

Der zunehmende Erfolg von Versorgungsmanagement-Programmen bietet die Grundlage für den zukünftigen Einsatz von hybriden Teams, die aus Medizin- und Pflegefachkräften, freiwilligen Pflegepersonen und kognitiven virtuellen Assistenten bestehen. Die Konversationsfähigkeit von kognitiven virtuellen Assistenten, die von einfachen bis hin zu komplexen Konversationsebenen reicht, und die Fähigkeit zum Verständnis von Intention, Kontext und Emotion ist von einzigartigem Wert für die Beantwortung einer Vielzahl an häufig gestellten Fragen. Mit ihren natürlichen Sprachfähigkeiten sind kognitive virtuelle Assistenten in der Lage, problemlos mit komplexen Sätzen umzugehen. Darüber hinaus können sie dialogorientierte Daten über viele verschiedene Kanäle wie E-Mail, Chats und Sprache, erfassen.

> **Zwei Beispiele aus dem Bereich Wellness und Prävention**
> - Ein Informationsdienst-Anbieter für Menschen mit Diabetes mellitus in Europa erprobt derzeit, inwieweit dialogorientierte kognitive virtuelle Assistenten Patienten bei der Navigation durch Schulungsmaterial und Schulungsangebote behilflich sein können.
> - In ähnlicher Weise geht derzeit eine gemeinnützige Organisation zur Unterstützung von Asthmapatienten vor. Hier wird untersucht, inwieweit kognitive virtuelle Assistenten die begrenzte Anzahl an Asthma-Pflegefachkräften unterstützen und Patienten bei der Navigation durch umfangreiche Schulungsinhalte und Schulungsangebote ein interaktives Erlebnis bieten können.

Prä- und postoperative Unterstützung

Im Bereich der Chirurgie werden schon seit mehreren Jahrzehnten erfolgreich präoperative Checklisten verwendet. In zahlreichen Studien, die in angesehenen klinischen Fachzeitschriften wie *The New England Journal of Medicine* und in großen Zeitungen wie *The New York Times*, veröffentlicht wurden, wurde die adäquate präoperative Planung als Hauptfaktor zur Verringerung intra- und postoperativer Komplikationen identifiziert (Nagourney 2009).

Die Weltgesundheitsorganisation (WHO) hat mehrere Initiativen zur allgemeinen Verbesserung der Sicherheit in der Chirurgie ins Leben gerufen, dazu gehört auch eine online verfügbare, formale chirurgische Sicherheitscheckliste. Die Checkliste beinhaltet drei Kategorien (World Alliance for Patient Safety 2008):
- vor der Narkoseeinleitung,
- vor der Hautinzision,
- vor der Verlegung des Patienten aus dem Operationssaal.

Die WHO hat darüber hinaus auch Empfehlungen für die postoperative Versorgung veröffentlicht, in denen die Maßnahmen während der unmittelbar postoperativen Phase beschrieben sind, um potenziellen Problemen nach der Entlassung in die häusliche Umgebung vorzubeugen (World Health Organization 2003), die zu einer Rehospitalisierung führen könnten.

Die Ergebnisse von Kosten-Nutzen-Analysen der chirurgischen Sicherheitscheckliste deuten allgemein auf eine bessere Patientensicherheit hin. Kosten, die durch doppelt durchgeführte Tests, kurzfristige Maßnahmen, die zu einer Verzögerung des Operationsbeginns führen, und Arzthaftung entstehen, konnten deutlich gesenkt werden (Hefford u. Blick 2012). Darüber hinaus verbesserte sich die Patientenerfahrung.

Hoch angesehene Einrichtungen wie die Mayo Clinic sind zur Nutzung chirurgischer Checklisten übergegangen und geben darüber hinaus ihren Patienten mehrere Tage vor der Operation detaillierte Anweisungen dazu, was sie am Tag der Operation tun dürfen und welche Gegenstände sie in die Klinik mitbringen sollen (Mayo Clinic Health System 2019).

Obwohl die große Bedeutung von Checklisten für die präoperative und unmittelbar postoperative Phase weltweit inzwischen anerkannt ist, mangelt es bislang an einer umfassenden Integration und ganzheitlichen Umsetzung des komplexen Versorgungsmanagements innerhalb der ersten Tage bzw. Wochen nach der Operation. Zudem variieren die Inhalte der verwendeten chirurgischen Checklisten für die prä- und postoperative Phase stark.

In Anbetracht des immensen Drucks auf Gesundheitssysteme zur Dämpfung von Kosten und zur Verbesserung der Patientenzufriedenheit und der klinischen Outcomes würde das gesamte System der präoperativen, intraoperativen und postoperativen chirurgischen Versorgung von der Nutzung Künstlicher Intelligenz in Form von dialogorientierten kognitiven virtuellen Assistenten profitieren. Hierdurch könnten die oben beschriebenen Prozesse integriert, verbessert und gestrafft werden, sodass eine konsistente, umfassende und lückenlose Versorgung sichergestellt ist.

Die einzigartigen Fähigkeiten von kognitiven virtuellen Assistenten könnten für den Patienten im beschriebenen Fall und allgemein während des gesamten operationsbezogenen Versorgungsverlaufs von hohem Wert sein. Aufgrund der bei kognitiven virtuellen Assistenten verfügbaren, dialogorientierten Intelligenz könnten Patienten mit einem breiten Bildungs- und Linguistik-Spektrum unter Einsatz ihrer natürlichen Sprachmuster Informationen abrufen. Die Patienten könnten problemlos Fragen stellen und beantworten. Kognitive virtuelle Assistenten könnten durch die Beurteilung des Gesprächsinhalts und -musters auch Gemütslagen wie Traurigkeit oder Ängstlichkeit und sogar den Grad der Zufriedenheit mit dem Gespräch identifizieren. Schließlich könnten sie auch auf Grundlage eines vorher festgelegten Workflows, der von einem Leistungserbringer festgelegt wurde, mit Patienten interagieren.

Zurzeit steigt insbesondere in den USA der Druck, Rehospitalisierungen innerhalb der ersten 30 Tage nach der Entlassung zu reduzieren. Bekannt ist, dass sich diese durch effektives Management der postoperativen Phase eindämmen lassen. Daher kann davon ausgegangen werden, dass die Integration von dialogorientierten kognitiven virtuellen Assistenten in entsprechende Versorgungsprozesse positive Auswirkungen haben wird, da hierdurch eine skalierbare und nachhaltige Unterstützung sowohl für den Patienten als auch für die an seiner Versorgung beteiligten Personen ermöglicht wird.

Zwei Beispiele aus dem Bereich prä- und postoperative Unterstützung

- Ein bedeutendes NHS-Krankenhaus integriert derzeit einen kognitiven virtuellen Assistenten in die routinemäßigen prä- und postoperativen Interaktionen mit Patienten zu OP-Planung, Logistik, Checklisten und Feedback.
- In einer anderen Abteilung desselben Krankenhauses wird derzeit untersucht, inwieweit kognitive virtuelle Assistenten als multidisziplinäre Teamkoordinatoren fungieren können, die einen effektiven und effizienten multidisziplinären Teamprozess gewährleisten.

Beispiel für den potenziellen Nutzen von kognitiven virtuellen Assistenten

Ein älterer Patient mit einer Meniskusruptur benötigt umfangreiche präoperative Untersuchungen und bereits vor der Operation Anweisungen zur Nachsorge. Zudem wird dieser Patient in der unmittelbar postoperativen Phase eine umfassende Versorgung einschließlich pflegerischer Unterstützung benötigen. Die Komplexität erhöht sich durch weitere notwendige Maßnahmen wie beispielsweise Physiotherapie, die von Therapeuten zuhause oder in der Praxis erbracht werden.

Häusliche Versorgung

Die meisten Gesundheitssysteme versuchen, die Versorgung zunehmend aus dem Krankenhaus in die häusliche Umgebung zu verlagern, da dies bei vielen Erkrankungen sowohl sicher als auch effektiv durchführbar ist und zudem eine bessere Patientenerfahrung ermöglicht. Durch Unterstützung der häuslichen Versorgung und Pflege sowie die Bereitstellung von Beratung und Informationen könnte KI Patienten dabei helfen, ihre Erkrankungen und ihre Pflege besser von zuhause aus zu bewältigen. Auch wenn dialogorientierte virtuelle kognitive Assistenten keinesfalls die Versorgung durch einen Arzt oder eine Pflegefachkraft ersetzen können, haben sie dennoch das Potenzial, die häusliche Pflege neu zu definieren, wodurch sich der Druck auf die Gesundheitssysteme erheblich verringern würde.

Indem sie den Patienten Unterstützung bei ihren gesundheitsbezogenen Bedürfnissen ermöglichen, könnten dialogorientierte kognitive virtuelle Assistenten zu einer Entlastung der an der Versorgung beteiligten Personen beitragen, da sie routinemäßige Interaktionen übernehmen. Beispiele sind der Zugang zu Krankheitsinformationen, die Bestellung von Folgerezepten oder die Terminierung von Arztbesuchen. Wenn die an der Versorgung beteiligten Personen hinsichtlich der alltäglichen Aspekte ihrer Arbeit entlastet werden, könnten sie sich stärker auf ihre einzigartigen menschlichen Fähigkeiten konzentrieren, beispielsweise das Lösen komplexer Probleme, das Zuhören und die interpersonelle Kommunikation – allesamt Punkte, die für die Pflege und Betreuung von wesentlicher Bedeutung sind.

Im Vereinigten Königreich gibt es 6,5 Millionen freiwillig pflegerisch tätige Personen (Grant 2018), die sich um kranke, ältere oder behinderte Angehörige und Freunde in deren häuslicher Umgebung kümmern. Es ist allgemein anerkannt und akzeptiert, dass bessere Gesundheitsergebnisse erzielt werden (NHS Confederation 2012), wenn Menschen in ihrer gewohnten Umgebung gepflegt werden und regelmäßige positive Interaktionen mit den Bezugspersonen haben, die ihnen wichtig sind.

Die beschriebenen Pflegepersonen tragen jedoch oft eine große Last, denn sie müssen komplexe gesundheitliche Probleme verstehen, den Krankheitsverlauf bestmöglich überwachen, die Verabreichung von Medikamenten durchführen oder relevante Änderungen an der Ernährung vornehmen. Trotzdem werden diese Pflegepersonen oft nicht geschult, nicht bezahlt und stehen unter großem Stress – 72 Prozent von ihnen leiden unter psychischen Erkrankungen (Gallagher 2017).

Freiwillige Pflegepersonen müssen zukünftig dahingehend ertüchtigt werden, dass sie von ihrer pflegerischen Arbeit überzeugt sind, sich unterstützt wissen und bei Fragen rund um die Uhr jemanden kontaktieren können. Diesbezüglich könnte noch viel mehr getan werden, denn hierbei handelt es sich um einen Bereich, in dem hochmoderne Technologie wie KI tiefgreifende Auswirkungen haben kann.

In der Vergangenheit gab es bereits erste Ansätze für den verstärkten Einsatz von Technologien in der Gesundheitsversorgung, um die Patienteneinbindung zu verstärken. Das Programm „Healthy Villages" (Brown 2014) in Birmingham zielt darauf ab, die Art und Weise zu verändern, wie Menschen Versorgung wahrnehmen, indem der Schwerpunkt auf die Integration von Leistungen, Krankheitsprävention und Selbstversorgung gelegt wird – alles mittels Nutzung von Technologie. Die Veterans Health Administration in den USA ist ein weiteres Beispiel: Hier fördert die App „Annie", ein SMS-Service, das Selbstmanagement von Kriegsveteranen durch automatisierte Textnachrichten, die den Nutzer dazu auffordern, auf seine Gesundheit zu achten.

Dialogorientierte KI könnte Pflegepersonen in diesem Kontext zukünftig Zugang zu einer wahren Fülle medizinischen Wissens bieten und ihnen zum richtigen Zeitpunkt die Antworten geben, die sie benötigen – ob es sich dabei um Anweisungen zu einem Verbandswechsel oder um Informationen zur Einnahme eines

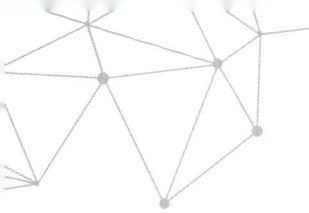

Medikaments handelt. Diese Fähigkeiten könnten die grundlegende Unterstützung bieten, die Pflegepersonen am häufigsten fehlt.

Dialogorientierte KI-Assistenten werden gegenwärtig dahingehend entwickelt, dass sie Pflegepersonen unterstützen und ihnen schnell und bequem die Informationen und Hilfestellung geben, die sie benötigen; lange Wartezeiten für Arzttermine gehören somit der Vergangenheit an. Stattdessen wird Pflege quasi auf Krankenhausniveau in die häusliche Umgebung des Patienten verlagert.

Ein Beispiel aus dem Bereich Häusliche Versorgung

Ein Startup aus den USA, das einen umfassend digital unterstützten klinischen Versorgungs- und Pflegeservice für zuhause anbietet, entwickelt zurzeit einen kognitiven virtuellen Assistenten, der Patienten und ihren Angehörigen rund um die Uhr über einen smarten Lautsprecher (beispielsweise Amazon Echo) und einen Bildschirm, der komplexe Inhalte darstellen kann, einen dialogorientierten Zugang zu Informationen und Unterstützung bei der häuslichen Pflege bietet.

Schlussbetrachtung: Der Multiplikator-Effekt der KI-basierten Unterstützung von Pflegepersonen und Patienteneinbindung

In diesem Kapitel wurde das Konzept der Nutzung dialogorientierter kognitiver virtueller Assistenten in verschiedenen Rollen und Funktionen im Gesundheitswesen beschrieben. Die Funktionen reichen von der Rund-um-die-Uhr Navigation mit interaktiver Einbindung von Patienten über die routinemäßige Abfrage von Informationen oder Leistungen bis hin zu Assistenten, die in der Lage sind, die Produktivität, Leistungsfähigkeit und Compliance der Gesundheitsversorgung zu verbessern.

Die Nutzung dieser neuen Technologien steht derzeit noch am Anfang. Diejenigen, die diese Art der Künstlichen Intelligenz bereits heute einsetzen, beschreiten neue Wege zur Verbesserung der Patientenerfahrung, der Behandlungsergebnisse sowie der besseren Finanzierbarkeit und Nachhaltigkeit von Gesundheitssystemen.

Bei kognitiver KI in Form von virtuellen Assistenten, die ihre menschlichen Kollegen ergänzen, handelt es sich um eine Innovation, die Gesundheitsversorgungssystemen helfen kann, neue Maßstäbe bei Versorgung und Patientenservice zu setzen, ohne dass dabei die operative Effizienz beeinträchtigt wird. Langfristig könnte kognitive KI einen Paradigmenwechsel bei der Patientenversorgung bewirken.

Dieser Beitrag entstand unter Mitwirkung der Kollegen des Autors Dr. Vincent Grasso und David King (IPsoft).

Literatur

Accenture (2016) Accenture Strategy. URL: https://www.accenture.com/t00010101T000000__w__/ar-es/_acnmedia/PDF-12/Accenture-Strategy-Digital-Disconnect-Transcript.pdf (abgerufen am 28.03.2019)

Accenture (2019) Make your connection: Airlines in a digital world. URL: https://www.accenture.com/gb-en/make-digital-connection-digital-strategy-airline-strategy (abgerufen am 28.03.2019)

Brown G (2014) Healthy Villages conference in Birmingham. Healthy Villages is a new programme supporting communities to remain well for longer. Birmingham Post. URL: https://www.birminghampost.co.uk/business/business-news/healthy-villages-conference-in-birmingham-6699838 (abgerufen am 28.03.2019)

Chambers CNL et al. (2016) Burnout Prevalence in New Zealand's Public Hospital Senior Medical Workforce: A Cross-Sectional Mixed Methods Study. BMJ Open 6(11), e013947

Gallagher P (2017) Four in five unpaid carers socially isolated because of their role. Inews. URL: https://inews.co.uk/news/health/carers-loneliness-social-isolation-survey/ (abgerufen am 28.03.2019)

Gandhi P, Khanna S, Ramaswamy S (2016) Which Industries Are the Most Digital (and Why)? Harvard Business Review. URL: https://hbr.org/2016/04/a-chart-that-shows-which-industries-are-the-most-digital-and-why (abgerufen am 28.03.2019)

Grant K (2018) Carers Week 2018: three quarters of UK carers have suffered from mental illness. Inews. URL: https://inews.co.uk/news/uk/carers-week-2018-unpaid-carers-uk-mental-health-support/ (abgerufen am 28.03.2019)

HC&W (2019) Half Of Employees Don't Understand Their Benefits, Study Shows. URL: https://www.hcwbenefits.com/half-of-employees-dont-understand-their-benefits-study-shows/ (abgerufen am 28.03.2019)

Hefford M, Blick G (2012) Cost benefit analysis of the surgical safety checklist. Report prepared for Health Quality & Safety Commission. URL: http://srgexpert.com/wp-content/uploads/2018/02/Surgical-safety-checklist-CBA-report-18-June-2012.pdf (abgerufen am 28.03.2019)

I-scoop (2019) Consumer/retail banking: digital transformation, optimization and digitization. URL: https://www.i-scoop.eu/retail-banking-digital-transformation/ (abgerufen am 28.03.2019)

Jiang H, Ma L, Gao C et al. (2017) Satisfaction, burnout and intention to stay of emergency nurses in Shanghai. Emerg Med J 34(7), 448–453

Jones K (2017) The Most Desirable Employee Benefits. Harvard Business Review. URL: https://hbr.org/2017/02/the-most-desirable-employee-benefits (abgerufen am 28.03.2019)

Kalis B, Collier M, Fu R (2018) 10 Promising AI Applications in Health Care. Harvard Business Review. URL: https://hbr.org/2018/05/10-promising-ai-applications-in-health-care (abgerufen am 28.03.2019)

Mayo Clinic Health System (2019) Surgery Checklist. URL: https://mayoclinichealthsystem.org/locations/eau-claire/services-and-treatments/surgery/surgery-checklist (abgerufen am 28.03.2019)

Nagourney E (2009) Checklist Reduces Deaths in Surgery. The New York Times. URL: http://www.nytimes.com/2009/01/20/health/20surgery.html (abgerufen am 28.03.2019)

NHS Confederation (2012) NHSPN competition. Healthcare at Home Recovery at Homeservice at Good Hope Hospital. URL: https://www.nhsconfed.org/~/media/Confederation/Files/public%20access/Healthcare_at_Home_Good_Hope_Hospital_Recovery_at_Home_service.pdf (abgerufen am 28.03.2019)

Shanafelt TD et al. (2015) Changes in Burnout and Satisfaction With Work-Life Balance in Physicians and the General US Working Population Between 2011 and 2014. Mayo Clinic Proceedings 90 (12), 1600–1613

Singhal S, Coe E (2016) The next imperatives for US healthcare. McKinsey on Healthcare. URL: https://healthcare.mckinsey.com/next-imperatives-us-healthcare (abgerufen am 28.03.2019)

Sinsky C, Colligan L, Li L et al. (2016) Allocation of Physician Time in Ambulatory Practice: A Time and Motion Study in 4 Specialties. Ann Intern Med 165, 753–760

World Alliance for Patient Safety (2008) WHO surgical safety checklist and implementation manual. URL: http://www.who.int/patientsafety/safesurgery/ss_checklist/en/ (abgerufen am 28.03.2019)

World Health Organization (2003) Postoperative care. URL: http://www.who.int/surgery/publications/Postoperativecare.pdf (abgerufen am 28.03.2019)

David Champeaux

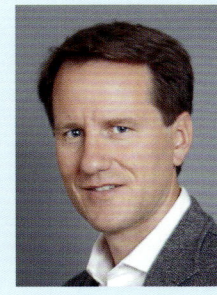

David Champeaux ist Global Director im Bereich Cognitive Healthcare Solutions bei IPsoft. Das Unternehmen entwickelt den kognitiven virtuellen KI-Assistenten Amelia, der zur Verbesserung des Zugangs zur Gesundheitsversorgung und des Nutzererlebnisses auf Seiten der Patienten und der Mitarbeiter in der Gesundheits- und Pflegebranche genutzt werden kann. Der Schwerpunkt von David Champeaux liegt seit 15 Jahren auf der Transformation von Versorgungs- und Erstattungsmodellen im Gesundheitswesen. Er war zuvor als Partner von McKinsey in führender Position der Healthcare Practice im Vereinigten Königreich, in Frankreich, Australien und den USA und als Managing Director im Bereich Healthcare bei Accenture Strategy tätig. Er hat mehrere digitale Startups im Bereich des elektronischen B2B-Geschäftsverkehrs, der digitalen Datenspeicherung und mobilen Plattformen gegründet und geleitet und ist Absolvent der HEC Business School in Frankreich.

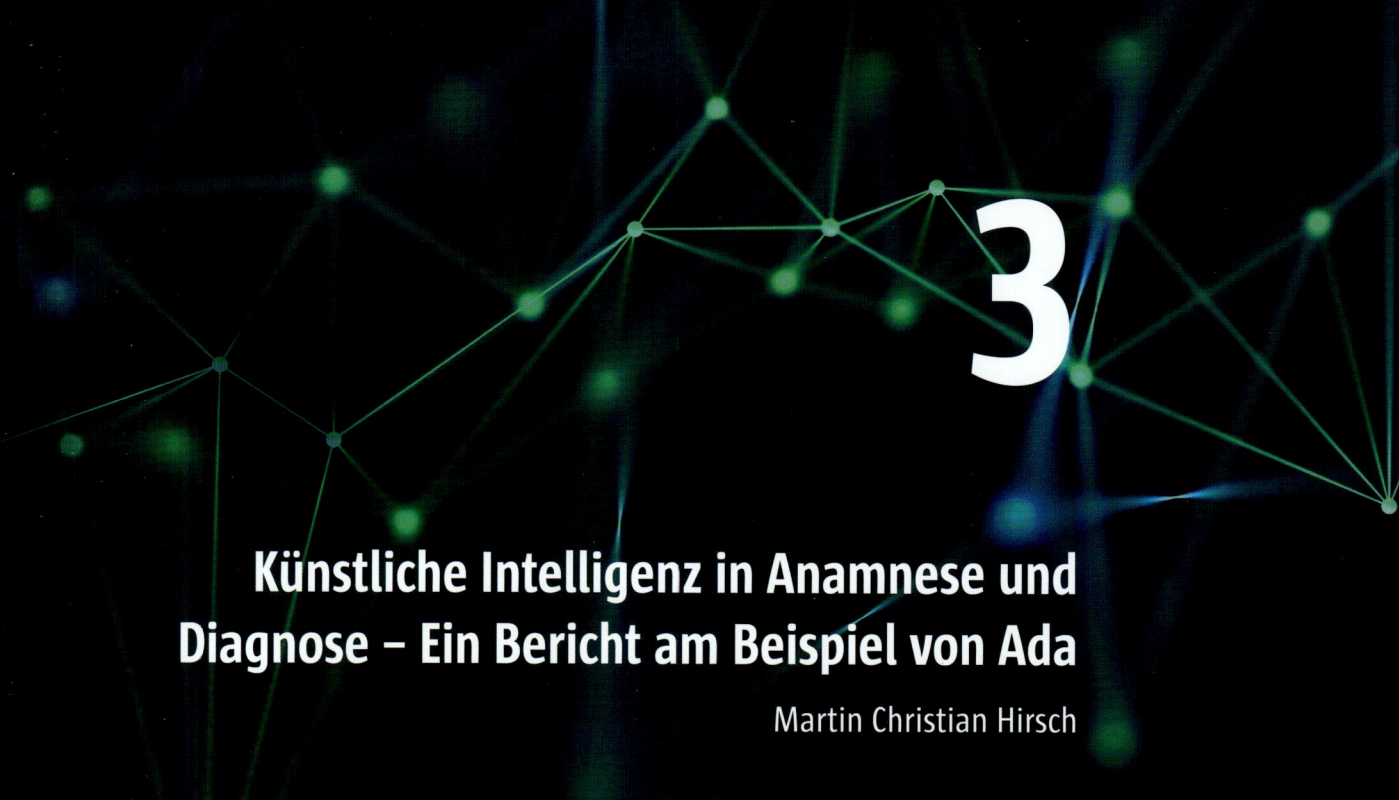

Künstliche Intelligenz in Anamnese und Diagnose – Ein Bericht am Beispiel von Ada

Martin Christian Hirsch

„Hallo, mein Name ist Alyssa und seit Jahren habe ich starke Unterleibsschmerzen. Ich war bei vielen Ärzten und es wurden sehr viele Tests und Operationen durchgeführt, um herauszufinden, welches Problem ich hatte – es begann, mein Leben zu übernehmen. Ich konnte nicht arbeiten, ich konnte nicht zur Schule gehen und es hat mein Privatleben stark belastet. Schließlich gab ich einfach auf und habe versucht, zu lernen, mit diesem ständigen Schmerz zu leben. Dann sah ich eines Tages, während ich auf Facebook war, eine Anzeige für Ada und beschloss, es auszuprobieren. Ich ging durch den ganzen Prozess und schließlich gab sie mir das Ergebnis ‚Funktionelle Bauchschmerzen oder CAPS[1]' und während ich die Symptome und Behandlungsmöglichkeiten las, fing ich an zu weinen, weil endlich jemand in der Lage war, mir zu sagen, was los ist! Ich weiß, dass sie keine echte Ärztin ist, aber ich bin mit dieser Info zu einem echten Arzt gegangen und jetzt bekomme ich die Hilfe, die ich seit Jahren brauche und ich möchte mich nur bei Dir bedanken!"

Als ich im Frühjahr 2018 diese Zuschrift von Alyssa las, dämmerte mir, dass wir nach sieben Jahren harter Arbeit endlich einen entscheidenden Meilenstein auf unserer Reise erreicht hatten: Ada hatte einem Menschen, der unter einer komplexen, schwer zu diagnostizierenden Krankheit leidet, einen Hinweis gegeben, der den Arzt zur richtigen Diagnose geführt hat.

Heute (Januar 2019) hat Ada über neun Millionen „Vor-Diagnosen" an Ratsuchende in aller Welt ausgeliefert, und alle paar Sekunden kommt eine neue hinzu. Menschen aus allen Teilen der Welt nehmen ihre Gesundheit selbst in die Hand, teilweise weil sie keinen vernünftigen Zugang zu Ärzten haben, teilweise weil sie Zweifel an ihrer Diagnose haben, meist jedoch, weil sie nicht genau wissen, wie sie ihre Symptome einschätzen sollen und was die richtigen nächsten Schritte sind. Innerhalb von zwei Jahren hat Ada „Vor-Diagnosen" an mehr als fünf Millionen Nutzer in über 100 Ländern ausgeliefert (s. Abb. 1). Aus welchen Gründen auch immer Menschen Rat bei Ada suchen: Die starke

---

[1] Cryopyrin-Associated Autoinflammatory Syndrome

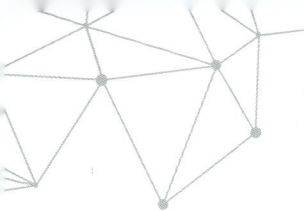

IV Nichts bleibt wie es ist – Wie KI unsere Gesundheit rasant verbessert

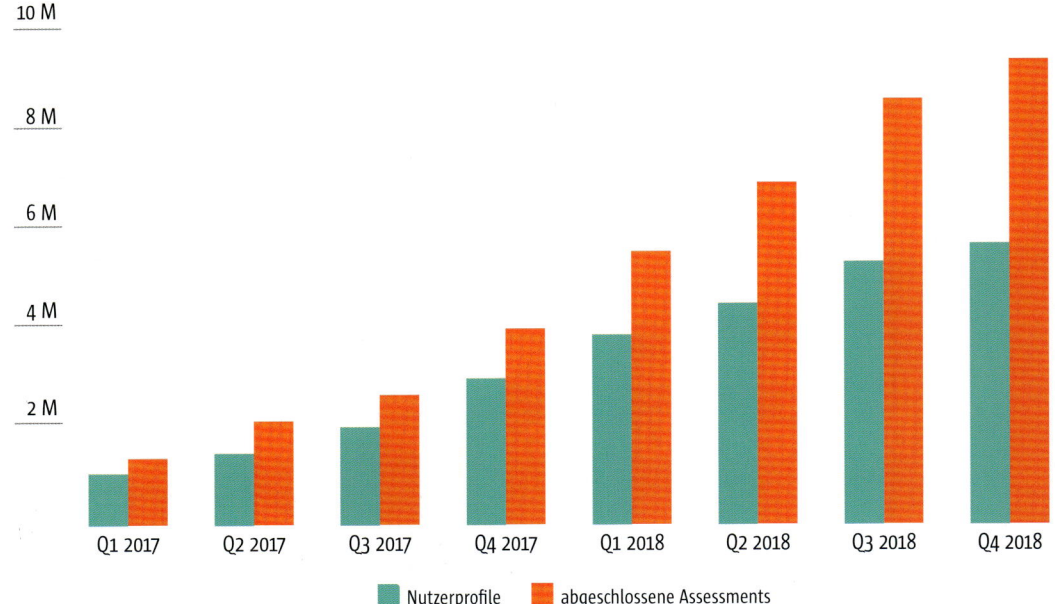

Abb. 1 Wachstum von Ada in Millionen – Nutzerprofile und abgeschlossene Assessments (= „Vor-Diagnosen")

und positive Resonanz lässt erahnen, dass immer mehr Menschen ihre Gesundheit selbst in die Hand nehmen wollen und könnte darauf hindeuten, wie Künstliche medizinische Intelligenz in Verbindung mit medizinischem Wissen und mobilen Endgeräten die Gesundheitssysteme der Welt und die Beziehung zwischen Patienten und Ärzten verändern wird. Von dieser Transformation handelt dieser Beitrag.

Die Idee zu Ada entstand aus der einfachen Erkenntnis, dass menschliche Gehirne nicht dafür gebaut sind

1. mehr als 10.000 Krankheitsbilder sowie über 12.000 Symptome zu speichern und mit einer konkreten Patientensituation abgleichen zu können,
2. das täglich neu hinzukommende Wissen in der Medizin aufzunehmen, zu verarbeiten und im ärztlichen Alltag anwenden zu können und
3. die zukünftig aufkommende Datenflut rund um den Einzelnen in angemessener Form zusammendenken und für eine personalisierte Prävention nutzen zu können.

Schon jeder einzelne dieser drei Teilaspekte ist eine Überforderung des menschlichen Gehirns. Bisher haben die Menschen versucht, dieser Überforderung zu begegnen, indem sie die Medizin in unterschiedliche Fachdisziplinen aufspalten, sodass die Komplexität der Aufgabe noch halbwegs zu den Möglichkeiten menschlichen Denkens passt. Doch gleichzeitig generiert diese mehr oder weniger willkürliche Aufteilung der Medizin neue Probleme. Der Ruf nach „interdisziplinärer Behandlung" komplexer Erkrankungen oder „multidisziplinärer Gesundheitszentren" sind nur zwei Folgen dieser unbefriedigenden Entwicklung. Genom-Sequenzierung, Präzisionsmedizin und personalisierte Prävention werden die Komplexität endgültig in eine Höhe treiben, die nur noch mit maschineller Unterstützung zu bewältigen ist. Ausgangspunkt von Ada war es also, dem Arzt zu helfen, die zukünftig anfallende Fülle von Informationen beim Patienten mit dem stetig steigenden Wissen der Medizin besser abgleichen und beides bei der Diagnose berücksichtigen zu können.

Wie sollte eine „maschinelle Unterstützung" medizinischer Diagnostik aussehen?

Fünf Leitsätze standen beim Design der Ada-KI im Mittelpunkt:

Der Entscheidungsprozess wird unterstützt, nicht abgenommen. Das KI-System soll also nicht „die Diagnose machen", sondern lediglich den diagnostischen Prozess aufseiten des Patienten und des Arztes sowie das Zusammenspiel der beiden, unterstützen. Es geht also nicht darum, Ärzte oder ärztliche Diagnostik zu ersetzen, sondern Ärzte bei der Zusammenschau der für eine Diagnose wichtigen Informationen durch aktive Zuarbeit zu unterstützen sowie gleichzeitig erkrankten Menschen eine aktive, qualitativ hochwertige, medizinische Informationsquelle anzubieten.

Die gegebene Empfehlung ist transparent und nachvollziehbar. Heutige KI-Systeme gehen zumeist aus *Machine Learning-Prozessen* hervor, in denen künstliche neuronale Netze durch annotierte Datensätze trainiert werden. So gut diese Ansätze bei der Wiedererkennung von Bildern schon funktionieren, so haben sie in der Regel den Nachteil, dass nicht klar ist, wie genau die neuronalen Netze verschaltet sind (Black Box-Effekt). Der Arzt erhält also keine Begründung, warum das System jetzt dieses oder jenes erkannt zu haben meint. Bei einer Argument-basierten Gesamtdiagnose ist dies nicht hinnehmbar. Die KI muss dem Arzt „auf einen Blick" darlegen können, warum sie eine Erkrankung vorschlägt und was aus ihrer Sicht für und gegen die jeweilige Krankheit spricht. Diese „Argument-Fähigkeit" ist eine notwendige Voraussetzung dafür, dass sich Diagnoseunterstützungssysteme im ärztlichen Alltag durchsetzen können.

Adas Argumentation erfolgt durch sogenannte *Contribution-Lines*. Diese Linien zeigen dem Arzt zum Beispiel, welche Befunde wie stark für welche Krankheit sprechen (s. Abb. 2). Ada zeigt ihm dabei auf einen Blick, welche Symptome (links) für und gegen welches Krankheitsbild sprechen. Grüne Linien (anwesende Symptome) sprechen für, rote Linien (abwesende Symptome) gegen eine Erkrankung. Die Dicke der Linie ist jeweils „die Stärke des Arguments" – aus Sicht von Ada. Der Arzt kann dies zur Kenntnis nehmen und dann zustimmen oder aber zu einer anderen Einschätzung kommen. Ada fungiert also als eine Art Kollege, dessen Argumente man nutzen kann, um seine eigene Entscheidung zu finden.

Medizinische Gewissenhaftigkeit und Offenheit stehen im Zentrum. Gesundheit ist ein hohes Gut. Die Analyse eines Gesundheitszustandes bzw. einer Erkrankung muss daher mit höchster Sorgfalt und ohne Kompromisse bezüglich der Qualität erfolgen. Aber neben dieser inhaltlichen Qualitätsverpflichtung gibt es noch ein zweites Gebot, das dem Ansatz von Ada zugrunde liegt: das Gebot der Offenheit und Verlässlichkeit. Kein Nutzer soll das Gefühl haben, dass wir ihm etwas vorenthalten – auch dann nicht, wenn eine kritische Erkrankung die wahrscheinlichste Erklärung ist. Es ist uns bewusst, dass es gute Argumente gibt, Kranke nicht ungeschützt mit einem unangenehmen Verdacht zu konfrontieren. Aber auf der anderen Seite scheint es uns auch keine Option zu sein, einen solchen zu verheimlichen, wenn er doch wahrscheinlich ist. Auffallend häufig bedanken sich Ada-Nutzer für entscheidende Diagnosehinweise – gerade auch bei schweren und unheilbaren Erkrankungen. Hier ein stellvertretendes Testimonial aus dem Dezember 2018:

> *„Du hast mir vor ein paar Monaten geholfen, meinen Brustkrebs zu diagnostizieren, niemand nahm mich ernst, da ich erst 17 war. Diese App hat entscheidend dazu beigetragen, mein Leben zu retten, da bei mir ein Sarkom-Brustkrebs diagnostiziert wurde. Danke."*

Einen Sonderfall stellen akute Selbsttötungsabsichten dar. In diesem Fall brechen wir (intern) die Ada-Anamnese ab, geben einen empathischen Hinweis und raten zu einem Gespräch mit einem Verwandten, bzw. einem Arzt. Wenn dies nicht möglich ist, verweisen wir auf eine Telefonnummer zu einem darauf spezialisierten Seelsorgedienst im jeweiligen Land.

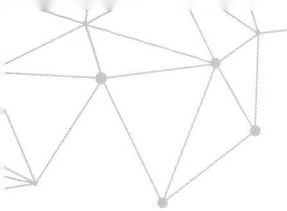

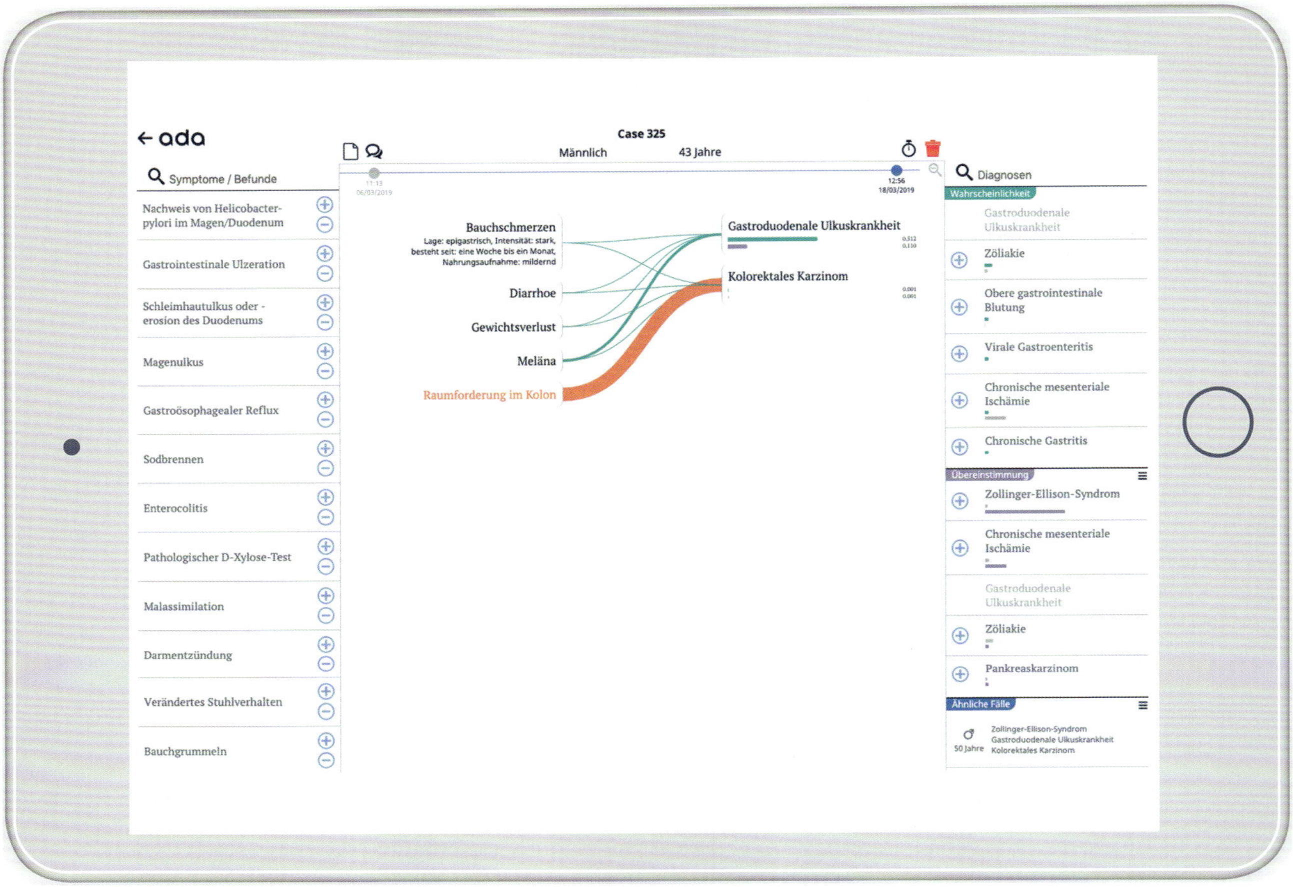

Abb. 2 Contribution-Lines in Ada: grüne Linien = anwesende Symptome, orange Linien = abwesende Symptome, Dicke der Linie = „Stärke des Arguments"

Dass dieser Ansatz zu funktionieren scheint, belegen zahlreichen Testimonials. Wie zum Beispiel das von Jessica W. im Dezember 2018:

„Die Entwickler haben einen großartigen Job gemacht! Die App stoppte höflich die Evaluierung, nachdem sie nach Selbstmord gefragt hatte, gab einen kurzen Überblick über Möglichkeiten wie mir geholfen werden kann, vermittelte mir Hoffnung und erlaubte es mir dann fortzufahren, wenn ich mich dazu entschied. Das ist der beste Weg, den ich je gesehen habe, jemandem sanft mitzuteilen, dass du dich um ihn sorgst. Ich brach tatsächlich in Tränen aus. Die App selbst ist beeindruckend und gut gemacht, sehr klar und übersichtlich. Aber diesen einen Teil ... werde ich nie vergessen."

Das System ist für jeden jederzeit und ohne Bezahlbarriere verfügbar. Kein Mensch, der an einer Erkrankung leidet, soll durch eine Bezahlschranke von den Möglichkeiten KI-basierter Diagnoseunterstützung ausgeschlossen sein – diese einfache Idee stand am Anfang von Ada. Damit soll vor allem sichergestellt sein, dass auch Menschen in Low and Middle Income Countries (LMIC), wo der Ärztemangel eklatant ist, Zugriff auf die KI haben.

Das Smartphone ist zum Schweizer Taschenmesser der digitalen Welt geworden und erfährt gerade auch in LMIC sowie natürlich bei jungen Menschen eine enorme Verbreitung. Es liegt also nahe, diesen universalen und stets griffbereiten digitalen Helfer auch für den Zugriff auf eine Gesundheits-KI zu nutzen. Ada tut dies in Form eines interaktiven Chatbots, der sowohl über ein klassisches Text-Interface wie auch zukünftig über Sprach-Interaktion funktioniert. Der Ada-Chatbot fragt dabei nicht nur Symptome ab, sondern versucht auch, diese im Detail näher zu charakterisieren. Interaktive Grafiken erlauben eine intuitive Interaktion (s. Abb. 3). Am Ende helfen Infografiken dem Nutzer, das Ergebnis zu verstehen.

Das System ist interdisziplinär und international. Ein KI-System im Bereich der Anamnese global verfügbar zu machen, ist weniger eine technische Herausforderung als vielmehr eine semantisch-kulturelle. Wie Nutzer bestimmte Symptome und eigene Befunde sprachlich ausdrücken ist hochgradig kulturabhängig. Wortwörtliche Übersetzungen sind nur in den seltensten Fällen richtig. Da die Verlässlichkeit der Antwort aber wichtig für die Qualität der Anamnese ist, muss die Übersetzung mit viel Sorgfalt von medizin-kundigen Muttersprachlern durchgeführt und dann sorgsam vor Ort validiert werden.

Medizin ist komplex und braucht daher Fachtermini, um präzise zu sein. Dies gilt auch für die KI von Ada, die mehr als 7.000 Fachtermini kennt. Häufig sind diese aber eine Barriere für Laien. Daher bedarf es einer umsichtigen und sorgfältigen „Übersetzung" der Fachtermini in die Sprache des Nutzers.

Die KI von Ada funktioniert unabhängig von der jeweiligen Sprache. Sie arbeitet auf der Basis semantischer Konzepte. Für jedes dieser Konzepte gibt es nun mindestens zwei sprachliche Ausdrucksformen:
1. in Richtung Arzt (Fachtermini) und
2. in Richtung Patient („patient friendly term").

Eine solche Lösung hat zudem den Vorteil, dass der Patient die Anamnese in seiner Landes- und Laiensprache durchführen kann. Der Arzt bekommt das Ergebnis jedoch in seiner landessprachlichen Fachsprache präsentiert. In Gegenden mit breiter sprachlicher Vielfalt oder bei Reisen im Ausland kann dies die Kommunikation zwischen Patienten und Arzt entscheidend verbessern.

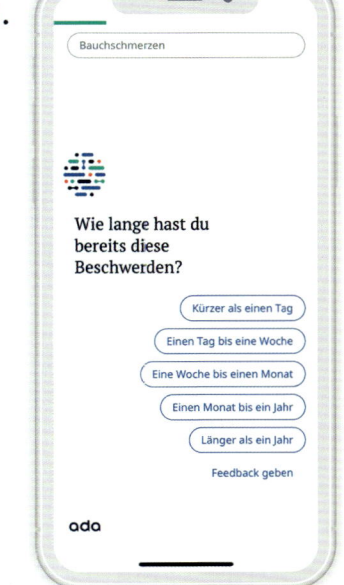 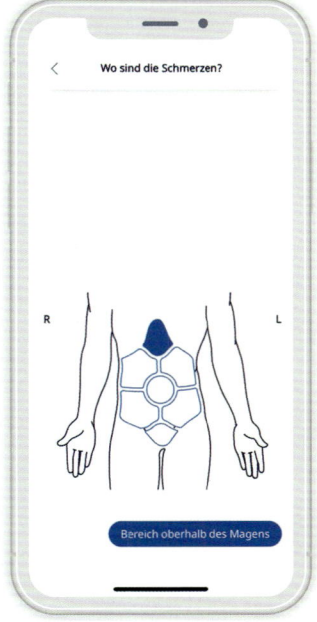 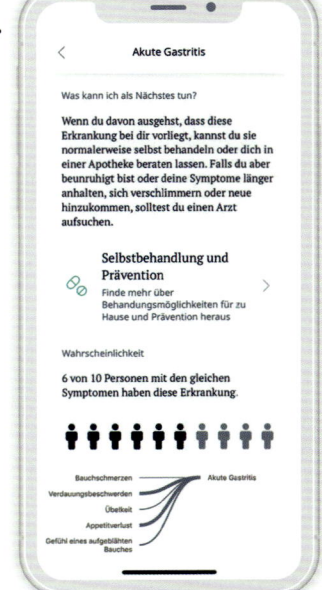

Abb. 3 Der Ada-Chatbot: Text-Interface (links), interaktive Grafiken (Mitte), Infografiken zum Ergebnis (rechts) (Ada 2019)

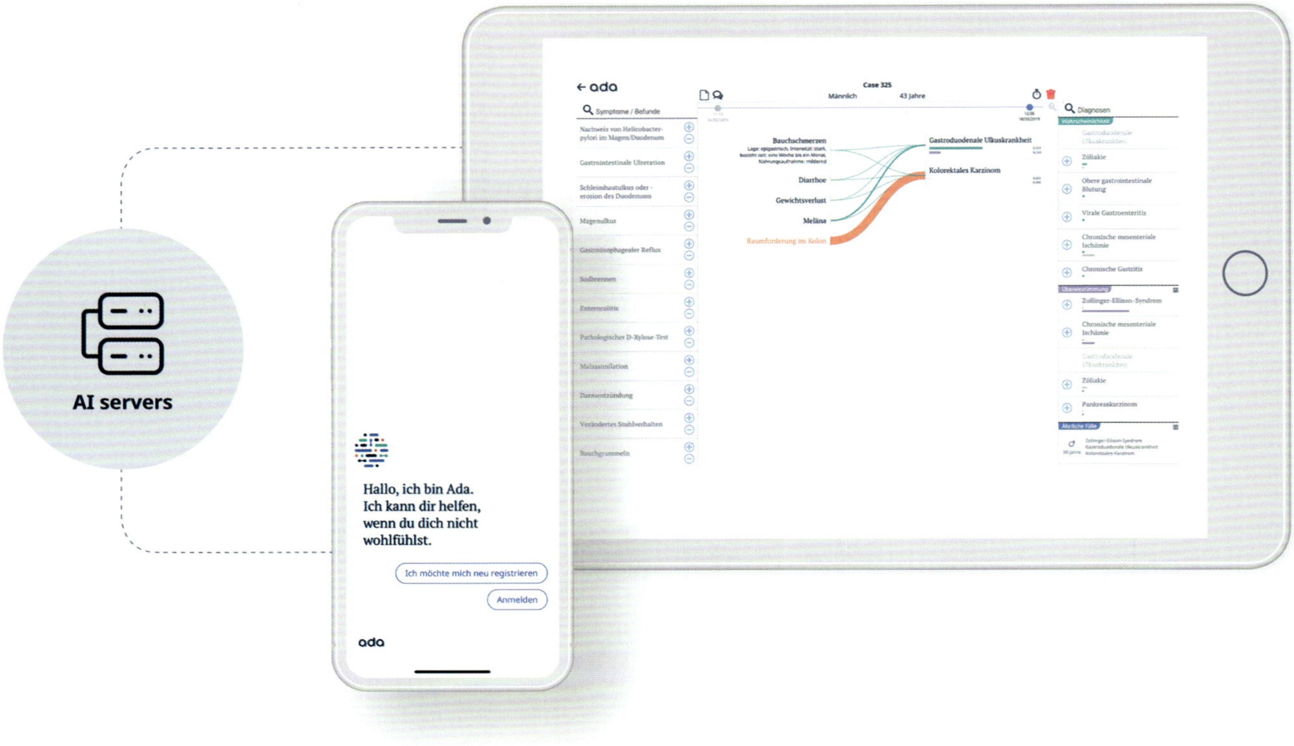

IV Nichts bleibt wie es ist – Wie KI unsere Gesundheit rasant verbessert

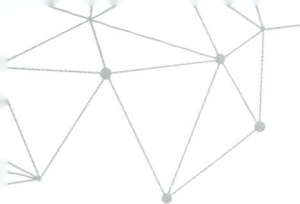

Abb. 4   Die künstliche medizinische Intelligenz Ada für Patienten (Smartphone-basierter Chatbot) und für Ärzte (Tablet-basiertes DX)

Basierend auf diesen Design-Richtlinien wurde Ada aufgesetzt. In den ersten Jahren stand die Tablet-basierte Arzt-Version (Ada/DX) im Mittelpunkt, 2017 kam dann der nutzerorientierte Chatbot (Ada) dazu. Beide Systeme nutzen serverseitig dieselbe KI. Dadurch lassen sich Daten zwischen den beiden Systemen gut austauschen (s. Abb. 4).

In den letzten beiden Jahren hat Ada in den Gesundheitsmärkten dieser Welt sehr viel positive Resonanz erfahren. Besonders bei Nutzern, in Spezialambulanzen, in Entwicklungsländern und in der universitären Ausbildung.

Ada beim Nutzer

Ferdinand Gerlach ist Direktor des Instituts für Allgemeinmedizin an der Universität Frankfurt am Main und seit 2012 Vorsitzender des Sachverständigenrats zur Begutachtung der Entwicklung im Gesundheitswesen. Er ist Gründungs- und Vorstandsmitglied des Deutschen Netzwerks Evidenzbasierte Medizin und des Aktionsbündnisses Patientensicherheit. Von 2010 bis 2016 war er Präsident der Deutschen Gesellschaft für Allgemeinmedizin und Familienmedizin (DEGAM). In einem Interview mit dem Internetforum MedWatch beschreibt Gerlach eine mögliche Zukunft der Primärversorgung so:

„Ich erzähle mal eine Geschichte, um zu zeigen, wie es laufen könnte: Menschen nutzen zukünftig immer häufiger Sprachassistenten wie Alexa oder Siri. Dann sagen sie: Ich habe heute Kopfschmerzen, was soll ich machen? Dann wird Alexa auf ein entsprechendes Chat-Bot-Programm wie Ada Health schalten, das gezielt nachfragt: Sind die Kopfschmerzen einseitig oder beidseitig, nimmst Du Medikamente, musst Du erbrechen, hast Du auch Sehstörungen. Je nach Antwort kommen die nächsten Fragen gewichtet – am

3 Künstliche Intelligenz in Anamnese und Diagnose – Ein Bericht am Beispiel von Ada

Ende kommt eine Aussage wie: Neun von zehn Patienten mit diesen Symptomen haben einen Spannungskopfschmerz. Dann macht Ada einen Vorschlag, zum Beispiel: ‚Leg Dich ins Bett und trink viel – und wenn es dann nicht weggeht ist, melde Dich nochmal. Wir können Dir auch sofort Kopfschmerztabletten schicken – mit unserem Premiumdienst ist es innerhalb von zwei Stunden bei Dir.' Dann macht Amazon Prime eine Direktlieferung einer Packung Kopfschmerztabletten bis an die Haustür. Oder es heißt: ‚Das ist noch etwas unklar, wir sollten einen Arzt hinzuziehen: sollen wir innerhalb der nächsten halben Stunde eine Videoverbindung zu einem unserer Ärzte herstellen?' (...)" (MedWatch 2018)

Diese Schilderung enthält zweifelsohne eine Reihe von Aspekten, die in Zukunft mit Sicherheit Teil der Primärversorgung sein werden. Das Gesundheitssystem beginnt nicht länger in den Warteräumen von Arztpraxen oder Kliniken, sondern Zuhause auf dem Smartphone (s. Abb. 5). Je nach Symptomlage rät Ada dazu, im Bett zu bleiben, ein OTC-Medikament zu besorgen, einen Tele-Arzt zu konsultieren oder einen Hausarzt bzw. eine Klinik aufzusuchen. Im Idealfall verfügen die drei letzten über Ada/DX, sodass der Arzt gut auf die Konsultation vorbereitet ist.

Das wird die Gesundheitssysteme entlasten und Kosten reduzieren. Und gleichzeitig wird die Qualität der Versorgung steigen, denn Ada wird schon während der e-Anamnese auf dem Sofa ein Auge darauf haben, ob sich hinter den Symptomen eine komplexe oder seltene Erkrankung verbergen könnte oder nicht. Dabei wird sie in ihrer Anamnese nicht nur die 10.000 möglichen Krankheiten berücksichtigen, sondern auch die vergangenen Ada-Berichte, die Sensordaten aus den Wearables, das genetische Risikoprofil und die Familiengeschichte. Sollte sich der Verdacht auf eine ernsthafte Erkrankung erhärten, wird Ada alle zur Einschätzung der aktuellen Situation notwendigen Informationen übersichtlich in einem Situationsbericht zusammenstellen und, wenn der Nutzer dies wünscht, an den Arzt schicken. Der Arzt kann sich auf einen Blick ein Bild über die Krankheit machen und basierend darauf mit dem Erkrankten nach einer Lösung suchen.

Ada beim Arzt

KI-basierte Diagnoseunterstützungssysteme werden in den kommenden Jahren zu einem integralen Bestandteil der alltäglichen ärztlichen Arbeit werden. Es wird der Normalfall sein, dass KI-Systeme wie Ada den Diagnoseprozess begleiten. An zwei zentralen Punkten kann Ada schon heute den Arzt unterstützen:

Ada führt im Wartebereich eine Vor-Diagnose durch. Sowohl in der Arztpraxis wie auch in der Klinik müssen Patienten, die keine hoch-akute Erkrankung haben, in der Regel mit Wartezeit rechnen. Diese Zeit kann genutzt werden, indem Ada eine e-Anamnese durchführt und eine Vor-Diagnose ausarbeitet, die dann dem Briefing des Arztes dient. Eine solche Zuarbeit wird den Arzt auf dreierlei Weise entlasten:

1. **Anamnese-Erhebung**: Ada nimmt sich die Zeit, die nötig ist, um Symptome, deren Attribute und Risikofaktoren abzufragen und fasst das Ergebnis in einem übersichtlichen Bericht „auf einen Blick" für den Arzt zusammen.
2. **Dokumentation**: Ada dokumentiert die Beschwerden, die der Patient berichtet, sodass auch nachträglich klar belegt ist, was berichtet worden ist – und was nicht.
3. **Diagnose-Unterstützung**: Ist der Fall komplexer, kann der Arzt ihn weiter ausarbeiten – dabei wird er aktiv von einer Ada-Version speziell für Ärzte unterstützt, welche sowohl Vorschläge für eine Befunderhebung macht, als auch im Hintergrund prüft, ob eine seltene Erkrankung in Erwägung gezogen werden sollte. Mithilfe dieser Unterstützung entscheidet der Arzt am Ende über die wahrscheinlichste Diagnose und die nächsten Schritte. Auf diese Weise kann der Arzt das Risiko verringern, Ursachen für Beschwerden zu übersehen.

IV Nichts bleibt wie es ist – Wie KI unsere Gesundheit rasant verbessert

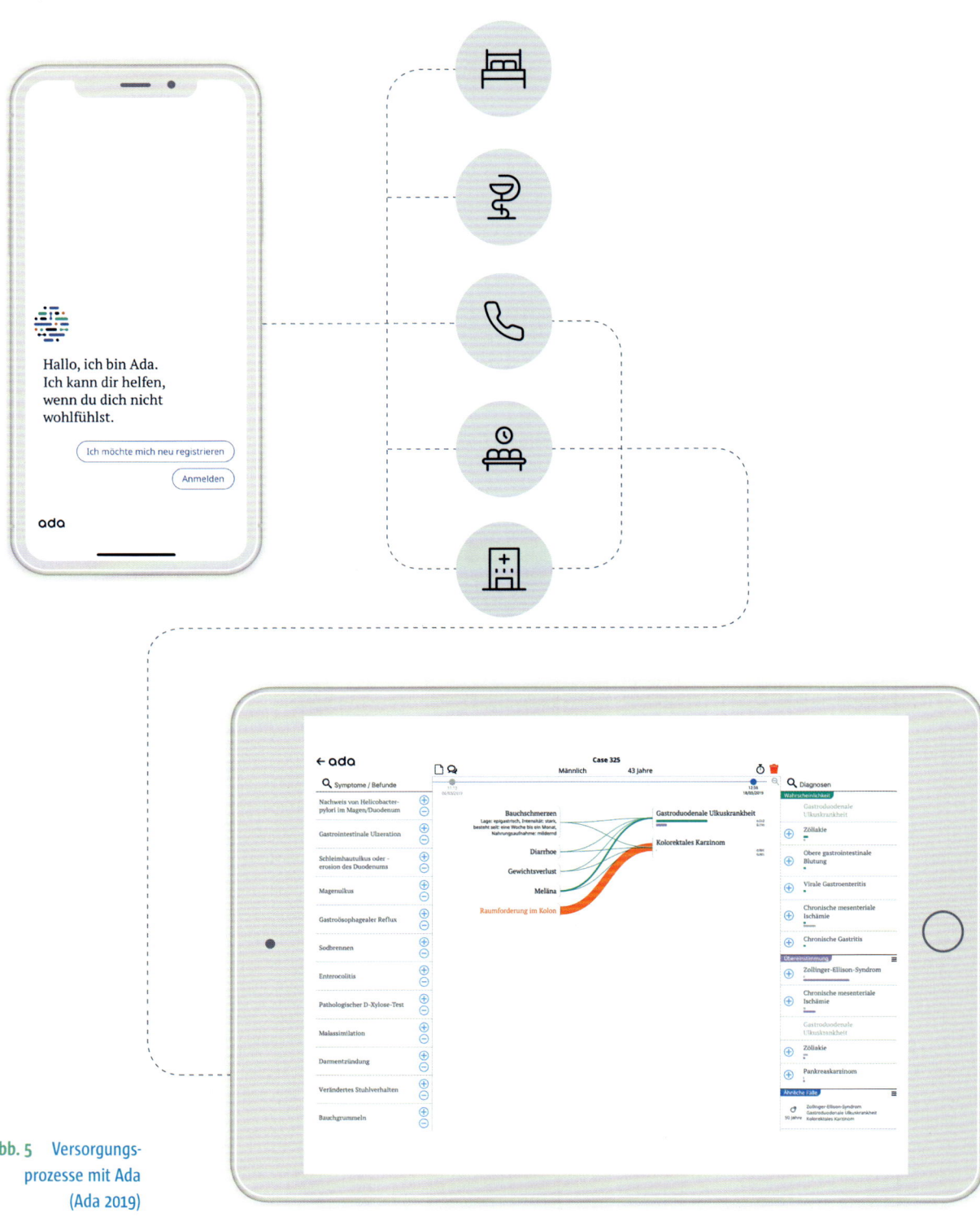

Abb. 5 Versorgungs-
prozesse mit Ada
(Ada 2019)

Ada kann auf diese Weise sowohl niedergelassene Haus- und Fachärzte als auch die Ambulanzen der Kliniken unterstützen.

Ada unterstützt die Diagnose unerkannter und seltener Erkrankungen. Wohl keine Sparte der Medizin ist diagnostisch eine so große Herausforderung wie der Bereich unerkannter und seltener Erkrankungen. Jürgen Schäfer, Leiter des Instituts für Unerkannte und Seltene Erkrankungen an der Universität Marburg, schreibt dazu:

> „Bei den seltenen Krankheiten, mit denen wir es zu tun haben, ist man ständig mit der eigenen Unwissenheit konfrontiert und muss diese Lücken als Chance verstehen, denn niemand kann all die seltenen Krankheiten und Syndrome auswendig kennen. Da werden moderne Computersoftware sowie leistungsstarke Computer zu einer enormen Hilfe." (Schäfer 2015, S. 67)

Aktuell dauert es durchschnittlich circa sieben Jahre bis Betroffene von seltenen Erkrankungen die korrekte Diagnose erhalten. Die Ergebnisse einer retrospektiven Studie, die an der Uniklinik Hannover gemeinsam mit Frau Professorin Dr. Annette Wagner durchgeführt wurde, legen nahe, dass mithilfe von Ada diese Zeit verkürzt werden kann (Ronicke et al. 2019).

> Wenn standardmäßig jeder Anamneseprozess in den Praxen von KI-Systemen begleitet werden würde, würden wir bei der Erkennung seltener Erkrankungen bisher kaum vorstellbare Fortschritte erzielen.

Ada in Entwicklungsländern (Low and Middle Income Countries, LMIC)

Bis heute haben knapp vier Milliarden Menschen keinen Zugang zu einer Basisgesundheitsversorgung! Für diese Menschen und Länder birgt mobile KI-Medizin ein enormes Potenzial. Mobile Endgeräte, ausgestattet mit KI wie Ada und in Verbindung mit mobilen Messgeräten (Blutdruck, Lab-on-a-Chip u.a.) und eventuell telemedizinisch unterstützt, triggern in unterentwickelten Regionen völlig neue Versorgungskonzepte, in denen die Qualifizierung von nicht-ärztlichem Gesundheitspersonal eine zentrale Rolle spielt.

Ada Health stellt sich der enormen Herausforderung mit ihrer Global Health Initiative (GHI). Hier entwickeln wir gemeinsam mit Stiftungen wie der *Fondation Botnar* und der *Bill und Melinda Gates Foundation* Konzepte, wie wir zum Beispiel „community health workers" Ada zur Verfügung stellen können und sie somit befähigen, eine medizinische Grundversorgung sicherzustellen. Die Vision dabei ist, dass medizinisches Anwendungswissen zukünftig leicht handhabbar und kontextsensitiv überall auf der Welt zur Verfügung steht – unabhängig davon, ob ein Arzt mit einer klassischen universitären Ausbildung vor Ort sein kann. So könnte der Aufbau von funktionierenden Gesundheitssystemen mit geringen Ressourcen durch KI überhaupt erst ermöglicht werden.

Durch den zunehmenden Ärztemangel in ländlichen Regionen entwickelter Länder wird dieser Anwendungsfall von Ada auch auf der nördlichen Halbkugel immer häufiger nachgefragt.

Ada in der Aus- und Weiterbildung

KI-Systeme wie Ada werden sowohl das (Selbst-)Bild des Arztes wie auch die Art, wie Ärzte zukünftig in Praxen und Kliniken und mit Patienten zusammenarbeiten nachhaltig und grundlegend verändern. KI-Systeme müssen vom Arzt bedient und mit kritischer Distanz eingesetzt werden – beides will gelernt sein. Da Systeme wie Ada aktiv in ein Herzstück der Medizin, nämlich der Befunderhebung und der Diagnostik, eingreifen, sollten diese Kompetenzen im Rahmen des Medizinstudiums vermittelt werden. Junge Privatdozenten, wie PD Dr. med. Sebastian Kuhn in Mainz (Kuhn et al. 2018), aber auch Großforschungsprojekte wie HiGHmed arbeiten derzeit an Konzepten, wie Ärzte und Medizininformatiker auf diesen neuen, KI-basierten Alltag vorbereitet werden können. Ada ist dabei ein praxisnaher Anwendungsfall, und Ada Health hilft bei der Entwicklung von Curricula und Praktika.

Aber auch die ärztliche Fort- und Weiterbildung sollte sich des Themas KI stärker annehmen als bisher, um so auch bereits praktizierende Ärzte umfassend über KI zu informieren. Hier versucht Ada gemeinsam mit Ärztekammern geeignete Formate zu entwickeln.

Ausblick

Neben den genannten schon heute anlaufenden Veränderungen des Gesundheitssystems sehe ich zwei weitere große Chancen, die sich aus der Verbreitung von KI-Systemen wie Ada ergeben:

1. **Das Zeitalter personalisierter Prävention.** KI-gestützte Systeme werden zukünftig eine deutlich personalisiertere und individuellere Versorgung ermöglichen als bisher. „One size fits all"-Lösungen, wie sie heute in weiten Teilen der Gesundheitsversorgung üblich sind, werden dann endgültig der Vergangenheit angehören. Unsere Anstrengungen werden sich zukünftig von der schwerpunktmäßigen Versorgung von Erkrankten viel stärker auf die Prävention verlagern und dabei die individuellen Risikofaktoren des Einzelnen umfassend berücksichtigen. Dies reicht von der Einbeziehung von Gen(om)analysen über Symptom-Tagebücher bis hin zum Monitoring von Vitaldaten durch Wearables und Smart Home Devices (z.B. Schlafmatten). Dies ändert weite Bereiche des Gesundheitswesens fundamental, denn es verlagert den Schwerpunkt weg von der akuten Intervention hin zu einem Verständnis von Gesundheitsvorsorge als einen fortlaufenden und vor allem individuellen Prozess. Derartige Personalisierungen, auch im Bereich der Therapie, werden Element aller modernen Gesundheitssysteme sein.

2. **Eine neue Ära der Epidemiologie.** Eine so feingranulare und Ontologie-basierte, also semantisch interoperable Erhebung von Symptomen, wie sie von Ada durchgeführt wird, kann die Epidemiologie auf ein nie dagewesenes Niveau heben – eine flächendeckende Verbreitung vorausgesetzt. Krankheitsbilder können simuliert und rückwirkend weltweit identifiziert sowie Krankheitsherde aufgespürt werden. Ausbrüche können früher und regional umgrenzter entdeckt werden, der Erfolg von Maßnahmen kann auf der Symptom-Ebene vermessen werden, neue Infektionserkrankungen können früher erkannt und auf ihre Krankheitsherde hin rückverfolgt werden. Retrospektive Analysen von Krankheitsausbreitungen sind ebenso möglich wie kontextbasierte Verbesserung der Ada-Vor-Diagnose. Auch Vergleiche zwischen Ländern, Regionen, Zeiträumen etc. werden durch die semantische Interoperabilität der Daten möglich. Es wird eine wichtige Aufgabe der nächsten Monate sein, populationszentrierte Auswertungsmechanismen in Ada zu integrieren.

Ein Beispiel dafür, was KI-Systeme wie Ada leisten können ist der Ausbruch des Lassa-Fiebers Anfang 2018. Damals war Lassa-Fieber nicht nicht in Ada enthalten, dennoch kann man durch rückwirkende Analysen der Lassa-typischen Symptomkonstellation den Ausbruch des Lassa-Fiebers in Westafrika nachvollziehen. Abbildung 6 beschreibt die Anzahl der Assessments mit einer Symptomkonstellation für die Erkrankung Lassa-Fieber im Verlauf der Zeit. Kein Beweis – aber ein starker Hinweis auf Chancen für eine neue Ära der Epidemiologie.

Schlusswort

KI-Systeme wie Ada lassen das Gesundheitssystem der Zukunft in der Hosentasche des Nutzers beginnen, und nicht mehr in den Warteräumen der Arztpraxen und Kliniken. Sie entlasten Ärzte

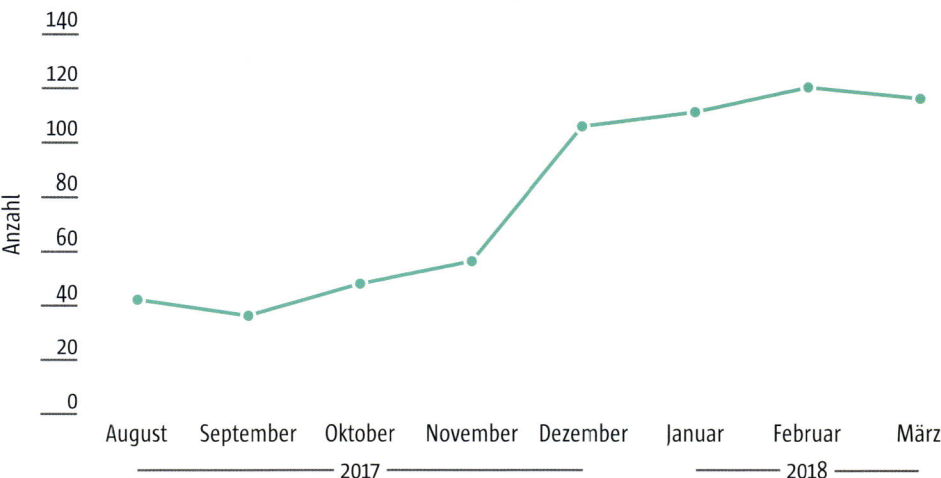

Abb. 6 Retrospektive Epidemiologie (Ada 2019)

bei der Diagnosefindung und unterstützen die Nutzer kompetent. Sie werden Zweitmeinungen bereitstellen und in den Entwicklungsländern helfen, das Problem des Ärztemangels zu mildern. Sie werden das Erkennen seltener Erkrankungen und die Epidemiologie revolutionieren und das Zeitalter der personalisierten Prävention einläuten. Durch massive Effizienzverbesserung werden sie helfen, den Kostendruck im Gesundheitssystem zu mindern.

Zur Rolle des Arztes in einem solchen neuen Gesundheitssystem schreibt Professor Jürgen Schäfer in seinem lesenswerten Buch „Der Krankheitsermittler":

„Wenn man von einer ‚maschinellen Diagnose' spricht, kommt man schnell zu einer Diskussion über ‚Entmenschlichung' der Medizin. Die damit verbundenen Ängste kann ich verstehen, teile sie aber nicht. Eine Maschine wird niemals das Vertrauen, die Zuversicht und die Hoffnung vermitteln, die ein empathischer Arzt einem Patienten entgegenbringen kann. Wir wissen heute sehr gut, dass solche Faktoren für den Heilverlauf von grundlegender Bedeutung sind, deshalb wird der Arzt in nächster Zukunft wohl kaum von einem Roboter ersetzt werden." (Schäfer 2015, S. 66)

Ich kann Jürgen Schäfer hier nur beipflichten und gehe persönlich sogar noch einen Schritt weiter: Meine Hoffnung ist, dass KI-Systeme wie Ada durch ihre Zuarbeit dem Arzt wieder mehr zeitliche Freiräume verschaffen, sodass er sich dem Patienten als Mensch wieder ganzheitlicher zuwenden kann – so wie es heute der Wunsch der meisten Ärzte ist.

Heute mögen sich manche Ärzte durch Diagnoseunterstützungssysteme wie Ada infrage gestellt fühlen, aber in fünf bis zehn Jahren wird es selbstverständliche Praxis sein, derartige Systeme in Warte- und Arztzimmer, oder im Vorfeld einer Tele-Konsultation zu nutzen.

Literatur

Kuhn S et al. (2018) Data Literacy in der Medizin. Der Onkologe 24(5), 368–377

MedWatch (13.12.2018) Gesundheitsexperte Gerlach zur Digitalisierung im Gesundheitswesen: „Unser bestehendes Versorgungssystem wird erodieren."
URL: https://medwatch.de/2018/12/13/gesundheitsexperte-gerlach-zur-digitalisierung-im-gesundheitswesen-unser-bestehendes-versorgungssystem-wird-erodieren/ (abgerufen am 26.02.2019)

Ronicke S, Hirsch MC, Türk E, Larionov K, Tientcheu D, Wagner AD (2019) Can a decision support system accelerate rare disease diagnosis? Evaluating the potential impact of Ada DX in a retrospective study. Orphanet Journal of Rare Diseases 14(69)

Schäfer J (2015) Der Krankheitsermittler. Droemer Knaur Verlag München

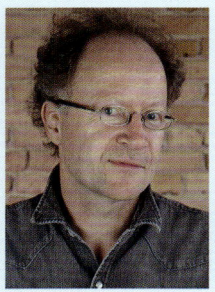

Dr. Martin Christian Hirsch

Martin Christian Hirsch ist Co-Founder und Chief Scientific Officer (CSO) von Ada Health, einem 2011 in Berlin gegründeten Gesundheits- und Technologieunternehmen. Nach seinem Studium der Humanbiologie an der Philipps-Universität in Marburg promovierte er in Neurowissenschaften und setzte anschließend seine Forschungsarbeiten als unabhängiger Wissenschaftler fort. Sein spezielles Interesse gilt der kognitiven Neurowissenschaft, der Wissensrepräsentation durch semantische Modelle und Technologien zur Unterstützung menschlicher Entscheidungsfindung. Vor der Gründung von Ada Health war Martin Hirsch an verschiedenen Unternehmen mit dem Fokus auf Künstlicher Intelligenz beteiligt.

V

Bits & Bytes statt Stahl & Strahl – Informations- und Datentechnologien revolutionieren die Medizin

1

Wendepunkt für Gesundheit

Erwin Böttinger

Einleitung

Im Englischen bezeichnet ein ‚Inflection Point' – auf Deutsch ‚Wendepunkt' – ein Ereignis, das zu einer signifikanten Änderung in der Entwicklung einer geopolitischen Situation, einer Gesellschaft, einer Branche, eines Unternehmens oder einer Person führt. Ein Ereignis kann dann als Wendepunkt betrachtet werden, wenn nach seinem Eintreten eine dramatische Veränderung mit positiven oder negativen Ergebnissen erwartet wird. Wendepunkte sind bedeutsamer als die kleinen täglichen Fortschritte, die normalerweise gemacht werden, und die Auswirkungen der Veränderung sind sehr weitreichend.

Der Fall der Berliner Mauer oder die Terroranschläge des 11. September 2001 veränderten die Welt, in der wir leben grundlegend. Diese Ereignisse gelten als geopolitische Wendepunkte. Die Geburt eines Kindes oder die Diagnose einer unheilbaren, chronischen Erkrankung können persönliche Wendepunkte im Leben eines Menschen und seiner Nächsten sein. Einführung und rasante Entwicklung von Internet und Smartphone gelten weithin als gesellschaftliche und wirtschaftliche Wendepunkte, da diese nicht nur die Art, wie wir kommunizieren, sondern unser gesamtes gesellschaftliches und geschäftliches Handeln verändert haben.

Zurzeit bahnt sich in Medizin und Gesundheitsversorgung ein Wendepunkt an. Die Frage ist nicht ob, sondern wie die zunehmend wahrnehmbare Konvergenz von maschinenlesbaren Gesundheitsdatensystemen (beispielsweise in Form von elektronischen Patientenakten), klinisch relevanter genetischer Information, Künstlicher Intelligenz, und mobilen Sensor- und Kommunikationstechnologien unser Verständnis und unser Verhalten gegenüber Gesundheit und Krankheit transformieren werden (Topol EJ 2011; 2014; 2019).

Insbesondere der zunehmende Prozess der Digitalisierung des Gesundheitswesens forciert den Wendepunkt hin zu einem markt-orientiertem Fokus auf Gesunderhaltung, und weg von einem systemreguliertem Fokus auf das Management von Krankheit.

Der sich anbahnende Wendepunkt von einer krankheitsorientierten zu einer gesundheitsorientierten Zukunft der Medizin:
- bürgerzentrierte Demokratisierung im Gesundheitswesen
- konsumentengetriebener Fokus auf Prädiktion und Prävention
- personalisierte Medizin durch digitale Assistenzsysteme

Wesentliche Entwicklungen ermöglichen den Wendepunkt für Gesundheit

Einführung elektronischer Informations- und Dokumentationssysteme in der klinischen Praxis

Elektronische Patientenakten (ePA; engl.: Electronic Medical Records [EMR]) werden von Gesundheitsdienstleistern in ambulanten Praxen, Versorgungseinrichtungen und Krankenhäusern für Patienten geführt. EPAs sammeln systematisch Daten zur Gesundheit und klinischen Versorgung von Patienten in computerlesbarem (digitalem) Format, einschließlich persönlicher Daten wie Alter und Gewicht, demografischer Daten, Medikamente und Allergien, Anamnese und Verlauf, Impfstatus, Laborwerte, radiologische Bilder, Vitalfunktionen, sowie abrechnungsrelevante Informationen (s. Tab. 1). EPAs sind so konzipiert, dass sie gesammelte Patientendaten an autorisierte Gesundheitsdienstleister und -einrichtungen zur Nutzung weitergeben, um eine umfassendere und genauere klinische Behandlung zu ermöglichen. EPAs ermöglichen auch digitale Praxisverwaltungsfunktionen, wie Terminplanung, Abrechnung und Versicherungsinformationen.

Hohe staatliche Investitionen in Anreize für Gesundheitsdienstleister haben zu einer fast flächendeckenden Einführung der ePA in den USA geführt (Adler-Milstein u. Jha 2017). So wurden beispielsweise von der US-Bundesregierung durch das Gesetz „Health Information Technology for Economic und Clinical Health Act" (HITECH Act) seit 2009 Anreizzahlungen in Höhe von mindestens 27 Milliarden US-Dollar über einen Zeitraum von 10 Jahren, oder bis zu 44.000 US-Dollar (über Medicare) und 63.750 US-Dollar (über Medicaid) pro Kliniker, zur Verfügung gestellt (Blumenthal 2009). Mit dem HITECH Act wurde neben der Anschaffung auch die „sinnvolle Nutzung" („Meaningful Use") von ePAs standardisiert, um signifikante Verbesserungen bei Gesundheitsversorgungsprozessen und -ergebnissen zu erreichen.

Während ePAs primär der systematischen Sammlung und dem Austausch von medizinischen Daten durch Gesundheitsdienstleister in der medizinischen Versorgung dienen, haben in vielen Ländern mittlerweile auch Patienten selbst über online verfügbare, Elektronische Patientenakten (ePA)-Portale oder Elektronische Gesundheitsakten (EGA) Zugang zu wesentlichen Daten (beispielsweise Diagnosen, Medikation, Laborbefunde, Allergien, Impfstatus, Untersuchungen) und Funktionen (Terminplanung, Online-Korrespondenz, Vorsorgemanagement).

In vielen Ländern haben gesetzgeberische Initiativen die landesweite Einführung von nationalen, einrichtungsübergreifenden elektronischen Patienten- oder Gesundheitsakten (engl.: Electronic Health Record [EHR]) zum Ziel. In Österreich sieht das ELGA-Gesetz (Elektronische-Gesundheitsakte-Gesetz) von 2013 die Implementierung einer flächendeckenden, nationalen „Elektronischen Gesundheitsakte" (ELGA) bis 2022 vor. Mit der schrittweisen Einführung hat die österreichische Bundesregierung eine eigens dafür gegründete ELGA GmbH betraut. Die elektronische Gesundheitsakte „e-Health Records" in Estland ist ein landesweites System, das für jeden Patienten einen gemeinsamen Datensatz erstellt, indem Daten von verschiedenen estnischen Gesundheitsdienstleistern integriert werden. Die e-Health Records funktioniert ähnlich wie eine zentrale, nationale Datenbank und ruft bei Bedarf

1 Wendepunkt für Gesundheit

Demografische Daten	Listen	Krankengeschichte	Klinische Dokumentation	Berichte
Geburtsdatum	Allergien	operative Eingriffe	Akutanamnese	Überweisungen
Geschlecht	Nebenwirkungen	Diagnosen	Verlaufsgeschichte	Konsile
Adresse	Problemliste	Familienanamnese	Eingriffe und Verfahren	Entlassungen
Herkunft	Medikamente	Sozialanamnese	Diagnosen, Behandlungen	Arztbriefe
	Impfungen	Gesundheitsverhalten	klinische Anforderungen, Verordnungen	
			Labor-, Radiologie-, Pathologiebefunde	

Tab. 1 Beispiele von patientenorientierten Daten, die im Verlauf der klinischen Versorgung in elektronischen Krankenakten gesammelt werden

Daten von verschiedenen Anbietern ab, die möglicherweise unterschiedliche Systeme verwenden, und stellt sie in einem Standardformat für Gesundheitsdienstleister und über das e-Patient-Portal für Patienten bereit.

Für moderne Gesundheitssysteme können einrichtungsübergreifende, interoperable (vernetzbare) ePAs durch die Extraktion von relevanten Gesundheitsdaten aus ePA-Systemen der Gesundheitseinrichtungen die
- Bereitstellung einer vollständigen Geschichte der klinischen Daten der Patienten,
- einen multidimensionalen Einblick in Gesundheit und Krankheit und in das Verhalten von Anbietern und Patienten, sowie
- Gesundheitsergebnisse in allen Bevölkerungsgruppen bieten.

Obwohl auch in Deutschland mit dem eHealth-Gesetz von 2015 „der Einstieg in die elektronische Patientenakte gefördert" werden sollte, sind bis heute keine wesentlichen Umsetzungserfolge sichtbar (Bundesgesundheitsministerium 2015). Um zumindest den gesetzlich versicherten Bürgern und Patienten Einsicht in und Zugriff auf ausgewählte Daten aus den primären, von Gesundheitsdienstleistern erstellten und verwalteten ePAs zu ermöglichen, sieht der gegenwärtige Entwurf des „Terminservice- und Versorgungsgesetz" (TSVG) der Bundesregierung vor, dass Krankenkassen ihren Versicherten spätestens ab 1. Januar 2021 eine elektronische Patientenakte zur Verfügung stellen und sie darüber informieren müssen (Bundesgesundheitsministerium 2019).

SMART on FHIR Technologiestandard öffnet ePA für digitale Gesundheitsanwendungen

Während die Einführung von ePA-Systemen in Einrichtungen der Gesundheitsversorgung in vielen Gesundheitssystemen in Hocheinkommensländern weitgehend abgeschlossen ist, erfordert der freie Austausch von elektronischen Gesundheitsdaten zwischen ePA-Systemen, mit Bürgern und Leistungserbringern sowie Entwicklern von digitalen Gesundheitsanwendungen (Health Apps) die Entwicklung und Festlegung von neuen Interoperabilitätsstandards und Plattformlösungen.

Datenaustauschformat „Fast Healthcare Interoperability Resources" (FHIR): Voraussetzung für die Demokratisierung von Gesundheitsdaten

Motiviert durch Mängel und mangelnde Übernahme der bestehenden Interoperabilitätsstandards, insbesondere des Referenzinformationsmodells Health Level 7 (HL7) Version 3 (V3), war die initiale Entwicklung des Fast Healthcare

Interoperability Resources (FHIR)-Datenaustauschformats und dessen Übernahme durch die HL7-Gemeinschaft darauf fokussiert, Anwendungsschnittstellen (API[1]) in den ePA der Gesundheitseinrichtungen zu schaffen, die flexibel und einfach zu implementieren und zu handhaben sind (HL7 2019a).

So kann HL7 FHIR© klinische Daten in ePAs als sog. „Ressourcen" darstellen, wobei jede Ressource in Form definierter Felder und Datentypen angegeben wird. FHIR-Ressourcen können bestimmte Datentypen mit unterschiedlichen Terminologien verknüpfen, um eine Bandbreite von Gesundheitsdienstleistungen darzustellen (beispielsweise Arbeitsabläufe im öffentlichen Gesundheitssystem, Prozesse auf mobilen Geräten). Die Nutzung unterschiedlicher Terminologien erfordert semantische Konsistenz; diese ist durch die Abstraktionsebene der sog. FHIR-Profile gesichert, die Ressourcendefinitionen nach Anforderungen der Anwendung einschränken oder erweitern.

HL7 FHIR© hat sich zum de facto Industriestandard für den Austausch von Gesundheitsdaten, entwickelt. HL7 FHIR© wird von vielen großen Anbietern von ePA in den USA und international unterstützt, beispielsweise Epic, Cerner, Allscripts, und athenahealth. Darüber hinaus unterstützen nationale Behörden wie das Büro des nationalen Koordinators für Informationstechnologie im Gesundheitswesen (Office of the National Coordinator for Health Information Technology – ONC) in USA die Implementierung von HL7 FHIR©.

In den im Februar 2019 veröffentlichten „Empfehlungen für ein Austauschformat für eine Europäische ePA" (Commission Recommendation on a European Electronic Health Record exchange format [C(2019)800]; EU Commission 2019) legt sich die Europäische Kommission auf Datenaustauschformate (Interoperabilitätsstandards) und -prozesse fest, um einen umfassenden grenzüberschreitenden Datenaustausch in ePA für EU-Bürger und Gesundheitsdienstleister zu ermöglichen. Dabei hält die Europäische Kommission zum Gesundheitsdatenaustausch fest:

> „Beim Hinarbeiten auf einen umfassenden grenzüberschreitenden Austausch von elektronischen Patientenakten in einem sich rasch wandelnden vernetzten Umfeld müssen daher regelmäßig die neuesten technologischen und methodischen Innovationen in der Datenverwaltung geprüft werden, einschließlich derjenigen im Zusammenhang mit dem Zugang zu hochentwickelten technologischen Infrastrukturen und deren Nutzung. Bei der Verbesserung des Austauschformats sollte die Möglichkeit ressourcenorientierter Informationsmodelle (z.B. Health Level Seven Fast Healthcare Interoperability Resources [HL7 FHIR©]) berücksichtigt werden." (EU Commission 2019)

Um es EU-Bürgern zu ermöglichen, ihre eigenen Gesundheitsdaten in der gesamten EU und darüber hinaus zu verwalten und zu nutzen, fördert die EU unter dem Dach des Horizon 2020 Programms „Prototyping a European interoperable Electronic Health Record (EHR) exchange" (EU Commission 2017) seit Januar 2019 das europäische Forschungskonsortium „Smart4Health" im Rahmen des Projekts „Citizen-centred EU-EHR exchange for personalized health". Basierend auf einer von der Hasso-Plattner-Stiftung Gesundheitscloud gGmbH entwickelten Plattform (s. Kap. V.5) entwickelt der Smart4Health Prototyp für die bürgerzentrierte ePA-Nutzung schon heute HL7 FHIR©-Formate unter der wissenschaftlich-technischen Leitung des Hasso-Plattner-Instituts in Potsdam (s.u.).

Anwendungsplattform „Substitutable Medical Applications and Reusable Technologies" (SMART) ermöglicht die Integration von digitalen Anwendungen (Apps) mit ePA-Systemen
Inspiriert von der Agilität, mit der die mobile Entwicklergemeinschaft vielfältige, qualitativ hochwertige Apps unter Nutzung gut

---

1 API = Application Programming Interface; Software, die es zwei Anwendungen ermöglicht, miteinander zu kommunizieren

definierter Anwendungsprogrammierschnittstellen (APIs) auf Plattformebene entwickelte, postulierten Mandl und Kohane ein Konzept, wie sich unflexible, geschlossene ePA-Systeme unabhängig von teuren, kundenspezifischen Integrationslösungen zu offenen Plattformen für ein Ökosystem der mobilen, personalisierten Gesundheitsanwendungen entwickeln können (Mandl u. Kohane 2009). Die Vision der ‚ePA-als-Plattform' mündete in das Projekt „Austauschbare Gesundheitsanwendungen und wiederverwendbare Technologien" („Substitutable Medical Applications and Reusable Technologies" [SMART]) mit Unterstützung des ONC (Mandl et al. 2012).

Im HL7 FHIR©-Argonaut-Projekt arbeiten die führenden ePA-Anbieter, Apple, medizinische Einrichtungen und das SMART-Entwicklungsteam zusammen. Diese industriegetriebene Initiative treibt die schnelle Entwicklung einer FHIR-basierten API- und Core Data Services-Spezifikation mit SMART-Standards mit großem Erfolg voran, um einen erweiterten Informationsaustausch zwischen elektronischen Patientenakten und dem schnell expandierenden Ökosystem der digitalen Gesundheitsanwendungen zu unterstützen.

Getrieben durch das HL7 FHIR© und Argonaut-Projekt hat sich die „SMART"-Vision innerhalb von wenigen Jahren in die „SMART Health IT" entwickelt; eine offene, auf Standards basierende Technologieplattform, mit der Softwareingenieure Gesundheitsanwendungen (Apps) entwickeln können, die nahtlos und sicher in allen digitalen Bereichen der Gesundheitsversorgung angewendet werden können. Bürger, Patienten und Leistungserbringer haben mithilfe einer ePA, die HL7 FHIR© und SMART-Standards bedient, Zugriff auf eine stetig wachsende Anzahl von digitalen Apps, die nahtlos integriert werden können, um die klinische Versorgung, die Forschung und die Gesundheit zu verbessern.

Mobile, cloudbasierte Datenaustauschplattformen ermöglichen bürgerzentrierte Online-Gesundheitsdienstleistungen

In der Regel werden Gesundheitsdaten in der klinischen Versorgung in Krankenhaus- und Praxisinformationssystemen lokal am Ort der Gesundheitsdienstleistung auf sogenannten „On-premise" IT-Infrastrukturen vorgehalten. Dies hat datenschutzrechtlich-regulatorische Gründe, die insbesondere durch Datenschutzregelungen in Landeskrankenhausgesetzen festgeschrieben sind und dem Datenschutz dienen. Durch die bisher geübte Praxis sind in Deutschland kaum vernetzte und vernetzbare „Gesundheitsdatensilos" entstanden, die sich der sinnvollen Nutzung durch Patienten/Bürger sowie durch Entwickler von digitalen Gesundheitsservices weitgehend entziehen.

In einer Stellungnahme des Bundesverbandes Gesundheits-IT (BVGIT) unter dem Titel „Austausch von Gesundheitsdaten – Datenschutzrechtliche Anforderungen an Datenaustauschplattformen im Gesundheitswesen" von 2016 wird festgestellt, dass „jegliche Erhebung, Verarbeitung und Nutzung personenbezogener oder personenbeziehbarer Daten – insbesondere durch den Einsatz von Datenaustauschplattformen, die an das Internet angebunden sind – einer datenschutzrechtlich wirksamen Einwilligung des Betroffenen bedarf" (Bundesverband Gesundheits-IT e.V., Arbeitsgruppe Datenschutz et al. 2016). Die Umsetzung eines kontextabhängigen, expliziten Zustimmungsverfahrens, das insbesondere die Bestimmungen für den Zugang zu Daten, die Übertragbarkeit und die Datenverarbeitung im Rahmen der Europäischen Datenschutzgrundverordnung und in den Mitgliedstaaten berücksichtigt, ist daher eine Voraussetzung für cloudbasierte Plattformen zum Gesundheitsdatenaustausch. Durch die zunehmende Akzeptanz zur Anwendung von Online-Zustimmungsverfahren eröffnen sich datenschutzrechtlich vertretbare und skalierbare digitale Anwendungen für cloudbasierten Gesundheitsdatenaustausch und -nutzung in der EU und den Mitgliedsstaaten, auch in Deutschland.

„Stellen Sie Ihre Patienten in den Mittelpunkt" – Beispiel Apple Healthcare

Apple Healthcare ermöglicht für iPhone-Nutzer die Erstellung einer nutzer-(bzw. patienten-)zentrierten, einrichtungsübergreifenden elektronischen Patientenakte, integrierbar mit personalisierten digitalen Gesundheitsanwendungen.

- Apple Healthcare hat, basierend auf SMART on HL7 FHIR©-Standards im Argonaut-Projekt, seit Anfang 2018 eine Anwendung zur Gesundheitsdatenaustauschplattform in das iOS-Betriebssystem für das iPhone integriert.
- Mit der Anwendung „Gesundheitsakte" (Health Records) können iPhone-Nutzer, die Patienten teilnehmender medizinischer Einrichtungen sind, via FHIR-Standard-APIs alle verfügbaren Gesundheitsdaten aus elektronischen Patientenakten der verschiedenen Einrichtungen übersichtlich und nahtlos zusammenführen, teilen, herunterladen, oder in der iCloud speichern.
- Unterstützte Datentypen sind Allergien, Zustände, Impfungen, Laborergebnisse, Medikationen, Verfahren und Vitalwerte.
- Apple versichert, dass es als Anwendungsbetreiber selbst keine geschützten Gesundheitsdaten erstellt, empfängt, verwaltet oder an Dritte überträgt.

Etliche Produkte für cloudbasierte ePAs für Krankenhäuser und Praxismanagementsysteme für niedergelassene Praxen existieren schon in anderen Ländern, v.a. in den USA. Cloudbasierte ePA-Produkte für die niedergelassene Praxis, d.h. cloudbasierte Praxismanagementsysteme wie beispielsweise athenahealth bieten ein breites Spektrum an Funktionalitäten für Organisation, Finanzverwaltung/Abrechnung sowie ein Patientenportal mit Reports aus der ePA, Terminvereinbarungs-Assistent und Funktionen für die Rechnungsabwicklung. Unter den deutschen Anbietern bietet beispielsweise CompuGroup Medical eine umfangreiche Produktpalette für die niedergelassene Praxis, Klinik, aber auch direkt für Patienten an, u.a. eine CompuGroup Medical Cloud für Praxismanagement in der Cloud, die Daten verschlüsselt und ohne Personenbezug speichert.

Ähnlich wie für Apple Health Records skizziert, drängen globale IT-Firmen und Cloud-Service-Anbieter, wie Amazon, Google oder Microsoft mit Vehemenz in den Gesundheitsmarkt. Mit dem alpha-Release der Google Cloud Healthcare API, die HL7 FHIR©, DICOM, oder HL7_v2-Standards nutzt, versuchen Google und ähnlich auch Microsoft die Lücke zwischen klinischen Informationssystemen/ePA und cloudbasierten Anwendungen zu schließen. So beabsichtigt Google mit der Cloud Healthcare API die

> „[...] digitale Transformation für Organisationen mit vorhandenen klinischen Systemen zu beschleunigen und kommerziellen Neueinsteigern über eine digitale Gesundheitsdatenaustauschplattform die einfache Integration in Versorgungsnetzwerke und Patientenbedürfnisse zu ermöglichen." (Google Cloud 2019)

Entscheidend unterstützt wird die von der IT-Industrie und akademischen medizinischen Einrichtungen in den USA gemeinsam vorangetriebene bürgerzentrierte Ausrichtung im Gesundheitswesen durch Gesetzgebungsreformen der US-Bundesregierung. Das umfangreiche US-Bundesgesetz „21st Century Cures Act" von 2016 (US Congress 2016) definiert nicht nur Interoperabilität für Austausch und Zugang von elektronischen Gesundheitsdaten für Leistungserbringer, Patienten, und Bürger, sondern sanktioniert auch Verstöße gegen das Gesetz, das sogenannte „Blockieren von Information" (die Praxis, den Zugang zu elektronischen Gesundheitsinformationen, d.h. Informationen zur Krankengeschichte oder Behandlung eines Patienten, zu stören oder zu verhindern) durch Gesundheitsdienstleister und -einrichtungen. Bei Verstößen drohen Geldbußen bis zu 1 Million US-Dollar pro Verstoß. Damit will das „Cures Act"-Gesetz den Fluss und den Austausch elektronischer Gesundheitsinformationen zwischen Gesundheitsdienstleistern, Industrie und Patient/Bürger verbessern.

Ertüchtigung von „Gesundheitsbürgern" durch Künstliche Intelligenz, virtuelle Assistenten und Sensoren

Produkte mit digitalen Gesundheitsdienstleistungen auf der Basis von Künstlicher Intelligenz (s. Kap. IV.3) und virtuelle Assistenten (s. Kap. IV.2) werden in Zukunft eine große Rolle für die Ertüchtigung von Patienten und Bürgern spielen. Sensorgetriebene, mobile Systeme ermöglichen zukünftig die Echtzeiterfassung von Daten aus dem täglichen Leben der Menschen für eine bessere, datengetriebene Steuerung ihrer Gesundheit und für bessere Prävention (s. Kap. I.4).

Neben dem Berliner Start-Up Ada Health sind weltweit einige Entwickler und Anbieter, wie beispielsweise Babylon und HealthNavigator, erfolgreich mit KI-basierten, patientenorientierten Gesundheitsunterstützungssystemen oder arztorientierten klinischen Entscheidungshilfesystemen als digitale Dienstleister in die Gesundheitsversorgung integriert (siehe z.B. GP – Babylon at Hand und das Research-Projekt Microsoft Healthcare Bot).

Die Vision eines auf Früherkennung und personalisierte Prävention ausgerichteten Gesundheitssystems wird schon heute aus technischer Sicht unterlegt mit den Entwicklungen, die von der Personal „Connected Health Alliance (PCHAlliance)" („Bündnis für persönliche Gesundheit") vorangetrieben werden. Die PCHAlliance versteht sich als

> „eine HIMSS (Healthcare Information and Management Systems Society) Organisation, die technische, geschäftliche und soziale Strategien, die zur Förderung der persönlichen vernetzten Gesundheit erforderlich sind, beschleunigt, und sich für die Verbesserung des Gesundheitsverhaltens und des Managements chronischer Krankheiten durch vernetzte Gesundheitstechnologien einsetzt" (PCHAlliance 2019).

Smart4Health – Bürgerzentrierte, elektronische Patientenakte mit Funktionen für personalisierte Gesundheit

Die Europäische Kommission benennt 2017 in ihrer Evaluierung zur Schaffung des digitalen Binnenmarkts für die Europäische Union drei Prioritäten:

1. sicherer Zugang der Bürgerinnen und Bürger zu elektronischen Krankenakten und die Möglichkeit der grenzüberschreitenden gemeinsamen Nutzung und die Verwendung von elektronischen Verschreibungen
2. unterstützende Dateninfrastruktur zur Förderung von Forschung, Krankheitsprävention und personalisierter Gesundheit und Gesundheitsversorgung
3. Erleichterung der Interaktion zwischen Patienten und Gesundheitsdienstleistern sowie Unterstützung der Prävention und Stärkung der Bürgerbeteiligung für Gesundheitsvorsorge

Auf der Basis dieser Priorisierung, und als Reaktion auf die Projektaufforderung im EU Horizon 2020 Förderprogramm „Digitaler Wandel in Gesundheit und Versorgung", entstand das Smart4Health Konsortium, welches seit Januar 2019 mit Förderung der EU die Entwicklung einer „bürgerzentrierten europäischen Patientenakte für personalisierte Gesundheit" vorantreibt. Das Smart4Health Konsortium umfasst 18 Partner aus 8 Mitgliedsstaaten und den USA und wird vom Hasso-Plattner-Institut für Digital Engineering gGmbH (Potsdam) und dem Institut für die Entwicklung neuer Technologien (Lissabon) geführt (s. Abb. 1).

Das Smart4Health Konsortium wird eine moderne, einrichtungsübergreifende ePA für den europäischen Bürger und Gesundheitsmarkt entwickeln, testen, validieren und implementieren. Die Architektur umfasst zwei integrierte Hauptkomponenten. Die 4HealthPlatform (4HP)-Datenschicht basiert auf der Architektur der Gesundheitscloud, und wird von der Hasso-Plattner-Stiftung Gesundheitscloud gGmbH entwickelt (s. Kap. V.5). Die 4HealthPlatform erlaubt nahtlose und sichere Übertragung von Gesundheitsdaten aus den ePA der Gesundheitseinrichtungen, aus mobilen Sensor- und Wearable-Technologien sowie bürgergenerierte Daten nach modernsten internationalen Interoperabilitätsstandards, wie beispielsweise SMART on FHIR (HL7 2019b) und EU-Empfehlungen zum ePA-Datenaustausch (EU Commission 2019).

Die 4HealthPlatform (4HP)-Datenschicht wird mit dem 4HealthNavigator (4HN)-Portal mit Benutzeroberfläche für Dienste und Anwendungen verbunden. 4HealthNavigator erlaubt

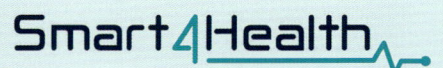 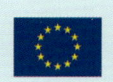

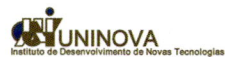 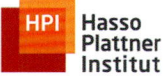 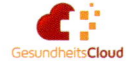 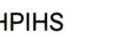 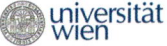 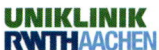
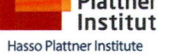
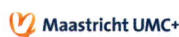 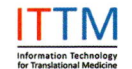 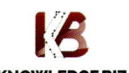 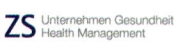
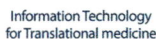
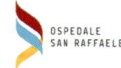 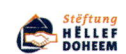 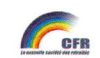 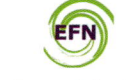 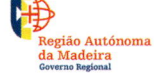 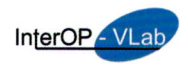

Abb. 1 Partnereinrichtungen des europäischen Smart4Health Konsortiums

dem Nutzer, über das Smartphone von einem integrierten digitalen „Gesundheitscockpit" aus jederzeit alle wesentlichen Gesundheitsdienstleistungen, präventive Gesundheitsanwendungen und digitale personalisierte Gesundheitsassistenz in Anspruch zu nehmen.

„Mit dem Bürger für den Bürger" – Smart4Health Konsortium

Smart4Health ist eine öffentlich-rechtliche, europäische IT-Initiative für digitale personalisierte Medizin, die den sicheren digitalen Austausch von Gesundheitsdaten und die Nutzung digitaler personalisierter Gesundheitsdienstleistungen für EU Bürger gewährleistet. Smart4Health

- entwickelt ein europäisches Produkt nach europäischen Datenschutz und -sicherheitsstandards mit Partizipation von EU-Bürgern in Produktdesign und -entwicklung – mit dem Bürger für den Bürger,
- ermöglicht den Wendepunkt für den vollständigen Einsatz von Lösungen und Dienstleistungen in einem digitalen EU-Binnenmarkt für Wohlbefinden und Gesundheitsversorgung,
- sorgt für Interoperabilität, Komplementarität und Kooperativität mit Gesundheitsinformationsprofilen und -aktivitäten, die derzeit in Mitgliedstaaten oder Regionen verwendet werden und
- verbindet Bürger mit Gesundheitsorganisationen, Wissenschaft und personalisierten Gesundheitsdiensten.

Ausblick

Vor dem Hintergrund der dargestellten, durch Digital- und Sensortechnologien getriebenen, Entwicklungen bin ich zuversichtlich, dass wir am Anfang eines historischen Wendepunktes für Gesundheit stehen und in den kommenden Jahren Zeugen einer bürgerzentrierten, globalen Demokratisierung im Gesundheitswesen mit neuen Schwerpunktsetzungen in personalisierter Prävention (Gesundheitserhaltung) und Medizin (Krankheitsmanagement) sein werden. Entwicklungen wie Apple Health Records in USA oder Smart4Health in Europa liefern die modernen digitalen „Werkzeuge" für die Transformation zum selbstverantwortlichen, vernetzten Gesundheitsmanagement mündiger Bürger und Patienten.

Literatur

Adler-Milstein J, Jha AK (2017) HITECH Act drove large gains in hospital electronic health record adoption. Health Affairs 36(8), 1416–1422

Blumenthal D (2009) Stimulating the adoption of health information technology. N Engl J Med. 360 (15): 1477–9

Bundesgesundheitsministerium (2015) E-Health-Gesetz verabschiedet. URL: https://www.bundesgesundheitsministerium.de/ministerium/meldungen/2015/e-health.html (abgerufen am 18.03.2019)

Bundesgesundheitsministerium (2019) Gesetzentwurf der Bundesregierung Entwurf eines Gesetzes für schnellere Termine und bessere Versorgung URL: https://www.bundesgesundheitsministerium.de/fileadmin/Dateien/3_Downloads/Gesetze_und_Verordnungen/GuV/T/Kabinettvorlage_Gesetzesentwurf_TSVG.pdf (abgerufen am 18.03.2019)

Bundesverband Gesundheits-IT e.V., Arbeitsgruppe Datenschutz et al. (2016) Austausch von Gesundheitsdaten – Datenschutzrechtliche Anforderungen an Datenaustauschplattformen im Gesundheitswesen. URL: https://www.bvitg.de/wp-content/uploads/bvitg_Stellungnahme_Datenschutz-bei-Datenaustauschplattformen.pdf (abgerufen am 18.03.2019)

EU Commission (2017) Prototyping a European interoperable Electronic Health Record (EHR) exchangehttps://ec.europa.eu/info/funding-tenders/opportunities/portal/screen/opportunities/topic-details/sc1-dth-08-2018 (abgerufen am 18.03.2019)

EU Commission (2019) Recommendation on a European Electronic Health Record exchange format. URL: https://ec.europa.eu/digital-single-market/en/news/recommendation-european-electronic-health-record-exchange-format (abgerufen am 18.03.2019)

Google Cloud (2019) Cloud Healthcare API. URL: https://cloud.google.com/healthcare/ (abgerufen am 18.03.2019)

HL7 (2019a) Introducing HL7. URL: https://www.hl7.org/fhir/summary.html (abgerufen am 18.03.2019)

HL7 (2019b) SMART App Launch Framework. URL: http://www.hl7.org/fhir/smart-app-launch/ (abgerufen am 18.03.2019)

Mandl KD et al. (2012) The SMART Platform: early experience enabling substitutable applications for electronic health records. J Am Med Inform Assoc. 19:597–603

Mandl KD, Kohane IS (2009) No small change for the health information economy. N Engl J Med 360:1278–12781

PCAlliance (2019) URL: https://www.pchalliance.org/ (abgerufen am 18.03.2019)

Topol EJ (2011) The creative destruction of medicine. Basic Books New York

Topol EJ (2014) The patient will see you now: the future of medicine is in your hands. Basic Books New York

Topol EJ (2019) Deep medicine: how artificial intelligence can make healthcare human again. Basic Books New York

US Congress (2016) Public Law 114-255 114th Congress. URL: https://www.congress.gov/114/plaws/publ255/PLAW-114publ255.pdf (abgerufen am 18.03.2019)

Weiterführende Links

Apple Healthcare (2019) URL: https://www.apple.com/healthcare (abgerufen am 18.03.2019)

Argonaut Project (2019) URL: http://argonautwiki.hl7.org/index.php?title=Main_Page (abgerufen am 18.03.2019)

Babylon GP at Hand (2019) https://www.gpathand.nhs.uk/ (abgerufen am 18.03.2019)

Babylon Health (2019) URL: https://www.babylonhealth.com/ (abgerufen am 18.03.2019)

e-estonia (2019) https://e-estonia.com/solutions/healthcare/ (abgerufen am 18.03.2019)

ELGA (2019) URL: https://www.elga.gv.at/index.html (abgerufen am 18.03.2019)

Health Navigator (2019) URL: https://healthnavigator.com/ (abgerufen am 18.03.2019)

Microsoft Azure (2019) Azure für Gesundheitsdaten. URL: https://azure.microsoft.com/de-de/industries/healthcare/ (abgerufen am 18.03.2019)

Microsoft Healthcare Bot (2019) https://www.microsoft.com/en-us/research/project/health-bot/ (abgerufen am 18.03.2019)

Smart4Health (2019) URL: https://www.smart4health.eu/ (abgerufen am 18.03.2019)

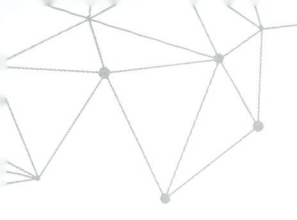

V Bits & Bytes statt Stahl & Strahl – Informations- und Datentechnologien revolutionieren die Medizin

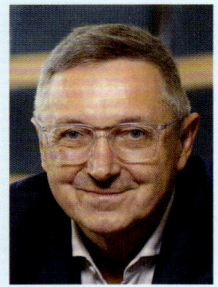

Prof. Dr. med. Erwin Böttinger

Erwin Böttinger leitet das Digital Health Center am Hasso-Plattner-Institut Potsdam und das Hasso-Plattner-Institut for Digital Health at Mount Sinai an der Icahn School of Medicine at Mount Sinai in New York City. Erwin Böttinger ist Professor für Digital Health und Personalisierte Medizin an der gemeinsamen Digital Engineering Fakultät des Hasso-Plattner-Instituts und der Universität Potsdam und Professor für Medizin und Systems Pharmacology an der Icahn School of Medicine at Mount Sinai. Von 2015 bis Juli 2017 hat er als CEO des Berliner Instituts für Gesundheitsforschung/Berlin Institute of Health (BIH) dessen zukunftsweisende Strategie zu „Personalisierte Medizin – Neuartige Therapien" maßgeblich bestimmt. Als Gründungsdirektor des Charles Bronfman Instituts für Personalisierte Medizin der Icahn School of Medicine am Mount Sinai hat Erwin Böttinger davor personalisierte Medizin und Digital Health in den USA in die klinische Anwendung gebracht. Durch seine langjährigen Forschungs- und Führungstätigkeiten an akademischen Spitzeneinrichtungen der Medizin in USA, wie der Harvard Medical School, dem Nationalen Krebsforschungsinstitut NCI, und zuletzt der Icahn School of Medicine am Mount Sinai, ist der Mediziner und Wissenschaftler für eine globale Perspektive zur Zukunft der Medizin ausgewiesen.

Weg mit den Datensilos

Jeffrey G. Klann, Kavishwar B. Wagholikar, Hossein Estiri, Maulik D. Majmudar und Shawn N. Murphy

Die Erhebung und gemeinsame Nutzung von Daten

Historische Meilensteine auf dem Weg von lokalen Krankendaten zu „Meaningful Use" und Datennetzwerken

Nirgendwo ist der Wandel der Medizin deutlicher zu erkennen als im Vormarsch der datengestützten Gesundheitsversorgung (s. Tab. 1). In den USA blieben elektronische Patientendaten viele Jahre lang in den Tiefen von Krankenversicherungsdatenbanken und in Form von Abrechnungsziffern verborgen. Kostenträger konnten zwar angeben, welche Diagnosen bei einem Patienten abgerechnet wurden, jedoch verfügten sie über keinerlei Informationen zu dessen eigentlichen Gesundheitsproblemen. Dann wurden elektronische Patientenakten eingeführt (ePA[1]). Die ärztliche Dokumentation wurde nun nicht mehr in Aktenschränke verbannt, zu denen niemand Zugriff hatte. Mit der ePA-Revolution konnten vielfältige neue Einblicke geschaffen und elektronisch erfasst werden: Diagnosen, Laborergebnisse, Medikationspläne, ärztliche Aktenvermerke und vieles mehr. Die elektronische Dokumentation hat jedoch nur wenig zur Verbesserung der Versorgungsqualität beigetragen – stattdessen hat sie den Zeitaufwand erhöht, den Ärzte für die Bewältigung der (jetzt elektronischen) elektronischen Dokumentation aufbringen müssen (Baron et al. 2005; Blumenthal u. Tavenner 2010; Corrigan et al. 2001; Institute of Medicine 1997; Marcotte et al. 2012; Zhou et al. 2009).

Zu Beginn (2004–2007) wurden gewaltige Anstrengungen im Hinblick auf die (gemeinsame) Nutzung der erfassten ePA-Daten unternommen. Einige Plattformen für den Austausch von Gesundheitsinformationen waren hinsichtlich der regionalen Zusammenführung der Daten recht erfolgreich, ein Beispiel hierfür ist das Indiana Network for Patient Care. Rasch kamen Diskussionen über ein überregionales

---

[1] Mit ePA wird in diesem Beitrag die institutionelle elektronische Patientenakte (iEPA), d.h. Applikationen und Systeme für die Unterstützung von institutionellen Versorgungsprozessen bezeichnet. Die internationale Entsprechung ist der Begriff Electronical Medical Record (EMR) oder Electronical Patient Record (EPR); vgl. Haas 2017, S. 55.

Gesundheitsinformationsnetzwerk auf, diese trugen jedoch keine Früchte. Mit dem Cancer Biomedical Informatics Grid (caBIG) wurde versucht, eines der ersten nationalen klinischen Forschungsnetzwerke in den USA aufzubauen, allerdings wurden dessen Ziele nie realisiert. Zwar schossen zahlreiche Datenanalyse-Projekte aus dem Boden, beispielsweise die National Centers for Biomedical Computing (NCBCs) der US-amerikanischen National Institutes of Health (NIH), dennoch waren die Ergebnisse in den frühen Jahren nur begrenzt und erforderten großen menschlichen Arbeitsaufwand, da die Daten weder strukturiert vorlagen noch auf standardisierte Weise zugänglich waren.

Als Reaktion auf die mangelnde Standardisierung in elektronischen Krankenakten und dadurch erschwerten Datenaustausch entstand mit dem HITECH Act von 2008 „Meaningful Use"[2], ein Bonus-Programm zur Strukturierung und Implementierung der ePA auf standardisierte Weise, die eine Wiederverwendung von Daten zulässt. Das unmittelbare Ziel bestand darin, elektronische Gesundheitsdaten sowohl in Hinblick auf die Verbesserung der Qualität als auch auf die Weiterführung der Versorgung über Institutionengrenzen hinweg analysieren zu können. Der Roundtable für evidenzbasierte Medizin des Institute of Medicine (IOM) setzte jedoch ein weitaus ambitionierteres Ziel für die Zukunft: Das „lernende Gesundheitssystem", das sich durch kontinuierliche Erhebung, Analyse und Nutzung von Daten selbst Rückmeldung gibt und sich auf diese Weise permanent verbessert (IOM Roundtable on Evidence-based Medicine 2007: The Learning Healthsystem).

Und tatsächlich nahmen die Projekte zur Realisierung einzelner Teile dieses lernenden Gesundheitssystems Fahrt auf und konnten so manche frühen Erfolge verbuchen. Es wurden Datenbanken geschaffen, die alle elektronischen Daten aus verschiedenen Systemen innerhalb eines Krankenhauses zusammenführten und standardisierte Softwareplattformen wie i2b2 (Informatics for Integrating Biology & the Bedside)[3] entworfen, um diese Daten klinischen Forschern direkt vor Ort zugänglich zu machen. Die überambitionierten und unrealistischen Ziele der frühen Plattformen für den Austausch von Gesundheitsinformationen wurden durch eine Reihe stärker fokussierter Ansätze mit Hauptaugenmerk auf einem dezentral organisierten Forschungsnetzwerk verdrängt. In diesem dezentralen Netzwerk sollten Fragestellungen direkt mit den vorliegenden Daten abgeglichen werden, während die individuellen Datensätze hinter den Firewalls der jeweiligen Einrichtung verblieben. Hierdurch konnten Datenschutzbedenken in erheblichem Maße zerstreut werden, allerdings auf Kosten der Benutzerfreundlichkeit und Echtzeitreaktionsfähigkeit. Im Folgenden sind einige Beispiele aufgeführt:

- **Das Sentinel-Projekt (2008)** wird von der amerikanischen Aufsichtsbehörde Food and Drug Administration (FDA) finanziert und verfügt über SAS-Software, mit deren Hilfe lokale klinische Einrichtungen statistische Auswertungen zur Überwachung von Arzneimitteln nach deren Inverkehrbringen beitragen können. Im Jahr 2019 enthält Sentinel Daten von 200 Millionen Patienten.
- **Das National Patient-Centered Clinical Research Network (PCORnet)** ist ein nationales „Netzwerk von Netzwerken" von über 100 klinischen und wissenschaftlichen Einrichtungen für die Outcomes-Forschung, das Daten sammelt, die routinemäßig in einer Vielzahl von Gesundheitseinrichtungen erhoben werden, darunter Krankenhäuser, Arzt-

---

2 Im „Meaningful Use" (etwa: „sinnvoller Einsatz") – Programm müssen Gesundheitsversorger (v.a. Ärzte und Krankenhäuser) zeigen, dass sie zertifizierte ePA-Technologie auf eine Weise einsetzen, die sich in ihrer Qualität (bezogen auf die Versorgung) und in ihrer Quantität (bezogen auf den Umfang der Nutzung der ePA-Technologie) messen lässt.

3 Informatics for Integrating Biology and the Bedside (i2b2) ist ein von den National Institutes of Health (NIH) finanziertes National Center for Biomedical Computing (NCBC), das bei Partners HealthCare System (dem Träger der meisten akademischen Lehrkrankenhäuser der Harvard University) in Boston angesiedelt ist (https://www.i2b2.org/).

praxen und kommunale Kliniken. Die einzelnen Netzwerke sind zwar auf Netzwerkebene durch verteilte SAS-Abfragen miteinander verknüpft, können sich aber dennoch individuell weiterentwickeln, wodurch die Entstehung bedeutender Innovationen beflügelt wird.

- **Das Netzwerk Accrual to Clinical Trials (ACT) (2015)**, gefördert durch die Clinical and Translational Science Awards (CTSA) der National Institutes of Health (NIH), ermöglicht es klinischen Forschern, Live-Abfragen zur Kohortensuche an Dutzenden Einrichtungen durchzuführen, um Teilnehmer für klinische Studien zu rekrutieren.
- Zu den kleineren, aber dennoch nennenswerten Projekten gehören:
  - **SHRINE (Shared Health Research Information Network, 2009)** der Harvard University, eines der ersten erfolgreichen klinischen Datenrecherchenetzwerke, war ein Vorläufer von ACT und wurde 2018 stillgelegt
  - **Die Pilotstudie Query Health (2012)**, ein Proof of Concept der Durchführbarkeit des lernenden Gesundheitssystems unter Verwendung von Sentinel und i2b2 (abgeschlossen).

Die Zukunft dieser Forschungsnetzwerke ist ungewiss, aber dennoch besteht weiterhin Hoffnung, dass sie sich irgendwann zu einer gemeinsamen Plattform für pragmatische klinische Studien entwickeln, mit deren Hilfe qualitativ hochwertige Evidenz für die partizipative medizinische Entscheidungsfindung generiert werden kann.

Im Jahr 2015 wurde in den USA das groß angelegte Projekt *All of Us* (https://allofus.nih.gov) zur Erhebung klinischer und genomischer Daten von 1 Million Patienten gestartet. Dieses Projekt ist einzigartig, da alle teilnehmenden Patienten persönlich in die Teilnahme einwilligen und sich Blutproben für die Genotypisierung entnehmen lassen. Hierdurch wird ein großer Teil der Datenschutzbedenken in Zusammenhang mit der Weitergabe von Daten ohne die Einwilligung der Patienten zerstreut. All of Us ist daher auch eines der ersten groß angelegten Projekte, das nicht auf das dezentrale Netzwerkmodell zurückgreift. Sämtliche Daten von einer Million Patienten werden in einem einzigen großen Datenspeicher gepoolt, der von Verily (ehemals Google Life Sciences) gesteuert wird. Obwohl dieses Projekt in Bezug auf die Anzahl der Patienten sehr viel kleiner ist als viele dezentrale Forschungsnetzwerke, könnte es aufgrund des Umfangs und der Qualität der Daten, der genetischen Informationen und der Patiententeilnahme in besonderem Maße aussagekräftig werden (All of Us Research Program, National Center for Advancing Translational Sciences 2015; Behrman et al. 2011; Collins et al. 2014; Halamka 2011; Klann et al. 2014; Maro et al. 2009; McDonald et al. 2005; Weber et al. 2009).

All diese Projekte zeigen, dass große Hoffnungen in die sekundäre Nutzung klinischer Daten zur Verbesserung der Versorgungsquali-

Zeitpunkt	Ereignis
2001	20% der Arztpraxen in den USA verfügen über ePA.
2008	Meaningful Use-Regulierung wird eingeführt; verpflichtende Erhebung strukturierter, auswertbarer Daten.
2008	Die Software i2b2 wird allgemein verfügbar.
2009	Das Konzept eines „Gesundheits-App-Stores" wird im New England Journal of Medicine vorgestellt.
2014	Das erste überregionale Forschungsdatennetzwerk in den USA entsteht (PCORnet).
2016	Patientenzentrierte Datenerhebung für Forschungszwecke: All of Us und Sync4Science.

Tab. 1 Kurze Zusammenfassung wichtiger Innovationen im Gesundheitsdatensektor in den USA

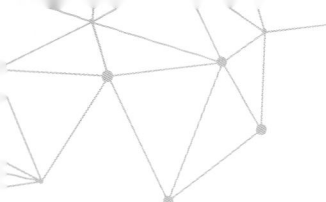

tät durch Fortschritte in der Forschung und Entscheidungsfindung gesetzt werden. EPA-Datenbanken sind mittlerweile sehr groß und können – sofern sie sachgemäß eingesetzt werden – den Verlauf typischer Patienten, das Fortschreiten ihrer Erkrankungen und ihre Interaktion mit dem Gesundheitssystem abbilden. Neu entstehende Hochleistungstechnologien zur Datenverarbeitung und Analyse-Algorithmen lassen zunehmend erahnen, wie das lernende Gesundheitssystem künftig die Extraktion neuer Erkenntnisse aus den ansonsten unstrukturierten Daten der ePA ermöglichen kann.

Qualität der Daten in elektronischen Patientenakten

Die Verwirklichung der geschilderten Vorhaben wird jedoch aufgrund von Bedenken hinsichtlich der Qualität von Daten in ePAs spürbar beeinträchtigt. Es gibt viele verschiedene Arten von Qualitätsproblemen bei ePA-Daten, die die sekundäre Nutzung dieser enormen Datenquellen beschränken. Einige Qualitätsprobleme basieren auf menschlichen Fehlern während der manuellen Dateneingabe oder der Datenkuration. Andere Probleme wiederum können aufgrund von Unterschieden bei der Nutzung und Standards in einzelnen Einrichtungen auftreten. Die Harmonisierung der Systeme war tatsächlich einer der Beweggründe für die Einrichtung klinischer Datennetzwerke. Die zugrundeliegende Ursache der Probleme mit ePA-Daten liegt jedoch darin, dass ePA-Systeme in erster Linie darauf ausgelegt sind, die Abrechnung und die Kommunikation zwischen Leistungserbringern zu erleichtern und nicht die sekundäre Nutzung der Daten für Forschungszwecke zu ermöglichen. Die Datenqualität kann nicht verbessert werden, wenn die Daten nur den Abrechnungsverlauf, nicht aber den klinischen Verlauf widerspiegeln. Wenn die Anreize zur Nutzung der ePA nicht mit Anreizen für die Verbesserung der klinischen Behandlungsergebnisse verbunden werden, wird die Qualität der ePA-Daten für die sekundäre Nutzung immer mangelhaft bleiben.

Mittlerweile werden die Analysetechniken zur Extraktion von Wissen aus Daten auch dazu verwendet, um die Datenqualität zu verbessern. So wird oft sog. überwachtes Lernen (supervised learning) genutzt, um fehlende Werte zu berechnen oder zu ergänzen. Nicht überwachte Lernalgorithmen hingegen bieten skalierbare Lösungen für die Erkennung von Ausreißern bei der Harmonisierung mehrdimensionaler klinischer Daten aus verschiedenen Quellen, die ansonsten einen hohen manuellen Aufwand erfordern würde. Es wird spekuliert, dass anspruchsvollere rechnergestützte Methoden (z. B. Deep Learning) möglicherweise dazu in der Lage sind, Probleme bei der Datenqualität zu identifizieren, diese zu ignorieren und dennoch Wissen zu extrahieren (Kahn et al. 2016; Weiskopf u. Weng 2013; Christy et al. 2015; Brown et al. 2013; Estiri u. Murphy 2018).

Zukünftig steht zu erwarten, dass die manuelle Dateneingabe durch Technologie abgelöst wird und die damit zusammenhängenden Probleme mit der Datenqualität infolgedessen erheblich verringert werden. Mit den bereits existierenden und zu erwartenden Wearable-Technologien können Vitalparameter spontan und hochpräzise bestimmt und übermittelt werden. Die Behebung der Qualitätsprobleme bei ePA-Daten ist kostspielig, zeitaufwändig und komplex. Ungeachtet der allgemein bekannten Floskel „Garbage in – Garbage out" (GIGO) besteht kein Zweifel daran, dass die Zukunft zahlreiche Möglichkeiten zur Behebung der Qualitätsprobleme bei ePA-Daten mittels Nutzung von Künstlicher Intelligenz bereithält.

Neue Projekte: Blue Button, Sync for Science und homomorphe Verschlüsselung

Bei den oben beschriebenen Initiativen und Projekten wurden Gesundheitsdaten für Forschungszwecke und zur Verbesserung der Qualität erhoben. Manche betrachten Gesundheitsdaten jedoch im Grunde als Eigentum des Patienten. Inmitten der Begeisterung im Zusammenhang mit Einführung der Meaningful Use-Regulierung entstand gleichzeitig eine Bewegung, die die Emanzipation von Patienten durch Zugriff auf ihre Daten forderte. Der Krebsüberlebende und Blogger Dave deBronkart wurde 2008 mit seinem Slogan „Give me my damn data" (dt.: „Gebt mir meine verdammten Daten!") zur Ikone der Bewegung. Im Jahr 2010 wurde das Projekt „Blue Button" gestartet. Im Rahmen des Projekts sollte eine einfache blaue Schaltfläche in Patientenportale integriert werden, über die Patienten ihre Daten herunterladen können. Die staatliche US-Krankenversicherung Medicare bot als erstes eine Version der blauen Schaltfläche an, allerdings konnten die Daten nur in Textform heruntergeladen werden – ohne jegliche Struktur und Analysierbarkeit. Im Jahr 2013 wurde mit Blue Button + ein Datenmodell und Standardformat für Patientendaten umgesetzt, das sich einen Großteil der mit Meaningful Use eingeführten Interoperabilität zunutze machte. Bis heute hat das Blue Button +-Program nicht den erhofften Durchbruch erbracht. Dennoch begannen Gesundheitssysteme damit, ihren Patienten Einblicke in ihre Daten anzubieten. Moderne Patientenportale ermöglichen es Patienten zunehmend, ihre eigenen Laborwerte einzusehen. Open Notes, als Projekt 2010 gestartet, war in dieser Hinsicht revolutionär – hier konnten Patienten sogar die komplette ärztliche Dokumentation herunterladen![4] Open Notes wurde nur testweise genutzt, es kam nie zu einer großflächigen Einführung; auch wurde das vollständige Blue Button +-Protokoll nicht vom Gesundheitssystem übernommen. Nichtsdestotrotz forderten Patienten weiterhin Zugriff auf ihre Daten – und der Fortschritt ließ sich nicht aufhalten. Um dem Wunsch der Forschungsgemeinschaft nach qualitativ hochwertigeren Daten nachzukommen, wurde das Projekt Sync for Science (S4S) gestartet. Dieses Projekt knüpfte dort an, wo Blue Button endete, versprach jedoch, dass die Patienten ihre heruntergeladenen Daten wiederum Forschungsdatenspeichern zur Verfügung stellen könnten, wodurch neue wissenschaftliche Erkenntnisse erlangt würden. Dadurch gewann S4S die Zugkraft, die Blue Button gefehlt hatte. Gemeinsam mit dem Projekt All of Us werden heute überall in den USA S4S-Pilotprojekte durchgeführt (Blue Button + REST API 2013; e-Patient Dave 2019; Mandl u. Kohane 2008; Sync For Science 2019; Turvey et al. 2014).

Dezentrale Forschungsnetzwerke sind neben der Komplexität des Poolens von Daten aus vielen verschiedenen Datenquellen von Natur aus mit Problemen in Hinblick auf Leistung und Verfügbarkeit behaftet. Daher wächst zunehmend das Interesse für das Poolen und den Schutz von Patientendaten in der Cloud. Der wohl vielversprechendste Ansatz hierfür ist die homomorphe Verschlüsselung. Bei der homomorphen Verschlüsselung werden Daten so verschlüsselt, dass zwar mathematische Operationen damit durchgeführt werden können, die Daten vorher jedoch nicht entschlüsselt werden müssen. Dadurch können Patientendaten analysiert werden, ohne dass die analysierende Person diese Daten jemals entschlüsseln und infolgedessen den Patienten identifizieren kann. Die jüngste Proof of Concept-Arbeit hierzu hat gezeigt, dass dies mit den gesammelten Daten aus i2b2 möglich ist (Raisaro et al. 2018).

Das heißt: das Institute of Medicine könnte aller Voraussicht nach Recht haben.

Gesundheitsdaten befeuern das lernende Gesundheitssystem der Zukunft.

Sie werden automatisch erhoben, codiert, normalisiert, standardisiert, bereinigt, homomorph verschlüsselt, in Forschungsnetzwerken geteilt, mit umweltbezogenen und genomischen Daten kombiniert und Patienten zur Verfügung gestellt, sodass diese selbst ihre „Healthcare Experience" (mit-)gestalten kön-

---

4 http://annals.org.ezp-prod1.hul.harvard.edu/aim/fullarticle/745909

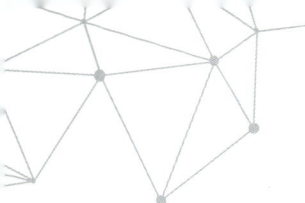

nen (Friedman et al. 2010; Olsen et al. 2007 [IOM Roundtable on Evidence-Based Medicine]).

Wie Daten nutzbar gemacht werden

Im Folgenden werden einige Beispiele neu entstehender Technologien dargestellt, die Nutzern (Forschern, Ärzten und Patienten) den Zugriff auf klinische Daten erleichtern sollen.

Data Warehousing für die Forschung: i2b2

Bei Informatics for Integrating Biology and the Bedside (i2b2) handelt es sich um eine Plattform für Data Warehousing und Datenanalyse, die auf dem sog. „Sternschema"[5] von Ralph Kimball basiert. Die Plattform nutzt eine Einzeltabelle mit denormalisierten Fakten und Dimensionstabellen. In Kombination mit einem voll ausgereiften Ontologiesystem unterstützt die Plattform so die flexible Organisation zahlreicher klinischer Datentypen an mehr als 200 Gesundheitsversorgungseinrichtungen weltweit. Für interaktive Abfragen des Datenspeichers zur Identifizierung von Patientenkohorten wird ein webbasiertes Abfragetool verwendet, für umfangreichere Analysen sind Plugins verfügbar. An den meisten Einrichtungen wird i2b2 ergänzend zu klinischen Informationssystemen genutzt: Eine Kopie der Daten aus der jeweiligen ePA wird im i2b2-Datenspeicher vorgehalten und getrennt von den klinischen Daten gepflegt (Kimball 2011; Murphy et al. 2010; Kruse et al. 2016).

i2b2 wird größtenteils zur Unterstützung von Wissenschaftlern genutzt, indem es technisch nicht versierten klinischen Forschern praktischen Zugriff auf Daten ermöglicht, sodass diese die vorbereitenden Arbeiten für ihre Forschungsvorhaben durchführen können.

Gesundheits-Apps: FHIR und SMART on FHIR

Im Jahr 2009 stellten Kohane und Mandl einen „Gesundheits-App-Store" vor – was damals eine grundlegende Veränderung der Gesundheits(informations)wirtschaft bedeutete. Der App-Store versprach, Gesundheitsdaten aus proprietären ePA-Systemen mittels offen zugänglicher Application Programming Interfaces (API) „freizuschalten", sodass jedermann auf dieser Grundlage eine Gesundheits-App entwickeln konnte.

Diese Vision wurde in Form von *Substitutable Medical Apps, Reusable Technology* (SMART) Wirklichkeit. Es handelt sich hierbei um ein Projekt, das darauf abzielt, eine Technologieplattform für Gesundheitsdaten zur Unterstützung „substituierbarer"[6] modularer Apps von Drittanbietern (SMART-Apps) zu entwickeln. Diese Apps können direkt auf Plattformen betrieben werden, die API unterstützen, also ePA und möglicherweise Data Warehouses wie i2b2. SMART Health IT bietet einen App-Store für „substituierbare" Apps an, die Kernfunktionen der Gesundheitsversorgung adressieren und den Marktwettbewerb im Hinblick auf die Weiterentwicklung von Apps fördern sollen. So soll mithilfe von Apps die Gesundheitsversorgung verbessert werden.

SMART-Apps machen sich den FHIR-Standard (Fast Healthcare Interoperability Resources, ausgesprochen wie engl. „fire") zunutze. FHIR unterstützt den Datenaustausch zwischen Softwaresystemen im Gesundheitswesen. Ein wesentliches Ziel von FHIR ist es, Gesundheitsdaten auch auf mobilen Endgeräten wie Tablet und Smartphone verarbeiten zu können und diese auf einfache Art und Weise in existierende Systeme einzubinden. FHIR-Daten werden mithilfe einer Kombination aus Bausteinen, die als Ressourcen bezeichnet werden, organisiert. FHIR bietet dabei eine Alternative zu dokumentenzentrierten Ansätzen,

---

5 Besondere Form eines Datenmodells, dessen Ziel nicht die Normalisierung, sondern eine Optimierung auf effiziente Leseoperationen ist. Tabellen werden in diesem Schema sternförmig angeordnet: im Zentrum steht eine Faktentabelle, um die sich mehrere Dimensionstabellen gruppieren.

6 Ein wichtiges Ziel von SMART ist, dass es für Leistungserbringer sehr einfach ist, existierende Apps zu ersetzen und neue Apps auszuprobieren, so dass sie problemlos auswählen können, was für sie am besten funktioniert.

indem es den direkten Zugriff auf einzelne Informationsfelder als Service zulässt. FHIR baut auf den Erfahrungen mit früheren Standards, wie u. a. Health Level Seven (HL7) V.2 und V.3, Reference Information Model (RIM) und Clinical Document Architecture (CDA) auf. Die Vorteile der etablierten HL7-Standard-Produktlinien V.2 und V.3 werden dabei mit jenen aktueller Web-Standards kombiniert. FHIR verfügt über ein spezifisches RESTful API und eignet sich deshalb für die rasche Weiterentwicklung (Mandl u. Kohane 2009; Bloomdfield RA et al. 2017; Warner et al. 2016).

Apps zu Data Warehouses

Während sich die i2b2-Lösung im Forschungsbetrieb etabliert hat, wird sie erst seit kurzem auch in klinischen Versorgungsprozessen angewendet. Mittlerweile wird in der Forschungsgemeinschaft verstärkt versucht, den FHIR-Standard in die i2b2-Plattform zu integrieren. So wurde eine SMART-on-FHIR-Zelle konzipiert und als i2b2-Serverkomponente implementiert; eine entsprechende Demoversion ist unter http://fhir.i2b2.org verfügbar. Paris et al. haben i2b2 dahingehend erweitert, FHIR-API zu durchsuchen (Paris 2017). Mithilfe des C3-PRO-Gerüsts (Consent, Contact, and Community) für Patient-reported Outcomes können sämtliche ResearchKit-Apps von Apple in i2b2 integriert werden (Pfiffner et al. 2016). Solbrig entwickelte ein Tool, mit dem eine i2b2-Ontologie für das FHIR-Modell angelegt werden kann (Solbrig 2018). All diese Projekte zeigen, dass ein großes Interesse an der Integration des FHIR-Standards in i2b2 besteht.

Viele Forschungsnetzwerke wie ACT und ein Großteil von PCORnet nutzen i2b2 und SHRINE für ihre Dateninfrastruktur und können diese Technologien potenziell dazu verwenden, klinische Apps im Kontext der Gesundheitsversorgung gemeinsam zu nutzen oder auszutauschen. Die Autoren dieses Kapitels haben eine Studie zur Ausführbarkeit von Apps auf dem PCORI (Patient-Centered Outcomes Research Institute)-Netzwerk durchgeführt. Die daraus entstandene Plattform wurde mithilfe von Open-Source-Apps aus der SMART-App-Galerie getestet. Für die Tests wurden vier Apps verwendet: Diabetes Monograph, Disease Monograph, Cardiac risk und Patient demo. Die Studie hat insgesamt gezeigt, dass SMART-Apps auf dem PCORI-Datenmodell ausgeführt werden können, gleichwohl war ein großer Aufwand erforderlich, um die Plattform hinsichtlich ihres produktiven Einsatzes zu verbessern (Pfiffner et al. 2016; Wagholikar et al. 2017; Wagholikar et al. 2017; Wattanasin et al. 2012; Paris et al. 2017; Solbrig 2018; Mandel et al. 2016).

Ein Nachteil der Nutzung von Forschungsdaten zur Unterstützung des klinischen Betriebs ist, dass Forschungsdatenbanken generell erst mit mehreren Stunden oder Tagen Verzögerung mit den ePA-Daten aktualisiert werden. Dies liegt daran, dass die Nutzung für die Forschung nicht wesentlich durch den Mangel an aktuellen Daten behindert wird. Die meisten Einrichtungen führen allenfalls nächtliche Updates zur Aktualisierung der Datenbanken durch, um zu vermeiden, dass das ePA-System während der klinischen Betriebszeiten überlastet wird. Die Nutzung von SMART-Apps auf Forschungsdatenbanken könnte Echtzeit-Updates der Datenbanken für die Forschung rechtfertigen, was wiederum dazu führen würde, dass mehr auf Forschungsdaten basierende Apps zur Verbesserung der klinischen Praxis entwickelt werden.

Containerisierung

Bei Containerisierung handelt es sich um eine Art „Virtualisierung", bei der der Betriebssystemkern zahlreiche isolierte Prozesse gleichzeitig zulässt, die sich wie separate Computer verhalten und allesamt über ein eigenes Betriebssystem verfügen. Containerisierung von Software bezeichnet die Erstellung eines Container-Images, bei dem es sich um ein einfaches, ausführbares Paket handelt, das alle benötigten Komponenten zum Ausführen der Software enthält, einschließlich des Ausführungscodes, der Laufzeitumgebungen und der Bibliotheken. Container laufen gleichermaßen auf jedem Betriebssystem, das das Containerformat unterstützt. Container verpacken und isolieren die Software und vermeiden dabei Konflikte mit anderen Softwares, die auf dem Hostrechner laufen. Bei Docker handelt es sich um ein Containerisierungsformat, das sich de facto zum offenen Standard in der Branche entwickelt hat.

Containerisierung gilt seit jüngster Zeit als besonders hilfreich bei der Verpackung von Wissenschaftssoftware, teilweise deshalb, weil es sich dabei um eine potenzielle Lösung für eine ganze Reihe gängiger Probleme handelt, die im Folgenden am Beispiel i2b2 veranschaulicht werden.

In Bezug auf die Übersetzung (Compiling) und Installation der i2b2-Zellen existiert umfangreiche webbasierte Dokumentation. Darüber hinaus ist eine Online-Demoversion der Software verfügbar, um deren Funktionen zu zeigen. Trotz der Verfügbarkeit von Online-Dokumentation, Tutorials und einer Community-Mailingliste benötigen neue Nutzer mehrere Wochen, um i2b2 betriebsbereit zu installieren. Dies stellt ein erhebliches Hindernis für die verbreitete Nutzung von i2b2 dar. Weiterhin müssen regelmäßige Upgrades der installierten Version durchgeführt werden, sobald die i2b2-Plattform installiert und die Daten der Einrichtung eingepflegt wurden. Dabei müssen die i2b2-Zellen mit aktualisiertem Code versehen werden, der neue Funktionen hinzufügt oder Sicherheitsprobleme behebt. Auch müssen die Datenbank und das Betriebssystem regelmäßig gepatcht werden. IT-Abteilungen führen Upgrades aufgrund des Risikos für Unterbrechungen des i2b2-Betriebs jedoch nur zögerlich durch.

Containerisierung bietet die Möglichkeit, i2b2-Plattformkomponenten in autonome, ausführbare Pakete zu verpacken, die unabhängig vom zugrundeliegenden Host-Betriebssystem sind. i2b2 wird dabei in drei Containern „i2b2-web", „i2b2-wildfly" und „i2b2-pg" zur Verfügung gestellt, die die Kernfunktionen der i2b2-Plattform enthalten. Da die Container selbst mittels unveränderlicher Basis-Container-Images initialisiert werden, die zuvor von uns (den Autoren dieses Kapitels) erstellt wurden, laufen die Prozesse mit einer Systemkonfiguration, die im Laufe der Zeit aufgrund von Aktualisierungen des Hostsystems nicht verändert werden kann. Das Docker-Format bietet den Nutzern außerdem die Möglichkeit, sämtliche i2b2-Funktionen zu installieren, ohne die individuellen Komponenten der i2b2-Zellen herunterladen, zusammenstellen und konfigurieren zu müssen. Die Verwendung von Docker-Containern ermöglicht das Upgrade einer i2b2-Version, indem die angewendeten Container-Images durch die neuesten, in einer zentralen Ablage wie Docker Hub freigegebenen Images ersetzt werden. Ebenso können FHIR-Apps, die eventuell auf i2b2 laufen, mithilfe von Containerisierung einfach verteilt und skaliert werden (Wagholikar et al. 2018; Hosny et al. 2016; Hung et al. 2016; Szitenberg et al. 2015).

Neue Datenquellen

Smartphone-Apps, vernetzte Geräte und Wearables

Das ungebremste Wachstum der Rechenleistung in Kombination mit der Miniaturisierung von Elektronik und die allgegenwärtige Konnektivität haben zu einem gewaltigen Umbruch in der Gesundheitsversorgung – der technologiegestützten Connected-Health-Revolution – geführt, die auch als „digitale Gesundheitsrevolution" bezeichnet wird. Bemerkenswert ist dabei, dass mehr als 250.000 Gesundheits-Apps für Smartphones auf dem Markt sind und die Nutzung von mHealth-Apps durch Verbraucher und Patienten rasant zunimmt. Neben der Zunahme im Bereich der Gesundheits-Apps kam es auch zu einem raschen Anstieg bei der Nutzung von Wearables – Geräten, die am Körper getragen werden und die

Parameter im Zusammenhang mit Gesundheit und Wohlbefinden erfassen. Ein Nebenprodukt dieser digitalen Transformation ist die Entstehung neuartiger Datentypen in neuartigen Umgebungen, die zum besseren Verständnis des Verbraucher-/Patientenverhaltens genutzt werden und Gesundheit und Wohlbefinden besser dokumentieren können. Zu den neuartigen Datentypen aus Connected-Health-Anwendungen gehören: vom Patienten selbst berichtete Symptome (Tagebücher/Protokolle), Ernährungs- und Bewegungsgewohnheiten sowie die Bestimmung von Blutdruck, Körpergewicht und Blutzucker mithilfe von drahtlosen Geräten. Diese Daten waren vorher im Rahmen der traditionellen Gesundheitsversorgung nicht zugänglich. Die Kenntnis dieser neuartigen Datentypen sowie der Zugriff darauf und deren Analyse für die Verwendung in der klinischen Forschung und/oder der Gesundheitsversorgung werden als „digitale Biomarker" bezeichnet; und das Interesse an der Entdeckung und Beurteilung digitaler Biomarker wächst stetig. Diese Daten werden bisweilen zusammenfassend als „patient-generated health data" (dt. vom Patienten generierte Gesundheitsdaten, Health IT 2019) bezeichnet. Auf diese Weise lassen sich die Daten von den herkömmlichen Gesundheitsdaten abgrenzen, die von ärztlichen und nichtärztlichen Leistungserbringern oder Kostenträgern generiert werden und in den elektronischen Patientenakten (ePA) oder administrativen Systemen für die Abrechnung dokumentiert sind.

Aktivitätstracker wie FitBit oder die Apple Watch, die am Handgelenk getragen werden, dominieren derzeit den Verbrauchermarkt für das drahtlose Gesundheitstracking, in naher Zukunft ist mit einer wahren Fülle neuer Optionen zu rechnen. Im Folgenden sind einige Beispiele aufgeführt:

- Geräte, die am Handgelenk getragen werden und die mehr als nur die Aktivität aufzeichnen; die experimentelle Verily Study Watch kann über die Uhr am Handgelenk zusätzlich die Körpertemperatur und die Herzfrequenz dokumentieren; die neueste Version der Apple Watch kann ein EKG ableiten (https://blog.verily.com/2017/04/introducing-verily-study-watch.html)
- Heim-EEGs mit cloudbasierter Analysefunktion (https://www.foc.us/eeg)
- digitale smarte Fruchtbarkeits-Tracker (https://tempdrop.xyz/)
- häusliche Schlafuntersuchung (http://www.sleepimage.com/)
- Blutzuckerkontrolle bei Diabetikern (www.livongo.com)

Trotz der Verheißungen der digitalen und vom Patienten generierten Gesundheitsdaten in Hinblick auf die Verbesserung der drei Bereiche Patientenerfahrung, Populationsgesundheit und Kostendämpfung, besteht ein Mangel an Evidenz, die diesen Nutzen auch in der Praxis belegen kann. Die größten Hindernisse bei der Ausschöpfung dieses Potenzials sind die Übertragung der Daten in die traditionellen Gesundheitsökosysteme, die Zusammenführung verschiedener traditioneller und nicht traditioneller Datentypen, die Standardisierung der Terminologie der verschiedenen Leistungserbringer und ihrer Systeme sowie die Fähigkeit zur Analyse, Interpretation und Intervention auf Grundlage dieser Daten zur Verbesserung der Ergebnisse der Gesundheitsversorgung. Diesbezüglich findet jedoch gerade ein Wandel statt. Eine erste Generation an Geräten, die Daten an Ärzte rückübermitteln, ist bereits im Kommen; Beispiele hierfür sind die oben genannte häusliche Schlafuntersuchung und Geräte zur kontinuierlichen Überwachung des Blutzuckerspiegels. Diese Geräte funktionieren allerdings losgelöst von anderen IT-Systemen, und die Daten werden nicht direkt in die ePA übertragen. Derzeit werden Gesundheitsdaten mittels FHIR verfügbar gemacht, wodurch die Standardisierung der Daten zur Speicherung und Analyse ermöglicht wird. Auch Smartphone-Hersteller haben dies bereits auf dem Schirm. Apple hat in den neuesten iOS-Versionen einen Dienst zum Herunterladen der eigenen Krankenakte über eine FHIR-Schnittstelle eingeführt. Hierüber erhalten App-Entwickler ein API, mit dessen Hilfe sie SMART-ähnliche Apps Verbrauchern unmittelbar zur Verfügung stellen können (https://www.apple.com/researchkit/). Mit der zunehmenden Etablierung von FHIR werden neue Forschungstools entwickelt, mit deren Hilfe Patientendaten in die Patientenakte eingefügt werden können (beispielsweise C3-PRO, siehe weiter oben). Gesundheitsheimgeräte (z.B. Blutzucker- oder Blutdruckmessgeräte) und Wearables könnten in naher Zukunft in der Lage sein, mithilfe von FHIR-Schnittstellen Rückmeldung an die ePA zu geben.

Kontextbezogene Daten

Es existiert substanzielle Evidenz dafür, dass viele Faktoren, die zu Gesundheitsoutcomes beitragen, ihren Ursprung außerhalb der herkömmlichen Grenzen des Gesundheitssystems haben. Diese Faktoren werden oft als umweltbedingte und soziale Determinanten der Gesundheit bezeichnet und machen 60% der Bestimmungsgründe für vorzeitigen Tod in den USA aus [6]. Umwelt- und Sozialfaktoren für die Gesundheit stellen eine breite Palette von Einflussgrößen dar, die für natürliche, soziale und von Menschenhand gestaltete Umgebungen im jeweiligen „Kontext", in dem wir leben, relevant sind. Dennoch werden kontextbezogene Daten nicht vollumfänglich in die Gesundheitsversorgung integriert, auch werden solche Daten nicht aktiv in Patientendatenbanken gesammelt.

Die Erhebung kontextbezogener Daten wird zunehmend plausibler und in naher Zukunft zusehends einfacher. Umweltbezogene Daten (z.B. Exposition gegenüber Luftverschmutzung, Oberflächentemperatur, Lichtintensität, lokale klimatische Bedingungen) werden in der Regel von lokalen, regionalen oder nationalen Einrichtungen wie der US-amerikanischen National Oceanic and Atmospheric Administration (NOAA) oder der Environmental Protection Agency (EPA) erhoben und öffentlich zugänglich gemacht. Diese Daten können mittels geoäumlicher Technologien einfach mit Patientendaten kombiniert werden. Mithilfe neuer Messtechnologien werden außerdem Umweltexpositionsdaten in Städten gesammelt. Im Rahmen des Projekts Array of Things wurde beispielsweise ein Netzwerk individuell zugeschnittener, interaktiver und modularer Sensorboxen im Großraum Chicago aufgestellt, um Umweltdaten in Echtzeit zu erheben. Auch Wearables oder Mobilgeräte können mit derartigen Messfunktionen ausgestattet werden, um Umweltexpositionsdaten auf individueller Basis zu erfassen. Lokale und nationale Behörden erheben oft Rohdaten zu sozialen Determinanten der Gesundheit. Auch diese Daten könnten mittels georäumlicher Technologien mit Patientendaten abgeglichen werden. Zudem werden neue ePA-Module genutzt, mit deren Hilfe Informationen zu sozialen Determinanten der Gesundheit direkt von Patienten erhoben werden können. Zwar mangelt es an Evidenz zu klinischen Interventionen auf individueller Ebene auf Grundlage der sozialen Determinanten der Gesundheit, dennoch hat sich gezeigt, dass die Nutzung zusammengesetzter sozialer Determinanten der Gesundheit, beispielsweise von Indizes für strukturschwache Wohnbezirke, nachweislich zu einer Verbesserung der Populationsgesundheit beitragen kann. Werden kontextbezogene Daten den genetischen und phänotypischen Daten hinzugefügt, kann ein vollumfängliches Bild eines Patienten erstellt und somit „Präzisionsversorgung" für den einzelnen Patienten angeboten werden (Busza et al. 2012; Glasgow et al. 2012; Bazemore et al. 2015; Institute of Medicine 2014; Braveman u. Gottlieb 2014; McGinnis et al. 2002; Pantell et al. 2013).

Drei Voraussagen

Verbraucher werden über Mobilgeräte direkten Zugriff auf ihre ePA-Daten sowie auf unzählige Apps zur Analyse, Aufzeichnung und

Erläuterung dieser Daten haben. Sie werden über Dutzende am Körper tragbare Gesundheitsüberwachungssysteme verfügen, von denen manche direkt in die von ihnen verwendeten Produkte, wie Kontaktlinsen und Smart Watches, integriert sind.

Patientendaten werden auf interoperablen Systemen zugänglich, über Standard-Schnittstellen wie FHIR übertragbar sein und in groß angelegten „Selbstbedienungsnetzwerken" strukturiert zur Verfügung stehen. Manche Daten werden automatisch in Data Warehouses in der Cloud zusammengefasst und zur sicheren Online-Nutzung homomorph verschlüsselt. Die Daten werden von Qualitätsalgorithmen durchkämmt, mit deren Hilfe Ausreißer und Fehler automatisch identifiziert werden. Darüber hinaus werden die Daten mit kontext- und umweltbezogenen Datenquellen kombiniert.

Forscher werden diese enormen, multizentrischen Data Warehouses für Echtzeit-Analysen von individuellen Patienten und großen Patientenpopulationen nutzen, wodurch neue Erkenntnisse und die Phänotypisierung seltener Erkrankungen ermöglicht werden. Dadurch werden das Innovationstempo und der Feedback-Zyklus zwischen Labor und Krankenbett massiv beschleunigt.

Literatur

Baron RJ, Fabens EL, Schiffman M, Wolf E (2005) Electronic Health Records: Just around the Corner? Or over the Cliff? Ann Intern Med 143(3), 222–6

Bazemore AW, Cottrell EK, Gold R (2015) "Community Vital Signs": Incorporating geocoded social determinants into electronic records to promote patient and population health. J. Am. Med. Inform. Assoc. DOI:10.1093/jamia/ocv088

Behrman RE, Benner JS, Brown JS, McClellan M, Woodcock J, Platt R (2011) Developing the Sentinel System – A National Resource for Evidence Development. New England Journal of Medicine 364(6), 498–9

Bloomfield RA, Polo-Wood F, Mandel JC, Mandl KD (2017) Opening the Duke electronic health record to apps: Implementing SMART on FHIR. Int J Med Inform 99, 1–10

Blue Button + REST API (2013) URL: http://blue-button.github.io/blue-button-plus-pull/ (abgerufen am 27.03.2019)

Blumenthal D, Tavenner M (2010) The "Meaningful Use" Regulation for Electronic Health Records. N Engl J Med 363(6), 501–4

Braveman P, Gottlieb L (2014) The social determinants of health: it's time to consider the causes of the causes. Public Health Rep. 129 Suppl 19–31

Brown JS, Kahn M, Toh S (2013) Data quality assessment for comparative effectiveness research in distributed data networks. Med Care 51, 22–9. DOI:10.1097/MLR.0b013e31829b1e2c

Busza J, Walker D, Hairston A et al. (2012) Community-based approaches for prevention of mother to child transmission in resource-poor settings: a social ecological review. J. Int. AIDS Soc. 15, 17373. DOI:10.7448/IAS.15.4.17373

Christy A, MeeraGandhi G, Vaithyasubramanian S (2015) Cluster Based Outlier Detection Algorithm For Healthcare Data. Procedia Computer Science 50, 209–215

Collins FS, Hudson KL, Briggs JP, Lauer MS (2012) PCORnet: turning a dream into reality. J Am Med Inform Assoc 21(4), 576–7

Corrigan JM, Donaldson MS, Kohn LT, Maguire SK, Pike KC (2001) Crossing the quality chasm: a new health system for the 21st century. Institute of Medicine Washington (DC)

e-Patient Dave (2019) URL: Available from: https://www.epatientdave.com/ (abgerufen am 27.03.2019)

Estiri H, Murphy S (2018) Semi-supervised Encoding for Outlier Detection in Clinical Observation Data. ORCID Profile. Biorxiv. DOI: 10.1101/334771

Friedman CP, Wong AK, Blumenthal D (2010) Achieving a Nationwide Learning Health System. Sci Transl Med 2(57), 57cm29

Glasgow RE, Kaplan RM, Ockene JK et al. (2012) Patient-reported measures of psychosocial issues and health behavior should be added to electronic health records., Health Aff. (Millwood) 31, 497–504. DOI:10.1377/hlthaff.2010.1295

Haas P (2017) Elektronische Patientenakten. Bertelsmann Stiftung. URL: https://www.bertelsmann-stiftung.de/fileadmin/files/BSt/Publikationen/GrauePublikationen/VV_eEPA_Expertise_final.pdf (abgerufen am 27.03.2019)

Halamka JD (2011) Sending the questions to the data | Government Health IT. URL: http://www.govhealthit.com/blog/sending-questions-data (abgerufen am 27.03.2019)

Health IT (2019) Patient-Generated Health Data. URL: https://www.healthit.gov/topic/scientific-initiatives/patient-generated-health-data (abgerufen am 27.03.2019)

Hosny A, Vera-Licona P, Laubenbacher R, Favre T (2016) AlgoRun: a Docker-based packaging system for platform-agnostic implemented algorithms. Bioinformatics 32(15), 2396–2398. DOI: 10.1093/bioinformatics/btw120

Hung L-H, Kristiyanto D, Lee S, Yeung K (2016) GUIdock: using Docker containers with a common graphics user Interface to address the reproducibility of research. PLoS One 11(4), e0152686. DOI: 10.1371/journal.pone.0152686

Institute of Medicine (1997) The computer-based patient record: an essential technology for health care. National Academy Press Washington (DC)

Institute of Medicine (2014) Capturing social and behavioral domains and measures in electronic health records: Phase 2, The National Academies Press Washington (DC)

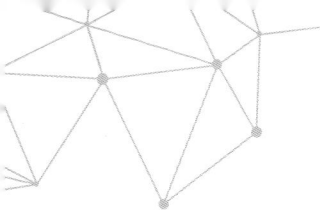

Kahn MG, Callahan TJ, Barnard J, et al. (2016) A Harmonized Data Quality Assessment Terminology and Framework for the Secondary Use of Electronic Health Record Data. eGEMs 4(1). DOI:10.13063/2327-9214.1244

Kavishwar B, Wagholikar Rahul Jain, MPH, CPHIMS, 3, 5 Eliel Oliveira, MBS, MS, 3, 5 Joshua Mandel, MD, 1, 4 Jeffery Klann, PhD, 1, 2 Ricardo Colas, PhD, et al; Evolving Research Data Sharing Networks to Clinical App Sharing Networks, AMIA Jt Summits Transl Sci Proc. 2017; 2017: 302–307

Kimball R (1996) The data warehouse toolkit: practical techniques for building dimensional data warehouses.: John Wiley & Sons New York

Klann JG, Buck MD, Brown J, Hadley M, Elmore R, Weber GM et al. (2014) Query Health: standards-based, cross-platform population health surveillance. J Am Med Inform Assoc 21(4), 650–6

Kruse CS, Goswamy R, Raval Y, Marawi S (2016) Challenges and Opportunities of Big Data in Health Care: A Systematic Review. JMIR Med Inform 4(4), e38

Mandel JC et al. (2016) SMART on FHIR: a standards-based, interoperable apps platform for electronic health records. J Am Med Inform Assoc 23(5), 899–908

Mandl KD, Kohane IS (2008) Tectonic Shifts in the Health Information Economy. N Engl J Med 358(16), 1732–7

Mandl KD, Kohane IS (2009) No small change for the health information economy. N Engl J Med 360(13), 1278–81

Marcotte L, Seidman J, Trudel K, Berwick DM, Blumenthal D, Mostashari F et al. (2012) Achieving Meaningful Use of Health Information Technology: A Guide for Physicians to the EHR Incentive Programs. Arch Intern Med 172(9), 731–6

Maro JC, Platt R, Holmes JH, Strom BL, Hennessy S, Lazarus R et al. (2009) Design of a National Distributed Health Data Network. Annals of Internal Medicine 151(5), 341–4

McDonald CJ, Overhage JM, Barnes M, Schadow G, Blevins L, Dexter PR et al. (2005) The Indiana Network For Patient Care: A Working Local Health Information Infrastructure. Health Affairs 24(5), 1214–20

McGinnis JM, Williams-Russo P, Knickman JR (2002) The case for more active policy attention to health promotion, Health Aff. 21, 78–93. DOI:10.1377/hlthaff.21.2.78

Murphy SN, Weber G, Mendis M, Gainer V, Chueh HC, Churchill S et al (2010) Serving the enterprise and beyond with informatics for integrating biology and the bedside (i2b2). J Am Med Inform Assoc 17(2), 124–30

National Center for Advancing Translational Sciences (2015) CTSA Consortium Tackling Clinical Trial Recruitment Roadblocks. URL: https://ncats.nih.gov/pubs/features/ctsa-act (abgerufen am 27.03.2019)

National Institutes of Health (NIH) (2019) All of Us Research Program. URL: https://allofus.nih.gov/ (abgerufen am 27.03.2019)

Olsen L, Aisner D, McGinnis JM (IOM Roundtable on Evidence-Based Medicine) (2007) The Learning Healthcare System: Workshop Summar. URL: http://www.nap.edu/catalog.php?record_id=11903 (abgerufen am 27.03.2019)

Pantell M, Rehkopf D, Jutte D et al. (2013) Social isolation: A predictor of mortality comparable to traditional clinical risk factors. Am. J. Public Health 103, 2056–2062. DOI:10.2105/AJPH.2013.301261

Paris N, Mendis M, Daniel C, Murphy S, Tannier X, Zweigenbaum P (2017) i2b2 implemented over SMART-on-FHIR. i2b2 implemented over SMART-on-FHIR AMIA. Jt Summits Transl Sci Proc, 369-378

Pfiffner PB, Pinyol I, Natter MD, Mandl KD (2016) C3-PRO: Connecting ResearchKit to the Health System Using i2b2 and FHIR. PLOS ONE 11(3), e0152722

Raisaro JL, Klann JG, Wagholikar KB, Estiri H, Hubaux JP, Murphy SN (2018) Feasibility of Homomorphic Encryption for Sharing I2B2 Aggregate-Level Data in the Cloud. Proceedings of the AMIA Informatics Summit. AMIA Jt Summits Transl Sci Proc 176-185

Solbrig H et al. (2018) Automated Population of an i2b2 Clinical Data Warehouse using FHIR AMIA Annu Symp Proc 979–988

Sync For Science (2019) URL: http://syncfor.science/ (abgerufen am 27.03.2019)

Szitenberg A, John M, Blaxter ML, Lunt DH (2015) ReproPhylo: an environment for reproducible Phylogenomics. PLoS Comput Biol 11(9), e1004447. DOI: 10.1371/journal.pcbi.1004447

Turvey C, Klein D, Fix G, Hogan TP, Woods S, Simon SR et al. (2014) Blue Button use by patients to access and share health record information using the Department of Veterans Affairs' online patient portal. J Am Med Inform Assoc 21(4), 657–63

Wagholikar KB et al. (2017) SMART-on-FHIR implemented over i2b2. J Am Med Inform Assoc 24(2), 398–402

Wagholikar KB, Dessai P, Sanz J, Mendis ME, Bell DS, Murphy SN (2018) Implementation of informatics for integrating biology and the bedside (i2b2) platform as Docker containers; BMC Med Inform Decis Mak 18, 66

Warner JL, Rioth MJ, Mandl KD, Mandel JC, Kreda DA, Kohane IS et al. (2016) SMART precision cancer medicine: a FHIR-based app to provide genomic information at the point of care. J Am Med Inform Assoc 23(4), 701–10

Wattanasin N et al. (2012) Apps to display patient data, making SMART available in the i2b2 platform. AMIA Annu Symp Proc; 960–9

Weber GM, Murphy SN, McMurry AJ, MacFadden D, Nigrin DJ, Churchill S et al. (2009) The Shared Health Research Information Network (SHRINE): A Prototype Federated Query Tool for Clinical Data Repositories. J Am Med Inform Assoc 16(5), 624–30

Weiskopf NG, Weng C (2013) Methods and dimensions of electronic health record data quality assessment: enabling reuse for clinical research. J Am Med Inform Assoc 20, 144–151. DOI:10.1136/amiajnl-2011-000681

Zhou L, Soran CS, Jenter CA, Volk LA, Orav EJ, Bates DW et al. (2009) The relationship between electronic health record use and quality of care over time. J Am Med Inform Assoc 16(4), 457–64

Jeffrey G. Klann, PhD

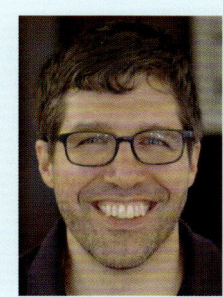

Jeffrey G. Klann ist Assistenzprofessor der Medizin an der Harvard Medical School und am Massachusetts General Hospital Laboratory of Computer Science. Er besitzt einen B.Sc. und einen M.Eng. in Informatik vom MIT sowie einen PhD in Gesundheitsinformatik von der Indiana University. Neben seinem PhD absolvierte er ein Stipendium für ein Forschungstrainingsprogramm der NLM. Der Schwerpunkt der Tätigkeit von Jeffrey G. Klann liegt auf der Entwicklung und Untersuchung klinischer Big Data-Ressourcen, einschließlich Datenanalytik, multizentrischen Forschungsnetzwerken, Softwarearchitektur, Datenstandards und Interoperabilität. Er übte leitende Funktionen bei verschiedenen Projekten auf nationaler Ebene zu Interoperabilität und Analytik aus, darunter das ARCH Clinical Data Research Network (Teil des Patient Centered Outcomes Research Network [PCORnet]), das nationale Pilotprojekt Query Health zur Beobachtung der Populationsgesundheit sowie die medizinische App-Plattform Substitutable Medical Apps, Reusable Technologies (SMART). Derzeit ist er in der Abteilung Research Information Science and Computing bei Partners Healthcare tätig, einem Unternehmen, das groß angelegte Analysen der Dateninfrastruktur für Forschungsprojekte sowohl innerhalb als auch außerhalb von Partners durchführt und verwaltet.

Kavishwar B. Wagholikar, MBBS, PhD

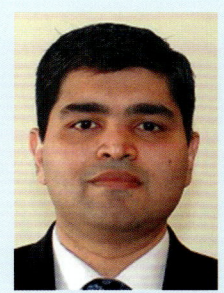

Kavishwar B. Wagholikar ist Assistenzprofessor der Medizin an der Harvard Medical School und Assistent der Informatik am Massachusetts General Hospital. Der Schwerpunkt seiner Forschungstätigkeit liegt auf Künstlicher Intelligenz in der Medizin, dazu gehören die Unterstützung der klinischen Entscheidungsfindung (clinical decision support, CDS), Phänotypisierung, maschinelles Lernen und Computerlinguistik. Wagholikar schloss seine klinische Ausbildung (MBBS) und seinen PhD in Wissenschaftsinformatik in Indien ab. Außerdem erhielt er ein Postdoc-Stipendium an der Mayo Clinic. Wagholikar wurde der Career Development Award von der National Library of Medicine verliehen (2014–19). Ziel seiner Forschungsarbeit ist die Entwicklung eines Rahmenkonzepts für die Nutzung von Künstlicher Intelligenz in der klinischen Praxis.

Hossein Estiri, PhD

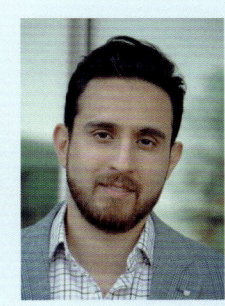

Hossein Estiri ist Instructor of Medicine an der HMS und gehört einem gemeinsamen Forschungsteam des Massachusetts General Hospital Laboratory of Computer Science und einer angegliederten Fakultät des Harvard Center for Population and Development Studies und der Harvard Graduate School of Design an. Er erhielt einen PhD im Fachgebiet Stadtgestaltung und Stadtplanung und im Anschluss daran einen PhD in Statistik von der University of Washington. Zu den Forschungsschwerpunkten von Estiri gehört die Entwicklung von Anwendungen zur visuellen Analytik, mit deren Hilfe unter Anwendung statistischer Lernmethoden und Datenanalytik die Datenqualität in elektronischen Gesundheitsakten untersucht und Patienten charakterisiert werden können.

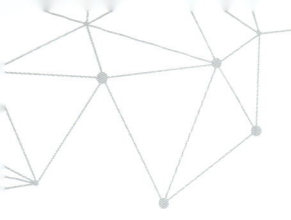

Maulik D. Majmudar, MD, PhD

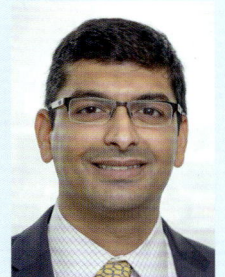

Maulik D. Majmudar ist Kardiologe und Chief Medical Officer im Bereich Health & Wellness bei Amazon. Vor seiner Tätigkeit bei Amazon war er stellvertretender Direktor des Healthcare Transformation Lab am Massachusetts General Hospital und Assistenzprofessor an der Harvard Medical School. Dort war er für die Identifizierung, Validierung und Implementierung digitaler Gesundheitslösungen zur Verbesserung der Versorgung und der Erfahrung von Patienten und Leistungserbringern verantwortlich. Während seiner Tätigkeit am MGH erhielt er Fördergelder der Aetna Foundation, um eine neue Stipendiatenstelle im Bereich Healthcare Innovation zu erschaffen, deren Ziel in der Förderung der nächsten Generation klinischer Pioniere lag. Maulik D. Majmudar ist ein aktives Mitglied der Healthcare Innovation and Entrepreneurship Community und hat ein besonderes Interesse an technologiegestützten Innovationen in der Gesundheitsversorgung. Maulik D. Majmudar war zudem Gründungsmitglied und Chief Clinical Officer von Quanttus, Inc., einem risikokapitalfinanzierten Startup mit Schwerpunkt auf medizinischen Wearables, das ein neuartiges Handgelenkgerät zum kontinuierlichen, manschettenlosen Blutdruckmonitoring entwickelte. Maulik D. Majmudar besuchte die Northwestern University Feinberg School of Medicine und absolvierte seine Assistenz in Innerer Medizin am The Johns Hopkins Hospital. Im Anschluss schloss er seine Facharztausbildung in der Herz- und Gefäßmedizin am Brigham and Women's Hospital ab. Er ist darüber hinaus Inhaber zweier Patente und hat mehrere Publikationen in relevanten Fachzeitschriften, wie Nature, Circulation, JAMA und dem Journal of Healthcare Delivery and Implementation Science veröffentlicht.

Shawn N. Murphy, MD, PhD

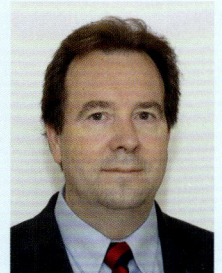

Shawn N. Murphy ist Chief Research Information Officer bei Partners HealthCare, Professor der Neurologie an der Harvard Medical School und fungiert darüber hinaus als stellvertretender Direktor des Laboratory of Computer Science am Massachusetts General Hospital. Seinen B.Sc. in Chemie erhielt er von der University of Notre Dame, der PhD in Pharmakologie und Physiologie sowie der Doktortitel in Medizin wurden ihm von der University of Chicago verliehen. Zu den Forschungsschwerpunkten von Shawn N. Murphy gehört die Entwicklung von Abfragemethoden für Daten im Gesundheitswesen, sodass diese unmittelbar von Wissenschaftlern genutzt werden können, selbst wenn es sich dabei um sehr große Datensätze handelt. Shawn N. Murphy hat bedeutende und weithin akzeptierte Open-Source-Projekte auf den Weg gebracht. Der Schwerpunkt liegt dabei auf der Integration vielfältiger phänotypischer, bildgebender und genomischer Daten, sodass neue Erkenntnisse aus der sekundären Nutzung routinemäßig erfasster Gesundheitsdaten erzeugt und visualisiert werden können, die dann auf neue Methoden zur Unterstützung der klinischen Entscheidungsfindung im Rahmen eines lernenden Gesundheitssystems angewendet werden.

Datenschätze heben – Perspektiven für die Biomedizinische Informatik

Hans-Ulrich Prokosch, Thomas Ganslandt und Martin Sedlmayr

Szenario 1 – KI in der Dermatologie
Maria Mustermann beobachtet schon seit einigen Wochen eine Hautveränderung an ihrem rechten Oberschenkel – ein kleiner dunkler Fleck, der nun schon fast 1 cm Durchmesser hat. Etwas beunruhigt hat sie diesen ihrer Freundin gezeigt, die sogleich einen tollen Tipp hatte: „Lade dir doch die Haut-Screening App meines Dermatologen auf dein Handy und mache ein Bild von dem kleinen Fleck – und in Sekundenschnelle kann dir die App dann sagen, ob dies ein Tumor ist oder nicht". Gesagt – getan, und nur zwanzig Minuten später bekommt Maria Mustermann über die App tatsächlich die Rückmeldung, dass es sich in ihrem Fall nicht um eine bösartige Hautveränderung, sondern lediglich um einen ungefährlichen Altersfleck handelt.

Szenario 2 – Real World Data-Analysen zu COPD-Erkrankungen
Fritz Raucher hat eine chronisch obstruktive Lungenerkrankung (COPD). Wegen seines trockenen Hustens hat er regelmäßig Kontrolltermine in der Ambulanz der nahegelegenen Uniklinik. In letzter Zeit bekommt er auch schnell Atemprobleme beim Treppensteigen und hat oft Auswurf beim Husten. Heute hat er wieder einen Ambulanztermin und es wurde ein Lungenfunktionstest durchgeführt. In der Abschlussbesprechung zeigt ihm nun Dr. Pulmon eine wissenschaftliche Publikation, in der eine Auswertung des Therapieerfolgs verschiedener Behandlungsmaßnahmen bei den unterschiedlichen GOLD-Stadieneinteilungen der chronisch obstruktiven Lungenerkrankung anhand der Daten aller deutschen Universitätskliniken von über 6 Millionen an COPD erkrankten Patienten durchgeführt wurde. „Ihr Zustand hat sich leider seit ihrem letzten Termin deutlich verschlechtert. Aufgrund der Ergebnisse dieser Publikation", sc Dr. Pulmon, „möchte ich Ihnen eine medikamentöse Therapie mit Kortikosteroiden empfehlen. Diese hat bei vergleichbaren Patienten offensichtlich am besten angeschlagen und führte zu einer Stabilisierung des Zustands, sodass auf eine stationäre Behandlung verzichtet werden konnte."

Beide Szenarien sollen illustrieren, welche Möglichkeiten sich heute im Gesundheitswesen zur Unterstützung ärztlicher Tätigkeiten durch den Einsatz sogenannter Big Data-Technologien und mittels Verfahren der Künstlichen Intelligenz sowie durch Real World Data-Analysen (Auswertungen auf Basis von Routinedaten) ergeben. Im ersten Fall wurde das Analysemodell in einer App mit tausenden von Vergleichsbildern antrainiert und im zweiten Szenario wurden multizentrisch Daten aggregiert. Zum besseren Verständnis werden diese drei Begriffe in den nachfolgenden Abschnitten definiert und an Beispielen illustriert.

Big Data-Anwendungen in der Medizin

In der wissenschaftlichen Literatur findet sich derzeit noch keine eindeutige und von allen akzeptierte Definition von Big Data. Die Assoziation von „Big" mit hohem Datenvolumen liegt zwar auf der Hand und wird u.a. durch die systematische Literaturrecherche von Baro et al. (2015) bestätigt, doch wird dort gleichermaßen auf folgende Aspekte hingewiesen:

- Heterogenität (Variabilität),
- Geschwindigkeit (Velozität) und
- Wahrhaftigkeit/Validität (Veracity).

Zum einen können durch genomische und molekulare Diagnostik heute Datenvolumina erzeugt werden, die diese von Bilddaten um ein Vielfaches übersteigen. Die technologischen Entwicklungen, insbesondere in der Miniaturisierung technischer Bauteile wie Sensoren führen zum anderen dazu, dass wir in der Lage sind, den Patienten selbst immer mehr als Daten generierende Quelle mit einzubeziehen. Dabei erzeugt eine Vielzahl von Sensoren, die auch unmittelbar am Körper von Patienten getragen werden können, mit enormer *Geschwindigkeit (Velozität)* Daten, die ausgewertet und weiterverarbeitet werden können. Die große Herausforderung, um aus diesem Schatz an neuen Daten für das Gesundheitswesen und die medizinische Versorgung auch neue Erkenntnisse zu generieren, ist somit weniger das zu verarbeitende Datenvolumen, sondern vielmehr die Heterogenität der vielfältigen Datenquellen, die erst durch eine *gemeinsame und ganzheitliche Betrachtung* wirklich zu einem Mehrwert im Sinne eines lernenden Gesundheitssystems führen. Friedman und Kollegen (2015) haben dies sehr anschaulich mit der folgenden Aussage charakterisiert:

> "Harness the power of data and analytics to learn from every patient, and feed the knowledge of 'what works best' back to clinicians, public health professionals, patients, and other stakeholders to create cycles of continuous improvement." (Friedman et al. 2015, S. 44)

Auffray und Kollegen (2016) gehen davon aus, dass das Potenzial von Big Data für das Gesundheitswesen hoch ist, sie weisen aber gleichzeitig darauf hin, dass es zur Ausschöpfung dieses Potenzials noch eine Vielzahl von Hürden zu überwinden gilt, von denen neben den politischen und gesetzlichen Barrieren insbesondere der Mangel an harmonisierten Datenformaten hervorzuheben ist.

Die oben genannten Beispiele illustrieren, dass angesichts der vielfältigen Ursprungsquellen der zu verarbeitenden Daten die Datenqualität oft sehr unterschiedlich sein kann. Auch wenn dies nicht unumstritten ist, so gehen doch viele Wissenschaftler davon aus, dass gewisse Mängel in der Datenqualität durch das hohe Datenvolumen wieder ausgeglichen werden können. In diesem Sinne bezeichnet die *Validität* der Daten zwar eigentlich die Sicherstellung der Datenqualität, da dies aber oftmals gerade nicht vollständig sichergestellt werden kann, spricht man stattdessen häufiger von *Veracity* und bezieht sich damit auf den Grad der Glaubwürdigkeit der Daten. In Abhängigkeit von der Glaubwürdigkeit der jeweiligen Daten muss man dann entsprechend die Validität der aus den Analysen abgeleiteten Schlussfolgerungen beurteilen.

Beispielhafte Big Data-Technologien (also Verfahren, die es ermöglichen mit entsprechend schnell erzeugten Daten aus sehr heterogenen Datenquellen und mit variierender Datenqualität umzugehen) sind die verschiedenen Ansätze der Künstlichen Intelligenz (insbesondere maschinelle Lernverfahren), aber auch die sogenannten Real World Data-Analysen, welche beide nachfolgend noch näher beschrieben werden.

Weitergehende Beispiele, Herausforderungen und kritische Betrachtungen zum Einsatz von Big Data im klinischen Alltag wurden u.a. von Mansmann (2018), sowie zu dessen Anwendung in der wissenschaftlichen Medizin von Binder und Blettner (2015) beschrieben. Die Herausforderungen und Möglichkeiten, die sich durch Big Data-Technologien für die Biomedizinische Informatik ergeben beschreibt Bellazzi im IMIA Yearbook of Medical Informatics (2014).

Künstliche Intelligenz in der Medizin

> *„Künstliche Intelligenz: Techniker Krankenkasse setzt künftig auf KI-Ärzte." (Reineking [ComputerBase > Netzpolitik] 2018)*

Solche und ähnlich lautende Zitate geisterten 2018 in großer Zahl durch die Medien. Sie erzeugten auf der einen Seite einen künstlichen Hype um die Möglichkeiten der Künstlichen Intelligenz, auf der Seite aber führte dies gleichzeitig zu einer Vielzahl kritischer Stimmen und ethischer Bedenken (siehe z.B. Crawford und Calo 2016). Ein maßgeblicher Treiber des KI-Hypes waren in den letzten Jahren die Aktivitäten der Firma IBM und deren Entwicklung des *KI-Systems Watson* für das Gesundheitswesen. Aufbauend auf einer Kooperation mit dem New Yorker Memorial Sloan Kettering Cancer Center entstand z.B. Watson for Oncology (Memorial Sloan Kettering Cancer Center 2014), welches seitdem häufig als Heilsbringer im Kampf gegen den Krebs angepriesen wurde (Balzter [FAZ] 2018). Das Deutsche Krebsforschungszentrum und IBM hatten bereits 2011 auf der Cebit ein Kooperationsprojekt angekündigt, in dem Watson das Erbgut von insgesamt 1.500 Patienten mit Hirn-, Prostata- und Lymphgewebetumoren durchforsten und in den weltweiten medizinischen Publikationen und Wissensbanken nach geeigneten Therapien dafür suchen sollte. Kliniken, wie das MD-Anderson Krebszentrum der Universität Texas oder das größte dänische Krankenhaus in Kopenhagen, sowie das Rhön-Klinikum Marburg, initiierten ebenfalls große Kooperationsprojekte mit IBM. Die grundlegende Idee all dieser Projekte war es, dass Watson elektronisch vorliegende Patientenakten, die die Dokumentation von Erkrankungsverläufen und den durchgeführten Behandlungen beinhalten, mit Publikationen zu Studien aus Tausenden von wissenschaftlichen Zeitschriften, Behandlungsrichtlinien und Krankenhaus-Datenbanken analysieren und abgleichen sollte. Dem Grundkonzept des *maschinellen Lernens* folgend, sollte das System mit diesen Daten so trainiert werden, dass es dem Arzt bei neuen Patienten eine Reihe möglicher Behandlungsoptionen mit zugehörigen Erfolgsaussichten vorschlagen sollte (Balzter [FAZ] 2018; Krempl [Heise Online] 2018). Doch es zeigte sich, dass diese Ziele offensichtlich zu hochgesteckt waren und die Medizin doch ein weitaus schwierigeres Anwendungsfeld ist, als Anwendungsgebiete wie Marktforschung oder Kundenservice. Gegenüber dem ursprünglichen Erfolgsprojekt „Jeopardy" (eine amerikanische Fernsehshow in der Watson Quizfragen besser zu beantworten wusste als menschliche Kandidaten) sind die Fragestellungen zunächst bei der Diagnostik von Krankheiten und anschließend bei der Therapieentscheidung doch wesentlich komplexer als das einfache Erkennen von Mustern oder das Beantworten von Multiple Choice-Fragen. Insbesondere ist es wichtig, welche Eingabedaten dem Lernprozess eines solchen KI-Systems zu Grunde gelegt werden. Diesbezüglich wiesen deutsche Krebsforscher mittlerweile darauf hin, dass Watson mit den Daten eines amerikanischen „Oberklassen-Krankenhauses" trainiert wurde, welche in keiner Weise repräsentativ für die Versorgung von Krebspatienten in Deutschland seien (Balzter [FAZ] 2018). Als Konsequenz daraus wurden all die oben genannten, anfangs hoch gepriesenen Projekte mittlerweile eingestellt (tiefergehende Beschreibungen und Untersuchungen zu den Hintergründen dieser anfänglichen Überschätzung finden sich u.a. in Krempl [Heise Online] 2018, Balzter [FAZ] 2018 sowie insbesondere bei STAT 2018).

Anders gelagert ist der Sachverhalt bei positiven Beispielen, wie dem zu diesem Kapitel einleitend beschriebenen Szenario der Erkennung von Hauttumoren. Dieses Szenario basiert auf Forschungsergebnissen, die Wissenschaftler der Stanford University unter Einsatz eines von Google entwickelten lernfähigen Algorithmus bei der *Kategorisierung von Hautveränderungen* erzielten. Zum Training hatten Sie diesem Algorithmus 130.000 Bilder von verschiedenen gut- und bösartigen Hautveränderungen, welche mit Annotationen dermatologischer Experten versehen waren, zur Verfügung gestellt, die aus achtzehn öffentlich zugänglichen Bilddatenbanken sowie dem Bildarchiv des Stanford Krankenhauses stammten. In dem Projekt wurde dann die Fähigkeit, drei in der Dermatologie typische diagnostische Aufgabenstellungen zu bearbeiten, zwischen 21 Dermatologen und dem entwickelten Convolutional Neural Network verglichen. Im Ergebnis schnitten Dermatologen und Künstliche Intelligenz bei diesen Aufgabenstellungen etwa gleich gut ab und erreichten eine Quote von rund 91 Prozent (Esteva et al. 2017). Der Schritt von solchen ersten wissenschaftlichen Ergebnissen hin zu validierten und vertrauenswürdigen Medizinprodukten ist allerdings noch weit. So bestätigen auch die Autoren des zitierten Artikels:

> "This fast, scalable method is deployable on mobile devices and holds the potential for substantial clinical impact, including broadening the scope of primary care practice and augmenting clinical decision-making for dermatology specialists. Further research is necessary to evaluate performance in a real-world, clinical setting, in order to validate this technique across the full distribution and spectrum of lesions encountered in typical practice." (Esteva et al. 2017, S. 118)

Auch wenn entsprechende medizinische Apps mit entsprechender Funktionalität also im Internet bereits angeboten werden, so sollte deren Nutzung immer mit großen Vorbehalten unter Überprüfung der durchgeführten medizinischen Validierung erfolgen und es sollte jedem Nutzer auch klar sein, dass z.B. die Lichtverhältnisse bei einer solchen Aufnahme die Ergebnisse der App leicht verfälschen können. Einen echten Ersatz für die diagnostische Untersuchung durch einen medizinischen Experten können solche Anwendungen heute sicherlich noch nicht darstellen.

Dennoch sollen damit die grundsätzlich positiven Ergebnisse (zumindest im Laborumfeld) nicht angezweifelt werden. Leider ist eine Übertragbarkeit und Verallgemeinerung solcher Vorzeigeprojekte auf die medizinische Versorgung an sich, in keiner Weise gegeben. Geht es doch in diesem Beispiel um eine einfache Multiple Choice-Entscheidung, und nicht um die Festlegung einer komplexen multimodalen Therapie. Es ist also wichtig, die Möglichkeiten der KI nicht zu überschätzen, sondern vielmehr Einsatzszenarien zu identifizieren, in denen die zugrunde liegenden Verfahren ihre Stärken optimal ausspielen können. So schlussfolgerten auch Chen und Asch (2017) in ihrem New England Journal of Medicine Artikel „Machine Learning and Prediction in Medicine – Beyond the Peak of Inflated Expectations", dass Prädiktionsalgorithmen sehr gut als diagnostische Screeningverfahren eingesetzt werden können, um Patientenpopulationen in verschiedene Risikogruppen einzuteilen, wenn dazu komplexe medizinische Phänomene in eingegrenzte Multiple Choice-Fragen heruntergebrochen werden können. Sie weisen aber gleichzeitig darauf hin, dass selbst das beste Prädiktionsmodell nicht unbedingt gleich zu einer besseren Krankenversorgung führen muss. Letztendlich sind diese Algorithmen noch nicht dazu in der Lage, dem Mediziner Vorschläge zu machen, um ein vorhergesagtes Behandlungsergebnis wirklich zu verbessern – in der Realität ist es oftmals, mangels potenzieller Alternativen, eben nicht einmal möglich, vorhergesagte Behandlungsergebnisse zu ändern.

Angesichts der oben genannten Beispiele ist es wichtig, trotz aller Euphorie den Boden der Realität nicht unter den Füßen zu verlieren. Um die Worte von Chen und Asch (2018) aufzugreifen:

> „Verfahren der KI, wie das maschinelle Lernen befinden sich zurzeit auf dem Gipfel inflationärer Erwartungen. Um von dort nicht zu hart in das Tal der Desillusionierung zu fallen, müssen wir die Möglichkeiten, aber auch die Grenzen dieser Technologien realistisch bewerten." (Chen u. Asch 2018, S. 2507 [übersetzt aus dem engl. vom Autor])

Wir sollten uns immer vor Augen führen, dass es einen ähnlichen Hype vor über 40 Jahren schon einmal gab (vgl. u.a. Szolovitz 1982), und dass es dann viele Jahre dauerte, bis die damalige Ernüchterung überwunden wurde.

Die Erforschung des richtigen und *ethisch akzeptierten Einsatzes von KI im Gesundheitswesen* und in der medizinischen Versorgung ist somit eine der größten Herausforderungen für die nächsten Jahre. Viele Wissenschaftler und Unternehmer behaupten, dass KI das zentrale Thema des Jahres 2019 sein wird. Sowohl die Europäische Union (European Commission 2018) als auch die Bundesregierung haben im Dezember bzw. November 2018 Strategien für Künstliche Intelligenz verabschiedet, dabei das Ziel benannt „Deutschland und Europa zu einem führenden Standort für Entwicklung und Anwendung von KI-Technologien zu machen" (Bundesministerium für Arbeit und Soziales 2018) und insbesondere auf die Bedeutung der KI für das Gesundheitswesen hingewiesen. Gleichermaßen wichtig sind aber die ebenfalls benannten Ziele „eine verantwortungsvolle und gemeinwohlorientierte Entwicklung und Nutzung von KI sicherzustellen", und „KI im Rahmen eines breiten gesellschaftlichen Dialogs und einer aktiven politischen Gestaltung ethisch, rechtlich, kulturell und institutionell in die Gesellschaft einzubetten."

Wie bereits dargelegt, hängt die Entwicklung leistungsfähiger KI-Algorithmen insbesondere von der Menge und Qualität der für die Lernprozesse verfügbaren Daten ab. Diesem Punkt will die EU Rechnung tragen durch die

> „Schaffung gemeinsamer europäischer Datenräume [...]. In diesen gemeinsamen europäischen Datenräumen werden Daten aus ganz Europa [...] der KI zur Verfügung gestellt, damit diese in einer für die Entwicklung neuer Produkte und Dienstleistungen erforderlichen Größenordnung trainiert werden kann" (European Commission 2018).

Im gleichen Absatz weist dieses europäische Strategiepapier aber auch darauf hin, dass es dabei entscheidend darauf ankommt, dass europäische Vorschriften wie Interoperabilitätsanforderungen und Normen rasch ausgearbeitet und verabschiedet werden. Auf den Aspekt der Interoperabilität werden wir in diesem Kapitel an späterer Stelle anhand eines beispielhaften Ansatzes noch einmal näher eingehen.

Real World Data-Analysen

> "When it comes to cancer treatment decision making, real world evidence (RWE) may have the potential to be a new driving force." (Boltz 2017)

Die medizinische Forschung befindet sich in einem Umbruch. Traditionelle Forschungsansätze wie Kohortenanalysen oder Klinische Studien werden schrittweise komplementär ergänzt durch neue datenbasierte Ansätze wie die bereits erwähnten Verfahren des Maschinellen Lernens oder sogenannte *Real World Data-Analysen*. Auch die FDA (amerikanische Food and Drug Administration) hat es sich mittlerweile

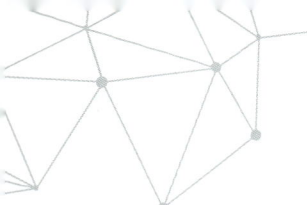

zum Ziel gesetzt, gerade im Bereich der Onkologie medizinische Evidenz auch außerhalb traditioneller klinischer Studien zu generieren. Der Rückgriff auf Daten aus der „realen Welt der Versorgung" wird unter anderem als Ausweg aus dem Dilemma der niedrigen Patientenzahlen bei seltenen Krankheiten gesehen, bei denen es fast unmöglich ist, ausreichende Patientenzahlen zur Erzielung signifikanter Ergebnisse in herkömmliche randomisierte, kontrollierte Studien einzuschließen. Gleichermaßen gehen Experten davon aus, dass „*Real World-Evidenz*" (RWE) auch für den Erfolg der molekularen Präzisionsmedizin mit immer kleiner werdenden Patientengruppen für gezielte Therapieansätze zum kritischen Erfolgsfaktor wird. Maissenhälter und Kollegen (2018) verstehen unter Real World-Evidenz

> „*die technologiegestützte Zusammenführung aller routinemäßig gesammelter Informationen zum Krankheitsverlauf eines Patienten aus klinischen Systemen zu einem umfangreichen, auswertbaren Datensatz (Big Data), welcher damit die Behandlungsrealität bestmöglich und vergleichbar abbildet.*"
> (Maissenhälter et al. 2018, S. 378)

Selbstverständlich soll damit der hohe Wert traditioneller klinischer Studien durch die Autoren nicht infrage gestellt werden, doch stellen die steigenden Kosten solcher Studien auf der einen Seite und die Limitierung in Bezug auf ausreichend große Studienpopulationen in Zeiten der Präzisionsmedizin auf der anderen Seite Rahmenbedingungen dar, unter denen alternative komplementäre Forschungsansätze immer größere Bedeutung gewinnen werden.

Natürlich sind diese „Real World-Daten" bzw. deren Auswertungen nicht völlig unproblematisch, und es gilt in Bezug auf Studiendesign und Studiendurchführung eine Reihe von kritischen Hürden zu überwinden. So stellen der potenzielle Selektions-Bias, Detektions- oder Attrition-Bias, sowie Messfehler der Originaldaten und Confounding nur einige der Verzerrungsgefahren dar, für die Real World Data sehr anfällig sind. Insofern gilt es, mittels des Einsatzes statistischer Matchingverfahren (z.B. die Propensity-Score-Methode, inverse Wahrscheinlichkeitsgewichtung und Stratifizierung) die interne Validität der RWE Auswertungen zu erhöhen. Auf der anderen Seite unterliegen sie nicht den typischen Einschränkungen klinischer Studien, die durch die Definition der Ein- und Ausschlusskriterien in der Regel künstliche und idealisierte Bedingungen erzeugen, welche im Nachgang zu Unsicherheiten führen können, wie die erlangte Evidenz auch für andere Patientenpopulationen bewertet und verallgemeinert werden kann. Für einen umfassenderen Vergleich der Vor- und Nachteile klinischer Studien und RWE Konzepte, sowie Hinweise in Bezug auf anzuwendende Studiendesigns sei an dieser Stelle aus Platzgründen auf Maissenhälter et al. (2018) sowie die dort referenzierte vertiefende Literatur verwiesen.

Es ist aber mittlerweile unbestritten, dass RWE-Studien wichtige Instrumente sein können, um die Hypothesengenerierung für zukünftige traditionelle klinische Studien zu unterstützen oder gar völlig neue Forschungsfragen aufzuwerfen. Gleichermaßen können Sie dazu herangezogen werden, um die Erkenntnisse aus früheren klinischen Studien zu verallgemeinern und auch über die in den Studien gewählten Populationen hinaus zu belegen (Sherman et al. 2016).

OHDSI – Observational Health Data Sciences and Informatics

Als ein Beispiel für diese Art von RWE-Studien wird nachfolgend die *OHDSI-Initiative* (Observational Health Data Sciences and Informatics; vgl. Hripcsak et al. 2015) vorgestellt, welche in den USA zunächst auf den Ergebnissen der *Observational Medical Outcomes Partnership* (OMOP) aufsetzte, mittlerweile aber eine weltweite Verbreitung und mit OHDSI Europe auch eine europäische Partnerinitiative gefunden hat (vgl. OHDSI Europe 2019)

Das OMOP-Projekt basierte auf einer Kooperation öffentlicher und industrieller Institutionen, welche u.a. die amerikanische Food and Drug Administration (FDA), verschiedene Pharmafirmen und Krankenhäuser umfasste. Es hatte das Ziel, Methoden und Technologien zur Auswertung sogenannter *„observational healthcare databases"* (Gesundheitsdatenbanken deren Daten im Rahmen der Patientenversorgung erhoben wurden) zu etablieren, um den Nutzen, aber auch die Risiken von Medizinprodukten zu studieren. Eines der wichtigsten und nachhaltigen Ergebnisse dieses Projektes war die Entwicklung des *OMOP Common Data Models (CDM)*. Im Anschluss an dieses fünfjährige Projekt gründete sich OHDSI als internationale Kooperation mit dem Ziel der Entwicklung und Anwendung von Open Source-Werkzeugen zur Auswertung großer *verteilt vorgehaltener Datenbestände* (welche aber alle auf dem OMOP Common Data Model als gemeinsamer Interoperabilitätsbasis beruhen), um neue Erkenntnisse für die medizinische Diagnostik und Therapie zu gewinnen. In 2015 hatten sich dieser Initiative weltweit bereits weit über 90 Partner angeschlossen und verfolgten gemeinsam das Ziel ein Netzwerk von 1 Milliarde Patientendatensätzen zu etablieren, um aufsetzend auf einer solchen Datenbasis realer Versorgungsdaten neue medizinische Evidenz zu generieren (Hripcsak et al. 2015).

Wie schon erwähnt, ist die wichtigste Basis für eine solche internationale Zusammenarbeit die Einigung auf ein *gemeinsames Datenmodell* und ein *Set gemeinsamer Terminologien*. Das OMOP CDM standardisiert die Struktur, das Format und die Inhalte der zu speichernden medizinischen Daten, sodass darauf wiederum standardisierte Methoden und Auswertungswerkzeuge angewendet werden können. Zur Standardisierung der Dateninhalte greift das OMOP CDM auf weltweit genutzte standardisierte Vokabulare (wie z.B. SNOMED CT zur Beschreibung von Symptomen und Diagnosen, RxNorm für Medikamente oder LOINC für Laborparameter) zurück. Eines der in OHDSI entwickelten Werkzeuge ist AT-HENA, welches den Zugriff auf eine Bibliothek von über 70 Vokabularien ermöglicht und die Abbildung der darin enthaltenen Terme auf das OMOP Standardvokabular unterstützt. Dieser Katalog kann an den einzelnen Partnerstandorten eines Netzwerks auch um lokale Vokabulare erweitert werden. Weitere Werkzeuge, die das Abbilden der jeweils lokalen Datenbestände und deren Terminologien auf das OMOP CDM und dessen Vokabulare unterstützen, sind USAGI (Terminologiemapping) und WhiteRabbit/RabbitInAHat (Abbildung lokaler Datenstrukturen auf das OMOP CDM).

Den *Anforderungen des Datenschutzes* wird OHDSI gerecht, indem alle Datenbestände jeweils an den Orten verbleiben, an denen sie erhoben wurden und die Auswertungen in verteilter Form durchgeführt werden. D.h. anstelle einer zentralen Datenzusammenführung verfolgt OHDSI das Konzept, die Auswertungsalgorithmen zentral zu entwickeln, und diese dann an die einzelnen Standorte, d.h. zu den Datenbeständen hin, zu verteilen. Die jeweiligen Standorte melden dann lediglich die aggregierten Auswertungsergebnisse an die zentrale, eine Auswertung koordinierende, Einrichtung zurück.

Die verteilte Analyse der zum OMOP CDM kompatibel vorgehaltenen Datenbestände wird z.B. durch ATLAS und ARACHNE ermöglicht, welche deskriptive Auswertungen der Daten erlauben und auch eine Vielzahl von Analysen zur Überprüfung der Datenqualität beinhalten. ATLAS wurde als Tool entwickelt um die Datenbestände anhand von Phenotypdefinitionen (Boole'sche Ausdrücke, in denen Merkmale des OMOP CDM miteinander verknüpft werden) zu durchsuchen und Subkohorten des gesamten Datenbestands zu identifizieren. Durch die Definition unterschiedlicher Kohorten (z.B. auf der Basis verschiedener Therapieansätze) lassen sich Kohortenvergleiche u.a. in Bezug auf deren Wirksamkeit und das Therapieergebnis durchführen. Ergänzt wird dieses Spektrum an *Open Source-Werkzeugen* noch durch R-Skripte welche z.B. patientenbezogene Prädiktionen und Populationsschätzungen ermöglichen.

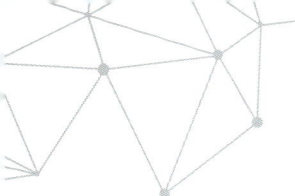

V Bits & Bytes statt Stahl & Strahl – Informations- und Datentechnologien revolutionieren die Medizin

Beispiel

Eine beispielhafte, weltweit aufgesetzte Analyse diente dazu, die Behandlungspfade von Patienten mit Typ 2 Diabetes mellitus, Hypertonie und Depression, über insgesamt 11 Datenquellen mit mehr als 250 Millionen Patienten aus vier verschiedenen Ländern hinweg, zu analysieren. Die Ergebnisse dieser Studie belegten, dass sich trotz der unterschiedlichen kulturellen Ausgangssituationen in den beteiligten Ländern (USA, UK, Japan und Südkorea) die Behandlungsweisen vielfach doch stark ähneln. Nichtsdestotrotz konnten auch einzelne Standorte identifiziert werden, deren Behandlungsmethoden deutlich von denen der anderen beteiligten Partner abwichen. Dies zeigt auch, dass es riskant ist, umfassende Schlussfolgerungen in Bezug auf weltweit repräsentative Ergebnisse lediglich auf der Basis einzelner lokaler Beobachtungsstudien zu ziehen (Hripcsak et al. 2016).

Das im Prolog beschriebene Szenario 2 könnte auf einer ähnlichen RWD-Analyse mit Daten von COPD-Patienten beruhen, wobei man natürlich gerade bei COPD-Patienten berücksichtigen muss, dass deren Versorgung in der Regel mit einem häufigen Wechsel zwischen niedergelassenen Ärzten und der Versorgung im Krankenhaus verbunden ist, sodass für valide Auswertungen eigentlich noch die Hürde der Datenintegration über die unterschiedlichen Versorgungsgrenzen hinweg zu bewältigen wäre.

Die deutsche Medizininformatik-Initiative – Herausforderungen und Optionen für die Biomedizinische Informatik in Deutschland

Die Notwendigkeit, die immer größer werdenden Datenbestände aus der Krankenversorgung und der medizinischen Forschung in einer bundesweit koordinierten Form anzugehen, um diese „Big Data-Schätze" gemeinsam zu heben und für die medizinische Forschung und die Krankenversorgung in Deutschland zu neuem Erkenntnisgewinn zu kommen, wurde auch vom deutschen Bundesministerium für Bildung und Forschung (BMBF) erkannt und führte 2015 zu der sogenannten *Medizininformatik-Initiative (MI-I)*. Ziel dieser Initiative ist es, die Expertise der medizinischen, biometrischen, epidemiologischen und medizin-informatischen Forscher Deutschlands über Standorte hinweg, zum Nutzen einer individualisierten Medizin, zusammenzuführen. Zu diesem Zweck sollten sich Konsortien bilden, welche mehrere Universitätsklinik-Standorte umfassen, an denen jeweils lokale „Datenintegrationszentren" zu etablieren sind, welche aber gleichzeitig auch über die Standorte hinweg eine gemeinsame Datennutzung erlauben. Um letztendlich deutschlandweit interoperable Strukturen zu schaffen und eine gemeinsame umfassende Datennutzung zu ermöglichen, wurden die Konsortien gleichzeitig verpflichtet, in einem *Nationalen Steuerungsgremium* und in von diesem initiierten Arbeitsgruppen an gemeinsamen Konsortien übergreifenden Konzepten zu arbeiten.

Im Rahmen einer neunmonatigen Konzeptphase wurden 2016/2017 zunächst sieben Konsortien gefördert. Seit Anfang 2018 läuft nun die vierjährige Aufbau- und Vernetzungsphase in der aktuell vier Konsortien (DIFUTURE, HiGHmed, MIRACUM und SMITH) gefördert werden. In diesen vier Konsortien waren ursprünglich 17 der 33 deutschen Universitätsklinika beteiligt (Gehring und Eulenfeld 2018). Das BMBF hatte aber bereits im Sommer 2017 beschlossen, die Fördersumme von ursprünglich 100 Mio. Euro auf 150 Mio. Euro aufzustocken und damit die Aufnahme weiterer Universitätskliniken in die geförderten Konsortien zu unterstützen. Zum Jahresbeginn 2019 dürften nun fast 30 Universitätskliniken aktiv in diese Förderinitiative eingebunden sein. In einem gemeinsamen Missionspapier hat es sich das Nationale Steuerungsgremium der MI-I u.a. zum Ziel gesetzt, die Grundlagen für eine forschungskompatible vernetzte Patientenakte zu schaffen und Patientendaten für den wissenschaftlichen Erkenntnisfortschritt nutzen.

Für die Erreichung dieser Ziele kommen nun unter anderem die in den früheren Abschnitten dieses Kapitels beschriebenen Big Data-Technologien, KI-Anwendungen und Real World Data-Analysen zum Tragen. Bei der Entwicklung einer gemeinsamen standardisierten Vorgehensweise sollten die Player der MI-I sowohl international akzeptierte Interoperabilitätsstandards als auch die Erfahrungen aus ähnlichen internationalen Vernetzungsprojekten berücksichtigen. In diesem Sinne greift z.B. das MIRACUM-Konsortium auf Open Source-Werkzeuge (wie z.B. die i2b2-Plattform [Murphy et al. 2010] oder die OHDSI-Tools und das OMOP-Datenmodell) zurück. Unter Verwendung dieser Werkzeuge wurden bereits erste Proof of Concept-Analysen über acht Universitätskliniken hinweg durchgeführt, um z.B. die zeitliche Entwicklung der Übernahme neuer Therapiemethoden (mechanische Thrombektomie) in die Routineversorgung und daraus resultierende regionale Unterschiede in der Akutbehandlung von Schlaganfallpatienten aufzuzeigen (Haverkamp et al. 2018). Des Weiteren wurden erste Schritte zur Evaluation des OMOP-Datenmodells unternommen. Dazu wurden die demografischen Patientendaten sowie die Diagnosen auf OMOP-Standardvokabulare abgebildet. In einer darauf basierenden Analyse wurden für ein Pilotprojekt Daten von über 3 Mio. Patienten mit über 23 Mio. Einzelfakten in acht föderierten Datenbanken übergreifend ausgewertet. In diesen Datenbeständen wurde eine Kohorte von insgesamt 16.701 Patienten mit kolorektalem Karzinom identifiziert und deren Behandlungspfade miteinander verglichen (Maier et al. 2018).

Um in der MI-I erste Schritte einer *Konsortien übergreifenden Zusammenarbeit* zu initiieren, wurde im Sommer 2018 eine *Demonstratorstudie* initiiert an der sich 20 deutsche Universitätskliniken beteiligen. Hierbei ging es insbesondere auch darum, Erfahrungen zu sammeln in Bezug auf die, für große Standort übergreifende Real World Data-Auswertungen umzusetzenden, *Governance-Prozesse* (Studienprotokoll, Freigabe durch die Ethikkommissionen, Datenschutzfreigabe, Freigabe der lokalen Datenfreigabegremien). Inhaltlich ist es dabei das Ziel, auf der Basis stationärer Abrechnungsdaten erstens Komorbiditätsscores zu bestimmen und z.B. zu Verweildauern, Entlassarten in Bezug zu setzen, sowie zweitens für seltene, aber mit ICD10-GM dokumentierbare Erkrankungen, Geovisualisierungen zu erstellen, die u.a. die räumliche Verteilung dieser Krankheiten veranschaulichen.

Eine weitere wichtige Konsortien übergreifende Aktivität der MI-I besteht in der Entwicklung eines gemeinsamen Kerndatensatzes, welcher dann nachfolgend zu einem gemeinsamen Datenmodell führen muss, um langfristig eine interoperable Basis für großflächige, möglichst viele Universitätskliniken einbeziehende, Projekte zu bilden. Die Aktivitäten der OHDSI-Initiative und das OMOP CDM sollten hier als beispielhafter, international erfolgreich eingesetzter Ansatz in die Konzeption einfließen, um mittelfristig den Weg für internationale Kooperationen nicht zu verbauen.

Mit dem Aufbau von Datenintegrationszentren, die in den Folgejahren auch Datenbestände aus nicht-universitären Krankenhäusern, dem ambulanten Versorgungsbereich, sowie auch Daten, die direkt vom Patienten generiert werden, umfassen werden, legt die deutsche Medizininformatik-Initiative ein hervorragendes Fundament, in dem übergreifend viele unbedingt mit zu berücksichtigende Infrastrukturfragen (wie z.B. die enge, aktive Einbeziehung der Patienten und die damit verbundene breite Forschungseinwilligung, die Datenharmonisierung mittels eines gemeinsamen Datenmodells) gelöst werden. Somit wird auf diesem Fundament der Weg eröffnet, um für zukünftige KI-Anwendungen und Big Data-Konzepte eine breite Datenbasis zu etablieren.

Literatur

Auffray C, Balling R, Barroso I, Bencze L, Benson M, Bergeron J et al. (2016) Making sense of big data in health research: Towards an EU action plan. Genome Med 8(1), 71. DOI: 10.1186/s13073-016-0323-y

Balzter S (03.06.2018) Im Krankenhaus fällt die Wunderwaffe durch. FAZ. URL: https://www.faz.net/aktuell/wirtschaft/kuenstliche-intelligenz/computer-watson-scheitert-zu-oft-bei-datenanalyse-15619989.html (zuletzt abgerufen am 20.02.2019)

Baro E, Degoul S, Beuscart R, Chazard E (2015) Toward a Literature-Driven Definition of Big Data in Healthcare. Biomed Res Int 2015, 639021. DOI: 10.1155/2015/639021

Bellazzi R (2014) Big data and biomedical informatics: a challenging opportunity. Yearb Med Inform 9, 8–13. DOI: 10.15265/IY-2014-0024

Binder H, Blettner M (2015) Big data in medical science – a biostatistical view. Part 21 of a series on evaluation of scientific publications. Dtsch Arztebl Int 112, 137–42. DOI: 10.3238/arztebl.2015.0137

Boltz K (2017) Using Real-World Evidence in the Cancer Care Continuum. OBR 11(3). URL: http://obroncology.com/article/using-real-world-evidence-in-the-cancer-care-continuum/ (zuletzt abgerufen am 20.02.2019)

Bundesministerium für Arbeit und Soziales (16.11.2018) Bundesregierung beschließt Strategie Künstliche Intelligenz. URL: https://www.bmas.de/DE/Presse/Pressemitteilungen/2018/bundesregierung-beschliesst-strategie-kuenstliche-intelligenz.html (zuletzt abgerufen am 20.02.2019)

Chen JH, Asch SM (2017) Machine Learning and Prediction in Medicine – Beyond the Peak of Inflated Expectations. N Engl J Med 376(26), 2507–2509. DOI: 10.1056/NEJMp1702071

Crawford K, Calo R (2016) There is a blind spot in AI research. Nature 538(7625), 311–313. DOI: 10.1038/538311a

Esteva A, Kuprel B, Novoa RA, Ko J, Swetter SM, Blau HM, Thrun S (2017) Dermatologist-level classification of skin cancer with deep neural networks. Nature 542(7639), 115–118. DOI: 10.1038/nature21056

European Commission (07.12.2018) Fragen und Antworten: Koordinierter Plan für künstliche Intelligenz „Made in Europe". URL: http://europa.eu/rapid/press-release_MEMO-18-6690_de.htm (zuletzt abgerufen am 20.02.2019)

Friedman C, Rubin J, Brown J, Buntin M, Corn M, Etheredge L, Gunter C, Musen M, Platt R, Stead W, Sullivan K, Van Houweling D (2015) Toward a science of learning systems: a research agenda for the high-functioning Learning Health System. J Am Med Inform Assoc (1), 43–50. DOI: 10.1136/amiajnl-2014-002977

Gehring S, Eulenfeld R (2018) German Medical Informatics Initiative: Unlocking Data for Research and Health Care. Methods Inf Med (S 01), e46-e49. DOI:10.3414/ME18-13-0001

Haverkamp C, Gansland T, Horki P, Boeker M, Dörfler A, Schwab S et al. (2018) Regional differences in thrombectomy rates: secondary use of billing codes in the MIRACUM (Medical Informatics for Research and Care in University Medicine) Consortium. Clin Neuroradiol 28 (02), 225–234

Hripcsak G, Duke JD, Shah NH, Reich CG, Huser V, Schuemie MJ et al. (2015) Observational Health Data Sciences and Informatics (OHDSI): Opportunities for Observational Researchers. Stud Health Technol Inform 216, 574–8

Hripcsak G, Ryan PB, Duke JD, Shah NH, Park RW, Huser V et al. (2016) Characterizing treatment pathways at scale using the OHDSI network. Proc Natl Acad Sci USA 113(27), 7329–36. DOI:10.1073/pnas.1510502113

Krempl S (15.08.2018) Kampf gegen Krebs: Dr. Watson enttäuscht Erwartungen. Heise Online. URL: https://www.heise.de/newsticker/meldung/Kampf-gegen-Krebs-Dr-Watson-enttaeuscht-Erwartungen-4137203.html (zuletzt abgerufen am 20.02.2019)

Maier C, Lang L, Storf H, Vormstein P, Bieber R, Bernarding J et al. (2018) Towards implementation of OMOP in a German university hospital consortium. Appl Clin Inform 09(01), 54–61

Maissenhaelter BE, Woolmore AL, Schlag PM (2018) Real-world evidence research based on big data: Motivation-challenges-success factors. Onkologe (Berl) 24(Suppl 2), 91–98. DOI: 10.1007/s00761-018-0358-3

Mansmann, U (2018) Big Data aus dem klinischen Alltag. Z Rheumatol 77, 209. DOI:10.1007/s00393-018-0424-7

Memorial Sloan Kettering Cancer Center (11.04.2014) Memorial Sloan Kettering Trains IBM Watson to Help Doctors Make Better Cancer Treatment Choices. URL: https://www.mskcc.org/blog/msk-trains-ibm-watson-help-doctors-make-better-treatment-choices (zuletzt abgerufen am 20.02.2019)

Murphy SN, Weber G, Mendis M, Gainer V, Chueh HC, Churchill S, Kohane I (2010) Serving the enterprise and beyond with informatics for integrating biology and the bedside (i2b2). J Am Med Inform Assoc 17 (02), 124–130

OHDSI Europe (2019) Welcome to OHDSI Europe! URL: http://www.ohdsi-europe.org/index.php (zuletzt abgerufen am 20.02.2019)

Reineking A (22.12.2018) Künstliche Intelligenz: Techniker Krankenkasse setzt künftig auf KI-Ärzte. ComputerBase > Netzpolitik. URL: https://www.computerbase.de/2018-12/kuenstliche-intelligenz-techniker-krankenkasse-aerzte-ki/ (zuletzt abgerufen am 20.02.2019)

Sherman RE, Anderson SA, Dal Pan GJ, Gray GW, Gross T, Hunter NL et al. (2016) Real-World Evidence – What Is It and What Can It Tell Us? N Engl J Med 375(23), 2293–2297

STAT (25.07.2018) IBM's watson supercomputer recommended 'unsafe and incorrect' cancer treatments, internal documents show. URL: https://www.statnews.com/2018/07/25/ibm-watson-recommended-unsafe-incorrect-treatments/ (zuletzt abgerufen am 20.02.2019)

Szolovitz P (Hrsg.) (1982) Artificial Intelligence in Medicine. AAAS Selected Symposia Series 51; vgl. auch URL: https://groups.csail.mit.edu/medg/ftp/psz/AIM82/ch0.html (zuletzt abgerufen am 20.02.2019)

Prof. Dr. Hans-Ulrich Prokosch

Hans-Ulrich Prokosch ist Lehrstuhlinhaber für Medizinische Informatik an der Friedrich-Alexander-Universität Erlangen-Nürnberg und gleichzeitig als CIO des Universitätsklinikums Erlangen verantwortlich für die strategische Planung und Weiterentwicklung der IT am Erlanger Universitätsklinikum. Von 1995 bis 2003 war er Professor für Medizinische Informatik an der Westfälischen Wilhelms-Universität Münster. 2003 wechselte er auf den C4-Lehrstuhl für Medizinische Informatik an die Friedrich-Alexander-Universität Erlangen-Nürnberg. Hans-Ulrich Prokosch ist als Leiter des Fachbereichs Medizinische Informatik Vorstandsmitglied der GMDS e.V. und war ebenfalls viele Jahre TMF Vorstandsmitglied, sowie Mitglied der DFG Kommission „IT-Infrastrukturen für Rechenanlagen". Er ist International Fellow des American College of Medical Informatics. Seine Forschungsschwerpunkte liegen auf den Gebieten Gesundheitsinformationssysteme, Wissensverarbeitung in der Medizin, Datenintegration und Wiederverwendung von Routinedaten für die medizinische Forschung. Er ist Sprecher des MIRACUM Konsortiums der Medizininformatik-Initiative.

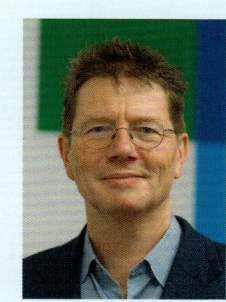

Prof. Dr. Thomas Ganslandt

Thomas Ganslandt ist seit 2018 geschäftsführender Direktor des Heinrich-Lanz-Zentrums für Digitale Gesundheit und Inhaber der W3-Professur für Medizinische Informatik an der Universitätsmedizin Mannheim der Ruprecht-Karls-Universität Heidelberg. Sein wissenschaftlicher Schwerpunkt ist die Sekundärnutzung klinischer Versorgungsdaten für die Forschung. Zuvor war er von 2003 bis 2018 am Lehrstuhl für Medizinische Informatik der Friedrich-Alexander-Universität Erlangen-Nürnberg und dem Universitätsklinikum Erlangen tätig, wo er die Abteilung für IT-Infrastruktur für Forschung und Strategisches Management leitete. Er schloss sein Studium der Humanmedizin 1997 an der Westfälischen Wilhelms-Universität Münster ab, wo er bis 2003 in der Klinik und Poliklinik für Allgemeinchirurgie, der Klinik & Poliklinik für Pädiatrische Hämatologie & Onkologie sowie dem Institut für Medizinische Informatik & Biomathematik tätig war.

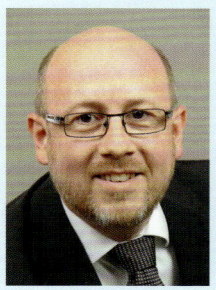

Prof. Dr. rer. nat. Martin Sedlmayr

Martin Sedlmayr ist seit Mai 2018 Inhaber der Professur für Medizinische Informatik am Institut für Medizinische Informatik und Biometrie der TU Dresden, CIO des Bereichs Medizin der TU Dresden und Direktor des Zentrums für Medizinische Informatik der Hochschulmedizin Dresden. Zusammen mit dem CIO des Universitätsklinikums ist er für die strategische Weiterentwicklung der Hochschulmedizin Dresden im Bereich der Digitalen Medizin verantwortlich. Nach dem Studium der Informatik mit Nebenfach Medizin entwickelte er zunächst am Forschungsinstitut für anwendungsorientierte Wissensverarbeitung (FAW, Ulm) und später am Fraunhofer-Institut für angewandte Informationstechnik (FIT, Sankt Augustin) Konzepte und Werkzeuge für das Wissens- und Prozessmanagement speziell in schwach strukturierten und interdisziplinären Domänen. Als Senior Researcher am Lehrstuhl für Medizinische Informatik der FAU Erlangen-Nürnberg richtete er sein Augenmerk zuletzt auf die Anwendung von Big Data Technologien für die medizinische Forschung und Versorgung. Der wissenschaftliche Schwerpunkt von Martin Sedlmayr liegt in der benutzerzentrierten Entwicklung digitaler Assistenzsysteme für die Medizin und der Bereitstellung von Big Data Infrastrukturen für die klinische Versorgung und Forschung.

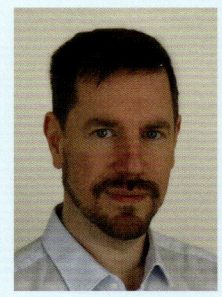

Das digitale Gesundheitswesen – Das Ende des Sektorendenkens

Peter Haas

Mit einer Zeitverzögerung von etwa 15 Jahren gegenüber anderen Branchen wird die Digitalisierung das Gesundheitswesen mit hoher Dynamik in den nächsten 10 Jahren wesentlich verändern. Während gesamtheitliche nationale eHealth-Plattformen in anderen Ländern früh eingeleitet wurden, liegt Deutschland derzeit weit hinten. So zeigt eine Studie der Bertelsmann Stiftung (Thiel et al. 2018), in der 17 Länder differenziert und auf Basis verschiedener Kriterien untersucht wurden, dass Deutschland auf Rang 16 liegt. Umso mehr drängen innovative Ansätze aus dem Bereich Personal Health (pHealth) – also Anwendungen, die speziell das persönliche Gesundheitshandeln von sowohl gesunden als auch kranken Menschen unterstützen – auf den Markt und der Druck nach Veränderung auf das Gesundheitswesen entsteht vor allem durch die Patienten selbst. Die Möglichkeiten des digitalen Miteinanders werden die Art und Weise, wie Gesundheitsversorgung in kooperativen Szenarien erfolgt, gravierend verändern, aber auch die Möglichkeiten neuer Dienstleitungen telematisch unabhängig von Raum und Zeit werden neue Akteure in den Gesundheitsmarkt bringen, die sich als Konkurrenz zu den tradierten Leistungserbringern etablieren werden. Am Ende wird nicht nur der isolierte Gang zum Arzt – wie heute üblich – das Geschehen bestimmen, sondern vielfältige Möglichkeiten der telematischen Beratung, Betreuung und die Integration des Patienten selbst als Akteur werden alltäglich werden. Kulminationspunkt einer patientenzentrierten individuellen Versorgung wird dabei die einrichtungsübergreifende Elektronische Patientenakte (eEPA) der einzelnen Patienten sein (Haas 2017).

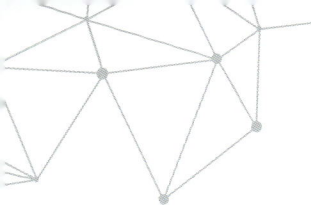

Einführung

Gesundheitsversorgungssysteme bestehen aus einer Vielzahl von Organisationen und Akteuren und vor allem aus sehr unterschiedlichen Gesundheitsversorgungseinrichtungen (Nagel 2013) – in Deutschland über 200.000. Die Medizin hat sich in ihrer Entwicklung aufgrund der thematischen Komplexität immer weiter in Spezialgebiete aufgeteilt und damit immer weiter differenziert. So gibt es heute sehr viele medizinische Spezialisierungen, die deutsche Musterweiterbildungsordnung für Ärzte (BÄK 2018) weist 34 Gebiete mit 51 Facharztbezeichnungen und 10 Schwerpunktbezeichnungen sowie 58 Zusatz-Weiterbildungen bzw. -bezeichnungen aus. Aber nicht nur im Bereich der ärztlichen Versorgung hat diese Spezialisierung enorme Ausmaße erreicht, sondern auch im Bereich der ergänzenden Versorgung. So wurden im Rahmen der Vorarbeiten zum Elektronischen Gesundheitsberuferegister (eGBR) in einem ersten internen Arbeitspapier 34 Heilberufe identifiziert. Die tatsächliche Zahl dürfte noch weitaus höher liegen. Alle dienstleistenden versorgenden Einrichtungen bzw. Akteure werden oftmals auch allgemein als „Leistungserbringer" bezeichnet.

Dies führt dazu, dass Patienten sowohl bezogen auf eine einzige Erkrankung, bei der z.B. mehrere Folgewirkungen durch diese oder die zugehörige Medikation bestehen, im Rahmen der Behandlung oftmals auch von mehreren Ärzten verschiedener Fachrichtungen behandelt werden. Bei multimorbiden Patienten ist dies der Regelfall. Hinzukommt die Sektorierung des Gesundheitsystems – d.h. die Aufteilung in den ambulanten, stationären und rehabilitativen Sektor. Mit Blick auf die demografische Entwicklung und die Zunahme chronischer Erkrankungen (Robert Koch-Institut 2016) stehen die Gesundheitssysteme aller Industrienationen vor enormen Herausforderungen, wollen sie die bestehende Qualität halten oder sogar noch verbessern, denn zunehmende Alterung bringt einen erhöhten Bedarf nach Versorgung von multimorbiden geriatrischen Patienten oder Schwerkranken.

Mit Blick auf die eingangs erwähnten differenzierten Versorgungsstrukturen kommt der Kooperation zwischen den verschiedenen Versorgungsinstitutionen bzw. den darin tätigen Professionen im Rahmen interdisziplinärer und multiprofessioneller Behandlungsprozesse für die einzelnen Patienten eine besonders hohe Bedeutung zu. Schon 1991 wurden wesentliche Aspekte dazu im Rahmen der Konferenz der Fachberufe im Gesundheitswesen bei der Bundesärztekammer in 10 Thesen formuliert (BÄK 1991), die noch weitgehend Gültigkeit haben. Diese wichtige Kooperation wird heute aber – obwohl inzwischen viele Praxen und Krankenhäuser aber auch Pflegedienste weitgehend digital dokumentieren – noch vorwiegend mittels Papierkommunikation z.B. durch Briefversand und Fax oder per Telefon abgewickelt.

Im Rahmen der medizinischen Versorgung gibt es im Grunde generell gesehen nur wenige typische Kooperationsbeziehungen (Haas 2006, Kap. l 3.2). Generisch betrachtet kann die Kooperation zwischen den Leistungserbringern untereinander, zwischen Leistungserbringern und ihren Patienten und Patienten untereinander angegeben werden. Zum Teil sind diese Kooperationen je nach beteiligten Leistungserbringern sehr unterschiedlich ausgeprägt. Im Einzelnen können mit Blick auf die medizinische Versorgung genannt werden:

D2D/Arzt-zu-Arzt: Die Zusammenarbeit von Ärzten über verschiedene Versorgungseinrichtungen hinweg, genau genommen die Zusammenarbeit verschiedener ärztlicher Versorgungseinrichtungen, für die die Ärzte tätig sind. Heute geprägt im ambulanten Bereich von Auftragsleistungen gemäß Bundesmantelvertrag, von konsiliarischem Tätigsein oder von fachärztlicher Parallelbehandlung, in seltenen Fällen auch zum Zwecke der Zweitmeinung. Bei stationären Behandlungen tritt dann die Kooperation zwischen einweisendem Arzt und Krankenhaus bzw. bei Krankenhausverlegungen zwischen den Krankenhäusern hinzu.

D2P/Arzt-zu-Patient: Die Zusammenarbeit – sofern man dies so bezeichnen kann – zwischen Ärzten und ihren Patienten. Heute geprägt vom klassischen Arztbesuch oder Visiten im stationären Bereich, also ausschließlich in Form eines persönlichen physischen Zusammenkommens; allenfalls ergänzt durch telefonische Beratung.

P2P/Patient-zu-Patient: Der Informations- und Erfahrungsaustausch zwischen Patienten mit gleicher Erkrankung. Heute zum Teil in Selbsthilfegruppen, aber auch mittels vielfältig verfügbaren indikationsspezifischen Patientenforen.

Apo2P/Apotheke-zu-Patient: Kontakte in Form der Serviceleistungen von Apotheken für Patienten. Heute geprägt durch den persönlichen Gang der Patienten oder von Vertretungspersonen in die Apotheke und das Abholen, ggf. die häusliche Auslieferung von Medikamenten auf Basis von ärztlichen Verordnungen. Im gewissen Maße aber auch schon durch die Inanspruchnahme der Leistungen von Versand-Apotheken durch die Patienten, v.a. im Bereich rezeptfreier Produkte (OTC).

PD2P/Pflegedienst-zu-Patient: Die direkte pflegerische Versorgung im ambulanten oder stationären Setting.

Natürlich gibt es noch unzählige weitere Leistungserbringer, die indikationsspezifisch aber ähnlich traditionell wie bei der D2P-Beziehung abgewickelt werden.

Weltweit rückt seit Jahren auch die Rolle des Patienten als Akteur im Versorgungsgeschehen in die Wahrnehmung, ausgelöst durch die Möglichkeiten der Digitalisierung und der Nutzung persönlicher pHealth-Anwendungen im Gesundheitswesen.

> „Patienten sind von Natur aus bemerkenswert intelligent – sie kennen ihren eigenen Körper und den Kontext ihres Lebens – und niemand hat ein größeres Interesse an ihrer eigenen Gesundheit als sie selbst."
> (Topol 2015, S. 8)

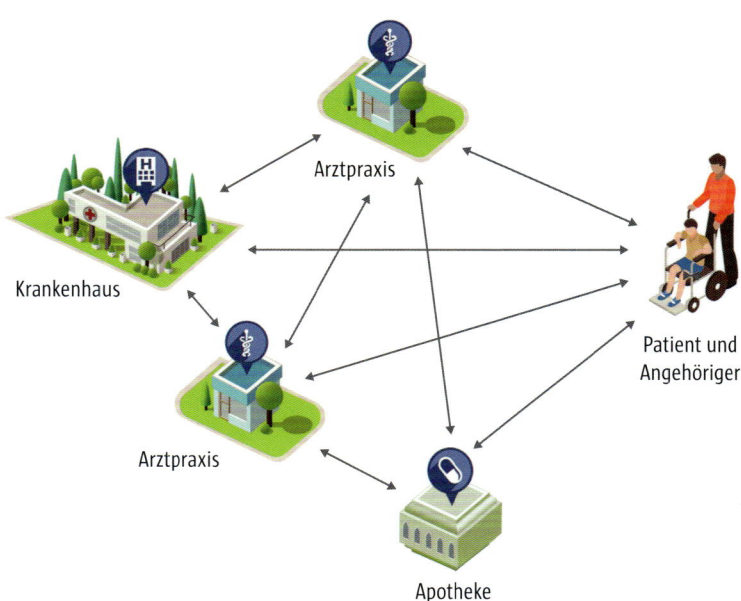

Abb. 1 Vorherrschende Kooperationsmodelle und Verfahren in der medizinischen Versorgung (Icons: Shutterstock)

Daraus abgeleitet zeigt Topol, warum und wie groß das Interesse von Menschen ist, heute mit Smart Devices mehr über sich selbst zu erfahren, und ihre Gesundheit oder ihre Krankheitsdynamik zu monitoren und zu managen. Insgesamt kann heute die Ausgangssituation der Kooperationsbeziehungen, wie in Abbildung 1 gezeigt, beschrieben werden.

Diese tradierte Situation des rein physischen Miteinanders ist aber für viele Akteure – vor allem für die Patienten – immer weniger befriedigend, da sie alle in anderen Lebensbereichen die Vorteile und Effizienz digitaler Angebote, Services und digitaler Prozessabwicklungen inzwischen schätzen gelernt haben, aber im Gesundheitswesen kaum entsprechende Ansätze vorfinden. Hier müssen sie oft Wochen bis Monate auf Termine warten und für kurze Beratungen lange Zeit im Wartezimmer sitzen.

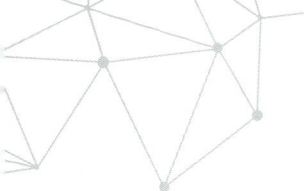

V Bits & Bytes statt Stahl & Strahl – Informations- und Datentechnologien revolutionieren die Medizin

Marina hat Fieber und Beate eine schlaflose Nacht

Der Raum ist dunkel bis auf die Anzeige des Digitalweckers auf Beates Nachttisch, einer alleinerziehenden Mutter. Es ist 1:45 Uhr Samstagnacht und Beate kann nicht schlafen. Spätnachmittags hatte sie ihre kleine vierjährige Tochter Marina von einem Kindergeburtstag abgeholt. Die gastgebende Mutter war etwas besorgt, weil Marina nichts gegessen hatte und gesagt hatte, ihr Herz würde klopfen. Zuhause fragte Beate Marina, was denn wäre, aber die war nur quengelig und wollte nichts sagen. Die Stirn fühlte sich heiß an, und so packte sie Marina nochmals in das Auto und kaufte im Supermarkt ein Ohrthermometer. Zuhause zeigte die Temperatur am rechten Ohr 37,2, am linken jedoch 38,8 und Marina wollte einfach nicht ruhig sitzen für weitere Messungen. So googelte sich Beate – denn es war nun schon 19 Uhr – durch das Web und fand viele Tipps, u.a.: Wadenwickel, die das Fieber senken sollten, Zuwendung, Bettruhe, evtl. fiebersenkendes Zäpfchen usw. Also machte Sie Wadenwickel, und Marina wurde etwas ruhiger und schlief dann irgendwann ein.

Bis Mitternacht schlief Marina sehr unruhig und Beate blieb wach und führte nochmals eine Messung um 1 Uhr durch. Diese lag nun bei 39,2. Sehr beunruhigend. Die Suche in Google gab wenig Hilfe. Einige meinten abwarten, andere schrieben: „Sofort in die Notfallambulanz." Es war nun 1:15 Uhr was tun? Beate fühlte sich todmüde und frustriert mit Sorgen um ihre kleine Marina. Sie griff also zum Telefon und rief den ärztlichen Notdienst unter 116117 an. Nach Warten in einer Warteschleife konnte sie eine Nachricht auf Band hinterlassen. Nach langen 22 Minuten rief dann ein offensichtlich nicht medizinisch ausgebildeter Mitarbeiter zurück und fragte erstmal einiges stupide ab. Am Ende meinte er, bei dieser Situation solle sie die Temperatur in einer Stunde nochmals messen und falls sie gestiegen sei nochmals anrufen, vermutlich wäre das nur ein grippaler Infekt. Nun war es 1:45 Uhr und Beate etwas verzweifelt. Marina war nun wach und quengelte fortwährend. Nach einer Stunde war die Temperatur bei 39,4 – also nur wenig gestiegen. So rief sie dann nochmals den Notdienst an, der dann zusagte, einen Arzt vorbeizuschicken, es war nun 2:50 Uhr (in Anlehnung an Bhargava u. Johnmar 2014).

Hintergrund: Die technologische Entwicklung und ihre allgemeinen Konsequenzen

Die zukünftigen Chancen und Veränderungen durch Digitalisierung im Gesundheitswesen müssen vor dem Hintergrund der technologischen Entwicklung betrachtet und extrapoliert werden.

Die Digitalisierung der Gesellschaft begann wahrnehmbar für den Bürger mit Einzug von bezahlbaren Personal Computern etwa 1984 und sodann des Internets in das Alltagsleben etwa 10 Jahre später. Während zuvor viele Menschen hauptsächlich im Berufsleben mit zumeist Großrechnergestützten Softwareanwendungen zu tun hatten, konnte man nun plötzlich im Privatleben Computer und Softwareanwendungen für vielfältige Zwecke nutzen – und dies dann auch zunehmend in einer vernetzten Welt.

Blickt man auf die technischen Entwicklungslinien, die die Vermessung der Digitalisierung und damit verbundene Anwendungen im Wesentlichen ermöglicht haben und weiter Basis für Innovationen sind, so können drei Wesentliche angegeben werden (s. Abb. 2):

- Die *Miniaturisierung* aller Komponenten,
- die gleichzeitige *Leistungs- und Durchsatzsteigerung* aller Komponenten – seien es Prozessoren, Speichermedien und Netzwerkkomponenten für Fest- und Mobilnetze – und
- die *Fortschritte in der Sensorik*, die wiederum in Teilen selbst auf den beiden zuerst genannten basieren.

Wichtig war und ist dabei auch, dass trotz dieses Fortschritts Komponenten immer billiger wurden und diese Verbilligung auch durch die Nutzung im Konsumenten-Markt und den damit verbundenen hohen Absatzzahlen befeuert wurde.

Der klassische Computer – als „Rechenmaschine" erfunden und so benannt – wandelte und wandelt sich zunehmend zu spezialisierten „Maschinen", die vielfältige Aufgaben übernehmen oder Unterstützungsleistungen für die Menschen bieten können. Im Grunde gibt es heute kaum mehr ein technisches Gerät, das ohne integrierte Computerleistung auskommt. Das Internet der Dinge wird zunehmend Realität. In diesem Sinne werden Anwendungen und Geräte jeglicher Art immer intelligenter und es werden auch neue Arten von Geräten möglich. Man kann also von folgenden Spezialisierungen der guten alten Rechenmaschine sprechen:

- **Informationsverarbeitungsmaschine**: Nutzung der Rechenmaschine in vielfältiger Weise für die klassische Informationsverarbeitung z.B. im Rahmen von betrieblichen Informationssystemen oder übergreifenden Webanwendungen.
- **Denkmaschine**: Nutzung der Rechenmaschine für wissensbasierte Anwendungen und vor allem für die Entscheidungsunterstützung, Generierung von medizinischen Hypothesen,

automatisierte Datenanalyse und Bewertung/ Diagnostik z.B. im Bereich der bildgebenden Verfahren aber auch der Anamnestik.
- **Erledigungsmaschine**: Nutzung der Rechenmaschine für die Organisation, Erinnerung und Durchführung von Aufgaben in der digitalen Welt. So z.B. die Planung und Organisation und Veranlassung von Maßnahmen, selbstständige Durchführung von Bestellungen, Abrechnungen u.v.a.m.
- **Produktionsmaschine**: Nutzung der Rechenmaschine in Verbindung mit speziellen Endgeräten zur Produktion von physischen Objekten jeglicher Art und aus vielfältigen Materialien.
- **Sozialmaschine**: Nutzung der Rechenmaschine für das soziale Miteinander, den Informationsaustausch, die bilaterale und gruppenbezogene Kommunikation.
- **Traummaschine**: Nutzung der Rechenmaschine in Verbindung mit speziellen Endgeräten und Vorrichtungen für die Erzeugung von virtuellen Realitäten in einer Qualität, die die sinnliche Wahrnehmung kaum oder nicht mehr von der „echten" Realität unterscheiden lassen.

Den Gesamtzusammenhang zeigt Abbildung 2. Dabei führen auch Kombinationen aus der vorangehend aufgeführten Liste zu ganz neuen informatischen Anwendungen und Lösungen. Eine große Rolle spielt dabei die *Vernetzbarkeit* aller Artefakte und die *telematische Verfügbarkeit unabhängig von Raum und Zeit* sowie die zunehmenden *Bandbreiten* und die *Standardisierung* von Protokollen und Kommunikations- und Interoperabilitätsstandards auch auf höherer Ebene, was zusammengenommen ein situatives Ad-hoc-Miteinander von informatischen Artefakten ermöglichen wird. Telemonitoring, Telebetreuung und situativ adäquate Reaktionen auf Ereignisse sind z.B. damit möglich geworden und können erheblich zu Patientensicherheit und Patientenmobilität und Teilhabe beitragen. Kein Herzpatient z.B. muss mehr Angst haben, wenn er allein spazieren geht.

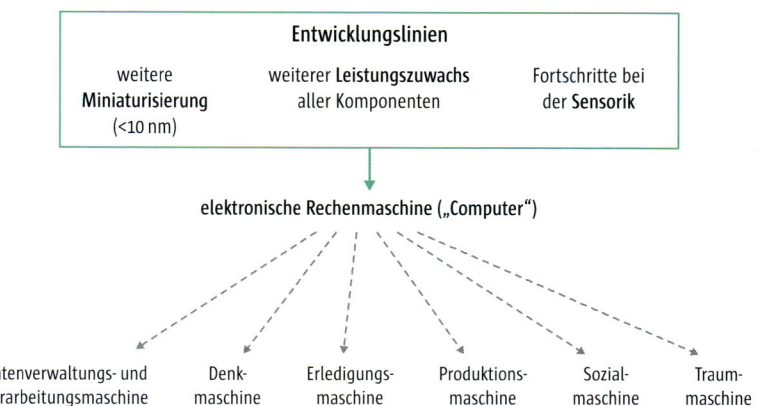

Abb. 2 Technologische Entwicklungslinien und allgemeine Konsequenzen (Haas 2015)

Entwicklungen und Ausblick

Vor dem vorangehend geschilderten technischen Hintergrund kann prognostiziert werden, dass sich Lösungen und Serviceangebote auch im Gesundheitswesen (weiter-)entwickeln werden, die ganz wesentlich zur Modifikation oder Disruption angestammter Prozesse und Kooperationsmodelle führen. Dabei sind im Wesentlichen zu nennen:

- **Einrichtungsübergreifende Patientenaktensysteme** als Sammel- und Bezugspunkt aller gesundheitlichen Informationen und als Basis aller diagnostischen und therapeutischen Entscheidungen sowie für ein Team-integrierendes patientenzentriertes Behandlungsmanagement. Stand und Perspektiven finden sich z.B. in der von der Bertelsmann Stiftung herausgegebenen Expertise (Haas 2017). Diese Systeme werden Funktionalitäten aus Informationsverarbeitungsmaschine, Denkmaschine und Erledigungsmaschine vereinen.
- **Digital Health-Anwendungen für Patienten,** in allgemeiner Form wie heute schon verfügbar aber auch zunehmend indikationsspezifisch spezialisiert ausgeprägt. Alle diese Anwendungen werden heute auch als „pHealth" bezeichnet, wobei sich die Vielfältigkeit kaum mehr überblicken lässt. Eine Sammlung von Implementierungsbeispielen findet sich bei Blobel u. Brian (2018). Zentrale

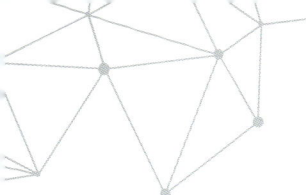

Stellung haben dabei Gesundheits-Apps, deren Zahl heute die 300.000 übersteigt und die nicht immer nutzenstiftend sind. Einen guten und umfassenden Überblick gibt die CHARISMHA-Studie (Albrecht 2016). Wichtig erscheint dabei, den Einsatz von pHealth-Anwendungen im Kontext des Gesundheitshandelns des Einzelnen zu sehen, um geeignete Klassen von Anwendungen identifizieren zu können (Knöppler et al. 2016).

- **Spezielle sensorgestützte Messgeräte („Smart Health Devices")** für Patienten zur Erfassung spezieller Vitalwerte oder biologischer Parameter bis hin zu Taschenlaboren oder implantierten Chips zur Bestimmung bestimmter Vital- oder Blutwerte, aber auch neurologischer Werte (Meyer u. Boll 2014). In Summe also „BioInsights", d.h. Einblicke in das Innere lebender Organismen (Hernandez et al. 2015), oftmals mit Schnittstellen zu Mobiltelefonen bzw. Anwendungen auf Mobilgeräten. Hernandez et al. sprechen „vom Telefon zum BioPhone". Aber auch Anwendungen zur Detektion der Stimmungslage sind bereits auf dem Markt. Letztgenannte aber auch viele andere Anwendungen wie z.B. Schlaf-Apps, Fitness-Apps nutzen das Mobilgerät selbst als Messwertaufnahme-Device.
- **Intelligente Anwendungen** bis hin zu spezialisierten Expertensystemen („medizinische Denkmaschinen") zur Unterstützung der Diagnostik durch Interpretation und Erbringung von Schlussfolgerungsleistungen zur Generierung von Hypothesen, Diagnosen und Behandlungsempfehlungen auf Basis patientenindividueller Informationen, aber ebenso Einsatz dieser im Bereich der Therapiekontrolle. Dabei werden diese Anwendungen nicht nur für die medizinischen Berufsträger verfügbar, sondern auch für die Patienten selbst z.B. für eine erste Einschätzung ihrer Symptomatik schon vor dem Arztbesuch und zur Beratung vor/nach Therapieentscheidungen oder zur eigenen Verlaufskontrolle. Während Expertensysteme in der Medizin schon seit 30 Jahren diskutiert werden und über universitäre Projektentwicklungen nicht hinauskamen, lassen die ersten Ansätze von Großunternehmen der Digitalbranche (z.B. Dr. Watson, IBM) und spezialisierten Spin-Offs (z.B. Ada Health) eine praxisrelevante Umsetzung für die nächsten Jahre erwarten.
- **Indikationsspezifische Beratungs- und Betreuungsplattformen** zur Unterstützung von medizinischen Berufsträgern und Patienten zur Ad-hoc-Beratung im Rahmen von Ersteinschätzungen, Zweitmeinungen aber auch zur Langzeitbetreuung und -beratung von Chronikern.
- **Indikationsspezifische Patientenforen und Fallsammlungen**, initiiert und betrieben durch Betroffene.

Auch hier führen natürlich Kombinationen dieser Ansätze zu wesentlichen werthaltigen Lösungen für die Betroffenen. So werden die Messgeräte ohne Aufwand Messwerte in die Patientenakte des Patienten einspielen, intelligente Anwendungen und Expertensysteme auf Basis der Einträge in der Patientenakte Monitoringfunktionen übernehmen oder auf Anforderung Einschätzungen zur Situation und zu möglichen Therapiealternativen geben; ferner werden die Betreuungsplattformen bzw. die menschlichen Berater, die dort tätig sind, in mit dem Patienten vereinbarter Weise Zugriff auf die Patientenakte haben. Integrierte AAL(Ambient Assisted Living; umgebungsunterstütztes Wohnen)-Systeme für die Unterstützung von älteren oder behinderten Menschen sind schon längere Zeit vielfältig in der Erprobung (BMBF/VDE Innovationspartnerschaft AAL 2011). Services, die gebündelt einerseits indikationsspezifische Apps zur Verfügung stellen, medizinische Beratung anbieten, Patientenausbildung fördern und Betroffenenforen integrieren, gibt es inzwischen vor allem für Diabetes (z.B. das Portal https://mysugr.com/de/), aber auch für andere Erkrankungen entstehen derzeit Angebote so z.B. für Hämophilie-Patienten, Multiple Sklerose- oder Gichtpatienten.

Besondere Bedeutung werden für die Versorgung chronisch kranker Menschen digitale Betreuungs- und Versorgungssettings spielen, wie sie zunehmend auch von den medizinischen Fachgesellschaften anerkannt oder gefordert werden. So heißt es z.B. in der aktuellen Pressemitteilung der Deutschen Schmerzgesellschaft e.V. vom 15.10.2018:

> „Menschen mit Schmerzen werden in Deutschland nicht ausreichend versorgt. Das belegt die jedes Jahr steigende Zahl der Patienten mit chronischen Schmerzen. Da in der Schmerzmedizin vorwiegend kommunikative und medikamentöse Wirkfaktoren eine Rolle spielen, sehen Experten in der Telemedizin und in Apps ein großes Potential, um die schmerztherapeutische Versorgung zu verbessern." (DGSS 2018)

Ein solches integriertes Versorgungssetting, wie es schon heute zumindest technisch realisierbar ist, zeigt Abbildung 3. Je nach Indikation werden bestimmte Werte regelmäßig – das kann stündlich, täglich, wöchentlich oder nur monatlich sein – erfasst, lokal vorverarbeitet und an die eEPA übermittelt. Dort ist automatisch ein Langzeitverlauf enthalten und aufgrund der strukturierten und standardisierten Form der Daten sind diese Algorithmen für ein intelligentes und individuelles Monitoring zugänglich. Werden kritische Trends oder sogar Situationen erkannt, kann in einer Meldungskette (Patient selbst und/oder Angehörige, betreuender Arzt, Telebetreuungscenter, Rettungsleitzentrale usw.) darauf hingewiesen oder im Extremfall ein Notfallalarm ausgelöst werden. Ergänzend oder alternativ kann natürlich der Patient selbst Überprüfung und Beratung situativ anfordern.

Die Gesundheitsversorgung der Zukunft wird sich daher im Unterschied zu Abbildung 1, wie in Abbildung 4 gezeigt, darstellen und damit mehr Akteure haben, als dies heute der Fall ist. Dies hat erhebliche Konsequenzen für die heutigen Kooperationsformen, die zum Teil sogar entfallen und durch neue ersetzt werden, auch kommen völlig neue Service-Bündel dazu.

D2D-Kooperation

Die Kooperation zwischen den Leistungserbringern wird nicht mehr über den situativ induzierten bidirektionalen Austausch von Briefen

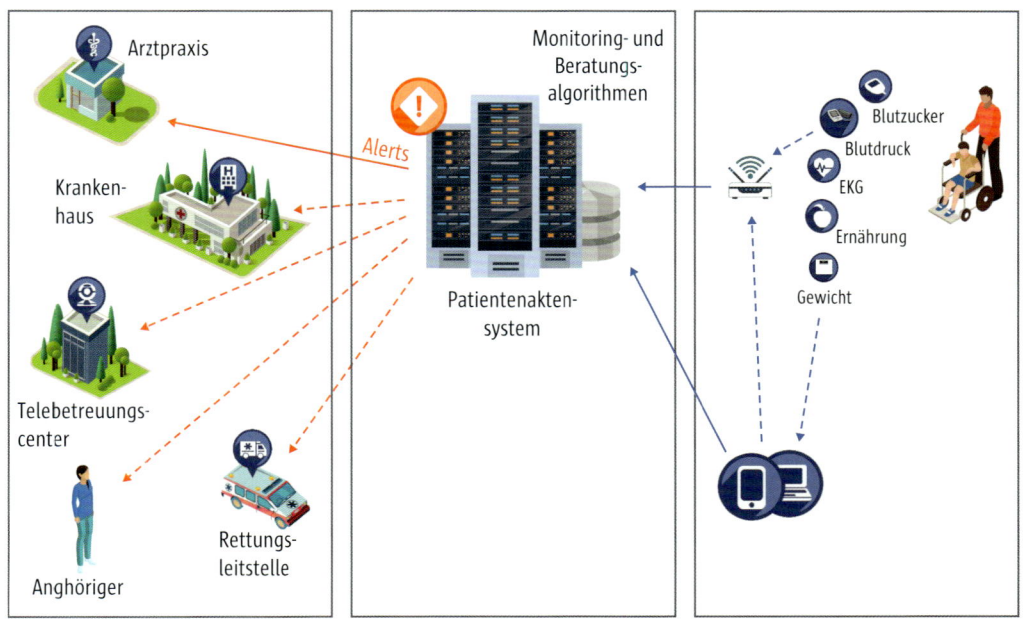

Abb. 3 Digitales Versorgungssetting (in Anlehnung an Haas 2013; Icons: Shutterstock)

V Bits & Bytes statt Stahl & Strahl – Informations- und Datentechnologien revolutionieren die Medizin

Abb. 4 Akteure und Beziehungen in der zukünftigen Versorgungslandschaft (Icons: Shutterstock)

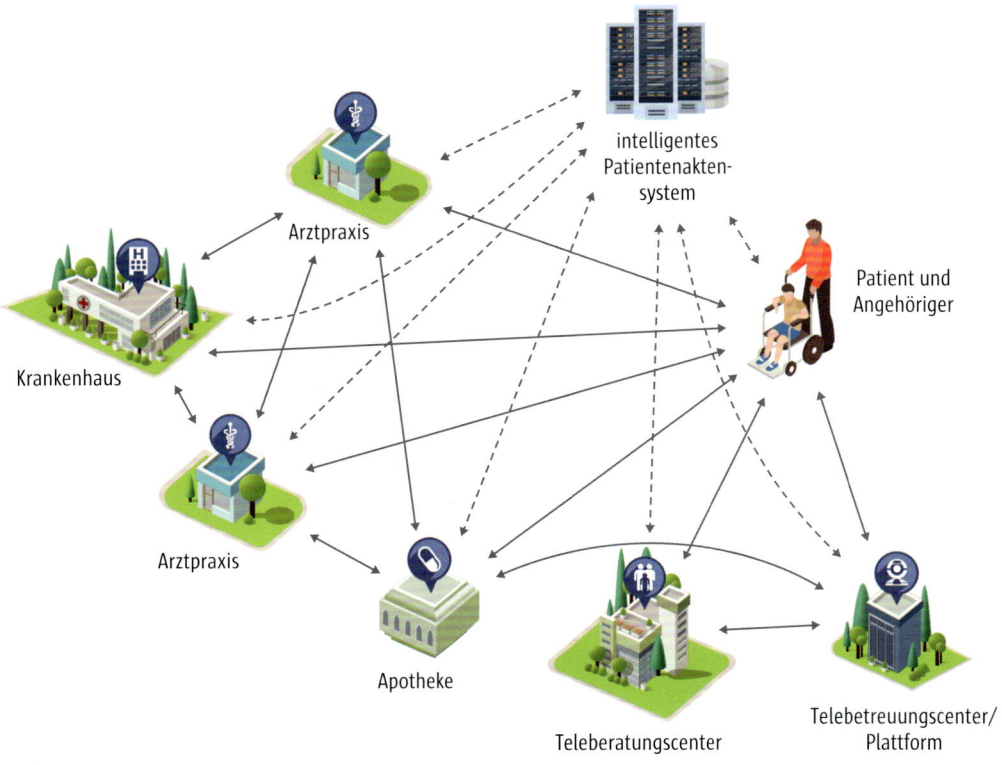

und Berichten geschehen, sondern im Rahmen eines patientenzentrierten integrierten Case-Managements, das auf der eEPA der Patienten basiert und alle Behandlungsteammitglieder integriert. Dabei wird die Informationssynchronisation zwischen dem Informationssystem in der Versorgungseinrichtung und dem Patientenaktensystem aufwandslos für den Arzt im Hintergrund erfolgen.

Klassische Überweisungsbriefe, Entlassbriefe etc. werden nicht mehr bzw. nicht mehr in Gänze erstellt werden müssen, sondern sind zu jedem Zeitpunkt aus der eEPA aus den in der jeweiligen Einrichtung erhobenen Einzelinformationen generierbar.

Mehr als heute werden – da aufwandslos in der Abwicklung – Zweitmeinungen in das Entscheidungsgeschehen integriert werden. Dazu müssen nur die entsprechenden Informationsobjekte in der eEPA markiert und auf Basis der Zustimmung des Patienten dem Zweitmeinungscenter verfügbar gemacht werden.

Daneben werden Web-Konferenzen mit gemeinsamem Blick in die relevanten Teile der Patientenakte des zu besprechenden Patienten Standard werden („virtuelle Fallkonferenzen").

D2P-Kooperation

Die Anzahl der persönlichen Arztbesuche im ambulanten Bereich wird in den nächsten 10 Jahren ganz erheblich zurückgehen auf etwa ein Drittel der heutigen Anzahl, da ein Teil davon (ca. 1/3) per Televisite abgewickelt werden kann und ein weiteres Drittel ganz entfällt, da Expertensysteme oder telemedizinische Beratungs- und Betreuungscenter diese Interaktion übernehmen.

Die Integration von, vom Patienten selbst wie auch immer erhobenen, Daten in die Versorgungsdokumentation und den Entscheidungsprozess wird dort, wo dies indikationsbezogen sinnvoll ist, erheblich zunehmen. Damit müssen Ärzte mehr denn je auch den Patienten als Akteur wahrnehmen und akzeptieren. Dies betrifft einerseits die Dokumentation von subjektiven Angaben wie (Zwischen-)Anamnesen, Schmerztagebücher, Ernährungstagebücher etc. als auch die mittels technischer Geräte erhobenen Daten wie Blut- und Vitalwerte und andere.

Der Patient wird bei Erstauftreten von Symptomen bzw. Erkrankungen bereits vor dem Arztkontakt eine durch entsprechende Portale unterstützte, geleitete Selbstanamnese mit entsprechender Hypothesen- oder Diagnosegenerierung durchgeführt haben und diese dem Arzt vorlegen, der dann im Grunde nicht mehr seine Erstmeinung dem Patienten mitteilt, wie das heute der Fall ist, sondern dazu dann eine Zweitmeinung abgeben muss. Damit verschiebt sich seine Rolle auch immer mehr hin zum Therapeuten.

P2P-Kooperation

Patienten – vor allem chronisch kranke Patienten – erfahren schon heute erhebliche Unterstützung in Patientenforen. Der Austausch von Erfahrungen zu Heil- und Hilfsmitteln, zu Nebenwirkungen von Medikamenten, zu Therapieansätzen und -alternativen kann in einem vertraulichen und anonymen Kontext ohne Zeitdruck und unabhängig von Raum und Zeit genauso werthaltig sein, wie das aufklärende Arztgespräch. Es kann gar gefordert werden, dass die Ärzte Ihre Patienten auf entsprechende Möglichkeiten hinweisen. In den Foren werden zunehmend auch Mechanismen für die soziale Regulation bezüglich falscher Informationen eingebaut werden, sei es durch entsprechende Bewertungen oder analysierte Erfahrungshäufigkeiten.

Patienten sind heute schon dabei – und das wird ebenfalls zunehmen – ihre Daten, Verläufe und Erfahrungen mit anderen zu teilen z.B. in indikationsspezifischen pseudonymisierten Fallsammlungen. In der Plattform „PatientsLikeMe" (www.patientslikeme.com) sind z.B. über 600.000 Patienten aktiv, wobei Communities zu über 2.800 Indikationen existieren. So können z.B. Betroffene dort ihre Daten einstellen und z.B. abrufen, wie hoch der Anteil bestimmter Symptome oder Therapien ist oder die Einnahme und Nebenwirkungshäufigkeiten von speziellen Medikamenten u.v.a.m. Auch können sie hier mit „ähnlichen" Betroffenen in Kontakt treten und sich austauschen. Die Informationen daraus können das Patient-Empowerment stärken und verändern, so auch die Kooperation zwischen Patienten und ihren Ärzten. Man kann hier also von einer Kombination aus Informationsverarbeitungs- und Sozialmaschine sprechen.

Perspektivisch wird es möglich werden, dass Subsets aus der eEPA des Patienten – sofern er das autorisiert – automatisch in solche Fallsammlungen kontinuierlich übermittelt werden und die aufwändige Neuerfassung durch den Patienten entfällt. Ähnliche Mechanismen sind aber auch für die Forschung denkbar („Datenspende" des Patienten).

Apo2P-Kooperation

Apotheken werden mit Blick auf die technischen Möglichkeiten zunehmend in der gegebenen Form nicht mehr notwendig werden. Schon heute besteht der Großteil der Apotheken-Patienten-Kooperation darin, dass rezeptpflichtige Medikamente ausgegeben werden, die hinter dem Tresen zumeist schon von Robotern aus den Regalen im Hinterzimmer oder Untergeschoss geholt werden. Mit der Einführung eines digitalen Rezeptes und einer eindeutigen digitalen Patientenidentität kann eine solche reine Ausgabe – wenn nicht durch den schnellen Versandhandel ersetzt – mittels spezieller Ausgabeterminals geschehen. Auch der 3D-Druck von Medikamenten in solchen Ausgabestationen wird die Vorhaltung vieler Medikamente reduzieren. Es steht also eine „Produktionsmaschine" dezentral vor Ort.

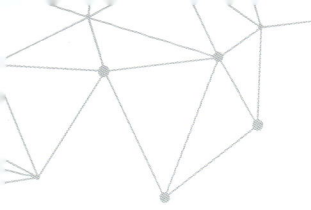

Ergänzend kann durch wissensbasierte Systeme unter Zugriff auf Informationen in der eEPA des Patienten eine zielgenaue schriftliche oder audiovisuelle Beratung durch Avatare am Ausgabeterminal oder zuhause erfolgen. Aufgrund dieser Entwicklungen werden die Apotheken-Patienten-Kontakte weitgehend der Vergangenheit angehören.

PD2P

Die Pflege am kranken Menschen dürfte am wenigsten von der Digitalisierung und einer Veränderung der Kooperation betroffen sein. Auch wenn vor allem in Japan der Einsatz von Pflegerobotern voranschreitet, handelt es sich zumeist um Assistenzsysteme für die Pflegekräfte und keine ersetzenden Systeme. Wundpflege, Essensgabe u.v.a.m. lässt sich nicht automatisieren. Immerhin hat das BMBF aktuell eine Ausschreibung „Robotische Systeme für die Pflege" veröffentlicht (BMBF 2018), in der es heißt:

> „Ziel ist es, innovative Forschungs- und Entwicklungsvorhaben der Mensch-Technik-Interaktion zu fördern, welche die Selbstständigkeit und das Wohlbefinden von Pflegebedürftigen stärken, Pflege- und Betreuungskräfte sowie Angehörige physisch und psychisch entlasten und einen Beitrag zu einer qualitätsvollen Pflege leisten."

Die Pflege wird zukünftig durch das teamorientierte gesamtheitliche Behandlungsmanagement mehr als heute zum integralen Bestandteil der Versorgung und die Pflege-Arzt-Kooperation wird durch die Digitalisierung gestärkt werden.

Marina hatte Fieber und Beate schläft tief und fest

Der Raum ist dunkel bis auf die Anzeige des Digitalweckers auf Beates Nachttisch, einer alleinerziehenden Mutter. Es ist 1:45 Uhr Samstagnacht und Beate schläft tief und fest.

Spätnachmittags hatte sie ihre kleine vierjährige Tochter Marina von einem Kindergeburtstag abgeholt. Die gastgebende Mutter war etwas besorgt, weil Marina nichts gegessen hatte und gesagt hatte, ihr Herz würde klopfen. Zuhause fragte Beate Marina, was denn wäre, aber sie war nur quengelig und wollte nichts sagen. Die Stirn fühlte sich heiß an. Beate holte daher das in den meisten Haushalten vorhandene Home Vital Set aus dem Schrank und legte die Sensoren Marina an, die das spannend fand und etwas ruhiger wurde. Sofort wurden Körpertemperatur, Puls und Blutdruck und einige andere Werte mehr gemessen und direkt an die Patientenakte von Marina übermittelt. Sofort danach erhielt Beate einen kleinen Report in Ihre App zurück mit allen Werten und einer Bewertung. Die Akte schrieb auch „Erhöhte Temperatur bei Kleinkindern ist ein häufiges Symptom und weist auf einen kleinen Infekt hin. Geben Sie ausreichend zu Trinken und machen Sie Wadenwickel. Bitte kontrollieren Sie die Werte stündlich." Nach 2 Stunden schien die Temperatur aber immer noch zu steigen und die Akte schrieb „Der Trend der Temperatur aber auch der anderen Vitalwerte zeigt eine Zunahme. Mit Blick auf frühere häufige Blaseninfekte empfehle ich eine Urinanalyse." Beate holte also das ebenfalls in jedem Haushalt zur Standardausstattung gehörende Taschenlabor und steckt den entsprechenden Sensorstick in den Port und sodann den Stift in ein Röhrchen mit Urin von Marina. Schon nach einer Minute hatte Sie das Ergebnis in ihrer App und nach 20 Minuten brachte eine Drohne das zutreffende Medikament und ein leichtes Beruhigungsmittel vorbei, die die Patientenakte von Marina verordnet hatte und die nach Gegencheck durch einen Telearzt in einem regionalen Bereitschaftszentrum automatisch bei einem 24h-Medikamenten-Auslieferungsdienst geordert wurden. Beate verabreichte die Medikamente wie in der App beschrieben und ging schlafen. Den Sensor zu Puls und Temperator ließ sie angelegt und wusste, dass ihre App sie schon wecken würde, wenn noch etwas wäre.

Am nächsten Morgen ist Marina schon wieder fitter, bekommt wieder das Medikament gegen die Blasenentzündung und spielt am Sonntag zuhause friedlich mit ihrer Puppenstube.

Zusammenfassung

Die Entwicklung von informatischen Artefakten jeglicher Art – von intelligenten Messgeräten bis hin zu umfassenden integrierten intelligenten Anwendungen und Service-Plattformen – hat schon und wird weiterhin auf Basis der fortschreitenden Miniaturisierung, Leistungssteigerung und Sensorik zu wesentlichen Innovationen auch in der Gesundheitsversorgung führen. Die heute vorherrschenden Kooperationsformen zwischen den Akteuren im Gesundheitswesen und zwischen diesen und dem Patienten werden sich wesentlich verändern und zu neuen zeitnahen und räumlich unabhängigen Beratungs- und Betreuungsmöglichkeiten führen. Die enge Betreuung in Telemonitoring-Settings wird für chronisch kranke Menschen der Regelfall, wobei sie bei Zwischenfällen sehr zeitnah auf eine digitale On Demand-Beratung zurückgreifen können. Dabei können aufgrund von speziellen Geräten und Sensorchips vielfältige Aspekte zuhause beim Patienten „gemonitored" werden, von den Aktivitäten des täglichen Lebens bis hin zu speziellen biologischen Werten. Durch diese Entwicklung werden die klassischen Arztbesuche im ambulanten Bereich drastisch zurückgehen, Apotheken werden fast ganz verschwinden. Dafür werden neue telematische Betreuungs-Dienstleister in den Markt treten, die sich sehr indikationsspezifisch vor allem für Erkrankungen mit hoher Morbidität etablieren werden. Diese werden nicht nur eine ärztliche Betreuung anbieten, sondern vielfältige ergänzende Services, von der App über den Betrieb von Patientenforen bis hin zur Beschaffungsplattform für Heil- und Hilfsmittel und Medikamenten auf Rezept. Im Beitrag wurden bewusst die innovationshemmenden ökonomischen, gesetzlichen und kulturellen Hürden nicht weiter behandelt. Es wird aber wesentliche Aufgabe eines gesellschaftlichen Diskurses sein müssen, bessere Rahmenbedingungen für den Einsatz von den Menschen nutzbringenden Innovationen zu schaffen.

„Die digitalen Spuren, die wir jeden Tag hinterlassen, verraten mehr über uns, als wir wissen. Dies könnte ein Albtraum für die Privatsphäre sein – oder es könnte die Grundlage für eine gesündere, reichere Welt sein." (Pentland 2014)

Literatur

Albrecht U-V (Hrsg.) (2016) Chancen und Risiken von Gesundheits-Apps CHARISMHA. Medizinische Hochschule Hannover

Bhargava R, Johnmar F (2014) ePatient 2015. 15 surprising trends changing health care. IdeaPress Publishing USA

Blobel B, Brian Y (Hrsg.) (2018) PHealth 2018. IOS Press Incorporated. Amsterdam

BMBF (2018) Bekanntmachung Richtlinie zur Förderung von Forschung und Entwicklung auf dem Gebiet „Robotische Systeme für die Pflege", Bundesanzeiger vom 14.11.2018 vom 8. November 2018. URL: https://www.bmbf.de/foerderungen/bekanntmachung-2088.html (abgerufen am 25.02.2019)

BMBF/VDE Innovationspartnerschaft AAL (Hrsg.) (2011) Ambient Assisted Living (AAL) Komponenten, Projekte, Services. Eine Bestandsaufnahme. VDE Verlag Berlin/Offenbach

Bundesärztekammer (1991) Thesen zur Kooperation der Berufe im Gesundheitswesen. URL: https://www.bundesaerztekammer.de/fileadmin/user_upload/downloads/pdf-Ordner/MFA/Thesen-zur-Kooperation-der-Berufe-im-GW.pdf (abgerufen am 25.02.2019)

Bundesärztekammer (2018) (Muster-)Weiterbildungsordnung 2018. URL: http://www.bundesaerztekammer.de/fileadmin/user_upload/downloads/pdf-Ordner/Weiterbildung/MWBO-2018.pdf (abgerufen am 25.02.2019)

Deutsche Schmerzgesellschaft e.V. (2018) Mit Telemedizin und Apps schmerzmedizinische Versorgung verbessern. Pressenotiz am 15.10.2018. Mannheim. URL: https://www.gesundheit-adhoc.de/mit-telemedizin-und-apps-schmerzmedizinische-versorgung-verbessern-evidenz-zaehlt.html (abgerufen am 25.02.2019)

Haas P (2006) Gesundheitstelematik – Grundlagen Anwendungen Potenziale. Springer Berlin/Heidelberg

Haas P (2013) Einführung in die Telemedizin. eLearning-Clip im Rahmen des Studienganges PTM der Universität Freiburg in der Lernplattform ILIAS.

Haas P (2015) Zukünftige Lebenswelten im DIGITAL LIFESTYLE zwischen neuen Möglichkeiten und Big Brothers & Sisters. Vortrag. 20-jähriges Jubiläum des Studienganges Medizinische Informatik an der Fachhochschule Dortmund

Haas P (2017) Elektronische Patientenakten – Einrichtungsübergreifende Elektronische Patientenakten als Basis für integrierte patientenzentrierte Behandlungsmanagement-Plattformen. Bertelsmann Stiftung Gütersloh

Hernandez J, McDuff DJ, Picard RW (2015) Biophone – Physiology monitoring from peripheral smartphone motions. In:

V Bits & Bytes statt Stahl & Strahl – Informations- und Datentechnologien revolutionieren die Medizin

Journal Article Research Support, U.S. Gov't, Non-P.H.S. 2015, 7180–7183

Knöppler K, Neisecke T, Nölke L (2016) Digital Health-Anwendungen für Bürger. Kontext, Typologie und Relevanz aus Public-Health-Perspektive Entwicklung und Erprobung. Bertelsmann Stiftung Gütersloh

Meyer J, Boll S (2014) Digital Devices for Everyone! IEEE Pervasive Computing 13(2), 10–13

Nagel E (Hrsg.) (2013) Das Gesundheitswesen in Deutschland. Struktur, Leistungen, Weiterentwicklung. Deutscher Ärzte Verlag Köln

PatientsLikeMe (2019) URL: https://www.patientslikeme.com/ (abgerufen am 25.02.2019)

Pentland A (2014) How Big Data Can Transform Society for the Better. Scientific American Oct 1

Robert Koch-Institut (Hrsg.) (2016) Gesundheit in Deutschland – die wichtigsten Entwicklungen. Gesundheitsberichterstattung des Bundes. Gemeinsam getragen von RKI und Destatis. RKI Berlin

Thiel R et al. (2018) #SmartHealthSystems – Digitalisierungsstrategien im internationalen Vergleich. Bertelsmann Stiftung Gütersloh

Topol EJ (2015) The patient will see you now. The future of medicine is in your hands. Basic Books New York

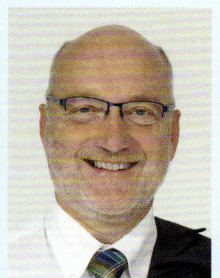

Prof. Dr. Peter Haas

Peter Haas studierte von 1997–1982 Medizinische Informatik an der Universität Heidelberg und war danach 5 Jahre in Großkrankenhäusern in der IT-Abteilung – z.T. in leitender Stellung – tätig. 1987 promovierte er zum Dr. sc. hum. an der Universität Heidelberg. Danach wechselte er in die Industrie, wo er zuerst bei einem Datenbankhersteller und danach bei einem KIS-Hersteller – dort zuständig für Vertrieb, Marketing und Schulung – tätig war. Seit 1994 ist er Professor für Medizinische Informatik an der Fachhochschule Dortmund, wo er den einschlägigen Studiengang „Medizinische Informatik" aufgebaut hat. Seine Arbeitsschwerpunkte in Lehre und Beratung sind in den globalen Themenfeldern Medizinische Dokumentation, Medizinische Informationssysteme, Gesundheitstelematik und Wissensmanagement/wissensbasierte Systeme in der Medizin inkl. der dabei wichtigen zu beachtenden datenschutzbezogenen Aspekte. Speziell im Bereich Interoperabilität und verteilte Systeme im Gesundheitswesen sowie zum Thema elektronische Aktensysteme im Gesundheitswesen hat er mehrere größere F & E-Projekte durchgeführt bzw. führt diese noch durch. Bezüglich Datenschutz hat er an Ausarbeitungen und Konzepten für diverse Initiativen und Projekte in Nordrhein-Westfalen mitgewirkt und war längere Zeit auch Datenschutzbeauftragter eine radiologischen Großpraxis. Peter Haas verfügt somit über 40 Jahre Erfahrung in der Medizinischen Informatik.

Peter Haas ist Autor von mehreren einschlägigen Lehrbüchern und Buch- und Zeitschriftenbeiträgen u.A. der Bertelsmann-Expertise zu Elektronischen Patientenakten. Von 2006–2016 war er u.A. Sprecher des nationalen Beirats der gematik, der nationalen Institution zur Einführung der Elektronischen Gesundheitskarte und ihrer Anwendungen.

5

data4life – Eine nutzerkontrollierte Gesundheitsdaten-Infrastruktur

Stephan von Schorlemer und Christian-Cornelius Weiß

Gesundheitsdaten spielen eine zentrale Rolle für die Zukunft der Medizin

Schon wenn der Mensch morgens aufwacht, hat er die ersten gesundheitsrelevanten Daten generiert: Sie stammen von einer App, die nachts den Schlaf mitverfolgt. Weitere Daten erhebt der Sensor einer intelligenten Waage, die Werte zu Gewicht und Körperfettanteil ebenfalls direkt auf eine App spielt. Ein Programm am Arbeitsplatz misst das Wohlbefinden. Und ein Schrittzähler ist ohnehin schon in fast jedem Smartphone aktiv. So fallen heute bereits im Alltag umfangreiche Mengen an Gesundheits-, Fitness- oder Lifestyle-Daten an – und all das bei einem Gesunden. Ist der Mensch krank, nimmt das Datenvolumen signifikant zu, weil etwa ein Arztinformationssystem den Befund des behandelnden Arztes erfasst und die Medikation festhält. Bei einer Überweisung zu einem Spezialisten oder in ein Krankenhaus speichern dort lokale Systeme weitere Informationen, beispielsweise Röntgenbilder oder mikrobiologische Untersuchungsergebnisse. Auf einer Intensivstation fallen pro Patient in jeder Sekunde bis zu 1.000 Datenwerte an. Und wirklich stark wächst der Datenberg, wenn der Bürger sein Genom entschlüsseln lässt, um etwa herauszufinden, welche Prädisposition er für eine bestimmte Krankheit hat, und diese Daten gespeichert werden: Wissenschaftler erwarten, dass bis 2025 etwa 1 Milliarde Menschen ihr Genom sequenziert haben werden (Gebelhoff 2015). Dadurch werden jährlich zwischen 2 und 40 Exabytes an Daten generiert. Zum Vergleich: Youtube, derzeit die weltweit größte Datenquelle, generiert gut 100 Petabytes pro Jahr, und 1 Exabyte entspricht 1.000 Petabytes oder 1 Milliarde Gigabytes.

Heute erheben unzählige Sensoren und Wearables, Programme, Analysegeräte und IT-Systeme die gesundheitsrelevanten Daten eines Menschen, von Lifestyle-Apps bis zum MRT nach dem Sportunfall, von den Abrechnungsdaten der Krankenkasse bis zur Genomanalyse. Dazu kommen für den Gesundheitszustand des Bürgers wichtige soziale, technische oder statistische Informationen, etwa über eine Belastung seines Wohnorts mit schädlichen Umwelteinflüssen oder das Risiko für bestimmte Krankheiten in seiner Lebenssituation. Doch bislang verbessern all diese Daten das Leben der Menschen nicht so, wie sie es könnten. Im Idealfall müsste der Bürger schon als gesunder Mensch alle Informationen aus den von ihm benutzten Apps miteinander verknüpfen können. Wird er krank, müssten Ärzte und Pflegekräfte zu jeder Zeit die Möglichkeit haben, im Zusammenspiel mit den bestehenden Krankenhaus- bzw. Praxis-Informationssystemen auf alle relevanten Daten in sinnvoll aufbereiteter Form zuzugreifen, um bessere Entscheidungen zu treffen und damit die Patientensicherheit zu erhöhen. Beides ist technisch möglich, in der Praxis jedoch noch nicht in ausreichendem Maß angekommen. Stattdessen sind gesundheitsrelevante Daten an unterschiedlichen Orten in diversen Formaten gespeichert: In zum Teil proprietären Lösungen medizinischer Einrichtungen, in über die Welt verteilten Datenzentren von App-Anbietern oder sogar noch analog handschriftlich auf Papierrezepten zu Hause in der Schublade. Kaum ein Bürger, ob gesund oder krank, hat einen Überblick darüber, welche Daten von ihm wo vorhanden sind. Besonders herausfordernd wird es etwa bei multimorbiden geriatrischen Patienten, chronisch Kranken oder Demenzkranken, um die sich die unterschiedlichsten Einrichtungen kümmern, vom Pflegeheim und dem ambulanten Pflegedienst über den Hausarzt bis zum Spezialisten, die unabhängig voneinander Daten erheben, diese aber nicht austauschen beziehungsweise miteinander teilen können. Keine Instanz im Gesundheitswesen kann die Punkte zu einem Gesamtbild verknüpfen und dieses Bild dann auswerten.

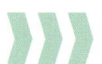

Die Fragmentierung des Gesundheitssystems erschwert eine optimale Versorgung.

Aber nicht nur das: die unzureichende Kommunikation und der teilweise anachronistische Informationsaustausch bremsen auch den medizinischen Fortschritt. Die Medizin ist eines der wissensintensivsten Fachgebiete überhaupt. Das Wissen wächst ständig, und häufig könnten neue Erkenntnisse bislang bewährte Therapien ergänzen oder ersetzen. Doch die Translation dieses neuen Wissens aus der Forschung in den praktischen Behandlungsalltag – „from bench to bedside" – dauert zu lang. Oder das Wissen kommt erst gar nicht beim Patienten an. Damit bleibt das Gesundheitssystem, insbesondere in Deutschland, deutlich hinter seinen Möglichkeiten zurück.

Vision: Zwei Gesundheitsdaten-Plattformen

Doch welche Möglichkeiten täten sich auf, wenn eine zentrale Plattform als „honest broker" – also als ehrlicher, verantwortungsvoll agierender, unabhängiger Wegbereiter und Vermittler – diese persönlichen Gesundheitsdaten sammelt, sie vereinheitlicht und sie sicher verschlüsselt aufbewahrt, um es dem Bürger zu ermöglichen, diese Informationen etwa mit Ärzten, Gesundheitsdienstleistern oder Verwandten zu teilen? Wie verbessert eine solche zentrale Plattform im partnerschaftlichen Zusammenspiel der verschiedenen Gesundheitsakteure die Integration des Gesundheitswesens und steigert die Effizienz und Sicherheit bei Prävention, Behandlung und Nachsorge zum Wohle des Bürgers? Und nicht nur das: Was wäre, wenn das Sammeln, Aufbewahren und Zur-Verfügung-Stellen nur der erste Schritt wäre? Was wird erst möglich, wenn der Bürger seine Daten in de-identifizierter Form spenden kann, damit Wissenschaft und Forschung auf einer separaten, zweiten Plattform mit ihnen arbeiten können? Welche Möglichkeiten für bessere Forschung, für personalisierte Medizin und für wirkungsmächtige Prävention ergeben sich, wenn diese zweite Plattform zusätzliche de-identifizierte Daten aus weiteren Quellen zusammenführt, diese aufbereitet und ebenfalls Wissenschaft und Forschung bereitstellt? Wie profitiert die Gesellschaft von einer solchen Analyseplattform? Und welche Möglichkeiten täten sich mit einer derartigen Verknüpfung von zwei Plattformen auf?

data4life setzt das Zwei-Plattform-Konzept um

Zwei derart miteinander verknüpfte Plattformen bilden die Grundstruktur von data4life (www.data4life.care), einer Infrastruktur für Gesundheitsdaten und Gesundheitsforschung (s. Abb. 1).

- Die erste ist die *Personal Health Data Platform (PHDP)*, auf der Bürger sämtliche gesundheitsrelevante Daten sammeln, aufbewahren und mit Dritten (beispielsweise Ärzten, Gesundheitsdienstleistern, Angehörigen) teilen können.
- Die zweite Komponente ist die *Analytics Platform für gesundheitsbezogene Forschung (AP)*, über die Wissenschaft und Forschung auf de-identifizierte Daten zugreifen können.

So entsteht einer der umfangreichsten gemeinnützigen Pools von gesundheitsrelevanten Daten – die Basis für ein besseres Gesundheitswesen sowie eine wichtige Arbeitsgrundlage für Wissenschaft und Forschung. Die zwei Plattformen sind über einen Prozess zur De-Identifikation der Daten verbunden. Über Software Development Kits (SDK) können sich Anwendungen externer Anbieter an die Infrastruktur anschließen. Um diese Infrastruktur bildet sich somit ein digitales Ökosystem, zu dem Digital Health-Startups und andere

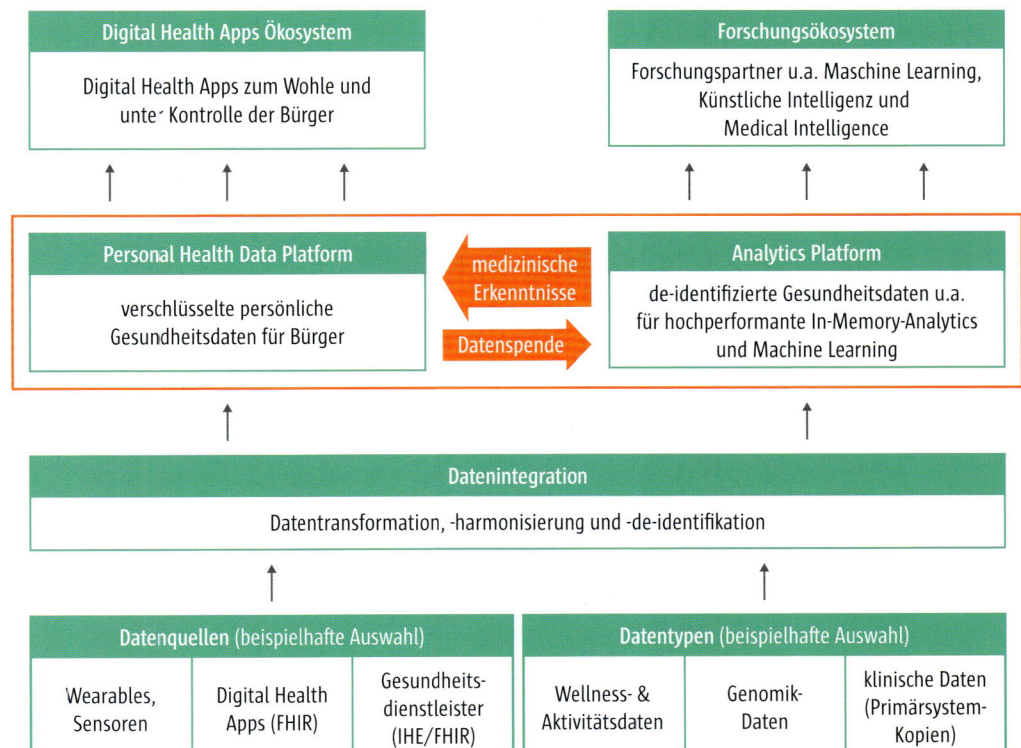

Abb. 1 Die Architektur von data4life

Technologiedienstleister aus dem Gesundheitswesen gehören, die sich vor allem an die PHDP anschließen, sowie Forscher, die auf der AP arbeiten können. Damit leistet data4life einen Beitrag zu einem besseren Gesundheitswesen.

Entsprechend seiner zweiteiligen Struktur unterstützt data4life vor allem zwei Ziele:
- eine integrierte Gesundheitsversorgung, sowie darauf aufbauend
- neue Forschungsmöglichkeiten, vor allem personalisierte Medizin und neuartige Präventionsansätze.

Die Zielgruppe von data4life bilden nicht nur Kranke und Ärzte, sondern alle Bürger und sämtliche Beteiligte des Gesundheitswesens inklusive der Wissenschaft. Das Projekt wird dazu beitragen, global die Gesundheit zu verbessern, und es so jedem Menschen ermöglichen, bessere Lebensqualität zu genießen.

Personal Health Data Platform

Die Personal Health Data Platform (PHDP) ist eine sichere, cloudbasierte und einrichtungsübergreifende elektronische Gesundheitsakte (eGA). Hier können Bürger sämtliche gesundheitsrelevante Daten speichern und verwalten – von den Werten ihrer Fitness-Apps bis zu den Resultaten einer Genomanalyse, von medizinischen Daten bis zu Gebrauchshinweisen für Medikamente. Auf die PHDP gelangen die persönlichen Daten hochgradig verschlüsselt, der Betreiber hat keinerlei Einblick in die gespeicherten Informationen. Die Daten bleiben dabei stets und ausschließlich unter der Kontrolle des Nutzers. Externe Parteien, etwa App-Anbieter, niedergelassene Ärzte oder Krankenhäuser mit ihren weiterhin für die dortige medizinische Versorgung maßgeblichen Informationssystemen, werden über Schnittstellen an die Plattform angeschlossen, um auf Wunsch der Nutzer weitere Daten in dessen elektronische Gesundheitsakte einzufügen.

Auf diese Weise kommen umfangreiche Datensätze aus den unterschiedlichsten Quellen über längere Zeiträume hinweg (longitudinal) zusammen. Diese kann der Bürger nicht nur etwa für die Ärzte seines Vertrauens freischalten, sondern beispielsweise auch selbst mithilfe von Tools und ebenfalls hochgradig verschlüsselt statistisch auswerten. Die Zugriffsrechte bleiben dabei beim Bürger – nur er entscheidet, welche Partei Einblick in welche Daten nehmen darf. Er kann Personen, Applikationen oder Institutionen sehr präzise zugeschnittene Genehmigungen erteilen, die sich entlang mehrerer Dimensionen definieren lassen. Dazu gehören unter anderem der zeitliche Rahmen, Krankheitstypen, Behandlungszusammenhänge oder unterschiedliche Datenkategorien und Datenquellen. Die freigegebenen Daten lassen sich dann mit den festgelegten Zielgruppen oder einzelnen Empfängern teilen. Gesundheitsexperten von McKinsey betonen, dass eine solche offene eGA, bei der Patienten entscheiden, wer ihre Daten einsehen darf, der wichtigste Baustein für eine erfolgreiche digitale „patient journey" sei (Hehner u. Biesdorf 2018). Diese „patient journey" sollte, wie Dr. Sophie Chung, CEO der Berliner Qunomedical GmbH sagt, „schon im Moment der Arztauswahl datengestützt beginnen und auf jeder Stufe jedem Menschen die bestmögliche Behandlung ermöglichen".

Analytics Platform für gesundheitsbezogene Forschung

Von der PHDP kann der Bürger auf Wunsch seine Daten an die Analytics Platform (AP) spenden. Die Daten fließen dann in de-identifizierter Form an die AP. Dazu kommen Daten aus zahlreichen weiteren Quellen, beispielsweise von Forschungsprojekten oder aus Laboren und Krankenhäusern. Diese Daten werden syntaktisch und semantisch korrekt vereinheitlicht und strukturiert, wodurch sie miteinander verknüpfbar sind und sich anschließend analysieren lassen. Die AP richtet sich an Wissenschaft und Forschung, etwa von Hochschulen und Forschungsinstituten.

Auf Basis der höchst performanten Analysekapazitäten der AP können Forscher und Wissenschaftler Machine Learning einsetzen, um aus den Daten neue Erkenntnisse zu generieren, die teilweise lebensqualitätsverbessernd über die PHDP den betroffenen Bürgern übermittelt werden können. Beispielsweise lassen sich auf diese Weise Therapieerfolge überprüfen, Voraussagen für Epidemien oder Pandemien treffen sowie für Individuen und für bestimmte Bevölkerungsgruppen maßgeschneiderte Gesundheitslösungen schaffen. Damit macht die Medizin den entscheidenden Schritt von einer Behandlung, bei der eine Maßnahme allen Menschen gleichermaßen gerecht werden soll („one size fits all"), hin zur Präzisionsmedizin mit individualisierter und hocheffizienter Prävention, Diagnose und Therapie.

Viele Behandlungen helfen nur wenigen Menschen, für andere aber sind sie ineffektiv oder sogar schädlich – beispielsweise weil diese Behandlungen bei ihnen starke Nebenwirkungen hervorrufen oder weil sie über bestimmte Gen-Varianten verfügen, die dazu führen, dass ein Medikament bei ihnen unwirksam ist. Trotzdem werden heute weiterhin Therapien auf der Basis von Durchschnittswerten ausgewählt. Weltweit liefern Gesundheitssysteme darum nicht die Ergebnisse, die mit der Kombination aus umfangreicher Datenbasis und Künstlicher Intelligenz möglich wären. Bei Präzisionsmedizin (auch personalisierte oder individualisierte Medizin genannt) nutzen Ärzte Big Data-Technologien, um basierend auf großen Datenmengen exakt herauszufinden, welche Medikamente oder Behandlungen bei einem bestimmten Patienten wirksam sind. So lassen sich zielgerichtete Therapieansätze entwickeln. Das Nutzen von Daten über die PHDP und die AP von data4life und das Zusammenspiel beider Plattformen ermöglicht damit eine bessere Versorgung für jeden – und zwar auch schon, bevor eine Krankheit manifest wird. So verbessern Daten die Lebensqualität aller Menschen und die Effizienz des Gesundheitssystems.

Modernste Technologie adressiert bisherige Herausforderungen

Gesundheitsdaten gehören zu den sensibelsten Daten überhaupt. Und sie betreffen unter Umständen nicht nur den einzelnen Bürger, sondern bei manchen Krankheiten auch dessen Verwandte. Menschen werden diese Daten nur demjenigen anvertrauen, dessen Lösung sie überzeugt. Und diese Überzeugung fußt – neben der praktischen Relevanz des Angebots für alle Beteiligten, von Bürgern und Forschern über Ärzte bis zur Politik – ganz wesentlich auf Vertrauen. Dieses Vertrauen wiederum ist nur dann gerechtfertigt, wenn die Infrastruktur des Anbieters sicher gegen Missbrauch ist. Gesundheitsdaten geraten zunehmend in das Visier von Hackern. Nach Angaben des US-Gesundheitsministeriums stecken Hackerangriffe auf Krankenversicherungen, Labore oder Krankenhäuser hinter drei Vierteln aller umfangreichen Datenschutzverletzungen im Gesundheitssektor. Nur die Finanzindustrie wird häufiger angegriffen.

Die Grundlage für Datensicherheit von data4life ist eine durchgehend starke Verschlüsselung (end-to-end encryption) aller persönlichen Daten. Das bedeutet, dass Daten bereits am Ort der Entstehung verschlüsselt werden, bevor sie überhaupt auf die Datenplattform fließen, und erst dann wieder entschlüsselt werden, wenn der Nutzer darauf zugreift oder wenn er eine explizite Zustimmung zur Nutzung der Daten durch andere Anwendungen oder Personen erteilt. Die Daten bleiben dabei stets und ausschließlich unter seiner Kontrolle. Dem Betreiber der Infrastruktur ist es nicht möglich, Einsicht in diese Daten zu nehmen. Dieser Ansatz wird auch als „Zero Knowledge-Paradigma" bezeichnet.

> Eine der größten Herausforderungen im Gesundheitswesen ist die mangelhafte Interoperabilität von Systemen und die fehlende Standardisierung von Datenformaten.

Bei data4life ermöglichen Standards wie *Fast Healthcare Interoperability Resources* (FHIR) und die Implementierung der Profile der Initiative *Integrating the Healthcare Enterprise* (IHE) einen effizienten Datenaustausch. Das heißt, dass alle Daten auf den Plattformen syntaktisch und semantisch in ein interoperables Datenmodell transformiert werden. Nur so lässt sich die spätere Nutzung der Daten für fachbereichsübergreifende Analysen und damit die Verwendung für Präzisionsmedizin sicherstellen.

> *„Um den vollen Wert von Gesundheitsdaten abzuschöpfen, müssen wir sie aus den Datensilos herausholen, in denen sie heutzutage lagern, und sie standardisieren. So lassen sie sich für den Einsatz von Künstlicher Intelligenz optimieren – und wir können aus den vielen einzelnen Datenpunkten Erkenntnisse gewinnen, die massiv zur Verbesserung der Lebensqualität vieler Menschen beitragen." (Lorena Puica, CEO des britischen Gesundheitsportals iamYiam, 26. September 2018)*

Beim Design einer derartigen Daten-Infrastruktur gibt es grundsätzlich zwei verschiedene Ansätze: eine *zentrale* und eine *dezentrale* Datenhaltung. Bei der dezentralen Datenhaltung sind alle Daten am Entstehungsort beziehungsweise beim Leistungserbringer in der dort vorhandenen IT-Infrastruktur persistiert. Die Daten werden lediglich miteinander vernetzt. Dadurch kommt keine, beziehungsweise nur sehr geringe Datenredundanz auf – das heißt, Daten sind nur selten mehrfach gespeichert. Die lokalen Datenhalter sind maximal autonom bei ihren Antworten auf die Fragen, welche Daten sie nach welchen Standards erheben und speichern sowie welche Regeln sie für Datensicherheit und Datenschutz anwenden. Gleichzeitig jedoch birgt dieses Vorgehen die Gefahr, dass sich Daten und Systeme untereinander als inkompatibel erweisen. Denn bei einer dezentralen Datenhaltung rückt die integrierte, siloübergreifende Sichtweise auf die Daten in den Hintergrund. Es entstehen Insellösungen. Das erschwert übergreifende analytische Anfragen an die Systeme. Nach Angaben von Befürwortern dieses Ansatzes gewährleistet eine dezentrale Datenhaltung zwar mehr Datensicherheit, da bei einem Angriff auf einen einzigen Knotenpunkt nur jeweils die dort gespeicherten Daten betroffen sind. Allerdings weist ein dezentrales System mit heterogenen Systemkomponenten auch wesentlich mehr Angriffspunkte auf als ein zentrales System und bereitet zudem häufiger Probleme bei der technischen Verfügbarkeit.

Die Daten sind bei data4life in einer zentralen, cloudbasierten Infrastruktur gespeichert. Diese zentrale Datenhaltung bietet eine Reihe von entscheidenden Vorteilen. Der wichtigste: Mit einem zentralen Ansatz lassen sich Daten syntaktisch und semantisch effizient integrieren. Einheitliche Standards und Datenmodelle stellen sicher, dass die Gesundheitsdaten in einem interoperablen Format vorliegen. Damit können sie als Grundlage für performante, siloübergreifende Analysen genutzt werden. Nutzer, angeschlossene Dienstleister oder Forscher haben die Möglichkeit, schneller auf die zentral gespeicherten Daten zuzugreifen und darauf aufbauende Analysen durchzuführen. Datenschützer kritisieren teilweise die zentrale Verwaltung beziehungsweise den Betrieb des Systems durch eine einzelne Organisation. Dies berge die Gefahr von Interessenkonflikten und Datenmissbrauch. Diese Argumente lassen sich entkräften, wenn eine unabhängige – und im Idealfall gemeinnützige – Organisation das zentrale System betreibt. Sie sollte das Interesse der Nutzer in den Vordergrund stellen, größten Wert auf die notwendigen Maßnahmen für Informationssicherheit und Datenschutz legen und die Umsetzung dieser Maßnahmen ständig überwachen.

Um eine solche Aufstellung zu gewährleisten, befinden sich die Server von data4life, die alle in ihrem Besitz sind und exklusiv von ihr genutzt werden, ausschließlich in Rechenzentren in Deutschland – also in einem Land mit strengsten Vorschriften für Datenschutz und Privatsphäre gepaart mit hoher Technologiekompetenz und einem stabilen politischen Rahmen.

Sämtliche Stakeholder profitieren

Von dem beschriebenen Ansatz von data4life profitieren sämtliche Stakeholder im Gesundheitswesen:

Bürger erhalten über komfortabel zu nutzende mobile und Desktop-Anwendungen einen vollständigen Überblick über ihre Gesundheitsdaten. Sie können dabei genau festlegen, mit wem sie diese Daten teilen möchten. Das führt zu mehr Verständnis der eigenen Gesundheitsdaten und im Idealfall zu mehr Engagement in Bezug auf die eigene Gesundheit. Und nicht zuletzt kann eine Auswertung der Gesundheitsdaten bessere Therapien ermöglichen.

Ärzte können sich nach Freigabe der Daten durch den Bürger einen schnellen Überblick über die relevanten Daten des Patienten verschaffen. Ihnen stehen sofort aggregierte Informationen über Diagnosen, sämtliche bereits vorgenommene Therapien sowie eine Aufzeichnung von Altbefunden, Laborwerten und sonstigen Daten zur Verfügung. Ärzte können damit Behandlungseffizienz und Behandlungssicherheit verbessern.

Krankenhäuser haben durch den Zugriff auf freigegebene Gesundheitsdaten eines Patienten die Möglichkeit, den stationären Aufnahmeprozess effektiver und effizienter zu gestalten. Bei einem Notfall sind alle Informationen zu einem Patienten schnell abrufbar, was eine prompte Behandlung im Kontext und unter Berücksichtigung von Vorerkrankungen, Allergien und ähnlichem ermöglicht. Die maximale Transparenz ermöglicht zudem eine bessere Versorgung und Nachbehandlung auch im ambulanten Bereich.

Die Kostenträger, also private und gesetzliche Krankenkassen, profitieren von sinkenden Behandlungskosten, weil weniger Diagnostiken mehrfach gestellt werden und die Zahl von Doppeltbehandlungen sinkt. Verbesserte Präventionsmaßnahmen drosseln zudem die Ausgaben, da viele Krankheiten in einem frühen Stadium erkannt und behandelt werden können oder gar nicht erst entstehen. Das steigert die Zufriedenheit bestehender Mitglieder, bindet sie und hilft beim Gewinnen neuer. Und nicht zuletzt werden die Kostenträger durch die Informationen in die Lage versetzt, ihr Angebot kontinuierlich zu verbessern und ihre Richtlinien entsprechend anzupassen.

Die Politik kann durch die bessere Informationsgrundlage ebenfalls effektivere Richtlinien und Maßnahmen zur Verhaltens- und Verhältnisprävention beschließen, von kurzfristigen Interventionen bis zu langfristigem Handeln. Sie hat damit zudem die Möglichkeit, neue Versorgungsansätze passgenau zu implementieren.

Wissenschaft und Forschung können diese neuen Versorgungsansätze schneller in Form neuartiger Medikamente oder Therapien liefern, weil sie in kürzerer Zeit zu besseren Forschungsergebnissen gelangen. Durch die Kombination aus Künstlicher Intelligenz und einer cloudbasierten Datenplattform mit möglichst umfangreichen Gesundheitsdaten lässt sich Medizin präzise maßschneidern. Im Zusammenspiel der beiden Plattformen sorgt data4life somit für eine schnellere Translation von medizinischem Wissen aus den Forschungslaboren zurück in den Behandlungsalltag der Praxis.

Anbieter von Gesundheitsapps und andere Technologiedienstleister aus dem Gesundheitswesen bekommen, wenn ihnen ihre Nutzer dies gewähren, einen sicheren Zugang zu personalisierten Gesundheitsdaten sowie die Möglichkeit, auf Basis von de-identifizierten Daten und State of the Art-Analysewerkzeugen, ihre eigenen Produkte zu verbessern und weiterzuentwickeln. Das sorgt für eine höhere Kundenzufriedenheit.

data4life bildet damit die Basis für ein lernendes, agiles Gesundheitssystem. Das bedeutet, dass sich das System auf der Basis von praktischen Falldaten kontinuierlich verbessern und sich an veränderte Anforderungen anpassen kann. Dies gelingt nur mit einer Infrastruktur, die alle Fachbereiche und Versorgungsinstitutionen miteinander vernetzt und so eine umfangreiche Datensammlung ermöglicht. Die gewonnenen Erkenntnisse werden zurück in die Praxis transferiert. Auf diese Weise lernt das Gesundheitssystem kontinuierlich dazu.

„Eine mit modernsten I & K Technologien gestützte Gesundheitsversorgung, die das Wissen über den Gesundheitszustand eines Patienten und das (aktuellste) medizinische Wissen zum Zwecke bestmöglichster Entscheidungen und Behandlungen zusammenbringt, ist eine ethische Notwendigkeit." (Prof. Dr. Peter Haas, FH Dortmund, 9. Mai 2018)

Honest Broker erhöht Akzeptanz

In einem lernenden Gesundheitssystem kommt der Plattform, auf der die sensiblen Gesundheitsdaten lagern und mit der sämtliche Stakeholder von Bürgern über Ärzte und Forscher bis zu Technologiedienstleistern arbeiten, eine zentrale Rolle zu. Auch mit einer maximal sicheren Systemarchitektur werden die unterschiedlichen Nutzergruppen diese Plattform nur dann akzeptieren und ihr vertrauen, wenn sie zusätzlich zu den technischen Rahmenbedingungen als unabhängiger, verantwortungsvoller Wegbereiter und Vermittler (sog. „honest broker") auftritt. Interessengeleitete Mitglieder des Gesundheitssystems sind genau so wenig die Richtigen, um eine solche Infrastruktur zu betreiben, wie Privatunternehmen, etwa internationale Technologiekonzerne. Letztere haben ein großes Interesse an der Auswertung der Daten, um über eigene Angebote selbst zum Mitspieler im Gesundheitssystem zu werden. Doch sensible Gesundheitsdaten dürfen nicht zu einem Rohstoff werden, den – ähnlich wie beispielsweise bei Social Media-Daten bereits geschehen – Firmen in eigenem Interesse kommerziell verwerten.

Als neutraler, gemeinnütziger Wegbereiter verwahrt data4life die sensiblen Gesundheitsdaten sicher und gewährt, sofern vom Bürger gewünscht, ausgewählten Parteien Zugang dazu. Die Daten bleiben im Besitz der Bürger.

> **Das Zusammenspiel der beiden data4life-Plattformen als Teil einer sicheren, unabhängigen und gemeinnützigen Infrastruktur ermöglicht es, das große Potenzial von Big Data-Algorithmen im Gesundheitswesen optimal auszuschöpfen – zum Wohle von und unter voller Kontrolle der Nutzer.**

Damit sind die Voraussetzungen für einen Wandel gelegt, der das Gesundheitssystem zukunftssicher machen kann. Es kommt nun darauf an, dass alle Stakeholder inklusive der Politik neben den notwendigen rechtlichen Rahmenbedingungen ein gesellschaftliches Grundverständnis für einen verantwortungsvollen Umgang mit den hochsensiblen Gesundheitsdaten schaffen. Gleichzeitig sollten sie die Gesellschaft darüber aufklären, welche umfangreichen Möglichkeiten daraus erwachsen können, wenn dieser Ansatz konsequent und auf Basis einer adäquaten Infrastruktur umgesetzt wird. Nachdem Bürger wie Ärzte und Forscher in die Lage versetzt worden sind, eine solche Infrastruktur effektiv zu nutzen, kann der Wandel beginnen, der notwendig ist, um vielen Menschen eine höhere Lebensqualität zu ermöglichen und unser Gesundheitssystem finanzierbar zu halten.

Literatur

Gebelhoff R (2015) Sequencing the genome creates so much data we don't know what to do with it. Washington Post

Hehner S, Biesdorf S (2018) Digitalisierung im Gesundheitswesen: die Chancen für Deutschland. McKinsey. URL: https://www.mckinsey.de/publikationen/2018-09-27-digitalisierung-im-gesundheitswesen (abgerufen am 11. März 2019)

Dr. rer. nat. Stephan von Schorlemer

Mit der Leidenschaft, Informationstechnologien zu nutzen, um jedem ein gesünderes Leben zu ermöglichen, leitet Stephan von Schorlemer als CTO die Technologiestrategie der gemeinnützigen D4L data4life gGmbH (ehemals „GesundheitsCloud"). In vorherigen beruflichen Stationen gründete und leitete er mehrere Start-ups, darunter Valsight, eine agile Enterprise Performance Management Lösung. Im Laufe seiner akademischen Laufbahn war er Mitglied des HANA In-Memory-Datenbank-Teams am Lehrstuhl von Professor Hasso Plattner und veröffentlichte zahlreiche wissenschaftliche Publikationen und Patente. In Rahmen seiner Doktorarbeit hat er eine Optimierungsmethode für Datenbankabfragen mit Aggregationen entwickelt, die insbesondere bei Enterprise-Softwareanwendungen entscheidende Vorteile bietet. Er hat Software Engineering an der University of Queensland und dem Hasso-Plattner-Institut studiert.

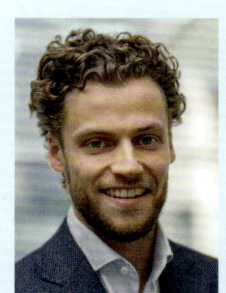

Christian-Cornelius Weiß

Christian-Cornelius Weiß ist CEO der gemeinnützigen D4L data4life gGmbH (ehemals „GesundheitsCloud"), einem gemeinnützigen Infrastruktur-Anbieter für Gesundheitsdaten für Bürger & Forschung. Er ist außerdem Gründungspartner des deutsch-polnischen Frühphasen-Investors Sunfish Partners und aktiver Business Angel bei Firmen wie z.B. Fosanis, Sunshine Smile und Kumi Health. Vor seiner Tätigkeit für data4life war er u.a. Gründungsgeschäftsführer von Rocket Internet und Gründungspartner des Berliner operativen VC Project A Ventures. Er hat sein Studium an der WHU – Otto-Beisheim Graduate School of Management in Vallendar absolviert und ist Lehrbeauftragter am Digital Health Center des Hasso-Plattner-Instituts.

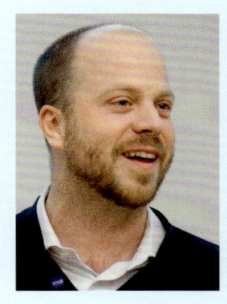

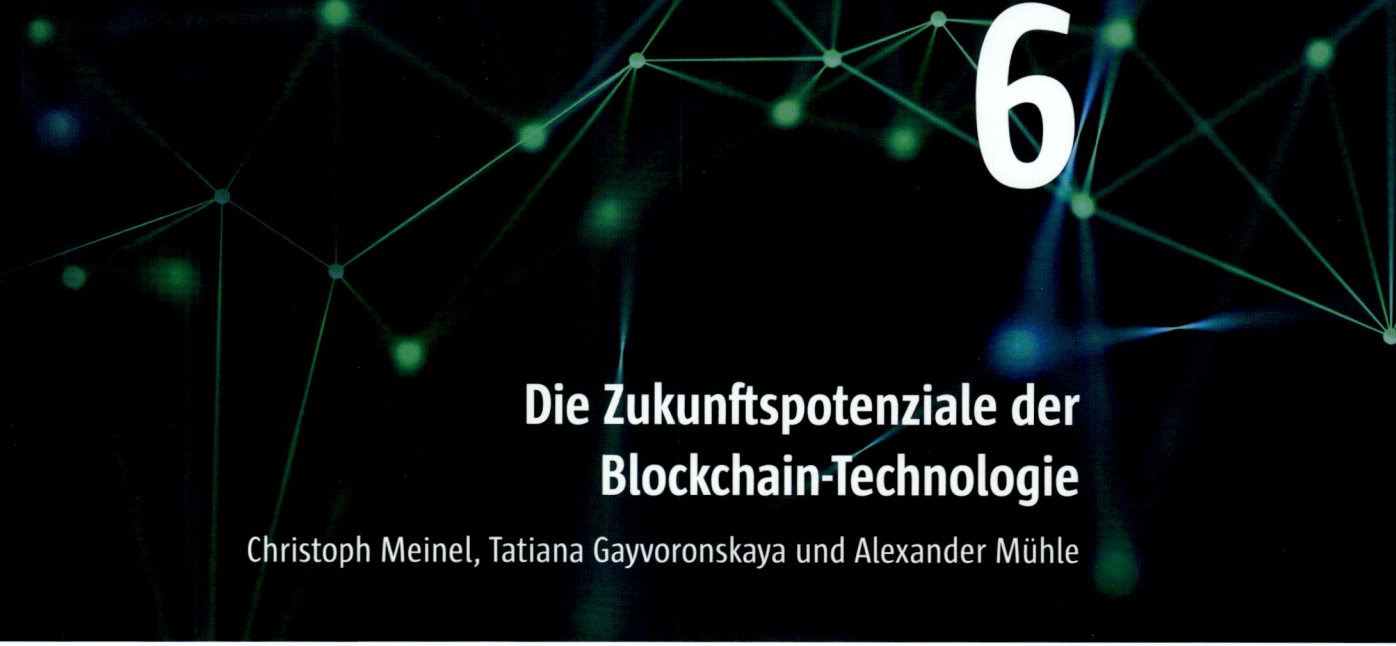

6

Die Zukunftspotenziale der Blockchain-Technologie

Christoph Meinel, Tatiana Gayvoronskaya und Alexander Mühle

Die Geschwindigkeit mit welcher sich die Blockchain-Technologie entwickelt und verbreitet ist erstaunlich. Derzeit dürfte es wohl keinen Einsatzbereich mit dezentraler Infrastruktur geben, in dem noch keine Blockchain-Einführung versucht wurde. Finanzwesen, Medizin, Identitätsmanagement, Logistik, Energieversorgung – diese und viele weitere Bereiche sind Nutznießer. Zahlreiche Unternehmen experimentieren längst mit dieser Technologie und bieten diverse Blockchain-basierte Lösungen und Services. Der Einsatz der Blockchain-Technologie im medizinischen Bereich bietet mehr als bloß eine digitalisierte Patientenakte oder ein Blockchain-basiertes medizinisches Register. Bevor wir uns mit den sinnvollen Anwendungsfällen der Blockchain-Technologie im Gesundheitswesen beschäftigen, soll die Technologie allgemein genauer betrachtet werden.

Ein von Dritten unabhängiges, digitales Zahlungssystem zu entwickeln und das Finanzwesen damit zu revolutionieren, war einst die Motivation des Bitcoin-Erfinders Satoshi Nakamoto. Die Begriffe Bitcoin und Blockchain werden heute oft als Synonyme angesehen. Dabei ist es wichtig, zwischen Blockchain, der Technologie, und Bitcoin, dem System, welches die Technologie für die digitale Zahlungsabwicklung verwendet, zu unterscheiden. Die Blockchain-Technologie ist Grundlage des Bitcoin-Systems und wurde in dessen Rahmen entwickelt. Der Begriff Blockchain hat sich erst herausgebildet, nachdem neue Bitcoin-ähnliche Projekte entstanden und eine Abtrennung zum bereits bestehenden Bitcoin-System benötigt wurde. In späteren Jahren haben sich weitere Begriffe gefunden, wie „Distributed Ledger Technology", welche sich auf den meist verbreiteten Anwendungsfall der Blockchain-Technologie bezieht – das sog. „verteilte Rechnungsbuch".

Die Implementierung des Bitcoin-Konzepts ist Open Source. So kann jeder den Code für eigene Blockchain-Anwendungen verwenden und entsprechend anpassen. Dies hat sicher zu der Vielzahl von Ablegern und rapiden Entwicklung neuer Konzepte beigetragen. Durch den aktuellen Hype sehen viele die Blockchain-Technologie als eine Allzweckwaffe, die nur den IT-Spezialisten zugänglich ist. Dabei liegt die Innovation der Blockchain-Technologie in ihrer erfolgreichen Kombination bereits vorhandener Ansätze: dezentrale Netzwerke, Kryptografie, Konsensfindungsmodelle. Durch dieses innovative Konzept wird ein Werteaustausch in einem dezentralen System möglich. Dabei wird kein Vertrauen zwischen den Parteien, die in den Austausch involviert sind, vorausgesetzt.

Das große Interesse vieler Unternehmen und Entwickler an der Blockchain hat zahlreiche Implementierungsversuche dieser Technologie für unterschiedliche Anwendungszwecke zur Folge gehabt. So wird deren Einsatz nicht nur auf den Bereich Kryptowährungen begrenzt, sondern die Technologie wird vielmehr als eine programmierbare dezentrale Vertrauensinfrastruktur genutzt (von Haller Gronbaek 2016). Dies wird oft als Blockchain 2.0 bezeichnet. Dahinter steht eine Weiterentwicklung des ursprünglichen Konzepts der Blockchain-Technologie, bis hin zu sogenannten Smart Contracts. Dabei ist ein flexiblerer Werteaustausch anhand programmierter Bedingungen möglich.

Das Bitcoin-System

Im Bitcoin-System sind die Werte Bitcoins (BTC), die in Form einer Transaktion von einem an einen anderen Nutzer überschrieben werden können. BTC ist die Bezeichnung der Bitcoin-Währung. Bitcoin hat mehrere dezimale metrische Einheiten. Z.B. 0,1 BTC ist ein Deci-Bitcoin (dBTC), 0,01 BTC ist ein Centi-Bitcoin (cBTC), 0,001 BTC ist ein Milli-Bitcoin (mBTC), 0,000001 BTC ist ein Micro-Bitcoin (µBTC) und 0,00000001 BTC ist die kleinste Einheit und heißt Satoshi.

Neben einer Kryptowährung können die Werte aber auch einen Besitz (etwa ein gemietetes Apartment, das seine Mieter wechselt) oder ein bestimmtes Ereignis (z.B. eine Berechtigung, eine Bürotür aufzuschließen) darstellen, welche unveränderbar und unwiderruflich in die Blockchain-Historie aufgenommen werden. Da viele dieser Daten Werte darstellen, wird die Blockchain-Technologie manchmal auch als „Internet der Werte" bzw. engl. „Internet of Values" bezeichnet.

Die Liste aller Dateneinträge bzw. Transaktionen, die jemals vom jeweiligen System (z.B. Bitcoin) erfasst wurden und die ihrerseits in Blöcke bestimmter Größe aufgeteilt sind (z.B. in Bitcoin sind es zwischen 900 und 2.500 Transaktionen pro Block), bilden die sogenannte Blockchain. Die Blöcke bilden eine Kette, sodass jeder folgende Block einen kryptografischen Verweis auf den vorigen Block trägt. Die bereits in die Blockchain erfassten Daten können nicht mehr widerrufen oder geändert werden.

Eine der wichtigen Stärken der Blockchain-Technologie ist ihre Architektur. Sie stellt den zahlreichen Nutzern ein dezentrales, selbstorganisiertes, sicheres und transparentes System zur Verfügung. Die Blockchain wird also nicht zentral auf einem Server gespeichert, verwaltet und anschließend an alle Nutzer verteilt. Vielmehr speichert und verwaltet jeder Nutzer die Blockchain gemäß den im System festgelegten Regeln ohne Beteiligung von Dritten. Aktualisiert wird die Blockchain ebenfalls nach festgelegten Regeln durch den ständigen Datenaustausch zwischen den Nutzern. Die Nutzer werden dabei auch Full Nodes genannt. Sie speichern die komplette Blockchain mit allen Blockinhalten lokal (z.B. auf ihrem Computer) und sind vollständig in ihre Verifizierung involviert (d.h. alle Blöcke und deren Inhalte werden anhand der im System festgelegten Regeln verifiziert).

Vertrauen oder Nakamoto-Konsens

Eine Herausforderung dabei ist es, ohne eine vertrauenswürdige zentrale Instanz die den Informationsfluss steuert und sichert, eine Einigkeit (Konsens) über die „Richtigkeit" des Systems zwischen den gleichberechtigten Systemnutzern, die einander nicht kennen und einander nicht vertrauen, zu erreichen.

Die Richtigkeit der auszutauschenden Daten kann von jedem Nutzer entsprechend der im System festgelegten Regeln verifiziert werden, z.B. dass ein bestimmter Wert nicht bereits jemand anderem gehört. Dabei verlässt man sich darauf, dass die Informationen, die bereits in der Blockchain sind, „richtig" sind. Wenn aber einige Nutzer bösartig sind und falsche Informationen im Netzwerk verteilen und das System damit manipulieren, wird ein Vertrauen in das System vorausgesetzt. Anders formuliert: man hofft darauf, dass die Mehrheit der Nutzer „ehrlich" ist.

Bereits in der 80er-Jahren wurde die Problematik der Konsensfindung in einem dezentralen Netzwerk von Leslie Lamport, Robert Shostak und Marshall Pease (1982) beschrieben und wurde als „Problem der byzantinischen Generäle" bekannt. Entscheidend ist die Anzahl der böswilligen Nutzer im Vergleich zu den ehrlichen Nutzern. Je mehr böswillige Nutzer ein dezentrales System tolerieren kann, desto robuster ist die Lösung. Historisch sind solche Lösungen mit zahlreichen Bedingungen verknüpft, z.B. ob die Anzahl der Systemnutzer und/oder ihre Identitäten allgemein bekannt sind. Dies wäre für reale dezentrale Netzwerke sehr ineffizient bis unmöglich (z.B. Internet).

Der in der Blockchain-Technologie verankerte und zum ersten Mal im Bitcoin-System angewendete *Nakamoto-Konsens-Mechanismus* funktioniert auch in Netzwerken ohne jeglichen Bedingungen für die Systemnutzerzahl oder deren Identifizierung. Die Nutzer sind frei, dem Netzwerk beizutreten oder dieses zu verlassen. Tatsächlich ist das Protokoll von Nakamoto explizit dafür ausgelegt, in einem Netzwerk mit Nachrichtenverzögerungen zu arbeiten, und wird auch in so einem Netzwerk (im Internet) ausgeführt (Pass et al. 2017).

Längste Kette

Wenn man die bestimmten Implementierungen der Blockchain-Technologie abstrahiert, dann kann man behaupten, dass alle Nutzer in einem Blockchain-basierten System gleichberechtigt sind und die Blockchain, durch das Hinzufügen neuer Blöcke in die Kette, fortschreiben dürfen. Als Motivation erhalten die Nutzer dafür eine Belohnung.

Da es zwischen den Nutzern keine Absprachen über die Daten gibt, die in die Blockchain aufgenommen werden, stellt sich die Frage, wie die Reihenfolge der Einträge bestimmt wird. Es kann dazu kommen, dass zum gleichen Zeitpunkt mehrere Nutzer einen neuen Block an die Blockchain anhängen wollen. Wenn diese Blöcke allen Regeln entsprechen und sich auf den gleichen letzten Block in der Kette beziehen, kann es zu einer Verzweigung der Kette kommen, auch „Fork" genannt. Das Problem dabei ist, dass in den beiden Zweigen widersprüchliche Informationen aufgenommen werden können, z.B. in Kryptowährungen kann das gleiche Geld an zwei unterschiedliche Empfänger übermittelt werden.

Das heißt, dass die Nutzer über die Reihenfolge der Einträge zu einem Konsens kommen müssen. Der entsprechende Algorithmus, der auch ein Teil des Nakamoto-Konsenses ist, ist gleichzeitig die wichtigste Regel in einem Blockchain-basierten System: „Die längste Kette ist gültig".

Durch die Latenz des Netzwerks verbreiten sich die Blöcke verschieden schnell. Wenn mehrere Nutzer ihre Blöcke simultan im Netz verteilen, wird sich nach einiger Zeit trotzdem nur eine einzige Kette durchsetzen.

Praxisbeispiel

Alice und Bob verbreiten gleichzeitig ihre neu erstellten Blöcke a und b im Netz. Jeder Nutzer speichert den zuerst erhaltenen Block nach einer erfolgreichen Verifikation (Überprüfung in Bezug auf die festgeschriebenen Regeln) als Teil der Hauptkette (Main Branch). Karl erhält den Block b von Bob, nachdem er den Block a von Alice bereits erhalten hat. Dann fügt er diesen nach einer Verifikation zu einer Side Branch hinzu und wartet auf den nächsten Block. Charlie hat im Gegenteil zu Karl zuerst den Block b erhalten. Er baut einen weiteren Block b + 1 und verteilt diesen an alle Nutzer. Karl erhält nun den Block b + 1. Nach einer Verifikation fügt er diesen zu seiner Side Branch (da der Block b von Bob gespeichert ist) hinzu und definiert diese zu einer Hauptkette um, da die längste Kette am Ende zu einer Hauptkette wird. Die Blöcke aus der Side Branch werden zu Orphan-Blöcken. Dabei werden deren gültige Inhalte nicht verfallen, sondern später von einem anderen Nutzer in einen Block aufgenommen. Da sich die Kette mit Bobs Block durchgesetzt hat, erhält Bob eine Belohnung.

Proof-of-Work

Es wurde bereits die Belohnung erwähnt, die ein Nutzer in einem Blockchain-basierten System für die Fortschreibung der Kette bekommt. Die Belohnung kann auch böswillige Knoten motivieren, das System zu manipulieren, um an die Belohnung zu kommen. Zum Beispiel kann ein Angreifer mehrere falsche Identitäten erstellen (Knoten, Server), um die Mehrheit im System zu erreichen und folgende Manipulationen durchzuführen:

- die Fortschreibung neuer Blöcke monopolisieren und die Belohnung dafür nur für sich selbst behalten,
- eine eigene Blockchain, die längste Kette, durchsetzen,
- in die Blöcke nur eigene Transaktionen aufnehmen oder die Transaktionen bestimmter Nutzer blockieren (nicht in die Blöcke aufnehmen),
- doppelte Ausgaben (double spending) durchführen – der Angreifer kann diese Regel bei der Blockerstellung ignorieren und bereits von ihm ausgegebene Werte mehrfach nutzen.

Um einen solchen Angriff zu vermeiden, wird in einem Blockchain-basierten System ein bestimmter Nachweis vorausgesetzt, der bestätigt, dass der Nutzer entweder bestimmte Ressourcen für die Blockerstellung eingesetzt hat oder von anderen Nutzern für die Blockerstellung auserwählt wurde. Der Typ des Nachweises unterscheidet sich je nach System.

Im Bitcoin-System ist der Nachweis einer Leistung („Proof-of-Work") eine Anforderung für die Blockerstellung. Dies ist auch ein weiterer Algorithmus des Nakamoto-Konsenses und sorgt für die Sicherheit eines Blockchain-basierten Systems. Das heißt, um einen neuen Block zu erstellen, soll ein Nutzer eine bestimmte Leistung erbringen. Die zu leistende Arbeit ist absichtlich ressourcenintensiv und schwer konzipiert, damit der Blockerstellungsprozess konstant bleibt und mögliche Angreifer davon abhält, die Blöcke zu manipulieren oder das Netzwerk mit gefälschten Blöcken zu überfluten. Denn Angreifer müssen ja ebenfalls die Leistung erbringen, um neue Blöcke zu erstellen. Der Nachweis einer Leistung wird von den anderen Nutzern auf Richtigkeit überprüft und im Erfolgsfall bestätigt. Nutzer, die in die Blockerstellung einbezogen sind, werden mit neu geschöpften Bitcoins und Transaktionsgebühren anderer Nutzer belohnt. Somit dient die Belohnung im Bitcoin-System der Schöpfung und Verbreitung neuer Bitcoins sowie als Motivation der Nutzer, im Blockchain-Fortschreibungsprozess mitzumachen und damit die Sicherheit des Systems zu wahren. Der Mehrheitsangriff (51 Prozent Angriff) ist in dem Fall immer noch möglich, setzt aber ein bestimmtes „Opfer" auf der Seite der Angreifer voraus.

Peer-to-Peer-Netzwerk

Ein Blockchain-System basiert auf einem sogenannten Peer-to-Peer-Netzwerk (P2P) (s. Abb. 1).

Peer-to-Peer-Netzwerk

P2P ist ein Rechnernetz, bei dem alle Rechner gleichberechtigt zusammenarbeiten. Das bedeutet, dass jeder Rechner anderen Rechnern Funktionen und Dienstleistungen anbieten und andererseits von anderen Rechnern angebotene Funktionen, Ressourcen, Dienstleistungen und Dateien nutzen kann. Die Daten sind auf viele Rechner verteilt. Das P2P-Konzept ist ein dezentrales Konzept, ohne zentrale Server, wie das Internet.

Die Nutzer des Systems stellen die Knoten im Netz dar und bilden ein Overlay-Netzwerk. Diese sind alle gleichberechtigt und können Dienste in Anspruch nehmen sowie diese anderen Nutzern zur Verfügung stellen.

Da das Netzwerk über keine Authentifizierung verfügt und keine zentrale Verwaltungsstelle hat, werden für das Auffinden anderer Knoten und die Informationsverbreitung Methoden aus P2P-Netzen eingesetzt (Biryukov et al. 2014). Jeder Nutzer (Implementierung

6 Die Zukunftspotenziale der Blockchain-Technologie

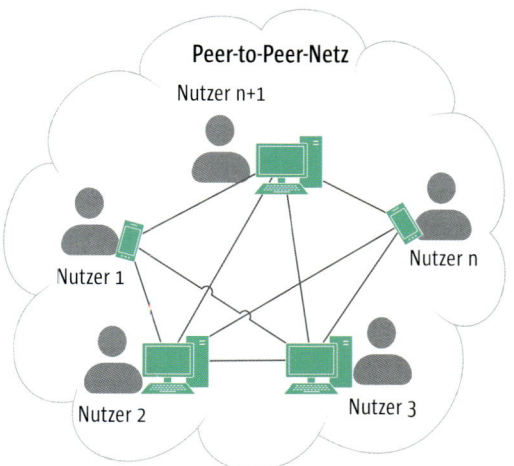
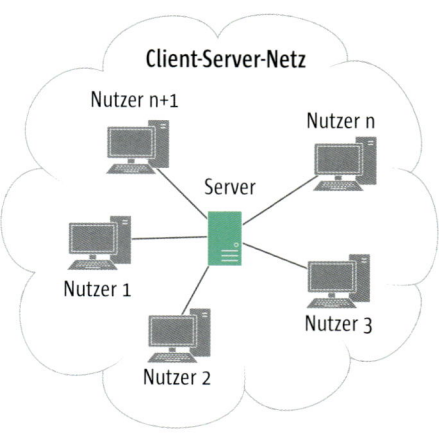

Abb. 1 Peer-to-Peer-Netz im Vergleich zum Client-Server-Netz

eines Blockchain-basierten Systems) führt dafür eine Liste mit IP-Adressen anderer Nutzer im Netz und aktualisiert diese regelmäßig durch den Austausch mit anderen. So werden die Informationen (IP-Adressen anderer Nutzer, Transaktionen, Blöcke) von jedem Nutzer an die weiteren Nutzer verteilt.

Um einem Nutzer einen Blockchain-Wert gutzuschreiben, werden allerdings keine IP-Adressen, sondern Pseudonyme eingesetzt. Diese Pseudonyme stellen die mithilfe von kryptografischen Methoden generierten Adressen dar. Dazu wird beim Nutzer (Implementierung eines Blockchain-basierten Systems) ein kryptografisches Schlüsselpaar generiert: ein geheimer und ein öffentlicher Schlüssel (Private und Public Key).

Der öffentliche Schlüssel wird für die Adressengenerierung eingesetzt. Im Endeffekt ist die Adresse ein 160 Bit langer alphanumerischer Wert (z.B. 16UpLN9Risc3QfPqBMvKofHfUB7wKtjvS, vgl. Meinel et al. 2018).

Der geheime Schlüssel wird für das Signieren der neuen Dateneinträge (Transaktionen) verwendet. Damit wird deren Integrität garantiert und die Urheberschaft bestätigt. Mit einem öffentlichen Schlüssel kann die Signatur verifiziert werden.

Die Werte werden in Form einer Transaktion in die Blöcke und später in die Kette aufgenommen. Vereinfacht gesagt stellt eine Transaktion einen Dateneintrag in die Blockchain dar und weist auf, welche Werte an wen (Pseudonym) überschrieben werden sollen oder im Fall einer Datenbank, welche Informationen in die Blockchain aufgenommen werden.

Praxisbeispiel

Stellen wir uns vor, Alice hat ein Kaffee im Bobs Cafe gekauft und bezahlt dafür 0,00075 Bitcoins (BTC) oder 750 Micro-Bitcoins (µBTC). Sie erstellt eine Transaktion (Implementierung des Bitcoin-Systems, die sie nutzt), in der sie die 750 µBTC an die Bobs Adresse überschreibt. Anschließend signiert sie ihre Transaktion und sendet diese an weitere Nutzer (IP-Adressen, die sie in ihrer Liste aktuell pflegt/hat). Die Nutzer, die Alices Transaktion erhalten haben, verifizieren diese gemäß den im System festgelegten Regeln und in einem Erfolgsfall kopieren sie diese in ihren Zwischenspeicher und senden diese mit ihren eigenen Transaktionen, wenn vorhanden, an weitere Nutzer weiter (IP-Adressen, die sie ebenfalls in ihrer Liste aktuell pflegen/haben). Der Prozess wird immer weiter wiederholt. Systemregeln schließen zum Beispiel aus, dass eine bereits von einem Nutzer versendete Datei (Block, Transaktion, IP-Adressen anderer Nutzer) doppelt an einen anderen Nutzer versendet wird. Somit wird auch eine Überlastung des Netzes verhindert. Einige der Nutzer, die die Blockchain fortschreiben, nehmen die Transaktionen, die sie aktuell in Ihrem Zwischenspeicher haben und fügen diese gemäß Regeln in einen Block, referenzieren diesen auf den letzten gültigen Block in der Kette, bestätigen, dass sie die angeforderte Leistung erbracht haben und versenden den fertigen Block, ähnlich wie eine Transaktion, an weitere Nutzer. Jeder Nutzer verifiziert den erhaltenen Block und nur in einem Erfolgsfall fügt er diesen zur eigenen Kette hinzu.

Bob sieht die Bestätigung, dass Alice tatsächlich für ihren Kaffee bezahlt hat, erst wenn er entweder die Transaktion oder den Block von seinem „Nachbar-Nutzer" (Nutzer, die Bobs IP-Adresse in ihrer Liste haben) erhält und diese oder diesen verifiziert, oder spätestens, wenn er seine Blockchain aktualisiert.

Da die IP-Adressen nicht mit den kryptografischen Adressen verknüpft sind, ist die Zuordnung von Transaktionen zu bestimmten IP-Adressen sehr schwierig.

Stärken und Herausforderungen

Jede Technologie offenbart sich erst in Bezug auf ein bestimmtes Einsatzfeld als vorteilhaft oder nachteilig. Gleichermaßen trifft dies auf die Blockchain-Technologie zu. Stärken wie Transparenz oder Selbstverwaltung und -organisation können in bestimmten Fällen eher eine negative Auswirkung haben und die bereits vorhandenen Herausforderungen der Blockchain-Technologie können in bestimmten Anwendungsfällen nicht akzeptiert werden.

Aktuell versuchen viele Forscher und Entwickler, bestehende Prozesse in der Blockchain-Technologie effizienter und sicherer zu gestalten. Das große Interesse an der Blockchain-Technologie führt zu deren rasanter Entwicklung. Zum Beispiel die Herausforderung der Skalierbarkeit eines Blockchain-basierten Systems kann mittlerweile durch neue Methoden/Techniken zum Teil gelöst werden. Die Skalierbarkeit gehört zu der wichtigen Eigenschaft dezentraler Netzwerke. Diese zeigt an, wie die Leistung bei der Größenveränderung des Systems variiert und ob das System verlustfrei wachsen kann. Im Folgenden wird das Skalierbarkeitsproblem der Blockchain-Technologie aus zwei Perspektiven betrachtet: der Transaktionsdurchsatz und der Speicherkapazität.

Transaktionsdurchsatz

Der Transaktionsdurchsatz unterscheidet sich je nach Implementierung. Im Ethereum-System sind das im September 2018 ca. 15 Transaktionen pro Sekunde und in Bitcoin ca. 7. Im Vergleich dazu bietet Visa einen deutlich höheren Transaktionsdurchsatz und zwar 2000 Transaktionen pro Sekunde (Croman et al. 2016). In dem wissenschaftlichen Artikel „On scaling decentralized blockchains" stellen sich die Autoren die Frage, ob die dezentralen Blockchain-basierten Systeme genauso skaliert werden können wie die Mainstream-Zahlungssysteme. Eine der ersten Möglichkeiten dafür wäre die Änderung der Blockgröße (z. B. im Bitcoin-System 1 MB und in Ethereum ca. 25 kB [Stand: September 2018]) und der Blockzeit (wie schnell die Transaktionen bestätigt werden, oder genauer gesagt in einen gültigen Block aufgenommen werden). Weitere Skalierungsmöglichkeiten sind abhängig von der Implementierung der Technologie sinnvoll, wie Offline-Transaktionen mit dem Einsatz von Lightning Networks oder zum Beispiel Sharding.

Speicherkapazität

Da alle jemals im System getätigten Transaktionen aufgezeichnet werden, wächst die Größe der Blockchain stetig weiter. Die Größe der Bitcoin-Blockchain betrug im Dezember 2017 147 GB und im September 2018 bereits ca. 36 GB mehr. Da es ursprünglich hieß, dass alle Nutzer gleichberechtigt sind, jeder von ihnen speichert und verifiziert die ganze Blockchain, kam es zu dem Problem, dass nicht jeder Nutzer über genügend Ressourcen für das Speichern und Verifizieren verfügen kann. Aus diesem Grund kam es zu neuen Nutzertypen. Zum Beispiel wird im Bitcoin-System zwischen einem vollständigen Nutzer (Full Node) und einem leichtgewichtigen Nutzer (Lightweight Node, Thin Client oder seltener Simplified Payment Verification [SPV] Node) unterschieden. Ein vollständiger Nutzer ist dem bisherigen Nutzer gleich und speichert sowie verifiziert die komplette Blockchain. Im Gegenteil dazu speichert ein leichtgewichtiger Nutzer nur den Block-Header mit den Metadaten, somit nur einen Teil der Blockchain. Sie bauen eine Verbindung zu den vollständigen Nutzern auf, um Informationen zu erhalten, die nur ihre Transaktionen betreffen. Im Ethereum-System wurden weitere Unterscheidungen getroffen und daraus wurden mehr Nutzertypen definiert:

- Light Node
- Super Full Node
- Top Level Node
- Single Shared Node

Da die leichtgewichtigen Nutzer keine Blockinhalte (Transaktionen) speichern, müssen sie den vollständigen Nutzern Vertrauen entgegenbringen, dass die Blöcke und Transaktionen regelkonform erstellt sind und diese keine doppelten Ausgaben enthalten. Das heißt, dass die Sicherheit des Systems von den vollständigen Nutzern abhängt.

Für Systeme mit höherem Datenaufkommen, z.B. Cloud-Speicher und Identitätsmanagement, oder für Systeme mit geringerer Speicher- und Rechenkapazität, z.B. Internet der Dinge (IoT), besteht die Möglichkeit, die Blockchain nur zur Protokollierung der Änderungen im System (Logs) einzusetzen (Meinel et al. 2018).

In einer Konsortium- oder privaten Blockchain (Private Blockchain) kann die Rolle der vollständigen Nutzer vom Unternehmen übernommen werden. Die Kunden haben dann nur leichtgewichtige Nutzerapplikationen. Somit kann auch das Problem der Sicherheit und Skalierbarkeit gelöst werden. Allerdings bleibt das System dabei nicht mehr komplett dezentral (Meinel et al. 2018).

Einsatzmöglichkeiten

Nach den Möglichkeiten und Herausforderungen der Blockchain-Technologie zu urteilen, lassen sich aktuelle Anwendungsbereiche der Blockchain-Technologie im Gesundheitswesen, so wie auch in anderen Einsatzbereichen, nach dem Einsatzziel in drei Kategorien zusammenfassen:
1. Protokollierung,
2. verteilte Datenbanken und
3. Intelligenter Vertrag (Smart Contract).

Dabei impliziert jede folgende Kategorie die vorherigen. D.h. in manchen Anwendungsfällen wird die Blockchain-Technologie ausschließlich für Protokollierung eingesetzt. Wenn aber die Technologie für eine verteilte Datenbank eingesetzt wird, ist die Funktion der Protokollierung ebenfalls dabei. Im Rahmen eines intelligenten Vertrages (Smart Contract) sind die Protokollierungsfunktion sowie die Funktion einer verteilten Datenbank gegeben.

Die Nachverfolgbarkeit aller Einträge im System und deren Fälschungssicherheit macht die Blockchain-Technologie besonders attraktiv für die Protokollierung von Daten. Das bietet zum Beispiel eine Grundlage für medizinische Register, wie Transplantationsregister oder Register für epidemiologische Forschung. Transparente Medikamenten-Lieferketten sind ebenfalls mithilfe der Blockchain-Technologie realisierbar. Wenn die zu transportierenden Medikamente mit IoT-Geräten ausgestattet werden, können die über Sensoren erfassten Daten zu Lager- und Transportbedingungen direkt in die Blockchain protokolliert werden.

Zudem erlaubt die Blockchain-Technologie einen sicheren, dezentralen und transparenten Daten- oder Werteaustausch zwischen den zahlreichen Nutzern ohne dass ein vertrauenswürdiger Mittelsmann benötigt wird. Das heißt, dass die zu protokollierenden Daten von mehreren Parteien in die Blockchain geschrieben sowie aus der Blockchain gelesen werden können. Die Verteilung der Blockchain auf viele voneinander unabhängige Rechner sichert gegen einen Systemausfall oder Datenverlust ab.

Denken wir an unser Beispiel mit einer transparenten Medikamenten-Lieferkette zurück und schauen uns den Wertschöpfungsprozess eines verschreibungspflichtigen Medikamentes an. Neben der Protokollierung des ganzen Wertschöpfungsprozesses wird ein Zugang zu den protokollierten Daten für mehrere Nutznießer erlaubt. Von Hersteller bis Apotheker oder Patient kann der Vorgang transparent jedem der Beteiligten sichtbar gemacht werden. Um Datenschutz nicht außer Acht zu lassen, können in der Blockchain nur kryptografische Fingerabdrücke der Daten, sog. Hashes, protokolliert werden, wobei die eigentlichen Daten zum Beispiel verteilt auf mehreren Servern (CloudRAID bietet z.B. eine passende Infrastruktur dafür) gespeichert werden.

Die Hashfunktion wandelt eine Menge von Daten unterschiedlicher Länge in einen alphanumerischen Wert fester Länge um, also eine hexadezimale Zeichenkette. Der Hashwert besteht dann aus einer Zahlen- und Buchstabenkombination zwischen 0 und 9 sowie A bis F (als Ersatz für die Zahlen 10 bis 15). Hashfunktionen zählt man zu den Einwegfunktionen, d.h. die mathematische Berechnung ist in eine Richtung einfach, in die Rückrichtung aber sehr schwer oder unmöglich. Aus dem ermittelten Hashwert kann man nicht einfach auf die ursprünglichen Daten kommen. Dieses Verfahren erlaubt es, eine Nachricht eindeutig und relativ einfach zu identifizieren, ohne den Inhalt der Nachricht zu offenbaren. Aus diesem Grund wird der Hashwert oft der Fingerprint genannt. (Meinel et al. 2018). Wenn der Arzt nachprüfen möchte, ob das Medikament tatsächlich in dem von ihm angeordneten Maß an den Patient ausgegeben wurde, vergleicht er die Klartextdaten mit den Hashwerten in der Blockchain.

Ein weiteres Beispiel, das die Einsatzkategorien Protokollierung und verteilte Datenbank vereint, ist die Blockchain-basierte elektronische Patientenakte. Viele Unternehmen und Organisationen gehen dabei weiter und setzen auf ein Patientenzentriertes Datenmanagement. Das heißt, dass die Patienten die Hoheit über ihre Daten übernehmen und entscheiden können, wer und für wie lange einen Zugriff auf ihre Daten haben darf. Die anonymisierten Daten können ebenfalls für Forschungszwecke veröffentlicht werden oder monetarisiert werden durch eine Weitergabe an Dritte.

Eine weitere Einsatzmöglichkeit der Blockchain-Technologie ist der Smart Contract, der alle Vorteile der Blockchain-Technologie vereint. Der Schwerpunkt liegt hierbei insbesondere auf dezentraler Selbstorganisation eines Blockchain-basierten Systems sowie dem komplexen Werteaustausch mit vordefinierten Bedingungen. Rückblickend auf unser Beispiel mit der Blockchain-basierten Wertschöpfungskette eines verschreibungspflichtigen Medikamentes stellen wir uns vor, dass ein automatisierter Vorgang gestartet werden muss, der ausgelöst wird wenn das Medikament an den Patienten ausgegeben wird. In dem Moment soll der digitale Wert (digitaler Token), der das Medikament in dem vorgegebenen Maß digital darstellt, vernichtet oder für immer blockiert werden, gleichzeitig können vertragliche Bedingungen wie Bezahlung des Lieferanten bei erfolgreicher Zustellung ausgelöst werden. Durch den Einsatz von Smart Contracts ist garantiert, dass die Zahlung nach Erfüllen der Bedingung, wie dem Scannen des Medikaments durch den Apotheker, erfolgt.

Ein weiteres Beispiel wäre, wenn ein Sensor eines IoT-Geräts, der zusammen mit einem sensiblen Medikament mit einem Schiff von Indien nach Europa verschickt wird, höhere als für dieses Medikament vorgegebene Grenzwerte misst und diese in die Blockchain schreibt. In dem Fall soll ein automatisierter Vorgang gestartet werden (der weitere Verkauf des Medikaments wird z.B. blockiert und gleichzeitig wird eine neue Bestellung ausgelöst).

Aktuelle Projekte

Durch zahlreiche Implementierungen und die breite Forschung im Blockchain-Bereich sowie eine immer stärker wachsende Community entwickelt sich die Blockchain-Technologie mit rasanter Geschwindigkeit weiter und erobert immer weitere Einsatzgebiete. Wissenschaft, Medizin, Identitätsmanagement, Cloud-Computing und -Storage, Internet of Things und weitere Bereiche sind bereits die Nutznießer.

Der Einsatz der Blockchain-Technologie ist jedoch im Vergleich zu bereits etablierten technischen Lösungen nicht immer sinnvoll. Das Ziel und der Mehrwert, welche dadurch letztlich erreicht werden sollen, müssen deutlich definiert werden. Dabei sind sowohl die

Möglichkeiten als auch die Grenzen der Blockchain-Technologie zu beachten.

Dezentraler und sicherer Werteaustausch sowie eine dezentrale Vertrauensinfrastruktur sind aktuell die erfolgreichsten Anwendungsfälle. Zum Beispiel P2P-Online-Handel, Kryptowährungen, Vertragsmanagement (z.B. Buchung und Vermietung von privaten Unterkünften sowie Vermietung von Autos und Fahrrädern), unterschiedliche Informationsregister, Auditprozess, Internet der Dinge u.v.m. Identitätsmanagement ist dabei ein Querschnittsgebiet und ist in diversen Bereichen präsent. In traditionellen Identitätsmanagementsystemen werden digitale Identitäten und die dazugehörigen Attribute von einem Identitätsanbieter ausgestellt welcher als vertrauenswürdiger Dritter agiert. Durch Blockchain-Technologie kann eine selbstbestimmte Identität ermöglicht werden, welche unabhängig von Identitätsanbietern existieren kann. Dies steht im Kontrast zum momentanen Ökosystem, welches von wenigen großen Identitätsanbietern wie Facebook oder Google dominiert wird. Die Nutzer erhalten dabei die Hoheit über ihre Daten und können selbst entscheiden für wen und für welche Zwecke (bspw. Forschung) zugänglich sein sollen. Der Anwendungsfall stellt ein wichtiges Querschnittsthema dar und ist im Bereich des Gesundheitswesens ebenfalls sehr sinnvoll.

Dadurch, dass die Blockchain-Technologie noch relativ jung ist und sich schnell entwickelt, fehlen ihr noch einheitliche Standards, an die sich alle Entwickler halten können. Aktuell orientieren sich Entwickler an Bitcoin-, Ethereum- und Hyperledger-Systemen; diese dienen als Grundlage für viele weitere Blockchain-Anwendungen. Durch fehlende einheitliche Standards kann auch keine Interoperabilität zwischen den unterschiedlichen Blockchain-Anwendungen gewährleistet werden (Panetta 2017). Große Unternehmen sowie Start-ups schließen sich seit einiger Zeit zu Gemeinschaften zusammen, um für die Verbesserung der Blockchain-Technologie und die Weiterentwicklung der Standards zu sorgen (Meinel et al. 2018). So entwickelt sich ein stetig wachsendes Ökosystem, das viele innovative Einsatzmöglichkeiten für die Blockchain-Technologie hervorbringen wird.

Im Bereich der Medizin stehen viele Möglichkeiten zur Verfügung, zahlreiche Prozesse mithilfe der Blockchain-Technologie digital sicher und immer erreichbar zu machen ohne dafür einen Vermittler in Betracht zu ziehen. Eine Vielzahl der Anwendungsfälle, von einem transparenten und gegen Manipulationen sicheren medizinischen Register bis zu einem komplexen Vertrags- und Patientenmanagement, kann in der Zukunft mit der Blockchain-Technologie transparenter, sicherer und effizienter gemacht werden. Dafür benötigt es jedoch die Zusammenarbeit zwischen unterschiedlichen Akteuren, wie Politik, Ministerien, Ärzte, Krankenkassen und Patienten. Nur dann besteht die Chance, dass die Blockchain kein Hype bleibt, sondern eine übergreifende und nachhaltige Technologie auch für den Medizinbereich wird.

Literatur

Biryukov A, Khovratovich D, Pustogarov I (2014) Deanonymisation of clients in Bitcoin P2P network. In: Proceedings of the 2014 ACM SIGSAC Conference on Computer and Communications Security. 15–29. ACM

Croman K, Decker C, Eyal I, Gencer AE, Juels A, Kosba A et al. (2016) On scaling decentralized blockchains. In: International Conference on Financial Cryptography and Data Security, 106–125. Springer Berlin/Heidelberg/New York

Haller Gronbaek von M (2016) Blockchain 2.0. Smart contracts and challenges. URL: https://www.twobirds.com/en/news/articles/2016/uk/blockchain-2-0-smart-contracts-and-challenges (abgerufen am 10.01.2019)

Lamport L, Shostak R, Pease M (1982) The Byzantine general problem. ACM Transactions on Programming Languages and Systems (TOPLAS) 4(3), 382–401

Meinel C, Gayvoronskaya T, Schnjakin M (2018) Blockchain: Hype oder Innovation. Universitätsverlag Potsdam

Panetta K (2017) Top 10 Mistakes in Enterprise Blockchain Projects. URL: https://www.gartner.com/smarterwithgartner/top-10-mistakes-in-enterprise-blockchain-projects/ (abgerufen am 10.01.2019)

Pass R, Seeman L, Shelat A (2017) Analysis of the Blockchain Protocol in Asynchronous Networks. Annual International Conference on the Theory and Applications of Cryptographic Techniques. Springer Cham

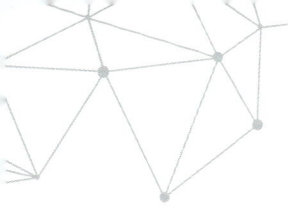

V Bits & Bytes statt Stahl & Strahl – Informations- und Datentechnologien revolutionieren die Medizin

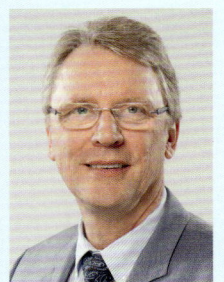

Prof. Dr. sc. nat. Dr. rer. nat. Christoph Meinel

Christoph Meinel ist wissenschaftlicher Direktor und Geschäftsführer des Hasso-Plattner-Instituts für Digital Engineering gGmbH (HPI). Christoph Meinel ist ordentlicher Professor (C4) für Informatik und hat den Lehrstuhl für Internet-Technologien und Systeme am HPI inne. Seine besonderen Forschungsinteressen liegen in den Bereichen Internet- und Informationssicherheit und Web 3.0: Semantic, Social, Service Web sowie im Bereich innovativer Internetanwendungen und Systeme, vor allem zum e-Learning & Tele-Teaching und zur Telemedizin. Daneben ist er aktiv in der Innovationsforschung rund um die Stanforder Innovationsmethode des Design Thinking.

Christoph Meinel lehrt am HPI in den Bachelor- und Masterstudiengängen „IT-Systems Engineering" und in der School of Design Thinking. Er bietet MOOCs an auf der openHPI-Plattform und betreut zahlreiche Doktoranden. Zudem ist er Honorarprofessor an der Informatik-Fakultät der Technischen Universität Peking und lehrt als Gastprofessor an der Shanghai Universität. An der Universität Luxembourg ist er Research Fellow am interdisziplinären Zentrum (SnT). Zusammen mit Prof. Larry Leifer von der Stanford University ist er Programmdirektor des HPI-Stanford Design Thinking Research Programms.

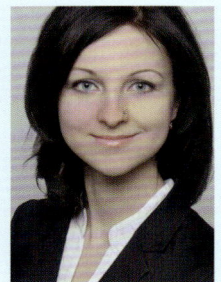

Tatiana Gayvoronskaya

Tatiana Gayvoronskaya ist Doktorandin am Lehrstuhl „Internet-Technologien und -Systeme" unter der Leitung von Prof. Dr. Christoph Meinel am Hasso-Plattner-Institut der Universität Potsdam. Ihre Forschungsthemen sind Blockchain-Technologie und Identitätsmanagementsysteme. Zusammen mit Prof. Dr. Christoph Meinel hat sie im Jahr 2018 eine Studie zum Thema „Blockchain: Hype oder Innovation?" und anschließend einen MOOC auf der openHPI-Plattform zum selben Thema herausgebracht.

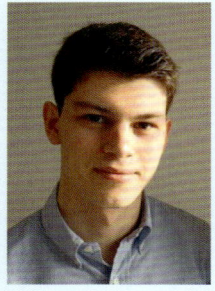

Alexander Mühle

Alexander Mühle ist Doktorand am Lehrstuhl „Internet-Technologien und -Systeme" unter der Leitung von Prof. Dr. Christoph Meinel am Hasso-Plattner-Institut der Universität Potsdam. Seine Forschungsthemen sind Blockchain-Technologie und Identitätsmanagement, mit dem Schwerpunkt „Self-Sovereign Identity". Im Jahr 2018 wurde sein und Professor Meinels wissenschaftlicher Artikel „A Survey on Essential Components of a Self-Sovereign Identity" im Computer Science Review Journal herausgebracht. Aktuell beschäftigt er sich mit dem Thema der P2P Overlay Netzwerke in Self-Sovereign Identity Systemen.

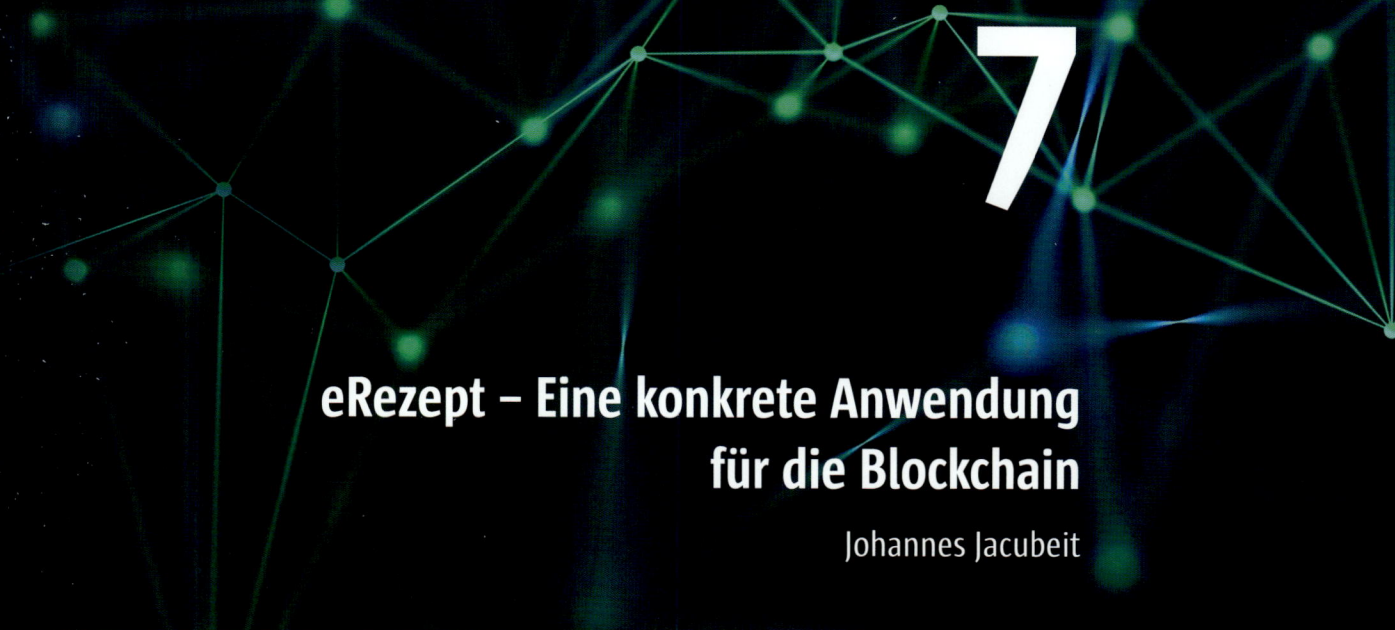

7

eRezept – Eine konkrete Anwendung für die Blockchain

Johannes Jacubeit

Entwicklung bis zum Status quo

Der Begriff Blockchain mit dem bekanntesten Beispiel der Kryptowährung Bitcoin ist weit verbreitet. Doch was sich dahinter verbirgt und was eine Blockchain kann, ist für viele immer noch recht diffus. Dabei bietet Blockchain auch für die Medizin viele Anwendungsfälle. Dieses Kapitel veranschaulicht anhand eines Beispiels das Potenzial der Technologie und greift verschiedene Transaktionstypen in der Medizin auf. Vorgestellt wird eine konkrete Blockchain-Technologie für ein elektronisches Rezept. Die vorgestellte Technologie eröffnet das Potenzial, föderalistische Partikularinteressen zu mitigieren und eine für alle praktikable und anwendbare Lösung der gesamten Rezept-Prozesskette von Arztpraxis und Klinik über Patient und Apotheke bis hin zu Kostenträgern und Pharmafirmen zu schaffen. Die Technologie ermöglicht es Patienten, individualisierte datenbasierte Services zu nutzen. Sie ermöglicht der Forschung, basierend auf einer sehr großen Anzahl an Rezeptdaten Wissen zu schaffen. Und sie ermöglicht es Kostenträgern, eine effiziente, redundante und kostengünstige Langzeitarchivierung zu realisieren. Letztlich ermöglicht sie im Rahmen von Rabattverträgen zwischen Kostenträgern und Pharmafirmen vollautomatisierte Nachweisketten.

Das Fundament des heutigen Internets besteht aus den beiden Protokollen *IP* (Internet Protocol) und *TCP* (Transmission Control Protocol, engl. für Übertragungssteuerungsprotokoll). Beide Bestandteile sorgen dafür, dass in einem Netzwerk Datenpakete beim Empfänger ankommen. Sie ermöglichen damit Anwendungen wie Webseiten und E-Mailverkehr. Der dazugehörige standardisierte RFC (Request for Comments, engl. für Bitte um Kommentare), der definiert auf welche Art und Weise Daten zwischen Netzwerkkomponenten ausgetauscht werden, wurde nach mehreren Entwicklungsjahren 1981 veröffentlicht (Cerf. 1981). Heute beherrschen nahezu alle modernen Betriebssysteme TCP und nutzen es für den Datenaustausch mit anderen Rechnern.

Etwa zur gleichen Zeit der ersten standardisierten TCPs wurden in der Medizin rund um 1980 Erreger wie Helicobacter pylori als Ursache für Magengeschwüre (Marshall u. Warren 1984) und das HI-Virus als Ursache von AIDS (Barré-Sinoussi et al. 1983) beschrieben sowie das erste Mal erfolgreich eine In-Vitro Fertilisation durchgeführt (Steptoe u. Edwards 1978). Sowohl in der Technologiewelt als auch in der Medizin fanden somit erst in den vergangenen 40 Jahren wesentliche Entwicklungen statt, die wir heute als selbstverständlich und normal empfinden.

Milton Friedman, Nobelpreisträger und einer der herausragenden Ökonomen des zwanzigsten Jahrhunderts, sagte 1999 in einem Interview in Bezug auf das Internet vorher, dass noch ein wesentlicher Baustein fehle. Dieser sei eine verlässliche Möglichkeit, um zwischen zwei Parteien eine verbürgte Transaktion durchzuführen, bei der die jeweils andere Partei nicht bekannt sein muss (Friedman 1999). Erst 2018 wird deutlich, welchen transformativen Charakter das 2008 unter dem Pseudonym Satoshi Nakamoto veröffentlichte Peer-to-Peer Electronic Cash (Nagamoto 2008) System hat.

Die Möglichkeit, Transaktionen direkt und ohne Mittelsmann verlässlich abzuwickeln, bietet in der Finanzwelt und auch in der Medizin enormes Einsparpotenzial, da es hierbei keiner zentralen Vertrauens- und Validierungsinstanz bedarf. Patienten treffen longitudinal im Verlauf in immer wieder neuen technologischen Konstellationen auf Ärzte, Apotheker und andere Gesundheitsberufe, die auch untereinander in immer wieder neuen Konstellationen interagieren. So wird die zugrundeliegende Technologie die verschiedenen in der Medizin vorherrschenden Transaktionstypen abdecken können müssen. Die Technologie wird dabei auf jeder Seite des multidimensionalen Ökosystems funktionieren müssen, ohne jedoch für Nutzer vordergründig präsent zu sein. Kaum einer kennt die zugrunde liegende Technologie, viele nutzen jedoch täglich TCP/IP und die Möglichkeiten des Internets.

Distributed Ledger- und Blockchain-Technologie

Bei Distributed Ledger (deutsch: verteiltes Kontobuch) handelt es sich um eine spezielle Form der elektronischen Datenverarbeitung und -speicherung. Der Begriff bezeichnet eine redundant verteilte Datenbank, die Teilnehmern eines Netzwerks eine gemeinsame Schreib- und Leseberechtigung zuspricht. Im Gegensatz zu einer zentral verwalteten Datenbank bedarf es in diesem Netzwerk keiner zentralen Instanz, die neue Einträge legitimiert. Neue Datensätze können konsensbasiert von allen Teilnehmern hinzugefügt werden. Eine anschließende Aktualisierung sorgt dafür, dass alle Teilnehmer über den neuesten Stand der Datenbank verfügen (Metzger 2018). Eine Ausprägung der Distributed Ledger Technology (DLT) ist die *Blockchain*, wie sie z.B. der Währung Bitcoin zugrunde liegt.

In einer Blockchain werden Transaktionen oder Daten in Blöcken zusammengefasst. Diese warten darauf, bestätigt zu werden, damit sie anschließend ausgeführt werden können. Dazu überprüfen alle an der Blockchain beteiligten Knotenpunkte (im Netzwerk arbeitende Rechner), ob die zu prüfende Transaktion im Einklang mit der bisherigen Transaktionshistorie steht. Alle dezentral auf den Rechnern abgelegten Historien werden dazu abgeglichen. Erscheinen die Transaktionen als legitim, weil die Mehrheit der Rechner sie als widerspruchsfrei einstuft, werden sie bestätigt. Die Rechner im Netzwerk konkurrieren dabei miteinander um die Validierung der Transaktionen. Denn nur der schnellste Rechner erhält eine Gegenleistung in Form von neu geschaffenen Einheiten (z.B. Bitcoins) für seinen Einsatz. Dieser Anreiz sorgt dafür, dass genügend Rechenleistung für die Legitimationsprüfung im Netzwerk verfügbar ist. Dieses Verfahren wird angelehnt an Goldgräberei aufgrund der Gegenleistung auch *Mining*, die Rechenbetreiber *Miner*, genannt.

Der schnellste Rechner hält die Validierung der Transaktionen in Form eines Transaktionenbündels, eines sogenannten *Blocks*

(s. Abb. 1), fest. Dabei werden die einzelnen Transaktionsinformationen von dem Miner zusammengefasst und codiert (Hash). Jeder Block enthält neben den gesammelten Transaktionen
- einen Hash-Wert des Vorgängerblocks,
- den Hash-Wert des aktuellen Blocks,
- einen Zeitstempel und
- eine Nonce (eine zufällige gewählte Zeichenkette).

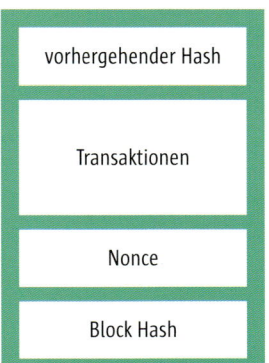

Abb. 1 Darstellung eines Blocks in einer Blockchain

In einem rechenintensiven, iterativen Prozess ermitteln Miner die korrekte Nonce und bilden den Hash-Wert des neuen Blocks. Der Hash des neu geschaffenen Blocks wird über das gesamte Netzwerk an alle anderen Rechner verbreitet. Die neue Information wird somit nicht zentral gespeichert, sondern ist dezentral auf jedem Rechner des Netzwerks abrufbar. Dies stellt sicher, dass andere Miner chronologisch auf den zuletzt geschaffenen Block aufbauen. Da dieser Hash („Previous Hash") den kryptografischen Hash einer vorangegangenen Transaktion enthält, wird das Überprüfen auf Nichtveränderung der Daten ermöglicht (s. Abb. 2). Durch diesen Mechanismus wird eine aufeinander aufbauende Kette an Blöcken geschaffen – die *Blockchain*. Der erste Block dieser Kette wird Genesis Block genannt.

Sollte es passieren, dass zwei Miner zur gleichen Zeit einen Block aus denselben Transaktionen schaffen, so bauen andere Rechner nur auf einem dieser Blöcke die Kette weiter. Der andere wird zu einem „verwaisten Block". Transaktionen, die nur Teil des verwaisten Blocks sind und nicht gleichzeitig in dem „Schwesterblock" auftauchen, der Teil der Hauptkette geworden ist, fallen in den Pool der offenen und noch nicht bestätigten Transaktionen zurück. Eine sichere Bestätigung der Transaktion erfolgt daher immer erst dann, wenn mehrere Blöcke auf den Block aufbauen, der die fragliche Transaktion enthält, wenn er also tatsächlich Teil der Hauptkette geworden ist (Geiling 2016).

Um Transaktionen zu signieren, bedarf es typischerweise in der analogen Welt einer ein-

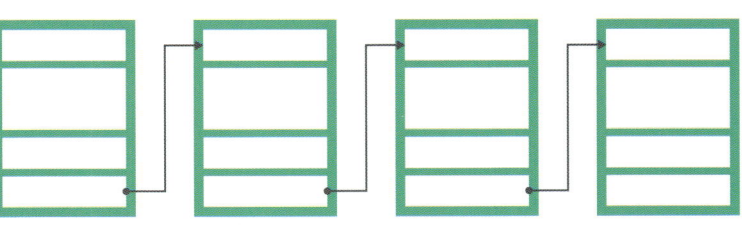

zigartigen Signatur. Diese entsteht durch das physiologische Abrufen eines Engramms in Kombination mit den physischen Eigenschaften von Stift und Papier. In der digitalen Welt sind zum Signieren digitale Schlüssel erforderlich. Zu Beginn des 21. Jahrhunderts hat man diese Schlüssel noch auf Plastikkarten hinterlegt. Heute liegen diese Schlüssel üblicherweise mobil und nicht an Plastik gebunden vor. Auch um Transaktionen auf einer Blockchain zu signieren, bedarf es Schlüssel. Diese werden typischerweise in privaten „Wallets" abgelegt. In der analogen Welt hatte man Plastikkarten im Portemonnaie; in der Welt der mobilen Technologie liegen diese in virtuellen Portemonnaies.

Die Blockchain-Technologie wird bislang vor allem für die Abwicklung von Zahlungen genutzt. Dabei lassen sich DLTs überall dort einsetzen, wo Transaktionen validiert, signiert und Vorgänge fälschungssicher dokumentiert und werden sollen.

Abb. 2 Chronologische Reihenfolge von Blöcken einer Blockchain mit Übertragung des Hash-Pointers in den Folgeblock

Transaktionen rund um Patienten

Transaktionen in der Medizin sind multidimensional und verschiedenste Parteien unterschiedlicher Typen sind involviert. Die Transaktionen können nach verschiedenen Dimensionen gruppiert werden, die wiederum in unterschiedlichen Kombinationen auftreten.

Akteure bei Transaktionen
- involvierte Partei (z.B. Krankenkassen und Organe wie die KBV, Patienten und Familien, Apotheker und Ärzte, MFA)
- initiierende Partei (z.B. Patient, Praxis, Klinik)

Arten von Transaktionen
- private oder öffentliche Transaktion (z.B. reine Datentransaktionen vs. Validierungs- und Entwertungstransaktionen)
- medizinische vs. nicht-medizinische Transaktion
- synchrone vs. asynchrone Transaktionen (z.B. direkter Dialog vs. Übermittlung eines Befundes) (s. Abb. 3)

Inhalte von Transaktionen
- Datentyp (z.B. Patientendaten, Bezahldaten, Rezept)

Verschiedene Anwendungsfälle beinhalten verschiedene Transaktionstypen. Ein elektronisches Rezept z.B. involviert mehrere Parteien. Die initiierende Partei ist ein Arzt. Dieser übermittelt schützenswerte Daten in Form eines Rezeptes an einen Patienten. Dieser wiederum löst sein Rezept in der Apotheke ein, es bedarf also einer Entwertungstransaktion. Für die Abrechnung leitet der Apotheker das Rezept über Mittelsmänner an die Krankenkassen weiter. Der Datensatz sowie der Status eines Rezeptes müssen dauerhaft gespeichert und abrufbar bleiben und dienen in der Folge z.B. im Rahmen von Rabattverträgen als Nachweis gegenüber Pharmafirmen.

Anwendungsfall: Elektronisches Rezept

Im deutschen Gesundheitssystem stehen einige fundamentale technologische Themen in den nächsten Jahren im Vordergrund. Das elektronische Rezept ist eines von ihnen. Um ein elektronisches Rezept in Deutschland zu etablieren, müssen sich die zahlreichen beteiligten Parteien in einem klar definierten regulatorischen Rahmen auf gemeinsam genutzte Technologien und Anwendungen einigen.

Marktgegebenheiten für das eRezept

Der Gesundheitssektor besteht im Moment aus zahlreichen Marktteilnehmern, die unterschiedlichste digitale Lösungen für ihre Belange nutzen. Dies führt zu einer für diese Branche charakteristischen Herausforderung: Ein Arzt sowie ein Apotheker sind mit den unterschiedlichen digitalen Ökosystemen von zahlreichen Patienten konfrontiert. Ein Patient ist wiederum mit unterschiedlichen digitalen Ökosystemen von Ärzten und Apothekern konfrontiert. Sowohl ein Apotheker als auch ein Arzt ist zudem mit den Technologien der Abrechnungsstellen, diese mit Kostenträgern und diese wiederum mit Pharmaunternehmen konfrontiert. Es besteht also aus jeder Perspektive technologisch eine 1-zu-n-Beziehung. Da es kein einheitliches digitales Ökosystem für alle Beteiligten gibt, treffen in der Medizin also immer wieder zwei Parteien mit unterschiedlichen digitalen Ökosystemen aufeinander. In

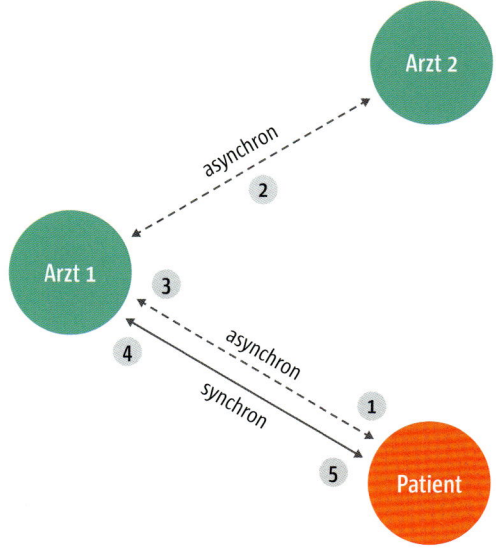

Abb. 3 Darstellung der typischen Transaktionen zwischen Arzt und Patient – nicht dargestellt sind die Transaktionen zwischen anderen Parteien. 1, 2 und 3: z.B. Befund-/Datenübermittlung; 4 und 5: z.B. (Video-)Dialog

der analogen Welt wird dies z.B. in Bezug auf das Rezept durch die Definition eines Datenformates gelöst, mit dem alle Parteien umgehen können bzw. müssen. Das Rezept ist ein definiertes Stück Papier mit einem definierten Datensatz. Auch die Übergabeschnittstelle ist definiert, denn ein Arzt (bzw. Mitarbeiter) übergibt das Rezept händisch oder per Post an einen Patienten. Der Besitzer und mit ihm der Speicherort und Zugang zum Datensatz ist zu jedem Zeitpunkt definiert (derjenige, der es physisch in den Händen hält, hat die Kontrolle). Der Patient übergibt den Datensatz in Papierform an einen Apotheker. Der Apotheker beliefert das Rezept, prüft es und übermittelt es danach über Zwischeninstanzen an die Kostenträger.

Technologisch ist die Digitalisierung des Rezeptes ganz einfach. Die Berücksichtigung der Partikularinteressen aller an der Rezeptabrechnung beteiligten Akteure ist dagegen eine weit größere Herausforderung. Die wesentlichen Inhalte des Datensatzes eines eRezepts sind bereits definiert und seit langer Zeit analog in Nutzung. Ausstehend ist in Deutschland die Definition eines digitalen Datenformates als Äquivalent zum gültigen Papierformular. Weiterhin bedarf es der Definition einer öffentlich verfügbaren, einfach zu nutzenden Schnittstelle, um den Datensatz an eine Partei senden zu können. Heute identifiziert ein Praxis-/Klinikmitarbeiter einen Patienten anhand verschiedener Merkmale und übergibt das Rezept händisch. Es bedarf also einer einfach zu nutzenden Schnittstelle, um diese Daten an einen in gleicher Art identifizierten Patienten zu senden – ganz gleich welchen Speicherort der Patient nutzt.

Im Folgenden wird davon ausgegangen, dass in Deutschland ein Datenformat als Äquivalent zum bedruckten und unterschriebenen Papier definiert wurde.

Eine der wesentlichen Facetten für alle Beteiligten ist der neutrale Beweis der Einzigartigkeit des Datensatzes – ganz gleich wo dieser gespeichert ist. Auf einem analogen Rezept wird eine Transaktionskette dokumentiert. Es dient im Verlauf als Nachweis für die jeweilige, das Rezept besitzende Partei zur Autorisierung einer Transaktion. Dies kann eine abrechnungsrelevante Erstellungs- und Übergabetransaktion an einen Patienten oder eine Einlöse- und Übergabetransaktion eines Medikaments an eine Apotheke sein. Dies kann jedoch auch eine Abrechnungstransaktion einer Apotheke gegenüber den Kostenträgern sein. Für die Kostenträger hat das Rezept in der Folge weitergehend einen Gutscheincharakter, denn den Kostenträgern dient das Rezept gegenüber Pharmaunternehmen als Nachweis, um die in Rabattverträgen ausgehandelten Vergünstigungen geltend machen zu können.

Ein Rezept hat demnach drei wesentliche Eigenschaften:
1. es beinhaltet einen einzigartigen vertrauenswürdigen Datensatz,
2. es beinhaltet einen Dokumentationsstatus und
3. es gibt einen wechselnden, aber immer eindeutigen Besitzer, der Zugriffsrechte verwaltet.

In der analogen Welt wird die Einzigartigkeit gewährleistet, indem es nur ein einziges unterschriebenes papierbasiertes Originalrezept gibt, die lastwagenweise durch die Republik gefahren werden, da die Kostenträger diese jahrelang aufbewahren müssen. Die Blockchain-Technologie bietet genau diese von einer zentralen Instanz unabhängig beweisbare Einzigartigkeit z.B. in Form eines *Non-Fungible Tokens* (NFT).

Non-Fungible Token

Was ist ein Non-Fungible Token? Währungen (Euro, Bitcoin etc.) haben die Eigenschaft, dass die einzelnen Einheiten (Münzen, Token, Coins) gleich und somit gegeneinander austauschbar, bzw. replizierbar sind. Diesen Umstand bezeichnet man als Fungiblität. Es gibt jedoch auch Anwendungsfälle wie das elektronische Rezept, bei der jede Einheit einzigartig und nicht gegeneinander austauschbar ist. Diese werden als „non-fungible" bezeichnet.

Im Folgenden wird eine konkrete Blockchain-basierte Implementierungsmöglichkeit für ein *eRezept* betrachtet, welches einen freien

Blockchain-basiertes eRezept

2015 wurde von einer Gruppe des Massachusetts Instituts für Technologie (MIT) ein technologisches Konzept (Zyskind et al. 2015) vorgestellt, welches mittels Blockchain die Zugriffskontrolle und Off Chain-Datenspeicherung trennt (s. Abb. 4). Die vollverschlüsselte Datenspeicherung wird in dem vorgestellten Konzept über ein Distributed-Hash-Table (DHT, deutsch: verteilte Hashtabelle unten rechts in Abb. 4) in einer Peer-to-Peer-Technologie (Maymounkov u. Mazières 2002) gewährleistet. Mit der verteilten Hashtabelle ist eine Datei in einem Peer-to-Peer-System redundant und verteilt gespeichert. Distributed-Hash-Tables stellen somit eine Basis für dezentrale, verteilte Speicher dar. Da zu jeder Zeit und für einen langen Zeitraum gewährleistet sein muss, dass ein Zugriff auf den eRezept-Datensatz durch autorisierte Personen erfolgen kann, ist ein redundantes Speichersystem zu empfehlen.

Im multidimensionalen Gesundheitsmarkt hierzulande führt womöglich im Vergleich zu DHT-basierten InterPlanetary FileSystems (IPFS; ein Protokoll und Netzwerk, das ein nach Inhalten adressierbares Peer-to-Peer-Verfahren zum Speichern und Teilen von Inhalten in einem verteilten Dateisystem ermöglicht) eine *zentrale Speicherung* zu einer höheren Akzeptanz. Basis für die Nutzung des Zyskind-Konzepts für ein eRezept ist die Erweiterung um einen Non-Fungible Token. Die Wahl der Speichertechnologie und des Speicherortes sind Gestaltungsalternativen (in Abb. 4: IPFS [DHT]/Cloud). Ob das Rezept-Archiv somit IPFS-basiert redundant dezentral oder zentral betrieben wird, kann gestaltet werden. Auf eine Analyse der Vor- und Nachteile wird an dieser Stelle verzichtet.

Ein Zusammenschluss der Kostenträger, um ein gemeinsames eRezept-Archiv zu betreiben, böte durch Wegfall individueller Archivlösungen für alle Kostenträger ein enormes Einsparungspotenzial. Die insgesamt geringen Infrastrukturkosten würden direkt proportional mit dem Rezeptvolumen eines bestimmten Kostenträgers korrelieren. Da das korrekte Validieren und Bestätigen aller Knotenpunkte im ureigenen Interesse der Kostenträger liegt, und somit keine sich selbst limitierende Incentivierung erforderlich ist wie bei der Crypto-Währung Bitcoin, kann auf energieintensive Mining-Prozesse verzichtet

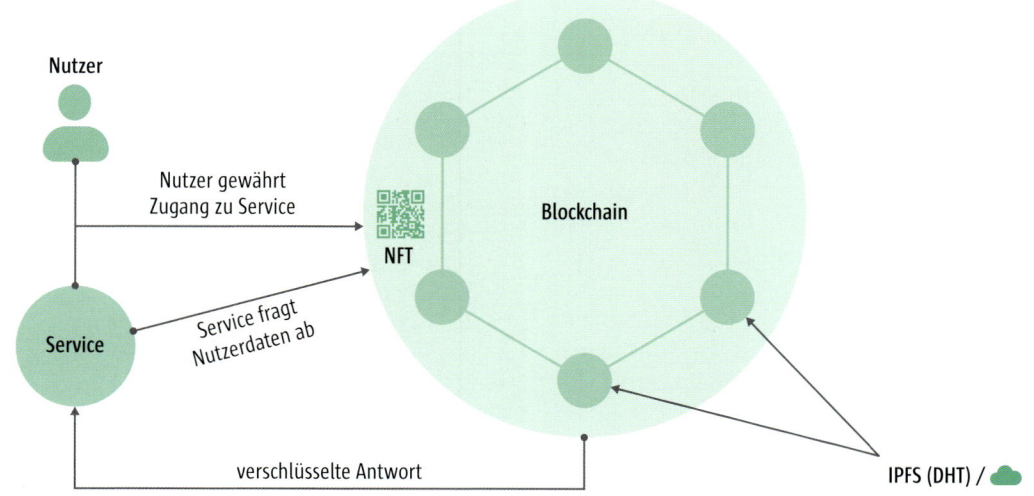

Abb. 4 Trennung des Datenspeicherorts (IPPS/Cloud) von der Speicherung der Zugriffsberechtigung zu diesen Daten in Form eines Non-Fungible-Tokens (NFT) auf einer Blockchain. Der Patient kann Services oder Personen den Zugriff zum verschlüsselten Bereich des NFT gewähren (modifiziert nach Zyskind et al. 2015)

werden und diese durch sehr schnelle und energiearme Validierungsprozesse ersetzt werden. Dies ermöglicht die unmittelbare Bestätigung und Validierung ohne Zeitverzögerung.

Um die Anforderungen eines eRezeptes zu erfüllen, bedarf das von Zyskind et al. (2015) vorgestellte Konzept jedoch der Erweiterung eines *einzigartigen und nicht replizierbaren Non-Fungible Tokens*. Um mit einem einzigartigen Non-Fungible-Rezept-Token zu interagieren und die Technologie für alle frei von Partikularinteressen nutzbar zu machen, bietet sich die Nutzung bereits verfügbarer oder die von allen Kostenträgern finanzierte agile Neuentwicklung eines Open Source Software Development-Kits (SDK) an. Dieses SDK beinhaltet sämtliche Programmierwerkzeuge und Programmbibliotheken zur Entwicklung von Software, kann dann von Technologieunternehmen in Applikationen integriert werden und regelt so für den User unsichtbar die eRezept Transaktionen. Werden diese öffentlich verfügbaren Module überall eingebaut, ermöglicht dies allen Beteiligten, weiterhin die individuelle präferierte Anwendung oder App einsetzen zu können und löst somit die Multi-Ökosystem-Herausforderung des (deutschen) Gesundheitssystems in einem wichtigen Anwendungsfeld.

Rezept-Token und konkrete Umsetzung

Mit den via SDK im Hintergrund generierten bzw. importierten Schlüsseln kann der Rezept-Datensatz signiert werden und in diesem

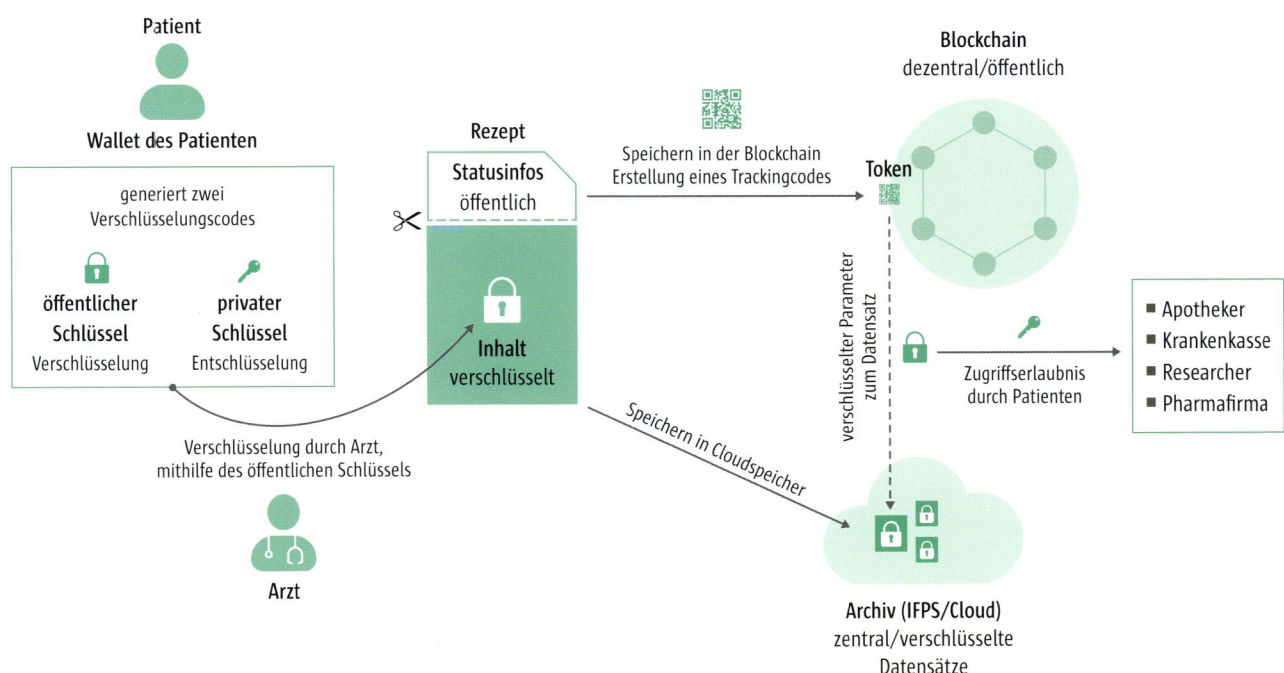

Abb. 5 Darstellung der verschiedenen Komponenten des Rezeptes sowie des Verlaufs. Von links nach rechts: Der Patient erstellt oder importiert sein Schlüsselpaar. Bei der Erstellung des Rezepts durch einen Arzt werden Teile des Rezepts mit dem öffentlichen Schlüssel des Patienten verschlüsselt. Die Rezept-Daten werden verschlüsselt in einem Speicher abgelegt. Neben öffentlichen Statusinformationen werden Verweise (Pointer) zu diesen Rezept-Daten verschlüsselt auf der Blockchain abgelegt. Der Patient kann Zugriffsberechtigungen zum Pointer vergeben.

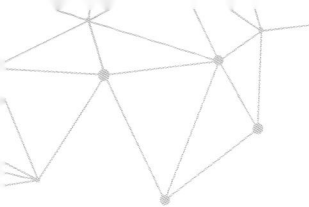

Zuge eine eindeutige und einzigartige Identifikationsnummer (z.B. in Form eines QR-Codes) auf einer Blockchain als Non-Fungible Token erstellt werden (s. Abb. 5). Unter dieser Nummer ist nun zu jederzeit und für alle öffentlich verfügbar der Status des Rezeptes abrufbar, ohne dass die Inhalte sichtbar oder ein Personenbezug hergestellt werden kann.

Der eigentliche Rezept-Datensatz kann wie im MIT-Konzept beschrieben beim Arzt, in der Cloud, beim Patienten oder im besten Fall in einem von allen Kostenträgern gemeinsam betriebenen Archiv (z.B. via IPFS) vollverschlüsselt liegen. Ein freier Markt von patientenseitigen Aktenlösungen wäre möglich. Einzige Anforderung ist, das SDK in die jeweilige Applikation zu integrieren, da dies die Interaktion mit dem eRezept-Token und der Blockchain ermöglicht. Für Patienten sichtbar ist letztlich ein QR-Code, die Rezeptinhalte und eine Funktionalität zum zielgerichteten Freigeben bzw. Übermitteln der Daten.

Damit Daten so einfach weitergegeben werden können wie ein Papierrezept, wird auf dem Token verschlüsselt auch ein Hash-Pointer (kryptografische Zeichenfolge als Referenz zu einer anderen bekannten Information) zum eRezept-Datensatz hinterlegt. Dieser Hash-Pointer zeigt auf den Speicherort des Rezept-Datensatzes ähnlich einem Hyperlink im Internet. Verschlüsselt wird der Hash-Pointer primär mit dem öffentlichen Schlüssel aus der Wallet des Patienten. Nur wer im Verlauf über die erforderlichen Rechte verfügt, kann den Hash-Pointer entschlüsseln und somit Zugriff auf den Rezept-Datensatz erhalten. Diese Rechte werden jeweils durch die Weitergabe-Transaktion eingeräumt. An den Patienten wird letztlich primär der QR-Code des Tokens übergeben. Der Patient hat in seiner App den mit dem öffentlichen Schlüssel korrespondierenden privaten Schlüssel und kann somit die im Token verschlüsselten Daten einsehen.

Scannt ein Apotheker den von einem Patienten vorgelegten QR-Code, erhält er nach Prüfung der Zugangsberechtigung und Freigabe durch den Patienten die auf dem Token als Hash-Pointer hinterlegten Informationen. Die Freigabe erfolgt entwender mittels der dem Apotheker vorliegenden physischen Autorisierung (z.B. Plastikkarte) oder durch eine mobile, vorher stattgefundene bzw. On Demand-Freigabe durch den Patienten. Der Apotheker kann den Datensatz des Rezeptes dann einsehen, die Übergabe eines Medikamentes und weitere Details dokumentieren. Eine doppelte Einlösung ist somit ausgeschlossen. Nach Einlösen eines Rezeptes und Dokumentation durch die Apotheke folgt nun die Weitergabe an die Kostenträger. Im Endeffekt liegt der Datensatz jedoch schon im Archiv der Kostenträger – einzig die Zugangsberechtigung zum Hash-Pointer muss gewährt werden. Dies könnte unmittelbar nach Einlösen vollautomatisch erfolgen. Der Kostenträger erhält Zugang zum Datensatz und kann diesen vollautomatisch weiterverarbeiten, bzw. den Zugang zu den Rezeptdaten im Rahmen von Rabattverträgen an Pharmafirmen gewähren.

Mit der vorgestellten Technologie wird das Rezept nach Erstellung durch einen Arzt verschlüsselt direkt im Archiv der Kostenträger abgelegt. Einsehen können die Kostenträger den Datensatz jedoch zu diesem Zeitpunkt nicht. Weitergegeben wird der Token in Form eines QR-Codes, der auf den Token verweist. Die im Token hinterlegten Hash-Pointer-Daten können nur mit den erforderlichen Schlüsseln eingesehen werden. Nur wer die erforderlichen Schlüssel hat, kann auch die Berechtigungen zum Einsehen weitergeben. Für Anwender laufen diese ganzen Prozesse vollständig im Hintergrund ab.

Alle Anforderungen an ein eRezept in Deutschland wären somit erfüllt. Der einzigartige Non-Fungible-eRezept-Token beinhaltet:

1. Zugang zu einem verschlüsselten Datensatz,
2. einen öffentlich einsehbaren Dokumentations-Status und
3. einen wechselnden aber immer eindeutigen Besitzer der Zugriffsrechte und Hash-Pointer auf den Datensatz (Arzt))) Patient))) Apotheker))) Kostenträger).

Eine Multiplikation oder Mehrfacheinlösung ist ausgeschlossen und eine Transaktionskette für alle unveränderbar und dauerhaft dokumentiert.

Anwender sehen von der Technologie fast nichts. Ein Arzt erstellt und signiert, das SDK kümmert sich um das Ablegen im Archiv und die Erstellung des Tokens auf der Blockchain. Der QR-Code des Tokens muss auf Papier oder elektronisch z.B. in eine Patientenakte übergeben werden. Der Patient erhält einen QR-Code und kann über seine App oder Cloud, in der im Hintergrund sein privater Schlüssel hinterlegt ist, die Inhalte des Rezeptes einsehen, damit interagieren und Freigaben verwalten. Dies bedeutet: auch dauerhaft kann er Zugriffsrechte auf diesen Datensatz weitergeben z.B. für Maschinelles Lernen im Rahmen von wissenschaftlichen Studien. Übermittelt der Patient den QR-Code an eine Apotheke oder zeigt diesen vor Ort vor und autorisiert den Zugriff, erhält der Apotheker über den Hash-Pointer den Zugriff auf den Datensatz, dokumentiert das Aushändigen des Medikamentes und dokumentiert weitere Informationen im Datensatz, womit eine Mehrfacheinlösung ausgeschlossen ist. Durch diesen Schritt erhält der individuelle Kostenträger die Freigabe, den Hash-Pointer zu entschlüsseln und somit den bereits im kollektiven Kostenträger-Archiv liegenden Datensatz zu entschlüsseln und weiterzuverarbeiten. Vollautomatisch könnten die für Rabattverträge relevanten Datensätze gruppiert und Rabattverträgen zugeschrieben werden.

Ausblick und langfristig denkbare Anwendungsfälle in der Medizin

Neben dem elektronischen Rezept gibt es noch zahlreiche weitere und deutlich weitreichendere Anwendungsfälle für DLT in der Medizin. Die meisten Teilnehmer in der Medizin werden heute für die Durchführung von einzelnen Maßnahmen vergütet. Der Erfolg einer Maßnahme spielt bei der Vergütung jedoch keine Rolle. Patienten sollen sich zwar an ärztliche Vorgaben halten und Verschreibungen auch einnehmen, eine Incentivierung für ein erfolgreiches Herbeiführen einer Besserung ist abgesehen von einer möglichen intrinsischen Motivation für beide Parteien nicht vorhanden. Dabei liegen jeder Maßnahme zahlreiche Transaktionen zugrunde, welche dokumentiert und gespeichert werden und im Verlauf für die Vergütung erfolgreicher Maßnahmen herangezogen werden könnten.

Das Paradigma der Medizin im letzten Jahrhundert war reaktiv. Bei Auftreten eines akuten oder chronischen gesundheitlichen Problems wurde ein Arzt aufgesucht. Ziel der Interaktion und der stattfindenden Transaktionen war es, den Ausgangszustand und vorherige Lebensqualität wiederherzustellen – „Restitutio ad Integrum" (s. Abb. 6).

Das Paradigma der Medizin im 21. Jahrhundert ist, proaktiv und präventiv zu agieren, sei es durch ärztliche Diagnostik oder technologisches Feedback. „Restitutio ad Optimum", also ein Zustand, bei dem es gar nicht erst zum Auftreten von Symptomen kommt, ist das Ziel (s. Abb. 7).

Legt man die exemplarischen Kurven des 20. und des 21. Jahrhunderts übereinander, so ergibt sich ein Delta (s. Abb. 8). Dieses Delta stellt einen enormen ökonomischen Wert und für den individuellen Menschen einen enormen Gewinn an Lebensqualität dar.

Distributed Ledger-Technologien werden nach und nach die Hebung dieses ökonomischen Schatzes ermöglichen, denn die Medizin des 21. Jahrhunderts besteht mehr denn je aus Transaktionen zwischen multiplen Parteien, Geräten und Systemen. Dabei ist die größte Herausforderung die immer wieder neue Konfiguration von digitalen Ökosystemen, die aufeinandertreffen und die sich daraus ergebenden Transaktionen. Aus wissenschaftlicher und medizinischer Sicht ist das wesentliche Thema im 21. Jahrhundert die Zusammenführung der verteilt liegenden Gesundheitsdaten. Dabei wird der Speicherort jedoch eine geringere Rolle spielen als die Berechtigung, Zugriff auf die Daten zu erhalten und diese nutzen und analysieren zu können.

V Bits & Bytes statt Stahl & Strahl – Informations- und Datentechnologien revolutionieren die Medizin

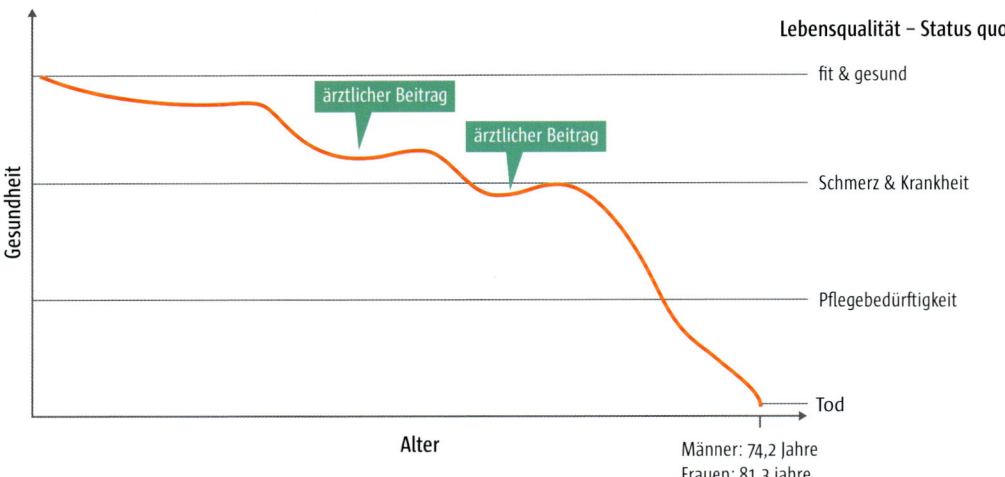

Abb. 6 Paradigma des 20. Jahrhunderts – Restitutio ad Integrum

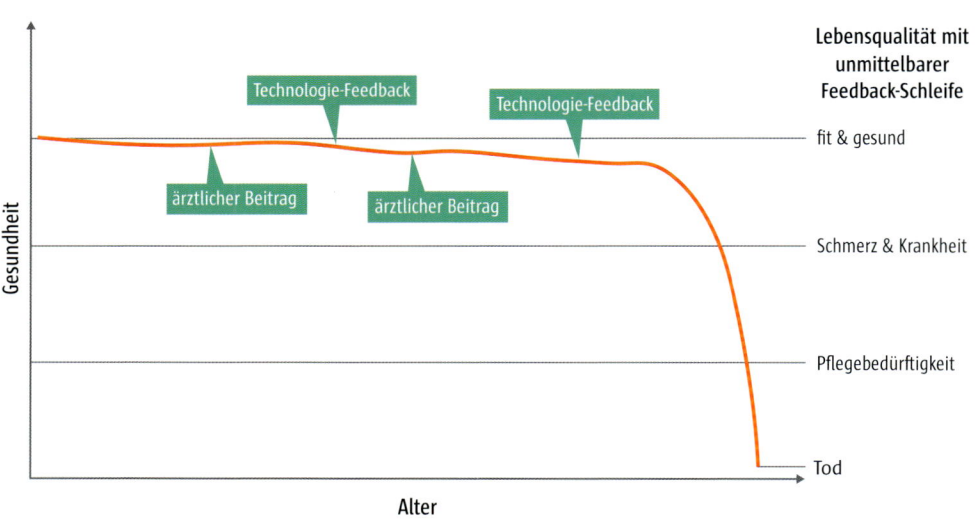

Abb. 7 Paradigma des 21. Jahrhunderts – Restitutio ad Optimum mittels technologiebasierten Feedback-Loops

Die in diesem Kapitel dargestellte Zusammenführung verschiedener Technologien könnte auch für die Zugangskontrolle zu verteilt liegenden Gesundheitsdaten genutzt werden. Dies wiederum ermöglicht der Wissenschaft z.B. über dezentrale Machine Learning-Algorithmen auf große Datenmengen zuzugreifen ohne diese direkt speichern oder direkt im Zugriff haben zu müssen. Um dies Realität werden zu lassen, muss die in diesem Kapitel vorgestellte Technologie um typische und erprobte ökonomische Mechanismen erweitert werden, die Ärzten und Patienten einen Anreiz geben, den Zugang zu relevanten Gesundheitsdaten zu ermöglichen.

7 eRezept – Eine konkrete Anwendung für die Blockchain

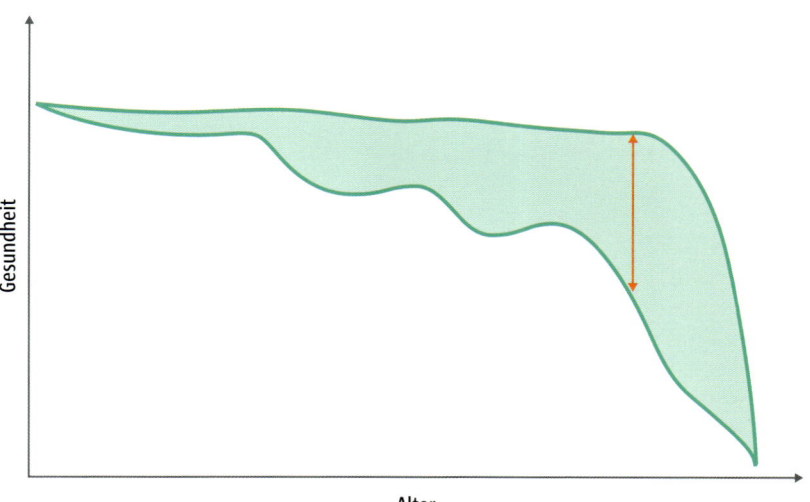

Abb. 8 Differenz zwischen Restitutio ad Integrum et Optimum stellt einen immensen ökonomischen Wert dar

Für die redaktionelle Unterstützung bedanke ich mich herzlich bei der Janika Ebmeyer, für die technologische Validierung bei Daniel Jonka. Für Grafiken und generelle Unterstützung bei meinem Bruder Gabriel Adorf. Für die Initiative dieses Buches bedanke ich mich bei Herrn Professor Erwin Böttinger und Dr. Jasper zu Putlitz. Herrn Professor Hasso Plattner danke ich für die Unterstützung.

Literatur

Barré-Sinoussi FJ, Chermann C, Rey F, Nugeyre MT, Chamaret S, Gruest J, Dauguet C, Axler-Blin C, F. Vézinet-Brun, C. Rouzioux, W. Rozenbaum, and L. Montagnier (1983) Isolation of a T-lymphotropic retrovirus from a patient at risk for acquired immune deficiency syndrome (AIDS). Science 220: 868–871

Cerf. R.E.K.V.G. (1981) TRANSMISSION CONTROL PROTOCOL. URL: https://tools.ietf.org/html/rfc793. (abgerufen am 12.03.2019)

Friedman M (1999) Milton Friedman predicts the rise of Bitcoin. TV interview conducted by the National Taxpayers Union. URL: https://www.youtube.com/watch?v=6MnQJFEVY7s (abgerufen am 12.03.2019)

Geiling L (2016) Distributed Ledger: Die Technologie hinter den virtuellen Währungen am Beispiel der Blockchain. URL: https://www.bafin.de/SharedDocs/Veroeffentlichungen/DE/Fachartikel/2016/fa_bj_1602_blockchain.html (abgerufen am 12.03.2019)

Marshall BJ, Warren JR (1984) Unidentified curved bacilli in the stomach of patients with gastritis and peptic ulceration. Lancet 1: 1311–1315

Maymounkov P, Mazières D (2002) Kademlia: A Peer-to-Peer Information System Based on the XOR Metric. In Druschel P, Kaashoek F, Rowstron A (Eds.) Peer-to-Peer Systems. IPTPS 2002. Lecture Notes in Computer Science. 53–65. Springer Berlin/Heidelberg

Metzger J (2018) Ausführliche Definition der Distributed Ledger Technologie (DLT). Gabler Wirtschaftslexikon. URL: https://wirtschaftslexikon.gabler.de/definition/distributed-ledger-technologie-dlt-54410/version-277444 (abgerufen am 12.03.2019)

Nagamoto S (2008) Bitcoin: A Peer-to-Peer Electronic Cash System. URL: https://bitcoin.org/bitcoin.pdf (abgerufen am 12.03.2019)

Steptoe PC, Edwards RG (1978) Birth after the reimplantation of a human embryo. Lancet 2: 366

Zyskind G, Nathan O, Pentland AS (2015) Decentralizing Privacy: Using Blockchain to Protect Personal Data. 2015 IEEE Security and Privacy Workshops. URL: https://enigma.co/ZNP15.pdf (abgerufen am 12.03.2019)

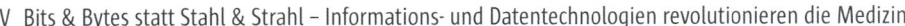

V Bits & Bytes statt Stahl & Strahl – Informations- und Datentechnologien revolutionieren die Medizin

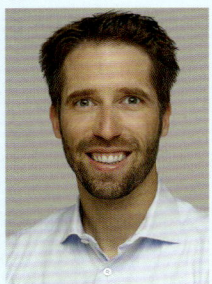

Dr. med. Johannes Jacubeit

Nach Studium der Humanmedizin und einem Nebenstudium an der Musikhochschule promovierte Johannes Jacubeit mit magna cum laude am Universitätsklinikum Hamburg Eppendorf. In seiner Grundlagenarbeit untersuchte er mit optischen und elektrophysiologischen Methoden transmembranöse Ionen-Ströme mechanisch entlasteter Herzmuskelzellen. Nach dem Studium war er chirurgisch und anschließend in leitender Funktion einer Beratungsabteilung einer Privatklinik tätig und widmete sich in Nebentätigkeit der Softwareentwicklung. Ende 2014 gründete er das Technologieunternehmen connected-health.eu GmbH in Hamburg. Der Venture Capital Fonds der Hansestadt Hamburg, der High-Tech-Gründerfonds, der Thieme-Verlag, zahlreiche Business Angels und der SAP-Gründer Hasso Plattner haben seitdem in Johannes Unternehmen investiert. Mit der entwickelten Lösung „LifeTime" tauschen Gesundheitseinrichtungen Daten vollverschlüsselt mit Kollegen und Patienten aus. Patienten verwalten in der „LifeTime App" Arztkontakte, medizinische Dokumente und ihre Therapien. 2016 wurde Johannes mit einem Preis ‚MIT – Innovatoren unter 35' des Massachusetts Institute of Technology ausgezeichnet. Neben seiner Tätigkeit als geschäftsführender Gesellschafter engagiert sich Johannes als Mitglied des Gesundheitsausschuss der Handelskammer Hamburg.

VI

Radikal anders – Neues Denken, neue Rollen, neue Systeme

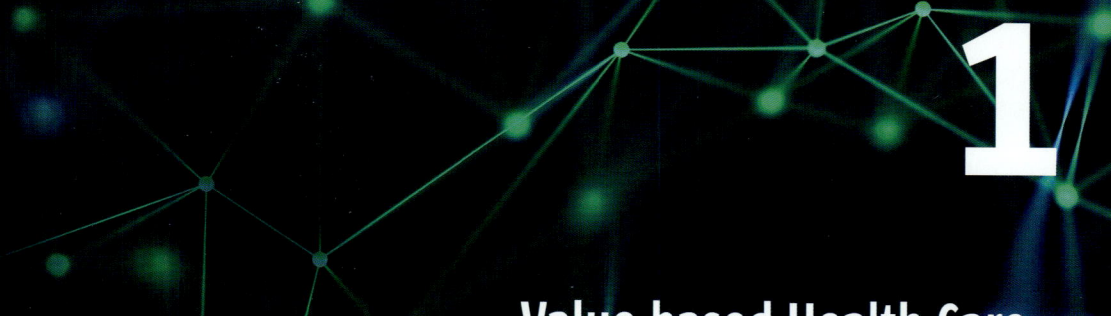

Value-based Health Care – Der Paradigmenwechsel zu einem nutzenorientierten Gesundheitswesen

Jens Deerberg-Wittram

Das deutsche Gesundheitswesen: Ein gesundes System?

In Zeiten, in denen uns Deutschen der politische Konsens abhanden zu kommen scheint, ist unser Gesundheitswesen eine der letzten Bastionen breiter Zufriedenheit. Politiker aller Fraktionen und Menschen aller gesellschaftlichen Gruppen sind sich einig: Das deutsche Gesundheitswesen ist eines der besten der Welt! Ein wesentlicher Grund für diese Einschätzung ist die Tatsache, dass kaum ein Land so uneingeschränkten Zugang zu ambulanten und stationären Gesundheitsleistungen gewährt. Wir Deutschen sind Weltmeister bei Krankenhausbetten und Arztbesuchen. Und wir sind es gewohnt, dass wir für diese Leistungen nichts zuzahlen müssen. Dabei sind die Beiträge zur gesetzlichen Krankenkasse im Vergleich zu anderen Industrienationen relativ niedrig, und die Krankenversicherungen schaffen es trotzdem, innerhalb weniger Jahre über 20 Milliarden € an Rücklagen bilden zu können. Ist Deutschland also das „gelobte Land", das auch ohne „Kostenexplosion" im Gesundheitswesen die Vollversorgung einer immer älteren und anspruchsvolleren Bevölkerung hinbekommt?

Zunächst bleibt festzuhalten, dass die Produktivität unseres Gesundheitswesens sicherlich sehr hoch ist. Wer in einer Arztpraxis, einer Pflegeeinrichtung oder einem Krankenhaus arbeitet, der weiß, mit welcher „Drehzahl" wenig Personal immer mehr Patienten versorgen muss. Spaß macht das Arbeiten nur noch Wenigen, Qualität und Patientensicherheit leiden oft.

Aber Produktivität im Sinne von „viel Leistung für wenig Geld" ist nicht nur für Pflegende und Ärzte ein Problem. Vermeidbare Eingriffe, unnötige Doppeluntersuchungen, irrationale Mehrfachmedikation oder mangelnde Koordination der ambulanten und stationären Versorgung sind gefährliche Realität, teuer und kräftezehrend. Manchmal wünscht man sich ein Gesundheitssystem, in dem viel weniger, aber dafür das Richtige gemacht wird. Man träumt sich Ärzte und Kliniken, die auch mal „nein" sagen können, wenn eine Behandlung ihre

Fähigkeiten überschreitet. Und man hofft darauf, dass sich die unterschiedlichen Ärzte und Pflegenden gut absprechen, damit keine wichtige Information verloren geht. Aber diese Hoffnung wird in der Wirklichkeit oft enttäuscht. Man muss Glück haben, am richtigen Ort leben, gute Kontakte haben und am besten „vom Fach sein", um in Deutschland wirklich gut versorgt zu werden.

Das deutsche Gesundheitswesen ist fragmentiert, oft intransparent, manchmal ungerecht, und voller Qualitätsdefizite. Das wirtschaftliche Überleben der Leistungserbringer spielt bei immer mehr medizinischen Entscheidungen eine Rolle, und die wirksamsten „Hebel" heißen Fallzahlsteigerung oder Kostensenkung – am besten sogar beides auf einmal. Ein solches System verliert das große Ziel aus den Augen, um das es eigentlich geht: dem Patienten zu nutzen. Der mangelnde Fokus auf den Patientennutzen hat aber auf lange Sicht auch wirtschaftliche Folgen. Fallzahlsteigerung bedeutet wachsende Ausgaben für das Gesundheitssystem, und der mangelnde Fokus auf die Versorgungsqualität befördert vermeidbare Komplikationen, Nachbehandlungen und Notfälle. Deshalb ist der langfristige Trend im deutschen Gesundheitswesen eine Kostensteigerung, die das Bruttoinlandsprodukt und die verfügbaren Haushaltseinkommen übertrifft.

Im deutschen Gesundheitswesen sind wirtschaftlicher Erfolg eines Leistungsanbieters und Patientennutzen weitgehend voneinander entkoppelt.

Patientennutzen als übergeordnetes Ziel

Doch was ist *Patientennutzen*, und wie lässt er sich definieren? Im Kontext von Gesundheitssystembetrachtungen wird der deutsche Begriff *Patientennutzen* oft als Übersetzung des englischen Begriffs *value* verwendet. Dem etablierten Fachbegriff *Value-based Health Care* wird dementsprechend der deutsche Begriff *Patientennutzen-orientiertes Gesundheitssystem* zugeordnet (Porter u. Guth 2012). Das Konzept *Value-based Health Care* definiert *Patientennutzen* als den Quotienten aus der im Gesundheitssystem erzielten *Ergebnisqualität* im Verhältnis zu den dafür notwendigen *Kosten*.

Patientennutzen = Medizinische Ergebnisqualität/Kosten für das Erreichen der medizinischen Ergebnisse

Value ist nach dieser Definition quantifizierbar, weil sowohl die Ergebnisqualität als auch die Kosten einer Behandlung gemessen werden können. Damit kann *Value* auch als Zielgröße eines *Wettbewerbs im Gesundheitswesen* dienen: Die Ärzte oder die Kliniken, die den höchsten *Value* oder *Patientennutzen* erzielen, sollen im Wettbewerb gewinnen!

Wettbewerb im Gesundheitswesen

Im *Wettbewerb* des Gesundheitswesens bemühen sich die *Anbieter* von Leistungen (Ärzte und Kliniken), dass die *Nachfrager* von Leistungen (Patienten, zuweisende Ärzte und ggf. auch Kostenträger) ihre Versorgungsangebote in Anspruch nehmen. In einem idealen Wettbewerb gibt es *ausreichend Angebote*, eine Transparenz über die wichtigsten *Unterschiede* zwischen den Leistungserbringern und ihren Angeboten und die *Wahlfreiheit* der Nachfrager. Im idealen Wettbewerb um den größten Patientennutzen wird die Auswahl auf Basis von *Daten* und *objektivierbaren Kriterien* über Qualität und Kosten getroffen. Fehlen solche Daten oder Kriterien, dann „gewinnen" möglicherweise die Gesundheitsleistungen, die unnötig oder gar schädlich sind. Und vergisst man den Kostenaspekt, dann wird die Versorgung so teuer, dass zumindest Teile der Bevölkerung von wichtigen Behandlungen ausgeschlossen sind. Ein Beispiel für einen dysfunktionalen Wettbewerb im Gesundheitswesen ist die Versorgung mit langstreckigen Wirbelsäulenversteifungen in Deutschland. Diese Operationen sind sehr teuer, nur für ausgewählte Patientengruppen medizinisch indiziert und in der Durchführung anspruchsvoll. Da oft keine objektiven Kriterien bei der Indikationsstellung herangezogen werden und die Qualität der Operation selten transparent gemacht wird, werden immer mehr dieser teuren Eingriffe an Patienten durchgeführt, die davon nicht profitieren können oder sogar darunter leiden (Zich u. Tisch 2017). Und die Kliniken, die davon wirtschaftlich profitieren, erzeugen oft eine schlechte Ergebnisqualität, die aber so nicht transparent gemacht wird.

Ergebnisqualität

Was ein gutes medizinisches Ergebnis ist, kann nur der Patient beurteilen. Diese Feststellung macht nach wie vor einigen Ärzten zu schaffen:

- Was soll man machen, wenn die Erwartungen des Patienten unrealistisch sind?
- Warum soll ein Arzt für mehr verantwortlich gemacht werden als die perfekte Durchführung einer Operation oder das Verschreiben der richtigen Medikamente?
- Kann ein Arzt „schuldig" sein, wenn sich ein Implantat lockert oder der Patient das Einnehmen seiner Tabletten immer wieder vergisst?

Zunächst geht es beim Konzept der Ergebnisqualität nicht um Verantwortung oder gar Schuld. Es geht um das Erheben von aussagekräftigen Daten und ein gemeinsames Verständnis von Erfolg oder Misserfolg. Wenn der Patient nach der Rückenschmerz-Operation genauso große Schmerzen hat wie vorher, dann ist das schlechte Ergebnisqualität, egal wie kunstvoll operiert wurde oder wie fehlerlos das postoperative Röntgenbild aussieht. War dieses Ergebnis vorherzusehen, und wurde der Patient nicht entsprechend aufgeklärt, dann ist das ein schlimmes Versäumnis. Aufklärung bedeutet nicht nur das Hinweisen auf mögliche Komplikationen! Und wenn das zuverlässige Einnehmen von Medikamenten bei einem alleinlebenden und leicht dementen Patienten nicht sichergestellt ist, dann ist das „einfache Verschreiben" nicht ausreichend. Deshalb gilt im Sinne vom Patientennutzen: Nur wenn eine Behandlung zu einer messbar besseren Lebensqualität, einer Linderung von Krankheitssymptomen und Schmerzen oder zumindest zum Aufhalten einer progredienten Krankheit führt, kann von einem guten Ergebnis gesprochen werden. Diese Ergebnisqualität muss abhängig vom Krankheitsbild in vielen Dimensionen gemessen werden (Porter 2010). Dabei reicht nicht eine kurze Momentaufnahme z.B. bei Entlassung aus dem Krankenhaus oder beim Besuch des Hausarztes. Ergebnisqualität muss konsequent vom Auftreten erster Symptome an bis zum Abschluss der Behandlung regelmäßig und mehrdimensional erfasst werden. Nur in der Langzeitbetrachtung können wir feststellen, ob eine Behandlung wirklich nachhaltig erfolgreich war. Für die Messung der Ergebnisqualität aus Patientensicht haben sich in den letzten Jahren sogenannte *Patient-reported Outcomes* (PROMs) etabliert (Black 2013). PROMs sind validierte und wissenschaftlich akzeptierte Instrumente, die als standardisierte Fragebögen eine valide und zuverlässige Information über bestimmte Dimensionen der funktionalen, kognitiven und mentalen Fähigkeiten des Patienten geben. Im Idealfall messen alle Anbieter ihre Ergebnisqualität auf eine standardisierte Weise und machen die Daten nach innen und außen transparent (Porter u. Teisberg 2006). So ist nicht nur gewährleistet, dass sich Patienten und Zuweiser informieren können, sondern die Transparenz über die eigene Qualität kann gezielt für Verbesserungsmaßnahmen genutzt werden.

> **Ergebnisqualität** = die medizinischen Ergebnisse, die für den Patienten mit seinem Krankheitsbild wichtig sind, standardisiert gemessen über die gesamte Behandlung.

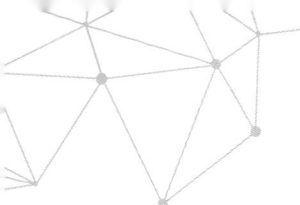

Behandlungskosten

Für die Beurteilung des Patientennutzens ist es notwendig, auch die relevanten Behandlungskosten zu kennen. Die finanziellen Ressourcen im Gesundheitswesen sind begrenzt. Deshalb müssen wir uns für die Behandlungen entscheiden, bei denen einer möglichst guten Ergebnisqualität vernünftige Gesamtkosten gegenüberstehen. Ähnlich wie bei der Betrachtung der Ergebnisqualität müssen dabei *alle* anfallenden Kosten über den *gesamten Behandlungsverlauf* des Krankheitsbildes erfasst werden. Aus Sicht des Gesundheitssystems ist die isolierte Beurteilung der Kosten eines Eingriffs (z.B. einer Herzoperation) nicht ausreichend. Wichtiger ist vielmehr, wie hoch die Kosten der Behandlung der kardiovaskulären Erkrankung insgesamt waren (wobei die Operation wahrscheinlich ein signifikanter Kostenblock war) und ob eine alternative Behandlung (z.B. eine medikamentöse Therapie oder ein Herzkathetereingriff) bei niedrigeren Kosten zu einer ähnlichen Ergebnisqualität geführt hätte.

Die Messung des gesamten Patientennutzens

Im Idealfall werden für jeden Patienten sowohl die Krankheitsbild-spezifischen medizinischen Ergebnisse als auch die Kosten der gesamten Behandlung erfasst. Das ist in Deutschland gerade wegen der Trennung des ambulanten und stationären, des akutmedizinischen und des rehabilitativen Sektors oft schwierig. Doch einige fortschrittliche Organisationen machen bereits seit langer Zeit vor, wie man trotz dieser Hürden für einige Krankheitsbilder den Patientennutzen erfassen kann. So erfasst die Martini-Klinik in Hamburg, ein Spezialkrankenhaus für die Behandlung des Prostatakarzinoms, bereits seit über 25 Jahren die Ergebnisqualität aller Patienten vom Behandlungsbeginn bis zum Lebensende (Huland et al. 2018). Auch die Charité in Berlin (Karsten et al. 2018), das Universitätsklinikum Hamburg-Eppendorf und das Unispital Basel erfassen für einzelne Patientengruppen die Ergebnisqualität nach Standards des International Consortium for Health Outcomes Measurement (ICHOM) (Porter et al. 2016).

Die standardisierte Messung der Ergebnisqualität ist mithilfe digitaler Erfassungstools deutlich einfacher geworden. Früher mussten die Patienten Papierfragebögen ausfüllen, die dann zu Auswertungszwecken aufwändig in Datenbanken übertragen wurden. Vor allem die Nacherfassung Monate oder Jahre nach Verlassen des Krankenhauses war schwierig, weil z.B. Patienten umgezogen waren oder das Zurückschicken der Fragebögen vergaßen. Heute können die Eingaben von den Patienten über datensichere Portale am Computer, am Tablet oder Smartphone erfolgen. Der Aufwand für die Patienten ist damit sehr gering, und die Klinik kann den Patienten unmittelbar wichtige Rückmeldungen zum Genesungsverlauf geben. Die so gewonnenen Daten können direkt verarbeitet und z.B. bei Visiten oder Ambulanzbesuchen verwendet werden. Studien zur Nutzung von PROMS bei der Symptomkontrolle von Patienten mit fortgeschrittenen Krebserkrankungen haben gezeigt, dass die konsequente Messung der Behandlungsqualität nicht nur die Lebensqualität der Patienten, sondern auch das Gesamtüberleben signifikant verbessert (Basch 2017).

Weniger etabliert als die Messung der Ergebnisqualität ist die routinemäßige Erfassung der Behandlungskosten für Patienten mit einem bestimmten Krankheitsbild. Die meisten Krankenhäuser verfügen über eine Kostenstellenrechnung, bei der die Kosten der verschiedenen Patientengruppen einer Abteilung nicht getrennt betrachtet werden. Lediglich Kostenstellen, die nur Patienten mit einem einzigen Krankheitsbild umfassen, lassen Rückschlüsse auf die durchschnittlichen Behandlungskosten pro Patient im Krankenhaus zu. Allerdings umfassen die Kosten einer Patientengruppe auf Ebene des Gesundheitssystems auch die Kosten vor und nach dem Krankenhausaufenthalt. Um diese sinnvoll erfassen zu können, ist es notwendig, den gesamten Behandlungsprozess detailliert zu dokumentieren, um dann die Prozesskosten der einzelnen Aktivitäten zu erheben. Das dafür geeignete Kostenrechnungsverfahren und seine Anwendung für Analysen des Patientennutzens sind gut beschrieben (Kaplan u. Porter 2011). Die systematische Erfassung der Behandlungskosten auf Ebene von Krankheitsbildern ist zumindest in einigen hochspezialisierten Fachkliniken üblich.

Die kontinuierliche Messung der medizinischen Ergebnisqualität und der dafür aufgewendeten Kosten ermöglichen Vergleiche, auf Basis derer die Leistungserbringer Verbesserungsprojekte durchführen können. Diese haben zum Ziel, dass entweder die medizinischen Ergebnisse besser werden oder, bei gleichbleibend hoher Qualität, die Kosten sinken. Reine Ergebnisverbesserung ohne Kostenkontrolle kann leicht zu ausufernden Kosten führen. Kostensenkung ohne Qualitätsmessung führt oft dazu, dass man „am falschen Ort" spart.

Wenn ein Krankenhaus zusammen mit niedergelassenen Ärzten einen hohen Patientennutzen erzielt und nachweisen kann, dann kann das die Grundlage für qualitätsorientierte Vergütungsmodelle sein. In solchen Vergütungsmodellen garantieren die Leistungserbringer gegenüber den Kostenträgern typischerweise eine bestimmte Ergebnisqualität und nehmen Abschläge bzw. Zusatzkosten in Kauf, sollte die vereinbarte Qualität nicht erreicht werden oder Komplikationen auftauchen. Im Jahr 2016 wurden im Krankenhausstrukturgesetz die rechtlichen Voraussetzungen für Qualitätsverträge zwischen Krankenhäusern und Krankenkassen in Deutschland geschaffen (Krankenhausstrukturgesetz 2015). In Zukunft werden also Krankenhäuser zunächst für vier Krankheitsbilder (u.a. für die endoprothetische Versorgung von Patienten mit fortgeschrittener Arthrose) Vergütungsvereinbarungen treffen können, bei denen ein nachweisbar verbesserter Patientennutzen wirtschaftliche Vorteile für die Klinik und die Kostenträger haben soll.

Innovative Technologie zur Steigerung des Patientennutzens

Die Schwächen des deutschen Gesundheitswesens belasten Patienten, Leistungserbringer und Kostenträger gleichermaßen. Aktuell wird die öffentliche Diskussion von langen Wartezeiten auf Facharzttermine, einer kollabierenden Hausarztversorgung in ländlichen Gebieten und dem Pflegemangel bestimmt. Aber auch die mangelhafte Aufklärung über Behandlungsalternativen, schlechte Vorsorgestrukturen vor allem für chronisch Kranke oder fehlende Psychotherapieangebote sind Symptome eines Gesundheitssystems, das hohe Fallzahlen belohnt aber die Ergebnisqualität weitgehend ignoriert. Die Selbstverwaltung des Gesundheitswesens hat bei der Erarbeitung von Lösungen zur Steigerung des Patientennutzens bisher enttäuscht.

Deshalb hoffen heute viele auf die Segnungen neuer Technologien und der Digitalisierung, die die festgefahrenen Strukturen aufbrechen und uns alle mit kostengünstigen und patientenzentrierten Lösungen für ein modernes Gesundheitswesen überraschen sollen. Aber hier ist Vorsicht geboten. Coole Technologie allein ohne ein neues Geschäftsmodell ist keine Innovation, sondern nur, ja, Technologie. Und der positive Einfluss der Digitalisierung, der Robotik oder vom „Internet der Dinge" muss gemessen und Teil eines innovativen Geschäftsmodells werden. Nur wenn der Patientennutzen durch die neuen Technologien steigt und diese Verbesserung von Ergebnissen und Kosten auch vergütet wird, werden die Technologien wirklich innovativ sein und unser Leben verbessern.

> Technologie ohne ein innovatives Geschäftsmodell ist nur Technologie und keine Innovation.

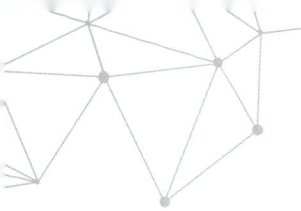

Was ist Disruption?

In Zeiten großer gesellschaftlicher Herausforderungen wird heute gern nach *disruptiven Technologien* gerufen. Disruptiv soll dabei alles sein, was irgendwie grundsätzlich anders ist als das bisher Übliche und was die bestehenden Verkrustungen aufbricht: Vom eBike bis zum Online-Gemüsehändler, vom Mähroboter bis zum Bluetooth-Kopfhörer – alles neu und trendy und damit disruptiv! Und dieselbe falsche Definition von Disruption wird auch häufig im Gesundheitswesen verwendet: digitale Krankenakten, OP-Roboter und Monitoring-Devices für Herzkranke, alles disruptive Innovationen, die eine bessere Zukunft und die Lösung aller Probleme versprechen?

Leider führt diese unscharfe Definition und Wortwahl in die Irre (Christensen et al. 2015). Nicht jede neue Technologie ist disruptiv, auch wenn sie besser oder weniger teuer als die bisherigen ist und einen Markt erheblich verändert. Technologien wie z.B. OP-Roboter werden fälschlicherweise als disruptive Innovationen bezeichnet, obwohl sie bei zweifelhaften Qualitätsverbesserungen zu erheblichen Kostensteigerungen führen. Deshalb müssen wir zunächst verstehen, was eine disruptive Innovation wirklich ist:

Disruptive Innovation

Der Begriff disruptive Innovation wurde Mitte der neunziger Jahre des letzten Jahrhunderts vom Harvard Business School Professor Clayton Christensen eingeführt. Nach seiner Definition ist Disruption ein Prozess, in dem ein kleineres Unternehmen mit weniger Ressourcen die aktuellen Marktführer erfolgreich herausfordert. Das ist dadurch möglich, dass sich das disruptive Unternehmen mit seinem Angebot zunächst an die vermeintlich weniger zahlungskräftigen und damit vernachlässigten Kundengruppen wendet, um dann später mit einem immer besser werdenden Angebot die attraktiven Kunden der etablierten Unternehmen gewinnen zu können. Disruptive Innovation beginnt immer bei vernachlässigten oder neuen Kundengruppen.

Neue Technologien und Disruption

Die Produkte und Dienstleistungen, die für die „besten Kunden" entwickelt werden, bieten oft weit mehr Funktionen als die Durchschnittskunden wirklich brauchen. Deshalb können einfachere Produkte, die „gut genug" sind, erfolgreich sein, wenn sie zu deutlich niedrigeren Kosten produziert und preiswerter verkauft werden. Im Laufe der Zeit können solche einfachen Produkte oft weiterentwickelt werden und dann auch die anspruchsvolleren Kunden befriedigen.

Ein Beispiel für eine disruptive Technologie im Gesundheitswesen ist das von General Electric entwickelte portable Ultraschallgerät. Es war zunächst für Ärzte gedacht, die in ländlichen Gebieten Chinas einfache Untersuchungen unter einfachsten Bedingungen durchführen mussten (Immelt et al. 2009). Die Kundengruppe wurde von den Herstellern teurer Hochleistungsgeräte vernachlässigt. Anstatt die Kosten für Ultraschallgeräte systematisch zu senken, hatten sich die Marktführer auf eine immer bessere Auflösung und Funktionalität ihrer Spitzengeräte konzentriert, wobei diese Innovationen die Kosten (und ihre Margen) in die Höhe trieben. Bei der Anwendung in armen, ländlichen Gegenden war aber weder eine gute Stromversorgung noch ein echtes Untersuchungszimmer vorhanden. Deshalb mussten die Geräte klein, robust und batteriebetrieben sein. Die nach diesen Vorgaben entwickelten portablen Ultraschallgeräte waren einfach und preiswert. Und sie waren gut genug, um für die meisten Routineuntersuchungen auch in weit entwickelten Gesundheitssystemen genutzt werden zu können. So fanden sie schnell ihren Weg auch in Hausarztpraxen, Notarztwagen und Krankenhäuser der Industrieländer. Mit wachsendem Umsatz konnten die Hersteller immer mehr in die Qualität und Ausstattung der Geräte investieren, sodass heute portable Ultraschallgeräte etwa ein Drittel des Umsatzes des weltweiten Ultraschallgerätemarktes ausmachen.

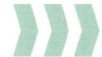

Disruptive Innovation ist ein Prozess, der preiswertere und leichter benutzbare Produkte oder Dienstleistungen hervorbringt.

Damit können *mehr Kunden* oder auch *neue Kunden* ein Produkt oder eine Dienstleistung benutzen. Disruptive Innovationen haben zunächst eine *eingeschränkte Funktionalität* gegenüber den etablierten Produkten der Marktführer.

Innovative Geschäftsmodelle

Disruptive Unternehmen kümmern sich meist mehr um ihr *Geschäftsmodell* als um ihre Produkte. Sie nutzen oft Geschäftsmodelle, die sich substanziell von denen ihrer großen Wettbewerber unterscheiden. Billigflieger haben die eingesetzten *Ressourcen* (Flugzeuge und Personal), ihre *Prozesse* (Buchung, Reinigung, Bodenservice etc.) und ihr *Ertragsmodell* (Preise, Auslastung, Kapitalumschlag) so optimiert, dass sie bis dahin nicht erreichbare Kundengruppen mit einem attraktiven *Nutzenversprechen* gewinnen können. Das Produkt selbst, ein Flug in einer vollen und engen Maschine ohne viel Service ganz früh am Morgen, ist an sich nicht besonders innovativ!

Ausgangspunkt jedes Geschäftsmodells ist das *Nutzenversprechen* des Produktes oder Services: Inwieweit können Kunden mit dem Produkt eine Aufgabe einfacher, schneller oder kostengünstiger erledigen als ohne. Um dieses Nutzenversprechen erfüllen zu können, werden bestimmte personelle und materielle *Ressourcen* benötigt, die in definierten *Prozessen* (Entwicklung, Herstellung, Marketing etc.) koordiniert zusammenarbeiten. Das *Ertragsmodell* legt schließlich fest, welcher Gewinn unter Berücksichtigung von Preisen, Kosten, Mengen und dem Kapitalumschlag erzielt wird.

Disruptive Innovationen brauchen innovative Geschäftsmodelle, die es den Kunden ermöglichen, die neue Technologie auch wirklich nutzen zu können. Das gilt ganz besonders im Gesundheitswesen, wo in zwar erwartet wird, dass die Krankenkassen für alle sinnvollen neuen Technologien bezahlen, die Erfahrung aber zeigt, dass die Definition von „sinnvollen Innovationen" durchaus unklar ist. Krankenkassen sind neuen Technologien gegenüber meist skeptisch, weil in der Vergangenheit viele sogenannte Innovationen zu zusätzlichen Kosten aber nicht zu einer Verbesserung der Versorgung geführt haben. Die Veröffentlichungen der sogenannten *Implant Files* haben gezeigt, dass gerade in Deutschland teure Medizinprodukte mit teilweise erheblichen Qualitätsdefiziten im großen Umfang in der Vergangenheit eingesetzt und vergütet wurden (Langhans et al. 2018).

Das Spannungsverhältnis zwischen der Vergütungserwartung der Nutzer und der Skepsis der Kostenträger kann nur durch ein innovatives Geschäftsmodell gelöst werden.

Ein Beispiel für eine neue Technologie, die den Patientennutzen zwar erhöhen könnte aber aufgrund eines fehlenden innovativen Geschäftsmodells in Deutschland nur schwer Fuß fasst, ist die *bariatrische Chirurgie* (Magenverkleinerungs-Operation) zur Behandlung des schweren, krankmachenden Übergewichts. Die Studienlage zeigt, dass bei bestimmten Patientengruppen die bariatrische Chirurgie das metabolische Syndrom verhindern und andere Krankheitsfolgen lindern kann. Bei einigen Patienten gibt es zur Chirurgie keine gleichwertige Behandlungsalternative. Voraussetzung für eine erfolgreiche Behandlung ist jedoch die sorgfältige Auswahl, Vorbereitung und Nachbetreuung der Patienten. Obwohl alle für diese Behandlung notwendigen Ressourcen verfügbar sind, werden in Deutschland proportional zu seiner Bevölkerung weniger als halb so viele Operationen wie im europäischen Mittel durchgeführt (Klein et al. 2016). Ein wesentlicher Grund hierfür ist die unklare Vergütungssituation. Das DRG-System (Fallpauschalensystem) im Krankenhaus bzw. die EBM-Vergütung (Einheitlicher Bewertungsmaßstab vertragsärztlicher Leistungen) der niedergelassenen Ärzte sind sogenannte *Fee for Service*-Vergütungsmodelle, bei denen die

Leistungserbringer von der erbrachten Fallzahl profitieren, unabhängig davon, ob die behandelten Patienten tatsächlich gesünder werden. Die Kostenträger befürchten deshalb, dass bei einer unkontrollierten Vergütung der ambulanten und stationären Leistungen der bariatrischen Chirurgie massenweise vergeblich und fälschlicherweise durchgeführte Operationen zu bezahlen wären (Augursky et al. 2016). Deshalb hat man sich politisch auf ein Verfahren geeinigt, das eine restriktive Einzelfallprüfung und Kostenzusage durch die Krankenkassen vorsieht. Im Ergebnis führt das aber zur Verhinderung wichtiger und lebensverlängernder Eingriffe. Eine an sich wertvolle neue medizinische Technologie scheitert am fehlenden innovativen Geschäftsmodell, das den Patientennutzen und nicht die Fallmenge vergütet.

Vergütungsmodelle, die sich am Patientennutzen orientieren

Disruptive Innovationen, die den Patientennutzen steigern sollen, brauchen neue *Vergütungsmodelle*. Dabei kann die Vergütung entweder direkt an das Erreichen bestimmter Qualitätsziele geknüpft werden oder es wird das Einhalten qualitätsrelevanter Struktur- und Prozessvorgaben belohnt. Wie auch immer die Modelle im Einzelnen gestaltet werden – das kontinuierliche Erheben von Daten ist notwendige Voraussetzung für den Nachweis des verbesserten Patientennutzens.

Beispiel: Qualitätsorientierte Vergütung orthopädischer Leistungen in Schweden

Schwedens nationales Gesundheitssystem ist steuerfinanziert und es garantiert allen Schweden eine umfassende Gesundheitsversorgung ohne Zuzahlungen oder Leistungsbegrenzungen. Die allermeisten Leistungserbringer sind öffentliche Einrichtungen, und die Gesundheitsversorgung ist regional organisiert. Um einer Kostensteigerung durch unkontrollierte Mengenausweitungen entgegenzuwirken, werden einige elektive Leistungen regional ausgeschrieben. Qualifizierte Krankenhäuser können um Mengendeputate bieten, die sie dann im vereinbarten Zeitraum „abarbeiten". Dieses Vergabeverfahren wurde vom für die Gesundheitsversorgung zuständigen Bezirksrat von Stockholm seit 2009 genutzt, um im sogenannten *Orthochoice-Programm* Krankenhäuser zu bestimmten Qualitätsgarantien zu verpflichten. Hierbei wurde den beteiligten Kliniken für endoprothetische Leistungen ein *Leistungsbündel* vergütet, das diagnostische, akuttherapeutische und rehabilitative stationäre und ambulante Leistungen umfasste. Für die Endoprothetik werden in Schweden schon seit den 70er-Jahren in einem nationalen Qualitätsregister umfassende Daten unter anderem zu kurzfristigen und langfristigen Komplikationen nach Gelenkersatzeingriffen erhoben. Auf Basis dieser Daten mussten die am *Orthochoice-Programm* beteiligten Kliniken Garantien u.a. für vermeidbare Komplikationen und Reoperationen geben. Alle mit solchen unerwünschten Ereignissen verknüpften Zusatzkosten waren mit der Fallpauschale abgegolten und mussten ggf. vom Krankenhaus getragen werden. Das *Orthochoice-Programm* führte zu einem signifikant besseren Patientennutzen. Komplikationen gingen im Laufe weniger Jahre um 26 Prozent zurück, Reoperation sogar um 36 Prozent, und die Kosten sanken um durchschnittlich 20 Prozent (Porter et al. 2014).

Ermutigt durch diese Ergebnisse startete der Stockholmer Bezirksrat im Jahre 2014 ein noch weiter entwickeltes Programm, diesmal für Patienten mit Rückenschmerzoperationen. Wieder war das Ziel, Kosten zu sparen und Qualität zu steigern. Zusätzlich sollten aber auch unnötige Eingriffe verhindert werden. Hierfür wurden erstmals neben Daten zu Patientenmerkmalen und Komplikationen auch *Patient-reported Outcomes* genutzt. Das Modell umfasst eine *prospektive Vergütung*, die von der Art des Eingriffs und der durchschnittlichen Fallschwere der Patienten abhängig ist, sowie eine *leistungsabhängige Vergütung*, die von der *verbesserten Lebensqualität und Schmerzsituation* des Patienten ein Jahr nach der Operation abhängt. Vergütet wird wiederum ein Leistungsbündel, dass den Krankenhausaufenthalt des Patienten sowie die Vor- und Nachbehandlung umfasst. Die leistungsabhängige Komponente macht 10 Prozent der Gesamtvergütung aus, wobei sie abhängig von den Schmerzen des Patienten bis zu 27 Prozent niedriger oder 34 Prozent höher ausfallen kann. Dies bedeutet für die Kliniken im schlimmsten Fall, dass auch bei einer exzellent durchgeführten Operation schmerzhafte finanzielle Abschläge fällig werden, wenn der Patient von dem Eingriff nicht profitiert. Dieses Vergütungsmodell lässt Kliniken einerseits vorsichtiger bei der Indikationsstellung für eine Operation und gleichzeitig gründlicher bei der Vor- und Nachbehandlung werden. Schwierige Eingriffe werden nur noch von Kliniken durchgeführt, die ausreichend Erfahrung haben, und einige Krankenhäuser spezialisieren sich sogar auf anspruchsvolle Patientengruppen, bei denen auch leichte Verbesserungen schon „gute Ergebnisse" sind. Erste Daten zeigen, dass dieses Vergütungsmodell tatsächlich zu niedrigeren Kosten, besserer Nachbehandlung, weniger Komplikationen und weniger vergeblichen Eingriffen führt.

Beispiel: Qualitätsorientierte Vergütung für die Brustkrebsbehandlung in der Niederlanden

Im Krankenversicherungsgesetz von 2006 wurde privaten Krankenversicherern in den Niederlanden die Aufgabe zugesprochen, ein bezahlbares und allen zugängiges Gesundheitswesen mit hoher Versorgungsqualität sicherzustellen. Damit wurde der Gedanke des „Patientennutzens" tief im niederländischen Gesundheitswesen verankert. Um dieser Aufgabe gerecht werden zu können, „kaufen" Krankenversicherungen Versorgungsleistungen von Krankenhäusern ein, bei denen Preis und Qualität in Selektivverträgen festlegt werden.

Zilveren Kruis, die größte niederländische Krankenversicherung, hat in fünf Pilotprojekten (Kataraktchirurgie, Brustkrebschirurgie, Neugeborenenversorgung, Depressions- und Angststörungstherapie und Suchtbehandlung) mit verschiedenen Krankenhäusern innovative Versorgungsverträge abgeschlossen, die Ergebnisqualität und Kosten besonders berücksichtigen (Dohmen u. van Raaij 2018). Am Auswahlprozess für diese Verträge haben insgesamt 90 Krankenhäuser teilgenommen.

Vier wesentliche Elemente haben die Verträge gekennzeichnet:
1. Das Krankenhaus auf Basis seiner eigenen Erfahrung und nicht der Versicherer legen fest, welche Kriterien zu berücksichtigen sind
2. Das Krankenhaus übernimmt volle Verantwortung für die erreichte Ergebnisqualität
3. Der Versicherer definiert keine Mindestvoraussetzungen bei der Auswahl der Krankenhäuser, d.h. jedes Krankenhaus kann prinzipiell teilnehmen
4. Die Auswahl des Krankenhauses erfolgt allein auf Basis der historischen Versorgungsqualität (bei den im Vertrag relevanten Qualitätsindikatoren), nicht der Preise oder Kosten

Santeon ist eine Gruppe von sechs voneinander unabhängiger Krankenhäuser in den Niederlanden, die sich im Jahre 2010 zusammengeschlossen haben, um das Thema „Patientennutzen" systematisch weiterzuentwickeln (Okunade et al. 2017). Ein Aspekt dieser Zusammenarbeit war die Übereinkunft, für einige wichtige Krankheitsbilder an jedem Standort einheitlich die Ergebnisqualität zu messen und die Patientendaten miteinander zu vergleichen. Die regelmäßigen Zusammenkünfte und Analysen der Daten und Versorgungsprozesse führten zu signifikanten Verbesserungen in der gemessenen Qualität. Ihre hervorragende Ergebnisqualität motivierte die Santeon-Krankenhäuser Ende 2016, mit drei der vier großen holländischen Krankenversicherer qualitätsorientierte

Versorgungsverträge nach dem oben beschriebenen Muster abzuschließen, die Zu- und Abschläge der Vergütung abhängig von der Ergebnisqualität bei Brustkrebsbehandlung vorsehen. Abhängig von den Behandlungsergebnissen in verschiedenen Dimensionen kann die Vergütung zwischen 95 und 105 Prozent der Fallpauschale liegen. Darüber hinaus bekommen Krankenhäuser einen Bonus gezahlt, wenn sie ihre Qualität im Vergleich zum Vorjahr verbessern. Ein Zusatzbonus wird für das beste teilnehmende Krankenhaus gezahlt. Das Santeon-Management geht davon aus, dass die Datentransparenz, die Vergleiche mit anderen Anbietern und die finanziellen Anreize die Qualität der eigenen Kliniken in Zukunft weiter steigern werden. Damit soll die Positionierung von Santeon als private Gruppe von Qualitätskliniken weiter gestärkt werden.

Beispiel: Qualitätsorientierte Vergütung für die Behandlung jugendlicher Diabetiker in den Niederlanden

Typ 1 Diabetes ist eine chronische Erkrankung, die in der Regel im Kinder- und Jugendlichenalter auftritt. Die Behandlung besteht in der kurz-, mittel- und langfristigen Kontrolle des Blutzuckerspiegels. Diese Kontrolle wird durch regelmäßige Messungen des Blutzuckers, die Substitution von Insulin und eine auf die besondere Stoffwechselsituation angepasste Lebensweise sichergestellt. Die große Herausforderung besteht darin, dass der Blutzuckerspiegel bzw. der Insulinbedarf über den Tag und im Laufe des Lebens erheblich schwankt. Deshalb bestimmen Messungen und Substitution oft den Alltag der Betroffenen. Die Blutzuckerkontrolle ist besonders schwierig im Jugendlichenalter. In dieser Zeit sind die Schwankungen des Blutzuckers oft besonders hoch und gleichzeitig fällt es den Patienten schwer, sich konsequent an die gebotenen Verhaltensregeln zu halten. Ein schlecht eingestellter Diabetes führt aber kurzfristig zu Notfallsituationen und Krankenhausaufenthalten und langfristig zu schwerwiegenden Folgeerkrankungen wie Blindheit, Nierenversagen, Herz- und Kreislauferkrankungen und Durchblutungstörungen.

In den Niederlanden hat die Klinikkette Diabeter ein einzigartiges Versorgungskonzept für Jugendliche mit Typ 1 Diabetes etabliert. Jugendliche, die im Diabeter-Netzwerk behandelt werden, müssen in der Regel nur viermal im Jahr eine der fünf Diabeter Kliniken besuchen. Sie werden trotzdem engmaschig über digitale Kommunikationsmittel und regelmäßige Downloads von Messdaten kontrolliert. Die Patienten werden mit der modernsten Mess- und Infusionstechnologie ausgestattet und die Patientendaten werden konsequent für die Weiterentwicklung des Versorgungsmodells verwendet (Deerberg-Wittram u. Lüdtke 2016).

Diabeter konnte zeigen, dass es die kurz- und langfristige Blutzuckerkontrolle und die Vermeidung von Folgeschäden besser beherrscht als die übrigen Kliniken in den Niederlanden. In wenigen Jahren konnte Diabeter ein Fünftel der Menschen in Holland mit Typ 1 Diabetes unter Vertrag nehmen.

Im Jahre 2018 hat Diabeter mit der größten holländischen Krankenversicherung für zehn Jahre einen Versorgungsvertrag abgeschlossen, der nicht die Menge der Leistungen, sondern den Patientennutzen berücksichtigt. Der Bündelvertrag umfasst einen Gesamtbetrag für alle relevanten Versorgungsleistungen und Medizintechnikprodukte. Diabeter kann entscheiden, wie es diese Vergütung für die Versorgung der einzelnen Patienten einsetzt. Die Vergütung berücksichtigt die kurz- und langfristige Kontrolle des Blutzuckers und die Vermeidung von Komplikationen. Die so erzielten Zuschläge kann Diabeter verwenden, um sein Versorgungsmodell weiter zu entwickeln (Zilveren Kruis 2018).

Zusammenfassung und Ausblick

Disruptive Innovationen im Gesundheitswesen sollen mehr Patienten eine bessere Versorgung zu niedrigeren Kosten zugänglich machen. Voraussetzung hierfür ist nicht nur eine smarte Technologie, sondern vor allem ein *innovatives Geschäftsmodell*, das die bessere Versorgung belohnt. Im Gesundheitswesen sollte man sich keine falschen Hoffnungen machen, dass Krankenversicherungen oder Privatleute für technische Spielereien Geld ausgeben, die nicht zu einer Verbesserung der Qualität führen!

Disruption bedeutet, dass durch neue Geschäftsmodelle Produkte oder Dienstleistungen auf den Gesundheitsmarkt kommen, die die teuren und oft unnötig aufwändigen Angebote verdrängen. Qualitätsorientierte Vergütungsmodelle, die den gemessenen Patientennutzen belohnen, sind das geeignete Einstiegsmodell in die hochregulierten und abgeschotteten Gesundheitsmärkte. Beispiele aus Schweden und den Niederlanden zeigen, dass solche Vergütungsmodelle funktionieren und zu einem verbesserten Patientennutzen führen.

Literatur

Augursky B, Fels K, Pilny A, Wübker A (2016) Barmer GEK Report Krankenhaus. Schwerpunkt: Adipositas. Verlag Asgard Verlagsservice Siegburg

Basch E (2017) Patient-reported outcomes – harnessing patients' voices to improve clinical care. N Engl J Med 376: 105–108

Black N (2013) Patient reported outcome measures could help transform healthcare. BMJ 2013 346: f167

Christensen CM, Raynor ME, McDonals R (2015) What is disruptive innovation? Harvard Business Review 93(12): 44–53

Deerberg-Wittram J, Lüdtke L (2016) Diabeter – value-based healthcare delivery in diabetes. Medtronic case study. URL: https://diabeter.nl/media/cms_page_media/130/Value%20Based%20Healthcare%20Diabeter%20White%20Paper.pdf (abgerufen am 22.02.2019)

Dohmen PJG, van Raaij EM (2018) A new approach to preferred provider selection in health care. Health Policy

Huland H, Graefen M, Deerberg-Wittram J (Hrsg.) (2018) Das Martini-Prinzip. Spitzenmedizin durch Spezialisierung, Ergebnistransparenz und Patientenorientierung. Medizinisch Wissenschaftliche Verlagsgesellschaft Berlin

Immelt JR, Govindarajan V, Trimble C (2009) How GE is disrupting itself. Harvard Business Review 87(10): 56–65

Kaplan RS, Porter ME (2011) How to solve the cost crisis in health care. Harvard Business Review 89(9): 46–61

Karsten MM, Speiser D, Hartmann C, Zeuschner N, Lippold K, Kiver V, Gocke P, Kirchberger V, Blohmer J (2018) Web-based patient-reported outcomes using the International Consortium for Health Outcome Measurement dataset in a major german university hospital: observational study. JMIR Cancer 4(2)

Klein S, Krupka S, Behrendt S, Pulst A, Bleß H-H (2016) Weißbuch Adipositas.:Medizinisch Wissenschaftliche Verlagsgesellschaft Berlin

Krankenhausstrukturgesetz (KHSG) (2015) Gesetz zur Reform der Strukturen der Krankenhausversorgung vom 10. Dezember 2015. Bundesgesetzblatt Jahrgang 2015, Teil I Nr. 51

Langhans K, Obermayer F, Timmler V (2018) Gefahr im Körper. Das riskante Geschäft mit der Gesundheit. Süddeutsche Zeitung Edition

Okunade O, Arora J, Haverhals A (2017) Collaborating for value: the Santeon Hospitals in the Netherlands. ICHOM case study. URL: https://ichom.org/files/case-studies/Santeon_Case_Study_Final.pdf (abgerufen am 22.02.2019)

Porter ME (2010) What is value in healthcare? N Engl J Med 23;363(26):2477–81

Porter ME, Guth C (2012) Chancen für das deutsche Gesundheitswesen. Springer Gabler Heidelberg

Porter ME, Larsson S, Lee T (2016) Standardizing patient outcomes Measurement N Engl J Med 11;374(6): 504–6

Porter ME, Marks CM, Landman ZC (2014) Ortho Choice: bundled payments in the county of Stockholm (B). Case Study. Harvard Business School

Porter ME, Teisberg E (2006) Redefining health care. Harvard Business School Press Boston

Zich K, Tisch T (2017) Faktencheck Rücken. Rückenschmerzbedingte Krankenhausaufenthalte und operative Eingriffe – Mengenentwicklungen und regionale Unterschiede. Bertelsmann Stiftung

Zilveren Kruis sluit 10-jarige overeenkomst met Diabeter (Zilveren Kruis unterzeichnet 10-Jahres-Vertrag mit Diabeter). URL: https://nieuws.zilverenkruis.nl/zilveren-kruis-sluit-10-jarige-overeenkomst-met-diabeter (abgerufen am 22.02.2019)

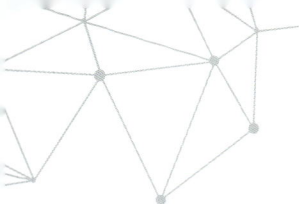

VI Radikal anders – Neues Denken, neue Rollen, neue Systeme

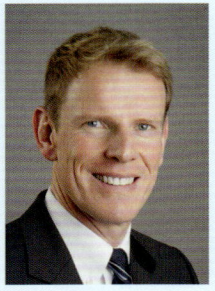

Dr. Jens Deerberg-Wittram

Jens Deerberg-Wittram ist Geschäftsführer der RoMed Kliniken der Stadt und des Landkreises Rosenheim. Er ist Gründungspräsident des International Consortium for Health Outcomes Measurement (ICHOM) in Cambridge, USA, und unterrichtet die Prinzipien von Value-based Health Care an führenden Universitäten wie der Harvard University, der L'Université Paris René Descartes, ESADE (Madrid), ESSEC (Paris) und dem Hamburg Center for Health Economics. Seit 2009 arbeitet er mit Prof. Michael Porter und Prof. Robert Kaplan an der Harvard Business School (HBS) an verschiedenen Aspekten von Value-based Health Care. Von 2013-2015 war er Fakultätsmitglied und Senior Fellow der Harvard Business School. Seit 2015 ist er Senior Institute Associate am Institut für Strategie und Wettbewerb der HBS. Er ist Mitglied verschiedener nationaler und internationaler Expertengremien, u.a. gehörte er der High-level Expert Group on Health Statistics der OECD an.

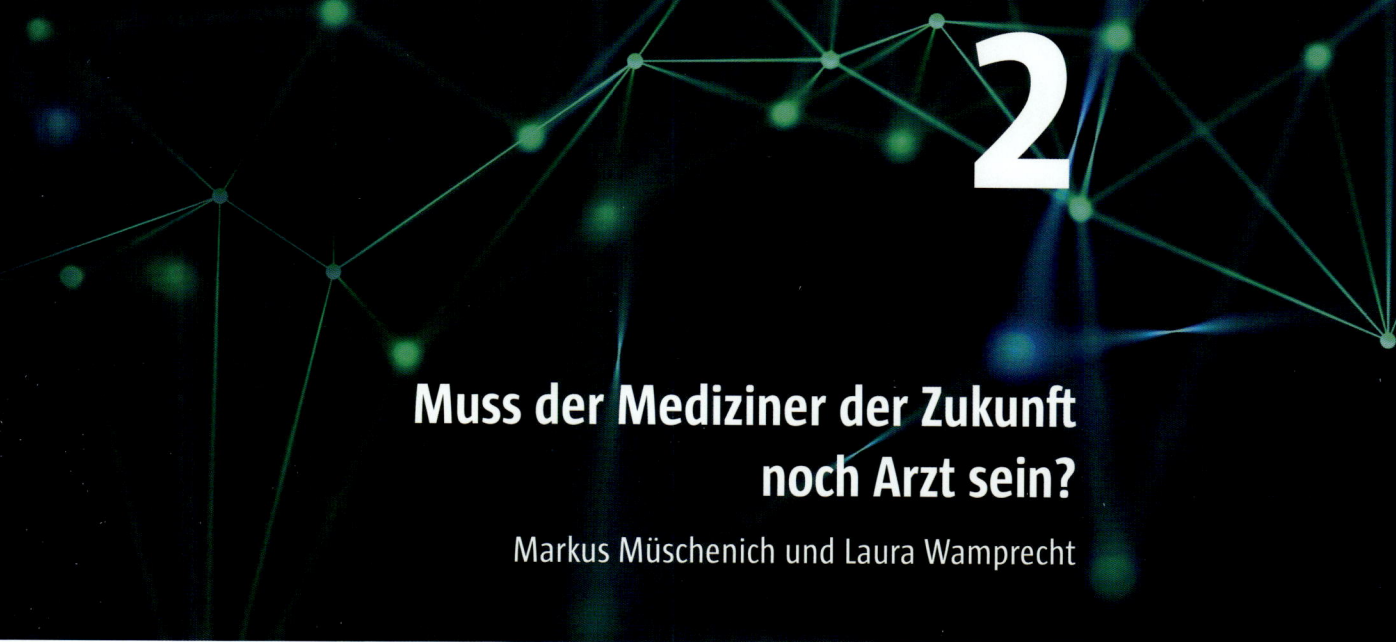

Muss der Mediziner der Zukunft noch Arzt sein?

Markus Müschenich und Laura Wamprecht

Gute Medizin in Deutschland

Während wir in Deutschland derzeit noch eine medizinische Versorgung haben, die weltweit zu den Besten gehört, zeichnen sich am Horizont tiefgreifende Veränderungen in unserem Gesundheitswesen ab. Zeichnete sich bisher unser Gesundheitssystem dadurch aus, dass wir eine vergleichsweise hohe Behandlungsqualität haben und diese vor allem flächendeckend anbieten können – und zwar für praktisch jedermann, wird heute bereits an einigen Stellen deutlich, dass das bloße Beibehalten des Status quo in einer sich verändernden Welt nicht ausreicht, um weiterhin an der Spitze zu bleiben. Wir sehen lange Wartezeiten für eine Facharztbehandlung und noch länger für eine psychotherapeutische Therapie. Dies ist im Grunde nicht in Einklang zu bringen mit dem Stolz, den wir an anderer Stelle an den Tag legen, wenn wir über das hervorragende deutsche Gesundheitssystem sprechen. Weitere Schlagworte wie Fachkräftemangel und der demografische Wandel weisen deutlich darauf hin, dass es mit dem Erhalt des Status quo zu einem effektiven Qualitätsverlust kommen wird. Paradigmen wie eine hausarztzentrierte Versorgung in der Fläche und das Credo „ambulant vor stationär" reichen nicht mehr aus, um den tiefgreifenden Veränderungen, die uns bereits in den nächsten 5–10 Jahren ereilen werden, adäquat entgegen zu treten.

Die politischen Diskussionen, in denen man um Lösungen ringt, fokussieren sich auf vergleichsweise kleine und traditionell geprägte Ideen. Ob z.B. die medizinische Versorgung der Zukunft durch Landarztstipendien und ähnliche Initiativen gestaltet werden kann, ist mehr als fraglich. Es wird am Bestehenden geschraubt und dabei rücken die Diskussionen über kleine Manöver in der Vergütungslogik in den Vordergrund. Dabei mag es für den einzelnen Menschen, Versicherten, Patienten nahezu absurd klingen, wenn um die Frage gerungen wird, wie viel Cent Ärzte für das Versenden eines Faxes erhalten.

Die einzige große Frage, die im selben Turnus der Bundestagswahlen regelmäßig aufgeworfen wird, ist der Ruf nach einer Bürgerversicherung oder die Beibehaltung des dualen Systems von gesetzlicher und privater Krankenversicherung.

Doch die viel essenzielleren Fragen werden in den alltäglichen Debatten kaum berücksichtigt, denn vor dem Hintergrund der zunehmenden Digitalisierung müssen wir uns fragen: Welche Rolle wird in der Zukunft die Ärzteschaft spielen? Ist deren exklusive Rolle in der Sicherstellung guter Medizin weiterhin gerechtfertigt? Muss der Mediziner der Zukunft überhaupt noch approbierter Arzt sein?

Forschungsstand: Die digitale Medizin erreicht einen relevanten Reifegrad

Während es bereits vor Jahrzehnten viele Versuche und Ansätze gab, insbesondere unter dem Label der Telemedizin, Patienten digital zu behandeln oder zu betreuen, hat die technologische Entwicklung in den letzten 5–10 Jahren einen enormen Sprung gemacht. Schnelle Internetverbindung mit weit größeren Bandbreiten als es früher üblich war, bezahlbaren PCs für jedermann und insbesondere über die Erfindung der Smartphones wurde der Weg für digitale Medizin außerhalb des Elfenbeinturms der Arztpraxen, Krankenhäuser und Labore geebnet.

Bereits heute findet sich eine Vielzahl digitaler Medizinprodukte in den App-Stores. Und hinter diesen verbirgt sich häufig weit mehr als nur eine einfache App, denn digitale Medizin ist schnell erwachsen geworden. Ging es bei den ersten Produkten noch vorwiegend um Convenience und Adhärenz, indem beispielsweise Tagebuch- oder Erinnerungsfunktionen eine App schon zu einem wertvollen Disease Management-Element machten, so stecken heute hinter vielen digitalen Anwendungen intelligente Algorithmen. Die Technologie, die digitaler Medizin endgültig zum Durchbruch verhelfen wird, sind zweifellos die Anwendungen der Künstlichen Intelligenz und insbesondere ihre Subklassen Machine Learning und Deep Learning. Mit deren Hilfe können aus großen Datensätzen automatisch Muster erkannt werden. Anwendung findet diese Technologie beispielsweise in der Diagnose von Krankheiten, der Entwicklung eines Therapieplans oder sogar Vorhersagen von medizinischen Outcomes. In der digitalen Medizin gibt es zahlreiche Technologien, die eine Vielzahl von Produkten hervorbringen, die bereits heute medizinische Leistungen auf einem ähnlichen Qualitätsniveau wie Ärzte – und in einigen Fällen sogar besser – erbringen können. Ein Beispiel hierfür ist die digitale, automatisierte Auswertung in der medizinischen Bildgebung. So können Algorithmen heute basierend auf Bildern von Hautläsionen eine vergleichsweise sichere Hautkrebsdiagnose stellen. In einer Studie wurde ein solcher Algorithmus gegen 21 Dermatologen getestet, mit dem Ergebnis, dass dieser sogar bessere Erkennungsraten lieferte als der durchschnittliche Dermatologe (Esteva et al. 2017). Als weitere Domäne gilt die automatisierte Bildauswertung in der Radiologie, in der beispielsweise CT, MRT oder Röntgenbilder durch Algorithmen ausgewertet werden können (Vivanti et al. 2017; González et al. 2018; Ben-Cohen et al. 2017). Auch bei dreidimensionalen Aufnahmen wie sie beispielsweise in der Ophthalmologie genutzt werden, können Algorithmen automatisiert eine Diagnose erstellen. So zum Beispiel bei der Erkennung der diabetischen Retinopathie. Die Leistung des Algorithmus ist dabei unabhängig vom Messgerät und auf demselben Level wie die von Ärzten – und teilweise sogar besser (De Fauw et al. 2018). Eine derartige Technologie wurde auch von dem Unternehmen IDx Technologie entwickelt und kommerzialisiert. Das Produkt IDx-DR wurde 2018 von der FDA als erstes autonomes Diagnosetool zugelassen (Abràmoff et al. 2018; FDA 2018).

Während die Auswertung von Bilddateien derzeit das größte Anwendungsfeld von Deep Learning in der Medizin ist und verschiedene Unternehmen ihre Algorithmen in immer mehr Indikationen trainieren, arbeiten Wissenschaftler bereits daran, auch andere Daten automatisiert auszuwerten. Die automatisierte Auswertung und Analyse von geschriebener oder gesprochener Sprache ermöglicht es beispielsweise, bei Suchtpatienten frühe Anzeichen für einen Rückfall digital zu erkennen. Im Rahmen einer Studie wurden Forentexte von Patienten ausgewertet und der Algorithmus erreichte eine Sensitivität von 88 % und eine Spezifität von 82 % (Kornfield et al. 2018). Durch optimierte Spracherkennungsprogramme, werden bald nicht nur Texte, sondern auch das gesprochene Wort hochspezifisch ausgewertet werden können. Die automatisierte Auswertung von Geräuschen ist heute bereits möglich und so werden beispielsweise Hustengeräusche in Echtzeit direkt durch das Smartphone analysiert und eine Diagnose gestellt (Hoyos-Barcelo et al. 2017; ResApp Health 2018; Sharan et al. 2018). Auch Videos dienen als Datenquelle für medizinische Auswertungen. Anhand von 20-sekündigen Videoaufnahmen von Gesichtern können Algorithmen bereits heute die Herz- und Atemfrequenz der jeweiligen Person bestimmen (Sanyal u. Nundy 2018).

Ein vor dem Hintergrund der Einführung der elektronischen Patientenakten spannendes Thema ist zudem die Möglichkeit, anhand der Daten aus den elektronischen Akten den Behandlungserfolg einschließlich der zu erwartenden individuellen Morbidität und Mortalität vorherzusagen (Steele et al. 2018).

Einhergehend mit den zunehmenden wissenschaftlichen Evidenznachweisen für digitale Medizinanwendungen steigt auch die Anzahl der Zulassung digitaler Produkte durch die FDA. Technologieführer sind hierbei sowohl Startups als auch große Technologiekonzerne. Vorreiter auf diesem Gebiet ist Google. Das Unternehmen konnte eindrucksvoll zeigen, dass es aus den Netzhautscans von Patienten noch weit mehr als die Diagnose einer diabetischen Retinopathie erstellen kann. Anhand der Bilder kann der Google-Algorithmus auch in ganz andere medizinische Bereiche vordringen und beispielsweise Vorhersagen über kardiovaskuläre Risiken treffen (Vincent 2018). In einem anderen Projekt wertete Google eine Vielzahl von elektronischen Gesundheitsakten aus, um aus den Daten die Mortalität der stationären Patienten oder die Wahrscheinlichkeit für einen verlängerten Krankenhausaufenthalt vorherzusagen (Rajkomar et al. 2018). Doch nicht nur die ganz Großen, sondern auch kleine Unternehmen spielen in dem Spiel um die beste Künstliche Intelligenz ganz vorne mit: Das Chatbot-Startup Babylon Health hat seinen Chatbot demselben medizinischen Examen unterzogen wie angehende Allgemeinärzte – mit Erfolg. Während die Ärzte über Jahre hinweg durchschnittlich 72 % der maximalen Punktzahl erreichen, konnte der „AI Doctor" mit überdurchschnittlichen 82 % punkten (Olsen 2018). Es stellt sich also die Frage, ob und in welchem Fall ein Patient zukünftig noch seinem Arzt oder aber eher einem Computer seine Gesundheit anvertrauen wird.

Gute Medizin in der Zukunft und die Rolle des Arztes

Seit Jahren wird behauptet, dass sich das Bild von Ärzten als den „Göttern in Weiß" wandelt wird, und doch war der Status der Ärzte als letzte Instanz in existenziellen Fragen der Gesundheit unangefochten. Nun aber erhalten Ärzte durch die zunehmende Etablierung digitaler Medizin zum ersten Mal ernsthaften Wettbewerb. War doch bisher ein bestandenes Staatsexamen und eine erfolgreich absolvierte Facharztweiterbildung ein Surrogatparameter für gute Qualität in der Medizin und sorgte entsprechend für ein auskömmliches Leben mit Einkommensgarantie und hohem Ansehen in der Gesellschaft. Nun aber entwickelt sich ein *digitaler Sektor*, der wie eine digitale Wolke, die gesamte medizinische Versorgung umschließt. Es gibt keinen Bereich mehr in der Medizin, in den die Digitalisierung noch nicht vorgedrungen ist und den Arzt im Wettbewerb herausfordert. Der Kampf um die Poleposition in der Medizin zwischen Arzt und Computer hat begonnen und der Digitale Sektor ist die Wettkampfarena. Der Digitale Sektor wird ein neuer Sektor sein im budgetären

Sinne, das heißt, ein neues Stück vom Kuchen – das jedoch nicht als weiteres Silo errichtet wird, sondern mit allen bisherigen Leistungen verbunden ist und deren Budgets deutlich schmälern wird.

Budgetverlust durch den Digitalen Sektor

Die Auswirkungen des Digitalen Sektors werden heftig sein und viele Akteure unerwartet treffen. Drei Szenarien verdeutlichen dies.

Zum einen werden ärztliche Leistungen durch digitale und arztfreie Leistungen substituiert. Insbesondere in der Diagnosestellung und der Patientenbegleitung können bereits in den nächsten Jahren Algorithmen und Ärzte auf mindestens demselben Niveau agieren. Das Budget für diese nun digital und arztfrei erbrachten Leistungen fließt dabei ab aus den traditionellen Budgets in den Digitalen Sektor. Ein Teil der medizinischen Leistungen, die heute von Ärzten erbracht werden, wird zudem schlichtweg entfallen, da das Problem, das bisher eine Behandlung bedingt hatte, in Zukunft durch digitale Anwendungen verhindert wurde. Die Digitalisierung wird die Krankheitsprävention auf ein weitaus höheres Niveau heben können, da digitale Anwendungen zu einer besseren Integration von gesunden Lebensstilen in den Alltag führen werden. Das Stichwort heißt hier „digitale Biomarker". Digitale Biomarker sind digitale Muster, die zum Beispiel passiv anhand von Sensoren im Smartphone aufgezeichnet werden. Hierzu zählen vor allem Bewegungsdaten, aber auch Stimm- und Textanalyse sowie die Analyse von Videoaufnahmen, die in Zeiten von Skype, Facetime und Co. eine niedrigschwellige und alltagstaugliche Möglichkeit zum Gesundheitscheck in Echtzeit ermöglichen. Aktive Tests auf dem Smartphone können die Daten ergänzen und spezifischer auf bestimmte Krankheiten prüfen. Eine frühe Erkennung von Krankheiten ermöglicht auch eine frühe Behandlung und so darf es als sicher gelten, dass in der Zukunft weniger Menschen an grundsätzlich vermeidbaren Krankheiten und deren Folgen leiden werden.

Ein weiterer Effekt des Digitalen Sektors wird ein radikaler Preisverfall sein. Standardisierbare und repetitive Abläufe werden durch digitale Anwendungen in allen Branchen automatisiert – und damit billiger. Diesen Effekt werden wir auch im Gesundheitswesen sehen. So kostet die Gesundheitsversorgung durch den digitalen „AI Doctor" von Babylon Health wesentlich weniger als seine menschlichen Kollegen: Das Beratungsgespräch via Chatbot ist kostenfrei und die monatliche Flatrate für Arztgespräche beträgt 5 Englische Pfund (Babylon 2018). Diese Preisentwicklung war abzusehen, wenn man auf den Preisverfall in anderen Industrien zurückblickt. Kostete eine DVD in der Videothek runde 1–2 € pro Tag, so kann man mit dem Netflix-Abo einen wesentlich besseren Deal machen, mit einem dabei auch noch besseren Service durch die 24h-Verfügbarkeit. Da es im Wettbewerb immer um Qualität und Preis geht, darf die Ärzteschaft hier ein doppeltes Problem erwarten. Wer nun auf die Komponente der menschlichen Empathie verweist, hat bedingt recht. Bedingt deshalb, weil menschliche Empathie in der Medizin natürlich nicht exklusiv im Sinne des „Empathiemonopols" bei der Ärzteschaft verortet ist. Wird das medizinische Wissen digital und auf höchstem Niveau bereitgestellt, ist eine kompetente und freundliche Krankenschwester mit demselben Know-how versorgt wie der Chefarzt und gleichzeitig um einiges preiswerter. Doch auch der Preis einer Krankenschwester für eine reine Beratungsleistung wird unterboten werden, wenn Avatare die Kommunikation übernehmen.

Der dritte zentrale Effekt, den der Digitale Sektor hervorrufen wird, ist die Steuerung der Patienten im Versorgungsprozess. Wenn Dr. Google und das Smartphone in der Hosentasche zum digitalen Leibarzt werden, dann wird diese neue Spezies eines Arztes den Patienten so, wie heute der Haus- oder Facharzt auch die Empfehlung geben, welches Krankenhaus geeignet oder welche Therapie empfehlenswert ist – und mindestens welches Medikament die beste Wirkung erzielen wird. Das Steuerungspotenzial eines Hausarztes zu einem Facharzt und von einem Facharzt zu einer stationären Einrichtung wird schwinden. Und Ärzte, die bisher nicht digital angebunden sind, das heißt im Digitalen Sektor schlichtweg nicht auffindbar, da sie nicht an relevante Plattformen angebunden sind, keine Website haben und nicht bei großen Suchmaschinen unter den Top 5 Treffern erscheinen, werden in einigen Jahren einen deutlichen Rückgang von neuen Patienten bemerken. Die wirtschaftlichen Auswirkungen werden nicht lange auf sich warten lassen.

Diese drei Effekte der Formierung eines Digitalen Sektors werden zu einem Umdenken der Ärzteschaft im Umgang mit der Digitalisierung führen müssen. Dabei geht es nicht nur um die wirtschaftlichen Effekte, sondern auch darum, dass es nicht mehr möglich sein wird, qualitativ hochwertige Medizin anzubieten, ohne digitale Technologien zu nutzen. Wer es versucht, wird sehr schnell den Tatbestand des Behandlungsfehlers erfüllen und sich des Vorwurfs der Fahrlässigkeit ausgesetzt sehen. Notwendig ist in diesem Prozess der digitalen Transformation eine neue Definition primärer ärztlicher Kompetenz und eine Revision der Aufgabenbeschreibung des Arztberufes, in der Folge dann auch die Neukonzeption der Profile weiterer medizinischer Fachberufe.

Arzt vs. Algorithmus – Ein (un-)fairer Wettbewerb?

In der Frage, ob in Zukunft noch ein Arzt oder ein Algorithmus Patienten behandelt, spielen verschiedene Faktoren eine Rolle. Denn prüft man ab, bei welchen Kriterien menschliche Ärzte den maschinellen Ärzten voraus sind, zeigt sich das in Abbildung 1 dargestellte Ergebnis.

Wissen

Im Medizinstudium und in der Weiterbildung zum Facharzt häufen Ärzte ein sehr umfangreiches Wissen an. Sie nehmen eine Vielzahl von Informationen in unterschiedlichster

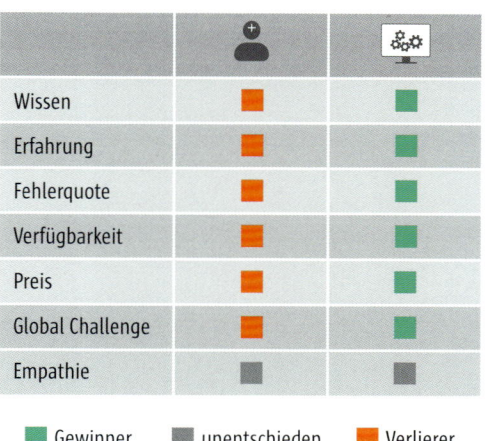

Abb. 1 Arzt gegen Maschine – Ein unfairer Wettbewerb?

Breite und Tiefe auf. Sie müssen dieses Wissen verinnerlichen, um es in Staatsexamina und Facharztprüfungen korrekt wiedergeben zu können. Die Aufnahme, Verarbeitung und Wiedergabe von Informationen fallen unterschiedlichen Menschen unterschiedlich leicht oder schwer. Ein umfangreiches medizinisches Wissen ist beeindruckend und schafft Vertrauen. Ärzte gelten als kompetent. Und doch ist es offensichtlich, dass nicht jeder Arzt zu jedem Zeitpunkt alles wissen kann. Zum einen, weil nicht aktiv genutztes Wissen in den Hintergrund tritt, aber auch weil sich die medizinische Forschung täglich weiterentwickelt. Im täglichen Leben eines Arztes ist es de facto unmöglich, alle neuen Erkenntnisse unmittelbar in seine Behandlungen einfließen zu lassen. Für Computer hingegen ist die Verarbeitung von Informationen ein Leichtes. Informationen gehen nicht verloren, sondern sind zu jedem Zeitpunkt abrufbar, sie können miteinander verknüpft werden und mit sehr geringem Aufwand ergänzt oder aktualisiert werden. Hier leisten Maschinen etwas, was dem Menschen unmöglich ist – eine für manchen Arzt bittere Wahrheit. Doch es wird sein, wie das erste Tauziehen zwischen einer Dampfmaschine und einer Gruppe von Menschen die dachten, stärker zu sein: Sie verloren und jeder wusste plötzlich, dass eine neue Zeitrechnung maschineller Kraft angebrochen war.

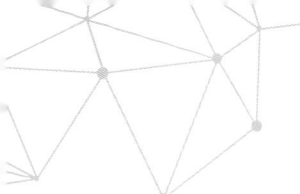

Erfahrung

Neben dem reinen Wissen sammeln Ärzte in ihrem Berufsleben Erfahrung. Sie entwickeln Routine, je häufiger sie bestimmte Symptome bei Patienten analysieren, Daten auswerten, Diagnosen stellen und Therapiepläne zusammenstellen oder Eingriffe durchführen. In einem 40-jährigen Berufsleben sammeln Ärzte einen respektablen Erfahrungsschatz, der ihnen mehr und mehr ermöglicht, schnellere und bessere Entscheidungen zu treffen, kritisch zu hinterfragen, bestimmte Details stärker zu gewichten als andere und Patienten zunehmend besser zu behandeln. Doch während ein Menschenleben begrenzt ist und die Anzahl der Berufsjahre entsprechend limitiert, kann ein Computer weit mehr als nur die Erfahrung eines einzelnen Arztes verarbeiten und nutzen. Das Spin-off PAIGE.AI des Memorial Sloan Kettering Krankenhauses, einer der führenden onkologischen Kliniken in den USA, hat es sich zur Aufgabe gemacht, führend in der Computational Pathology zu werden. Das Krankenhaus analysiert monatlich etwa 30.000 Gewebeschnitte von Biopsien von Krebspatienten. Das Startup hat einen exklusiven Zugang zu der über Jahrzehnte aufgebauten Datenbank erworben und kann so das Wissen von nicht nur einem Arzt, sondern einer Vielzahl von Ärzten in seinen Algorithmen abbilden (PAIGE 2018). Im Herbst 2018 kam hierzu eine große Debatte auf, um die Frage, wem die Daten gehören, und ob sie in dieser Form genutzt werden dürften. Unabhängig davon, wie diese Frage entschieden wird, bleibt die Aussage eines Investors von PAIGE.AI, ihr Ziel wäre:

> "[...] to provide predictive data and help to cancer physicians around the country – as second opinions, in many cases as well, because not every of course has access to a Sloan Kettering" (The New York Times Conference 2018/Ornstein u. Thomas 2018).

Durch eine solche digitale Anwendung kann die Erfahrung gleich mehrerer herausragender Onkologen gebündelt und über die Grenzen der eigenen Einrichtung hinaus verfügbar gemacht werden. Eine Leistung, die Menschen nicht möglich ist und für Patienten lebensrettend sein kann. Diese Entwicklung wird sich in vielen ärztlichen Tätigkeitsfeldern wiederfinden, so auch in der interventionsbasierten Medizin, wie wir es bereits in der Chirurgie durch die Robotik erleben.

Fehlerquote

Irren ist menschlich. Und Menschen machen Fehler. Für diese Aussagen herrscht landläufig Verständnis und jeder nimmt diesen Freiraum für sich selbst in Anspruch. Ist man selbst, oder eine nahestehende Person jedoch Patient in einem kritischen Gesundheitszustand, sinkt die Fehlertoleranz rapide. So gibt es Bereiche und Situationen – nicht nur in der Medizin – in denen Fehler fatale Auswirkungen haben können und beachtliche Maßnahmen ergriffen werden, um Fehler zu verhindern. Ärzte treffen jeden Tag eine Vielzahl von Entscheidungen. Viele davon werden richtig sein. Doch auch bei Ärzten schlägt die Gauss'sche Normalverteilung zu. So gibt es auch in dieser Gruppe, der hochausgebildeten, intelligenten Menschen, Unterschiede in dem Leistungsvermögen. Ein bestandenes Staatsexamen ist keine Garantie dafür, dass jeder Arzt dieselbe Fehlerquote hat – das wäre auch zutiefst unmenschlich. Quantifizierbar wird diese „Performance" beispielsweise im Vergleich zu einem Algorithmus. Wie im Abschnitt „Forschungsstand" beschrieben, gibt es bereits heute Algorithmen, die besser Melanome anhand von Fotoaufnahmen diagnostizieren als der durchschnittliche Dermatologe. Das bedeutet, die Mehrheit der Ärzte, hat eine höhere Fehlerquote als der Algorithmus. Einige wenige sind besser. Und so liegt es in der Entscheidung des Patienten, bei welcher medizinischen Frage, er welche Fehlerquote akzeptiert. Dies kann bei einem grippalen Effekt durchaus anders sein als bei einem Verdacht auf eine Krebserkrankung und wir werden diskutieren müssen, ob es noch Platz gibt für Ärzte, die höhere Fehlerquoten haben als eine Maschine.

Verfügbarkeit

Auch wenn in Kliniken 24h-Schichten insbesondere für junge Ärzte keine Seltenheit darstellen, so braucht jeder Mensch ausreichend Schlaf, um leistungsfähig zu bleiben. Ein menschlicher Arzt kann nicht 24h an 365 Tagen im Jahr Patienten behandeln. Ein Problem, dem man derzeit mit Schichtdiensten, Rufbereitschaft und Notfalldiensten versucht zu begegnen. Nicht ohne erhebliche Auswirkungen auf das Privatleben der Ärzte und natürlich allen, die an der Versorgung von Patienten beteiligt sind. Gleichzeitig kommt es immer wieder zu Engpässen durch Krankheit, Fachkräftemangel oder ein unerwartet hohes Patientenaufkommen. Ein Algorithmus hingegen muss nicht schlafen und unterliegt keinem Arbeitszeitgesetz. Er ist über das Internet jederzeit erreichbar und kann Patienten für eine medizinische Beratung oder in Kliniken zur Diagnose zur Verfügung stehen, vollkommen unabhängig von Zeit und Ort. Mit dem Hintergrund, dass in den digitalen Anwendungen die Erfahrung einer Vielzahl von Ärzten gebündelt ist, kann diese Expertise als digitaler Spezialist nicht nur zeit-, sondern auch ortsunabhängig zur Verfügung gestellt werden.

Preis

Ärzte gehören nach wie vor zu den Spitzenverdienern in Deutschland. Ein Medizinstudium ist für den Staat sehr kostenintensiv und bietet den Absolventen eine sehr gute wirtschaftliche Perspektive. Gleichzeitig bedeutet dies für die Beitragszahler, dass die medizinische Versorgung in Deutschland nicht günstig ist. In einem komplexen Regelwerk hat Deutschland die ärztliche Vergütung zu einer Königsdisziplin auserkoren. Und während wir in Deutschland an vielen kleinen Rädchen drehen, um eine für alle akzeptable Vergütung medizinischer Leistung auszutarieren, disruptiert die digitale Medizin jegliche Preisfindung im Gesundheitswesen. Eine hochwertige, validierte Digital Health-Anwendung hat weiterhin ihren Preis, doch werden insbesondere standardisierbare, repetitive Leistungen drastisch im Preis sinken. An dieser Stelle wird deutlich, dass auch die Tätigkeiten, die weiterhin von einem Menschen durchgeführt werden müssen, nicht zwangsweise von einem Arzt getätigt werden müssen. Medizinische Fachangestellte und das Pflegepersonal könnten – regulatorische Änderungen vorausgesetzt – durch validierte digitale Medizinprodukte eine enorme Aufwertung erhalten, denn auch sie könnten dazu befähigt werden, wesentlich mehr medizinische Leistungen durchzuführen, wenn sie auf der anderen Seite von beispielsweise Dokumentation und administrativen Aufgaben – ebenfalls durch digitale Anwendungen – entlastet werden.

Global Challenge

Ärzte arbeiten am Menschen. Sie agieren in ihren Praxen oder Kliniken und machen ihre Visite und Untersuchung direkt vor Ort. Erst mit modernen Kommunikationskanälen und Möglichkeiten zur Übertragung großer Datenmengen war es möglich, ärztliches Wissen überregional verfügbar zu machen. Was bisher vor allem in der Telemedizin durch Videosprechstunde und Teleradiologie gelebt wurde, erfährt durch die neueste Generation von Digital Health-Produkten eine ganz andere Qualität. Denn digitale Medizin ist von Natur aus global. Bits & Bytes kennen keine physischen Grenzen. Damit kann digitale Medizin global Patienten zur Verfügung gestellt werden. Verschiedene Sprachen und kulturelle Eigenheiten lassen sich schnell und preiswert programmieren. Nicht mehr der ärztliche Kollege vor Ort ist der Konkurrent. In der digitalen Welt ist der Wettbewerb global und gleichzeitig von neuen Marktteilnehmern gekennzeichnet. Am Horizont zeichnet es sich schon deutlich ab, dass große Unternehmen wie Apple, Google oder Amazon auf den Gesundheitsmarkt drängen. Und diese Akteure haben nicht etwa das Ziel, in einer mittelgroßen deutschen Stadt, die beste von einigen Kliniken zu werden. Der Anspruch heißt globale Marktführerschaft. Die

Voraussetzungen hierfür könnten nicht besser sein, denn diese Konzerne haben bereits durch ihre Kerngeschäfte einen Zugang zu mehreren hundert Millionen Haushalten und Menschen. Ein Zugang, der nicht selten 24 Stunden am Tag aktiv ist und nur unterbrochen wird, wenn der Akku des Smartphones leer oder der Flugmodus eingeschaltet ist. Die Marken genießen trotz jeder Datenschutzdebatte bei ihren Kunden ein großes Vertrauen in etwas, das im deutschen Gesundheitswesen weitestgehend fehlt: guter und bequemer Service. Amazon gab 2018 erstmals bekannt, mehr als 100 Millionen Amazon Prime Kunden zu haben (Imre 2018). Werden diesen in Zukunft auch Digital Health-Produkte zur Verfügung gestellt, wird die Gesundheitsversorgung auf einen Schlag global – ein Schritt, den kein einzelner Arzt und kein Gesundheitskonzern mitgehen kann.

Empathie
Während in den bisher genannten Kriterien die Technik überlegen war, wird häufig der Aspekt der Empathie genannt, wenn es darum geht, zu begründen, warum wir noch Ärzte haben werden. Doch wie viele Patienten würden tatsächlich von ihrem letzten Arztbesuch sagen, dass sie das Gefühl hatten, der behandelnde Arzt wäre empathisch gewesen? Gibt es nicht auch in diesem Punkt wieder positive, mittelmäßige und negative Beispiele? Gleichzeitig entwickeln Künstliche Intelligenzen auch zunehmend eine neue Fähigkeit: Artificial Empathy. Insbesondere bei Chatbots ist diese zu beobachten, denn sprachbasierte Bots haben selbstverständlich einen speziell programmierten Charakter, der sich in der Ausdrucksweise und dem Einfühlungsvermögen bemerkbar macht und sich individuell auf den Nutzer einstellt. Tröstende Worte sind nicht mehr länger dem Menschen vorbehalten. Durch ein gut gestaltetes Conversational Design können Chatbots dabei einfühlsamere Gespräche führen als so mancher Mensch es kann, bzw. möchte. Und durch die Vielfalt am Markt kann der Patient auch frei wählen,

mit welchem „Typ" von Chatbot er über seine Symptome sprechen möchte. Eher einem nüchternen Bot, der möglichst effizient und schnörkellos durch seinen Fragebogen geht oder eher einem gesprächigen Bot, der gut zu redet und liebevoll anbietetm, am nächsten Tag nochmals nach dem Befinden zu fragen, wie es beispielsweise der Chatbot „Gyant" macht. Das Startup aus San Francisco hatte den Chatbot entwickelt, um niedrigschwellig die Diagnose einer Zika-Virusinfektion stellen zu können. Über Facebook Messenger nutzten über 450.000 Menschen den Zika-„Checker", teilten ihre Symptome mit und konnten so prüfen, ob sie sich möglicherweise mit dem Zika-Virus infiziert hatten. Dabei zeigte der Chatbot „echtes Interesse" und fragte auch an den Folgetagen nach dem Erstgespräch, nach dem Befinden und der Symptomentwicklung. Wurden Sie schon mal täglich von ihrem Hausarzt kontaktiert, der Sie gefragt hat, ob das Fieber schon gesunken und die Halsschmerzen gebessert seien? Vermutlich nicht. Denn ein Arzt in Deutschland kann sich diesen Aufwand kaum leisten, dieser wird schließlich nicht vergütet. Der Chatbot hat unlimitierte Ressourcen und die Grenzkosten für Empathie gehen gegen Null. Und so zeigte sich Gyant nicht nur empathisch und serviceorientiert, sondern baute so auch die zweitgrößte Datenbank mit Krankheitsverläufen bei einer Zika-Infektion auf (Gyant 2018; Birkeneder 2018).

Werden wir in der Zukunft noch Ärzte als Mediziner haben?

Die Antwort lautet ja – mit einigen Einschränkungen. Denn wir werden vor allem die sehr guten Ärzte weiterhin als Mediziner benötigen. Die Ärzte, die mindestens so gut sind, wie der dann gültige Benchmark-Algorithmus. Wir werden dahin kommen, dass nicht mehr die graue Eminenz einer medizinischen Fachrichtung den (in-)offiziellen Maßstab setzt, sondern durch riesige Datenbanken trainierte und kontinuierlich weiterentwickelte

Algorithmen. Nur wer als Arzt den Anspruch hat, hier dauerhaft vorne mit dabei zu sein, wer sich nicht scheut, digitale Werkzeuge als ständige Begleiter und Qualitätssicherer mit sich zu führen, wird auch in Zukunft noch einen sehr wertvollen Beitrag zur medizinischen Versorgung leisten. Fraglich ist, wie die Zukunft der Ärzte aussieht, die nicht so hervorragend sind wie ihre Kollegen, welche Berufsfelder sich in der Medizin neu öffnen werden und wie groß die Aufwertung weiterer medizinischer Berufe sein wird. Denn während Ärzte in erster Linie etwas zu verlieren haben, können die Pflege und medizinische Fachangestellte sehr viel gewinnen.

Und die guten Ärzte wird man daran erkennen, dass sie sich über die neue digitale Gesundheitswelt freuen. Denn endlich geht für viele ein Traum in Erfüllung. Und der Traum heißt, sich endlich mit viel mehr Zeit um die Patienten zu kümmern, die noch übrigbleiben und die den menschlichen Arzt und dessen Fürsorge wirklich benötigen.

Literatur

Abràmoff MD et al. (2018) Pivotal trial of an autonomous AI-based diagnostic system for detection of diabetic retinopathy in primary care offices. npj Digital Medicine 1:39. URL: https://www.nature.com/articles/s41746-018-0040-6#Sec5 (abgerufen am 25.02.2019)

Babylon (2018) Pricing In: Babylon (Pricing) URL: https://www.babylonhealth.com/pricing (abgerufen am 05.10.2018)

Ben-Cohen A et al. (2017) CT Image-based Decision Support System for Categorization of Liver Metastases Into Primary Cancer Sites. Academic Radiology, 24, 1501–1509. URL: https://www.academicradiology.org/article/S1076-6332(17)30299-4/fulltext (abgerufen am 25.02.2019)

Bergen M (2018) Google Is Training Machines to Predict When a Patient Will Die. In Bloomberg. URL: https://www.bloomberg.com/news/articles/2018-06-18/google-is-training-machines-to-predict-when-a-patient-will-die (abgerufen am 25.02.2019)

Birkeneder E (2018) Automated Telemedicine is coming, for everyone. In: Techcrunch. https://techcrunch.com/2017/09/22/automated-telemedicine-is-coming-for-everyone/?guccounter=1 (abgerufen am 25.02.2019)

De Fauw J et al. (2018) Clinically applicable deep learning for diagnosis and referral in retinal disease. Nat Med 24, 1342–1350

Esteva A et al. (2017) Dermatologist-level classification of skin cancer with deep neural networks. Nature, 542 (7639), 115–118. URL: https://www.ncbi.nlm.nih.gov/pubmed/28117445 (abgerufen am 25.02.2019)

FDA (2018) FDA permits marketing of artificial intelligence-based device to detect certain diabetes-related eye problems. In: FDA News Release. URL: https://www.fda.gov/newsevents/newsroom/pressannouncements/ucm604357.htm (abgerufen am 25.02.2019)

Freeman D et al. (2018) Automated psychological therapy using immersive virtual reality for treatment of fear of heights: a single-blind, parallel-group, randomised controlled trial. Lancet Psychiatry 5, 625–632

González et al. (2018) Disease Staging and Prognosis in Smokers Using Deep Learning in Chest Computed Tomography. Am J Respir Crit Care Med 197:2. DOI: 10.1164/rccm.201705-0860OC

Gyant (2018) Gyant Homepage. URL: http://www.gyant.com/ (abgerufen am 25.02.2019)

Hoyos-Barcelo C et al. (2017) Efficient k-NN Implementation for Real-Time Detection of Cough Events in Smartphones. IEEE J Biomed Health Inform, 22:5, 1662–1671. DOI: 10.1109/JBHI.2017.2768162

Imre M (2018) Amazon nennt erstmals Zahlen – Mehr als 100 Millionen Prime-Kunden. In: Handelsblatt. URL: https://www.handelsblatt.com/unternehmen/handel-konsumgueter/aktionaersbrief-von-jeff-bezos-amazon-nennt-erstmals-zahlen-mehr-als-100-millionen-prime-kunden/21190388.html?ticket=ST-8974960-efbdUnPUagynKrg4jnmp-ap2 (abgerufen am 25.02.2019)

Kornfield R et al. (2018) Detecting Recovery Problems Just in Time: Application of Automated Linguistic Analysis and Supervised Machine Learning to an Online Substance Abuse Forum. J Med Internet Res, 20(6): e10136. URL: https://www.ncbi.nlm.nih.gov/pmc/articles/PMC6019846/ (abgerufen am 25.02.2019)

Miliard M (2018) MIT researchers developing implantable sensors. In: MobiHealthNews. URL: https://www.mobihealthnews.com/content/mit-researchers-developing-implantable-sensors (abgerufen am 25.02.2019)

Olsen P (2018) This AI Just Beat Human Doctors On A Clinical Exam. In: Forbes. URL: https://www.forbes.com/sites/parmyolson/2018/06/28/ai-doctors-exam-babylon-health/#6d4dbfee12c0 (abgerufen am 25.02.2019)

Ornstein C, Thomas K (2018) Sloan Kettering's Cozy Deal With Start-Up Ignites a New Uproar. In: The New York Times. URL: https://www.nytimes.com/2018/09/20/health/memorial-sloan-kettering-cancer-paige-ai.html (abgerufen am 25.02.2019)

PAIGE (2018) PAIGE Homepage. URL: https://paige.ai/ (abgerufen am 25.02.2019)

Rajkomar A et al. (2018) Scalable and accurate deep learning with electronic health records. npj Digital Medicine 1:18. URL: https://www.nature.com/articles/s41746-018-0029-1#Sec3 (abgerufen am 05.10.2018)

ResApp Health (2018) ResApp Announces Positive Top-line Results from Australian Prospective Paediatric Clinical Study. In: ResApp Health (Press Releases). URL: https://www.resapphealth.

com.au/resapp-announces-positive-top-line-results-from-australian-prospective-paediatric-clinical-study/ (abgerufen am 25.02.2019)

Sanyal S, Nundy KK (2018) Algorithms for Monitoring Heart Rate and Respiratory Rate From the Video of a User's Face. IEEE J Transl Eng Health Med, 6:2700111. URL: https://www.ncbi.nlm.nih.gov/pubmed/29805920 (abgerufen am 25.02.2019)

Sharan RV et al. (2018) Automatic Croup Diagnosis Using Cough Sound Recognition. IEEE Transactions on Biomedical Engineering. URL: http://ieeexplore.ieee.org/stamp/stamp.jsp?tp=&arnumber=8392414&isnumber=4359967 (abgerufen am 25.02.2019)

Steele AJ et al. (2018) Machine learning models in electronic health records can outperform conventional survival models for predicting patient mortality in coronary artery disease. PLoS ONE 13(8), e0202344

The New York Times Conference (2018) The Future of AI. In: YouTube. URL: https://www.youtube.com/watch?v=UBdLkdcCz3w (abgerufen am 05.10.2018)

Vincent J (2018) Google's new AI algorithm predicts heart disease by looking at your eyes. In: The Verge. URL: https://www.theverge.com/2018/2/19/17027902/google-verily-ai-algorithm-eye-scan-heart-disease-cardiovascular-risk (abgerufen am 25.02.2019)

Vivanti et al. (2017) Automatic detection of new tumors and tumor burden evaluation in longitudinal liver CT scan studies. Int J Comput Assist Radiol Surg 12, 1945–1957

William AD et al. (2018) Assessing the accuracy of an automated atrial fibrillation detection algorithm using smartphone technology: The iREAD Study. HeartRhythm 15, 1561–1565

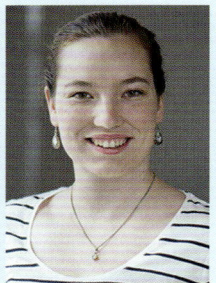

Laura Wamprecht

Laura Wamprecht leitet als Director das Pioneer Programm von Flying Health, dem führenden Ökosystem für Next Generation Healthcare – made of bits and bytes. Im Rahmen des Pioneer Programms für führende Akteure aus der Gesundheitswirtschaft und Industrie fokussiert sich Flying Health auf Corporate Foresight im Gesundheitswesen und entwickelt Strategien für den Aufbau zukunftsfähiger Wertschöpfungsketten. Frau Wamprecht war die erste Mitarbeiterin bei Flying Health. Die Biochemikerin baute das Angebot für Partner und Startups vom ersten Tag an mit auf.

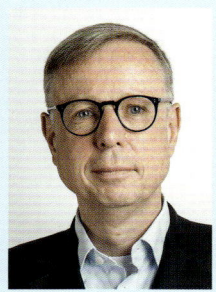

Dr. Markus Müschenich

Markus Müschenich ist Kinderarzt und war mehr als 10 Jahre Vorstand freigemeinnütziger und privater Krankenhauskonzerne. 2012 gründete er Flying Health, das führende Ökosystem für Next Generation Healthcare – made of bits and bytes. Flying Health entwickelt eine eigene Produkt-Pipeline für „Digital Drugs" in verschiedenen medizinischen Fachbereichen und fokussiert sich zudem auf Corporate Foresight für Akteure aus der Gesundheitswirtschaft und Industrie. Markus Müschenich ist Gründungsmitglied und Vorstand des Bundesverbands Internetmedizin und gilt als Spezialist für die Zukunft der Medizin.

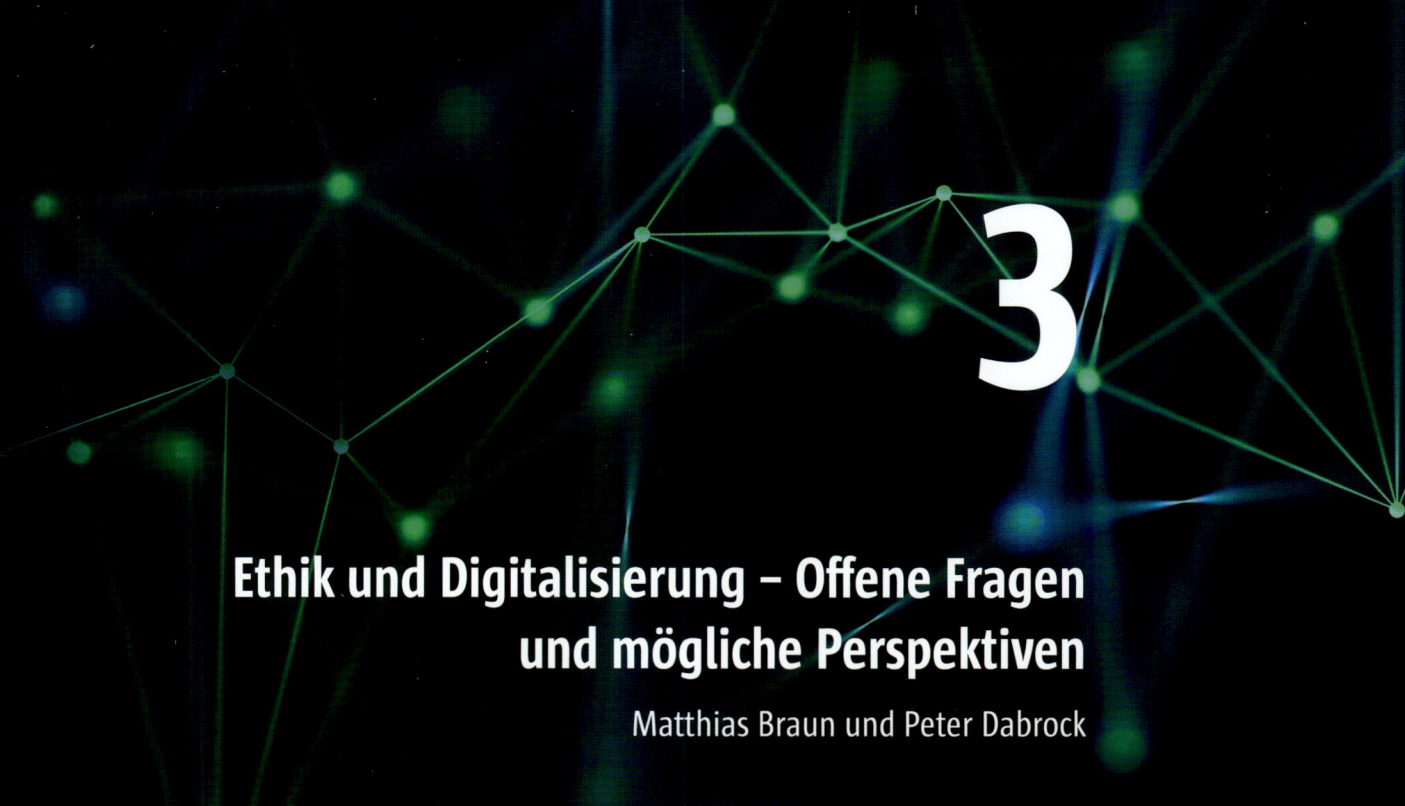

3

Ethik und Digitalisierung – Offene Fragen und mögliche Perspektiven

Matthias Braun und Peter Dabrock

Einführung

Es gibt Phänomene und Prozesse, die so offensichtlich Teil unserer Lebenswelten zu sein scheinen, dass sie so wirken, als könnte man gar keinen konkreten Anfangspunkt benennen. Dass unsere heutige Medizin nicht ohne Innovation und massiven Einsatz von Technologie denkbar wäre, kann als ein solch fester Bestandteil unserer Lebenswelt gelten. Nicht jede[1] findet das gut und manch eine mag von einer weniger technisierten Medizin träumen. Doch dieser Traum entpuppt sich nicht deswegen als eine Utopie – die als solche benannt zugleich eine wichtige kritische Funktion einnimmt –, weil sich die Zeit einfach nicht zurückdrehen lassen will, sondern weil es zuallererst die Technologie selbst ist, die überhaupt die Frage beispielsweise nach mehr Zeit für persönliche Gespräche zwischen Patienten, Ärzten, Angehörigen und nicht zuletzt Versorgern zu stellen ermöglicht. Nur auf den ersten Blick – paradoxerweise – folgt die sog. Personalisierung oder Individualisierung in der Medizin selbst einer Hightech-Programmatik.

Gleichermaßen kann auch der Einzug von Digitalisierung in die Medizin als ein Prozess beschrieben werden, bei dem es als wenig sinnvoll erscheint, zu fragen, ob eine solche Verschmelzung nicht grundsätzlich problematisch sei. Wenn Formen maschinellen Lernens maßgeblich die Entscheidungsfindung für die weitere onkologische Behandlung beeinflussen oder gar übernehmen, ergeben sich daraus Veränderungen in den Verantwortungszuschreibungen der klinischen Entscheidungsfindungen. Ebenso können Verschiebungen sowohl innerhalb der Rolle des Arztes und Patienten als auch im Arzt-Patienten-Verhältnis Ergebnis sein. Andererseits eröffnen sich aber vielleicht durch den „Rat und die Empfehlungen" der Maschinen in der engen klinischen Taktung neue Zeiträume, um gemeinsam zu bedenken, wie denn der jeweils individuell beste Umgang mit den Ergebnissen aussehen könnte. Mit anderen

---

[1] Immer dort, wo ein bestimmtes Geschlecht benannt ist, sind die anderen in gleicher Weise mitgemeint.

Worten: Nicht eine neue Technologie an sich stellt ein Problem dar. Vielmehr kommt es entscheidend darauf an, nüchtern und kühn die Chancen und Herausforderungen einer technologischen Entwicklung zu analysieren und zu bewerten, um dann zu überlegen, wie mit den jeweils identifizierten Möglichkeiten und Risiken in welchen Kontexten umgegangen werden kann.

Technologie – in all ihren (technischen) Spielarten – ermöglicht, erweitert und verändert die Art und Weise, wie sich Lebensformen – d.h. Ensembles sozialer Praktiken – bilden und vollziehen (Jasanoff 2012; Jaeggi 2014; Jasanoff 2016).

Technologie, so kann man ganz grundsätzlich festhalten, kommt erstens ein entgrenzendes Element zu. Entgrenzend in dem Sinne, dass Technologie erlaubt, Möglichkeitsbereiche aufzudecken, die so vorher nicht zu verwirklichen schienen. Solche Möglichkeitsbereiche sind aber nun nicht irgendwelche abstrakten Orte, sondern bieten neuen Lebensformen eine denkbare neue „Heimat". Man denke an die Erforschung und mögliche Besiedelung des Weltraums oder aber eben an die Digitalisierung: Wer hätte vor zehn Jahren bei Alexa an ein lernendes künstliches System gedacht?

Zweitens unterwirft sich der Mensch mit den neuen technologischen Errungenschaften deren Produktionsbedingungen. Das muss nicht, kann aber durchaus Risiken bergen. Der Aufbruch hin zu neuen technologischen Möglichkeiten und Praktiken eröffnet einerseits neue Gestaltungsräume, stellt aber zugleich andererseits tradierte und ritualisierte und in diesem Sinne für bestimmte Lebensformen konstitutive Handlungsformen infrage. Vor diesem Hintergrund entfalten wir in diesem Beitrag die These, dass es sich bei dem Prozess der Digitalisierung der Medizin vorrangig um einen Prozess der sozialen Re-Assemblierung handelt. Was sich durch den Einzug von Elementen von Big Data und Künstlicher Intelligenz in die Medizin andeutet, ist nicht allein eine Veränderung der Medizin als solcher, sondern (re-)konfiguriert einerseits das Verhältnis von Kollektiven und Individuen, und bringt andererseits neue Kollektive und Handlungsformen hervor.

Die fein stratifizierte und granulare Auflösung von Gesundheitsrisiken und Krankheitsbildern erfolgt gerade nicht durch eine selektive oder gar ausschließliche Fokussierung auf das einzelne Individuum.

Vielmehr sucht man nach Referenzpunkten, Korrelationen und Mustern in einem möglichst großen, und viele Bereiche des sozialen Lebens umfassenden Kollektiv an Datenpunkten, um so präzisere Vorhersagen zu möglichst fein ausdifferenzierten Krankheitsrisiken und -bildern geben zu können.

Die angezeigten Transformationen bedürfen einer eingehenden ethischen Reflexion. Im Rahmen dieses Beitrags[2] werden dazu in einem ersten Schritt die wissenschaftstheoretischen Hintergründe ausgeleuchtet, um dann in einem zweiten Schritt aufzeigen zu können, warum und inwiefern die Prozesse der Digitalisierung der Medizin zugleich die zugrunde liegenden ethischen Konzepte und Kriterien herausfordern. Entlang der Frage, wie Möglichkeitsräume konkreter Selbstbestimmung in Zeiten des digitalen Wandels des Gesundheitsbereichs gestaltet werden können, werden wir ausloten, wie fundamentale, ethisch und rechtlich relevante Konzepte wie das der Privatheit unter Druck geraten. Bereits ein

---

2 Dieser Beitrag baut auf Überlegungen auf, die in Braun u. Dabrock (2016a) „Ethische Herausforderungen einer sogenannten Big-Data basierten Medizin" erstveröffentlicht worden sind.

kurzer Blick auf die klassischen Prinzipien der Medizinethik, wie die von Autonomie, Fürsorge, Nichtschaden und Gerechtigkeit (Beauchamp u. Childress 2013), verdeutlicht, dass es zentral darum geht, wie einzelne Individuen befähigt werden können, Kontrolle über zentrale Bereiche ihrer Lebensvollzüge zu behalten – oder allererst zu gewinnen. Der in einem dritten Schritt entwickelte Vorschlag einer digitalen Souveränität als Ausdruck einer informationellen Freiheitsgestaltung wird dabei als ein normatives Ankerkonzept verstanden, mittels dessen Privatheit gerade nicht einfach als Wert aufgegeben wird, sondern vielmehr versucht wird, sie „wetterfest" für die Herausforderungen eines digitalisierten und mit anderen Domänen unserer Lebenswelt zusammenwachsenden Gesundheitsbereiches zu machen.

Digitalisierung im Gesundheitsbereich

Die potenziellen Anwendungsfelder von Big Data und Künstlicher Intelligenz in der Medizin reichen von der Auswertung komplexer, aus unterschiedlichen Quellen gespeister epidemiologischer Datensets (Hinkson et al. 2017) – wie beispielsweise der Identifizierung von Infektionsherden und Infektionswegen (Elenko et al. 2015) – über sog. Gesundheits-Apps (Brodie et al. 2018), tragbare Datenverarbeitungssysteme, den sog. Wearables (Piwek et al. 2016), bis hin zu Pflegerobotern und automatisierten Systemen (Klauschen et al. 2018). Nicht zuletzt wird bei den nicht-übertragbaren Krankheiten erforscht, wie mithilfe von Big Data-getriebenen Prozessen bislang unbekannte Querverbindungen zwischen unterschiedlichen Risikofaktoren, Erkrankungen und Risikofaktoren oder zwischen unterschiedlichen Erkrankungen identifiziert werden können (Nuffield Council on Bioethics 2015).

Bereits dieser kurze Blick auf die möglichen Beispiele für die Anwendungen von Big Data und KI im Gesundheitsbereich kann verdeutlichen, was eigentlich als das Gemeinsame all dieser verschiedenen Anwendungen benannt werden kann. Wesentlich ist erstens der Versuch, Ereignisse, die in der Zukunft liegen, möglichst präzise vorhersagen zu können (Prediction). Sehr eng damit verbunden ist zweitens eine Verschiebung innerhalb des Gesundheitsbereichs von der Behandlung diagnostizierter Krankheiten in Richtung einer möglichst weitsichtigen Prävention (Prevention) auf möglichst individueller Ebene (Personalisation). Wie bereits erwähnt, ist eine sog. Personalisierung von Medizin nur dann möglich, wenn eine breite Bereitschaft Vieler besteht, Daten für die Forschung zu geben (Participation). Nur so kann es möglich sein, eine möglichst große Anzahl an Daten zu unterschiedlichen Lebensereignissen, Handlungsweisen und Gesundheitsparametern zu sammeln, auszuwerten und bestenfalls in die Wahl diagnostischer, therapeutischer und präventiver Maßnahmen einbeziehen zu können (Population).

Während seit vielen Jahren über das Für und Wider der sog. Medikalisierung des sozialen Lebens debattiert wird, erscheint es nicht verwegen, dass sich mit den Möglichkeiten von Big Data und Künstlicher Intelligenz eine mehr oder minder gegenläufige Transformationsdynamik stärker in den Fokus rücken könnte: Die Kollektivierung von Gesundheit.

Das Suizidprognosetool von Facebook

Ein gutes Beispiel für diesen Prozess ist das Suizidprognosetool von Facebook. Wenn auch bislang (noch) nicht in Europa, hat Facebook ein Tool installiert, mit dessen Hilfe aus den je eigenen Kommunikationen, Posts und Likes errechnet wird, wie wahrscheinlich es ist, ob eine Person depressive Züge aufweist oder gar suizidgefährdet ist (Robinson et al. 2016). Überhaupt möglich ist eine solche Berechnung der Wahrscheinlichkeit nur, weil die Nutzerinnen und Nutzer in den Allgemeinen Geschäftsbedingungen von Facebook über dieses Verfahren „informiert" worden sind und in die Verwendung eingewilligt haben. Wichtig ist zudem: Mittels der Algorithmen wird keine psychiatrische Diagnose erstellt, sondern lediglich eine Aussage über eine Korrelation von Verhaltensmustern mit Blick auf die Postings und Likes erstellt (Inkster et al. 2016; Andrade et al. 2018). Erkennt das System nun eine akute Notsituation, erfolgt eine Alarmierung der lokalen Notfalleinrichtungen. Liegt keine solche Notfallsituation vor, werden drei Optionen vorgeschlagen: Erstens: Sollen wir Freunde informieren? Zweitens: Hier hast Du die Telefonnummern von Hotlines, die Hilfe anbieten! Und drittens: Hier sind die besten Schnelltipps, wie Du Dich verhalten sollst, Suizid zu verhindern.

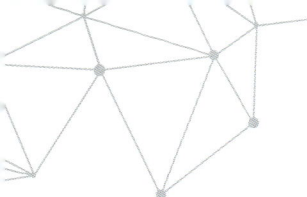

Nun gibt es bislang noch wenig belastbare Daten über die Effekte dieses Tools auf die jeweiligen Nutzer. Und doch kann dieses Beispiel verdeutlichen, was mit der These gemeint ist, dass die Medizin des 21. Jahrhunderts vor allem das Verhältnis von Kollektiven und Individuen transformiert und damit zugleich neue Kollektive und Handlungsformen hervorbringt. Natürlich steht das Argument im Raum, dass eine solche Intervention von Seiten des sozialen Netzwerks mitunter in Akutsituationen Leben retten könnte. Genauso gut könnte der generierte Hinweis einerseits tatsächlich vorhandene depressive Gedanken verstärken und zu einer Eskalation beitragen. Im Fall einer ungerechtfertigten Notfallintervention könnten ebenso schwerwiegende soziale Anerkennungskonflikte auftreten. Aus ethischer Perspektive ist es zentral, ein verantwortliches Handeln sowohl hinsichtlich des Tuns, aber ebenso des Unterlassens zu beleuchten. Insofern ist es absolut richtig, zu fragen, inwiefern die Prognosen evidenzbasiert und auf dem aktuellen Stand medizinischen Wissens sind (Larsen et al. 2016). Um zu prüfen, ob dies der Fall ist, braucht es zugleich unabhängige Verfahren, um die Validität der Prognosen garantieren und eventuell verbessern zu können (Barnett u. Torous 2019). Ebenso darf aber nicht unter den Tisch fallen, dass Facebook, gerade angesichts der Einsicht, die es in die Verhaltensweise seiner Nutzerinnen und Nutzer hat, im identifizierten Notfall Handeln muss. Dies nicht zu tun, wäre vor allem eines: Unterlassene Hilfeleistung.

Digital und individualisiert – Aber auch evidenzbasiert?

Die Anwendungen von Big Data und Künstlicher Intelligenz im Gesundheitsbereich sehen sich aktuell noch mit zahlreichen methodisch-technischen Herausforderungen konfrontiert. Es wäre ein Fehlschluss zu meinen, dass die Ansammlung von immer mehr Daten automatisch zu einer besseren medizinischen Evidenzgewinnung führt. Die Entscheidung für eine Handlung kann weder schon deswegen als evidenzbasiert bezeichnet werden, weil sie auf Daten beruht, noch ist sie in einem stärkeren Maße evidenzbasiert, wenn sie auf unterschiedlichen Daten in einem großen Ausmaß fußen (Executive Office of the President 2016). Vielmehr kommt es darauf an, welche Qualität Daten hinsichtlich Gewinnung und Verwendung besitzen, wie sie in Bezug auf welche Fragestellung miteinander verknüpft werden, welche Daten als relevanter und welche als weniger relevant erachtet werden und aus welcher Datenkorrelation welche Schlussfolgerungen gezogen werden. Weder sind also die erhobenen Daten prima facie neutral oder objektiv, noch sind es die Algorithmen, mittels derer zwischen den einzelnen Daten Korrelationen und Kausalitäten hergestellt werden (Ehrenstein et al. 2017). Beachtet man nun, dass die Medizin in ihrem Handeln versucht, ihre Entscheidung auf eine möglichst gut evaluierte Evidenz zu stützen, wird deutlich, dass Big Data-Anwendungen nicht einfach unkritisch in die klinische Praxis übernommen werden können (Rouvroy 2016). Vielmehr muss zunächst einmal geprüft werden, inwieweit die einer Big Data-Anwendung zugrundeliegenden Daten auf die jeweilige Fragestellung passen und ob die Qualität der erhobenen Daten ausreichend ist, um eine belastbare Antwort auf die jeweilige Frage zu liefern (Zentrum für Technologiefolgen-Abschätzung 2013; Schneider 2017). Gerade vor dem Hintergrund eines solch kritisch-differenzierten Blicks kann dann zugleich gewürdigt werden, dass sich durch Big Data Korrelationen identifizieren lassen, auf die man mit den klassischen Methoden nicht – oder zumindest nicht in dermaßen kurzer Zeit – gekommen wäre. Zugleich muss jedoch – unter Rückgriff auf bereits bekannte und evaluierte Prozesse – entschieden werden, welche Daten notwendigerweise in welcher Qualität in die Überwachung der Vitalparameter eingespeist werden müssen. Hinzu kommt die wichtige Frage nach Einschluss- und Ausschlusskriterien der maschinellen Lernsysteme. Entscheidend ist dabei, dass die von dem jeweiligen System hergestellten Korrelationen, die dann wiederum Einfluss auf die klinischen Entscheidungen nehmen, nicht einfach ein Blackbox-System sein dürfen, sondern reproduzierbar und überprüfbar sein müssen (Winslow et al. 2012). Auch wenn dies gerade angesichts von digitalen, mehrdimensionalen und selbstlernenden Netzen (Deep Learning) schwieriger und aufwendiger wird, kann nur so sichergestellt werden, dass die bisherigen medizinischen, aber ebenso ethischen und rechtlichen Standards, wie beispielsweise Datenschutzregularien, eingehalten werden (Frederick 2016).

Zwischenfazit: Drei methodologische Herausforderungen für die Medizin im 21. Jahrhundert

Durch die kontinuierliche Auswertung enormer Datenmengen und den Aufbau feedbackgebender Datennetze können Prognosen über zukünftig eintretende Ereignisse erstellt und Maßnahmen ergriffen werden, schon bevor eine Erkrankung tatsächlich aufgetreten ist. Insofern ermöglicht die Prädiktion für die potenziell betroffenen Personen mögliche Zukünfte, die (ihnen) sonst verwehrt blieben. Problematisch wird es jedoch aus ethischer Perspektive dann, wenn die den Empfehlungen der Maschinen zugrundeliegenden Ein- und Ausschlusskriterien nicht nur nicht mehr sichtbar, sondern auch gar nicht bekannt sind. In einem solchen Fall ist nicht mehr einsehbar und überprüfbar, welchen rationalen Paradigmen oder auch ökonomischen Kalkülen sie folgen (Lazer et al. 2014; Schneeweiss 2014; Rouvroy 2016). So wenig ökonomische Interessen im Gesundheitsbereich grundsätzlich zu verdammen sind, dürfen diese zugleich an solch zentralen Stellen wie der Entscheidung für oder gegen eine medizinische Maßnahme nicht ausschlaggebend das Handeln der medizinischen Akteure bestimmen.

Hinzu kommt, dass einmal erstellte Mustererkennungen und Korrelationen nicht nur unmittelbare Konsequenzen für einzelne Individuen haben können, sondern damit einhergehende einmal aufgestellte Kausalitäten auch mittel- und langfristig Spuren hinterlassen, die auch im Falle ihrer Falsifizierung mitunter nicht einfach aus den Netzwerken eliminiert werden können (Zarsky 2016). Der Grund hierfür liegt darin, dass die unterschiedlichen Datensätze und Informationen nicht auf einmal zusammengetragen und ausgewertet werden, sondern kumulativ erfasst und eingegeben werden. Man könnte es pointiert auch so formulieren: Big Data vergisst nicht(s). Das ermöglicht einerseits eine immer weiterreichende Vernetzung von Daten und damit auch möglicherweise präzisere Schlussfolgerungen. Zugleich immunisieren sich die Netzwerke – oder wie es Luciano Floridi (2012) formuliert hat: die Infosphere – sukzessive gegen möglicherweise produktive Irritationen und Störungen (Esposito 2014).

Nicht zuletzt scheint es eine der Essenzen der Medizin des 21. Jahrhunderts zu sein, dass das Maß der Auflösung (Granularität) immer weiter differenziert wird und damit feiner und präziser zu werden scheint. Umstritten ist dabei aber zugleich, inwiefern eine solch feinere Auflösung und damit einhergehend ein besseres Verständnis über komplexe Krankheitsmechanismen eine Individualisierung der Medizin darstellt (Kucklick 2014; Reckwitz 2017). Dabei sah sich die Idee einer sog. „individualisierten" oder „personalisierten" Medizin von Beginn an der Kritik ausgesetzt, dass sie etwas beansprucht, was nicht zu realisieren ist, nämlich eine tatsächliche Orientierung von Prävention, Diagnostik und vor allem Therapie an den physiologischen und persönlichen Voraussetzungen individueller Patientinnen und Patienten (Braun et al. 2013). Auch wenn die sich mit Big Data anzeigende Granularisierung von allen bisherigen methodischen Ansätzen einer wirklichen Individualisierung am nächsten kommt, korrespondiert der Feinstrukturierung der medizinischen Profile zugleich bislang kein in gleicher Weise ausdifferenziertes Spektrum an möglichen präventiven oder therapeutischen Optionen.

> Wenn einzelne Personen ihre Daten für Big Data-Anwendungen zur Verfügung stellen, geht es bei Big Data nicht um Individuen, sondern um Knotenpunkte von Daten, deren Auswertung unbestritten auch für einzelne Individuen große Auswirkungen haben kann.

Wie und warum Modelle von Privatheit unter Druck geraten

Neben diesen grundsätzlich methodischen Fragen ist zudem zu klären, wie die Vernetzung und Teilung von Gesundheitsdaten so erfolgen kann, dass die zugesagte Anonymisierung auch tatsächlich eingehalten wird. Problematisch ist dies sowohl mit Blick auf die Daten, die in den Wearables und Gesundheits-Apps erhoben werden (El Emam et al. 2011), als auch in anderen Bereichen, wie etwa den genomischen Daten zur Ermittlung individueller Gesundheitsrisiken (Nyholt 2012). Hinzu kommt, dass der Bereich der Big Data-Anwendungen zunehmend von einer Monopolisierung der Anbieter geprägt ist. Wenige Anbieter, wie Apple, Google, Facebook oder Amazon, fungieren zugleich als Provider für Tätigkeiten im Krankenversicherungsbereich, bieten Forschungs-Apps ebenso an wie Gesundheits- oder Fitness-Apps und verfügen so potenziell über Daten einzelner Individuen ganz unterschiedlicher Bereiche, ohne dass den jeweiligen Datengebern immer vollkommen klar und derzeit effektiv rechtlich überprüfbar ist, wer die personenbezogenen oder auch die immer leichter deanonymisierbaren, de- und rekontexualisierbaren Datensätze zu welchem Zweck nutzt. Was sich damit zugleich verändert, sind die uns vertrauten Umgangsweisen mit Informationen. Wenn die Beobachtung zutreffend ist (und dafür spricht wie erörtert aktuell einiges), dass durch Big Data die einzelnen Domänen unserer Lebenswelt immer mehr zusammenwachsen, dann kann das entweder dazu führen, dass alle Daten hochsensibel werden oder die Datenströme nur noch ein großes Datenrauschen produzieren. Abzuschätzen, welche Bedeutung ein Datensatz zukünftig einmal haben könnte, wird aber für das einzelne Individuum zunehmend schwieriger, weswegen auch die uns bekannten Modelle wie die der informierten Zustimmung (Note and Consent) zunehmend nicht mehr zu greifen scheinen (Acquisti et al. 2015). Ursächlich ist, dass die grundlegenden Prinzipien im Umgang mit Daten erfordern, das Ziel der Nutzung im Vorhinein klar zu bestimmen und die Nutzung entsprechend zu beschränken (Article 29 Data Protection Working Party 2011; Article 29 Data Protection Working Party 2013; Mantelero 2014; Mantelero 2016). Angesichts der De- und Rekontextualisierung von Daten in vielen Big Data-Anwendungen sowie der Undurchschaubarkeit der Algorithmen (gerade in selbstlernenden Systemen) erscheint der klassische Zustimmungsansatz im Sinne der informationellen Selbstbestimmung jedoch a priori unzureichend (Zarsky 2016; Deutscher Ethikrat 2017). Daraus kann nicht gefolgert werden, dass es keine Note and Consent-Modelle mehr bräuchte. Vielmehr unterläuft Big Data die bisherigen Prinzipien informierter Selbstbestimmung so grundlegend, dass es schlicht nicht ausreicht, lediglich die bisherigen Note and Consent-Modelle zu modifizieren. Trotz aller Dringlichkeit, neue Gestaltungsrahmen für neue technologische Möglichkeiten zu entwickeln, kann diese Aufgabe nur dann bewältigt werden, wenn wir besser verstehen, wie der Einsatz neuer technologischer Systeme – für die Big Data ein gutes, wenn auch sicher nicht singuläres Beispiel ist – die Betrachtungsweisen und Wahrnehmungen unserer Lebenswelt selbst verändert.

Privatheit neu gedacht? Digitale Souveränität als normatives Ankerkonzept

Der Einsatz großer Datenanwendungen und Künstlicher Intelligenz über verschiedene Sektoren des Gesundheitsbereichs hinweg bedarf eines normativen Konzepts, dass es nicht einfach dem Individuum überlässt, welche Daten von ihr und über sie in welchen Kontexten verwendet werden. Mit dem Konzept der digitalen Souveränität wird versucht, Privatheit als einen wesentlichen Ausdruck individueller Selbstbestimmung von ihrer kollektiven und relationalen Fundierung her zu denken und Räume informationeller Freiheitsgestaltung im Umgang mit den digitalen Transformationen des Gesundheitsbereichs zu gewährleisten.

Eine zweite wesentliche Stoßrichtung des normativen Ankerkonzepts von digitaler Souveränität ist seine genuine Fokussierung auf den Output von datenintensiven Anwendungen und Künstlicher Intelligenz im Gesundheitsbereich. Obwohl in der Literatur nicht einheitlich verwendet, bezieht sich digitale Souveränität auf Fragen der Kontrolle darüber, wer in welchen Kontexten auf Daten zugreifen und diese für welche Zwecke verarbeiten darf. Hinzu kommt ein weiterer wichtiger Punkt: Digitale Souveränität kann nur dann als ein tragfähiges Konzept entwickelt werden, wenn ernst genommen wird, dass es im Gesundheitsbereich nur selten symmetrische Beziehungen gibt. Vielmehr handelt es sich um strukturelle Ungleichheit, sowohl mit Blick auf die Machtverhältnisse, den Informationsstand und nicht zuletzt inhaltliche und technologische Handlungskompetenzen.

Fasst man die bisherigen Überlegungen zusammen, so unterscheidet sich der Begriff der digitalen Souveränität von dem der Privatheit durch zwei Merkmale: Während die Privatheit vor allem auf den Einzelnen ausgerichtet ist, nimmt das Konzept der digitalen Souveränität den sozialen und kollektiven Rahmen als Ausgangspunkt, in dem individuelle Ansprüche artikuliert, anerkannt und respektiert werden.

Darüber hinaus verstehen die meisten Konzepte Privatheit vorrangig als abwehrrechtliches Konzept, dass ein bestimmtes Individuum vor unlauteren Eingriffen schützen soll. Digitale Souveränität erkennt die Bedeutung von Privatheit als abwehrrechtliche Figur an, geht aber sogleich über diese hinaus. Auf der einen Seite kann die Datenbeschränkung die individuelle Selbstbestimmung zum Ausdruck bringen, die sich auf die Ausübung individueller Rechte in einer Weise konzentriert, die andere von der eigenen Informationssphäre ausschließt. Andererseits kann der Datenaustausch Ausdruck von Solidarität, Orientierung gegenüber anderen und Engagement für das Gemeinwohl sein (Hummel 2018).

Es gilt diese beiden Pole – von Selbstbestimmung einerseits und Solidarität andererseits – zusammenzudenken, will man in der Lage sein, die Transformationen durch Big Data und Künstliche Intelligenz im Gesundheitsbereich hinreichend scharf konturiert in den Blick zu bekommen.

Was sich aber bereits in den jetzigen Anwendungen von Big Data und Künstlicher Intelligenz im Gesundheitsbereich zeigt, ist, dass es wesentlich komplexer und damit schwieriger wird, festzulegen, wer eigentlich die handelnden Akteure sind. Relevant wird diese Hybridisierung unserer vertrauten Vorstellungen von Agency und Verantwortlichkeiten, über die Frage von Eigentum der produzierten Daten bis hin zu der Vorstellung, wie eine Gesellschaft organisiert ist bzw. werden kann, vor allem dann, wenn es darum geht, über Möglichkeiten nachzudenken, wie man den Umgang mit den neuen technologischen Prozessen gestalten und verantworten kann. Was sich in Zeiten von Big Data, sei es im Gesundheitsbereich oder in anderen Bereichen der Gesellschaft, grundlegend verändert, sind also die Modi der

Steuerungsmöglichkeiten von Institutionen und damit auch die Art und Weise, wie sich einzelne Individuen verhalten können. Die bislang durchaus etablierte Vorstellung, dass (insbesondere staatliche) Institutionen als Informationsakteure agieren können und somit auf unterschiedliche Art und Weise als Sammler, Produzenten und Kontrolleure von Information auftreten, erweist sich zunehmend als antiquiert. Diese Diagnose bewahrheitet sich mindestens zweifach:

Viele der gesellschaftlichen Herausforderungen in digitalen und vernetzten Gesellschaften lassen sich nicht mehr einfach als lokale oder regionale Probleme verstehen, sondern erfordern vielfach transnationale, sogar oft globale Lösungsansätze. Staaten, Individuen, Unternehmen, Datennetzwerke – sie alle operieren global und erfordern entsprechend global aufgestellte Gestaltungsrahmen. Im Umgang mit Big Data die Verantwortung für den Erhalt und die Gestaltung von Freiheitsräumen dem einzelnen Individuum und dem jeweiligen Umgang mit der eigenen Privatsphäre zuzurechnen, gerät dann schnell in die Fahrwasser eines – nicht zwangsläufig bewussten – Ablenkungsmanövers, dass die eigentlichen Herausforderungen ebenso wie die Notwendigkeit aktiver politischer Gestaltung zu missachten droht. Daraus den Umkehrschluss zu ziehen, dass es am Ende nicht auch den jeweiligen Individuen zukommt, zu entscheiden, wie sie mit den eigenen (Gesundheits-)Daten verantwortlich umgehen wollen, wäre ebenso zu kurz gesprungen. Vielmehr wird, kann und darf die Transformation von einer analogen in eine digitale Gesellschaft und damit auch die Transformation hin zu einer Big Data-getriebenen Medizin nicht ohne eigenverantwortliche Gestaltungsoptionen erfolgen. Diese benötigen aber eben zugleich einen schützenden und stärkenden Rahmen, der individuelle Gestaltungsräume zur (digitalen) Selbstbestimmung bewahrt und eröffnet.

Hinzukommt, dass wir nicht nur in zunehmend global vernetzten Welten leben, sondern durch die digitalen Transformationsprozesse auch die politischen Steuerungsmechanismen unter Druck geraten. Man muss deswegen nicht direkt eine Krise politischer Steuerung insgesamt herbeireden, aber doch bedarf es hier eines wachsamen Blicks. Was sich in Zeiten digitaler Transformation verändert und zum Teil verschiebt, sind nicht nur die klar zuschreibbaren Domänen unserer Lebenswelt, sondern es verflüssigen sich auch bislang bekannte Macht- und Entscheidungsstrukturen. In Zeiten von Data-Mining, Self-Tracking und Granularisierung können sich Gruppenzugehörigkeiten und damit auch Machtverhältnisse zumindest potenziell in Echtzeit umorganisieren, ebenso, wie in sich transformierenden Informationsnetzwerken neue Expertisen traditionelle Expertisen abzulösen vermögen. Es scheint momentan offen, ob dadurch neue Partizipationsmöglichkeiten ermöglicht und gestärkt werden oder demokratische Grundfesten unter starke Beweislast geraten (Deutscher Ethikrat 2017). Eben diese Ambivalenz und Offenheit zugleich ist es, an der sich die Zukunft der Gesellschaft als Netzwerkgesellschaft entscheiden wird.

Zur Zukunft der Zukunft: Brauchen wir neue Formen von Solidarität?

Dass und inwiefern eine digitale Netzwerkgesellschaft auch unmittelbar Auswirkungen auf den Gesundheitsbereich hat, wurde bereits ausgeführt. Die Zukunft der Medizin im 21. Jahrhundert wird jedoch zugleich auch Herausforderungen an das Gesundheitssystem stellen. Wenn eingangs von der Präzisionsmedizin als ein Prozess der sozialen Re-Assemblierung die Rede war, ergeben sich daraus zugleich Herausforderungen für ein solidarisch finanziertes Gesundheitssystem. In diesem Zusammenhang wird dann gern das Konzept eines „lernenden Gesundheitssystems" ins Feld geführt (Grajales et al. 2014). Dieses zielt wesentlich darauf ab, die digitale Wissensproduktion in die klinische Versorgung zu integrieren, geht aber mitunter sogar soweit, eine Verpflichtung der

Probanden und Patienten zur Verbesserung der Qualität klinischer Versorgung und des Gesundheitssystems zu postulieren.

Ausgehend von den bisherigen Überlegungen zur digitalen Souveränität ist das Postulat einer solchen Pflicht zur Gabe von Daten insofern kritisch zu hinterfragen, als in Zeiten der Digitalisierung und des Zusammenwachsens des Gesundheitsbereichs mit anderen Domänen unserer Lebenswelt eine solche Pflicht nicht nur zu allgemein und spezifisch wäre, sondern zugleich die Vollzüge der je eigenen Freiheit massiv einschränken würde. Wenn die Beobachtung zutreffend ist, dass erst die lernenden Mustererkennungen in möglichst diversen und großen Kollektiven ein höheres Maß an Individualisierung in der Medizin ermöglichen, gibt es prima facie keine Daten der je eigenen Lebenswelt, die nicht von Bedeutung sein könnten. Alles ist interessant und alles könnte von großer Bedeutung sein.

Gewinnbringender und weiterführender könnte es hingegen sein, über die Möglichkeit von souveränen Gaben als Ausdruck solidarischen Handelns nachzudenken. An dieser Stelle von Solidarität zu sprechen, bezeichnet dann gemeinschaftliche Praktiken, die eine kollektive Verpflichtung zur Übernahme von „Kosten" (finanziell, sozial, emotional oder anderweitig) zur Unterstützung anderer widerspiegeln (Prainsack u. Buyx 2016; Prainsack 2017). Seine Daten zu geben, kann dann als ein souveräner Ausdruck der Bereitschaft verstanden werden, Anstrengungen zu teilen, die beispielsweise für die Förderung der Forschung und damit für diejenigen, die Erkenntnisse und Innovationen benötigen, unerlässlich sind (Hummel 2018). Die Bedingung für die Deutung der Gabe als einer solidarischen ist jedoch, dass diese Bereitschaft auf der Anerkennung der Gleichheit oder Ähnlichkeit des Gebers in mindestens einer relevanten Hinsicht beruht – eine Bedingung, die Solidarität von Altruismus und Nächstenliebe unterscheidet. Aus dieser Perspektive kann die Präzisionsmedizin als ein Kontext betrachtet werden, in dem Individual- und Gemeinwohl inhärent miteinander verflochten sind. Individuelle Gesundheitsverfolgung, Tests und Datenaustausch sind der Schlüssel zum Aufbau von Datenbanken, die dann versprechen, maßgeschneiderte Gesundheitsdienste zu ermöglichen (Sharon 2017). Der Anspruch ist nicht, dass die Weitergabe von Daten der einzige Weg ist, um die digitale Souveränität zu ermöglichen. Und doch stellt die Gabe von Daten einen wesentlichen – nicht primär ökonomisierbaren, sondern auf Teilhabe zielenden – Beitrag für die zukünftige Gestaltung der Medizin des 21. Jahrhunderts dar. Doch auch wenn die Gabe von Daten Ausdruck von Souveränität sein kann, ist es zwingend notwendig, im Blick zu behalten, dass Datenspenden immer auch mit einem – zumindest temporären – Verlust an Kontrolle verbunden sind. Potenzielle Datenspender werden zwangsläufig nur einen begrenzten Einfluss auf das, was sie geben, die zukünftige Verwendung ihrer Daten und die von ihrer Entscheidung zur Weitergabe betroffenen Personen haben.

Von daher ist es notwendig, die Spannungen zwischen souveränen Datengaben und den zu schützenden Aspekten der Souveränität durch Zustimmungsverfahren und Kontrollmöglichkeiten des jeweiligen Outputs zu adressieren. Dafür bedarf es erstens Mechanismen von Stellvertretung und Treuhänderschaft, die sich gegenseitig ergänzen und eine Vielzahl von Akteuren auf unterschiedlichen Ebenen in den Blick nehmen (Braun u. Dabrock 2016a; Deutscher Ethikrat 2017). Konkret geht es darum, Stellvertretungsregime zu entwickeln, die sowohl Datengebern, Datenerzeugern als auch Datennutzern zunächst einmal ermöglichen, ihre Daten je nach Bedarf und Kontext zu teilen und zu entziehen, um so die Kontrollierbarkeit von Datenspenden für Einzelpersonen sowie die Rechenschaftspflicht von Datensammlern und -verarbeitern sicherzustellen. Besondere Aufmerksamkeit gebührt an dieser Stelle den technologischen Infrastrukturen. Bedarf es einerseits einer Systeminteroperabilität, um Daten z.B. aus elektronischen Gesundheitsakten oder Gentests direkt an die Datengeber zu übertragen, sind andererseits dynamische Zustimmungs- und Ablehnungsmechanismen ebenso wie benutzerfreundliche Schnittstellen notwendig. Nur so wird es möglich sein, auf neue Entwicklungen aufmerksam zu machen und konkrete Möglichkeiten anzubieten, Zustimmungen in Echtzeit zu kontrollieren, zu übermitteln oder im etwaigen Bedarfsfall zurückzunehmen. Zweitens setzt die Entwicklung solcher Schnittstellen und/oder die Einrichtung von Repräsentanten, typischerweise Software-Datenagenten, als Daten-Treuhänder einen ausreichenden Standardisierungsgrad der programmatischen Systemschnittstellen voraus.

Und dennoch könnten diese Maßnahmen schlussendlich unzureichend sein. So wichtig es ist, effiziente Infrastrukturen aufzubauen und die Kontrollierbarkeit für Geber sowie die Rechenschaftspflicht von Datenverarbeitungseinrichtungen umzusetzen; am Ende bleibt jedem Akt des Gebens ein Element des Risikos und der Unverfügbarkeit eingeschrieben. Datengeber, -hersteller und -nutzer stehen nicht nur in einem engen, gegenseitigen Geflecht, sondern sind auch gleichermaßen darauf angewiesen, dass ihnen jeweils ein Vertrauensvorschuss entgegengebracht wird. Ein solcher Vorschuss (Loan) an Vertrauen ist dabei insofern wesentlich, als dass nicht nur der Zweck der Gabe(n), sondern auch deren Nutzungskontexte und mögliche spätere Rückwirkungen auf die jeweiligen Geber nur schwerlich vorhersehbar sind.

Die Zukunft der Medizin des 21. Jahrhunderts wird deswegen nicht allein an der Frage hängen, wie viele Daten von wem gegeben werden müssen, um verlässlich anerkannte Musterkorrelationen bilden zu können. Sie wird ebenso wenig allein an der Frage hängen, ob man jeweils alle Einschluss- und Ausschlusskriterien der jeweils zugrundeliegenden Algorithmen en détail nachvollziehen kann.

In einem nicht unerheblichen Maße entscheidend wird sein, inwiefern die jeweiligen institutionellen Strukturen, in die hinein etwas als Vorschuss gegeben werden soll, als vertrauenswürdig anerkannt werden (Starkbaum et al. 2015; Braun u. Dabrock 2016b).

Insofern wird die Medizin des 21. Jahrhunderts – wieder ganz neu – herausgefordert sein, ihre soziale Eingebundenheit und ihre Verwobenheit mit und in Lebensformen hinein nicht nur als (technische) Notwendigkeit oder gar einen Mangel zu verstehen. Vielmehr sorgen die Digitalisierung und das damit einhergehende Zusammenwachsen des Gesundheitsbereiches mit anderen Domänen unserer Lebenswelt dafür, dass die Frage nach den jeweiligen Verständnissen von Gemeinwohl, nach der Möglichkeit, der Notwendigkeit, aber auch den Grenzen von Solidarität und nicht zuletzt dem Verhältnis von medizinischen und sozialen Kollektiven zu einer zentralen Gestaltungsaufgabe werden wird.

Literatur

Acquisiti A, Brandimarte L, Loewenstein G (2015) Privacy and human behavior in the age of information. Science 347, 509–514

Andrade et al. (2018) Ethics and Artificial Intelligence: Suicide Prevention on Facebook Philosophy & Technology 31 (4), 669–684

Article 29 Data Protection Working Party (2011) Opinion 15/2011 on the definition of consent. URL: http://ec.europa.eu/justice/policies/privacy/docs/wpdocs/2011/wp187_en.pdf (abgerufen am 22.02.2019)

Article 29 Data Protection Working Party (2013) Opinion 03/2013 on purpose limitation. URL: http://ec.europa.eu/justice/dataprotection/article-29/documentation/opinion-recommendation/files/2013/wp203_en.pdf (abgerufen am 22.02.2019)

Barnett I, Torous J (2019) Ethics, Transparency, and Public Health at the Intersection of Innovation and Facebook's Suicide Prevention Efforts. Ann Intern Med. [Epub ahead of print]. DOI: 10.7326/M19-0366

Beauchamp TL, Childress JF (2013) Principles of Biomedical Ethics, New York, Oxford, Oxford University Press

Braun M, Dabrock P (2016a) Ethische Herausforderungen einer sogenannten Big Data basierten Medizin. Zeitschrift für Medizinische Ethik, 62, 313–329

Braun M, Dabrock P (2016b) "I bet you won't": The science–society wager on gene editing techniques. Journal, DOI: 10.15252/embr.201541935

Braun M, Ried J, Dabrock P (2013) Riding New Waves. Sozialethische Metabeobachtungen zur Individualisierten Medizin. Ethik in der Medizin 25, 251–258

Brodie MA, Pliner EM, Ho A, Li K, Chen Z et al. (2018) Big data vs. accurate data in health research: Large-scale physical activity monitoring, smartphones, wearable devices and risk of unconscious bias. Medical Hypotheses 119, 32–36

Deutscher Ethikrat (2017) Big Data und Gesundheit – Datensouveränität als informationelle Freiheitsgestaltung. URL: http://www.ethikrat.org/dateien/pdf/stellungnahme-big-data-und-gesundheit.pdf (abgerufen am 22.02.2019)

Ehrenstein V, Nielsen H, Pedersen AB, Johnsen SP, Pedersen L (2017) Clinical epidemiology in the era of big data: new opportunities, familiar challenges. Clinical Epidemiology 9, 245–250

El Emam K, Jonker E, Arbuckle LBM (2011) A Systematic Review of Re-Identification Attacks on Health Data. PLOS ONE 10(4), e0126772

Elenko E, Underwood L, Zohar D (2015) Defining digital medicine. Nature Biotechnology 33, 456–461

Esposito R (2014) Das Paradigma der Immunisierung. In: FOLKERS, A. & LEMKE, T. (eds.) Biopolitik. Suhrkamp Berlin

Executive Office of the President (2016) Big Data: A Report on Algorithmic Systems, Opportunity, and Civil Rights. URL: https://www.whitehouse.gov/sites/default/files/microsites/ostp/2016_0504_data_discrimination.pdf (abgerufen am 22.02.2019)

Floridi L (2012) Big Data and Their Epistemological Challenge. Philosophy & Technology 25, 435–437

Frederick SA (2016) Advanced Technology in Pediatric Intensive Care Units: Have They Improved Outcomes? Pediatric Clinics of North America 63, 293–301

Grajales F, Clifford D, Loupos PP, Okun S et al. (2014) Social Networking Sites and the Continuously Learning Health System: A Survey. 2014. Institute of Medicine of the National Academies

Hinkson IV, Davidsen TM, Klemm JD, Chandramouliswaran I et al. (2017) A Comprehensive Infrastructure for Big Data in Cancer Research: Accelerating Cancer Research and Precision Medicine. Front Cell Dev Biol 5, 83

Hummel P, Braun M, Dabrock P (2018) Data Donations As Exercises Of Sovereignty. In: KRUTZINNA J, FLORIDI L (ed.) The Ethics of Medical Data Donation. Springer Heidelberg/Berlin/New York

Inkster B, Stillwell D, Kosinski M, Jones P (2016) A decade into Facebook: where is psychiatry in the digital age? The Lancet 3, 1087–1090

Jaeggi R (2014) Kritik von Lebensformen. Berlin Suhrkamp

Jasanoff S (2012) Science and public reason. Science in society series. Routledge London

Jasanoff S (2016) The Ethics of Invention: Technology and the Human Future. W.W. Norton London

Klauschen F, Müller KR, Binder A et al. (2018) Scoring of tumor-infiltrating lymphocytes: From visual estimation to machine learning. Seminars in Cancer Biology 52, 151–157

Kucklick C (2014) Die granulare Gesellschaft: Wie das Digitale unsere Wirklichkeit auflöst. Ullstein Berlin

Larsen ME, Nicholas J, Christensen H (2016) A Systematic Assessment of Smartphone Tools for Suicide Prevention. PLOS ONE 11, e0152285

Lazer D, Kennedy R, King G, Vespignani A (2014) The Parable of Google Flu: Traps in Big Data Analysis. Science 343, 1203–1205

Mantelero A (2014) The future of consumer data protection in the E.U. Re-thinking the "notice and consent" paradigm in the new era of predictive analytics. Computer Law and Security Review 30, 643–660

Mantelero A (2016) Personal data for decisional purposes in the age of analytics: From an individual to a collective dimension of data protection. Computer Law and Security Review 32, 238–255

Nuffield Council on Bioethics (2015) The collection, linking and use of data in biomedical research and health care. URL: http://nuffieldbioethics.org/wp-content/uploads/Biological_and_health_data_web.pdf (abgerufen am 22.02.2019)

Nyholt DR (2012) Using genomic data to make indirect (and unauthorized) estimates of disease risk. Public Health Genomics 15, 303–311

Piwek L, Ellis DA, Andrews S, Joinson A (2016) The Rise of Consumer Health Wearables: Promises and Barriers. PLoS Med 13(2), e1001953

Prainsack B (2017) Solidarity in Biomedicine and Beyond. Cambridge University Press Cambridge

Prainsack B, Buyx A (2016) Das Solidaritätsprinzip: Ein Plädoyer für eine Renaissance in Medizin und Bioethik. Campus Frankfurt a.M.

Reckwitz A (2017) Die Gesellschaft der Singularitäten – Zum Strukturwandel der Moderne, Suhrkamp Berlin

Robinson J, Cox G, Bailey E, Hetrick S et al. (2016) Social media and suicide prevention: a systematic review. Early Interv Psychiatry 10(2), 103–21

Rouvroy A (2016) OF DATA AND MEN. FUNDAMENTAL RIGHTS AND FREEDOMS IN A WORLD OF BIG DATA. URL: https://www.coe.int/t/dghl/standardsetting/dataprotection/TPD_documents/T-PD-BUR (2015)09REV_Big%20Data%20report_A%20%20Rouvroy_Final_EN.pdf (abgerufen am 22.02.2019)

Schneeweiss S (2014) Learning from Big Health Care Data. New England Journal of Medicine 370, 2161–2163

Schneider G (2017) Automating drug discovery. Nature Reviews Drug Discovery 17, 97–113

Sharon T (2017) Self-Tracking for Health and the Quantified Self: Re-Articulating Autonomy, Solidarity, and Authenticity in an Age of Personalized Healthcare. Philosophy & Technology 30, 93–121

Starkbaum J, Braun M, Dabrock P (2015) The synthetic biology puzzle: a qualitative study on public reflections towards a governance framework. Syst Synth Biol 9, 147–157

Winslow RL, Trayanova N, Geman D, Miller MI (2012) Computational Medicine: Translating Models to Clinical Care. Science Translational Medicine 4, 158rv11–158rv11

Zarsky T (2016) The Trouble with Algorithmic Decisions: An Analytic Road Map to Examine Efficiency and Fairness in Automated and Opaque Decision Making. Science Technology and Human Values 41, 118–132

Zentrum für Techologiefolgen-Abschätzung (2013) Robotik in Betreuung und Gesundheitsversorgung. URL: http://e-collection.library.ethz.ch/eserv/eth:6329/eth-6329-01.pdf (abgerufen am 22.02.2019)

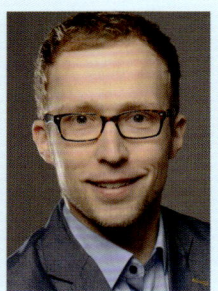

Dr. Matthias Braun

Matthias Braun ist Akademischer Rat am Lehrstuhl der Systematischen Theologie II (Ethik) der Friedrich-Alexander-Universität Erlangen-Nürnberg. Seine Forschungsschwerpunkte liegen einerseits auf theologischen, philosophischen und gesellschaftspolitischen Konzepten im Umgang mit emergierenden Biotechnologien an der Schnittstelle von Wissenschaft und Gesellschaft (mit besonderer Berücksichtigung von Synthetischer Biologie, Genome Editing, Stammzellforschung und KI) und auf Konzepten von Anerkennung und Vulnerabilität und ihrer Bedeutung und Konsequenz für die Ethik andererseits.

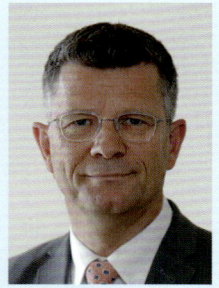

© Dt. Ethikrat/R. Zensen

Prof. Dr. Peter Dabrock

Peter Dabrock ist Professor für Systematische Theologie (Ethik) am Fachbereich Theologie der Friedrich-Alexander-Universität Erlangen-Nürnberg und Vorsitzender des Deutschen Ethikrats. Er ist Mitglied in der Kammer für Öffentliche Verantwortung der EKD und zudem Mitglied bei Acatech. Seine Forschungsschwerpunkte liegen auf einer konkreten Ethik aus protestantischer Sicht, Fundamentaltheologie und Bioethik als theologisch fundierte Sozialethik (unter besonderer Berücksichtigung von Gesundheit & Pflege, Humangenomik, Synthetische Biologie, Big Data und KI).

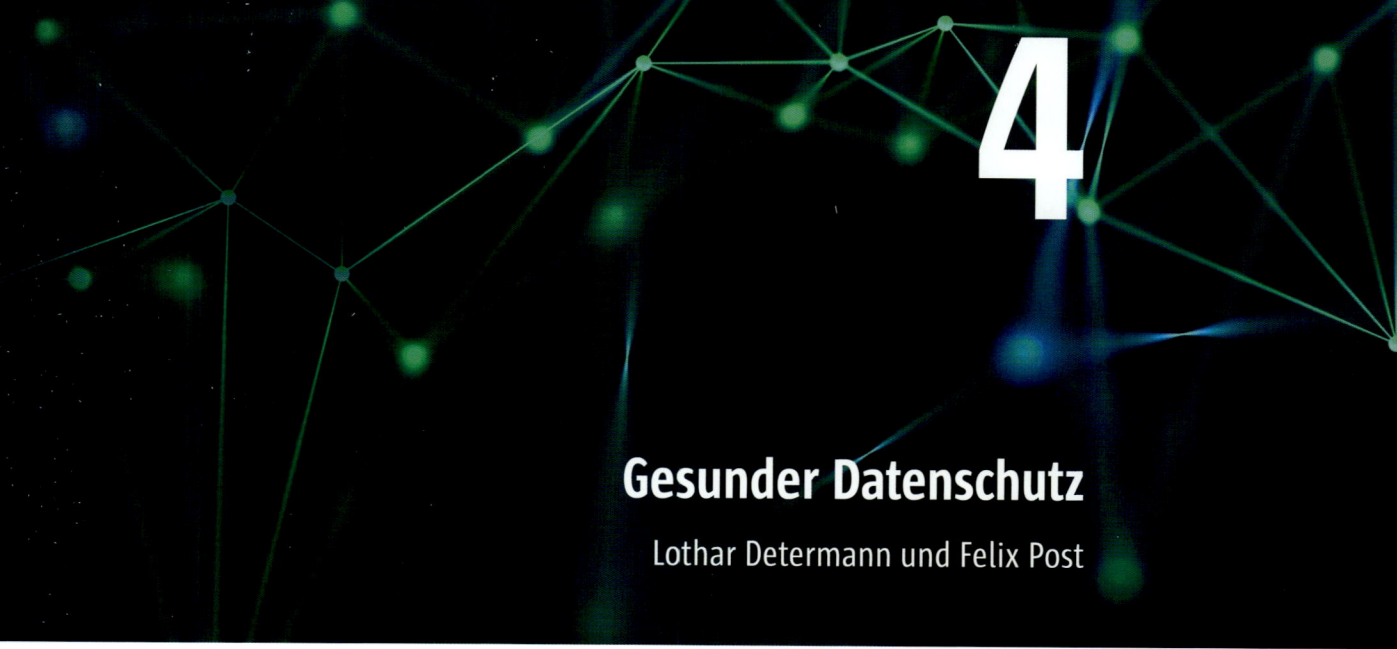

Gesunder Datenschutz

Lothar Determann und Felix Post

Die Medizin wird persönlicher

„All of Us" – unter diesem Titel eröffneten die Bundesgesundheitsinstitute der USA (*National Institutes of Health* – NIH) im Jahr 2017 ein ambitioniertes Projekt, mit dem Gesundheitsdaten und Geninformationen von einer Million US-Bürgern in einer nationalen Forschungsdatenbank gesammelt werden sollen (NIH 2018). Den Titel „All of Us" könnte man mit „wir alle", „uns alle" oder „alles von uns" übersetzen. Diese Mehrdeutigkeit beschreibt auch die sich wandelnde Rolle der Menschen in der Medizin der Zukunft treffend.

„Uns alle" betrifft das Zeitalter von Big Data in der Medizin, verstanden als die schnelle Verarbeitung umfangreicher Datenmengen aus einer Vielzahl von Quellen, in dem sich die von uns in Anspruch genommene ärztliche Behandlung und andere Gesundheitsdienste mit der Digitalisierung wandeln. „Alles von uns" deutet auf die zunehmende Erfassung von Gesundheitsdaten im Zuge des medizinischen Fortschritts hin: Niedergelassene Ärzte, Krankenhäuser und Krankenkassen führen Patientenakten in elektronischer Form, digitale Gesundheits-Apps begleiten uns in Echtzeit auf Schritt und Tritt. Immer mehr medizinische Geräte in Krankenhäusern und Arztpraxen, die früher ausnahmslos eigenständige und alleinstehende Lösungen anboten, werden nunmehr in Netzwerke eingebunden und liefern massenweise Daten, die wiederum über KIS-Systeme (Klinikinformationssysteme) und Praxissoftware weiterverarbeitet und gespeichert werden. Mit der Einrichtung sog. Biobanken, Datenbanken biologischen oder genetischen Materials, wird die Grundlage zu digitaler Verarbeitung und potenziellem Austausch auch von genetischen Informationen geschaffen. Gleichzeitig verlagert sich im Rahmen der sog. Telemedizin der Behandlungsvorgang immer mehr in das digitale Umfeld, werden ärztliche Beratung und Behandlung online durchgeführt. Die Fülle an vorhandenen Daten bis in die genetische „Zusammensetzung" des Menschen hinein gibt der Medizin eine neue Grundlage zur Erforschung und Erprobung neuer Behandlungsoptionen.

VI Radikal anders – Neues Denken, neue Rollen, neue Systeme

Unter den Schlagworten der personalisierten Medizin (im US-Sprachgebrauch auch als *precision medicine* bezeichnet) und Pharmakogenetik (als auf die genetischen Verhältnisse des Patienten abgestimmte Medikation) werden nach Lebensumständen, Umweltfaktoren und biologisch-genetischer Veranlagung des Patienten maßgeschneiderte Medikation und Behandlungsoptionen entwickelt.

All das macht die Medizin im 21. Jahrhundert datenintensiver und persönlicher. Die Erfassung von Gesundheitsdaten bietet Chancen für eine verbesserte Analyse von Krankheitsfaktoren, verbesserte Diagnose und Heilungschancen sowie für niedrigere Kosten und eine gesteigerte Effizienz im Gesundheitssystem. Die Verarbeitung der gesammelten Daten schafft aber gleichzeitig auch Risiken für die beteiligten Patienten, Ärzte und forschenden Mediziner. Diese Risiken reichen von Diskriminierung und Stigmatisierung auf Grundlage der erlangten Daten über unerwünschtes Wissen über die eigene Gesundheit bis zu betrügerischem oder erpresserischem Datenmissbrauch und fordern das geltende Rechtssystem heraus.

Der Umgang mit Gesundheitsdaten wird nach geltendem Recht durch Vorschriften des Datenschutzrechts sowie Regelungen über den Schutz der Privatsphäre und der ärztlichen Schweigepflicht reguliert. Das Gebiet des Datenschutzrechts hat in den vergangenen Jahren eine zunehmend strengere Regulierung erfahren, die Gefahren für eine zukünftige datenbasierte und präventive Medizin begründet. Außerdem ist die Beschaffung von vorbestehenden Patientendaten, die aus anderen Gesundheitseinrichtungen stammen, deutlich zeit- und arbeitsaufwändiger, wodurch es zu Verzögerungen im Behandlungsprozess kommt. Dabei ist im Zusammenhang mit Gesundheitsdaten aufgrund ihrer sensiblen Natur ein hohes Schutzniveau erforderlich. Gleichzeitig verlangen die drei Teilbereiche der Medizin, namentlich die Behandlung von Krankheiten, deren Vorbeugung und die Weiterentwicklung der entsprechenden Instrumente und Mechanismen zunehmend nach umfassender Datenverarbeitung.

Der folgende Beitrag will zeigen, dass sich ein angemessener Schutz von Gesundheitsdaten erreichen lässt, ohne dass der Datenschutz zum Stolperstein des medizinischen Fortschritts wird. Dabei sollen zunächst ein Überblick über die geltende Rechtslage im Datenschutzrecht und den Schutz des Patientengeheimnisses (s. Abschnitt „Datenschutzrecht") gegeben werden, bevor die mit einer Verarbeitung von Gesundheitsdaten verbundenen Risiken aufgezeigt werden (s. Abschnitt „Risiken der Datenverarbeitung"). Vor diesem Hintergrund sind die Regelungen über den Schutz von Gesundheitsdaten durch den Gedanken des Vertrauensschutzes geprägt (s. Abschnitt „Vertrauensschutz"). Interventionen zum Schutz dieses Vertrauens mit den Mitteln des Datenschutzes bergen aber erhebliche Risiken für die Entwicklung der Medizin (s. Abschnitt „Risiken des Datenschutzes"). Diese zu vermeiden ist Sinn der angebotenen Lösungsansätze für eine Verbesserung des Datenschutzes im Bereich der Gesundheitssysteme (s. „Abschnitt Lösungsansätze").

Datenschutzrecht, Schutz der Privatsphäre und Patientengeheimnis

Die Verarbeitung von Gesundheitsdaten wird in Europa durch Vorschriften des Datenschutzrechts, in den USA durch Vorschriften zum Schutz der Privatsphäre („data privacy") reguliert. Dazu treten Regelungen zum Schutz des Patientengeheimnisses. Dabei zeigt sich in Europa eine allgemein angelegte, restriktive Regulierung der Datenverarbeitung mit weitem Anwendungsbereich, während in den USA eine Vielzahl von bereichs- und gefahrenspezifischen Regelungen gelten.

In Europa

Beim Datenschutz geht es vornehmlich um den Schutz des Einzelnen (des „Betroffenen") vor den Auswirkungen der Verarbeitung von Daten. In Europa ist das Datenschutzrecht mit Inkrafttreten der *EU-Datenschutzgrundverordnung* (Verordnung (EU) 2016/679 – DS-GVO), der in allen EU-Mitgliedsstaaten unmittelbare Geltung zukommt, weitgehend harmonisiert. Nach europäischem Datenschutzrecht ist die Verarbeitung solche Daten grundsätzlich verboten. Unternehmen und andere Stellen dürfen personenbezogene Daten nicht verarbeiten, es sei denn, sie holen die Einwilligung des Betroffenen ein oder können einen anderen gesetzlich anerkannten Rechtfertigungsgrund geltend machen. Europäische Datenschutzgesetze sollen die Verarbeitung personenbezogener Daten soweit wie möglich verhindern oder einschränken, sogar in Bezug auf öffentlich frei verfügbare Daten (Determann 2017).

Unter den Begriff der „personenbezogenen Daten" fällt im europäischen Raum jede Information mit Bezug zu einer identifizierten oder identifizierbaren Person und damit beispielsweise Namen, Geburtsdaten oder Fotos einer Person. Nicht erforderlich ist, dass die Daten an sich den Betroffenen erkennen lassen. Es reicht aus, dass sie in einer Verbindung zur Person stehen, die eine Identifizierung ermöglicht. Kein Personenbezug, und damit die Befreiung von datenschutzrechtlichen Vorschriften, liegt vor, wenn Daten so verarbeitet werden, dass eine Ermittlung der dahinterstehenden Person nicht möglich ist. Maßnahmen der Verschlüsselung oder Codierung wie die Pseudonymisierung, d.h. die Ersetzung der personenbezogenen durch künstliche Merkmale, reichen hierfür nicht aus, solange der „Schlüssel" noch in der Hand irgendeiner Person verfügbar ist. Die Bereinigung eines Datensatzes um jeglichen Personenbezug (sog. Anonymisierung) stellt sich in der Praxis aufgrund zahlreicher Referenzdatenquellen als schwierig dar, sodass eine vollständige Anonymisierung nur im Fall echter Aggregation, einem Anhäufen von Daten in ausreichender Anzahl, unter Löschung der einzelnen Rohdaten angenommen werden kann.

Ein „Verarbeiten von Daten" im Rechtssinne liegt in jeder Handlung, die in Zusammenhang mit personenbezogenen Daten steht, so beispielsweise bei der Erhebung, Speicherung, Übermittlung, Verknüpfung oder auch Löschung, unabhängig davon, ob ein solcher Vorgang händisch oder automatisiert abläuft. Jede nach dieser umfassenden Betrachtung datenverarbeitende Handlung unterliegt umfangreichen Restriktionen. So hat die Verarbeitung im Hinblick auf Nutzungsart und -häufigkeit, Zugangsberechtigte und Aufbewahrungsfristen auf das zum Zweck der Verarbeitung notwendige Maß beschränkt zu bleiben (Grundsatz der Datenminimierung) sowie in für die Person nachvollziehbarer Weise (Grundsatz der Transparenz) und zu einem eindeutig festgelegten Zweck zu erfolgen (Grundsatz der Zweckbindung). Weitgehenden Restriktionen unterworfen ist nach europäischem Recht auch eine Datenübermittlung ins Ausland (Determann 2017).

Für Gesundheitsdaten, im europäischen Recht (Art. 4 (15) DS-GVO) definiert als „personenbezogene Daten, die sich auf die körperliche oder geistige Gesundheit einer natürlichen Person, einschließlich der Erbringung von Gesundheitsdienstleistungen, beziehen und aus denen Informationen über deren Gesundheitszustand hervorgehen", bestehen weitergehende Einschränkungen. Die Verarbeitung dieser Daten ist verboten, soweit nicht eine ausdrückliche Einwilligung des Betroffenen für einen oder mehrere festgelegte Zwecke vorliegt (Art. 9 DS-GVO).

Das europäische Recht definiert die Einwilligung grundsätzlich als

„freiwillig für den bestimmten Fall, in informierter Weise und unmissverständlich abgegebene Willensbekundung in Form einer Erklärung oder einer sonstigen eindeutigen bestätigenden Handlung, mit der die betroffene Person zu verstehen gibt, dass sie mit der Verarbeitung der sie betreffenden personenbezogenen Daten einverstanden ist" (Art. 4 (11) DS-GVO).

Für klinische Studien gelten die Sondervorschriften der *Verordnung (EU) 536/2014 über klinische Prüfungen mit Humanarzneimitteln,* die neben einem Genehmigungsverfahren und

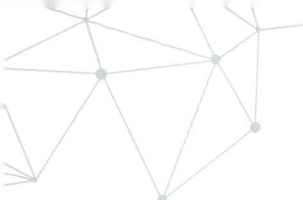

VI Radikal anders – Neues Denken, neue Rollen, neue Systeme

Sicherheitsanforderungen auch Anforderungen für die Einwilligung zur Teilnahme an klinischen Studien normieren.

In den USA

Im Kontrast zur europäischen Regulierung ist in den USA die Datenverarbeitung grundsätzlich erlaubt. Gefahren für die Privatsphäre und die Vertraulichkeit der Kommunikation der Bürger wird durch einzelne Datenschutzgesetze begegnet, die auf die jeweilige Industrie und Gefahrenlage zugeschnitten sind (Determann 2016). So gelten für Gesundheitsdaten die Vorschriften des *Health Insurance Portability and Accountability Act* (HIPAA), der detaillierte technische und organisatorische Sicherheitsanforderungen verlangt sowie Belehrungspflichten und vereinzelt Einwilligungserfordernisse vorsieht. HIPAA wurde als Ausgleichsmaßnahme im Zusammenhang mit einem Gesetz zur Förderung elektronischer Übermittlung von Gesundheitsdaten zwischen Ärzten und Versicherungen erlassen. Unter HIPAA fallen Krankenhäuser, Anbieter von Gesundheitsdiensten sowie deren Abrechnungsdienstleister. Die Auslagerung einer Datenverarbeitung an externe Dienstleister steht unter dem Vorbehalt der vertraglichen Verpflichtung zu umfangreichen Sicherheitsmaßnahmen. Auf bundesstaatlicher Ebene können daneben weitere Regelungen existieren. So hat beispielsweise der US-Bundesstaat Kalifornien in Form des *Confidentiality of Medical Information Act* auch Vorschriften für Online-Dienste erlassen.

Einwilligung oder Anonymisierung

> Der Umgang mit Gesundheitsdaten in der heutigen Medizin basiert auf beiden Seiten des Atlantiks im Wesentlichen auf zwei Säulen: einer Einwilligung des Betroffenen oder der Anonymisierung von Daten.

Diese Praxis wird durch die Beschaffung und Verarbeitung immer größerer Mengen an Gesundheitsdaten auf die Probe gestellt. Dabei ist zwischen der Diagnose und Behandlung von Patienten und der Datenverwendung zu Forschungszwecken zu unterscheiden. Im Falle der medizinischen Behandlung und Versorgung eines konkreten Patienten, sei es im Wege der Telemedizin unter Nutzung von Fernkommunikationstechniken oder der „klassischen" Behandlung in der Praxis des niedergelassenen Arztes, dürfte eine Anonymisierung von Gesundheitsdaten häufig nicht in Betracht kommen, um nicht die Anbindung an den zu behandelnden Patienten zu verlieren. Demgegenüber kann vor einer Datenverarbeitung in der medizinischen Forschung oder auch im Bereich der internen Revision von Gesundheitseinrichtungen zumindest theoretisch eine Anonymisierung von Daten erfolgen.

Der Vorgang der Anonymisierung von Daten stellt sich dabei aber praktisch als zunehmend unmöglich und vor allem kontraproduktiv dar, denn die unwiderrufliche Entfernung von Merkmalen aus Datensätzen, die eine Zuordnung zu einer bestimmten Person ermöglichen, ist praktisch schwer zu erreichen. Der erhebliche und andauernde Anstieg der verfügbaren Rechenleistung und das vereinfachte und beschleunigte Auffinden von Informationen aus digitalen Quellen haben die Verknüpfung unterschiedlicher Datensätze erleichtert und so eine Identifizierung durch Zusammenführen verschiedener Datenquellen ermöglicht (Ohm 2010). Durch Fortschritte in der Erforschung des menschlichen Genoms enthalten Gesundheitsdaten zunehmend auch genetische Informationen. Für solche Daten lässt sich eine unwiderrufliche und vollständige De-Identifikation nach derzeitigem Stand kaum erreichen, da genetischen Informationen ein Personenbezug naturgemäß eigen ist (Berkman et al. 2016: „all genomic data is theoretically identifiable"/„alle genomischen Daten sind in der Theorie identifizierbar"). In einzelnen Studien wurde bereits gezeigt, dass de-identifizierte genetische

Informationen über Studienteilnehmer durch Verknüpfung mit anderen öffentlich zugänglichen und nicht spezifisch gesundheitlichen Daten, wie z.B. dem Geburtsjahr oder Wohnort eines Betroffenen, eine Identifizierung der Personen ermöglichen können (Gymrek et al. 2013). Mit einer weiteren Erfassung von Gesundheitsdaten, insbesondere auch über soziale Medien oder Fitness-Tracker, und der damit verbundenen Zunahme von verfügbaren Referenzdatenpunkten dürfte die Wahrscheinlichkeit einer möglichen Identifizierung auf diesem Weg weiter ansteigen, sodass man nur im Fall von Statistiken mit ausreichender Datenbasis von einer zuverlässigen Anonymisierung ausgehen kann.

Darüber hinaus ist die Anonymisierung von Daten oftmals auch der falsche Weg. Die einzelne Person stellt gerade die Verbindung zwischen bestimmten Verhaltensweisen oder Umwelteinflüssen und damit möglicherweise einhergehenden Erkrankungen dar. Diese Verbindung ist im Bereich der genetischen Forschung oder auch im Bereich der öffentlichen Gesundheit, wie z.B. der Vorbeugung von Epidemien oder der Bekämpfung von Volkskrankheiten wie Herz-Kreislauferkrankungen oder Diabetes mellitus, ein notwendiger Bezugspunkt, um Ursachen und Gesundheitsfolgen zu ergründen. Indem die Anonymisierung den Bezug zwischen Daten und Person trennt, macht sie die Daten für Forschungszwecke unbrauchbar oder vermindert zumindest deren Wert (Mostert et al. 2016; Thorogood et al. 2014; Ohm 2010: „Data can be either useful or perfectly anonymous but never both"/„Daten können entweder nützlich oder perfekt anonymisiert sein, aber niemals beides"). Gerade im Kontext von Big Data und einer personalisierten Medizin kommt es auf die neue und wiederholte Verknüpfung von Datensets (Mittelstadt u. Floridi 2016: „Big Data is intended by design to reveal unforeseen connections between data points"/„Big Data ist dazu gemacht, unvorhergesehene Verbindungen zwischen Datenpunkten aufzudecken") und einen Detailreichtum an, die beide durch die Anonymisierung ausgeschlossen werden.

Auch dem Patienten ist durch die Anonymisierung nicht geholfen. Sind nämlich die die Grundlage der Forschungsergebnisse bildenden Daten nicht mehr einer bestimmten Person zuordenbar, kann diese weder später aufgekommene, im eigenen Interesse liegende Forschungsvorhaben autorisieren, noch über sie konkret betreffende, verlässliche und umsetzbare Ergebnisse mit zuweilen dringendem klinischem Handlungsbedarf informiert werden (Schaefer u. Savulescu 2018). Eine solche direkte Partizipation an gewonnenen Erkenntnissen liegt aber im elementaren Interesse des Patienten (Vayena u. Blasimme 2017). Im Nachhinein gewonnene Erkenntnisse, die das Risiko oder den individuellen Krankheitsverlauf von Patienten potenziell beeinflussen, können zudem nicht mehr rückübermittelt werden, was ein ethisches Dilemma darstellt.

Die Einwilligung als Basis für die Verarbeitung von Gesundheitsdaten berührt dagegen Fragen der Selbstbestimmung der Patienten und der praktischen Umsetzung. Während sich diese Fragen bisher vorrangig bei medizinischen Forschungsvorhaben gestellt haben, tragen der medizinische Fortschritt und der Wandel hin zu einer präventiven Medizin die Problematik in den Alltag medizinischer Behandlung und Versorgung.

Die Entwicklung und Anwendung einer personalisierten Medizin beruhen auf und profitieren von der Verarbeitung und dem Austausch großer Mengen an Gesundheitsdaten. Dies gilt für vielfältige Anwendungsfälle und reicht von einer Datenverarbeitung zum Zweck der Selbstoptimierung (Überwachung von Fitnessdaten durch den Patienten) oder der Kontrolle einer begonnenen medizinischen Behandlung (Überwachung verabreichter Medikation durch den Arzt) über eine fortwährende präventive Analyse von Gesundheitsdaten (z.B. die Beobachtung von Vitaldaten zur Ermöglichung eines frühzeitigen Eingreifens), wobei diese im Fall chronischer Krankheiten ggf. mit Daten über Lebensgewohnheiten des Patienten kombiniert werden könnten, bis zur Idee einer automatisierten Diagnose oder gar Therapieempfehlung durch Künstliche Intelligenz in der Zukunft.

Angesichts der Unvorhersehbarkeit und der Komplexität derartiger teils ambitionierter Vorhaben stehen Mediziner bei der Einholung der notwendigen Einwilligung des Betroffenen vor einem Problem. Entweder sie greifen auf im Hinblick auf Zielvorgaben und Verwendungsmöglichkeiten weit formulierte Einwilligungserklärungen zurück und unterstellen eine spätere erneute oder anderweitige Verwendung der Daten der Aufsicht durch bestimmte Organe, wie in der medizinischen Forschung in Form von *Institutional Review Boards* (US) bzw. *Research Ethics Commitees* (Europa) (Kaye 2012), oder sie übermitteln den Patienten vor der Erteilung der Einwilligung eine detailreiche Darstellung von Zielen und Methoden der Datenverarbeitung.

Die Verwendung zu weit formulierter Einwilligungserklärungen kann die Wirksamkeit der erteilten Einwilligung infrage stellen. Eine Einwilligung steht nur im Einklang mit datenschutzrechtlichen Vorschriften, wenn sie eine freiwillige, unmissverständlich geäußerte Erklärung unter Angabe bestimmter Zwecke darstellt, sodass eine zu weit gefasste Einwilligung Gefahr läuft, den rechtlichen Anforderungen nicht zu genügen.

Andererseits führt auch die Einbeziehung umfangreicher Einzelheiten, soweit zum Zeitpunkt der Einwilligung bereits absehbar, nicht zwingend zu einer informierten Entscheidung im Rechtssinne. Wenn Patienten mit Details überflutet werden, die sie mangels Fachkenntnissen in der Medizin oder Genetik nicht verstehen können, steht eine informierte Einwilligung ebenfalls infrage.

Unabhängig davon spielt der Faktor Zeit bei einer fachgerechten Aufklärung eine große Rolle. Hier entstehen im medizinischen Alltag große Probleme. Hinzu kommt der Umstand, dass ein nicht unerheblicher Teil der Patienten und auch des medizinischen Personals keine „Muttersprachler" sind bzw. die Landessprache gar nicht beherrschen. Eine fachgerechte Aufklärung mittels Übersetzer ist im medizinischen Alltag oft nicht möglich.

Für eine spätere abweichende oder neue Zweitverwertung von Daten muss nach dem geltenden Recht eine neue Einwilligung eingeholt werden. Dies erfordert eine Kontaktaufnahme, wobei bei pseudonymisierten Daten der Betroffene erst ermittelt werden muss. Im Falle Verstorbener bedürfte es des Aufsuchens von Hinterbliebenen, was praktisch oft nicht möglich ist. Auch im Fall lebender Personen, deren Identität und Berbleib bekannt ist, ist eine ‚Ermüdung' und eine damit einhergehende sinkende Antwortbereitschaft der Betroffenen (Ploug u. Holm 2015) zu befürchten. Gleichzeitig gefährdet ein nach Datenschutzvorschriften jederzeit möglicher Widerruf der zunächst erteilten Einwilligung durch den Patienten eine weitere Verwendung der Ergebnisse der Datenverarbeitung.

Soweit daher von einem „Kontrollverlust" der Betroffenen gesprochen wird (Kaye 2012), ließe sich diese Einschätzung ebenso auf die beteiligten Mediziner erstrecken, deren Datenverwendung auf eine unsichere Grundlage gestellt wird.

Rechte des Betroffenen

Den von der Datenverarbeitung Betroffenen stehen umfangreiche Rechte zu. Sie haben in Europa – und zunehmend auch in anderen Jurisdiktionen – ein Recht auf Zugang und Auskunft, Berichtigung und Löschung (sog. Recht auf Vergessenwerden) sowie Rechte auf Datenübertragbarkeit, d.h. auf Bereitstellung von Daten in einer Weise, die eine Übermittlung an einen anderen Datenverarbeiter ermöglicht. Ferner können betroffene Personen in Europa und auch den USA jederzeit eine erteilte Einwilligung widerrufen und so einer zunächst rechtmäßigen Datenverarbeitung die Grundlage entziehen.

Patientengeheimnis

Neben datenschutzrechtlichen Vorschriften sind Mediziner auch durch ärztliches

Standesrecht zur Wahrung des Patientengeheimnisses verpflichtet. Die jeweiligen Berufsordnungen der Bundesländer verpflichten in Umsetzung des Hippokratischen Eides bzw. des moderneren Genfer Gelöbnisses zur Verschwiegenheit über im Rahmen der ärztlichen Tätigkeit erlangtes Wissen. Die Vorschrift des § 203 Abs. 1 Strafgesetzbuch stellt zudem die Verletzung von Privatgeheimnissen durch Angehörige medizinischer Berufe unter Strafe.

Der Schutzzweck dieser Regelungen erfasst zweierlei Aspekte: Zum einen dienen sie – ähnlich der datenschutzrechtlichen Vorschriften – dem Interesse des Einzelnen an der Geheimhaltung bestimmter (gesundheitsrelevanter) Tatsachen als Ausprägung des Rechts auf informationelle Selbstbestimmung. Zum anderen beruht die ärztliche Schweigepflicht aber auch auf Interessen des Gemeinwohls.

> Die Verpflichtung zur Verschwiegenheit dient dazu, das allgemeine Vertrauen im Arzt-Patienten-Verhältnis zu stärken, um so die Funktionsfähigkeit des Gesundheitssystems zu schützen.

Risiken der Datenverarbeitung für Patienten, Forscher und Ärzte

Patienten, Forscher und Ärzte sehen sich mit der zunehmenden Erhebung und Speicherung solcher Daten neuen Risiken ausgesetzt. Die Erfassung und Zugänglichmachung von Gesundheitsdaten kann zu einer Stigmatisierung der Beteiligten führen: Patienten mit ansteckenden Krankheiten wie HIV oder tabuisierten Erkrankungen wie einer Depression können bei Aufdeckung ihrer Krankheit gesellschaftliche Ausgrenzung erfahren. Dass eine solche Aufdeckung kein böswilliges Handeln voraussetzt, zeigt der Fall des amerikanischen Pharmaunternehmens Eli Lilly aus dem Jahr 2001. Das Unternehmen, der Hersteller eines bekannten Medikaments zur Behandlung von Depressionen, führte einen E-Mail-Benachrichtigungsdienst an Patienten, der an die Einnahme und Nachbestellung des Medikaments per E-Mail erinnern sollte. In einer dieser E-Mails waren in der Adresszeile die E-Mail-Adressen sämtlicher Abonnenten des Dienstes und damit von Beziehern des Depressionsmedikaments sichtbar, was die US-Behörden zu einem Einschreiten und das Unternehmen zur Einführung zusätzlicher Sicherheitsprotokolle in Bezug auf sensible Daten veranlasste.

Behandelnde Ärzte können durch die Einsichtnahme der Öffentlichkeit in „schlechte" Statistiken ebenso einen Reputationsschaden erleiden wie Forscher durch „falsche" Forschungsergebnisse. So kann die aus dem Behandlungskontext gelöste Bereitstellung von Daten auf Bewertungsportalen im Internet oder die statistische Aufarbeitung von Behandlungsinformationen zu fehlerhafter öffentlicher Wahrnehmung führen. Auf der Hand liegt dies im Falle gezielter Reputationsschädigung. Es ist aber ebenso vorstellbar bei der Wiedergabe von auf Datenebene zutreffenden Informationen. Konkret könnte eine ermittelte hohe Mortalitätsrate unter den Patienten eines Mediziners als Hinweis auf eine Häufung von Behandlungsfehlern gelesen werden, die stattdessen Beleg für eine Konzentration der Behandlungspraxis auf schwere, mit erhöhter Sterblichkeit verbundene Krankheiten ist. Eine solche „falsche" Transparenz kann erhebliche negative Folgen für die beteiligten Personen hervorrufen. So lehnen auch heute schon manche Einrichtungen die Behandlung von „Risikopatienten" ab, da diese „die Statistik gefährden". Hieraus wiederum resultiert ein unmittelbares Risiko für die Patienten.

Auch begründet die Verfügbarkeit und Aufdeckung von Gesundheitsinformationen Diskriminierungsrisiken (Berkman et al. 2016). Versicherungen könnten auf Grundlage erhobener Gesundheitsdaten einzelne Kunden mit erhöhten Tarifen für Kranken-, Lebens- oder Berufsunfähigkeitsversicherungen belasten (Thorogood et al. 2014). Arbeitgeber könnten entsprechende Informationen zum Anlass nehmen, ihre Arbeitnehmer einer Leistungskontrolle zu unterziehen oder bei Bewerbern von einer Einstellung ganz Abstand zu nehmen.

Patienten sehen sich mit unerwünschtem Wissen über den eigenen Gesundheitszustand durch die Aufdeckung von genetischen Risiken oder vorhandenen Erkrankungen konfrontiert, die ihre Lebensplanung auf den Kopf stellen können. Die zur Datenverarbeitung notwendige Niederlegung von Gesundheitsinformationen macht diese auch angreifbar für kriminelle Aktivität. Unbefugte können sich Zugriff zu bei Krankenkassen, Ärzten oder Forschungseinrichtungen gespeicherten Daten verschaffen und die so „erbeuteten" Informationen zum Schaden der Betroffenen einsetzen. Patienten könnten mit dem Wissen über eine ‚anrüchige' Erkrankung erpresst werden, wie geschehen im Fall des Hollywood-Schauspielers Charlie Sheen, dem mit der Bekanntmachung einer über Jahre geheim gehaltenen HIV-Infektion gedroht wurde, bis er seine Erkrankung in einem TV-Interview öffentlich machte. Die Kenntnis von Gesundheitsinformationen kann in den Händen Unbefugter Grundlage für Identitätsdiebstahl oder betrügerische Angebote wie vermeintliche Wunderheilmittel oder schlicht gefälschte Medikamente sein, die aus der erhöhten Verletzlichkeit eines ernsthaft Erkrankten Kapital zu schlagen versuchen.

Nach bisheriger Praxis konnten die erhobenen Gesundheitsdaten zum Schutz der Betroffenen abgestuften Maßnahmen der De-Identifikation unterzogen werden, um im Falle eines unbefugten Zugriffs die Identität der Betroffenen nicht preiszugeben. Diese Möglichkeit ist durch die technische Entwicklung mit zunehmender Unsicherheit behaftet.

Vertrauensschutz und Gesundheitsdaten

Medizinische Behandlung und medizinische Forschung verlangen gleichermaßen grundsätzlich die Offenlegung oder Zugänglichmachung sensibler Informationen über den eigenen Gesundheitszustand und die Lebensgewohnheiten durch den Patienten. Angesichts der Risiken, die einer Verarbeitung von Gesundheitsdaten innewohnen, setzt dessen Bereitschaft hierzu – und damit zu einer erfolgversprechenden Behandlung – ein Vertrauen des Patienten in die Akteure des Gesundheitssystems wie Ärzte, Krankenhäuser, Krankenkassen und Forschungseinrichtungen voraus. Der Schutz dieses Vertrauens ist gemeinsamer Grundgedanke der Vorschriften des Datenschutzrechts und der Regelungen des Patientengeheimnisses.

Bei der Verarbeitung von Gesundheitsdaten vertraut der Patient auf Geheimhaltung, Sicherheit und Richtigkeit der preisgegebenen Informationen.

Daneben gewinnen auch die mit der Datenverarbeitung verfolgten Ziele an Bedeutung. Dabei ist der Begriff des Vertrauens aber kein einseitiger. Auch der Mediziner vertraut gerade im Rahmen einer Datenverarbeitung zu oftmals mit erheblichem Entwicklungsaufwand betriebenen Forschungsprojekten auf die Richtigkeit der Daten und deren gesicherte Verwendung, die beispielsweise durch Widerruf der Einwilligung zur Datenverarbeitung gefährdet wäre.

Die beschriebene Bedeutung des Vertrauens in der Medizin gibt Anlass zu einer genaueren Betrachtung des Vertrauensbegriffs. Aus rechtsphilosophischer Sicht sind zwei Vertrauensbegriffe zu unterscheiden (Woolley 2017): Vertrauen bzgl. bestimmter Handlungen („act-trustworthiness") und Vertrauen bzgl. bestimmter Personen („character-trustworthiness"). Im ersten Fall entsteht Vertrauen dadurch, dass die vorzunehmende Handlung im Interesse des Handelnden liegt. Vertrauen besteht solange, wie sich die Interessen von Betroffenem und Handelndem decken. Im letzteren Fall entsteht Vertrauen hingegen durch eine entsprechende Haltung, durch Überzeugungen und Verhaltensregeln des Handelnden, die für den Betroffenen erkennbar sind.

Diese Unterscheidung kann die unterschiedliche Wahrnehmung von Vertrauen in den Fällen der medizinischen Behandlung (der Patient sucht einen niedergelassenen Arzt zur Behandlung aufgrund festgestellter Beschwerden auf) einerseits und medizinischer Forschung (ein Krebspatient nimmt an einer klinischen Studie zur Entwicklung eines neuen Medikaments teil) andererseits erklären. Im Verhältnis zum behandelnden Arzt kann der Patient zumeist Ausmaß und Anlass einer Erhebung seiner Daten absehen. Im Wissen um die bestehende berufsethische Verpflichtung zu einem Handeln im Interesse des Patienten und der berufsrechtlichen und strafrechtlich abgesicherten Verpflichtung zur Verschwiegenheit kann der Patient von einem Datengebrauch im eigenen Interesse ausgehen. Vertrauen entsteht sowohl in die Bezug auf Handlung als auch die Person des Handelnden.

Im Falle einer klinischen Studie ist die Sachlage für den Patienten nicht in vergleichbarer Weise erkennbar. Mangels Einblick und Fachwissen ist für den Patienten eine Kenntnis von den im Rahmen der Datenverarbeitung vorgenommenen Handlungen nicht möglich; ein Umstand, der im Kontext von verzweigten und internationalen Big Data-Anwendungen noch verstärkt wird (Woolley 2017). Ohne Einblick in die einzelnen Handlungen kann der Patient nicht feststellen, ob die beiderseitigen Interessenlagen übereinstimmten. Ein Vertrauen in die Datenverarbeitung kann somit nur hinsichtlich der Person des Handelnden entstehen. Ohne dieses Vertrauen kann sich in der Wahrnehmung des die Annahme entwickeln, dass z.B. aus wirtschaftlicher Motivation eine Datenverarbeitung nicht in seinem Interesse erfolgt oder entgegen seinem Interesse unterbleibt. Gewinnt der Patient im Fall kommerzieller Forschung den Eindruck einer Verarbeitung der eigenen Daten zum finanziellen Nutzen eines anderen, kann sich sogar ein Gefühl der „Ausnutzung" einstellen. Die Berücksichtigung dieser Wahrnehmung und die Begründung von Vertrauen in die datenverarbeitende Stelle werden bei der Entwicklung von Lösungsansätzen zu berücksichtigen sein. Dieser Vertrauensvorschuss im Rahmen einer Studie bezieht sich jedoch nicht nur auf den Patienten. Auch der beteiligte Studienarzt hat in der Regel keinen Zugriff auf den Gesamtdatensatz und muss auf einen korrekten Prozess der Datenverarbeitung vertrauen. Auch muss er sich mangels eigener Möglichkeit, die Gefahren einer Studie zu kontrollieren, darauf verlassen, dass die einzelnen Institutionen (wie Sicherheitsausschüsse und Datenschutzbeauftragte) funktionieren und unabhängig von den wirtschaftlichen Interessen des Sponsors sind.

Risiken des Datenschutzes für die Zukunft der Medizin

Die beschriebenen Risiken der Verarbeitung von Daten dürfen nicht den Blick darauf verstellen, dass die geltenden Datenschutzregeln ihrerseits erhebliche Risiken für die Zukunft der Medizin und damit für die Gesundheit der Patienten mit sich bringen, indem sie die Datenverarbeitung zugunsten der Menschen erheblich erschweren kann.

Gesteigerter Datenbedarf in der Medizin

Die heutige Medizin braucht unabhängig davon, ob es sich um Fragen der Behandlung, Prävention oder medizinischen Forschung handelt, mehr Daten. Zum Beispiel können Ärzte durch die Erfassung zusätzlicher Vitaldaten die Wirkung einer verabreichten Medikation besser überwachen und im Falle von Unverträglichkeiten schneller handeln. Ein verbesserter Datenaustausch kann dem Mediziner einen erweiterten Fundus an bekannten Fällen zur Verfügung stellen, die zum Abgleich mit der Situation des Patienten genutzt werden können.

Der Einsatz von Datenverarbeitung kommt dabei dem Patienten zugute: Röntgenbilder, die in einer elektronischen Gesundheitsakte hinterlegt sind und so ohne großen Aufwand von Arzt zu Arzt weitergereicht werden können, liegen bei einem Arztwechsel bereits vor und müssen nicht erneut angefertigt werden. Behandelnde Ärzte können sich durch den Zugang zur gesamten Krankengeschichte eines Patienten ein besseres Bild von der Lage machen und ihre Behandlung auf die jeweiligen individuellen Bedürfnisse abstimmen. Dies zeigt sich insbesondere in den nordischen Ländern Europas. Ein gutes Beispiel dafür, was in einem solchen Zusammenhang möglich ist, stellt das SCAAR-Register dar (Lagerqvist et al. 2007), das alle Patienten Schwedens, bei denen Koronarinterventionen durchgeführt werden, einschließt. Ein solches Register gibt es in Deutschland beispielsweise nicht, möglicherweise aufgrund höherer Sensibilität und Skepsis bzgl. automatisierter Datenverarbeitung sowie restriktiverer Anwendung von Datenschutzgesetzen.

In der Forschung können durch Big Data-Anwendungen zuvor nicht in Zusammenhang gebrachte Datensätze kombiniert und verknüpft werden. Eine gesteigerte Menge und Qualität von Gesundheitsdaten erhöht die dahingehenden Erfolgschancen und kann bisher unbekannte Zusammenhänge aufdecken und so zu einem verbesserten Verständnis von Krankheitsursachen und Therapiechancen beitragen. Auch können so seltene, aber relevante Nebenwirkungen von Medikamenten oder Therapien rascher erkannt werden. Werden Daten über medizinische Behandlungen erfasst, macht dies die Behandlungsvorgänge zum Wohle der Patienten transparenter. Fehler können leichter aufgedeckt oder ganz vermieden werden. Unter wirtschaftlichen Gesichtspunkten kann eine erhöhte Datenerfassung und verbesserte Verarbeitung zu einer gesteigerten Effizienz und damit Kostenersparnissen in den weltweit unter Kostensteigerungen leidenden Gesundheitssystemen führen und so Beitragszahler und öffentliche Kassen entlasten.

Das Datenschutzrecht läuft Gefahr, diese Entwicklungen durch Erfordernisse informierter, freiwilliger, spezifischer und ausdrücklicher Einwilligung und in Europa zusätzlich durch das generelle Verbot der Verarbeitung personenbezogener Daten, das Datensparsamkeitsgebot, die Pflicht zur Löschung nicht mehr akut benötigter Daten und die aus diesen Ver- und Geboten folgende Notwendigkeit strenger Zweckbindung zu behindern.

Verhinderung der Gefahrenabwehr
Die Verarbeitung von Daten kann auch zur Abwehr von Gefahren eingesetzt werden. Bereits heute dienen Big Data-Anwendungen der öffentlichen Gesundheit. Die US-amerikanische CDC (Centers for Disease Control and Prevention) verfolgt eine Strategie zur verbesserten Datenverarbeitung und Zusammenführung von Daten über mit Drogenmissbrauch im Zusammenhang stehende Todesfälle zur Eindämmung und Überwachung der grassierenden Opioid-Epidemie (CDC 2018). Gesundheitsbehörden nutzen weltweit beispielsweise Mobilfunkdaten, um Bevölkerungsströme im Zuge von Epidemien oder Naturkatastrophen abzubilden und so eine mögliche Verbreitung von Krankheiten vorherzusehen und eigene Ressourcen mit größtmöglichem Nutzen einzusetzen (BBC 2014).

Auf einer individuelleren Ebene können Mediziner nach geltendem Recht verpflichtet sein, Informationen über den Gesundheitszustand eines Einzelnen zurückzuhalten, auch wenn ihre medizinische Einschätzung eine Gefährdung anderer Personen begründet. Deutlich wird dies im Fall des Piloten, der im Jahr 2015 ein Verkehrsflugzeug mit 150 Insassen in Selbstmordabsicht in einen Berg der französischen Alpen lenkte (ZEIT-ONLINE 2015). Der Pilot hatte sich zuvor in medizinischer Behandlung verschiedener Ärzte befunden und war zum Tag des Absturzes wegen psychischer Probleme krankgeschrieben. Diese Umstände hatte der Pilot vor seinem Arbeitgeber geheim gehalten. Ein Zugriff auf die Gesundheitsakten war der Fluggesellschaft und den Behörden durch datenschutzrechtliche Vorschriften und das Patientengeheimnis verstellt; eine im Falle einer Notstandslage nach § 34 StGB zulässige Meldung durch die behandelnden Ärzte und damit eine Durchbrechung der Schweigepflicht erfolgte ebenfalls nicht, was möglicherweise einer Verunsicherung über die richtige Handhabung der rechtlichen Vorschriften geschuldet sein mag.

Erwähnenswert ist in diesem Zusammenhang auch, dass viele Piloten zwei Ärzte haben – einen Arzt, dem sie alle Probleme berichten, der aber nicht weiß, dass es sich um einen Piloten handelt und einen weiteren Arzt, der in die eigentliche Behandlung nicht involviert ist, der sie aber flugtauglich schreibt. Beide Ärzte wissen nichts voneinander und dürfen im Rahmen des europäischen Datenschutzrechts auch keine eigenständigen Nachforschungen anstellen oder Informationen untereinander austauschen.

Eine Warnung von Angehörigen oder öffentlichen Stellen ist Ärzten auch im Fall der Feststellung einer ansteckenden Krankheit bei einem Patienten nicht ohne weiteres möglich, wenn sich der Patient entscheidet, seine Erkrankung geheim zu halten und z.B. durch eine HIV-Infektion andere Personen gefährdet.

Die bisherige rechtliche Diskussion drehte sich auch um den Schutz eines Rechts auf Nichtwissen des Patienten in Bezug auf Gesundheitsrisiken in der eigenen genetischen Veranlagung. Dieses Recht des Patienten wird beispielsweise im Fall der Aufdeckung eines genetischen Risikos einer Erkrankung oder anderer Gesundheitsrisiken im Zuge einer klinischen Studie relevant und kann einer Erhebung von entsprechenden Informationen entgegenstehen (Berkman et al. 2016).

Versteht man Datenschutz aber als selbstbestimmten Umgang mit den die eigene Person betreffenden Daten, liegt es ebenso nahe, von einem „Recht auf Wissen" des Patienten auszugehen (Schaefer u. Savulescu 2018). Denn die mit der Vorenthaltung von erlangten Gesundheitsinformationen einhergehende Ablehnung einer medizinisch angezeigten Reaktion stellt, wie die Entscheidung über die anfängliche Informationserhebung, einen Umgang mit persönlichen Daten dar, die dem Einzelnen obliegt. Der behandelnde Arzt wird in derartigen Konstellationen zudem in eine Konfliktlage gebracht. Er hat das Recht des Patienten auf Nichtwissen zu achten, während er berufsethisch zu einem Handeln zum Wohle des Patienten verpflichtet ist.

In diesen Fällen vernachlässigt eine allein auf den Einzelnen abstellende Einwilligungslösung im Datenschutzrecht eine effiziente Gefahrenabwehr. Gute Gründe sprechen dafür, Gesichtspunkte des öffentlichen Interesses und des Gemeinwohls stärker in den Vordergrund zu rücken. Eine solche Betrachtung wird auch durch die zunehmende Einbeziehung genetischer Informationen nahegelegt, denn der Informationsgehalt von genetischen Daten ist naturgemäß nicht auf den Einzelnen beschränkt, sondern berührt sensible Datenschutzbelange vergangener und künftiger Generationen entlang der Familienlinie. Betrifft aber die Zugänglichmachung oder Offenlegung der genetischen Information nicht mehr nur Einzel-, sondern auch Gruppeninteressen, seien es die genetisch ähnlich veranlagten Familienmitglieder oder aber Dritter mit gleicher oder ähnlicher genetischer Veranlagung mit medizinischer Indikation, ist eine Konzentration auf Einzelinteressen schwerer zu rechtfertigen.

Lösungsansätze

Die dargestellten Entwicklungen in der Medizin sollten Anlass geben, den Datenschutz im Bereich der Medizin des 21. Jahrhunderts neu auszurichten. Damit die rechtlichen Strukturen den Wandel zu einer datenbasierten präventiven Medizin nachvollziehen können, ist ein Umdenken geboten. Die folgenden Thesen sollen hierzu Denkanstöße liefern.

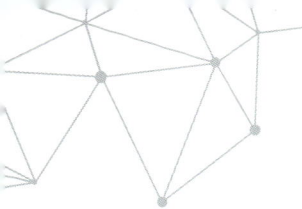

Datenverarbeitung selbst schadet Patienten nicht

Zunächst sollte das generelle Verbot der Verarbeitung personenbezogener Daten im europäischen Datenschutzrecht im Bereich der Medizin aufgehoben oder zumindest stark qualifiziert werden. Verfolgt man die Diskussion über die Rolle des Datenschutzes in der Medizin, kann der Eindruck entstehen, die Verarbeitung von Gesundheitsdaten an sich beschwöre Gefahren für den Einzelnen herauf. Das ist aber nicht der Fall.

> Diskriminierung, Stigmatisierung und der Missbrauch von Gesundheitsdaten werden durch unerwünschte Verwendungen von Daten hervorgerufen und nicht durch Datenerhebung oder die meisten anderen Formen von Datenverarbeitung an sich.

Zwar trifft es zu, dass einige Gefahren durch Datenerhebung erst ermöglicht werden. Die Datenerhebung ist aber nicht der eigentliche Verursacher z.B. von Diskriminierung. Sie kann im Gegenteil sogar bei deren Bekämpfung helfen (indem Diskriminierung systematisch erfasst und analysiert wird).

Mithin sind die regelmäßig beschworenen Gründe strikter Datenregulierung allenfalls mittelbare Folgen bestimmter Missbräuche der Datenverarbeitung. Selbst ein unberechtigter Zugriff auf Daten schadet den Betroffenen noch nicht unmittelbar. Gefahren entstehen erst durch unabhängige Handlungen (diskriminierende Geschäftspraktiken, betrügerischer Gebrauch von Gesundheitsdaten), die der Datenverarbeitung nachfolgen und die es – gesondert und gezielt – zu bekämpfen gilt. Die Datenerhebung an sich muss nicht zu Nachteilen für Patienten führen. Das durch übermäßig restriktive Datenschutzmaßnahmen verursachte Unterlassen der Datenverarbeitung wird einem Patienten in der Regel aber sehr wohl schaden, weil dadurch eine präzisere, persönlichere und modernere Behandlung verhindert wird. Gesetzlich vorgeschriebene Datensparsamkeit ist im medizinischen Bereich gesundheitsschädlich (s. Abschnitt „Risiken der Datenverarbeitung").

Daher sollte im Bereich des Gesundheitsdatenschutzes das allgemeine Verbot der Verarbeitung personenbezogener Daten durch differenzierte, gefahrspezifische Regelungen ersetzt werden und zudem sollten die eigentlich gefährdenden und unerwünschten Verhaltensweisen verboten oder reguliert (wie z.B. Betrug, Erpressung und bestimmte Formen von Diskriminierung) bzw. bestehende Verbote effektiver durchgesetzt werden.

Kein Eigentum an Patientendaten

Ein falscher Weg wäre es hingegen, Patienten Eigentumsrechte an den sie betreffenden (Gesundheits-)Daten einzuräumen. Nach diesem gesetzgeberisch nunmehr scheinbar angestrebten Konzept (FAZ 2018) eines ‚Dateneigentums' sollen Patienten über eigene Daten verfügen, indem sie Verträge schließen oder Rechte abtreten. Gegen diese Idee sprechen im Allgemeinen schon gewichtige verfassungsrechtliche und rechtspolitische Gründe (Determann 2018). Im Bereich der Daten und Informationen gibt es aus gutem Grund keine Eigentumsrechte; Informationen sind frei.

Das Datenschutzrecht zielt auf eine Kontrolle des tatsächlichen Zugriffs auf persönliche Informationen und verfügt – im Gegensatz zu Eigentumsrechten – weder über eine Anreiz- noch eine Investitionsschutzfunktion. Daten „gehören" Patienten allein dergestalt, dass sie über den Zugriff auf diese bestimmen können. Die Einführung von Daten als Wirtschaftsgüter und eine damit eintretende Kommerzialisierung und Loslösung der Informationen von der Person (Eigentum wird übertragen, eine Einwilligung kann widerrufen werden) kann gerade im Gesundheitswesen nicht gewünscht sein. Das Ziel einer Verfügungsgewalt des Einzelnen über seine Daten wird bereits durch das Datenschutzrecht gewährleistet und sollte allenfalls vertraglichen Zugriffsregelungen im Wege der Einwilligung unterliegen (Determann 2018). Im Übrigen läuft dieser Reformvorschlag ebenfalls auf eine Informationsüberflutung und/oder Überforderung des Patienten hinaus, da hier anstelle der Einwilligung eine unterschiedlich geartete ‚Transaktion' im Hinblick auf die Daten erfolgen müsste, für die es im geltenden Recht zudem keine Strukturen gibt.

Datensicherheit in den Fokus rücken

Mittelbaren Auswirkungen der Datenverarbeitung lässt sich vor allem durch eine Verbesserung der Datensicherheit begegnen. Gesundheitsdaten müssen so gespeichert und übermittelt werden, dass ein unbefugter Zugriff durch Dritte ebenso verhindert wird wie ein Verlust der Daten. Medizinern kann nur geraten werden, das Thema der IT-Sicherheit in den Fokus zu nehmen und eigene Datenverarbeitungssysteme abzusichern und regelmäßigen Kontrollen zu unterwerfen. Für datenverarbeitende Stellen, zu denen Mediziner ausnahmslos zählen dürften, ergibt sich eine gesetzliche Verpflichtung hierzu bereits aus Art. 32 DS-GVO (konkretisiert durch § 22 Bundesdatenschutzgesetz), der ein „dem Risiko angemessenes Schutzniveau" vorschreibt. Somit sind Arztpraxen, Krankenhäuser (für größere Krankenhäuser gilt seit 2015 als „kritische Infrastruktur" zudem das IT-Sicherheitsgesetz, das zu Maßnahmen nach dem Stand der Technik unter staatlicher Aufsicht verpflichtet) und Forschungseinrichtungen gleichermaßen betroffen.

Die Einrichtung und Erhaltung einer sicheren Datenumgebung erfordert von datenverarbeitenden Medizinern technische und organisatorische Maßnahmen wie interne Zugriffsprotokolle oder Schulungsmaßnahmen für das Personal, die mit erheblichem Aufwand zeitlicher und finanzieller Art verbunden sein können. Auch wird sich der Mediziner zu deren Erfüllung oftmals gerade auf dem Gebiet der Informationstechnologie der Hilfe Dritter mit entsprechender Expertise bedienen müssen, auch wenn dieses (notwendige) Outsourcing erhöhte Risiken eines unbefugten Zugriffs auf Gesundheitsdaten bewirken kann. In technischer Hinsicht sollte die Erkenntnis, dass eine vollständige Anonymisierung von Daten praktisch schwer zu erreichen ist, nicht davon abhalten, Daten zu verschlüsseln. Methoden wie eine doppelte Kodierung von Daten unter Lagerung des verbindenden ‚Schlüssels' bei einer unabhängigen vertrauenswürdigen Zwischenperson (Thorogood et al. 2014) schützen neben der Privatsphäre auch und jedenfalls vor unberechtigtem Zugriff. Die in der Medizin der Zukunft notwendige erweiterte Datenverarbeitung erfordert die Beschäftigung mit der Frage der Datensicherheit. Dies kostet jedoch Geld, das aktuell im Gesundheitssystem nicht zur Verfügung steht. Hier könnten streng zweckgebundene zusätzliche Mittel helfen.

Hierbei ist wiederum zu berücksichtigen, dass effektive Datensicherheit in der Regel zusätzliche Datenverarbeitung erfordert, um Sicherheitsverstöße und Verursacher zu erkennen, zu melden und zu bekämpfen, um Nachforschungen im Falle von Datenpannen zu ermöglichen und um Künstliche Intelligenz zu trainieren. Dies ist ein weiterer Grund, Datenerhebungsverbote im europäischen Datenschutzrecht zu lockern und Sparsamkeits- und Löschungsgebote zu relativieren oder abzuschaffen, zugunsten verbesserter Datensicherheit.

Allgemeine Elektronische Gesundheitsakte und Einwilligungen einführen

Um Gesundheitsdaten effektiv zu nutzen, bietet sich die Einrichtung einer persönlichen allgemeinen Patientenakte an, die unabhängig von einer bestimmten Institution geführt wird. Vorbild könnten hier die skandinavischen Länder sein, die derartige Systeme bereits etabliert haben. Schwedische Patienten können beispielsweise nach Einrichtung eines entsprechenden

Benutzerkontos online auf ihre kompletten Gesundheitsakten zugreifen (Armstrong 2017). Damit verbunden werden könnte ein Recht – oder ggf. eine Pflicht – des Einzelnen, über die Verwendung und Bereitstellung der eigenen Gesundheitsdaten zu entscheiden (Ploug u. Holm 2015). Dem Einzelnen stünde so eine autonome Entscheidung zu, die sich von einer Totalverweigerung über eine nach Themen und Inhalten abgestufte Einwilligung bis hin zu einer weit gefassten Einwilligung erstrecken könnte. Diese könnte der Patient einmal überlegt und allgemein für alle erteilen, denen der Patient anschließend Zugriff auf die Patientenakte gewährt, statt sich wiederholt mit Dutzenden von Einwilligungsformularen verschiedener Institutionen auseinandersetzen zu müssen.

Ebenfalls zu treffen wäre eine Entscheidung über den Umgang mit Ergebnissen der Verarbeitung von Daten aus medizinisch indizierten Handlungen, die das Recht des Patienten auf Nichtwissen achtet, sowie über den Umgang mit möglichen Sekundärnutzungen (Thorogood et al. 2014).

Erwägenswert erscheint in bestimmten Kontexten, insbesondere im Bereich der öffentlichen Gesundheit, auch der Vorschlag einer Teilnahmepflicht (Mittelstadt et al. 2018). Diese Pflicht beruht auf dem Gedanken, dass Patienten zu verbesserten medizinischen Erkenntnissen beitragen, die im Gegenzug zu einer verbesserten Gesundheitsversorgung führen, deren unmittelbare Nutznießer sie selbst sind. Insbesondere bei epidemiologischen Forschungsvorhaben zur Eindämmung und Überwachung von Krankheiten ließe sich eine solche Pflicht auf Argumente der Solidarität, der Verhinderung eines „Trittbrettfahrens" und nicht zuletzt des Eigeninteresses des Einzelnen stützen.

Dabei kann die Einwilligung zur Führung einer solchen Akte, deren Einführung in Deutschland bereits angestrebt wird (FAZ 2018), in Konflikt mit dem geltenden datenschutzrechtlichen Zweckbindungsgrundsatz treten, sodass hier Handlungsbedarf besteht. Dies mag dazu beitragen, dass die Einführung der elektronischen Patientenakte seit Jahren keinen relevanten Fortschritt macht.

Anforderungen an freiwillige Einwilligung flexibler handhaben

Damit Patienten nicht das Gefühl bekommen, ein unpersönlicher Anwendungsfall oder Objekt der Medizin zu sein, sollte eine freiwillige Entscheidung des Betroffenen bzgl. der Datenverarbeitung so oft wie möglich vorgesehen werden. Allerdings muss eine solche Entscheidung nicht wie bisher in Form einer differenziert erklärten Einwilligung aufgrund einer ausführlichen Belehrung dokumentiert werden, sondern könnte auch in standardisierter Kurzform erfolgen, wie z.B. bei der Zugriffsvermittlung auf eine allgemeine Gesundheits- oder Patientenakte. Ebenso könnten für komplexe Sachveralte Sonderregelungen geschaffen werden, wie z.B. die in der DS-GVO für Forschungszwecke angelegte Einführung einer Schrankenregelung (Mostert et al. 2016), welche die Datenverarbeitung zu bestimmten medizinischen Zwecken freistellt. Nach geltendem Recht wäre eine derartige Regelung allerdings nur auf Ebene der EU-Mitgliedsstaaten möglich, was eine Rechtszersplitterung befürchten lässt, die eine international betriebene Forschung behindern würde.

Was medizinische Forschung betrifft, sollten unter bestimmten Umständen vergleichsweise weit formulierte Einwilligungserklärungen regelmäßig anerkannt werden, die derzeit bei datenschutzrechtlicher Betrachtung mit Unsicherheit behaftet sind. Die gleiche Problematik gilt für die medizinische Versorgung in Fällen der Einbeziehung von Algorithmen oder datenaggregierender Apps, die einen Datenabgleich zur Abklärung oder Vorbeugung eines gerade unbekannten medizinischen Zustandes vornehmen.

Vor diesem Hintergrund werden unter Begriffen des „broad consent", „open consent" oder eines „dynamic consent" (Steinsbekk et al. 2013) neue Einwilligungsmodelle diskutiert.

Es wird teilweise vorgeschlagen, jede neue Nutzung und jeden neuen Zugriff auf Gesundheitsdaten durch den Patienten einzeln autorisieren zu lassen, um so dem Gefühl eines Kontrollverlusts durch den Patienten entgegenzuwirken. Um eine ‚Erschöpfung' des Patienten durch Überinformation oder eine Unmöglichkeit der Autorisierung durch verstorbene Patienten zu verhindern, müsste aber der Entscheidungsprozess standardisiert und vereinfacht und hierzu z.B. eine allgemeine Einwilligung zu Beginn der Datenverwendung ohne explizite Rückkopplung und Re-Autorisierung im Interesse von Medizinern und Patienten vorgesehen werden.

Eine erleichterte Nutzung von Gesundheitsdaten zu Forschungszwecken erfordert auch eine flexiblere Handhabung der Einwilligung der Studienteilnehmer. Weder der medizinischen Praxis noch den einzelnen Patienten ist mit langen, hochkomplexen Einwilligungsformularen gedient, die schwerlich jeden vorstellbaren Einzelfall abdecken können. Der geltenden Rechtslage ist die Einräumung einer ‚weiten Einwilligung' noch fremd, sodass gerade im europäischen Datenschutzrecht Gesetzesänderungen nötig sind. Eine „bereichsspezifische Einwilligung", d.h. vom Normalfall der fallspezifischen Einwilligung abweichend und auf bestimmte Bereiche der Medizin (Überwachung von Gesundheitsdaten allgemein, Behandlung von X, Forschung von Y) beschränkt, würde die Datenverarbeitung zu medizinischen Zwecken erleichtern. Ihre Einführung sollte für bestimmte, besonders vertrauenswürdige Einrichtungen, besonders nützliche Verwendungszwecke oder relativ ungefährliche Datensätze erwogen werden.

Vertrauenswürdigkeit durch Zertifizierung steigern

Während Patienten einer Datenverarbeitung wie dem Anlegen einer Patientenakte im Rahmen eines Arztbesuchs Vertrauen entgegenbringen, fällt dies bei ‚im Verborgenen', d.h. ohne direkte Interaktion mit dem Patienten, betriebener Datenverarbeitung schwerer. Ist der Umgang mit den eigenen Daten für den Patienten nicht im Einzelnen erkennbar, muss der Patient Vertrauen in die datenverarbeitende Einrichtung aufbringen. Eine Vertrauensbasis für die medizinische Datenverarbeitung kann sich aus den Regularien des Projekts und insbesondere der Umgebung der Datenverarbeitung ergeben. Die Beurteilung dieser Faktoren durch den Betroffenen verlangt dabei ein ausreichendes Maß an Transparenz in die Strukturen.

Möglich wäre es daher, die Verarbeitung von Gesundheitsdaten in Netzwerke aus staatlich (z.B. durch Datenschutzbehörden) zertifizierten vertrauenswürdigen Akteuren des Gesundheitssystems wie Ärzten, Krankenhäusern, Krankenkassen und Forschungsinstitutionen zu verlagern. Im Gegenzug für eine Zertifizierung könnten die beteiligten Institutionen von einem Absenken einzelner datenschutzrechtlicher Anforderungen an die Einwilligungserklärung profitieren. Vor Bereitstellung seiner Gesundheitsdaten wäre von dem Patienten eine bereichsspezifische, d.h. auf bestimmte Forschungsprojekte oder Bereiche der Medizin beschränkte Einwilligung in eine Datenverarbeitung abzugeben. Der Gedanke einer derartigen Einwilligung ist in Erwägungsgrund 33 der DS-GVO auch in rechtlicher Hinsicht bereits angelegt:

> *„Oftmals kann der Zweck der Verarbeitung personenbezogener Daten für Zwecke der wissenschaftlichen Forschung zum Zeitpunkt der Erhebung der personenbezogenen Daten nicht vollständig angegeben werden. Daher sollte es betroffenen Personen erlaubt sein, ihre Einwilligung für bestimmte Bereiche wissenschaftlicher Forschung zu geben, wenn dies unter Einhaltung der anerkannten ethischen Standards der wissenschaftlichen Forschung geschieht. Die betroffenen Personen sollten Gelegenheit erhalten, ihre Einwilligung nur für bestimmte Forschungsbereiche oder Teile von Forschungsprojekten in dem vom verfolgten Zweck zugelassenen Maße zu erteilen."*

Die Zertifizierung stünde Einrichtungen offen, die eine besondere Integrität nachweisen können und wäre mit regelmäßigen Rechenschaftspflichten und Überprüfungen hinsichtlich der Dokumentation von Zielen und Rahmenbedingungen der Datenverarbeitung im Hinblick auf Zugang, Verwendung und Kontrollmechanismen verbunden. Eine Datenverarbeitung in Widerspruch zu den Bedingungen des Netzwerks unterläge einem Entzug der Lizenz sowie zivil- und strafrechtlicher Verfolgung, um eine Einhaltung der Regeln über die Datenverarbeitung zu sichern und das Vertrauen der Patienten zu stärken (Mittelstadt u. Floridi 2016).

Im Falle international operierender Netzwerke, die eine Datenübertragung über Landesgrenzen hinweg erforderlich machen, bieten sich zwei Wege. So ließe sich das Netzwerk ähnlich dem europäischen Modell verbindlicher Verhaltensregeln gestalten, die eine Datenübermittlung innerhalb einer Unternehmensgruppe nach Zertifizierung des zugrundeliegenden Regelungswerks durch europäische Datenschutzbehörden gestatten. Alternativ könnten statt einer Übertragung der einzelnen Daten die Analysevorgänge übertragen werden, wie beispielsweise unter dem Titel *DataSHIELD* bereits erprobt (Wallace et al. 2014). Dabei werden die Daten der Teilnehmer einer Studie auf einzelnen Rechnern eines Netzwerkes gespeichert und dort nach einheitlichen Analysevorgängen verarbeitet. Übermittelt werden die Ergebnisse anschließend in aggregierter und anonymisierter Form, sodass eine Identifizierung der einzelnen Teilnehmer nicht möglich ist. Diesem Vorgehen soll dabei mathematisch Gleichwertigkeit mit einem zentralen Zusammenführen und Verarbeiten der Daten zukommen (Wallace et al. 2014).

Einschränkung von Betroffenenrechten bei namenlosen Daten

Die nach geltendem Datenschutzrecht Betroffenen zustehenden Rechte auf Zugang und Löschung können für die medizinische Forschung erheblichen Aufwand verursachen und die Integrität der gespeicherten Daten gefährden. Aus diesem Grund sollten Betroffenenrechte für den Fall einer Forschung mit Gesundheitsdaten, die den Namen des Betroffenen nicht beinhalten, eingeschränkt werden. Ähnlich der Problematik bei der Einwilligung in eine Datenverarbeitung zu medizinischen Zwecken dürfte es in vielen Fällen bereits an den Fachkenntnissen und Einblicken des Patienten in die Datenverarbeitung fehlen und so eine sinnvolle Rechtsausübung ausscheiden.

Ausblick

Die Zukunft der Medizin wird von digitaler Transformation, innovativen Informationstechnologien wie selbstlernenden Algorithmen (Künstliche Intelligenz) und Massendatenauswertung (Big Data), Personalisierung, Präzisierung und automatisierter Datenverarbeitung geprägt. Der Erfolg dieser Transformation hängt in erheblichem Maße von effektivem Datenschutz ab. Ärzte, Krankenversicherungen, Wissenschaftler, Labore, Medizingerätehersteller, Fitnessmessgeräte- und Dienstanbieter, Krankenhausverwaltungen, Gesundheitsbehörden, Technologieunternehmen und andere Verantwortliche müssen Patienten und andere Betroffene hinreichend belehren, deren informationelle Selbstbestimmung respektieren und deren Daten vor unbefugtem Zugriff und Missbrauch schützen. Wenn dies nicht gelingt, könnten Betroffene und staatliche Stellen das Vertrauen in den medizinischen Fortschritt verlieren und digitale Verbesserungen ablehnen und verhindern.

Darüberhinausgehende Anforderungen des europäischen Datenschutzrechts, insbesondere der EU Datenschutz-Grundverordnung, drohen jedoch ebenfalls die Zukunft der Medizin zu behindern. Undifferenzierte Datenerhebungsverbote, ein Recht auf Vergessenwerden, überzogene Anforderungen an Einwilligungserklärungen sowie Datensparsamkeits- und

Löschungsgebote bremsen die Entwicklung. Übertriebener Datenschutz kann gesundheitsschädlich sein.

Rufe nach einer weiteren Verschärfung des Datenschutzes im Gesundheitsbereich sind insbesondere wegen Befürchtungen hinsichtlich vermeintlicher Gefahren von Stigmatisierung im privaten Bereich sowie Diskriminierung am Arbeitsplatz und durch Krankenversicherungen lauter geworden. Dabei hat ein falsch verstandenes Datenschutzrecht das Potenzial, den medizinischen Fortschritt erheblich einzuschränken und Chancen für die Medizin der Zukunft zu verbauen. Es gilt in der Frage des Datenschutzes ein gesundes Maß zu finden. Der Geist der umfangreichen Datenerfassung ist längst aus der Flasche entwichen und kann nicht wieder eingefangen werden. Erkannte Risiken dürfen nicht mehr zu einem reflexartigen Ruf nach mehr Selbstbestimmung und Verboten der Datenerhebung führen. Eine solche Reaktion verkennt die Chancen, die eine Datenverarbeitung und ein verbesserter Datenaustausch für die Medizin bieten und riskiert, Patienten und Mediziner trotz gleichläufiger Interessenlage im Hinblick auf die Erhebung und Sammlung von Gesundheitsdaten zu Gegenspielern zu machen.

Das überkommene, verbotsbetonte europäische Datenschutzrecht mit Datensparsamkeitspflichten basiert auf der Überlegung, dass Daten, die nie erhoben wurden, auch nicht in die falschen Hände geraten und zum Schaden von Menschen verwendet werden können. Ebenso wenig wie aber ein Anstieg in der Zahl der Todesfälle im Straßenverkehr mit dem Verbot der Herstellung von Kraftfahrzeugen bekämpft wird, sind Verbote der Datenverarbeitung ein zielführender Ansatz für Probleme der Datendiskriminierung und des Datenmissbrauchs. Vielmehr bedarf es im Interesse der Datensicherheit und des medizinischen Fortschritts einer verstärkten und verbesserten Erhebung und Verarbeitung von Daten.

Die fortschreitende technische Entwicklung im Bereich der Medizin und der zunehmende Fokus auf den Einzelnen in einer personalisierten Medizin haben einige traditionelle datenschutzrechtliche Grundsätze infrage gestellt. Die zunehmende Möglichkeit einer Re-Identifikation von anonymisierten Gesundheitsdaten und dadurch hervorgerufene Bedenken schwindender Privatsphäre können Anlass sein, die Anonymisierung von Daten statt als Mittel zur „Loslösung" von datenschutzrechtlichen Verpflichtungen als zusätzliche Sicherheitsmaßnahme zu verstehen. Dabei gilt es Wege und Methoden zu finden, den Zusammenhang zwischen den Daten und der betroffenen Person zum Wohle der Allgemeinheit und des Einzelnen sicher zu bewahren, aber nicht aufzulösen. Im Hinblick auf die Einwilligung des Einzelnen in die Verwendung von Gesundheitsdaten im Rahmen der medizinischen Forschung sollte eine allgemeinwohlorientierte Betrachtung vorgenommen werden, die Vorteile der Beteiligung für den Einzelnen herausstellt. In diesem Zusammenhang empfiehlt sich ein maßvoller Umgang mit dem Datenschutzrecht. Wo beispielsweise die sinnvolle Geltendmachung von Zugangsrechten zu Daten in erforderlichem Kenntnisstand und Aufwand die Kapazitäten eines medizinischen Laien übersteigt, vermitteln sie dem Betroffenen keinen Mehrwert und sollten die wissenschaftliche Arbeit nicht beeinträchtigen.

Im Gegenteil spricht einiges dafür, das datenschutzrechtliche Prinzip einer Datenerhebung und -verarbeitung im möglichst geringen Umfang (sog. Datensparsamkeit) auf den Prüfstand zu stellen. Der Schlüssel zu einer verbesserten Medizin kann nur in einem ‚Mehr' an Daten liegen. Dabei darf der Schutz der Person natürlich nicht auf der Strecke zu bleiben. Viele Argumente, die aber gegen eine umfassende Datenerhebung angeführt werden, entpuppen sich auf den zweiten Blick als allenfalls mittelbare Auswirkungen der Datenerhebung. Berechtigte ethische Bedenken im Hinblick auf eine unerwünschte Datenverwendung mögen durchaus nach einem regelnden Eingriff des Rechts verlangen, sind aber keine originär datenschutzrechtlichen Fragen.

> Die notwendige Diskussion über die „Spielregeln" für eine datenbasierte Medizin der Zukunft steht noch am Anfang.

Zu ihrer Lösung kann auf Instrumente zurückgegriffen werden, die im geltenden Recht bereits angelegt sind. Eine Diskussion der rechtlichen Fragen verlangt aber eine aktive Beteiligung der Mediziner, die dieses zukunftsweisende Feld nicht Juristen und Politikern allein überlassen sollten. Die behandelnden Ärzte und forschenden Mediziner sind es, die komplexe Zusammenhänge in der medizinischen Forschung erklären und Vertrauen schaffen können. Auf dem Weg in eine Zukunft der Medizin, in welcher der Schutz persönlicher Daten nicht zum Selbstzweck verkommt, kann zu ihrer Beteiligung an der rechtlichen Diskussion nur ermutigt werden. Die Zukunft der Medizin bietet gewaltige Chancen und braucht ein gesundes Maß an Datenschutz.

Dieser Beitrag gibt die persönlichen Ansichten der Autoren wieder. Sie danken Herrn Rechtsreferendar Philipp Engert für seine wertvolle Unterstützung.

Literatur

Armstrong S (2017) Patient access to health records: striving for the Swedish ideal. BMJ 357: j2069

BBC (2014) Ebola: Can big data analytics help contain its spread? 15. Oktober 2014. URL: https://www.bbc.com/news/business-29617831 (abgerufen am 15.02.2019)

Berkman BE, Shapiro ZE, Eckstein L, Pike ER (2016) The Ethics of Large-Scale Genomic Research. In: Collmann J, Matei SA (Hrsg.) Ethical Reasoning in Big Data. Computational Social Sciences. 53–69. Springer Cham

CDC (2018) Project – Improving the Quality and Timeliness of Data on Drug Overdose Deaths, 24. August 2018, URL: https://www.cdc.gov/surveillance/projects/improving-data-on-drug-overdose-deaths.html (abgerufen am 15.02.2019)

Determann L (2016) Datenschutz in den USA – Dichtung und Wahrheit. Neue Zeitschrift für Verwaltungsrecht 2016, 561–567

Determann L (2017) Datenschutz – International Compliance Field Guide. C.H. Beck München

Determann L (2018) No one owns data. Hastings L.J. 70 (1), 1–44

Frankfurter Allgemeine Zeitung (2018) Digitale Patientenakte bis 2021: Zugriff über eine App/Datenhoheit hat der Versicherte. (ami) FAZ.net, 26. September 2018. URL: http://edition.faz.net/faz-edition/wirtschaft/2018-09-27/digitale-patientenakte-bis-2021/208239.html

Gymrek M, McGuire A L, Golan D, Halperin E, Erlich Y (2013) Identifying personal genomes by surname inference. Science 339 (6117), 321–324

Kaye J (2012) The Tension Between Data Sharing and the Protection of Privacy in Genomics Research. Annu Rev Genomics Hum Genet, 415–431

Lagerqvist B, James SK, Stenestrand U, Lindbäck J, Nilsson T, Wallentin L (2007) Long-term outcomes with drug-eluting stents versus bare-metal stents in Sweden, N Engl J Med;356:1009–19

Mittelstadt B, Benzler J, Engelmann L, Prainsack B, Vayena E (2018) Is there a duty to participate in digital epidemiology? Life Sci Soc Policy 14:9

Mittelstadt BD, Floridi L (2016) The Ethics of Big Data: Current and Foreseeable Issues in Biomedical Contexts. Sci Eng Ethics 22, 303–341

Mostert M, Bredenoord AL, Biesaart MC, van Delden JJ (2016) Big Data in medical research and EU data protection law: challenges to the consent or anonymise approach. Eur J Hum Genet 24, 956–960.

National Institute of Health, All of Us Research Program Operational Protocol (2018), Version 1.7 vom 28. März 2018. URL: https://allofus.nih.gov/sites/default/files/aou_operational_protocol_v1.7_mar_2018.pdf (abgerufen am 15.02.2019)

Ohm P (2010) Broken promises of Privacy: Responding to the surprising failure of anonymization. 57 UCLA Law Review 1701–1777

Ploug T, Holm S (2015) Meta consent: a flexible and autonomous way of obtaining informed consent for secondary research. BMJ 2015, 350: h2146

Schaefer GO, Savulescu J (2018) The Right to Know: A Revised Standard for Reporting Incidental Findings. Hastings Cent Rep 48, 22–32

Steinsbekk KS, Kåre Myskja B, Solberg B (2013) Broad consent versus dynamic consent in biobank research: is passive participation an ethical problem? Eur J Hum Genet 21, 897–902

Thorogood A, Joly Y, Knoppers B M, Nilsson T, Metrakos P, Lazaris A, Salman A (2014) An implementation framework for the feedback of individual research results and incidental findings in research. BMC Med Ethics 15:88

Vayena E, Blasimme A (2017) Biomedical Big Data: New Models of Control Over Access, Use and Governance. J Bioeth Inq 14, 501–513

Wallace S, Gaye A, Shoush, O, Burton P (2014) Protecting Personal Data in Epidemiological Research: DataSHIELD and UK Law. Public Health Genomics 17, 149–157

Woolley JP (2017) Trust and Justice in Big Data Analytics: Bringing the Philosophical Literature on Trust to Bear on the Ethics of Consent. Philos. Technol.:1–24

ZEIT-ONLINE (2015) War der Absturz vermeidbar? Vor einem Jahr stürzt der Co-Pilot Flug 4U9525 in die Alpen. Er tötet sich und alle an Bord. Was geschah im Airbus, was davor? Die Rekonstruktion einer Katastrophe (S Stockrahm), ZEIT-ONLINE, 24. März 2015. URL: https://www.zeit.de/wissen/2015-03/airbus-a320-germanwings-absturz-frankreich-faq/komplettansicht (abgerufen am 15.02.2019)

Prof. Dr. iur. Lothar Determann

Rechtsanwalt Lothar Determann ist Partner bei der internationalen Sozietät Baker McKenzie in Palo Alto, Kalifornien und lehrt Technologie- und Datenschutzrecht als apl. Professor an der Freien Universität Berlin, University of California Berkeley School of Law und Hastings College of the Law in San Francisco.

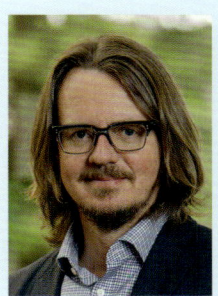

PD Dr. med. Felix Post

Felix Post ist als Internist, Kardiologe und internistischer Intensivmediziner Chefarzt am Katholischen Klinikum Koblenz-Montabaur. Er lehrt an der Universitätsmedizin Mainz und ist Mitglied der Ethikkommission der Landesärztekammer Rheinland-Pfalz.

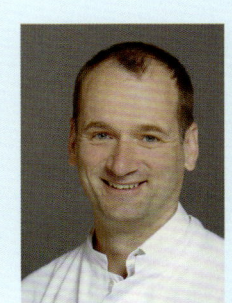

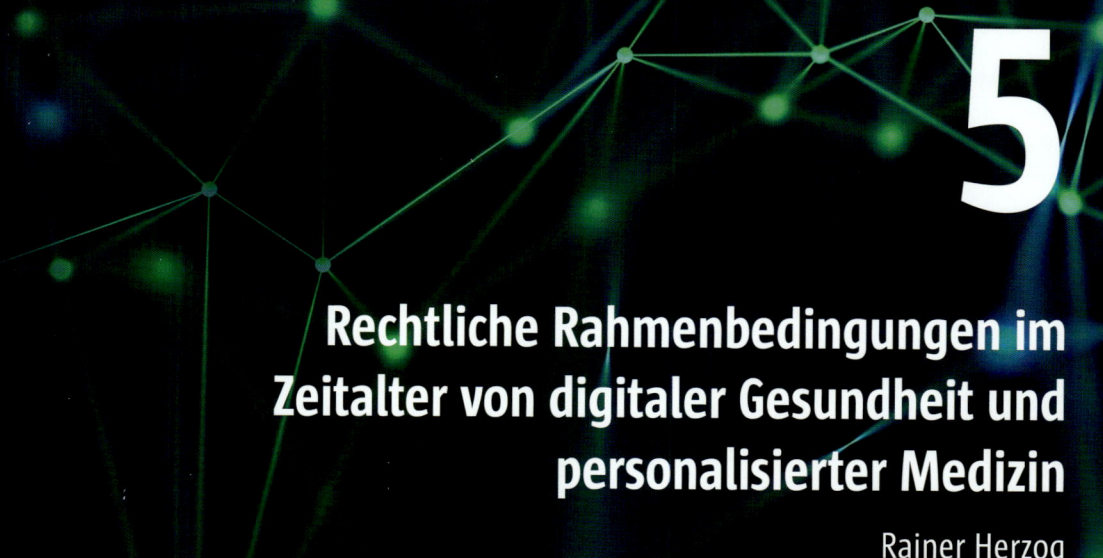

5

Rechtliche Rahmenbedingungen im Zeitalter von digitaler Gesundheit und personalisierter Medizin

Rainer Herzog

Die EU-Gesundheitspolitik im Zeitalter von Digitalisierung und personalisierter Medizin – Eine kritische Betrachtung

„Die digitale Transformation der Gesundheit und der Pflege birgt ein großes Potenzial für die Steigerung der Effizienz von Gesundheitssystemen". Diese Aussage stammt aus dem im November 2017 erschienenen Bericht „State of Health in the EU". Der Bericht wurde in Zusammenarbeit mit der OECD und der European Observatory on Health Systems erstellt und belegt, dass sich die EU durchaus der besonderen Bedeutung der Digitalisierung im Gesundheitswesen bewusst ist. Dabei soll stets der Patient im Mittelpunkt des neuen digitalisierten Gesundheitswesens stehen.

Fakt ist aber, dass trotz aller Bemühungen der letzten Jahre und der großen Anzahl an Projekten, Verordnungen und Richtlinien, die Digitalisierung noch immer nicht flächendeckend im Gesundheitswesen, geschweige denn bei den Patienten angekommen ist. Das Ziel eines digitalen Binnenmarktes in der Gesundheit und im Dienst der Patienten ist bisher nicht verwirklicht. Auch im internationalen Vergleich sieht es nicht besser aus:

Ein Großteil Europas hat in Sachen Digitalisierung den Anschluss verpasst!

Gerade Deutschland ist von einer digitalen Gesellschaft noch weit entfernt. Dies gilt auch für das Gesundheitswesen. Die EU-Kommission erstellt regelmäßig den sogenannten „Index für digitale Wirtschaft und Gesellschaft" (DESI) anhand bestimmter Indikatoren wie der Verfügbarkeit eines flächendeckenden Breitbandnetzes, Digitalisierung öffentlicher Dienste, oder Nutzung digitaler Dienste durch die Bürger. Deutschland belegt dort aktuell einen wenig rühmlichen 14. Platz (EU Commission 2018).

Innovationen kommen dieser Tage vor allem aus Nordamerika und zunehmend aus Asien. Ausnahmen finden wir etwa in Estland,

Dänemark oder Österreich. Allerdings ist die erfolgreiche Digitalisierung in diesen Ländern eine Errungenschaft der dortigen Akteure im Gesundheitswesen und hat wenig mit EU-Maßnahmen zu tun.

Allein das „Horizon 2020" Rahmenprogramm der EU, welches sich Themen wie digitaler Transformation, personalisierter Medizin oder auch Cybersecurity widmen soll, wird für den Bereich Gesundheit bis 2020 mehr als 7 Milliarden EUR verschlingen (EU Commission 2013: Factsheet Horizon 2020 budget). Es stellt sich an dieser Stelle die Frage, ob diese Investitionen wirklich zielführend sind, oder ob nicht an den Markt- und politischen Realitäten vorbei investiert wird.

Auch auf der rechtlichen und regulatorischen Seite kann der EU kein gutes Zeugnis ausgestellt werden. Regularien wie die „Medical Device Regulation (MDR)" bleiben die entscheidenden Antworten schuldig, etwa auf dem Gebiet der Klassifizierung von Software als Medizinprodukt. Wann eine Software als Medizinprodukt einzuordnen ist, bleibt unklar. Auch die Anforderungen an die klinische Bewertung im Rahmen einer Klassifizierung als Medizinprodukt sind gestiegen. Die Zertifizierungsaufwendungen drohen mit der neuen MDR, insbesondere für Start-Up-Unternehmen, ein nicht mehr vertretbares Maß anzunehmen. Ob die Neuerungen für die Patienten mehr Sicherheit bringen, ist fraglich. Sie drohen aber in jedem Fall, eine Innovationsbremse für kleinere und mittlere Unternehmen zu werden.

Gleiches gilt im Übrigen für die neue EU-Datenschutz-Grundverordnung (DSGVO). Sie hat das Ziel, ein einheitliches Datenschutzrecht innerhalb der EU zu etablieren, sowie den freien Verkehr von Daten innerhalb der EU besser zu gewährleisten und Geschäftstätigkeiten für Unternehmen zu erleichtern (EU-Kommission, Datenschutz in der EU). Es ist unzweifelhaft ein höchst legitimes Ansinnen, die Bürger vor Datenmissbrauch zu schützen. Was allerdings bei der DSGVO herausgekommen ist, ist ein unübersichtlicher Paragrafendschungel mit undefinierten Begriffen und über 70 Öffnungsklauseln. Die DSGVO sollte eigentlich die Masse an unterschiedlichen Datenschutzgesetzen in der EU harmonisieren. Gelungen ist dies leider nicht. Im Gegenteil – für Unternehmen, insbesondere für Kleinunternehmer und Mittelständler, ist sie zur zusätzlichen Belastung geworden. Und was im Zuge eines EU-weiten Datenbinnenmarktes besonders bedauerlich ist: Die DSGVO scheint den freien Austausch von Daten in der täglichen Anwendung zu hemmen, anstatt ihn zu fördern. Ein Vertreter der Regierung von Estland hat dies anlässlich des EU-Gipfels 2017 in Tallinn auf den Punkt gebracht: „Health data should be used securely, not secured from us" („Gesundheitsdaten sollten sicher, aber nicht vor uns geschützt verwendet werden").

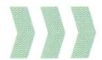

Was ist also – trotz der Vielzahl an Projekten und regulatorischen Maßnahmen – schiefgelaufen in den letzten Jahren? Und was müsste sich ändern?

Die Ziele der EU-Gesundheitspolitik und die Rolle der Digitalisierung

Oberstes Ziel der EU-Gesundheitspolitik ist die grenzüberschreitende Gesundheitsversorgung aller EU-Bürger (Cross-border Healthcare). Dies basiert auf dem Grundgedanken der EU, nämlich dem freien Verkehr von Personen, Waren, Dienstleistungen und Kapital. Im Zuge der Digitalisierung ist aber eine entscheidende weitere Freiheit unabdingbar, nämlich der freie Verkehr von Daten. In einem digitalen Binnenmarkt für Gesundheit stellen Daten und Informationen die zentrale Ressource dar. Daten gelten heute schon als das „Öl des 21. Jahrhunderts". Ohne einen freien Datenverkehr ist eine grenzüberschreitende Gesundheitsversorgung nicht realisierbar.

Grundvoraussetzung für den freien Datenverkehr sind neben Standards für Interoperabilität in erster Linie rechtliche Rahmenbedingungen. Da die Realisierung des Nutzens von eHealth auf der Akzeptanz der Bürger und Patienten basiert, muss sich die Gesetzgebung auf Themen ausrichten wie Privatsphäre, Integrität, Besitz und Austausch von Daten.

Bürger müssen in diesen Prozess eingebunden werden. Sie müssen verstehen, welche Rolle und welchen Nutzen ihre Daten in der Zukunft für sie haben werden und wie sie selbst zu einer Verbesserung der Qualität der Medizin beitragen. Es ist zwingend notwendig, dass diese Art der Information und Kommunikation die rechtlichen Initiativen stets begleitet.

Wie kann eine flächendeckende Digitalisierung im Gesundheitswesen für EU-Bürger von besonderem Nutzen sein und das Ziel von „Cross-border Healthcare" unterstützen?

Der grenzüberschreitende und digitale Austausch von Patientendaten ermöglicht eine schnelle, zielgerichtete und sichere Gesundheitsversorgung aller Patienten und EU-Bürger – ganz egal in welchem EU-Land sie sich aufhalten. Der Patient ist stets im Zentrum aller klinischen Praxis und Intervention. Eine integrierte Behandlung tritt an die Stelle einer fragmentierten Vorgehensweise, wie sie immer noch in vielen Mitgliedsstaaten anzutreffen ist. Ein in Silos aufgebautes und funktionierendes Gesundheitswesen gehört damit endlich der Vergangenheit an.

Für Patienten und Bürger bedeutet das ein geringeres Risiko von fachlichen und klinischen Fehlern, weniger unnötige oder doppelte Untersuchungen und einen einfacheren Zugang zu verschriebenen Medikamenten oder der Erneuerung von Verschreibungen. Unter dem Strich also eine wirksamere und sicherere Behandlung.

Ärzte haben einen leichteren Zugang zu fachlichen und patientenbezogenen Daten und können schnellere und qualitativ fundiertere Entscheidungen treffen. Klinische Richtlinien können besser eingehalten und Patienten besser versorgt werden. Durch dieses multidisziplinäre Arbeiten können Effizienz und Zufriedenheit bei Ärzten und Pflegepersonal erhöht werden.

Angesichts der länderübergreifenden Herausforderungen im Gesundheitswesen, wie etwa eine stark alternde Bevölkerung oder die stetige Zunahme chronisch Kranker, bietet die Digitalisierung den Kostenträgern eine Möglichkeit, die damit verbundenen steigenden Gesundheitskosten im Sinne einer Kostendämpfung im Zaum zu halten. Die Stichworte in Zusammenhang mit einer flächendeckenden Digitalisierung sind:

- Elektronische Gesundheitsakte (der Patient ist Eigentümer seiner Daten),
- digitale Dokumentation,
- standardisierter Datenzugang und Datenaustausch,
- elektronisches Rezept und
- Telemedizin.

Der eigentliche Treiber für die flächendeckende Implementierung von eHealth ist die Interoperabilität. Neben diesen sehr konkreten Nutzen im Rahmen von „Cross-border Healthcare" gibt es auch eine Reihe von zukunftsweisenden Trends und Entwicklungen, die die Medizin in den nächsten Jahren grundlegend verändern werden und die ohne Digitalisierung nicht umgesetzt werden können. Dazu gehören etwa die Personalisierte Medizin, Population Health Management (ganzheitliche, auf bestimmte Patientengruppen oder Erkrankungen ausgerichtete Versorgungssteuerung), oder auf Künstlicher Intelligenz oder Big Data basierte Behandlungen und Therapien.

Bedauerlicherweise scheint es, dass Europa hier den Anschluss verliert. Innovationen können auf diesen Gebieten nur dann hervorgebracht werden, wenn eine ausreichende digitale

VI Radikal anders – Neues Denken, neue Rollen, neue Systeme

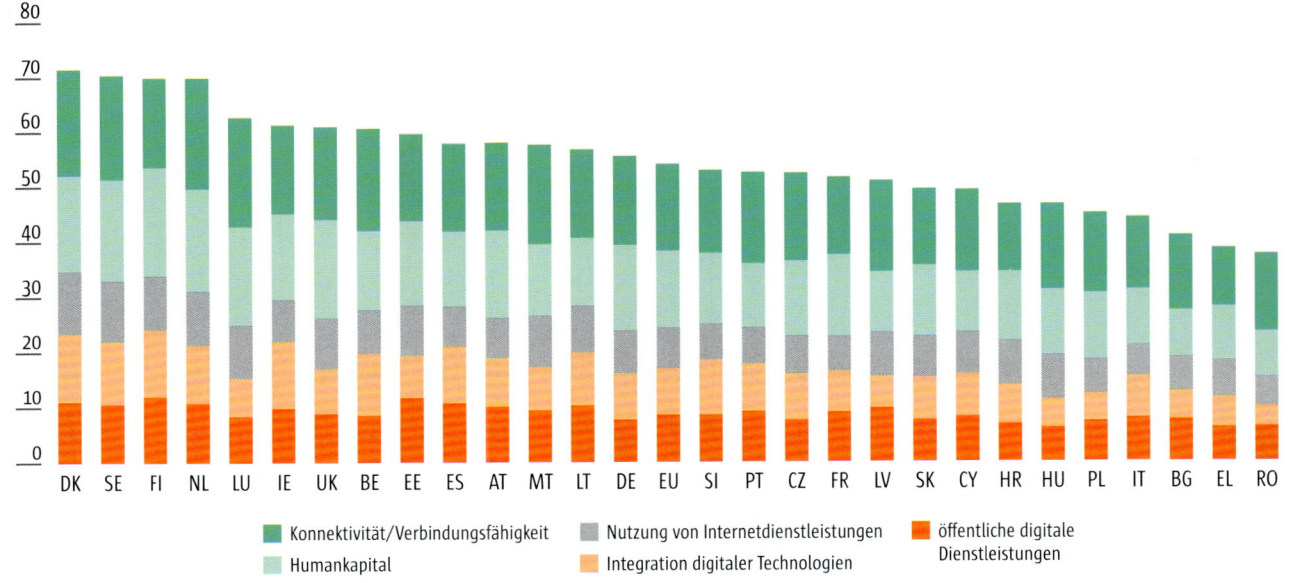

Abb. 1   Digital Economy and Society Index (DESI) der EU-Kommission, 2018 Ranking

Infrastruktur besteht. Diese digitale Infrastruktur ist in vielen EU-Mitgliedsstaaten noch nicht oder nur unzureichend vorhanden. Veranschaulicht wird dies durch den in regelmäßigen Abständen von der EU-Kommission erhobenen „Index für die digitale Wirtschaft und Gesellschaft" (DESI). Abbildung 1 verdeutlicht den extremen Nachholbedarf im Bereich der digitalen Infrastruktur in Ländern wie Griechenland oder Italien. Der Index zeigt außerdem, dass Deutschland hier nur einen Platz im Mittelfeld einnimmt (EU Commission 2018). In der von der Bertelsmann Stiftung in Auftrag gegebenen internationalen Vergleichsstudie „Digitale Gesundheit: Deutschland hinkt hinterher" vom November 2018, fällt das Ergebnis sogar noch deutlich schlechter aus: Deutschland landet hier auf Rang 16 von 17 untersuchten Ländern. Die vorderen Plätze belegen Estland, Kanada, Dänemark, Israel und Spanien. Analysiert wurde, wie aktiv die Gesundheitspolitik in den einzelnen Ländern bei der Digitalisierung handelt:

- Welche Strategien gibt es, welche funktionieren?
- Welche technischen Voraussetzungen sind vorhanden und
- inwieweit werden neue Technologien auch genutzt?

Daraus wurde dann ein „Digital Health Index" entwickelt, mit dem die Länder bewertet wurden. Abbildung 2 veranschaulicht die Ergebnisse dieser Bewertung (Bertelsmann Stiftung 2019, #smarthealthsystems, Digitalisierung im internationalen Vergleich).

Initiativen und regulatorische Maßnahmen der EU zur Implementierung der Digitalen Gesundheit – Bestandsaufnahme und Bewertung

Eine grenzüberschreitende Gesundheitsversorgung (Cross-border Healthcare) ermöglicht eine schnelle und qualitativ hohe Gesundheitsversorgung aller Bürger in der EU, egal in welchem Mitgliedsland sie sich aufhalten. Darüber hinaus können EU-Bürger in dem Land behandelt

5 Rechtliche Rahmenbedingungen im Zeitalter von digitaler Gesundheit und personalisierter Medizin

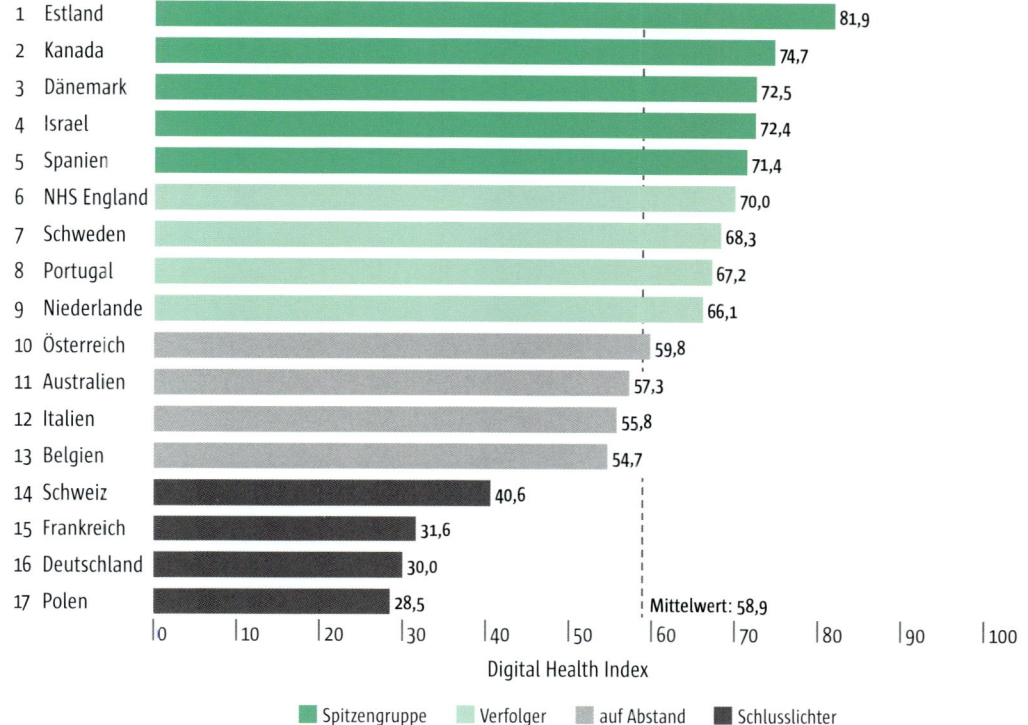

Abb. 2 #smarthealth-systems: Digital Health Index (mit freundlicher Genehmigung der Bertelsmann Stiftung 2019)

werden, das ihnen bei einer bestimmten Erkrankung die besten Therapiemöglichkeiten zur Verfügung stellt. Dadurch wird eine möglichst große Patientenmobilität innerhalb der EU gewährleistet.

Zur Erreichung dieser Ziele hat die EU ein Instrumentarium an bindenden und nicht-bindenden regulatorischen Maßnahmen zur Verfügung. Die EU-Kommission ist in erster Linie für die Ausarbeitung der regulatorischen Maßnahmen, sowie für deren korrekte Umsetzung in den einzelnen Mitgliedsstaaten und Organisationen verantwortlich - sofern es sich um bindende Maßnahmen handelt (Europäische Union 2019).

Bei der Generaldirektion Kommunikationsnetze, Inhalte und Technologien (DG Connect) liegt die Gesamtverantwortung für die Umsetzung des digitalen Binnenmarkts (Digital Single Market). Dabei unterstützt die Generaldirektion Gesundheit und Lebensmittelsicherheit (DG Health) in allen Gesundheitsbelangen.

1. **Bindende Maßnahmen:**
   - **Verordnungen (z.B. Datenschutz-Grundverordnung oder Medical Device Regulation):** Verordnungen müssen nicht in nationales Recht umgesetzt werden. Sie haben allgemeine Gültigkeit und unmittelbare Wirksamkeit in den Mitgliedsstaaten.
   - **Richtlinien oder Direktiven:** Beide sind nicht unmittelbar wirksam und verbindlich, sondern müssen durch nationale Rechtsakte umgesetzt werden, um wirksam zu werden. Es bleibt den Mitgliedsstaaten überlassen, wie sie Richtlinien oder Direktiven umsetzen, es besteht hier also für die einzelnen Staaten ein gewisser Spielraum. Für die Umsetzung von Richtlinien und Direktiven in staatliches Recht besteht grundsätzlich eine definierte Frist.
   - **Beschlüsse:** Beschlüsse sind nur bindend und verbindlich für die jeweiligen Adressaten (individuelle bindende Geltung).

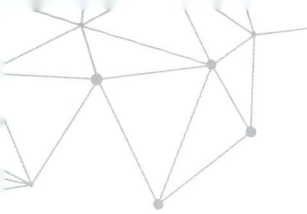

Individuelle Adressaten können einzelne Länder, aber auch z.B. einzelne Unternehmen sein.

2. **Nicht bindende Maßnahmen:**
   - **Empfehlungen und Stellungnahmen:** Beide Maßnahmen sind nicht verbindlich, müssen aber bei der Auslegung des nationalen Rechts berücksichtigt werden. Eine Empfehlung legt dabei dem Adressaten ein bestimmtes Verhalten nahe, während eine Stellungnahme lediglich eine Meinungsäußerung ist.
   - **Aktionspläne:** Hierbei handelt es sich um unverbindliche Maßnahmen, um bestehende Gesetze, Regularien oder Vorgehensweisen zu ändern oder weiter zu entwickeln. Ein Beispiel hierfür ist etwa der eHealth Aktionsplan 2012–2020. Oft ist mit einem Aktionsplan auch ein konkretes Förder- und Finanzierungsinstrument verbunden. Im Falle des eHealth Aktionsplans ist das das sogenannte „Horizon 2020" Programm.
   - **Green Papers:** Der Sinn und Zweck eines solchen Grünbuchs ist die Sammlung von Informationen als Grundlage für weitere Schritte. Das öffentliche Grünbuch kann kommentiert und debattiert werden und in einem 2. Schritt in ein konkreteres Weißbuch münden, welches dann Vorschläge für ein gemeinsames Handeln enthält. Es dient seinerseits als Grundlage für weitere Entscheidungen oder Gesetzesentwürfe der EU.

An dieser Stelle muss darauf hingewiesen werden, dass die Gesundheitspolitik sowie alle das Gesundheitswesen betreffenden politischen und strukturellen Maßnahmen in die nationale Zuständigkeit der einzelnen EU-Mitgliedsstaaten fallen. Folglich sind Maßnahmen, die den EU-Gesundheitsbinnenmarkt stärken sollen (wie etwa „Cross-border Healthcare") von der EU nur schwer durchzusetzen und treffen oft auf entsprechenden Widerstand aus den Nationalstaaten.

Die EU hat in den letzten Jahren eine Reihe von Initiativen und Maßnahmen auf den Weg gebracht, um die grenzüberschreitende Gesundheitsversorgung, sowie die Rolle der digitalen Gesundheit in diesem Zusammenhang zu stärken und besser zu etablieren.

Richtlinie 2011/24/EU

Durch die Richtlinie 2011/24/EU des Europäischen Parlaments vom März 2011 hat die EU eine erste rechtliche Grundlage für die grenzüberschreitende Gesundheitsversorgung geschaffen. Die Richtlinie regelt die Bedingungen, unter denen Patienten – unter Erstattung der Kosten – medizinische Leistungen in einem anderen EU-Land erhalten können. Dies beinhaltet die Erstattung der Krankheitskosten selbst sowie die Kosten von Arzneimitteln und Medizinprodukten. Die Richtlinie soll damit auf der einen Seite die Rechte der Bürger und Patienten auf Zugang zu Gesundheitsdienstleistungen und deren Erstattung in EU-Staaten festschreiben, andererseits aber auch den Zugang zu Daten und Informationen über die Gesundheits- und Patientenversorgung in anderen EU-Staaten erleichtern und fördern.

Im Rahmen der Richtlinie wurde im Jahre 2012 auch das sogenannte eHealth Network (Netzwerk für elektronische Gesundheitsdienste) ins Leben gerufen. Hier arbeiten alle EU-Mitgliedsstaaten auf freiwilliger Basis an der Ausarbeitung von Leitlinien für die Interoperabilität elektronischer Gesundheitsdienste (eHealth Network 2017). Das eHealth Network legt den Fokus auf folgende Bereiche:
- Ermächtigung und Stärkung der Handlungsfähigkeit der Bürger,
- innovative Nutzung von Gesundheitsdaten,
- Stärkung der integrierten Behandlung und Pflege und
- die Überwindung von Hürden bei der Implementierung von digitaler Gesundheit.

Bis heute gibt es Kritik an der ungenügenden Umsetzung der Richtlinie in den einzelnen

EU-Staaten. Laut „Active Citizen Network" haben in Europa bis Ende 2016 nur 17 % der Patienten über ihre Rechte in der grenzüberschreitenden Gesundheitsversorgung Bescheid gewusst – trotz der Einrichtung sogenannter „Nationaler Kontaktstellen".

Darüber hinaus ist das Verfahren für die Patienten kompliziert: Behandlungen in einem anderen EU-Staat müssen vorher bei der jeweiligen Krankenversicherung beantragt werden und brauchen eine Vorabgenehmigung. Eine solche Genehmigung wiederum ist abhängig von einer Reihe von Faktoren. Es drängt sich der Eindruck auf, dass die Chancen, die durch die Richtlinie eröffnet wurden, durch die Mitgliedsstaaten nicht genutzt wurden.

Anfang 2018 hat die EU-Kommission ihre Pläne zur Änderung der Richtlinie 2011/24/EU vorgestellt: Die medizinische Nutzenbewertung (Health Technology Assessment, HTA) von Arzneimitteln, Medizinprodukten (inklusive Software) und weiteren Versorgungsleistungen soll durch eine zentrales EU-weites Verfahren vorgenommen werden und dadurch der EU-Gesundheitsbinnenmarkt weiter gestärkt werden. Einige Mitgliedsstaaten (unter anderem auch Deutschland) lehnen diese Initiative ab, da sie ihre nationale Zuständigkeit angegriffen sehen.

Der eHealth Aktionsplan 2012–2020 „Innovative Healthcare for the 21st century"

Der Aktionsplan wurde im Dezember 2012 von der EU-Kommission vorgestellt. Im Mittelpunkt stehen die zentrale Patientenakte und das elektronische Rezept. Es sollen konkret die Hindernisse angegangen werden, die den vollen Einsatz digitaler Lösungen in den europäischen Gesundheitssystemen behindern. Dazu werden im Aktionsplan genannt (zm online 2013):
- das mangelnde Bewusstsein für elektronische Gesundheitsdienste, sowie das mangelnde Vertrauen in solche Dienste aufseiten der Patienten
- die mangelnde Interoperabilität der elektronischen Gesundheitsdienste innerhalb der EU
- die fehlende rechtliche Klarheit hinsichtlich mobiler Anwendungen
- fragmentierte rechtliche Rahmenbedingungen in den EU-Mitgliedsstaaten

Dazu stellte die Kommission eine Reihe von Maßnahmen vor, mit denen sie eHealth in Europa voranbringen will. Dazu gehören eine kostenfreie Rechtsberatung für Firmengründer, Verbesserung der Aufklärung und Kompetenzen der Patienten, Verbesserung der Interoperabilität zwischen Systemen und die Klärung und Behebung von Rechtsunsicherheiten.

Im Aktionsplan 2012–2020 wird auch die Veröffentlichung eines „Green Paper on mHealth" angekündigt. Die EU-Kommission startete im April 2014 dazu die öffentliche Befragung unter dem Titel „Public Consultation on mobile Health". Teilnehmer der Befragung wurden aufgefordert, die wichtigsten Barrieren für eine breite Implementierung von mHealth zu identifizieren. Die Ergebnisse wurden im Januar 2015 veröffentlicht. Aus den Antworten und Ergebnissen lassen sich folgende Schwerpunkte ableiten:
- Um mHealth im Gesundheitswesen besser zu etablieren, müssen Patientensicherheit, Datensicherheit und Datenschutz, sowie ein klar definierter Rechtsrahmen gegeben sein.
- Darüber hinaus bedarf es klarer Richtlinien und Standards, welche die Qualität vieler mobiler Gesundheitsdienstleistungen und Apps sicherstellen. Insbesondere für sogenannte „Lifestyle Apps" oder „Wellbeing Apps" wird in diesem Zusammenhang fehlende klinische und ökonomische Evidenz bemängelt. Die EU-Kommission hat angekündigt, auf diesen Gebieten in Zukunft weitere Schritte einzuleiten.
- Ein weiteres Ziel des Aktionsplans ist die Überführung von bereits durchgeführten Pilotprojekten wie z.B. „epSOS" (Smart Open Services for European Patients) in die Regelversorgung. Im Falle von „epSOS" wurden bis Juni 2014 insgesamt 16 Pilotprojekte in 25 Ländern durchgeführt. Die Schwerpunkte der Pilotprojekte lagen auf den Themen

grenzüberschreitende Gesundheitsversorgung und den damit einhergehenden Austausch von Patientendaten, sowie der grenzüberschreitenden elektronischen Verschreibung (ePrescription).

Strategie für den digitalen Binnenmarkt (Strategy for the Digital Single Market – DSM)

Im Rahmen der Strategie 2020 der EU-Kommission stellt die Strategie für den digitalen Binnenmarkt den Plan der EU-Kommission dar, den Europäischen Binnenmarkt weiter zu stärken und dessen Potenzial besser auszuschöpfen. Dies soll durch eine konsequente Ausrichtung auf die Wirtschaftsbereiche Digitales und Telekommunikation erreicht werden. Außerdem soll die DSM-Strategie dazu beitragen, dass die europäische Wirtschaft im Digitalbereich Anschluss findet an Länder wie die USA, Südkorea oder Japan.

Dies soll erreicht werden durch einen verstärkten Ausbau der digitalen Netze, die Schaffung von besseren Rahmenbedingungen für digitale Dienstleistungen und eine stärkere Digitalisierung der Wirtschaft insgesamt. Zudem sollen EU-Bürger einen besseren Zugang zu digitalen Dienstleistungen und Waren erhalten.

Durch die DSM-Strategie soll neben der Schaffung hunderttausender neuer Arbeitsplätze auch ein Anstieg der EU-Wirtschaftsleistung um 415 Milliarden Euro erreicht werden (EU Commission 2018). Im Rahmen der DSM-Strategie präsentierte die EU-Kommission im April 2018 ihre Vorschläge zur digitalen Transformation im Gesundheitswesen. Kernpunkte der Vorschläge sind:

- Jeder EU-Bürger soll einen sicheren Zugang zu seinen Gesundheitsdaten erhalten.
- Der europaweite Austausch von Gesundheitsdaten soll ermöglicht werden.
- Gesundheitsdaten sollen europaweit gebündelt werden, um sie der Forschung zur Verfügung zu stellen und um innovative Bereiche wie personalisierte Medizin zu ermöglichen und voranzutreiben.
- Patientenzentrierte und integrierte Versorgungsmodelle auf digitaler Basis sollen ermöglicht und implementiert werden.

Auch dieser Vorstoß der EU zur digitalen Transformation und Innovation im Gesundheitswesen ist sicher zu begrüßen. Es fehlt allerdings wie in der Vergangenheit auch ein ganzheitlicher Ansatz, der alle Dimensionen und Faktoren für eine Akzeptanz der Transformation umfasst. Dazu gehört an allererster Stelle die Bereitschaft der nationalen Regierungen, sich zu einem innovativen, digitalen Ansatz zu verpflichten; darüber hinaus aber auch Faktoren wie Bürgerbeteiligung und -einbindung, Vertrauen und Bildung.

Die EU-Verordnung für Medizinprodukte (Medical Device Regulation – MDR)

Die MDR ist seit Mai 2017 in Kraft und ist verbindlich für alle Mitgliedsstaaten. Als „Verordnung" muss sie dabei nicht in nationales Recht umgesetzt werden. Für die bindende Anwendung besteht eine dreijährige Übergangsfrist, die Ende Mai 2020 ausläuft.

Die MDR löst die bis dahin gültige Medizinprodukterichtlinie (Medical Device Directive) ab, die jeweils in nationale Gesetzgebung umgesetzt wurde (in Deutschland in das Medizinproduktegesetz). Sie hat erhebliche Konsequenzen für Medizinproduktehersteller, Hersteller von medizinischen Dienstleistungen, sowie für App-Hersteller.

Die entscheidende Änderung betrifft medizinisch genutzte Softwarelösungen. Dies gilt besonders dann, wenn sie nicht mit Hardware oder medizinischen Geräten verbunden sind, sondern alleinstehend und unabhängig genutzt werden können (die Klassifizierung von an Hardware gekoppelter Software, z.B. solche zur Steuerung von medizinischen Geräten, ist meistens deckungsgleich mit der Klassifizierung des Geräts).

Bisher wurden unabhängige und alleinstehende Softwarelösungen als Medizinprodukt eingeordnet, wenn sie unmittelbar der Diagnose oder der Therapie dienen. Das wird auch bei der MDR so bleiben (TÜV Süd 2019).

Allerdings wurde der weit überwiegende Teil der in diesem Zusammenhang klassifizierten Software bisher in Klasse I eingeordnet. Genau hier nimmt die MDR eine tiefgreifende Veränderung vor. Gemäß der MDR könnten nämlich in Zukunft so gut wie keine Softwarelösungen mehr in Klasse I eingruppiert werden und würden mindestens in Klasse IIa fallen. Reine Dokumentationssysteme wie etwa elektronische Patientenakten werden weiterhin nicht als Medizinprodukt eingestuft. Alle anderen Softwarelösungen, die in die Diagnose oder Therapie eingreifen, wären automatisch mindestens Klasse IIa (BVMed 2017).

Insbesondere für kleinere und mittlere Unternehmen stellen die neuen Anforderungen eine nicht zu unterschätzende Hürde dar. Für Klasse I Software Lösungen ist es lediglich nötig, eine technische Dokumentation vorzulegen. Der Aufwand für eine Klasse IIa Zertifizierung ist ungleich höher. Es muss in der Regel eine klinische Bewertung vorgelegt werden. Darüber hinaus ist ein qualifiziertes Qualitätsmanagement nötig, ebenso wie Audits und Prüfungen durch Dritte, den sogenannten „Benannten Stellen". Die Anforderungen an diese „Benannten Stellen" sind durch die MDR verschärft worden, was zur Folge haben wird, dass sich die bereits bestehenden Kapazitätsengpässe noch einmal verstärken werden. Aufwand und Kosten steigen dadurch erheblich – Experten rechnen mit durchschnittlichen Kosten zwischen 20.000 und 30.000 Euro. Für ein Start-Up-Unternehmen stellt dies eine signifikante finanzielle Herausforderung dar, sodass der Einwand berechtigt ist, dass die MDR einen innovationsbremsenden Effekt hat. Auch das Argument, dass die MDR ja letztlich einer höheren Patientensicherheit dienen soll, steht auf tönernen Füßen, besonders dann, wenn nämlich verhindert wird, dass nutzenstiftende Lösungen den Patienten zugänglich gemacht werden können.

Die Europäische Datenschutz-Grundverordnung (EU-DSGVO)

Die DSGVO ist ebenso wie die MDR ein für alle Mitgliedsstaaten bindendes Regularium, das nicht in nationales Recht umgesetzt werden muss. Sie ist Ende Mai 2018 nach einer zweijährigen Übergangsfrist in Kraft getreten. Grundlegende Prinzipien des Datenschutzes, wie sie in früheren EU-Richtlinien definiert wurden, bleiben gültig (z.B. Datenzweckbindung). Die DSGVO ist natürlich eine über alle Branchen verbindliche Regelung, hat aber auch für den Gesundheitsbereich grundlegende Auswirkungen und bringt einige Änderungen im Umgang von Daten mit sich.

Die DSGVO untersagt prinzipiell die Verarbeitung von personenbezogenen Daten, und darunter fallen auch Gesundheitsdaten. Zur Verarbeitung gehören Prozesse wie das Erfassen, Speichern, Analysieren und Weiterleiten von Daten. Eine Datenverarbeitung ist nur dann erlaubt, wenn die betroffenen Personen ausdrücklich zustimmen. Die Datenhoheit liegt in jedem Fall immer beim Patienten.

Hinzu kommt, dass Patientendaten in den allermeisten Fällen Gesundheitsdaten enthalten. Für diese Daten verlangt die DSGVO besonders hohe technische und organisatorische Schutzmaßnahmen zur Datensicherheit (Kassenärztliche Bundesvereinigung 2018).

Besonders stark betroffen sind durch die DSGVO solche Unternehmen, die Lösungen und Dienstleistungen anbieten, die z.B. durch Sensoren oder andere digitale Kanäle erhobene Patienten- und Gesundheitsdaten zur Therapieverbesserung speichern oder auswerten.

Alle Unternehmen, auch Kleinunternehmer und Start-Ups, müssen im Zuge der DSGVO ein komplexes Datenschutzmanagement einführen. Das beinhaltet die Etablierung entsprechender Prozesse, die lückenlose Dokumentation und die Schulung und Einbindung der Mitarbeiter. Viele Experten und Akteure im Gesundheitswesen beklagen den großen Aufwand, der mit den neuen Regelungen verbunden ist.

Datenschutzmaßnahmen müssen in Zukunft bereits in die konzeptionelle Entwicklung von Lösungen und Verfahren einbezogen werden (Privacy by Design). Software oder medizinische Geräte sollen von Anfang an bereits „datenschutzfreundlich" konfiguriert oder eingestellt sein (Privacy by Default).

Ziel der DSGVO ist es, einen einheitlichen Rechtsrahmen für die Nutzung und Verwertung von personenbezogenen Daten innerhalb der EU zu schaffen (EU-Kommission 2016). Leider wird dieses Ziel größtenteils nicht erreicht werden, denn die DSGVO enthält eine Vielzahl sogenannter Öffnungsklauseln, die national und auch föderal unterschiedlich ausgelegt werden können. Dieser Umstand wird es der digitalen Gesundheitsversorgung auch in Zukunft schwer machen, sich flächendeckend auszubreiten. Dies gilt gerade für Deutschland, wo ein bundeseinheitlicher Rechtsrahmen dringend benötigt wird.

Darüber hinaus wird besonders für kleinere Unternehmen und Start-Ups der zusätzliche Aufwand durch die DSGVO enorm, und es wird befürchtet, dass etwa 30% der Kleinunternehmen durch die DSGVO und ihre Auswirkungen aus dem Markt gedrängt werden.

Auf den Zukunftsfeldern der Medizin wie z.B. der personalisierten Medizin, der Künstlichen Intelligenz oder der genetischen Forschung wird es in Europa viel schwieriger werden in der Zukunft, da man hier auf große Mengen von Patientendaten angewiesen ist und ein auf Einwilligung basierendes Vorgehen deshalb nicht oder nur sehr schwer umsetzbar ist. Bereits heute ist es in der EU sehr schwer, neuartige patientenbezogene Verfahren und Therapien schnell zu testen und klinisch zu verifizieren, da es oft keine signifikanten pseudonymisierten Datenbestände gibt, auf die Unternehmen oder die Forschung zurückgreifen könnten.

Die DSGVO wird leider daran nichts ändern. Es ist im Gegenteil zu befürchten, dass der dringend benötigte freie Austausch von Daten im Gesundheitswesen in der täglichen Praxis noch mehr behindert wird.

Welche Hürden gibt es auf dem Weg zu einem digitalen Binnenmarkt für Gesundheit?

Die Verbreitung und Anwendung von eHealth in den EU-Mitgliedsstaaten ist sehr unterschiedlich. Viele der heute immer noch existierenden Hürden wurzeln in den heterogen Strukturen und Prozessen der einzelnen Gesundheitssysteme der Mitgliedsstaaten. Dies beinhaltet auch die technischen und rechtlichen Voraussetzungen sowie die unterschiedlichen politischen Ziele und Gestaltungsmöglichkeiten.

Am Beispiel der Implementierung von klinischen IT-Lösungen in Krankenhäusern veranschaulicht die Abbildung 3, wie unterschiedlich gut einzelne Länder aufgestellt sind (HIMSS Analytics 2018). Die veranschaulichten Mittelwerte basieren auf der von HIMSS (Health Information Management System Society) verwendeten 7-stufigen EMRAM Skala (Electronic Medical Record Adoption Model), welche die Implementierung und die Verwendung von klinischen IT-Systemen in Krankenhäusern evaluiert (s. Abb. 3).

Auch bei dieser Betrachtung fällt auf, dass Deutschland deutlich hinter Ländern wie Dänemark, den Niederlanden, Singapur oder den USA zurückliegt. Dabei wurde in Deutschland schon vergleichsweise früh, um die Jahrtausendwende, mit der Ausstattung von Praxen und Kliniken mit IT begonnen. Während andere Länder mit konzentrierten, zielgerichteten und teilweise massiven Investitionen die Implementierung und Nutzung von IT vorangetrieben haben, hat Deutschland, nicht zuletzt durch die fehlgeleiteten Aktivitäten rund um die elektronische Gesundheitskarte, den Vorsprung verspielt. Man kann in diesem Zusammenhang auch von „einer verlorenen Dekade" sprechen. Zum Vergleich: in den USA befanden sich im Jahr 2007 lediglich 2% aller Krankenhäuser auf EMRAM-Stufe 5 oder höher. 2016, nur neun Jahre später, waren es bereits 70% aller Häuser. Grund für diese Entwicklung ist vor allem der „HITECH Act" und das zugehörige

5 Rechtliche Rahmenbedingungen im Zeitalter von digitaler Gesundheit und personalisierter Medizin

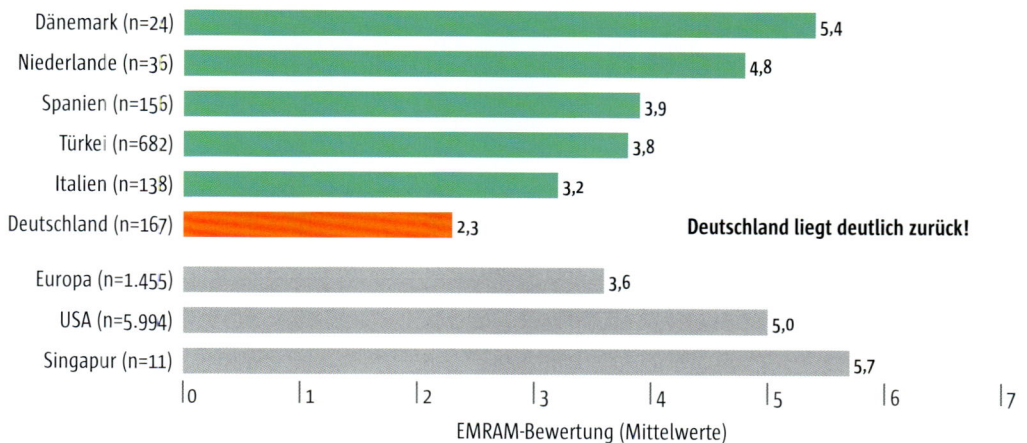

Abb. 3 Elektronische Patientenakte im Krankenhaus – im Ländervergleich liegt Dänemark an der Spitze (Quelle: HIMSS Analytics Datenbank, Q4/2017 [Daten von 1/2014–12/2017], Status zm 1/1/2018)

„Meaningful Use Program" des Department of Health, welche rund 40 Mrd. USD in die Nutzung von IT investiert haben.

Die Hürden im Einzelnen:

1. **Mangelndes Vertrauen der Bürger**: Bisher ist von Seiten der EU nur eine sehr mangelhafte Einbindung der Bürger in das Thema „digitale Gesundheit" erfolgt, insbesondere was den Nutzen und den Schutz der persönlichen Gesundheitsdaten angeht. Eine flächendeckende Implementierung von Digital Health funktioniert aber nur mit der Unterstützung der Bürger in allen Mitgliedsstaaten. Bisher wird in einigen Ländern die entspreche Kommunikation und Meinungsbildung sogar eher kontraproduktiv geführt. So werden z.B. Bürger durch das ständige Aufzeigen von Schreckensszenarien des Datenmissbrauchs eher weiter verunsichert.
2. **Fehlende sektorenübergreifende Strukturen in den Gesundheitssystemen**: In vielen Ländern der EU sind die Gesundheitssysteme immer noch in Silos aufgestellt. Das bedeutet, dass es schon allein strukturell bedingt wenig Austausch von Gesundheitsdaten zwischen den Sektoren gibt. Übergreifende Maßnahmen und Initiativen werden oft einzelnen Gruppeninteressen geopfert. Eine funktionierende digitale Infrastruktur setzt aber den freien Austausch von Gesundheitsdaten zwischen Versorgungssektoren und Leistungserbringern voraus.
3. **Heterogene digitale Infrastrukturen**: Länder wie z.B. Österreich, in denen es etablierte und funktionierende nationale digitale Infrastrukturen im Gesundheitswesen gibt (ELGA – Elektronische Gesundheitsakte), stehen in scharfem Kontrast zu Staaten wie Deutschland, die noch sehr weit von einem solchen Standard entfernt sind. Schon die Grundvoraussetzung dafür, Gesundheitsdaten in einem digitalen Format zur Verfügung zu stellen, ist vielerorts gar nicht gegeben.
4. **Unzureichende Erstattung digitaler Gesundheitsdienstleistungen**: In einer Vielzahl von Ländern gibt es immer noch keine generellen und flächendeckenden Erstattungen von Leistungen wie z.B. Telemedizin oder Apps zum besseren Management von chronisch Kranken. Gleichzeitig ist die Motivation der EU-Bürger und Patienten, für solche Dienste aus eigener Tasche zu zahlen, sehr limitiert. Dies wiederum bedeutet, dass es sehr oft schon auf nationaler Ebene keinerlei Motivation von Seiten der Akteure im Gesundheitswesen gibt, solche Dienste zu nutzen oder anzubieten. Deshalb sind in diesen Ländern meistens auch Patientendaten nicht in dem Umfang vorhanden, in dem man sie in Zukunft für personalisierte Medizin benötigen wird.

5. **Fehlende gemeinsame Standards und Formate für die Erhebung, Speicherung und den Austausch von Gesundheitsdaten:** Hierfür gibt es in vielen Fällen weder auf nationaler Ebene noch auf EU-Ebene verbindliche Vorgaben. In einigen Ländern, wie Österreich, der Schweiz, den Niederlanden oder Dänemark, wurden im Rahmen einer nationalen eHealth Strategie solche Formate und Standards definiert. Andererseits gibt es aber in manchen Mitgliedsstaaten eine zunehmende Zahl von Insellösungen. Dieser Umstand erschwert die Zusammenführung in eine übergreifende Systemarchitektur.
6. **Unzureichende oder fehlende regulatorische Rahmenbedingungen:** Dies betrifft Aspekte wie Patientenrechte, Rechte von Ärzten und Pflegern, Haftung oder auch Zulassung und Zertifizierung. EU-Verordnungen wie die Medical Device Regulation (MDR) adressieren nur Teilaspekte einer dringend benötigten ganzheitlichen Regelung. Zudem stehen oft veraltete regulatorische Prinzipien in krassem Gegensatz zu den Realitäten der rasant verlaufenden digitalen Transformation. Ein Beispiel dafür ist die in der MDR festgelegte Klassifizierung von Software als mindestens Klasse IIa Medizinprodukt. Die MDR lässt allerdings die Frage völlig offen, inwieweit insbesondere Start-Up-Firmen die dafür benötigte klinische Evidenz erzeugen sollen – realistischerweise nicht mit althergebrachten klinischen Studien. Neue Wege werden leider nicht aufgezeigt.

Wie rechtliche Rahmenbedingungen zur flächendeckenden Implementierung von digitaler Gesundheitsversorgung führen können – 3 Beispiele

Trotz der verschiedenen Initiativen der EU-Kommission in den letzten Jahren kann man nicht von einer flächendeckenden Implementierung der Digitalisierung im Gesundheitswesen in Europa sprechen. Es gibt aber Ausnahmen, denn neben den EU-Aktivitäten gibt es durchaus Länder, die eigene Projekte und Initiativen auf den Weg gebracht haben, um ein digitalisiertes Gesundheitswesen auf nationaler Ebene herbeizuführen. Die Übersicht in Tabelle 1 veranschaulicht die einzelnen Programme und Initiativen in ausgewählten Ländern (HIMSS Analytics u. PWC 2018).

Beispiel Österreich

In Österreich wurde die Elektronische Gesundheitsakte (ELGA) bereits im Jahr 2012 beschlossen und im Anschluss mit ihrer Implementierung begonnen. Basis für die ELGA ist die sogenannte e-Card (elektronische Krankenversicherungskarte), mit der Patienten nicht nur Zugang zu den verschiedenen Gesundheitsdienstleistungen haben, sondern die daneben auch noch als sicherer Zugang zur ELGA dient. Mit der e-Card können sich sowohl Ärzte als auch Patienten sicher und bequem legitimieren. Die ELGA steht allen Bürgern zur Verfügung, sowie den verschiedenen Akteuren im Gesundheitswesen, insbesondere Ärzten und Krankenhäusern. Patienten, die nicht an der ELGA teilnehmen wollen, müssen dem explizit widersprechen (opt-out) (s. Abb. 4). Als Zugang für Patienten zur ELGA dient ein eigens entwickeltes Patientenportal. In der ELGA werden aktuell Befunde erfasst und dokumentiert, sowie Verschreibungen von Medikamenten (eMedikation). Ein bedeutender nächster Schritt ist die Anbindung von telemedizinischen Lösungen. Die ELGA wird heute international als ein gelungener Ansatz für die landesweite Implementierung von eHealth angesehen.

Die erfolgreiche Einführung von ELGA basiert auf einer Reihe von Erfolgsfaktoren:

- Das Projekt ist geprägt von einem starken politischen Willen und wird auf Bundesebene entsprechend unterstützt.
- Alle Beteiligten und Interessensgruppen wurden von Anfang an einbezogen (Leistungserbringer, Kostenträger, Ärzte, Verbände, Patientenorganisationen) und die

5 Rechtliche Rahmenbedingungen im Zeitalter von digitaler Gesundheit und personalisierter Medizin

Tab. 1 Internationale Anreizprogramme für eHealth

	Norwegen	Dänemark	Estland	Österreich	Deutschland	USA	UK (England)
Programm	„eResept"	„NSI" (Nationale Gesundheitsbehörde)	Estonian ID Card	„ELGA" (Elektronische Gesundheitsakte)	eHealth Gesetz	Meaningful Use (HITECH Act)	National Programme for IT (NPfIT)
Kernziele	Einführung der elektronischen Verschreibung um die Medikamentensicherheit zu steigern	Entwicklung einer nationalen eHealth Strategie Schaffung nationaler Standards für Interoperabilität	Etablierung von Regeln zur Autorisierung und für den Zugriff auf digitale medizinische Daten Nutzung von eRezept und anderen Funktionalitäten	Schaffung des Zugangs zu digitalen medizinischen Daten und von regulativen Rahmenbedingungen für Datennutzung und Datensicherheit	Anstoß zur Etablierung von elektronischen Patientenakten und von Standards für Interoperabilität und Datenaustausch	Förderung der Digitalisierung und des elektronischen Austauschs medizinischer Daten Angleichung der regionalen Versorgungsqualität	Schaffung einer Infrastruktur Einführung elektronischer Patientenakten, Terminbuchungen, Überweisungen und Verschreibungen
Zeitplan	Start: 2006 Pilotierung: 2011 Roll-out: 2013	Start: 2011	ID-Card: 2002 eAkte: 2008 eRezept: 2010	Start: 2006 ELGA Portal: 2014 Spitäler: 2015 Weitere Akteure: ab 2016	Telemedizin, eArztbriefe: 2018 eMedik. Plan: 2019 Notfalldaten: 2019 ePAs: 2021	Start: 2009 P1 (eDaten): 2011 P2 (Effizienz): 2014 P3 (Nutzen): 2016	Start: 2002 ePAs: 2004 eBuchung: 2005 eRezept: 2007
Finanzierung	30 Mio EUR, finanziert durch die Regierung	finanziert durch den Staat, die Regionen und die Gemeinden	n/a	n/a	geschätzt etwa 500 Mio EUR, finanziert durch die gesetzlichen Krankenversicherer	etwa 29 Mrd USD, finanziert durch das Department of Health	ungefähr 12 Mrd GBP, finanziert durch das Department of Health und den NHS
Verantwortlichkeiten	Gesundheitsministerium (MoH), innerhalb des MoH: Directorate for Health and Social Affairs	Gesundheitsministerium (MoH), National Board of eHealth	Ministerien: Inneres, Wirtschaft, Soziales	ELGA GmbH, Österreichische Gesundheitskommission, ELGA Industrie Partner	Gesundheitsministerium	Department of Health, CMS1) ONC2), Komitee für Standards und Richtlinien	Department of Health und NHS
Akteure	Patienten, Leistungserbringer, Versicherer, Staat	Staat	Patienten, Leistungserbringer, Versicherer, Privater Sektor, Staat	Patienten, Leistungserbringer, Versicherer, Staat	Gematik, Leistungserbringer, Versicherer, Apotheker	Staat, Leistungserbringer, Accountable Care, Privatsektor	NHS England

VI Radikal anders – Neues Denken, neue Rollen, neue Systeme

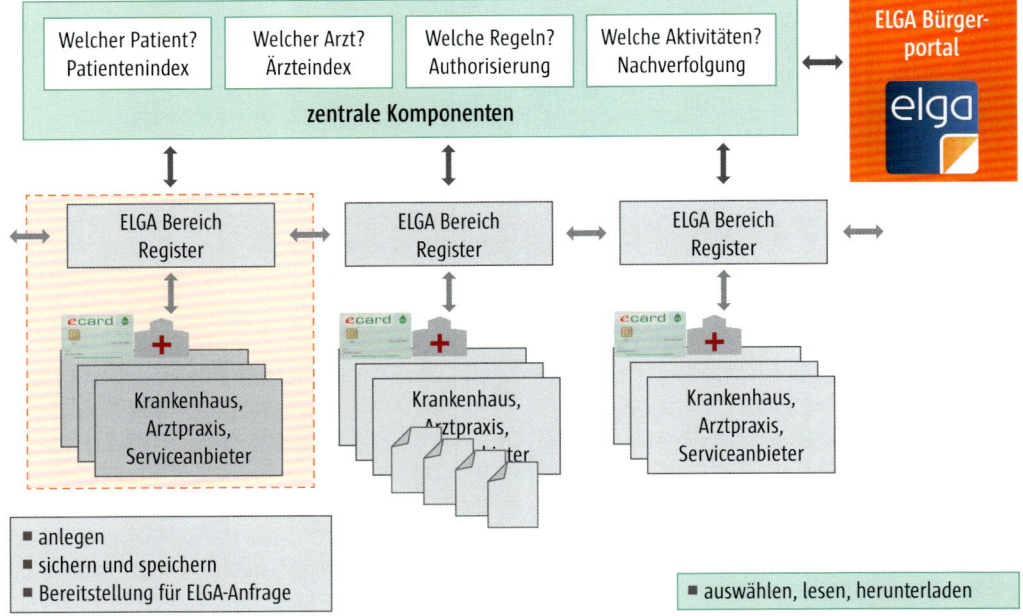

Abb. 4 Überblick über die Systemarchitektur der Nationalen Gesundheitsakte in Österreich (ELGA), fokussiert auf zentrale Komponenten

Implementierung wird schrittweise durchgeführt.
- Bürger und Patienten können auf ELGA über ein einfach zu bedienendes Portal zugreifen und haben dort auch die Möglichkeit, sich gegen eine Teilnahme zu entscheiden (Opt-Out).
- Die Implementierung einer starken, aber einfachen Autorisierung wurde durch die Verwendung von eCards und Handysignatur umgesetzt.
- Sicherheitsrisiken werden durch einen dezentralen Lösungsansatz und eine dezentrale Datenspeicherung minimiert.
- Durch eine konsequente Standardisierung von Technologie und Inhalten wird die Interoperabilität sichergestellt.

Beispiel Schweiz

Das Schweizer elektronische Patientendossier (ePD) wurde im April 2017 vom Bundesrat in Kraft gesetzt. Die Idee des ePD geht zurück auf die Strategie eHealth Schweiz von Bund und Kantonen aus dem Jahr 2007 und auf den Umstand, dass in der Schweiz zwei Drittel der Informationen zwischen Spitälern und Arztpraxen noch per Fax oder Briefpost ausgetauscht wurden.

Beim ePD werden die Dokumente nicht verschickt, sondern auf einer sicheren elektronischen Plattform zur Verfügung gestellt. Damit Ärzte, Apotheker oder Pflegekräfte Zugriff haben, müssen die Patienten ihnen ein Zugriffsrecht geben. Dies machen die Patienten über ein Zugangsportal, dort können sie auch ihre Dokumente einsehen und selber Dokumente hochladen (z.B. alte Berichte oder andere wichtige Unterlagen). Ähnlich wie in Österreich ist das ePD kein nationales Großprojekt, sondern eine Vernetzung von regionalen Umsetzungen. Die Vorteile hierbei sind:
- **Schrittweises Vorgehen**: Die Pioniere wie Genf, Tessin oder St. Gallen werden nicht gebremst, sondern haben bereits wertvolle Erfahrungen gesammelt.
- **Regionale Verankerung**: Das Gesundheitswesen im Stadtkanton Genf ist völlig anders

5 Rechtliche Rahmenbedingungen im Zeitalter von digitaler Gesundheit und personalisierter Medizin

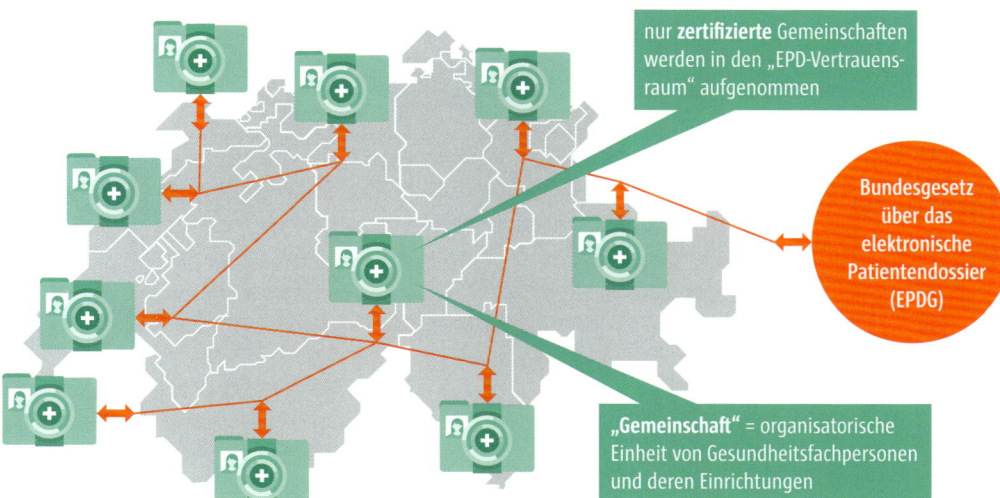

Abb. 5 ePD in der Schweiz: dezentrale Umsetzung unter nationalem Dach

organisiert als in einem Bergkanton, deshalb muss auch die Organisation der digitalen Zusammenarbeit in den Versorgungsregionen festgelegt werden.
- **Wettbewerb**: Kantone oder Versorgungregionen, die vorangehen, werden die Erwartungshaltung in den übrigen Gebieten der Schweiz erhöhen.
- **Erfahrungsaustausch**: Man kann voneinander lernen und muss nicht auf die große nationale Lösung warten. Die Kompetenz- und Koordinationsstelle eHealth Suisse von Bund und Kantonen ist für die nationale Koordination und den Wissenstransfer zuständig.

Zuständig für die Umsetzung sind gemäß dem nationalen Gesetz sogenannte „Gemeinschaften" getragen von Gesundheitsfachpersonen und ihren Institutionen. Jede Gemeinschaft muss den Aufbau und den Betrieb selber finanzieren. Der Bund unterstützt den Aufbau von Gemeinschaften mit maximal 30 Millionen Franken.

Momentan sind alle Kantone/Versorgungsregionen daran, die Umsetzung zu planen. Dabei sind zwei Ansätze erkennbar:
- kantonale Umsetzungen
- Zusammenschlüsse auf kantonaler Ebene

Die Übersicht in Abbildung 5 veranschaulicht die Architektur des ePD in der Schweiz (eHealth Suisse 2019).

Beispiel Estland

Ebenso wie in Österreich und in der Schweiz ist die Estnische eHealth-Lösung dezentral aufgebaut und organisiert. Sie wurde ab 2008 implementiert und über die Jahre schrittweise ausgebaut. Alle Krankenhäuser, Ärzte und Versicherungen wurden ab 2009 verpflichtet, die Patientendaten an die eHealth-Plattform weiterzuleiten.
- Jeder Bürger und jeder Patient verfügt über eine elektronische Gesundheitsakte. Identifiziert durch eine elektronische ID-Karte, werden die gesundheitsbezogenen Daten sicher gespeichert und gleichzeitig für autorisierte Personen zugänglich gemacht.
- Die elektronische Gesundheitsakte ist landesweit implementiert und integriert die Daten von verschiedenen Gesundheitsdienstleistern in eine gemeinsame Akte, auf die jeder Patient online zugreifen kann.
- Die elektronische Gesundheitsakte funktioniert ähnlich wie eine zentrale, nationale Datenbank, ruft die Daten bei Bedarf von verschiedenen Akteuren ab (die teilweise

unterschiedliche Systeme verwenden) und stellt sie in einem Standardformat über das e-Patient-Portal bereit. Dadurch wird den Ärzten ein einfacher Zugriff auf Patientendaten aus einer einzigen elektronischen Datei ermöglicht. Die gespeicherten Gesundheitsdaten beinhalten Untersuchungsergebnisse, Bilddateien und verordnete Therapien und Medikamente.

- Patienten haben Zugang zu ihren eigenen Gesundheitsdaten, sowie zu denen ihrer minderjährigen Kinder und zu den Daten von anderen Personen, sofern diese ihnen eine Zugangsberechtigung erteilt haben.
- Zur Sicherstellung der Integrität der elektronischen Patientendaten und der Dokumentation von Systemzugangsprotokollen wird eine auf Blockchain basierende Technologie benutzt.
- Keine zentrale Stelle hat dabei Zugriff auf alle Daten, es wird nur der Zugriff auf die Daten erlaubt, die benötigt werden.
- Bereits heute verfügen 99% aller Patienten in Estland über eine elektronische Gesundheitsakte, 95% aller gesundheitsbezogenen Daten sind digitalisiert und 99% aller Verschreibungen werden elektronisch getätigt (e-estonia 2019).

Das digitalisierte Gesundheitssystem in Estland genießt bei den Bürgern ein sehr hohes Vertrauen. Die Einfachheit in der Nutzung des Systems, sein Komfort und sein hoher Nutzen, sowie seine Sicherheit haben die Bürger überzeugt. Ein wichtiger Baustein für den Erfolg liegt auch im dezentralen Aufbau des Systems und dem daraus resultierenden Vorteil, bereits implementierte Systeme und Lösungen weiter verwenden zu können – ähnlich wie das auch in Österreich und in der Schweiz der Fall ist.

Neben den bereits genannten Erfolgsfaktoren in den 3 Ländern ist der Verzicht auf einen „Masterplan" (wie er beispielsweise durch die gematik in Deutschland betrieben wird) ein wesentliches Element für eine erfolgreiche und flächendeckende Implementierung von digitalen Gesundheitslösungen. Es werden lediglich verbindliche, zentrale Rahmenbedingungen vorgegeben wie z.B. gemeinsame technische und inhaltliche Standards, verbindliche rechtliche Vorgaben, oder zentrale Funktionen wie etwa Zugangsrechte und Authentifizierung. Die eigentliche Umsetzung jedoch verbleibt in hohem Maße bei den einzelnen Akteuren und wird dezentral vorangetrieben.

Ein solches Vorgehen könnte auch für die EU ein anstrebenswertes Vorbild sein für ihr zukünftiges Handeln und für ihre zukünftige Rolle auf diesem Gebiet.

Schlussbetrachtung

Um die Vorteile der digitalen Gesundheit voll auszuschöpfen, ist es unerlässlich, einen umfassenden Ansatz zu entwickeln und umzusetzen (im Gegensatz zu den punktuellen Maßnahmen der Vergangenheit). Der sichere und freie Verkehr von Gesundheitsdaten sowie die Entwicklung digitaler Infrastrukturen und die Notwendigkeit von Bildung und Vertrauen müssen berücksichtigt werden. Konkrete Maßnahmen zur Förderung der digitalen Kompetenz, einer zukunftsorientierten medizinischen Ausbildung und des Vertrauens in die digitale Transformation müssen sowohl auf EU- als auch auf nationaler Ebene entwickelt, vorgeschlagen, finanziert und implementiert werden. Diese Transformation erfordert politisches Engagement, die Einbeziehung von Interessengruppen, den Aufbau von Ressourcen und Know-how und nicht zuletzt nachhaltige Investitionen. Kurz gesagt, es erfordert ein mutiges politisches und finanzielles Engagement.

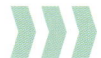

Die Mitgliedstaaten müssen die digitale Gesundheitsagenda der Kommission unterstützen und bei den EU-Haushaltsverhandlungen die erforderlichen Maßnahmen entsprechend finanziell mittragen und sich verpflichten.

Die EU-finanzierten Initiativen haben durchaus einen gewissen Mehrwert für einzelne nationale Maßnahmen erbracht, mit denen digitale Innovationen im Gesundheitswesen genutzt werden können. Der neueste Kommissionsvorschlag vom April 2018 im Rahmen der Digital Single Market Strategy sieht durchaus vor, die einzelnen Mitgliedstaaten bei ihren digitalen Vorhaben zu unterstützen und die Digitalisierung der Gesundheitsversorgung flächendeckend voranzutreiben. Die Schaffung eines Programms für ein digitales Europa im Haushaltsvorschlag für 2021–2027 spiegelt ebenfalls diese Ambition wider.

Wenn aber die europäischen Gesundheitssysteme flächendeckend und nicht nur regional für die Zukunft gerüstet werden sollen, müssen die EU und die nationalen Regierungen enger zusammenarbeiten. Dabei muss es sich um einen umfassenden Ansatz handeln, den es zu gestalten und umzusetzen gilt. Die Erkenntnis, dass technologischer Fortschritt ohne die Ermächtigung und Unterstützung der Bürger sinnlos ist und eher zu Ungleichheiten beim Zugang zu Gesundheitsdiensten führen wird, sollte dabei am Anfang stehen.

Die Initiativen der EU-Kommission adressieren bislang lediglich die wichtigsten technischen und marktorientierten Hindernisse für digitale Innovationen im Gesundheitswesen. Eine kritische Voraussetzung für einen raschen Einsatz von digitalen Gesundheitslösungen wird jedoch nicht berücksichtigt: die Fähigkeit und Bereitschaft der Bürger, sich zu beteiligen. In der Tat wird der Erfolg der digitalen Transformation von der Ermächtigung und Unterstützung von medizinischen Fachkräften, Pflegekräften und den Patienten selbst abhängen. Bildung und Vertrauen sind in diesem Zusammenhang von entscheidender Bedeutung. Den Mitarbeitern im Gesundheitswesen muss digitales Know-how und Verständnis vermittelt werden, damit sie interdisziplinäre Ansätze in der Patientenversorgung verstehen, entwickeln und umsetzen können. Im gleichen Atemzug ist es wichtig, die digitale Kompetenz von Bürgern und Patienten zu verbessern. Insbesondere ältere Bevölkerungsgruppen und weniger gebildete Menschen müssen in diesem Zusammenhang angesprochen werden. Diese Art der Einbeziehung wird Vertrauen schaffen und die Menschen motivieren, sich aktiv einzubringen.

Das IHAN®-Projekt

Ein Beispiel für eine solche „Human Driven Data Economy" ist das von der Finnischen Innovationsagentur SITRA lancierte IHAN®-Projekt. Ziel des Projekts ist es, eine von den Bürgern kontrollierte Datenplattform für den Datenaustausch zu schaffen. Die Bürger entscheiden, für wen, für welche Zwecke und in welcher Form sie ihre Daten verfügbar machen wollen. Dazu gibt es transparente Regeln und ethische Standards. Der durch IHAN projektierte „Health Information Broker", der die Datenlieferanten- und quellen, die Serviceanbieter und die Bürger auf einer Plattform vernetzt, wird also letztlich durch die Bürger gesteuert.

Die bisherigen EU-Initiativen befassen sich wenig damit, wie digitale Fähigkeiten verbessert und Bürger stärker einbezogen werden können. In diesem Bereich sollte die Kommission die Mitgliedstaaten darin ermutigen und unterstützen, die medizinische Ausbildung an die Zukunft der digitalen Gesundheit anzupassen und Bildungsprogramme für Ärzte, medizinisches Personal, Patienten und Bürger zu entwickeln.

Wissen, Bildung und Vertrauen sind Schlüsselfaktoren, insbesondere wenn es darum geht, Bürger und Mediziner davon zu überzeugen, dass Gesundheitsdaten angemessen geschützt sind. Die Kommission sollte daher Kommunikationskampagnen auf EU-Ebene initiieren und unterstützen, um den Bürgern, Patienten und anderen Akteuren im Gesundheitswesen zu erklären, wie ihre Gesundheitsdaten geschützt werden. Ähnliche Maßnahmen sollten für Unternehmen und Organisationen, die Gesundheitsdaten verarbeiten, lanciert werden. Einige konkrete Empfehlungen, um die Digitalisierung voranzutreiben, sind:

- **Anreizsysteme schaffen, z.B. durch Erstattung von digital-basierten Leistungen**: Geeignete Finanzierungs- und Erstattungsmodelle sind zwingend erforderlich für eine flächendeckende Implementierung digitaler Gesundheitslösungen.

Bislang wurden auf nationaler, regionaler oder lokaler Ebene EU-weit nur wenige, begrenzte Initiativen dazu umgesetzt. Ein Beispiel für ein Modell zur Finanzierung von Innovationen im Gesundheitswesen ist der von der Regierung gegründete Innovationsfonds in Deutschland, der von den gesetzlichen Krankenkassen finanziert wird. Zwischen 2016 und 2019 werden 300 Millionen Euro (0,14% aller Gesundheitsausgaben) für die Finanzierung von Innovationen im Gesundheitswesen ausgegeben. Der Fonds fördert gezielt vor allem solche Projekte, die später auch in die Regelversorgung und damit in die Erstattung überführt werden können. Mit guten Zielen gestartet, bleibt der Innovationsfonds aber hinter den Erwartungen zurück, was aber durch eine Vereinfachung der langwierigen und aufwendigen formellen Richtlinien und Kriterien leicht zu beheben wäre.

- **Rechtliche Rahmenbedingungen klären**: Digitale Lösungen werden nur dann flächendeckend eingesetzt werden können, wenn deren Verwendung auf einer klaren rechtlichen Basis beruht. Der Deutsche Ärztetag hat beispielsweise im Jahr 2018, durch eine Änderung der ärztlichen Musterberufsordnung, endlich den Weg frei gemacht für eine ausschließliche Fernbehandlung von Patienten und damit für die Anwendung von Telemedizinlösungen.
- **Dem „mündigen" Patienten die Entscheidung überlassen**: Ein Beispiel für ein praktikables Vorgehen ist die sogenannte „Opt-Out" Lösung, wie sie bei der ELGA in Österreich Anwendung findet. Jeder Bürger, der in Österreich krankenversichert ist, nimmt automatisch an ELGA teil. Es bleibt dem Bürger jedoch überlassen, dieser Teilnahme jederzeit zu widersprechen (Opt-Out).
- **Prozesse für integrierte Patientenversorgung und Versorgungsnetzwerke definieren und implementieren – auch über Sektorengrenzen hinweg**: Etwa durch die Einführung von neuen und IT-basierten Versorgungs- und Vergütungsstrukturen wie „Capitation". Dazu gibt es z.B. in der Schweiz bereits seit einigen Jahren positive Erfahrungen, sowohl hinsichtlich der Qualität der Versorgung, als auch der Gesundheitsausgaben. Aber auch in Deutschland gibt es erste Ansätze: Das Gesunde Kinzigtal ist eine GmbH, die 31.000 Versicherte der AOK und LKK Baden-Württemberg betreut. Die Krankenkassen zahlen für sie vorab einen Abschlag. Falls Qualität und Prävention zu geringeren Gesamtkosten für die Versicherten führen als im bundesdeutschen Schnitt, erhält dieses Netzwerk aus Ärzten, Therapeuten und Kliniken einen Anteil der erreichten „Gesundheitsdividende". Um das Risiko für die Leistungserbringer zu minimieren und die Qualität der Versorgung möglichst hoch zu halten, braucht es Transparenz – diese ist wiederum am besten mit einer IT-basierten Versorgungsumgebung zu erreichen.
- **Regionale und überregionale Netzwerke fördern**: Gute Beispiele für solche Fördermodelle bestehen in England. Nach den leidvollen Erfahrungen mit dem „National Programme for IT" ab 2005, geht der NHS seit wenigen Jahren andere Wege. Durch regionale Netzwerke (Academic Health Science Networks – AHSNs) werden innovative, digitale und vernetzte Versorgungsstrukturen gezielt regional gefördert und implementiert. So gibt es beispielsweise im Norden Englands die „Connected Health Cities" (Greater Manchester, North East & North Cumbria, North West Coast, Connected Yorkshire). Alle Akteure der Patientenversorgung werden mit einbezogen.
- **Ausbildungsschwerpunkte neu definieren und fördern**: Im Zuge einer Erhöhung der „digitalen Innovationskraft" im Gesundheitswesen müssen bessere und mehr Ausbildungsmöglichkeiten zur Verfügung gestellt werden. Dazu zählen auf digitale Gesundheit ausgerichtete Bachelor- und Masterstudiengänge, für deren Einrichtung entsprechende Lehrstühle geschaffen werden müssen. Diese Lehrstühle müssen einen IT-orientierten Schwerpunkt aufweisen, ebenso wie eine

medizinische Ausrichtung. Auch bei angehenden Ärzten müssen digitale Themen besser in die Ausbildung einfließen und klare Berufsperspektiven ermöglicht werden.

- **Investitionsanreize für Firmen setzen – Marktzugang fördern, bürokratische Hemmnisse abbauen, finanzielle Anreize schaffen:** Obwohl in einigen Ländern noch Berührungsängste hinsichtlich der Einbindung der Industrie in digitale Initiativen und Projekte bestehen, sind die im Umfeld der digitalen Gesundheit engagierten Unternehmen wichtige Partner bei der Konzeption und Umsetzung. Ein Beispiel für eine gute Industrieeinbindung ist die „Greater Manchester Connected Health City" in England. Im November 2017 gründete dieses Netzwerk ein Industriekonsortium für die Gesundheits-IT-Branche. Die Unternehmen haben die Möglichkeit, im Sinne einer „Co-Creation" bei der Konzeption, Implementierung und Validierung von digitalen Lösungen mitzuwirken, ihre Innovationen einzubringen und auf die Daten und Erkenntnisse des Netzwerkes zurückzugreifen.

Aufgrund der Vielzahl von Aspekten und Akteuren liegt es an allen Beteiligten, an der Gestaltung der Rahmenbedingungen für die digitale Gesundheit mitzuarbeiten. Ein multidisziplinärer Austausch über Faktoren wie etwa Nutzen, Qualität, Datensicherheit, Rolle von Technologien, Vergütung, sowie gesellschaftliche und ethische Aspekte, ist der Schlüssel, um diese notwendigen Rahmenbedingungen zu gestalten und umzusetzen. Diese Arbeit muss sowohl auf EU-, als auch auf Ebene der einzelnen Mitgliedsstaaten erfolgen. Nur so kann das Potenzial der Digitalisierung in Zukunft in Europa flächendeckend ausgeschöpft werden.

Literatur

Bertelsmann Stiftung (2019) #smarthealthsystems, Digitalisierung im internationalen Vergleich. URL: https://www.bertelsmann-stiftung.de/index.php?id=11340 (abgerufen am 25.02.2019)

BVMed (2017) Pressemeldungen, EU Medizinprodukteverordnung im EU Amtsblatt veröffentlicht, 05.05.2017. URL: https://www.bvmed.de/de/bvmed/presse/pressemeldungen/eu-medizin-produkte-verordnung-mdr-im-eu-amtsblatt-veroeffentlicht-in-krafttreten-am-25.-mai-2017 (abgerufen am 25.02.2019)

e-estonia (2019) e-Health Records. URL: https://e-estonia.com/solutions/healthcare/e-health-record/ (abgerufen am 25.02.2019)

eHealth Network (2017) Multi Annual Work Programme. eHealth Network MWP Sub-Group, 31.10.2017. URL: http://jointaction3.spms.min-saude.pt/wp-content/uploads/2018/02/PROPOSAL-eHealth-Network-Multiannual-Work-Programme-2018-2021.pdf (abgerufen am 25.02.2019)

eHealth Suisse (2019) Elektronisches Patientendossier. Adrian Schmid, Presentation Material eHealth Suisse

ELGA (2018) Elektronische Gesundheitsakte in Österreich. Dr. Günter Rauchegger, Presentation Material, ELGA GmbH

EU Commission (2013) Factsheet Horizon 2020 budget. URL: https://ec.europa.eu/research/horizon2020/pdf/press/fact_sheet_on_horizon2020_budget.pdf (abgerufen am 25.02.2019)

EU Commission (2018) Digital Single Market, Policy, The Digital Economy and Society Index (DESI) URL: https://ec.europa.eu/digital-single-market/en/desi (abgerufen am 25.02.2019)

EU Kommission (2016) Datenschutz in der EU. URL: https://ec.europa.eu/info/law/law-topic/data-protection/data-protection-eu_de (abgerufen am 25.02.2019)

Europäische Kommission (2018) Prioritäten, Digitaler Binnenmarkt. URL: https://ec.europa.eu/commission/priorities/digital-single-market_de (abgerufen am 11.03.2019)

Europäische Union (2019) EU-Recht. URL: https://europa.eu/european-union/law_de (abgerufen am 25.02.2019)

HIMSS Analytics (2018) EMRAM (Electronic Medical Record Adoption Model), Mittelwerte im Ländervergleich. URL: https://www.himss.eu/healthcare-providers/emram (abgerufen am 25.02.2019)

HIMSS Analytics u. PWC (2018) Vergleich von nationalen eHealth Incentive Programmen. Vortrag im Rahmen einer informellen Anhörung des GKV-Spitzenverbandes zum Pflegepersonalstärkungsgesetz. Berlin. 14.02.2018

Kassenärztliche Bundesvereinigung (2018) Informationen für die Praxis, DSGVO. URL: https://www.kbv.de/media/sp/Praxisinformation_Datenschutz_DSGVO.pdf (abgerufen am 25.02.2019)

TÜV Süd (2019) MDR: EU-Medizinprodukteverordnung. Weitreichende Änderungen für Hersteller von Medizinprodukten. URL: https://www.tuev-sued.de/produktpruefung/branchen/medizinprodukte/marktzulassung-und-zertifizierung/eu-marktzugang/mdr-eu-medizinprodukteverordnung (abgerufen am 25.02.2019)

zm online (2013) eHealth in Europa. URL: https://www.zm-online.de/news/nachrichten/ehealth-in-europa/ (abgerufen am 25.02.2019)

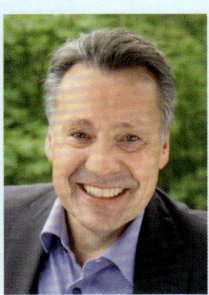

Rainer Herzog

Rainer Herzog ist seit über 15 Jahren in verschiedenen Bereichen der digitalen Gesundheit tätig und ist ein international anerkannter Experte auf diesem Gebiet. Er arbeitete in leitenden Funktionen in der MedTech-, Pharma- und Telekomindustrie, sowie als Geschäftsführer Europa und General Manager DACH für den Anwenderverband HIMSS (Health Information Management System Society). Ebenfalls auf Europäischer Ebene führte Herr Herzog erfolgreich 2 EU-Projekte zum Thema „Mobile Health". Er berät außerdem Digital Health Startup-Unternehmen bei ihrem Geschäftsaufbau. Rainer Herzog hat European Business Management in London und Reutlingen studiert und lebt in München.

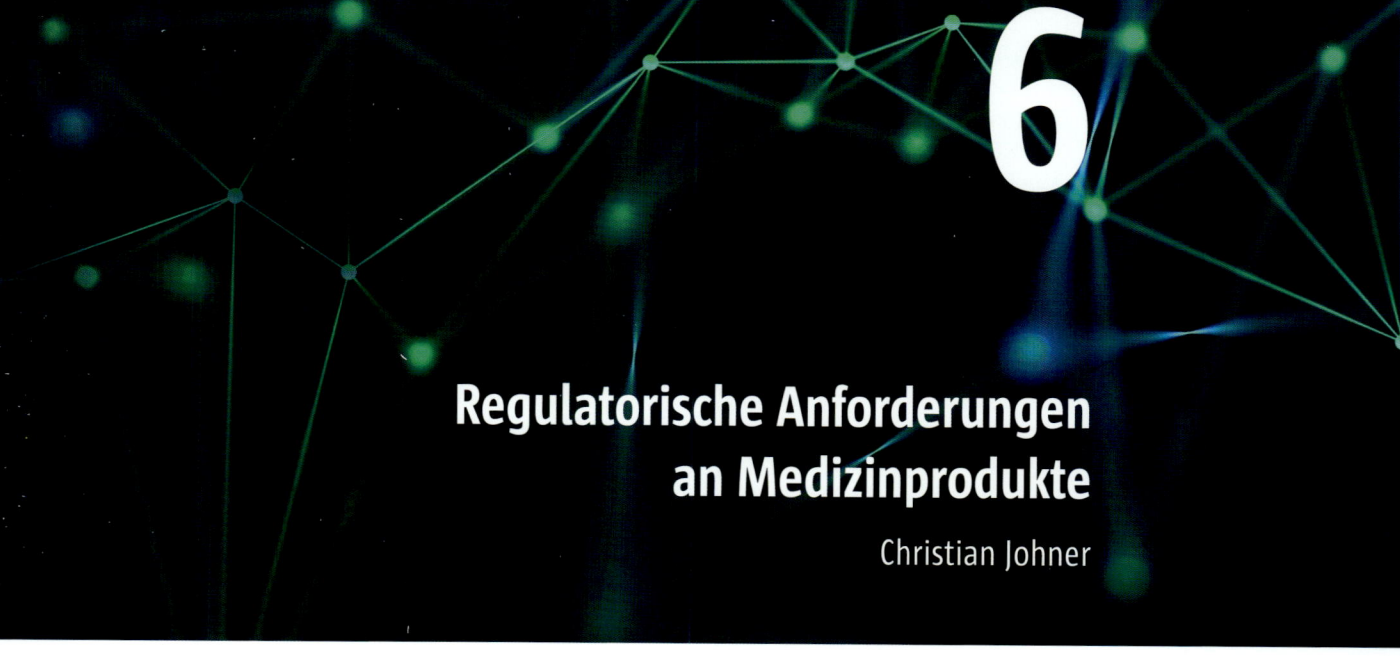

6 Regulatorische Anforderungen an Medizinprodukte

Christian Johner

Die Gesetzgeber haben die regulatorischen Anforderungen an Medizinprodukten in den letzten Jahren kontinuierlich erhöht. Das System aus EU-Richtlinien, EU-Verordnungen, nationalen Gesetzen, nationalen Verordnungen, Normen und Leitlinien ist so umfangreich und komplex geworden, dass viele Hersteller von Medizinprodukten damit überfordert sind. Dieses Kapitel soll einen Überblick über das regulatorische Rahmenwerk verschaffen.

Der Status quo

Europa

Der rechtliche Rahmen

Die Europäische Union hat die regulatorischen Anforderungen an die Herstellung und „Inverkehrbringung" von Medizinprodukten weitgehend vereinheitlicht. Drei EU-Richtlinien bilden den regulatorischen Rahmen:

- Richtlinie 93/42 über allgemeine Medizinprodukte (Medical Device Directive, MDD)
- Richtlinie 98/79 über In-vitro-Diagnostik (IVD)
- Richtlinie 90/385 über aktive implantierbare medizinische Geräte (AIMD)

Zwei EU-Verordnungen, die der folgende Abschnitt vorstellt, werden diese drei Richtlinien ablösen, die noch aus den 90er-Jahren des letzten Jahrhunderts stammen.

Die EU-Richtlinien richten sich im Gegensatz zu den EU-Verordnungen an die europäischen Nationalstaaten, die die Richtlinien in nationale Gesetze überführen müssen. Im Wesentlichen machen sich die Gesetze die Forderungen der Richtlinien durch Rückverweise auf die Richtlinien zu eigen.

Zudem ergänzen nationale Verordnungen die jeweiligen Gesetze. Beispielsweise ergänzen und konkretisieren die folgenden deutschen Verordnungen das deutsche Medizinproduktegesetz (MPG):

- Medizinprodukte-Betreiberverordnung (MPBetreibV)
- Medizinprodukte klinische Prüfverordnung (MPKPV)
- Medizinprodukteverordnung (MPV)
- Medizinprodukte-Sicherheitsverordnung (MPSV)

Für digitale Produkte relevante grundlegende Anforderungen

Die EU-Richtlinien formulieren sogenannte „grundlegende Anforderungen" („essential requirements"), die alle Medizinprodukte erfüllen müssen. Für digitale Produkte besonders relevant sind die Forderungen nach

- Risikomanagement,
- Gebrauchstauglichkeit und
- Software, die gemäß dem Stand der Technik entwickelt werden muss.

Die EU-Richtlinien bieten den Herstellern an, harmonisierte Normen zu nutzen, um die Einhaltung dieser grundlegenden Anforderungen vermuten zu lassen. Harmonisierte Normen sind Normen, die von der Europäischen Kommission für den Konformitätsnachweis ausgewählt und im Amtsblatt veröffentlicht wurden. Bis auf die Forderungen nach einer „State of the Art-Softwareentwicklung", um die die Medizinprodukte-Richtlinie erst im Rahmen einer Änderung im Jahre 2007 ergänzt wurde, gibt es keine Anforderungen, die spezifisch sind für den Kontext Digitalisierung, AI oder Big Data.

Klinische Bewertung

Das Ziel einer klinischen Bewertung besteht darin, nachzuweisen, dass

1. der (behauptete) klinische Nutzen des Medizinprodukts tatsächlich besteht und
2. keine Risiken existieren, die nicht bereits im Rahmen der Risikomanagements als akzeptabel bewertet wurden.

Die EU-Richtlinien verpflichten die Hersteller seit jeher zu einer klinischen Bewertung. Allerdings sind die Formulierungen so wage, dass es weiterer Konkretisierung bedarf. Diese publizierte die EU-Kommission in Form der Leitlinie MEDDEV 2.7/1. Die Revision 4 dieser Leitlinie hat die Anforderungen an die klinische Bewertung deutlich verschärft. Diese Verschärfungen betreffen vor allem folgende Themen:

- **Qualifikation der Autoren**

  Die Leitlinie fordert jetzt einen akademischen Abschluss mit zusätzlichen fünf Jahren an relevanter Berufserfahrung (alternativ 10 Jahre relevante Berufserfahrung ohne akademischen Abschluss).

- **Vergleichbarkeit der Produkte**

  Die Maßstäbe für die Äquivalenz von Vergleichsprodukten sind gestiegen: Der neuen MEDDEV 2.7/1 Revision 4 zufolge sind Daten zu äquivalenten Produkten nur dann relevant, wenn sie mit CE-gekennzeichneten Produkten erhoben wurden, d.h. Produkten, die die grundlegenden Anforderungen der EU-Richtlinie(n) erfüllen. Ausnahmen sind nur dann erlaubt, wenn gezeigt werden kann, dass die klinischen Daten zum Vergleichsprodukt auf die europäischen Patienten übertragbar sind. Diese Anforderung besteht für die Arzneimittelwelt schon lange. Dennoch ist es fraglich, ob sie tatsächlich bei allen Medizinprodukten angemessen ist. Zudem müssen die Hersteller die klinische, technische und biologische Äquivalenz der Vergleichsprodukte begründen. Das wiederum bedingt Informationen über diese Produkte, die oft nicht öffentlich zugänglich sind.

- **Zu berücksichtigende Datenquellen**

  Die Literatursuche muss auch Daten zu europäischen Patienten berücksichtigen, die sich üblicherweise in europäischen Datenbanken wie Embase eher finden als beispielsweise in PubMed. Die Leitlinie empfiehlt Embase explizit und hält eine Beschränkung auf PubMed für nicht ausreichend.

- **Update-Zyklus**
  Die Leitlinie verlangt die Frequenz von Updates anhand Kriterien festzulegen und zu begründen. Sie gibt jedoch enge Vorgaben, die weiter unten vorgestellt werden.

Die benannten Stellen fordern die Einhaltung dieser Leitlinie meistens streng ein, obwohl diese keinen gesetzlichen Charakter hat.

Die MEDDEV 2.7/1 verlangt einen systematischen Ansatz, der die folgenden Schritte umfasst:
1. **Planung**: Beschreibung des Ziels und des Aufbaus der klinischen Bewertung
2. **Identifizierung**: Sammlung zweckmäßiger Daten aus wissenschaftlicher Literatur und eventuell klinischen Prüfungen
3. **Beurteilung**: Einzelbeurteilung der Daten
4. **Analyse**: zusammenfassende Bewertung des Produkts anhand der Daten
5. **Bericht**: abschließender Bericht über die Bewertung
6. **Regelmäßige Updates**

Die folgenden Abschnitte stellen diese sechs Schritte vor.

Planung. Im siebten Kapitel fordert die MEDDEV 2.7/1, den Fokus und den Kontext der klinischen Bewertung zu formulieren. Dazu zählen
- Beschreibung des zu bewertenden Produkts inklusive dessen Zweckbestimmung
- Informationen zum technischen Aufbau des Produkts
- Informationen zum medizinischen Hintergrund inklusive Behandlungsalternativen
- Plan für die klinische Bewertung („Clinical Evaluation Plan"): Dieser referenziert auch die grundlegenden Anforderungen, die im Rahmen der klinischen Bewertung nachzuweisen sind.

Identifizierung. Der nächste Schritt (siehe MEDDEV 2.7/1 Kapitel 8) hat zum Ziel, die klinischen Daten zu sammeln. Diese Daten müssen auf objektive und zuverlässige Weise Auskunft zur Sicherheit und zur Leistung des Produkts geben.

Die Hersteller stehen vor der Aufgabe, diese Daten in ausreichender Menge und Güte zu finden oder zu generieren. Die MEDDEV verlangt dazu eine systematische und nachvollziehbare Prozedur, die vorteilhafte und nachteilige Daten gleichermaßen berücksichtigt. Diese Daten stammen typischerweise aus den folgenden Quellen:
1. **Wissenschaftliche Literatur**
   Die wissenschaftliche Literatur besteht z.B. aus publizierten klinischen Studien, Reviews und Meta-Analysen. Sie finden sich u.a. in den o.g. Datenbanken, in Literaturverzeichnissen, in den Beständen des Herstellers oder durch gezieltes manuelles Suchen.
2. **Klinische Erfahrungen**
   Weitere klinische Daten entstehen bei der Anwendung des Produkts oder der Anwendung äquivalenter Produkte. Sie finden sich in Marktüberwachungsberichten des Herstellers (inklusive Reklamationen), in Registern, unveröffentlichten Beobachtungsstudien des Herstellers an einzelnen Patienten oder Kohorten, ebenso wie in Datenbanken, in denen sich gemeldete „unerwünschte Ereignisse", Produktwarnungen etc. finden wie den beim BfArM oder in der FDA MAUDE-Datenbank publizierten Informationen über Risiken.
3. **Klinische Prüfungen**
   Klinische Prüfungen sind immer dann notwendig, wenn für ein Medizinprodukt nicht ausreichend aussagekräftige Daten verfügbar sind.

Beurteilung. Im nächsten Schritt müssen die Hersteller die klinischen Daten einzeln bewerten, wie im Kapitel neun der Leitlinie beschrieben. Dabei schließen sie in einem mehrstufigen Prozess (s. Abb. 1) nicht-relevante Quellen aus und begründen dies jeweils.

Im ersten Schritt gilt es, die offensichtlich nicht-relevanten Daten anhand Titels und Abstracts auszusortieren. Auch Studien mit offensichtlich unzureichender Qualität sind bereits hier auszuschließen. Es bleiben somit die „möglicherweise relevanten Literaturquellen"

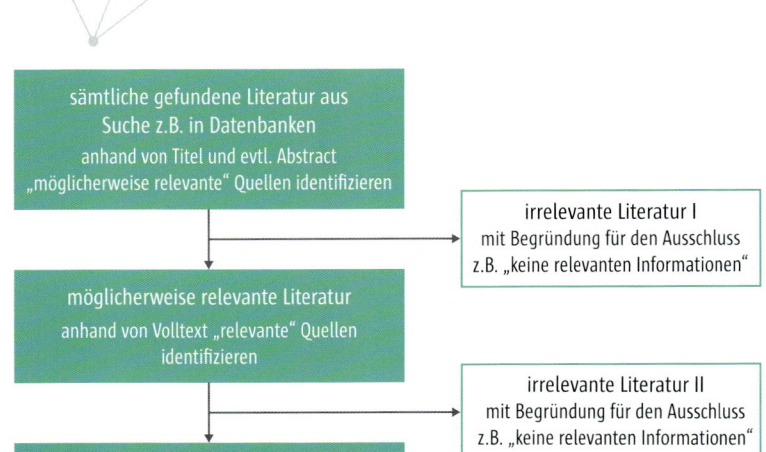

Abb. 1 Der mehrstufige Bewertungsprozess der klinischen Daten konform mit MEDDEV 2.7/1 Revision 4

übrig. Diese studieren die klinischen Bewerter im Volltext. Artikel, die sich nach diesem ausführlicheren Check als themenfremd oder als wenig aussagekräftig herausstellen, schließen sie ebenfalls aus, wobei sie den Ausschluss jeweils begründen müssen. Als Resultat der Auswahl ergibt sich die endgültige Liste der im Report besprochenen und referenzierten Studien.

Ebenfalls als Teil dieses Schritts steht die Einzelbewertung zumindest der „relevanten Studien" an. Das Ziel dieser Einzelbewertungen besteht darin, die Aussagekraft der Resultate bezüglich der Leistungsfähigkeit und Sicherheit des Medizinprodukts zu quantifizieren. Wichtige Kriterien dabei sind:

- **Evidenz**
  Der Evidenzgrad spiegelt gemäß geltender Konvention im Wesentlichen das Studiendesign wider: Multizentrische Doppelblindstudien und gute Meta-Analysen erhalten hier die höchste Einstufung. Fallberichte punkten entsprechend niedriger, mit Expertenmeinungen in der unteren Zone.
- **Äquivalenz**
  Ebenso wichtig ist das Maß der Äquivalenz, der sogenannte Äquivalenzgrad, der angibt, wie ähnlich das in der Studie untersuchte Produkt dem zu bewertenden Produkt ist.
- **Weiteres**
  Patientenzahlen, Endpunkte, detaillierte Ergebnisse und Schlussfolgerungen gehen ebenso in die Bewertung ein wie beobachtete Nebenwirkungen. Design und statistische Analyse der Studien sind nach strengen Kriterien zu bewerten.

Die vierte Revision der MEDDEV 2.7/1 unterscheidet erstmalig explizit „Schlüsseldaten" („pivotal data") von „anderen" Daten („other data"):

„Bei der Evaluation der gesammelten Daten ist wichtig zu beachten, ob die Daten direkt die adäquate klinische Leistung und klinische Sicherheit des Produkts belegen sollen (Schlüsseldaten) oder ob die Daten eine indirekte unterstützende Rolle spielen sollen."

Damit werden streng genommen zwei Recherchen notwendig:
1. Die Suche nach Informationen zum medizinisch-technischen Hintergrund, Wissensstand und State of the Art.
2. Die Suche nach Studien, welche direkt zur Beurteilung der klinischen Leistung und Sicherheit des Produkts beitragen. Das wurde bisher auch so gemacht, doch in der bisherigen MEDDEV nicht oder jedenfalls nur sehr undeutlich gesagt.

Analyse. Das zehnte Kapitel der MEDDEV 2.7/1 gibt den Herstellern Vorgaben für die zusammenfassende Bewertung des Produkts. Deren Ziel besteht darin, basierend auf den Einzelbewertungen zu einer abschließenden Antwort auf die zentralen Fragen zu kommen:
- Belegen die klinischen Daten in der Summe, dass das Medizinprodukt bei zweckgemäßem Gebrauch leistungsfähig und sicher ist?
- Sind verbleibende Risiken angesichts des Nutzens akzeptabel? Hierzu zählt auch die Bewertung der unerwünschten Nebenwirkungen, die unter Berücksichtigung der

vorgegebenen Leistungen keine unvertretbaren Risiken darstellen dürfen.

Wie alle Analysen und Bewertungen müssen auch diese detailliert und nachvollziehbar sein, mit ausführlicher und kritischer Abwägung aller betrachteten Daten.

Auch zu diesem Arbeitspaket bietet die MEDDEV 2.7/1 Revision 4 ausführliche neue Anweisungen, Empfehlungen und Tipps, die jedoch inhaltlich im Wesentlichen der bisherigen Regelung und Praxis entsprechen. Konkreter herausgearbeitet wurde unter anderem die Forderung, die Erfüllung der grundlegenden Anforderungen speziell hinsichtlich der klinischen Leistung, Sicherheit und des positiven Risiko-Nutzen-Verhältnisses aufzuzeigen.

Bericht. Die klinische Bewertung schließt mit einem Bericht ab, dem „Clinical Evaluation Report". Er muss ausführlich und nachvollziehbar den Verlauf, die Argumentation und die Schlussfolgerungen der klinischen Bewertung dokumentieren. Die MEDDEV 2.7/1 gibt hierzu in Kapitel 11 konkrete Handlungsleitungen. Seit der vierten Revision enthält sie die explizite Empfehlung, den Bericht anhand der aufeinander folgenden Arbeitspakete („stages") aufzubauen. Anhang 9 gibt Empfehlungen zur Struktur des Berichts, der Anhang 10 enthält eine Checkliste, mit der die klinische Bewertung bei der Freigabe auf Konformität und Vollständigkeit bewertet werden soll.

Regelmäßige Updates. Die klinischen Daten, die die Hersteller im Rahmen der klinischen Bewertung untersuchen, stellen eine Momentaufnahme dar. Dabei entstehen kontinuierlich neue Daten, z. B. bei der Verwendung des Produkts oder vergleichbarer Produkte. Deshalb müssen die Hersteller die klinische Bewertung regelmäßig aktualisieren. Ab der vierten Version der MEDDEV 2.7/1 wird klarer, was unter „regelmäßig" zu verstehen ist. Eine klinische Bewertung muss immer dann aktualisiert werden,

- wenn der Hersteller eine neue Information vom Markt (PMS) erhält, welche die gegenwärtige Bewertung ändern könnte,
- wenn es keine derartige Information gibt, wenigstens jährlich, falls das Produkt mit signifikanten Risiken behaftet ist oder nicht hinreichend etabliert oder
- alle 2 bis 5 Jahre, falls das Produkt ohne signifikante Risiken und hinreichend etabliert ist – dazu sollte eine Begründung geliefert werden.

USA

Das Rechtssystem in den USA ist anders aufgebaut als das europäische. Es gibt keine „übernationale" Ebene. Die gesetzliche Ebene bildet der Food, Drug & Cosmetic Act (FD & C) der Food and Drug Administration (FDA). Er enthält zwar keine konkrete Forderung an digitale Produkte. Allerdings wurde er im Rahmen des 21st Century Cures Act geändert und soll insbesondere den Einsatz von Digital Health erleichtern. In diesem Zug wurde die Definition von Software als Medizinprodukt ergänzt.

FD & C: Definition von Software als Medizinprodukt

Leider ist diese Definition so schwer verständlich geschrieben, dass sich die FDA bemüht fühlte, eine Interpretation zu publizieren, die sich in einem sogenannten „Guidance Document" zu Decision Support Systemen findet. Demnach ist eine Software nur dann *kein Medizinprodukt*, wenn *alle* der folgenden Bedingungen erfüllt sind:

1. Sie dient nicht der Erfassung, Verarbeitung oder Analyse von
   - medizinischen Bildern,
   - Signalen, die von einem IVD Gerät stammen,
   - (physiologischen) Signalen wie z. B. EKGs oder EEGs und zugehörige Auswertesoftware.
2. Sie dient (nur) der Anzeige, Analyse oder dem Ausdruck medizinischer Informationen über einen Patienten oder der Anzeige anderer medizinischer Informationen wie Bücher, klinischer Veröffentlichungen oder

Leitlinien, Medikamentenbeipackzettel oder Behördenempfehlungen, selbst dann, wenn das medizinische Fachpersonal diese Informationen für die Entscheidung über Vorbeugemaßnahmen, Diagnosen und Behandlungen nutzt.
3. Sie dient der Unterstützung des medizinischen Fachpersonals, indem sie Empfehlungen gibt zur Vermeidung, Diagnose oder Behandlungen von Krankheiten.

Dies ist interessant, denn genau dies würde die Software in Europa als Medizinprodukt klassifizieren. Die FDA geht noch weiter und kündigt an, auch bei Software, die sich nicht an das Fachpersonal, sondern an Patienten wendet, die Einhaltung der regulatorischen Anforderungen nicht einzufordern. Allerdings schränkt der nächste Absatz diese Großzügigkeit wieder substanziell ein:

4. Die Software gibt diese Empfehlungen in einer so transparenten Art und Weise, dass die Anwender selbst zu diesen Empfehlungen kommen können, ohne sich primär auf die Software verlassen zu müssen. Das setzt Folgendes voraus:
    - Die Zweckbestimmung der Software (-funktion) ist klar benannt.
    - Die Nutzergruppe ist klar bestimmt (z.B. Ultraschalltechniker, Gefäßchirurg).
    - Die Inputs, auf denen die Empfehlungen basieren, sind genannt und auch öffentlich verfügbar.
    - Das logische Grundprinzip und die Herleitung der Empfehlung sind transparent gemacht. Die FDA besteht auch darauf, dass diese Informationen nicht nur öffentlich verfügbar sind (z.B. in der medizinischen Fachliteratur), sondern dass die vorgesehenen Nutzer, diese Information auch verstehen und die Empfehlung nachvollziehen können.

Die FDA durchforstet die App Stores nach Anwendungen und tritt an die Hersteller heran, wenn sie der Meinung ist, dass diese eine Zulassung benötigen.

FD & C: Zulassungsverfahren

Diese „Zulassungsverfahren" regelt ebenfalls der FD & C. Zu den wichtigsten zählen die Premarket Notification („510(k)") und das Premarket Approval (PMA). Das erste Verfahren ist anzuwenden, wenn bereits ein vergleichbares Produkt („essential equivalent predicate device") für den Markt zugelassen wurde. Andernfalls müssen Hersteller – abhängig von der Klasse des Produkts – das aufwändige PMA durchlaufen. Für neue und unkritischere Produkte bietet die FDA den „De-novo"-Ansatz und für digitale Produkte das „Pre-Cert Program" an.

21 Code of Federal Regulations

Die FDA ist für den 21. „Title" des „Code of Federal Regulations" (CFR) zuständig. Darin beschreibt sie genauer die Zulassungsverfahren, das Meldewesen, die Klassifizierung und auch die Anforderungen an das Qualitätsmanagement. Diese „Quality System Regulations" finden sich im 21 CFR part 820. Die Anforderungen sind weitgehend unspezifisch für digitale Produkte.

Guidance Documents

Hingegen beschreibt die FDA in ihren „Guidance Documents" spezifischer die Anforderungen an Medizinprodukte, die Software enthalten oder eigenständige Software sind. Zu diesen Leitfäden zählen:
- Guidance for the Content of Premarket Submissions for Software Contained in Medical Devices
- General Principles of Software Validation
- FDA Reviewers and Compliance on Off-The-Shelf Software Use in Medical Devices
- Content of Premarket Submissions for Management of Cybersecurity in Medical Devices
- Mobile Medical Applications
- Clinical and Patient Decision Support Software

Zumindest indirekt sind auch diese Dokumente von Relevanz:
- Design Considerations and Premarket Submission Recommendations for Interoperable Medical Devices
- Applying Human Factors and Usability Engineering to Medical Devices

Recognized Standards
Neben den eigenen „Guidance Documents" erkennt die FDA auch Normen und Standards an, die sie als „Recognized Standards" in ihrer Datenbank auflistet. Für digitale Produkte besonders relevant sind mehrere Interoperabilitätsstandards sowie die Normen zur „Cybersecurity", wie die UL 2900-1 („Software Cybersecurity for Network-Connectable Products") und UL 2900-2-1 („Particular Requirements for Network Connectable Components of Healthcare and Wellness Systems").

Andere Länder
Die meisten Zulassungsverfahren in den verschiedenen Ländern stützen sich auf die Verfahren in Europa oder den USA. Allerdings gibt es keine nennenswerten, für Software spezifische zusätzliche Anforderungen.

Ausblick auf künftige Regularien

Europa
Die neuen europäischen Medizinprodukte-Verordnungen (MDR, IVDR) ergänzen einige Anforderungen, die auch die digitalen Produkte betreffen:
- Hersteller müssen die IT-Sicherheit nach „State of the Art" gewährleisten.
- Sie sind verpflichtet, die Anforderungen der Produkte bezüglich der IT-Sicherheit spezifizieren.
- Weiterhin müssen Sie die Voraussetzungen festlegen, die die Betreiber schaffen müssen. Diese schließen Maßnahmen zur IT-Sicherheit und die Anforderungen an die IT-Umgebung mit ein.
- Die MDR fordert von den Herstellern, dass sie die Besonderheiten mobiler Plattformen wie Bildschirmgrößen und Kontrastverhältnisse berücksichtigen, ebenso die Nutzungsumgebung (z.B. Lichtverhältnisse, Geräuschpegel).

Leider gibt es zum Zeitpunkt der Veröffentlichung dieses Buchs noch keine harmonisierte Norm zur IT-Sicherheit. Daher orientieren sich viele Hersteller an den US-amerikanischen Vorgaben, die bereits weiter oben genannt wurden. Die Übergangsfrist für viele Klasse-I-Produkte endet bei der MDR im Mai 2020.

USA
Die FDA beschäftigt sich intensiv mit der Fragestellung, wie Produkte zu regulieren sind, die Künstliche Intelligenz (KI) einsetzen. Es ist wahrscheinlich, dass sie dazu ein „Guidance Document" publizieren wird. Der Leitfaden zu den Decision Support Systems liefert dazu keine konkreten Hinweise. Ebenso erwägt die FDA, die „Quality System Regulations" im 21 CFR part 820 durch die ISO 13485 abzulösen. Ob, und falls ja, wann so eine Ablösung stattfinden wird, lässt sich derzeit nicht abschätzen.

Weltweit
Der Trend zur Harmonisierung lässt sich weltweit beobachten. Das Medical Device Single Audit Program MDSAP ist ein Beispiel dafür. An diesem Programm beteiligen sich Australien, Brasilien, Japan, Kanada und die USA. Dennoch nutzen viele Länder spezifische Anforderungen, um die eigenen Märkte zu schützen.

VI Radikal anders – Neues Denken, neue Rollen, neue Systeme

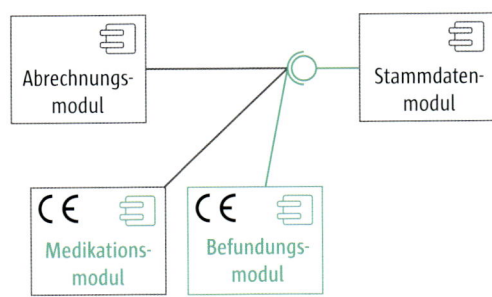

Abb. 2 In dieser Standalone-Software sind nur einige Module als Medizinprodukte zugelassen.

Besondere Fragestellungen

Medical Apps versus mobile Geräte

Hersteller, die Medical Apps z.B. über einen App Store vertreiben, glauben oft irrtümlich, dass die Anforderungen der IEC 60601-1 grundsätzlich und generell ignoriert werden können. Formal ist diese Einschätzung korrekt, weil eine Software kein Anwendungsteil hat und daher nicht in den Anwendungsbereich dieser Norm fällt. Allerdings gibt es viele Situationen, in denen Auditoren und Prüfer von technischen Dokumentationen vergleichbare Nachweise einfordern. Wenn beispielsweise ein Mobiltelefon genutzt werden soll, um Aufnahmen von Hautläsionen zu beurteilen, stellen sich Fragen:

- Welche Risiken bestehen, wenn für die Aufnahmen der „Blitz" genutzt wird? Welche Frequenzbereiche hat diese elektromagnetische Strahlung?
- Wenn das Mobilgerät mit der (verletzten) Haut in Berührung kommt, welche Risiken ergeben sich im Kontext der Biokompatibilität?
- Mobiletelefone werden oft sehr heiß. Bedeutet das ein Risiko?

Betrieb von Servern

Sehr viele mobile Anwendungen beziehen Daten von einem zentralen Server. Regelmäßig sind den Herstellern die Folgen nicht bewusst, die sich beim Betrieb eines solchen Servers ergeben:

- Sie werden vom Hersteller zusätzlich zum Betreiber. Das bedingt Konformität mit weiteren Regularien, wie z.B. der Medizinprodukte-Betreiberverordnung.
- Die Hersteller müssen zudem entscheiden, was das Medizinprodukt und was Teil dessen Laufzeitumgebung ist. Diese Unterscheidung ist z.B. relevant um entscheiden zu können, ob eine „Drittkomponente" als SOUP (Software of Unknown Provenance – ein Begriff aus der IEC 62304) zu behandeln ist. Bei einem „Application Stack" aus Hardware, Betriebssystem, Virtualisierungsschicht, weiterem Betriebssystem, „Run-Time-Environments" wie .NET oder die Java Runtime Environment (JRE), Applikationsserver usw. ist diese Entscheidung nicht banal.
- Eine weitere notwendige Entscheidung haben die Hersteller zu treffen: Ist der Server ein (eigenständiges) Medizinprodukt, ist er Teil eines Medizinprodukts oder ist er als Zubehör zu klassifizieren?

Module als Medizinprodukte

Ein EuGH-Urteil aus dem Dezember 2017 hat bestätigt, dass auch Software-Module als eigenständige Medizinprodukte klassifiziert werden dürfen. Ein Beispiel für solch eine Software könnte ein Krankenhaus-Informationssystem darstellen, das aus Nicht-Medizinproduktemodulen (Abrechnung, Stammdatenverwaltung usw.) und Medizinproduktemodulen (z.B. Arzneimittelprüfung, radiologische Befundung) besteht. Die Abbildung 2 zeigt ein Beispiel für eine Standalone-Software, die aus Modulen besteht, die teilweise Medizinprodukte sind.

Hersteller von Standalone-Software können mit Veröffentlichung des Urteils von der Möglichkeit Gebrauch machen, nur die Module einer Software als Medizinprodukt zu zertifizieren, die über eine entsprechende Zweckbestimmung verfügen (s. Abb. 3, unten). Das empfiehlt sich in folgenden Situationen:

- Es gibt im Vergleich zur gesamten Software nur wenige oder/und nur kleine Module mit einer medizinischen Zweckbestimmung.
- Die Module sind nach (medizinischen) Funktionen gebildet und ausreichend stark voneinander abgetrennt.
- Der Aufwand für die Zertifizierung der gesamten Software ist für den Hersteller nicht leistbar.

Es gibt einige Gründe an, die für die Entscheidung des EuGHs sprechen:
- Die Entscheidung kann im Hinblick auf eine Deregulierung und als Gegengewicht zur Regel 11 der MDR für Hersteller hilfreich sein.
- Sie folgt dem Trend, dass sich Medizinprodukte zunehmend öffnen bis „auflösen" und Betreiber die Komponenten (verschiedener Hersteller) zu Systemen kombinieren.
- Die Hersteller werden damit stärker gezwungen, in funktionalen und schwach gekoppelten Komponenten zu denken. Das verbessert die Software-Architektur und damit die Stabilität, Wartbarkeit und Testbarkeit.

Hersteller, die diese Möglichkeit nutzen, sollten sich jedoch der Konsequenzen bewusst sein:
- **Risikomanagement**
  Es dürfte zumindest sehr schwer werden, im Risikomanagement zu argumentieren, dass die Risiken beherrscht sind, wenn die Daten, die ein zertifiziertes Modul nutzt, von Modulen stammen, über deren Güte keine ausreichende Aussage getroffen werden kann, z.B. weil die Dokumentation des jeweiligen Software-Lebenszyklus (gemäß IEC 62304) nicht vorliegt.
- **Usability**
  Die Gebrauchstauglichkeit eines Moduls lässt sich in der Regel nicht einzeln bewerten. Ob die Prüfung eines „Fensters", eines „Screens" oder einer Maske (ohne den Kontext der gesamten Software zu betrachten) verlässliche Ergebnisse liefert, erscheint fraglich. Die IEC 62366-1 verlangt, die Gebrauchstauglichkeit entlang der Benutzungsszenarien zu bewerten und nicht für einzelne technische Module oder UI-Elemente.
- **„Audit-Sicherheit"**
  Softwareentwickler werden anfälliger für Fragen von Auditoren, ob der gerade entwickelte Code zu einem zertifizierten oder zu einem nicht-zertifizierten Modul gehört. Viele Entwicklungsabteilungen empfinden bereits Stolz, wenn es gelingt, einen einzigen Satz an Best Practices zu verankern.
- **Regulatorische Aufwände**
  Wenn mehrere Module Medizinprodukte sind, die ein Hersteller gemeinsam in Verkehr bringt: Liegt dann gar ein System oder eine Behandlungseinheit vor? Bedarf es einer entsprechenden Erklärung? Dann müsste der Hersteller nicht ein Produkt registrieren, sondern Module und zusätzlich ein System bzw. eine Behandlungseinheit.
- **Software-Lebenszyklus und Dokumentation**
  Die Aufteilung in Module, die jeweils einzelne Medizinprodukte sind, ermöglicht es, die Module auch unabhängig voneinander zu entwickeln. Doch dies bedingt für jedes Medizinprodukt eine eigene Dokumentation wie eine eigene Zweckbestimmung, Risikomanagementakte, „Software-Lebenszyklus-Akte", Konformitätserklärung, Handbücher/Gebrauchsanweisungen, klinische Bewertung usw. Über die Herausforderungen beim Usability Engineering wurde bereits gesprochen.
- **Labeling**
  Wo man die CE-Kennzeichnung im Fall von einzelnen Modulen konform mit den Anforderungen der MDD und MDR anbringen kann und soll, haben die Richter nicht diskutiert. Wie soll das bei einem Modul ohne Benutzerschnittstelle erfolgen?

Wenn die Hersteller diese Dokumente nicht für jedes Modul und damit n-fach erstellen möchten, wenn sie nicht n-mal eine Post-Market Surveillance durchführen und dokumentieren wollen, müssen sie die Software weiter als

VI Radikal anders – Neues Denken, neue Rollen, neue Systeme

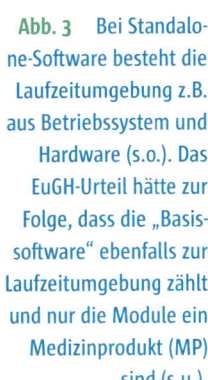

Abb. 3 Bei Standalone-Software besteht die Laufzeitumgebung z.B. aus Betriebssystem und Hardware (s.o.). Das EuGH-Urteil hätte zur Folge, dass die „Basissoftware" ebenfalls zur Laufzeitumgebung zählt und nur die Module ein Medizinprodukt (MP) sind (s.u.).

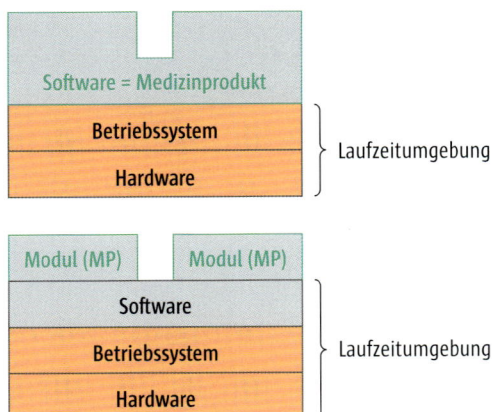

ein einziges Produkt in den Verkehr bringen. Doch was haben sie sich dann gespart? Sie haben eine komplette technische Dokumentation erstellt, die es bei der Zulassung eines Medizinprodukts bedarf.

Die Möglichkeit, die Softwaredokumentation auf die „kritischen" Module/Komponenten zu beschränken, gibt die IEC 62304 bereits heute. Dass eine möglicherweise einfachere Argumentation bezüglich Segregation der Softwarekomponenten die zusätzlichen Aufwände für die Inverkehrbringung von einzelnen Modulen als Medizinprodukt rechtfertigt, lässt sich bezweifeln. Wer es absurd findet, dass ein Softwaremodul ein Medizinprodukt sein kann, möge sich an die ersten Diskussionen darüber erinnern, ob eine Standalone-Software als eigenständiges Medizinprodukt klassifiziert werden darf. Denn eine Standalone-Software kann ohne eine Plattform (Hardware, Betriebssystem, ggf. „Runtime Environment") ebenfalls nicht funktionieren und benötigt die technischen Interfaces der Plattform (Monitor, Tastatur, Touch, Datenschnittstellen etc.) Niemand stellt inzwischen infrage, dass eine Standalone-Software ein Medizinprodukt sein kann.

Für ein Softwaremodul als Medizinprodukt, wird die Grenze zwischen Medizinprodukt und Umgebung (Plattform) um eine weitere Ebene verschoben. Das Modul als Medizinprodukt benötigt als erste Umgebungsebene nun das proprietäre Softwaresystem, das wiederum das Betriebssystem, und das wiederum die Hardware. Die technische Dokumentation für die Module (= Medizinprodukte) muss diese erweiterte Laufzeitumgebung spezifizieren.

Bei der Verifizierung, dem Testen, muss ebenfalls, in Analogie zur Standalone-Software, das Softwaresystem berücksichtigt werden, so wie man das Betriebssystem und die Plattform beim Standalone-Softwareprodukt berücksichtigen muss.

Künstliche Intelligenz

Das „AI inside" (Artificial Intelligence) scheint nicht nur bei Start-ups zu einem unverzichtbaren „Claim" für ihre Produkte zu werden. Dabei wird der Begriff AI (bzw. KI – Künstliche Intelligenz) ebenso unpräzise verwendet wie verstanden – übrigens ebenso wie der Begriff der menschlichen Intelligenz.

Die KI ist ein Teilgebiet der Informatik, das sich damit beschäftigt, menschliche Intelligenz durch Computer zu analysieren, zu simulieren und nachzubilden. Bei einem Teil dieser Verfahren lernt der Computer selbständig anhand von Trainingsdaten. Diese Teilmenge ist das „Machine Learning", das maschinelle Lernen (s. Abb. 4). Einer deren erfolgversprechendsten Ansätze, insbesondere bei der Klassifizierung von Bilddaten, ist das „Deep Learning", das auf der Technologie neuronaler Netzwerke basiert.

Abb. 4 Taxonomie der Verfahren im Rahmen der Künstlichen Intelligenz

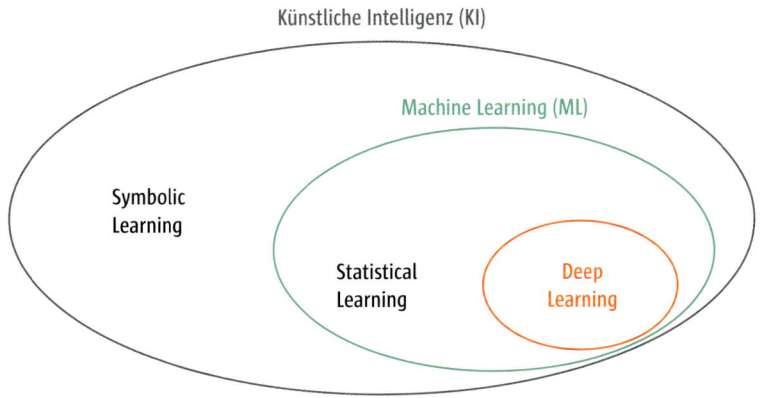

6 Regulatorische Anforderungen an Medizinprodukte

Anwendungsbeispiele

Die Künstliche Intelligenz findet zunehmend Anwendung bei der Diagnose, Therapie und Überwachung von Krankheiten und Verletzungen:

- Diagnose von Retinopathie auf Basis von Bilddaten (Netzhaut)
- Zählung und Identifikation von Zellen, z.B. in der Pathologie (ebenfalls Bilddaten)
- Erkennung von Epidemien, z.B. basierend auf der Meldung von Krankheiten, von Suchen in den Suchmaschinen, dem Verkauf von Medikamenten usw.
- automatisierte Auswertung von EKG-Signalen
- radiologische Bilderkennung, z.B. von Krebs, Infarkten
- Finden von Wirkstoffen und Wirkstoffkombinationen im „Drug Design"

Regulatorische Herausforderungen

Die FDA hat bereits die ersten Medical Apps zugelassen, die KI-Verfahren einsetzen. Dennoch fehlen derzeit noch klare Richtlinien an eine „Good AI Practice". Die bestehenden regulatorischen Anforderungen gelten für diese Produkte uneingeschränkt. Dies sind insbesondere die folgenden Anforderungen:

- Software-Lebenszyklusprozesse
- Verifizierung und Validierung der Produkte
- Wiederholbarkeit und Zuverlässigkeit
- Risikomanagement
- Gebrauchstauglichkeit
- klinische Bewertung inklusive des Nachweises des versprochenen Nutzens, der versprochenen Leistungsfähigkeit und der Freiheit vor inakzeptablen Risiken
- Validierung der Computersysteme, die in der ganzen Datenverarbeitungskette (außerhalb des Medizinprodukts) beteiligt sind
- Kompetenz der Entwickler

Besonders bei selbstlernenden Produkten, die auf neuronalen Netzwerken basieren, ist die Wiederholbarkeit nicht zu 100% gegeben. Das liegt auch daran, dass bereits beim Trainingsprozess statistische Verfahren zum Einsatz kommen.

Derzeit gelingt es nur selten, das Innenleben der trainierten Netzwerke völlig zu verstehen. Daher bleiben die Komponenten, die die eigentliche Intelligenz abbilden intransparent. Die Hersteller müssen darauf vertrauen, dass diese „Blackboxes" die richtigen Ergebnisse liefern. Mithilfe von Test- und Validierungsdaten versuchen sie, diese Vermutung plausibel zu machen. Letztlich bleibt es bei statistischen Aussagen. Diese mangelnde Beweissicherheit aufgrund der schlechten Interpretierbarkeit ist bei Zulassungen eine Herausforderung.

Die Bewertung der Restrisiken führt zur Frage nach der nächstbesten Alternative und damit zum Goldstandard. Diesen müssen die Hersteller sorgfältig auswählen und begründen. Die Hersteller müssen somit darlegen, weshalb ein Verfahren bei einer bestimmten Zweckbestimmung, d.h. für ein diagnostisches oder therapeutisches Ziel, das derzeit Beste ist.

Best Practices

Eine konsolidierte Vorgabe an Best Practices, ein FDA Guidance Document zur Künstlichen Intelligenz oder gar eine harmonisierte Norm existieren derzeit noch nicht. Entsprechende Arbeitsgruppen sind etabliert und erste Best Practices zeichnen sich ab, die Hersteller berücksichtigen müssen:

- die notwendigen Kompetenzen der Entwickler festlegen und sicherstellen
- die Anwender und deren Vorwissen bezüglich „KI" spezifizieren und bei der Gestaltung des Produkts und der Begleitmaterialien berücksichtigen
- die Zweckbestimmung präzise (idealerweise quantitativ) festlegen
- die Alternativen sowie den Goldstandard bestimmen und begründen
- die ganze Datenverarbeitungskette (z.B. Sammeln, Bereinigen, Speichern, Aufteilen in Trainings-, Test- und Validierungsdaten) validieren (konform ISO 13485:2016)

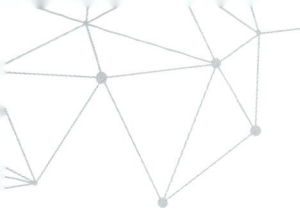

- die Menge und Auswahl der Daten zum Trainieren, Testen und Validieren des Modells begründen – insbesondere, weshalb die repräsentativ für die spätere Anwendung ist
- i.d.R. die Daten fürs Training, Testen und Validieren streng trennen, auch nicht für eine Kreuzvalidierung
- für die Validierung die „Pass-Kriterien" (z.B. Metriken, KPIs, Thresholds) begründen
- sicherstellen, dass die Anwender verstehen, was die KI macht und wo deren Grenzen liegen d.h. wann man sich wie sehr auf die Ergebnisse verlassen darf
- in diesem Kontext dem Anwender konkrete Hinweise geben, z.B. auf Basis welcher Bildteile der Algorithmus zu dem Ergebnis kam oder wie der Entscheidungsbaum aussah, den das System aus den Daten abgeleitet hat
- die Funktionsweise des Algorithmus bestmöglich erklären

Viele Forschungsaktivitäten liefern erfolgversprechende Ergebnisse, die darauf schließen lassen, dass es in vielen Fällen gelingen kann, auch grafisch darzustellen, wie die neuronalen Netzwerke arbeiten. Beispielsweise identifizieren die „hidden layer" in neuronalen Netzwerken zuerst Kanten, dann kleine Strukturen wie Körperteile und schließlich komplette Szenen aus Menschen und deren Umwelt. Derzeit eilen die technologischen Möglichkeiten der Fähigkeit voraus, die sichere Anwendung dieser Technologien beweisen zu können.

Fazit

Während die US-Regierung die Innovation im Bereich „Digital Health" auch durch eine teilweise Deregulierung fördert, gehen die europäischen Institutionen den gegenteiligen Weg. Es ist zu befürchten, dass diese Überregulierung dem Standort Europa mehr schadet, als dass sie zusätzliche Sicherheit der Patienten fördert.

Die Verantwortlichen würden gut daran tun, sich an das zu halten, was sie von den Herstellern fordern: Die Risiken müssen mit dem nachgewiesenen Nutzen vereinbar sein. Den Beweis, dass ein mehr an Regularien zu einem mehr an Sicherheit führt, hat leider noch niemand erbracht.

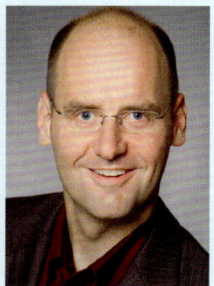

Prof. Dr. Christian Johner

Christian Johner ist promovierter Physiker und arbeitet seit über 25 Jahren an der Nahtstelle von Medizin, Softwareentwicklung und Qualitätssicherung. Er hat als Professor der Hochschule Konstanz den Studiengang „Gesundheitsinformatik" ins Leben gerufen. Mit seiner Firma, der Johner Institut GmbH, unterstützt er Hersteller bei der gesetzeskonformen Entwicklung und weltweiten Zulassung von Medizinprodukten.

VII

Neu gedacht – Vom Versicherer zum Gesundheitsgestalter

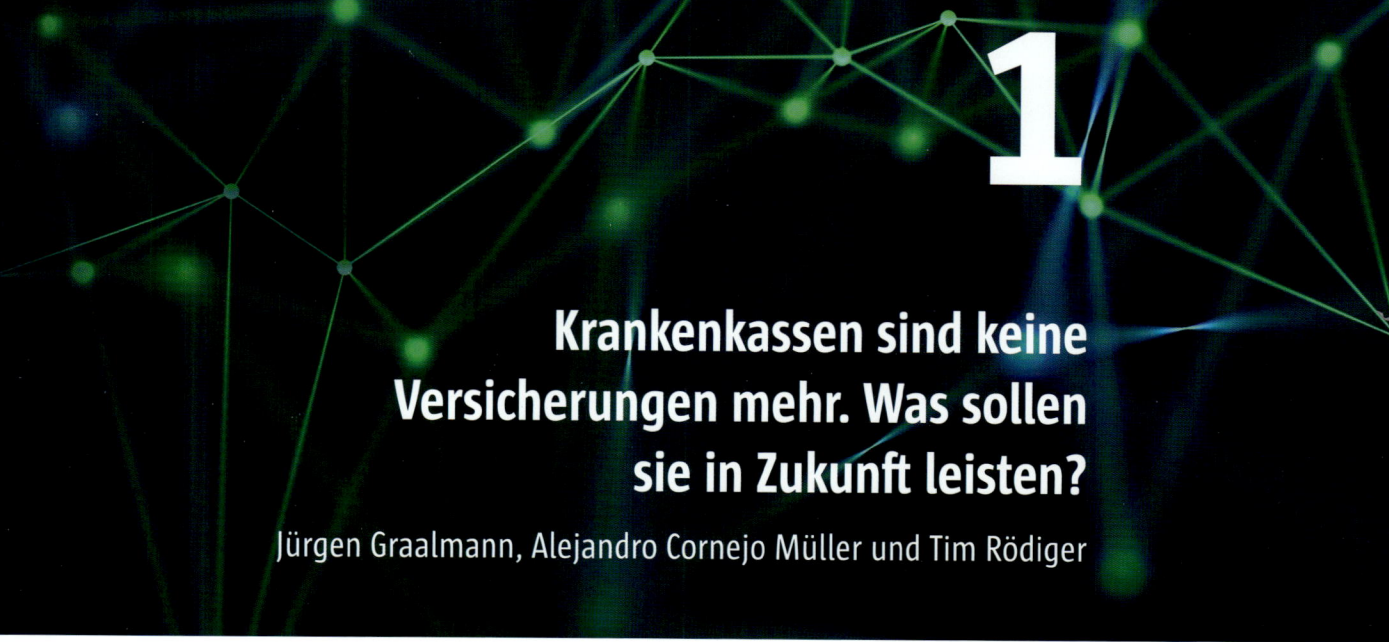

Krankenkassen sind keine Versicherungen mehr. Was sollen sie in Zukunft leisten?

Jürgen Graalmann, Alejandro Cornejo Müller und Tim Rödiger

Der Kompromiss von Lahnstein leitete einen Transformationsprozess der Krankenkassen ein, der von einigen Akteuren mit dem Wandel vom „Payer zum Player" beschrieben wurde. Damit verbunden war der Anspruch, die Versorgungslandschaft nicht nur weitestgehend zu bezahlen, sondern nach den eigenen Vorstellungen mit zu gestalten. Ist das wirklich passiert? Gleichzeitig unterlagen die Krankenkassen einem starken Wandel, bei dem die Versicherungsfunktion in den letzten Jahren immer weiter zurückgegangen ist. Im Kern sind Krankenkassen heute keine Versicherungen mehr. Aber was sind sie dann? Und was sollen sie in Zukunft leisten? Diese Fragen sind unbeantwortet, auch aufgrund einer unklaren Erwartungshaltung der Politik an „ihre" Körperschaften des öffentlichen Rechts. So erklärt sich die immer wiederkehrende Diskussion über die notwendige Anzahl von Krankenkassen, auf die es ohne ein klares Rollenverständnis keine schlüssige Antwort geben kann. Der vorliegende Beitrag soll zur Diskussion anregen, welche Rolle Krankenkassen in einem Wettbewerb um Gesundheit spielen können und sollen. Eine Antwort wird immer drängender. Denn trotz über 100 Gesetzesreformen seit „Lahnstein" blieben die meisten der Versorgungsprobleme ungelöst, wie der Sachverständigenrat für Gesundheit gerade erst wieder feststellte (SVR 2018). Vom Leitbild einer sektorenübergreifenden Versorgung, in deren Mittelpunkt der Patient steht, sind wir immer noch weit entfernt. Die Zunahme degenerativer und chronischer Erkrankungen, ein massiv ansteigender Pflegebedarf, die wachsende Teilung in Metropolregionen und den ländlichen Raum mit ihren jeweils eigenen Herausforderungen an die Versorgung und Kostensteigerungen von jährlich fast 10 Milliarden Euro verstärken den Handlungsdruck. Auf dem Spiel steht das zentrale Leistungsversprechen der gesetzlichen Krankenversicherung (GKV) und der sozialen Pflegeversicherung (SPV), die Sicherstellung einer qualitativ guten, dem medizinischen Fortschritt gerecht werdenden und bezahlbaren Versorgung für alle.

Im Zuge der Digitalisierung bietet sich die Chance, die seit Jahren bestehenden Versorgungsprobleme mithilfe von Innovationen

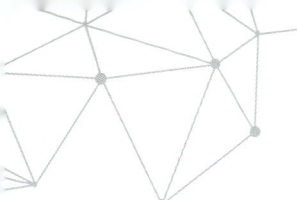

aufzulösen und ein neues Rollenbild für die Krankenkassen zu etablieren. Der Wandel hin zu diesem neuen Rollenbild sollte von der Politik mit einer klaren Erwartungshaltung und passenden Rahmenbedingungen befördert werden. Statt „ein Schritt vor und zwei zurück" brauchen Krankenkassen Klarheit und Investitionssicherheit, um das Innovationspotenzial im Zuge der Digitalisierung abzurufen. So kann aus dem heutigen Streit ums Geld zwischen Krankenkassen, sowie Krankenkassen und Leistungserbringern ein Wettbewerb um Gesundheit werden. Bei einem Wettbewerb um Gesundheit profitieren diejenigen Krankenkassen und Leistungserbringer, die einen überdurchschnittlichen Beitrag dazu leisten, Gesundheit zu produzieren. Denn mehr Gesundheit ist günstiger als Krankheit: Das ist eine Binsenweisheit. Und dennoch ist mehr Gesundheit der wichtigste Hebel, um eine gute und bezahlbare Gesundheitsversorgung für jeden unabhängig von Alter, Einkommen und Gesundheitszustand zu garantieren. Um das zentrale Versprechen der GKV auch in Zukunft einzulösen, müssen Kranken- und Pflegekassen den nächsten Schritt gehen und sich konsequent zum Gesundheitsdienstleister entwickeln.

Warum Krankenkassen keine Versicherungen mehr sind

Lahnstein professionalisierte die Krankenkassen

Die jetzige Organisationsstruktur der gesetzlichen Krankenkassen geht zurück auf den parteiübergreifenden Kompromiss von Lahnstein aus dem Jahr 1992. Damals sollte die Krankenversicherung vor dem Hintergrund der Wiedervereinigung und angesichts der steigenden Ausgaben zukunftsfest gemacht werden. Neben höheren Zuzahlungen für Versicherte und der Einführung von Ausgabenbegrenzungen (sog. Budgets) für Ärzte und Krankenhäuser wurde auch die Umstellung der Krankenhausvergütung auf Fallpauschalen mit dem Kompromiss von Lahnstein eingeleitet.

Das in der Folge 1993 verabschiedete Gesetz zur Sicherung und Strukturverbesserung der gesetzlichen Krankenversicherung beinhaltete darüber hinaus eine Organisationsreform der Krankenkassen. Zentrales Instrument war die Einführung des Wettbewerbs durch freie Kassenwahl für alle Versicherten ab 1996, wie wir ihn heute kennen. Das bis dato bestehende System mit automatischer Zuweisung von Arbeitern in Primärkassen (AOK, IKK und BKK) und der Möglichkeit zur Auswahl einer Wahlkasse bei Angestellten (Ersatzkassen) wurde beendet. Jeder sollte sich unabhängig vom Berufsstand seine Krankenkasse selbst aussuchen können. Von der Einführung des Wettbewerbs und dem damit verbundenen Entdeckungsverfahren über Innovationen versprach sich die Politik eine stärkere Ausrichtung an den Kundenpräferenzen sowie Effizienz- und Qualitätssteigerungen für eine gute und gleichzeitig wirtschaftlichere Versorgung.

Die Logik dahinter: Wechseln immer mehr Versicherte in günstigere Kassen, steigt nach und nach die Effizienz der Versorgung, weil mehr und mehr Versicherte in gut wirtschaftenden Kassen versichert sind. Flankierend zur Wahlfreiheit wurde der Risikostrukturausgleich (RSA) eingeführt. Der RSA sollte Risikoselektion vermeiden, damit Alte, Kranke oder Geringverdiener aufgrund ihres höheren Krankheitsrisikos nicht zu einer finanziellen Belastung für die einzelnen Krankenkassen werden. Statt sich mit Risikoselektion zu beschäftigen, sollten Krankenkassen vielmehr dafür belohnt werden, sich um eine wirtschaftliche Versorgung zu bemühen. Dieser Anreiz wird durch die Logik des RSA erreicht, indem für bestimmte Versichertengruppen die jeweils durchschnittlichen Kosten ausgeglichen werden. Bleiben Krankenkassen unter diesen Kosten, erhalten sie mehr Geld aus dem RSA, als sie zur Versorgung benötigten und können ihre (Zusatz-)Beiträge senken. Liegen ihre Ausgaben über den durchschnittlichen Ausgaben, kommen sie mit

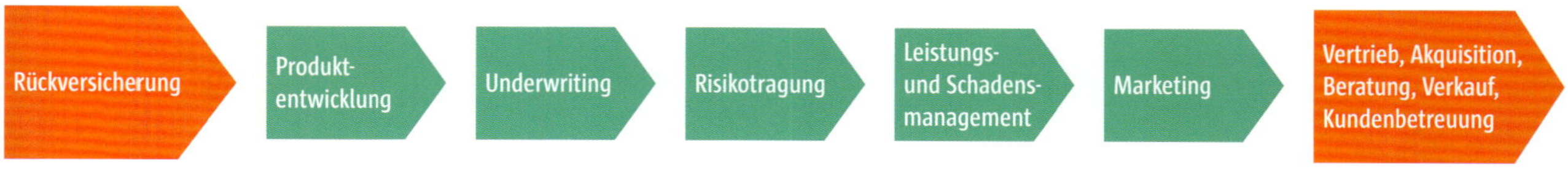

1 Krankenkassen sind keine Versicherungen mehr. Was sollen sie in Zukunft leisten?

Abb. 1 Primäre Wertschöpfungsstufen von Versicherungen (eigene Darstellung nach Gabler Versicherungslexikon [Wagner 2017])

Rückversicherung → Produktentwicklung → Underwriting → Risikotragung → Leistungs- und Schadensmanagement → Marketing → Vertrieb, Akquisition, Beratung, Verkauf, Kundenbetreuung

den Mitteln aus dem RSA nicht hin und müssen zur Finanzierung der überschüssigen Ausgaben entsprechend höhere (Zusatz-)Beiträge erheben. Die Beiträge sollen als Preisanreiz für die Versicherten fungieren. Die Versicherten können durch ihre Wahlrechte die Kasse jederzeit wechseln.

Die Einführung der Wahlrechte und des RSA erhöhte den Wettbewerbsdruck und führte zu einem Konzentrationsprozess, bei dem von 1.223 Krankenkassen im Jahr 1992 aktuell noch 110 Krankenkassen übriggeblieben sind (sozialpolitik-aktuell 2018). Mit der Konzentration einher ging eine Professionalisierung der Aufbau- und Ablauforganisation. Von der Einnahmeoptimierung über das Vertrags-, Kosten- und Leistungsmanagement bis hin zum Service erzielten die Krankenkassen mithilfe des Wettbewerbs deutliche Fortschritte. Sie konnten ihr „Beamtenimage" ablegen. Die Branchenführer zählen inzwischen regelmäßig zu den servicestärksten Dienstleistungsunternehmen. Darüber hinaus erzielen die Krankenkassen im Vertrags-, Kosten- und Leistungsmanagement erhebliche Einsparungen, wie zum Beispiel die Erfolge bei den Generikarabatt-Verträgen zeigen, deren jährliche Einsparungen inzwischen über 3 Milliarden Euro betragen. Das Wettbewerbskonzept schien aufzugehen.

Versicherungsfunktion geht zurück

Während die Krankenkassen ihre Leistungsmanagement- und Servicestärke ausbauten, ging ihr eigentlicher Kern, die Übernahme von Risiken über das Versicherungsprinzip (Gesetz der großen Zahl) immer weiter zurück. Klassische Versicherungsfunktionen (s. Abb. 1), wie die Risikokalkulation und -tragung, das Risikomanagement, die Produktentwicklung und das Underwriting nahmen bei den einzelnen Krankenkassen ab. Die Funktionen wurden immer stärker in übergreifenden Einrichtungen wie dem GKV-SV (GKV-Spitzenverband) oder dem G-BA (Gemeinsamer Bundesausschuss) zentralisiert.

Die Risikotragung übernahm das Bundesversicherungsamt über den als Sondervermögen verwalteten Gesundheitsfonds. Im Gesundheitsfonds werden die Risiken aller gesetzlich Versicherten gebündelt, indem mithilfe des RSA risikogerechte Zuweisungen ermittelt werden. Das heißt, für Gesunde erhalten Krankenkassen im Durchschnitt weniger Zuweisungen als für Kranke. Die Weiterentwicklung des RSA hin zu einem morbiditätsorientierten RSA (Morbi-RSA) bildete die ausgabenseitigen Krankheitsrisiken der einzelnen Kassen immer besser ab. Gleichzeitig führte die Einführung des Gesundheitsfonds einnahmeseitig zu einer stärkeren Risikotragung, weil zum Beispiel das unterjährige Einnahmerisiko von den Krankenkassen auf den Gesundheitsfonds übertragen wurde. Dazu werden den Krankenkassen die zu erwartenden Zuweisungen aus dem Gesundheitsfonds ihrer Höhe nach bereits im Oktober des Vorjahres zugesichert. Liegen die tatsächlichen Einnahmen darunter, trägt der Gesundheitsfonds das Risiko und gleicht die fehlenden Mittel über eine Liquiditätsreserve aus. Ein zusätzlicher Einkommensausgleich sorgt dafür, dass sämtliche Einkommensunterschiede zwischen den Krankenkassen ausgeglichen werden. In der Folge spricht man heute von einem vollständigen Einkommens- und Krankheitsausgleich. Über dessen weitere Ausdifferenzierung wird

373

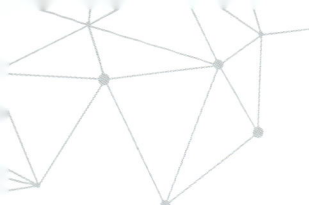

heftig gerungen, damit auch das letzte kassenspezifische Risiko im Morbi-RSA abgebildet wird oder kassenspezifische Verwerfungen korrigiert werden.

Damit werden die Einkommens- und Krankheitsrisiken nicht länger von der einzelnen Krankenkasse, sondern vom Gesamtkollektiv der GKV getragen. Das Gleiche gilt für das Risikomanagement von Haftungsfällen. Das Risikomanagement übernahm federführend der im Rahmen des GKV-Wettbewerbsstärkungsgesetzes 2009 gegründete GKV-Spitzenverband. In letzter Konsequenz werden über ein subsidiäres Haftungssystem, welches zunächst die Kassenverbände in die Pflicht nimmt, auch die Haftungsrisiken vom Gesamtkollektiv der GKV getragen.

Das subsidiäre Haftungssystem wird aktuell in Frage gestellt, weil die in den Verbänden unterschiedlich hohen Haftungsrisiken zu Wettbewerbsverzerrungen führen können. Es wird daher diskutiert, das Haftungsmanagement risikoneutral auf den GKV-SV zu übertragen.

Die Tendenz zur Zentralisierung gilt gleichermaßen für die Produktentwicklung, in der GKV also die Frage der versicherten Leistungen. Zum einen hat der Gesetzgeber den Leistungskatalog in den letzten Jahren immer weiter ausgeweitet (Bundesministerium für Gesundheit 2015; 2016; 2017), sodass den Krankenkassen immer weniger Spielräume für eine satzungsmäßige Differenzierung auf der Leistungsseite verbleiben. Dazu kommt die Etablierung des Gemeinsamen Bundesausschuss (G-BA). Im G-BA konkretisiert die gemeinsame Selbstverwaltung durch Vertreter der Spitzenorganisationen der Krankenkassen, Ärzte und Krankenhäuser, welche neuen Leistungen in welchem Umfang von den Krankenkassen auf Grundlage des 5. Sozialgesetzbuches erstattet werden dürfen. Heute legen im Wesentlichen der Gesetzgeber und nachgeordnet der G-BA das „Produktportfolio" der abgesicherten Leistungen fest. Ergänzt werden die Gesetze, Verordnungen und Beschlüsse um Leitlinien des ebenfalls zentral organisierten GKV-Spitzenverbandes, indem dieser zum Beispiel über Heilmittelrichtlinien oder den Hilfsmittelkatalog die Erstattungsregeln GKV-weit einheitlich regelt.

Aus diesen Leistungszusagen ergibt sich das Versicherungsrisiko, welches über den Gesundheitsfonds für das Gesamtkollektiv der GKV getragen wird, während die Krankenkassen versicherungstechnisch zu Weiterleitungs- und Empfangsstellen für Beiträge und Zuweisungen geworden sind.

Und auch die letzte versicherungstypische Funktion, das sogenannte Underwriting, kommt nicht zum Tragen. Das Underwriting bezeichnet Policierungsvorgaben, unter denen der Abschluss eines Versicherungsvertrages möglich ist. Underwriting-Richtlinien dienen der Risikominimierung, indem zum Beispiel Vorerkrankungen vom Leistungsumfang ausgeschlossen oder bestimmten Personenkreisen der Zugang zur Versicherung ganz versperrt wird, wie nach wie vor in der Privaten Krankenversicherung üblich – das gibt es in der solidarisch angelegten gesetzlichen Krankenversicherung nicht.

Nachdem 1996 die Wahlrechte zunächst ausgeweitet wurden, kam es 2009 zu einer umfassenden Versicherungspflicht, bei dem der Versicherungszwang der Krankenkassen (sog. Kontrahierungszwang) soweit ausgeweitet wurde, dass selbst Versicherte, die ihre Beiträge nicht zahlen, von den Krankenkassen versichert werden müssen (Graalmann 2013).

Die gefühlte Austauschbarkeit der Krankenkassen

Der Verlust der Versicherungsfunktion führt, genauso wie die Zentralisierung der GKV und die Professionalisierung der Verwaltung, zu einer Angleichung der Krankenkassen. Während die Bedeutung der versicherungstypischen Wertschöpfungsstufen immer weiter zurückgegangen ist, haben die Krankenkassen ihre Verwaltungseinheiten bei den verbliebenen Wertschöpfungsstufen Schadenmanagement (Leistung-, Vertrags- und Kostenmanagement), Marketing, Vertrieb und Service über Best Practice-Ansätze immer weiter professionalisiert. Durch die Best Practice-Logik gleichen sich die Aktivitäten der Kassen in den einzelnen Wertschöpfungsstufen immer weiter an (Rabattverträge, Krankengeldfallmanagement, Krankenhausabrechnungsprüfung, Markenführung, Vertriebssteuerung, Omnichannel-Service etc.). Zusätzlich beschränkt die zunehmende Zentralisierung beim Leistungsportfolio den Spielraum für eine Differenzierung. In der Folge sinkt die Unterscheidbarkeit.

Krankenkassen werden als weitgehend austauschbar wahrgenommen, was zu der wiederkehrenden Diskussion führt, ob es überhaupt so viele Krankenkassen braucht. Der Rechtfertigungsdruck verschärft sich auch, weil inzwischen Institutionen entstanden sind, welche die GKV auch ohne das Bestehen der einzelnen Krankenkassen erhalten könnten. So bestehen mit dem Ausbau des Bundesversicherungsamtes und dem dazugehörigen Gesundheitsfonds sowie der Etablierung des G-BA und des GKV-Spitzenverbandes alle notwendigen Institutionen. Daher könnte ein ähnlicher Entwicklungspfad eingeschlagen werden, wie er zuvor schon in der gesetzlichen Rentenversicherung und der Bundesagentur für Arbeit gegangen wurde und an dessen Ende eine zentrale Organisation die gesetzliche Kranken- und Pflegeversicherung auf Basis der maßgeblichen Sozialgesetzbücher V und XI durchführt. Aber ist das wünschenswert?

Dezentrale Wettbewerbslösung muss ihre Kraft entfalten können

Den Vorteilen dieses Entwicklungspfades, wie geringere Marketing-, Vertriebs- und Verwaltungskosten und eine stärkere Verhandlungsposition gegenüber den Leistungserbringern stehen die Nachteile einer mangelnden wettbewerblichen Orientierung gegenüber. Zur Erinnerung: Der Wettbewerb wurde eingeführt, um mithilfe des ihm innewohnenden Entdeckungsverfahrens über Innovationen eine stärkere Ausrichtung an den Kundenpräferenzen zu erreichen sowie den Trade off zwischen einer günstigen und gleichzeitig guten Versorgung aufzulösen.

Für die Versicherten verbesserte sich der Service und beim Kostenmanagement erreichten die Krankenkassen Effizienzsteigerungen. Bisher gelang es aber nicht, die Vorteile des Wettbewerbs auf den Versorgungsbereich zu übertragen, um die seit Jahrzehnten bestehende Über-, Unter- und Fehlversorgung tatsächlich aufzulösen. Gelingt es nicht, über das Entdeckungsverfahren des Wettbewerbs mithilfe von Innovationen die Wirtschaftlichkeit, Qualität und Verfügbarkeit der Versorgung zu fördern, stellt sich die Frage nach der Sinnhaftigkeit einer wettbewerblichen Ausgestaltung der GKV. Nur wenn die Vorteile des Wettbewerbs in der Versorgungsrealität überwiegen, gibt es eine Rechtfertigung für eine wettbewerbliche Ausgestaltung im Bereich der Daseinsvorsorge Gesundheit.

Damit die Vorteile überwiegen können, benötigen Krankenkassen einen wettbewerblichen Spielraum, der die Förderungen von Innovationen ermöglicht und ihre Durchlässigkeit in die Versorgung erhöht. Denn der Trade off zwischen günstiger und qualitativ hochwertiger Versorgung kann angesichts eines steigenden Behandlungsbedarfs bei anhaltendem medizinischen Fortschritt nur durch Innovationen aufgelöst werden – im Sinne disruptiver Innovationen, also einer deutlichen Verbesserung von Verfügbarkeit und Bezahlbarkeit einer guten Versorgung.

Nach mehr als 100 Gesetzesreformen seit Lahnstein hat sich gezeigt, dass allein ein „Herumdoktern" am bestehenden System bei gleichzeitig hohen Eintrittsbarrieren für Innovationen die Versorgungsprobleme nicht lösen wird. Vielmehr verliert das wettbewerbliche Entdeckungsverfahren seine Innovationskraft und kann den erwarteten Zweck nicht erfüllen, über einen dezentralen, wettbewerblichen Ansatz zu einer guten und bezahlbaren Versorgung

VII Neu gedacht – Vom Versicherer zum Gesundheitsgestalter

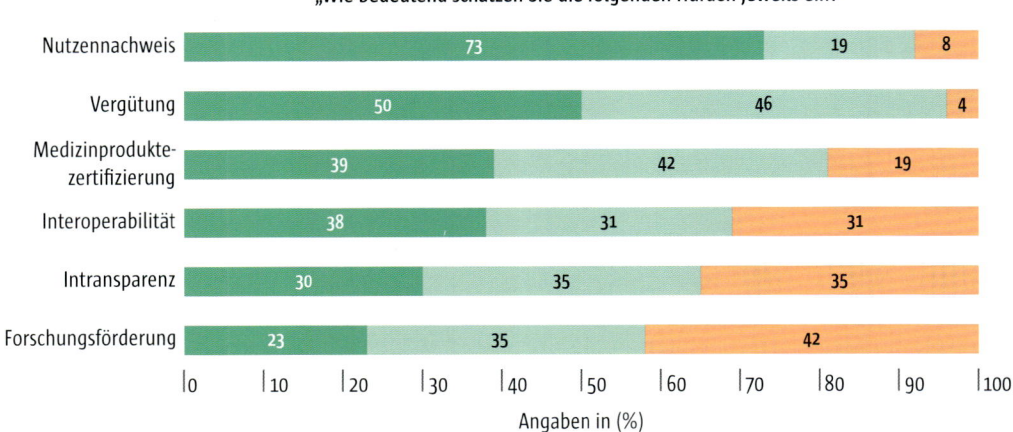

Abb. 2 Hürden für die Durchlässigkeit von Innovationen (im Gesundheitswesen) (Bertelsmann Stiftung [Thranberend 2016])

beizutragen. Schuld daran sind Rahmenbedingungen, welche die Durchlässigkeit von Innovationen behindern (s. Abb. 2).

Folglich tun sich Krankenkassen nach wie vor schwer mit Innovationen, obwohl ihnen gerade beim Markteintritt eine zentrale Rolle zukommt. Über Verträge ermöglichen sie Zugang zur Versorgung und bieten Investitions- und Planungssicherheit, damit sinnvolle Innovationen in das System gelangen und sich in der Regelversorgung etablieren können. Krankenkassen fordern seit Jahren mehr Spielräume bei der Versorgung. Dagegen sperren sich die Leistungserbringer, die ihrerseits einen steigenden Wettbewerbsdruck fürchten, wie es ihn sonst in jeder anderen Branche auch gibt. Begleitet werden die Befürchtungen von Negativerfahrungen in einzelnen Leistungsbereichen, wie der Windelversorgung oder bei Impfstoffen, wo der vom Gesetzgeber gewährte Spielraum von den Krankenkassen weniger für innovative Versorgungsansätze sondern vielmehr als Druckmittel für teils überzogene Einsparvorgaben genutzt wurden, die in Teilen zulasten der Versorgung gingen. Das kann allerdings auch als Indiz für einen sonst mangelnden Differenzierungsspielraum gesehen werden, der zwar in Teilen eine Auswahl von Vertragspartnern zulässt, aber kaum Spielräume für die wettbewerbliche Förderung von Innovationen bietet.

Mangelnde Differenzierung führt zu Spardruck

Das geringe Differenzierungspotenzial führt in Kombination mit der schlechten Durchlässigkeit von Innovationen zu einem generischen Leistungsangebot am Krankenkassenmarkt. Wie in anderen Märkten auch resultiert daraus ein Preisfokus mit Kostendruck. Denn umso austauschbarer Produkte und Dienstleistungen erscheinen, desto wichtiger wird der Preis bei der Kaufentscheidung. Es kommt zu einem Nullsummenwettbewerb um Marktanteile, der in wesentlichen Teilen über möglichst günstige Preise und stringentes Kostenmanagement betrieben wird. Das aber kann nicht der Sinn eines Wettbewerbs im Gesundheitswesen sein.

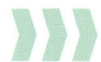

Die Folge: Krankenkassen konzentrieren ihre Ressourcen auf die Realisierung weiterer Einsparungen. Hinzu kommen Optimierungsversuche der Geldzuflüsse aus dem Gesundheitsfonds.

Die Optimierung der Einnahmen ist für die einzelne Krankenkasse hoch attraktiv, da es sich beim Gesundheitsfonds ebenfalls um ein Nullsummenspiel handelt. Jeder Euro wird nur einmal über den Gesundheitsfonds zugewiesen. Da das gesamte Zuweisungsvolumen vorab festgeschrieben wird, bedeutet jeder Euro, den eine Krankenkasse mehr erhält, gleichzeitig einen Euro weniger für alle anderen Krankenkassen. Erhebliche intellektuelle Ressourcen fließen daher in diese Optimierung, statt sich mit einer Verbesserung der Versorgung zu beschäftigen. Dabei führt die individuelle Optimierungslogik bei den Einnahmen nicht zwingend zu mehr Investitionen in eine gute Versorgung. Denn für Krankenkassen ist es aufgrund des mangelnden Differenzierungspotenzials über eine bessere und günstigere Versorgung rationaler, die zusätzlichen Einnahmen für den Aufbau von Rücklagen oder für das Senken der Zusatzbeiträge zu nutzen.

Begleitet wird die Einnahmeoptimierung von einem intensiven Kostenmanagement, welches sich hauptsächlich an den Sektoren der Gesundheitsversorgung ausrichtet. So bilden die meisten fachlichen Organisationsstrukturen der Krankenkassen die einzelnen Sektoren nach. Es gibt Abteilungen für die ambulante Versorgung, die stationäre Versorgung, Arzneimittel, Heil- und Hilfsmittel sowie Rehabilitation und „sonstige Leistungen". Für jeden Bereich gibt es Zielvereinbarungen mit jährlichen Ausgaben- und Einsparzielen, an denen die Abteilungen und ihre Führungskräfte gemessen werden, um den vorher kalkulierten Zusatzbeitrag einzuhalten. Das führt zu Kennzahlen und Quoten, die nicht zwingend mit der Frage zu tun haben, wie für den betroffenen Patienten bestmöglich Gesundheit produziert werden kann. Gleichzeitig werden mit dieser Logik die Sektorengrenzen zementiert.

Auch wenn diese Einnahmeoptimierungs- und Kostenmanagementlogik aufgrund der geringen Differenzierungsspielräume aus der Innensicht der Krankenkassen logisch erscheint, hilft sie wenig bei der Lösung der seit Jahrzehnten bestehenden Über-, Unter- und Fehlversorgung, die durch Probleme im ländlichen Raum, Wartezeiten und überfüllte Notfallambulanzen eher zunehmen.

Gerade die sektorale Herangehensweise beim Kostenmanagement steht im Widerspruch zum Wertschöpfungsprozess in der Versorgung, der sich sektorenübergreifend an den einzelnen Krankheitsbildern ausrichtet beziehungsweise für ältere und multimorbide Patienten populationsbezogene Ansätze verfolgt, um eine bestmögliche Gesundheit der Versicherten zu erreichen. Einzelne Krankenkassen versuchen daher, sich mit innovativen Versorgungslösungen über die sektorale Logik hinwegzusetzen, was sich aufgrund mangelnder Spielräume, einer geringen Durchlässigkeit von Innovationen und gegenläufigen Anreizen bei Krankenkassen und Leistungserbringern aber als schwer umsetzbar erweist.

Was könnten Krankenkassen in Zukunft sein?

Wettbewerb um Gesundheit statt Streit ums Geld

Die Organisationsstruktur von Lahnstein hat zu einer Professionalisierung und Zentralisierung der Krankenkassen geführt, wodurch erhebliche Effizienzpotenziale gehoben werden konnten. Der gegenwärtige Wettbewerb weist aber zunehmend auch destruktive Merkmale auf, die insbesondere durch die Logik des Nullsummenspiels um Marktanteile, Zuweisungen und Kosteneinsparungen entstehen und dem grundsätzlichen Wertschöpfungsprozess im Gesundheitswesen widersprechen.

> Statt sich mit anderen Krankenkassen über die Einnahmen und mit den Leistungserbringern über die Ausgaben zu streiten, bedarf es eines Wettbewerbs um Gesundheit.

Dieser Wettbewerb ist kein Nullsummenspiel. Vielmehr bedeutet ein Wettbewerb um Gesundheit einen positiven Summenwettbewerb, bei dem es darum gehen muss, möglichst viel Gesundheit für den eingesetzten Euro zu bekommen anstatt möglichst viel Euro von den zugewiesenen Euro zu behalten (Graalmann 2013).

In der Vergangenheit haben sowohl Leistungserbringer als auch Krankenkassen ihre Forderungen damit begründet, dass es den Patienten und Versicherten gut geht, wenn es den beteiligten Institutionen gut geht. Dieses Prinzip muss sich umdrehen. Den Leistungserbringern und Krankenkassen muss es gut gehen, wenn es den Versicherten und Patienten gut geht. Da Gesundheit grundsätzlich günstiger ist als Krankheit, stellt ein solcher Wettbewerb auch einen wirtschaftlichen Hebel für die Krankenkassen dar. Nur ein Wettbewerb um Gesundheit ist über eine kontinuierliche Wertsteigerung in der Lage, den Trade off zwischen günstiger und qualitativ hochwertiger Versorgung nachhaltig aufzulösen. Diese Wertsteigerung ergibt sich aus einem besseren gesundheitlichen Outcome zu gleichen oder geringeren Kosten für diesen Outcome (s. Abb. 3).

Die Wertsteigerung wird vor allem durch Innovationen möglich, deren Geschwindigkeit und Frequenz im Zuge der Digitalisierung steigen. Die Digitalisierung wird, wie in allen anderen Branchen davor, die Arbeitsteilung verändern und damit auch die Wertschöpfung im Gesundheitswesen. Das ermöglicht Innovationen, die das Gesundheitswesen besser und günstiger machen. Solche Innovationen sind der zentrale Hebel, um das gesellschaftliche Versprechen einer guten und bezahlbaren Gesundheits- und Pflegeversorgung für jeden auch in Zukunft einzulösen.

Eine veränderte Arbeitsteilung im Zuge der Digitalisierung bietet grundsätzlich für alle Beteiligten im Gesundheitswesen, aber insbesondere für die Krankenkassen Anlass, die Wertschöpfung für einen Wettbewerb um Gesundheit neu zu denken. Krankenkassen können mithilfe von Innovationen die Versorgung verbessern, effizienter gestalten, die Verfügbarkeit erhöhen oder die Nutzung vereinfachen. So können die Versorgungsprobleme nachhaltig gelöst und die Gesundheit der Versicherten verbessert werden. Damit das gelingt, müssen Innovationen besser in das System kommen. Nur dann kann ein Wettbewerb um Gesundheit entstehen.

Der Wettbewerb um Gesundheit erfordert eine veränderte Rolle der Krankenkassen. Krankenkassen haben in den letzten 25 Jahren bewiesen, dass sie sich verändern können. Um das Veränderungspotenzial hin zu einem Wettbewerb um Gesundheit abzurufen, müssen die Krankenkassen wissen, worin ihre Rolle besteht. Der zweite Teil dieses Beitrags wagt einen Ausblick auf die Veränderungen in der Gesundheitsversorgung im Zuge der Digitalisierung und entwirft mögliche Rollenbilder für Krankenkassen als Gesundheitsdienstleister.

Das Versprechen der patientenzentrierten Versorgung wird endlich eingelöst

Patientenzentrierte Versorgung heißt nach der Definition des Institute of Medicine von 2001, eine sichere, effektive (auf Basis abgesicherten Wissens), präferenzbasierte, rechtzeitige, effiziente und verlässliche Versorgung. Dieser Anspruch ist sehr hoch und soll durch ein Redesign über zehn Regeln erreicht werden:

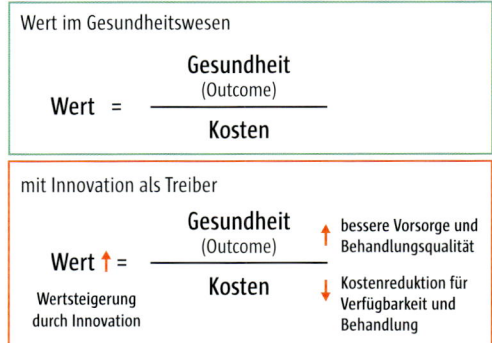

Abb. 3 Wert im Gesundheitswesen

Regeln für ein Redesign des Gesundheitswesens (Institute of Medicine 2001)

1. **Die Gesundheitsversorgung ist kontinuierlich.** Die Patienten sollten jederzeit und auf vielerlei Art und Weise versorgt werden, nicht nur bei persönlichen Arztbesuchen. Dies bedeutet, dass das Gesundheitssystem jederzeit reaktionsfähig ist, und der Zugang zur Versorgung sollte nicht nur durch persönliche Arztbesuche, sondern auch über das Internet, per Telefon und auf andere Weise erfolgen.
2. **Die Betreuung erfolgt individuell nach den Bedürfnissen und Werten des Patienten.** Das Gesundheitssystem sollte so konzipiert sein, dass es den gängigsten Anforderungen entspricht, aber in der Lage sein, auf die individuellen Entscheidungen und Präferenzen des Patienten einzugehen.
3. **Der Patient hat die Kontrolle.** Patienten sollten die notwendigen Informationen und die Möglichkeit gegeben werden, den Grad ihrer Kontrolle über die sie betreffenden Entscheidungen im Gesundheitswesen zu bestimmen. Das Gesundheitssystem sollte in der Lage sein, Unterschiede in den Patientenpräferenzen zu berücksichtigen und eine gemeinsame Entscheidungsfindung zu fördern.
4. **Wissen wird geteilt und Informationen fließen frei.** Die Patienten sollten ungehinderten Zugang zu ihren eigenen medizinischen Informationen und zu klinischem Wissen haben. Ärzte und Patienten sollten effektiv kommunizieren und Informationen austauschen.
5. **Die Entscheidungsfindung ist evidenzbasiert.** Die Patienten sollten nach den besten verfügbaren wissenschaftlichen Erkenntnissen versorgt werden. Die Versorgung sollte nicht in nicht nachvollziehbarer Weise von Arzt zu Arzt oder von Ort zu Ort variieren.
6. **Sicherheit ist eine Eigenschaft des Versorgungssystems.** Die Patienten sollten vor Schäden durch das Gesundheitssystem geschützt sein. Risikominimierung und Gewährleistung von Sicherheit erfordern einen größeren Fokus auf Systeme, die dazu beitragen, Fehler zu vermeiden und zu minimieren.
7. **Transparenz ist entscheidend.** Das Gesundheitssystem sollte Patienten und ihren Familien Informationen zur Verfügung stellen, die es ihnen ermöglichen, fundierte Entscheidungen bei der Auswahl einer Krankenversicherung, eines Krankenhauses, einer klinischen Praxis oder einer alternativen Behandlung zu treffen. Dazu sollten Informationen gehören, die die Leistungen im Hinblick auf Sicherheit, evidenzbasierte Praxis und Patientenzufriedenheit beschreiben.
8. **Bedarfe werden antizipiert.** Das Gesundheitssystem sollte die Bedürfnisse der Patienten antizipieren und nicht nur auf Ereignisse reagieren.
9. **Verschwendung wird kontinuierlich reduziert.** Das Gesundheitssystem sollte weder Ressourcen noch Patientenzeit verschwenden.
10. **Zusammenarbeit zwischen Ärzten genießt Priorität.** Ärzte und Gesundheitseinrichtungen sollten aktiv zusammenarbeiten und kommunizieren, um einen angemessenen Informationsaustausch und die Koordination der Versorgung zu gewährleisten.

Bisher gelang es nicht, eine patientenzentrierte Versorgung nach diesen zehn Regeln zu etablieren, weil eine wesentliche Voraussetzung dafür gefehlt hat: eine digitale Architektur, die ein solches Redesign überhaupt erst ermöglicht. Digitalisierung ermöglicht die Demokratisierung von Technologie und Wissen. Dieser Prozess beschreibt den rasanten Anstieg von Verfügbarkeit und Anwendbarkeit von Technologie und Wissen für immer größere Teile der Bevölkerung, weil Produkte und Dienstleistungen leichter bereitgestellt werden können und einfacher anzuwenden sind. Dabei liegen die Kosten der Skalierung deutlich niedriger, als bei analogen Lösungen, was die Verbreitung zusätzlich beschleunigt. Die Digitalisierung hat die Wertschöpfung mehrerer Branchen umgekrempelt. Die ihr zugrunde liegenden Prinzipien gelten auch für das Gesundheitswesen.

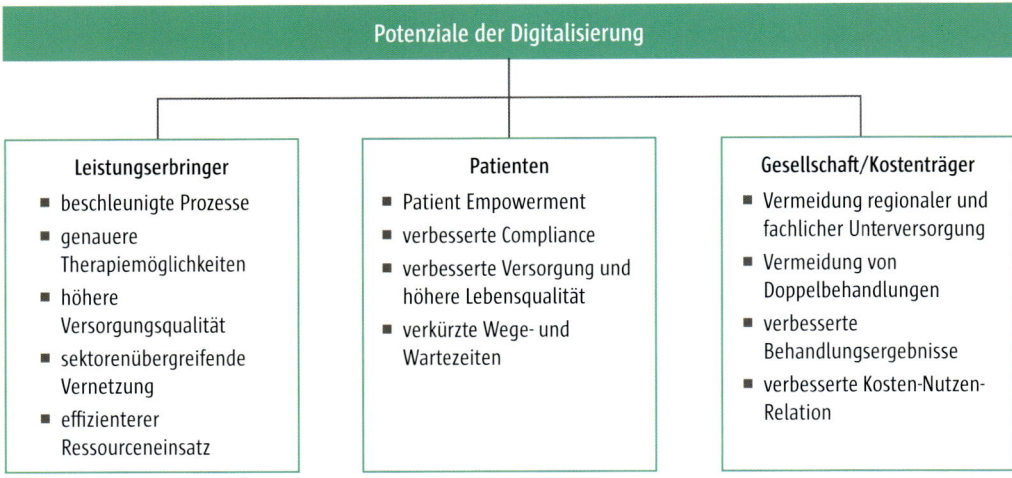

Abb. 4 Potenziale der Digitalisierung (in Anlehnung an Lux et al. 2017)

Von den Potenzialen der Digitalisierung profitieren Patienten, Leistungserbringer und Krankenkassen (s. Abb. 4).

Mit Innovationen die Versorgung zum Patienten bringen

Ein Beispiel für Demokratisierung von Technologie und Wissen im Zuge der Digitalisierung ist die Entwicklung von Minilaboren (Anvajo GmbH 2018). Wurden Labortests früher direkt von zentralen Maximalversorgern durchgeführt, also großen universitären Kliniken, haben sich danach Laborketten herausgebildet, die sich auf die Untersuchung von Proben spezialisiert haben. Inzwischen könnten ein Großteil dieser Tests von Minilaboren in Arztpraxen untersucht werden. Das bedeutet: die Proben müssen nicht mehr in das Labor gebracht, dort untersucht und dann wieder an die Arztpraxis zurückgeschickt werden. Das Vorhalten der teuren Laborzentren und die gesamte Logistik werden größtenteils überflüssig. Auch entfallen zusätzliche Arzttermine, weil die Ergebnisse sofort vorliegen. Die Tests selbst kommen mit kleineren Proben aus, sodass auch der Aufwand für die Entnahme der Probe sinkt. Die Diagnose kann innerhalb eines Termins abgeschlossen und eine passende Therapie vereinbart werden. So kann zum Beispiel sofort geklärt werden, ob es sich bei einem Patienten um virale oder bakterielle Infektionen handelt, wodurch unnötige Antibiotikaverschreibungen entfallen.

Ein weiteres Beispiel ist die Telemedizin, durch die medizinische Expertise für Patienten orts- und zeitunabhängig verfügbar und damit dezentralisiert wird, was die Verfügbarkeit von Ressourcen drastisch erhöht.

Versorgung wird verfügbarer, weil sich der Anwenderkreis in den einzelnen Innovationswellen immer weiter vergrößert. Dieser Vorgang ist in Abbildung 5 dargestellt. In der ersten Welle von Innovationen werden die neuen Methoden und Technologien in Zentren gebündelt, die über besonders geschultes und erfahrenes Fachpersonal verfügen, um die Methoden und Technologien richtig anzuwenden. Entwickeln sich die Innovationen weiter, führt die vereinfachte Anwendung zu einer Verbreiterung. Damit einher geht eine Dezentralisierung, von spezialisierten Zentren auf Fachkliniken oder Facharztpraxen über Hausarztpraxen bis zu Patienten. Durch eine technologisch getriebene Vereinfachung wird die Versorgung schrittweise dorthin verlagert, wo der Bedarf ist, zum Patienten.

1 Krankenkassen sind keine Versicherungen mehr. Was sollen sie in Zukunft leisten?

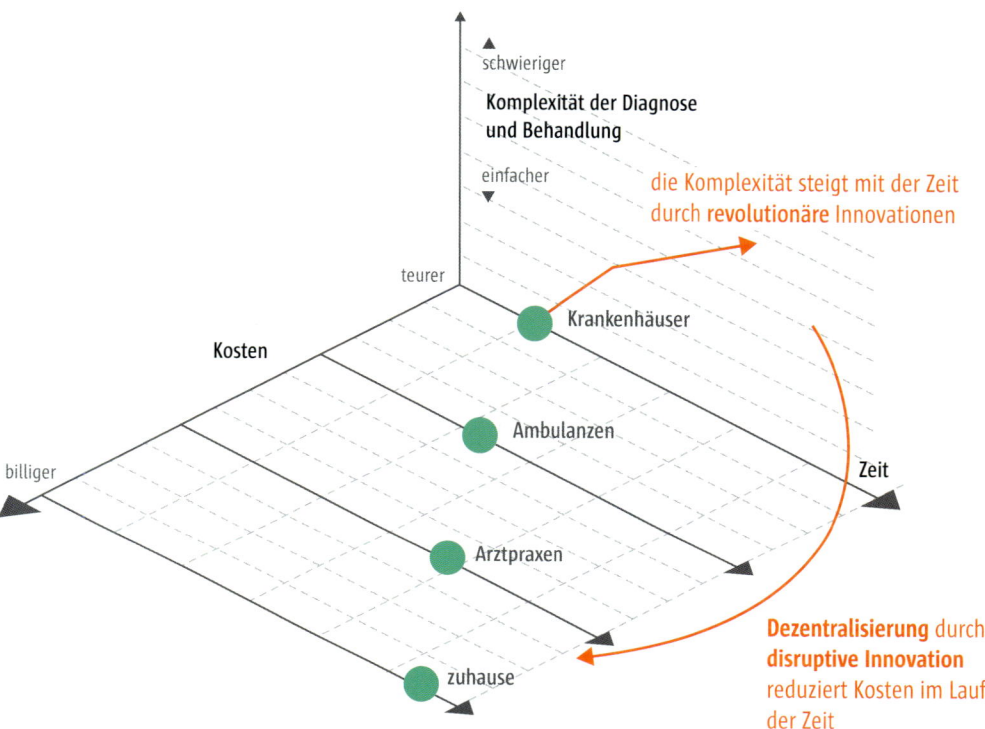

Abb. 5 Die Versorgung kommt zum Patienten (in Anlehnung an Christensen et al. 2009)

Dabei gilt: je dezentraler die Organisation ist, desto günstiger wird die Leistungserbringung, weil Overhead- und Transaktionskosten sinken.

Die kontinuierliche Innovation von Gesundheitsleistungen ermöglicht eine Dezentralisierung der Versorgungsstruktur. So entstehen Versorgungsmodelle, die bestmögliche Versorgung günstiger machen und nah am Patienten sind. Statt den Patienten zur Versorgung zu bringen, kommt die Versorgung zum Patienten und kann aus der Patientenperspektive heraus gestaltet werden, eben eine patientenzentrierte Versorgung.

Die Entwicklung der Dialyse – ein anschauliches Beispiel

Anfang der 1950er-Jahre verbreitete sich in einigen Kliniken an der Ostküste der USA das Verfahren zur Blutwäsche. Das Verfahren war zunächst umständlich und konnte nur in einem streng kontrollierten Setting durchgeführt werden. 1956 wurde mit der Entwicklung der Zwillingsspulenniere die Handhabung deutlich einfacher und die Spulen waren tauglich für die Massenproduktion. Dadurch fand die Dialyse weltweit eine rasche Verbreitung. Den nächsten Entwicklungssprung machte die Dialyse Mitte der 60er-Jahre. Durch die Entwicklungen von Shunts wurde die Dialyse bei chronisch kranken Nierenpatienten so vereinfacht, dass diese die Dialyse nach einer Schulung auch selbst durchführen konnten. Anfang der 80er-Jahre kam mit der Bauchfelldialyse ein weiteres Verfahren dazu, welches den Patienten größeren Freiraum und Flexibilität hinsichtlich Zeit und Ort der Blutwäsche bot. Beide Verfahren sind heute, auch digital gestützt, so weit vereinfacht, dass sie jeder Patient ohne klare Kontraindikation nutzen könnte (Klein et al. 2014).

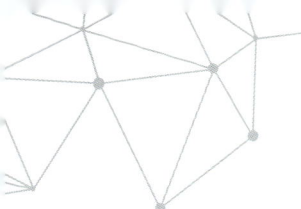

Dabei kostet die Heimdialyse deutlich weniger, da Transportkosten entfallen, der Personalbedarf sinkt und keine speziellen Räumlichkeiten vorgehalten werden müssen, und das bei selber oder gar besserer Ergebnisqualität hinsichtlich Morbidität und Mortalität. Gleichzeitig verbessert sich die Lebensqualität, weil die Patienten zu Hause bleiben können, statt mehrmals in der Woche ins Dialysezentrum gefahren werden zu müssen. Sie können mehr am Arbeits-, Familien- und Sozialleben teilhaben. Ihre Angehörigen werden entlastet. Dennoch nutzt nur ein kleiner Teil der Patienten die Heimdialyse. Ein System, das solche Innovationen bremst, weil die Durchlässigkeit erschwert, hinausgezögert oder verhindert wird, produziert unnötige Kosten für das Gesundheitswesen und die Gesellschaft. Die Folge sind Finanzierungs- und Versorgungsprobleme.

Eine digitalisierte Wertschöpfung entlastet Ärzte und Pflegende

Die Potenziale der Digitalisierung zeigen sich entlang der gesamten Wertschöpfung der Gesundheitsversorgung. Von der Anamnese über die Früherkennung und Diagnose bis zur Therapie und Nachsorge kann der Patient digital gestützt stärker in die Behandlung einbezogen werden. Ärzte und Pflegende werden entlastet, weil notwendige Informationen zur richtigen Zeit und ohne weitere Aufwände zur Verfügung stehen, sich die Möglichkeiten bei der Diagnose verbessern, durch Künstliche Intelligenz bessere Therapieempfehlungen möglich sind, die Überwachung wichtiger Vitalparameter erleichtert oder auf gefährliche Nebenwirkungen von Medikamenten hingewiesen wird und weil Dokumentationsaufwände sowie Transaktionskosten sinken. Gleichzeitig verbessert sich die Verfügbarkeit von Medizin, weil Bedarf und Angebot besser zusammengebracht werden können – von der Telemedizin bis hin zu einem einfacheren und präferenzgerechten Entlassmanagement vom Krankenhaus in die Nachsorge.

Neue Sensoren in Kombination mit einer ubiquitär verbreiteten und mobilen Schnittstelle, dem Smartphone, ermöglichen eine einfache Messung und verständliche Darstellung relevanter Vitalparameter sowie ein kontinuierliches und personalisiertes Feedback für eine wirksame Prävention. Darüber hinaus bietet sich mithilfe der elektronischen Patientenakte die Möglichkeit, Prävention und Versorgung stärker miteinander zu verbinden, um so die Potenziale der Digitalisierung zu realisieren (s. Abb. 4). Die erhobenen Vitalparameter können den Behandlern für eine präzisere medizinische Entscheidung zur Verfügung gestellt werden. Die direkte Rückkoppelung stärkt die Adhärenz der Patienten, was insgesamt zu einem besseren Gesundheitsverhalten und -zustand führt. Digitale Interventionen können über den ganzen Behandlungspfad zum Einsatz kommen und Mehrwert schaffen.

Die Digitalisierung öffnet die Möglichkeit, evidenzbasierte Prävention schnell und günstig zu skalieren. Dadurch

- werden die Reichweite und der Wirkungsgrad von Gesundheitsförderung und -erhaltung (Primärprävention) erhöht,
- werden die frühzeitige Erkennung und Therapie von Erkrankungen (Sekundärprävention) verbessert und
- werden die Manifestierung und Chronifizierung durch besseres Management bestehender Leiden (tertiäre Prävention) verhindert.

Zahlreiche systematische Reviews belegen inzwischen die Effektivität digitaler Interventionen in der primären (Widmer et al. 2015), sekundären (Bian et al. 2017) und tertiären Prävention (McLean et al. 2016).

Ein neues Rollenverständnis für Krankenkassen

Mit einer veränderten Wertschöpfung durch die Digitalisierung wird sich auch die Funktion der Krankenkassen verändern. Wenn sie in einem Wettbewerb um Gesundheit etwas beitragen

1 Krankenkassen sind keine Versicherungen mehr. Was sollen sie in Zukunft leisten?

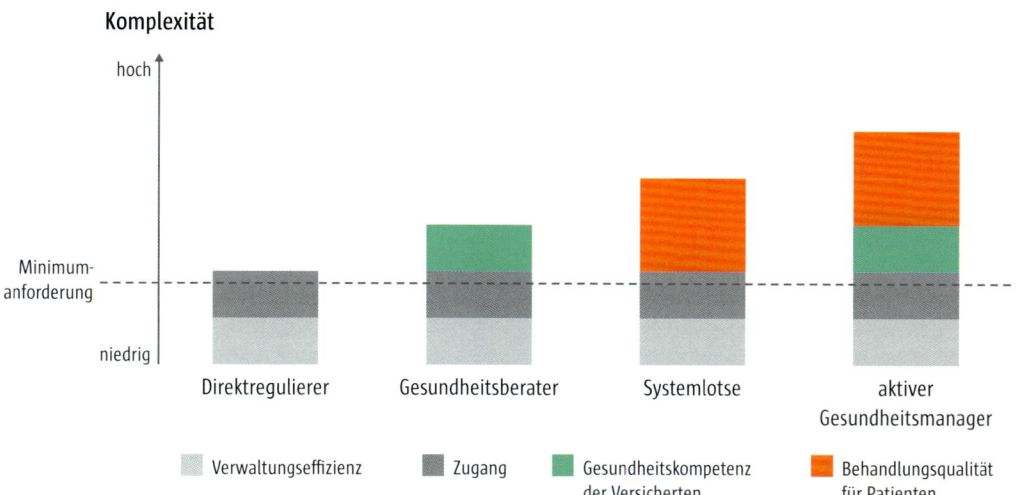

Abb. 6 Neue Rollen und Anforderungen

wollen, brauchen sie eine aktive Rolle. Diese Rolle kann darin bestehen, als Gesundheitsdienstleister den Versicherten dabei zu helfen, mehr Gesundheit zu erreichen. Das gelingt nur, wenn im Rahmen des Entdeckungsverfahrens Innovationen gefördert werden, welche die Versorgung und Vorsorge besser und günstiger machen. Krankenkassen sind für diese Rolle ideal geeignet, da sie die Interessen der Beitragszahler und Patienten ausgleichen müssen und den Gatekeeper zum ersten Gesundheitsmarkt darstellen. Mit der Digitalisierung ergeben sich dabei neue Möglichkeiten, die jedoch aktiv für eine Neupositionierung genutzt werden müssen.

Für die Krankenkassen bieten sich aus Sicht der Autoren vier Rollenmodelle an, die je nach Komplexität einen entsprechenden Wandel in der strategischen Ausrichtung sowie in der Aufbau- und Ablauforganisation erfordern (s. Abb. 6).

Rolle 1: Direktregulierer
In dieser Rolle fokussieren sich Krankenkassen auf die effiziente Organisation und Verfügbarkeit der bestehenden Versorgung. Die Verfügbarkeit kann über zusätzliche digitale Kanäle, zum Beispiel über eine 24/7 Bereitschaft im Bereich der telemedizinischen Versorgung sichergestellt werden. Gleichzeitig kann digital gestützt eine bessere Auswahl der Leistungserbringer über Qualitäts- oder Wirtschaftlichkeitskriterien erfolgen oder die Sicherstellung einer durchgängigen Behandlung bei bestimmten Krankheitsbildern durch Erinnerungsservice, das Vorhalten von Angebotskapazitäten oder einen individuellen Coach zur Verfügung gestellt werden. Ähnlich den Fintechs können die regelbasierten Verwaltungsprozesse digital abgebildet und durch den vermehrten Einsatz Künstlicher Intelligenz größtenteils automatisiert werden. So können die Verwaltungskosten deutlich sinken. Die Förderung von Innovationen müsste sich vor allem den Themen „Verfügbarkeit" und „effiziente Organisation" widmen.

Rolle 2: Gesundheitsberater
Die Digitalisierung erlaubt eine deutlich bessere Prävention und Prädiktion von Gesundheitsrisiken. Dementsprechend können Krankenkassen auch die Rolle von Präventionsspezialisten einnehmen, die sich vor allem darauf konzentrieren, den Eintritt von durch den Lebensstil bedingten Krankheiten, wie Stoffwechselstörungen oder Herz-Kreislauferkrankungen zu vermeiden, beziehungsweise hinauszuzögern.

Dafür müssen digitale und analoge Vorsorge in hybriden Versorgungsangeboten gebündelt und zielgruppengerecht adressiert werden. Ein Vorbild aus dem Bereich des „Internet of Things" sind digitale Zwillinge, die über Sensoren Daten erhalten und daraus Risiken vorhersagen und Empfehlungen ableiten. Neue Kennzahlen, wie das biologische oder das kardiovaskuläre Alter bieten auf Basis valider Messungen objektive Hinweise für konkrete Gesundheitsrisiken und machen die Wirkung von Prävention sichtbar, was die Wirksamkeit erhöht. Neben der Positionierung über Individualprävention ist eine Spezialisierung über Settingansätze denkbar, zum Beispiel durch eine umfassende digitale betriebliche Gesundheitsförderung. Der Fokus der Innovationsförderung müsste im Bereich Digital Health-Interventionen für alle durch den Lebensstil bedingten Erkrankungen liegen. Die Herausforderung läge bei der modularen Zusammenstellung der besten Präventionsangebote im Markt und deren intelligenter Verknüpfung und Aufbereitung für Versicherte und Behandlung auf Basis einer Prädiktion individueller Gesundheitsrisiken.

Rolle 3: Systemlotse
In dieser Rolle fokussieren sich Krankenkassen auf die Organisation von Behandlungen für bestimmte Krankheitsbilder und realisieren die Behandlung besser als ihre Wettbewerber. Die Aufbau- und Ablauforganisation müsste entlang der Krankheitsbilder organisiert werden, mit Expertisen für bestimmte Krankheitsbilder und bestimmte Regionen. Dafür ist ein versorgungsrelevanter Marktanteil notwendig. Die Kassen würden die Behandlungsqualität umfassend messen, auch im Hinblick auf die Lebensqualität. Dafür gibt es bereits international anerkannte Ansätze, die schon heute über 50 Prozent der Krankheitslast abbilden und mit pragmatischen Messkonzepten unterlegt sind (ICHOM.org 2018). Neben Routine- und Vertragsdaten könnten auch Patient-reported Outcomes einfacher, methodisch besser und kostengünstiger gemessen, analysiert und aufbereitet werden. Gerade die patientenbezogenen Daten sind digital deutlich leichter zu erfassen als mit Stift und Papier. Sensoren in Medizinprodukten und mobilen Endgeräten ergänzen den Datenraum um Vitalparameter für eine bessere Analyse und Therapie (z.B. mit intelligenten Inhalatoren oder Insulin-Pens). Zusammengeführt erhalten die Kassen damit automatisch Informationen über die Qualität der Behandlung unterschiedlicher Leistungserbringer aus Patientensicht, was die Unterstützung des Patienten beim Selbstmanagement verbessert. Neben einer Anpassung der Aufbau- und Ablauforganisation müsste vor allem ein Kompetenzaufbau im Bereich der Organisation regionaler Versorgungsprozesse, der Messung, Auswertung und Darstellung von Behandlungsqualität sowie der Bereitstellung der richtigen Behandlung zur richtigen Zeit aufgebaut werden. Die Förderung von Innovationen müsste sich auf krankheitsbezogene Versorgungsprozesse, sowie auf das Thema Behandlungsqualität konzentrieren. Der Veränderungsbedarf wäre hoch.

Rolle 4: Aktiver Gesundheitsmanager
Krankenkassen würden die Rollen zwei und drei zusammen abbilden, was angesichts einer künftigen Verschmelzung von präventiver und kurativer Medizin durchaus sinnvoll erscheint. Allerdings ist der Veränderungsbedarf hier am höchsten, sodass diese Rolle eher als mittelfristiges Ziel gelten kann. Dennoch können Krankenkassen sich schon heute auf die Herausbildung entsprechender Fähigkeiten, Organisations- sowie Datenstrukturen ausrichten, um perspektivisch in dieses Rollenbild hineinwachsen zu können.

Die elektronische Patientenakte als Katalysator für das neue Rollenverständnis

Die elektronische Patientenakte bietet bei einer interoperablen Anbindung aller Leistungserbringer und Krankenkassen in einer modularen Architektur die Möglichkeit, notwendige Informationen allen Beteiligten rechtzeitig, umfassend und verständlich zur Verfügung zu stellen. Mithilfe der Standards können Innovationen deutlich schneller in die Versorgung kommen und ihre Verbreitung beschleunigt werden. Krankenkassen können die Einschreibung, Qualitätsmessung und Abrechnung von innovativen Versorgungsansätzen deutlich einfacher und zielgenauer umsetzen, was die Evaluation erleichtert. Die Anbindung unterschiedlichster Digital Health-Angebote an die Datenarchitektur über APIs und Webinterfaces erlaubt den Aufbau von Ökosystemen, welche die Wirksamkeit von Prävention, sowie das Zusammenspiel von Vorsorge und Versorgung verbessern, weil Vitaldaten im Behandlungsprozess bereitgestellt und ein Monitoring kritischer Werte erfolgen kann. Die allgemeinverständliche Darstellung medizinischer Informationen, ob Befunddaten, Laborberichte oder Therapieempfehlungen erhöht das Verständnis der Patienten und ermöglicht eine bessere Einbindung in die Behandlung. Mit all diesen Möglichkeiten wirkt die elektronische Patientenakte wie ein Katalysator für das neue Rollenverständnis der Krankenkassen.

And the winner is …

In einem Wettbewerb um Gesundheit gibt es nicht die beste Krankenkasse. Dafür gibt es unterschiedliche Rollen und Positionierungen, aus denen sich die Versicherten das passende Angebot auswählen können. Für echte Alternativen und einen wirksamen Wettbewerb kommt es vor allem darauf an, dass unter passenden Rahmenbedingungen seitens der Politik ein Wandel im Rollenbild der Krankenkassen stattfindet und sich die Durchlässigkeit von Innovationen erhöht. Krankenkassen sollten je nach Positionierung eine Innovationspipeline aufbauen, die dazu beiträgt, mehr Gesundheit je eingesetztem Euro zu produzieren. Dann würden Krankenkassen einen erkennbaren Wertbeitrag dazu leisten, das Versprechen einer guten und bezahlbaren Versorgung in Zukunft auch tatsächlich einzulösen. Gewinner wären Versicherte und Patienten.

Literatur

Anvajo GmbH (2018) Products – anvajo. URL: http://anvajo.com/products/ (aufgerufen am 17.12.2018)

Bian RR, Piatt GA, Sen A, Plegue MA, Michele MLD, Hafez D, Czuhajewski CM, Buis LR, Kaufman N, Richardson CR (2017) The Effect of Technology-Mediated Diabetes Prevention Interventions on Weight: A Meta-Analysis, Journal of medical Internet research 19 (3), e76

Bundesministerium für Gesundheit (2015) GKV-Versorgungsstärkungsgesetz: GKV-VSG

Bundesministerium für Gesundheit (2016) Gesetz zur Weiterentwicklung der Versorgung und der Vergütung für psychiatrische und psychosomatische Leistungen: PsychVVG

Bundesministerium für Gesundheit (2017) Gesetz zur Stärkung der Heil- und Hilfsmittelversorgung: HHVG

Christensen CM, Grossman JH, Hwang J (2009) The innovator's prescription: A disruptive solution for health care. 2. Aufl. McGraw-Hill New York

Deerberg J, Wang S, Sterrett I, Arora J, Wissig S (2014) What Matters Most: Patient Outcomes and the Transformation of Health Care. ICHOM Cambridge

Graalmann J (2013) Mehr Gesundheit für den Euro durch Qualitäts- und Patientenorientierung: Plädoyer für einen integrierten Krankenversicherungsmarkt. Gesundheitsökonomie & Qualitätsmanagement 18 (03), 111–122

ICHOM.org (2018) Our Standard Sets. ICHOM – International Consortium for Health Outcomes Measurement. URL: http://www.ichom.org/medical-conditions (aufgerufen am 17.12.2018)

Institute of Medicine (2001) Crossing the Quality Chasm: A New Health System for the 21st Century. National Academy Press Washington (DC)

Klein S, Lottmann K, Gierlin P, Bleß H-H (2014) Status quo und Zukunft der Heimdialyse, Forschung und Entwicklung im Gesundheitswesen. Vol. 5. Nomos Verl.-Ges. Baden-Baden

Lux T, Breil B, Dörries M, Gensorowsky D, Greiner W, Pfeiffer D et al. (2017) Digitalisierung im Gesundheitswesen – zwischen Datenschutz und moderner Medizinversorgung. Wirtschaftsdienst 97 (10), 687–703. DOI: 10.1007/s10273-017-2200-8.

McLean G, Band R, Saunderson K, Hanlon P, Murray E, Little P, McManus RJ, Yardley L, Mair FS (2016) Digital interventions to promote self-management in adults with hypertension systematic review and meta-analysis. Journal of hypertension (34) 4, 600–612

Porter ME, Guth C (2012) Redefining German health care – Moving to a value-based system. Springer Boston

sozialpolitik-aktuell (2018) Zahl der gesetzlichen Krankenkassen 1992–2018. URL: http://www.sozialpolitik-aktuell.de/tl_files/sozialpolitik-aktuell/_Politikfelder/Gesundheitswesen/Datensammlung/PDF-Dateien/abbVI21b.pdf (abgerufen am 17.12.2018)

SVR (2018) Bedarfsgerechte Steuerung der Gesundheitsversorgung. Hg. v. Sachverständigenrat zur Begutachtung der Entwicklung im GesundheitswesenURL: https://www.svr-gesundheit.de/index.php?id=606 (abgerufen am 17.12.2018)

Thranberend T (2016) Gesundheits-Apps – Hürden erschweren Transfer in den Versorgungsalltag. Bertelsmann Stiftung. URL: https://www.bertelsmann-stiftung.de/de/unsere-projekte/der-digitale-patient/projektnachrichten/huerden-digital-health-transfer/ (abgerufen am 17.12.2018)

Wagner F (2017) W. In: Wagner F (Hrsg.) Gabler Versicherungslexikon, 2. Aufl. Springer Fachmedien Wiesbaden, 1059–1081

Widmer RJ, Collins NM, Collins CS, West CP, Lerman LO, Lerman A (2015) Digital Health Interventions for the Prevention of Cardiovascular Disease: A Systematic Review and Meta-Analysis, Mayo Clinic proceedings (90) 4, 469–480

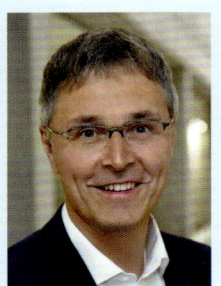

Jürgen Graalmann

Jürgen Graalmann ist geschäftsführender Gesellschafter der von ihm gegründeten Berliner Konzept- und Beteiligungsagentur „Die BrückenKöpfe". Zuvor war er Vorstandsvorsitzender des AOK-Bundesverbandes und in leitender Funktion bei der BARMER.

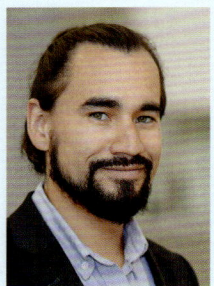

Alejandro Cornejo Müller

Alejandro Cornejo Müller ist Analyst bei den BrückenKöpfen. Nach dem Masterabschluss in Zell- und Molekularbiologie an der RWTH Aachen arbeitete er als wissenschaftlicher Mitarbeiter an der Charité – Universitätsmedizin Berlin. Dort absolvierte er auch den Master of Public Health.

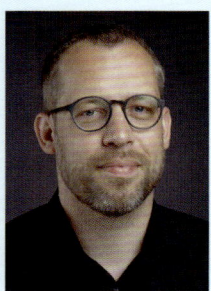

Tim Rödiger

Tim Rödiger ist Principal bei den BrückenKöpfen. Er verantwortete zuvor den Bereich Unternehmensentwicklung beim AOK-Bundesverband in Berlin und gründete als Startup-Unternehmer die Lieblingsköder GmbH mit.

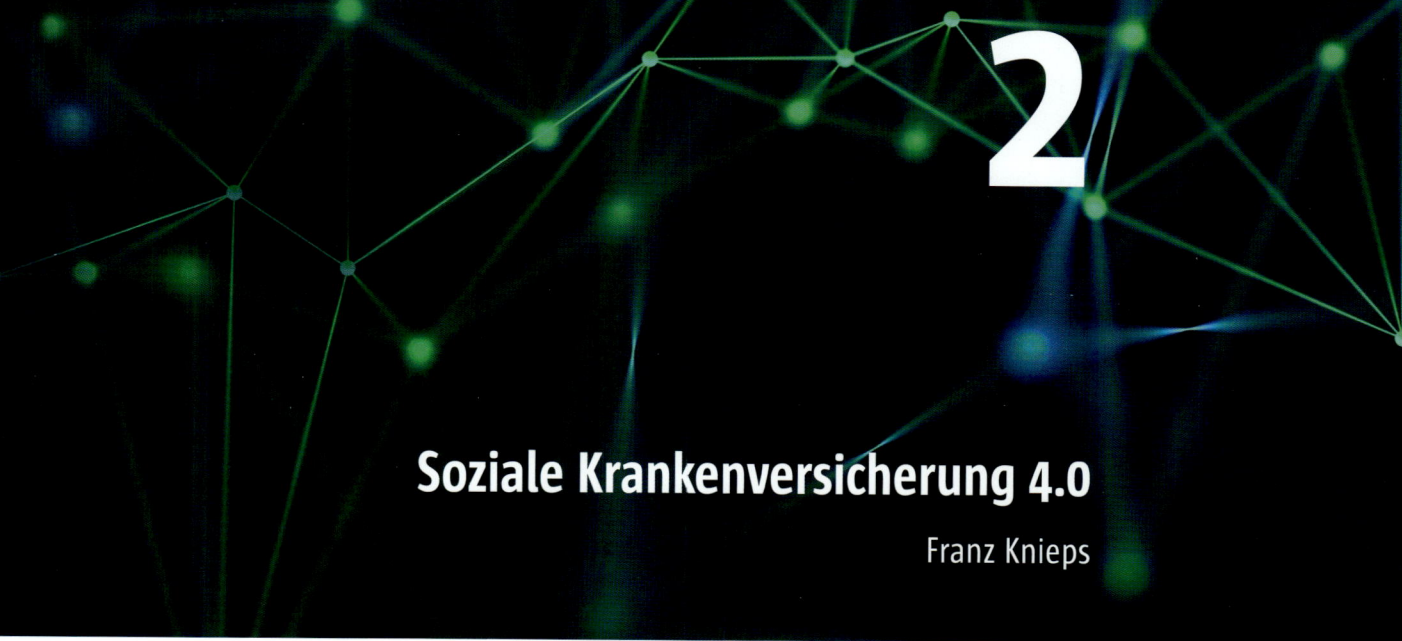

Soziale Krankenversicherung 4.0

Franz Knieps

Der folgende Beitrag untersucht, welchen Auswirkungen die medizinischen und technischen Entwicklungen sowie die andauernden sozialen und ökonomischen Veränderungen auf die rechtlichen und institutionellen Rahmenbedingungen des gewachsenen Krankenversicherungs- und Versorgungssystems haben und skizziert eine Vision für ein zeitgerechtes Gesundheitssystem im Deutschland des 21. Jahrhunderts. Als Sozialrechtler setzt der Verfasser dabei einen Schwerpunkt auf die rechtlichen Rahmenbedingungen und plädiert für einen mutigen Umbau des Sozialgesetzbuchs und anderer Gesundheitsgesetze. Ausgangspunkt ist dabei die Integration der Versicherungssysteme und der Versorgungssektoren. Der Verfasser ist sich bewusst, dass er seinen Fokus auf die kurative ärztliche Versorgung richtet und dabei andere Themen vernachlässigt, wie etwa die Bedeutung von Prävention, Rehabilitation und Pflege in der Versorgung, die Rolle der nicht ärztlichen Heilberufe, speziell in multiprofessionellen Teams, die Aus-, Weiter- und Fortbildung aller Gesundheitsberufe, die individuelle und kollektive Beteiligung von Patient*innen an Entscheidungen, die Bedeutung von Gesundheitserziehung und -kompetenz sowie Patienten-Coaching und -Empowerment, die Rolle des öffentlichen Gesundheitsdienstes und vieles mehr. Der Beitrag folgt dabei der Ausrichtung des Sammelbands auf die Zukunft der Medizin in Deutschland.

Ein kurzer Blick zurück – Gesundheit im Sozialstaat

Wer sich mit der Zukunft der Medizin und der gesundheitlichen Versorgung in Deutschland befasst, kommt nicht umhin, sich mit den Wirkungen auf das historisch gewachsene Versicherungs- und Versorgungssystem auseinanderzusetzen (Deppe 1987). Die rechtlichen und institutionellen Ausformungen betten Gesundheit und Medizin in ein sozialstaatliches Gesamtkonstrukt ein, das nicht nur unveränderbarer Bestandteil der Verfassungsordnung, sondern kulturelle Errungenschaft und wesentlicher Teil der Werteordnung einer freiheitlichen Gesellschaft ist (Ruland et al. 2018). Kern dieser Sozialstaatlichkeit ist seit 135 Jahren die soziale Krankenversicherung als wesentlicher Finanzierungs- und Gestaltungsfaktor im öffentlichen und privaten Gesundheitswesen.

Auch wenn einzelne Wurzeln der sozialen Krankenversicherung weit in die deutsche Geschichte zurückreichen, ist die gesetzliche Krankenversicherung (GKV) als ein Kind der industriellen Revolution anzusehen. Zwar sah der vielfach als Vater der Sozialversicherung apostrophierte Reichskanzler Otto von Bismarck dieses Kind als „untergeschobenen Bastard" an (Mommsen 1993), doch lässt sich nicht leugnen, dass mit seinem Krankenversicherungsgesetz vom 1883 das auslösende Signal für den Aufbau eines zeitgemäßen Versicherungs- und Versorgungssystems gesetzt wurde. Die Sozialgesetzgebung des Deutschen Reiches erlangte ebenso Weltgeltung wie die wissenschaftliche und zugleich soziale Medizin, die durch deutsche Ärzte an universitären Kliniken und Instituten erforscht und gelehrt wurde (Porter 2007). Das System hielt den Wirrnissen des „Zeitalters der Extreme" (Hobsbawm 1995) stand, überlebte Kriege, Wirtschaftskrisen und politische Umwälzungen. Es wurde immer wieder den ökonomischen und sozialen Herausforderungen angepasst und in der Regel inkrementell reformiert (Knieps u. Reiners 2015). Trotzdem hält sich seit Jahren und Jahrzehnten der Ruf nach einer umfassenden Reform des Gesundheitswesens, quasi einem Big Bang, der mit einem Schlag alle Probleme lösen und alle Konflikte befrieden soll.

Wer von einer solchen Reform träumt, setzt sich leicht dem Verdacht aus, wenig oder nichts von den komplexen Strukturen des Gesundheitswesens und den komplizierten Abläufen der Gesundheitspolitik zu verstehen. Denn bei „Gesundheitsreformen" geht es um die Verteilung gewaltiger Ressourcen im größten Wirtschaftszweig der Volkswirtschaft mit einem Anteil von rund 12% am Bruttoinlandsprodukt und 7,3 Millionen Beschäftigten. Diese Ressourcen werden als Teil der öffentlichen Daseinsvorsorge nicht über den Markt, sondern über Politik und Recht gesteuert. Folglich unterliegen die politischen Entscheidungen nicht nur Sachzwängen, sondern sind von Machtkonstellationen, Werthaltungen, Ideologien und Erregungswellen geprägt. Zumindest in Europa wird der zivilisatorische Anspruch, allen Bürgerinnen und Bürgern unabhängig von Einkommen, Status, Herkommen, Geschlecht, Bildung und Alter nur nach dem Bedarf Zugang zu Gesundheitsleistungen und -produkten zu gewährleisten, dem Grunde nach öffentlich-rechtlich organisiert und finanziert. Für private marktwirtschaftliche Elemente ist der Raum begrenzt. Gleichwohl sind in den letzten 25 Jahren wettbewerbliche Elemente in die Steuerung des Gesundheitswesens eingefügt worden, um die Allokationseffizienz der eingesetzten Finanzmittel zu verbessern sowie Qualität und Innovationskraft zu erhöhen. Dabei konnte sich die Politik mehr als zwei Jahrzehnte auf Empfehlungen und Erwägungen der Enquete-Kommission „Strukturreform der Gesetzlichen Krankenversicherung" (BT-Drs. 11/3267 und 11/6380) stützen. Eine ähnlich gründliche Auseinandersetzung über aktuelle Herausforderungen und Probleme fehlt heute.

Über die Wirkungen wettbewerblicher Steuerungselemente im Gesundheitswesen wird ebenso gestritten wie über Aufgaben und Funktionen, Koordination und Kooperation der vielen Akteure. Trotz der kontinuierlichen Modernisierung von Strukturen und Prozessen im Gesundheitswesen ist nicht zu verkennen, dass das stark gegliederte (Kritiker sprechen von zergliedert) System reformbedürftig ist, um die Herausforderungen der modernen Zeit bewältigen zu können. Daher ist es sinnvoll, eine Vision für ein zeitgerechtes Versicherungs- und Versorgungssystem zu entwickeln, selbst wenn nicht zu erwarten ist, dass eine solche Vision in einem Schritt und ohne Konzessionen an das Bestehende zu realisieren ist. Bausteine dafür gibt es viele, wie etwa die Gutachten des Sachverständigenrats für die Begutachtung der

Entwicklung im Gesundheitswesen oder Publikationen von Think Tanks und Stiftungen – es fehlt jedoch an einer Gesamtschau.

Die Bereinigung der Strukturen – Die großen Baustellen des Systemumbaus

Die beiden großen Vorhaben einer umfassenden Gesundheitsreform, die bisher immer wieder am Widerstand der „vermachteten Strukturen" (so der frühere Bundeskanzler Gerhard Schröder) scheiterten, sind die Schaffung eines gemeinsamen Versicherungsmarkts für gesetzliche und private Träger sowie die Integration der unterschiedlichen Sektoren in der Versorgung, speziell von ambulanter und stationärer, aber auch von kurativer und rehabilitativer sowie von medizinischer und sozialer Versorgung (Knieps u. Reiners 2015). Zwar gibt es für beide Reformziele eine breite Mehrheit in der Bevölkerung, eine Umsetzung trifft jedoch auf erhebliche ideologische Vorbehalte sowie auf viele organisatorische und materielle Interessen, deren Vertreter sich geschickt zu wehren wissen und Privilegien verteidigen.

Ein gemeinsamer Markt für gesetzliche und private Versicherungsträger

Am stärksten umkämpft ist die Frage, welche Rahmenbedingungen künftig für die Organisation und Finanzierung der Krankenversicherung gelten sollen. So halten sich hartnäckig die Mythen vom produktiven Wettbewerb der Systeme (Reiners 2018a) und von der Quersubvention der GKV durch die PKV (Jacobs u. Schulze 2004). Zwar ist nicht zu bestreiten, dass die ambulanten ärztlichen und zahnärztlichen Leistungen in der privaten Versicherung höher vergütet werden. Doch kommen die höheren Vergütungen nur einem Teil der Ärzte und Zahnärzte zugute. Umstritten ist dabei, ob dies zur regionalen Ungleichverteilung von Ärzten führt (Arentz 2018). Das gilt weniger für die Frage, ob höhere Honorare für PKV-Versicherte die Erbringung unnötiger und/oder qualitativ fragwürdiger Leistungen begünstigen und ineffiziente Organisations- und Betriebsformen am Leben halten. Dies lässt sich exemplarisch in der Labormedizin belegen, wo in der GKV längst eine weitgehende Rationalisierung der Leistungserbringung stattgefunden hat, während in der PKV noch immer überholte Organisationsformen eine bedeutende Rolle spielen. Daher werden die Ineffizienzen selbst von der PKV nicht bestritten (Keßler u. WIP 2009). Zumindest politisch fragwürdig sind die begrenzten Zugangsmöglichkeiten zur PKV (Beamte, Selbständige, Besserverdienende), der Ausschluss von Vorerkrankungen und die Nichtbeteiligung an gesamtgesellschaftlichen Aufgaben.

Es sprechen daher viele Argumente für die Schaffung eines einheitlichen Versicherungsmarkts für alle Träger (Sternberg 2015; Pfister 2010). Dabei werden die konstitutiven Elemente einer solidarischen Finanzierung, eines universellen Zugangs und einer Leistungsgewährung nach dem Bedarf (weitgehend) der heutigen sozialen Krankenversicherung entsprechen (Leber 2017). Allerdings wäre es denkbar, auch Elemente der privaten Krankenversicherung zu integrieren, soweit diese nicht das Solidarprinzip unterminieren.

In jedem Fall sollte der Wettbewerb zwischen den Versicherungsträgern intensiviert und die Gestaltungsmöglichkeiten der Akteure deutlich erweitert werden. Dabei sollte vor allem der Erlaubnisvorbehalt des § 30 SGB IV in einen Verbotsvorbehalt umgewandelt werden. Nicht länger sollte allen öffentlich-rechtlichen Körperschaften in der Sozialversicherung nur das erlaubt sein, wozu sie durch ausdrückliche gesetzliche Regelung ermächtigt sind. Ihnen sollte vielmehr alles gestattet sein, was nicht ausdrücklich untersagt ist oder keinen Bezug zu den Aufgaben und Funktionen eines Sozialversicherungsträgers hat. Dann wäre ein deutlicher Innovationsschub in Versorgung, Management und Service möglich. Ob darüber hinaus eine Umwandlung der bisherigen Körperschaften des öffentlichen Rechts in Institutionen des Privatrechts, beispielsweise Versicherungsvereine auf Gegenseitigkeit (VVaG) oder Genossenschaften angebracht wäre (Kingreen 2014), soll an dieser Stelle offenbleiben.

> In jedem Fall sollten die Kooperationsmöglichkeiten von Krankenkassen und Krankenversicherungen – etwa in der betrieblichen Gesundheitsförderung oder bei Zusatzleistungen – ausgeweitet und auf sichere rechtliche Grundlagen gestellt werden.

Schließlich sollte die Aufsicht über Institutionen im Gesundheitswesen harmonisiert und auf ein notwendiges Maß reduziert werden. Das unkoordinierte Nebeneinander von Bundes- und Landesaufsichten (trotz gemeinsamer Behördentagungen), die Überdehnung der Kontrolle in Detailfragen und das begrenzte Verständnis von Wettbewerb (Bundesversicherungsamt 2018) sollten den Gesetzgeber endlich zum Handeln motivieren, auch wenn die Politik selbst bis hin zu Personalfragen immer wieder übergriffig wird und ihren Gestaltungswillen gegen Selbstverwaltung und Markt durchzusetzen vermag (Knieps 2013).

Rückbesinnung auf die Ordnungspolitik

Längst haben sich die allermeisten Gesundheitspolitiker*innen von einer konsequenten Ordnungspolitik im Gesundheitswesen verabschiedet (Knieps u. Reiners 2015). Während in den siebziger und achtziger Jahren des letzten Jahrhunderts der Schwerpunkt der politischen Steuerung auf der (Gemeinsamen) Selbstverwaltung unter immer strikteren gesetzlichen Vorgaben lag, wurde ab 1992 mit Einführung der Kassenwahlfreiheit dem Wettbewerb größere Bedeutung zuerkannt. 25 Jahre und viele Reformgesetze mit durchaus widersprüchlichen Zielsetzungen später scheinen die Hoffnungen auf positive Wirkungen des (Kassen-)Wettbewerbs stark reduziert (Bundesversicherungsamt 2018). Zu stark fokussiere sich dieser Wettbewerb auf Beitragssätze und Preise, zu wenig werde er um Qualität und Innovationen geführt. An die Stelle der Krankenkassen als Institution mit zentraler Steuerungsverantwortung treten offenbar Länder und Kommunen, obwohl diese oft ihre Kernverpflichtungen (beispielsweise in der Krankenhausfinanzierung oder bei der Schaffung bedarfsgerechter Kapazitäten in der Pflege) unzureichend oder gar nicht erfüllen (Reiners 2011; 2018b).

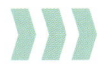

> Die Verantwortung wird zunehmend zwischen Politik und Selbstverwaltung hin und her geschoben; Kritiker sprechen von einem System der organisierten Nichtverantwortlichkeit.

Wer für die Zukunft ein effektiveres Steuerungssystem und eine effizientere Ressourcenallokation wünscht, der kommt um eine stringentere ordnungspolitische Orientierung nicht herum. Eine Neuordnung des Mixes von staatlicher Administrierung, korporatistischer Selbstverwaltung und marktlichem Wettbewerb mit dem Ziel der klaren Zuordnung von Aufgaben und Funktionen der Akteure sowie der präziseren Bestimmung der Instrumente, die Schaffung einer konsistenten Wettbewerbsordnung (Cassel et al. 2014) und der Steigerung der Innovationskraft ist zwingend geboten. Dies gilt insbesondere im Hinblick auf die Erneuerung verkrusteter Versorgungsstrukturen mit dem Ziel einer patientenorientierten Prozesssteuerung. Dabei ist auch an das mittlerweile aus dem Blickfeld geratene Prinzip der Subsidiarität zu erinnern, das heute vor allem im Hinblick auf die Beziehungen der Europäischen Union zu ihren Mitgliedsstaaten von politischer Bedeutung ist (Althammer u. Lampert 2014). Der vor allem von der katholischen Soziallehre entwickelte Grundsatz (Nell-Breuning 1985) läuft darauf hinaus, Entscheidungen nur dann auf eine höhere Ebene zu heben, wenn sie die untere Ebene überfordern. Dies ließe sich gut in die dominierende Trias der Ordnungspolitik im Gesundheitswesen integrieren.

Die Überwindung der Sektorengrenzen – Wege zu einer integrierten Gesundheitsversorgung

Das deutsche Versorgungssystem ist – anders als fast alle anderen Gesundheitssysteme (Schöllkopf u. Pressel 2017) – von einer Gliederung in autonome Subsysteme geprägt. Dies betrifft zum Ersten die Trennung von Prävention und Gesundheitsförderung, kurativer Krankenversorgung, Rehabilitation und Pflege in jeweils eigene Bereiche mit speziellen Binnenlogiken und Schnittstellen. In der kurativen Versorgung findet sich zum Zweiten eine Trennung in ambulante und stationäre Versorgung. Die ambulante ärztliche Versorgung gliedert sich drittens in eine hausärztliche (Grund-)Versorgung und eine fachärztliche (Spezial-)Versorgung mit wiederum zahlreichen Subspezialitäten. Überwölbt wird dieses ausdifferenzierte System von der Abgrenzung zwischen gesundheitlicher und sozialer Versorgung. Für alle Subsysteme gibt es eigene Rechtsregeln (Ruland et al. 2018; Ebsen 2017), insbesondere für die Steuerung von Kapazitäten, Vergütungen, beruflichen Qualifikationen und Qualitätsanforderungen (siehe ausführlich aus gesundheitswissenschaftlicher Sicht: Schwartz et al. 2012; Hurrelmann u. Radzun 2016). An den Schnittstellen zwischen den Subsystemen kommt es zu Brüchen in der kontinuierlichen Versorgung und zur Verschwendung von Ressourcen. Seit langem werden die strukturellen Brüche als wesentliche Ursache für ein vergleichsweise schlechtes Verhältnis von Input und Output und eine wenig nutzerfreundliche Orientierung des deutschen Gesundheitswesens angesehen (Porter u. Guth 2012). Dazu trägt auch bei, dass die Verzahnung von medizinischen Leistungen mit pflegerischen und sozialen Angeboten und Leistungen nur unzureichend reguliert ist und in der Praxis nur selten funktioniert.

Hier soll weniger die Frage beantwortet werden, warum Kooperation und Integration ein unvollendetes Projekt der deutschen Gesundheitspolitik geblieben ist (Brandhorst et al. 2017), als Antworten skizziert werden, die die Prozessorientierung aus Nutzersicht in den Vordergrund stellen, Kooperation zwischen den Akteuren fördern und speziell die Integration von unterschiedlichen Systemen zur Planung der bedarfsnotwendigen Kapazitäten und Vergütung der bedarfsnotwendigen Leistungen und Produkte (Reiners 2018b; Gruhl 2017) ermöglichen.

Integrierte Bedarfsplanung und einheitliche Vergütung

Das Rückgrat der gesundheitlichen Versorgung in Deutschland bilden die ambulante ärztliche Versorgung durch niedergelassene Vertragsärzte, die überwiegend in privaten Einzelpraxen tätig sind, und die stationäre Versorgung durch zugelassene Krankenhäuser in öffentlicher, freigemeinnütziger oder privater Trägerschaft. Auch wenn es zahlreiche Brücken zwischen diesen strikt voneinander abgetrennten Sektoren gibt (Busse et al. 2017), dominieren unterschiedliche Systemlogiken infolge unterschiedlicher Steuerungsanreize. Während die Kapazitätsplanung im ambulanten Sektor durch die Gemeinsame Selbstverwaltung von Krankenkassen und Vertragsärzten erfolgt, obliegt die Verantwortung für die Planung stationärer Kapazitäten den Bundesländern. In den meisten Ländern beteiligen die zuständigen Behörden allerdings sowohl die Kostenträger als auch die Leistungserbringer, insbesondere die Landeskrankenhausgesellschaften, an der Krankenhausplanung. Seit 2012 ist eine Abstimmung der prinzipiell getrennten Planungen in einem gemeinsamen Landesgremium nach Maßgabe des 90a SGB V und entsprechender landesrechtlicher Bestimmungen möglich.

Allerdings gibt es keine klare gesetzliche Verpflichtung, Auch haben Beschlüsse eines Landesgremiums keine verpflichtende Wirkung für die Planungsinstitutionen, sondern lediglich empfehlenden Charakter. Wer abgestimmte Planungsvorgaben für eine integrierte Versorgung für unerlässlich hält, der sollte das Landesgremium zu einer Institution ausbauen, die entweder verpflichtende Vorgaben verabschieden kann oder selbst eine integrierte Bedarfsplanung durchführt. Dabei sind verfassungs- und verwaltungsrechtliche Hürden zu überwinden, doch dies sollte bei entsprechendem politischem Willen möglich werden. Eine gemeinsame Arbeitsgruppe aus Bundes- und Landespolitiker*innen soll dazu bis Ende 2019 Vorschläge erarbeiten. Entsprechende wissenschaftliche Vorarbeiten laufen.

Gleiches gilt für die Angleichung der Vergütungssysteme. Heute ist die Vergütung für ambulante ärztliche Leistungen vom Versicherungsstatus der Patient*innen abhängig. Während die Vertragsärzt*innen für Leistungen an gesetzlich Versicherte eine arztgruppen-, leistungskomplex- und mengenabhängige Vergütung erhalten, zahlt die PKV eine nach Schweregrad differenzierbare Einzelleistungsvergütung ohne Mengenbegrenzung. Während die Ausgestaltung des Leistungsverzeichnisses und seiner Bewertung in der GKV der Gemeinsamen Selbstverwaltung aus Krankenkassen und Vertragsärzten einem sog. Einheitlichen Bewertungsmaßstab (EBM) obliegt, erfolgt die konkrete Honorarverteilung über einen sog. Honorarverteilungsmaßstab (HVM) durch die Kassenärztlichen Vereinigungen. Das Vergütungsverzeichnis für privatärztliche Leistungen ist in einer per Gesetz erlassenen Gebührenordnung, der sog. GOÄ, geregelt. Stationäre Leistungen werden für gesetzlich und privat Versicherte gleichermaßen in der Regel durch Fallpauschalen, den sog. Diagnosis Related Groups (DRG), vergütet, deren Katalog und Bepreisung jährlich von einem Institut der Selbstverwaltung, getragen von Krankenkassen und Krankenhäusern, auf der Basis einer Kostenstichprobe fortentwickelt wird. Für die zahlreichen besonderen Versorgungsformen zwischen den Sektoren gelten spezielle Regelungen, die sich mehr oder weniger stark an die allgemeinen Regeln anlehnen, aber mehr Gestaltungsspielräume für die jeweiligen Vertragspartner aufweisen.

Alle Vergütungssysteme sind heftiger Kritik ausgesetzt und bieten – gerade in der Zusammenschau – Anreize zur Fehlversorgung (Amelung et al. 2018). Ihre Komplexität macht sie nahezu undurchschaubar für die einzelnen Akteure. Die Budgetierung in der GKV, die seit Jahren dem Dauerfeuer der organisierten Ärzteschaft ausgesetzt ist, führt zumindest indirekt zur Rationierung von Arztleistungen (Unterversorgung), auch wenn weite Teile des Leistungskatalogs längst „entdeckelt" sind. Das Fehlen einer Mengenbegrenzung in der PKV führt zur Erbringung unnötiger, bisweilen gesundheitlich bedenklicher Leistungen (Überversorgung). Die weitgehend unkontrollierte Ermöglichung besonderer Steigerungssätze in der privatärztlichen Versorgung und die Anknüpfung an die Morbidität in der GKV begünstigen ebenfalls die Leistungsausweitung. Auf der anderen Seite hinken beide Systeme der medizinischen Entwicklung oft um Jahre hinterher. Speziell die Notwendigkeit von gesetzlichen Anpassungen oder von aufwändigen Nutzenbewertungsverfahren machen die Systeme schwerfällig. Schließlich führen unterschiedliche Vergütungshöhen in GKV und PKV und zwischen ambulanter und stationärer Versorgung zu spürbaren Problemen und Ungleichbehandlungen bei Zugangsmöglichkeiten, Wartezeiten, Servicequalität und Leistungsumfang. Ob dies den Vorwurf der „Zwei-Klassen-Medizin" rechtfertigt, mag an dieser Stelle dahin gestellt sein. Auf jeden Fall werden (echte oder gefühlte) Differenzierungen als erhebliches politisches Problem wahrgenommen. Da wird es nicht ausreichen, die Lösung dieser Probleme einer wissenschaftlichen Arbeitsgruppe zu überantworten.

Da die gegenwärtige Regierungskoalition entschieden hat, die Aufwendungen für die Pflege aus dem DRG-System zu lösen, bietet dies auch die Chance, die Vergütung ärztlicher Leistungen neu zu regeln und zu kalkulieren. Es darf nicht länger von dem Versicherungsstatus des Patienten, der Zugehörigkeit zu einem bestimmten Versorgungszweig, dem Status des Arztes oder der Organisations- und Betriebsform des Leistungserbringers abhängen, wie eine ärztliche Leistung vergütet wird. Ein neues Vergütungssystem sollte vielmehr sektorübergreifend am kontinuierlichen Behandlungsverlauf der Patient*innen ansetzen (Bock et al. 2017). Dabei bietet es sich an, eine Mischform zu wählen aus Pauschalen, die auch – wie heute in der hausarztzentrierten Versorgung in Baden-Württemberg -unabhängig von dem tatsächlichen Behandlungsanlass gezahlt werden können, Einzelleistungsvergütungen für erwünschte persönliche und/oder technische Leistungen und einem begrenzten Anteil erfolgsabhängiger Vergütung, der sog. Pay for Performance (P4P), zu wählen. Die Anreize sollten so gesetzt werden, dass menschliche und finanzielle Ressourcen schonend eingesetzt werden und nutzenstiftende Innovationen zeitnah den Weg in die Regelversorgung finden.

> Ein neues Vergütungssystem sollte gemeinsam von den bisherigen Fachinstituten in der ambulanten (InBA) und der stationären (InEK) Versorgung entwickelt, schrittweise implementiert und kontinuierlich evaluiert werden, sodass Fehlentwicklungen schnell korrigiert werden können.

Größte Herausforderung dürfte die Gestaltung der Übergangsregelungen sein, damit sowohl auf der Systemebene als auch auf der einzelwirtschaftlichen Ebene kein Akteur überfordert oder mit unzumutbaren Härten konfrontiert wird (Wasem et al. 2013). Ähnlich wie die bisherigen fundamentalen Vergütungsreformen wird sich ein solches Projekt über mehrere Legislaturperioden erstrecken müssen. Dies macht die Problemlösung zwar weniger attraktiv für Politiker*innen, aber auch weniger ideologieanfällig und stattdessen praxistauglicher (siehe die Beiträge bei Amelung et al. 2018).

Leistungsfähige Versorgungseinrichtungen und patientenorientierte Prozesssteuerung

Die jahrzehntelange Vernachlässigung der medizinischen Grundversorgung und die mangelhafte Vernetzung mit nichtärztlichen Angeboten – beispielsweise das Verschwinden der Gemeindeschwester – hatten spürbare Auswirkungen auf den Zugang zu Versorgungsangeboten. Der Beruf des Hausarztes schien immer unattraktiver zu werden. Sowohl das Image als auch die Honorierung ließen zu wünschen übrig. Entsprechend gering wurde das Interesse junger Mediziner*innen, sich zum Facharzt für Allgemeinmedizin weiterzubilden. Seit gut einem Jahrzehnt steuert der Gesetzgeber energisch dagegen und vor allem in Baden-Württemberg bieten Krankenkassen mit hausarztzentrierten Versorgungsangeboten (ergänzt um Facharztmodule) eine echte Alternative zur Regelversorgung. Gleichwohl müssen weitere Anstrengungen unternommen werden, um eine abgestufte integrierte Versorgung auf einer soliden hausarztgetragenen Grundversorgung flächendeckend zu gewährleisten (Bohm et al. 2017).

> Bei aller Anerkennung der ganzheitlichen Ausrichtung der Allgemeinmedizin ist jedoch nicht zu verkennen, dass eine wohnortnahe Grundversorgung nicht allein auf ärztlichen Pfeilern ruhen darf.

Speziell die pflegerischen und sozialen Professionen sind nur unzureichend in die Grundversorgung vor Ort integriert. Nur wenige Regionen haben die früher von Kommunen, Kirchen und Sozialverbänden getragene Gemeindeschwester wieder eingeführt. Ein echtes

Nischendasein führen in Deutschland die wohnortnahen multi-professionellen Primärversorgungszentren (Primary Care Center), die in vielen Gesundheitssystemen der Welt (vorbildlich in Skandinavien oder Kanada) das Rückgrat der gesundheitlichen Versorgung bilden und von der Weltgesundheitsorganisation für die Grundversorgung besonders empfohlen werden. Dies liegt auch an der mangelhaften Akzeptanz nichtärztlicher Gesundheitsberufe, die trotz der großen Zahl noch immer den Ärzten nachgeordnet sind, schlechte Arbeits- und Honorierungsbedingungen ertragen müssen und unzureichend in die Behandlungsprozessketten eingebunden sind. Gerade in Deutschland fehlt es einer durchgängigen Prozesssteuerung, die die Patienten in die Entscheidungsfindung einbindet – sog. Shared Decision Making (Gigerenzer u. Muir Gray 2013). Zwar wurde die Lotsenfunktion des Hausarztes mittlerweile im Gesetz verankert und alle Krankenkassen sind verpflichtet, ihren Versicherten die hausarztzentrierte Versorgung als Wahlmöglichkeit anzubieten, von einer echten koordinierten Versorgung kann jedoch keine Rede sein. Dies ist auch, aber nicht nur, darauf zurückzuführen, dass 15 Jahre nach der gesetzlichen Einführung der elektronischen Gesundheitskarte noch immer keine Telematikinfrastruktur mit Anbindung aller Akteure und Einrichtung funktionsfähiger Nutzungsmöglichkeiten besteht.

Besonderen Entwicklungsbedarf hat Deutschland bei der Erneuerung und Veränderung seiner Krankenhausstruktur (umfassend siehe Janssen u. Augurzky 2018). Zu viele Häuser, zu viele Betten, zu lange Verweildauer, unzureichende Qualität – meinen die einen. Zu viel Bürokratie und Kontrolle, unzureichende Investitionsfinanzierung, schlechte Arbeitsbedingungen, falsche Anreize durch das DRG-System – kontern die anderen. Dass es einen Ausweg aus der gegenseitigen Blockade geben kann, die in Deutschland von Problemen der föderalen Kompetenzteilung und der Trägerpluralität überlagert und verstärkt wird, beweist das Nachbarland Dänemark. Dort gelang es, in einem politischen und wissenschaftlichen Konsens unter intensiver Partizipation aller Betroffenen ein umfassendes Neubau- und Umbauprogramm durchzuführen, das eine Reform der Notfallversorgung einschließt. Da die Notfallversorgung auch in Deutschland dringend neu organisiert werden muss, böte sich die Chance, diese mit einem ähnlichen Umstrukturierungsprogramm zu verbinden (Berger et al. 2018). Dabei müsste Qualität zu einem zentralen Steuerungsziel werden (Schrappe 2015; Stich et al. 2017). Dabei sollte auch der Gedanke einer Markenmedizin (Lohmann et al. 2016) seinen Platz finden.

Gerade das Beispiel Dänemark, wo schon früher die Einführung eines Primärarztsystems auf freiwilliger Basis durchgesetzt worden ist, zeigt, welche Potenziale Bürgerbeteiligung und Patientenorientierung bieten. Auch wenn es für viele etablierte Akteure schmerzhaft ist, sollte die nach erheblichen Veränderungen zu Beginn dieses Jahrhunderts wieder eingeschlafene Debatte um Möglichkeiten zur direkten, individuellen und kollektiven Einbindung der Nutzer des Gesundheitswesens wiederaufgenommen werden. Dabei sollten auch die im Digitalzeitalter veränderten Patienten- und Nutzerpräferenzen berücksichtigt werden.

Innovationsförderung und digitale Transformation

Schon bei der kritischen Betrachtung von Kapazitätsplanung und von Vergütungsregelungen zeigt sich die Unübersichtlichkeit und die Komplexität der Steuerungsansätze im Gesundheitswesen sowie die Schwerfälligkeit und Langsamkeit der bisherigen Entscheidungsprozesse. Dies gilt speziell für die Frage: Wie sichere ich die Anpassungsfähigkeit des Systems an die in diesem Buch beschriebenen medizinischen, pharmakologischen und technischen Entwicklungen? Dabei geht es insbesondere um

- die personalisierte Medizin,
- neue Therapieformen,

- die Outcome-Orientierung oder
- die digitale Transformation, Big Data, Künstliche Intelligenz (siehe auch Schulz 2018).

Dabei stehen sowohl materielle Bestimmungen wie Verfahrensregelungen in der Diskussion. Bisher kennt das Gesundheitsrecht weder eine einheitliche Definition der Innovation noch einheitliche Kriterien oder gar ein einheitliches Verfahren zur (Kosten- und/oder Nutzen-)Bewertung von Innovationen. Vielmehr gelten unterschiedliche, in der Regel sektorspezifische Regeln für neue Methoden und Produkte (Übersicht und Kritik bei Gottwaldt 2016). Eine besondere Rolle spielt dabei der Gemeinsame Bundesausschuss (GBA) – das wichtigste Organ der Gemeinsamen Selbstverwaltung, getragen von den Spitzenorganisation der Krankenkassen, Vertrags(zahn)ärzten und Krankenhäusern, der nach wissenschaftlicher Beratung des Instituts für Qualität und Wirtschaftlichkeit im Gesundheitswesen (IQWiG) neben vielen anderen Aufgaben den Nutzen neuer Untersuchungs- und Behandlungsmethoden, Arzneimittel und ggf. Medizinprodukte bewertet und damit die Tür zur Regelversorgung öffnet oder versperrt. An dieser Stelle soll nicht auf grundsätzliche Fragen der Verfassungskonformität und der Legitimität des G-BA eingegangen (dazu Ebsen 2017 mit Nachweisen), aber hinterfragt werden, ob die bisherigen Arbeits- und Entscheidungsprozesse den heutigen Anforderungen gerecht werden. Dies darf sowohl hinsichtlich der Geschwindigkeit als auch in Bezug auf den Strauß der Handlungsmöglichkeiten des G-BA bezweifelt werden. So fehlt es beispielsweise an einem Fast Track, also einer beschleunigten Verfahrensweise bei dringlichen Entscheidungen. Auch sind die Möglichkeiten begrenzt, zeitlich oder inhaltlich limitierte Entscheidungen zu treffen. Alle Entscheidungen stehen unter dem Primat der juristischen Überprüfbarkeit. Dies macht pragmatische Erwägungen und schnelle Korrekturen problematisch. Schließlich erweist es sich als zunehmend schwierig, ausreichendes fachliches Expertenwissen und unabhängige praktische Erfahrung zu generieren. Daher ist zu prüfen, inwieweit die Wissenschaft – insbesondere Fachgesellschaften und Exzellenzzentren – stärker in die Entscheidungsfindung einbezogen werden können. Auch sollten die Möglichkeiten für Auflagen und Nebenbedingungen bei der Umsetzung von Entscheidungen ausgeweitet werden. Beispielhaft sei auf die zwingenden Erfordernisse einer unabhängigen Zweitmeinung oder die Beschränkung des Einsatzes von Innovationen auf besonders ausgestattete Zentren verwiesen. Schließlich ist an die zeitliche Limitierung der Verfahrensdauer zu denken und verstärkt von Ausnahmevorschriften Gebrauch zu machen.

Bereits heute ist absehbar, dass Arzneimittel der kommenden Generationen – zum Beispiel in der onkologischen Versorgung, bei Erkranken des Immunsystems oder in der Stammzellentherapie – einerseits erhebliche Nutzenpotenziale bieten, andererseits der Nutzen überwiegend in Kombination mit besonderen Diagnoseformen in kleinen Patientengruppen eintreten wird. Diese Diagnose- und Behandlungsformen sprengen die herkömmlichen Versorgungsformen und deren Finanzierung. Daher stellen sich besondere ethische und ökonomische Fragen:

- Wann und bei wem sollen diese Produkte zum Einsatz kommen?
- Wer soll welche Kriterien entwickeln und gegebenenfalls Grenzen bestimmen?
- Wer sollte über den Einsatz solcher Arzneimittel entscheiden?
- Welche Alternativen bestehen in besonderen Situationen, beispielsweise am voraussichtlichen Ende des Lebens (Gawande 2015)?

Hier gibt es keine Blaupause einer optimalen Lösung, sondern es muss in einer breiten gesellschaftlichen Diskussion und unter Beachtung ethischer Standards und ökonomischer Möglichkeiten eine Anpassung der materiellen und verfahrenstechnischen rechtlichen Rahmenbedingungen erfolgen.

Diese Fragen stellen sich aber nicht nur beim Einsatz neuer und sehr teurer Leistungen und

Produkte, sondern sind ein Teil des Kanons, den wir für die Bewältigung der digitalen Transformation erarbeiten müssen. Diese Veränderungen, verkürzt als vierte industrielle Revolution bezeichnet (Schwab u. Pyka 2016), erfassen alle Bereiche von Wirtschaft und Gesellschaft (Neugebauer 2018). Reichweite und Grenzen sind nicht einmal ansatzweise bekannt. Sie dürfen nicht als primär technikgetriebene Eingriffe missverstanden, sondern müssen als noch lange nicht abgeschlossener, fundamentaler kultureller Wandel mit unendlichen Chancen, aber auch großen Risiken begriffen werden (Belliger u. Kriege 2014). Digitale Anwendungen erfassen das gesamte Gesundheitswesen und betreffen das Management und die Versorgung (Matusiewicz et al. 2017; Pfannstiehl et al. 2017). Sie verändern Rollen, Aufgaben und Funktionen der Akteure im Gesundheitswesen sowie Behandlungsabläufe und administrative Prozesse, wie etwa die Dokumentation oder die Inanspruchnahme technischer Assistenzsysteme. Der Einsatz Künstlicher Intelligenz (KI) wird nicht nur im diagnostischen Bereich Zuverlässigkeit und Reichweite neu bestimmen, aber auch ganz neue Haftungsfragen aufwerfen. Der Einsatz künstlicher Produkte im menschlichen Körper (hergestellt im 3D-Drucker) ist ebenso wenig Utopie wie die Beeinflussung biochemischer Prozesse. Zumindest einige Innovatoren träumen von der Überwindung der Sterblichkeit des Menschen (Schulz 2018). Auf der anderen Seite wachsen Unmut und Kritik. Diese entzünden sich nicht nur an Verletzungen des Datenschutzes, sondern münden in Befürchtungen, internationale agierende Konzerne seien nicht mehr rechtlich zu regulieren (Hofstetter 2014) und eine werteorientierte Medizin werde durch Algorithmen ersetzt (Mittelstadt 2017). Dies gefährde die professionelle Autonomie ebenso wie die Selbstbestimmung von Versicherten und Patient*innen. Letztlich stünde der gleiche Zugang zu gesundheitlichen und sozialen Leistungen zur Disposition. Diese unterminiere die umfassende soziale Sicherheit (O'Neil 2017). Die Sammlung umfassender gesundheitlicher Daten bei Big Data und die Entwicklung Künstlicher Intelligenz führe langfristig zur Entmündigung der Bürger*innen und zum Ende der Demokratie (Hofstetter 2016). Der Nutzer digitaler Angebote sei nicht der Kunde der Internetkonzerne, sondern ihr Produkt (Lanier 2014).

Solche Zukunftsperspektiven erfordern weit mehr als die Umgestaltung rechtlicher Rahmenbedingungen. Sie verlangen eine Gesamtstrategie für die Gesundheitspolitik und eine intensive ethische Begleitung der angestrebten und akzeptierten Veränderungen. Dazu zählt auch die adäquate Kontrolle und Sanktionierung bestehender und neuer Akteure, ob sie sich an Gesetze, insbesondere zum Datenschutz, und gesellschaftliche Regeln sowie deren Wertegrundlagen halten.

Heute positiv eingestufte Utopien werden sonst zu gefährlichen Dystopien.

Speziell die Veränderungen in der Arbeits- und Lebenswelt erfordern neue Angebote zu Prävention und Gesundheitsförderung (Breucker 2018), die sich selbst wiederum digitaler Hilfsmittel bedienen können (Matusiewicz u. Kaiser 2018). Schließlich bedarf es geeigneter Strategien und Instrumente, die die Auswirkungen der Globalisierung ins Blickfeld nehmen. Weder Erkrankungen noch Behandlungsstrategien machen an nationalen Grenzen halt. Die digitale Transformation wird ganz wesentlich von internationalen Konzernen und Akteuren befördert. Die politischen Antworten auf neue Fragen und die regulatorischen Reaktionen bleiben jedoch zumeist den Nationalstaaten vorbehalten. Dies gilt ganz besonders für die Gesundheits- und Sozialpolitik, die weitgehend unter einem nationalen Werte- und Normengerüst handelt. Hier sind neue internationale Strategien, Programme, Institutionen und Instrumente notwendig, um ein weltweites Agieren zu ermöglichen.

Nachhaltige Finanzierung und soziale Gerechtigkeit

Obwohl die kontroversen Diskussionen um die nachhaltige Finanzierung des Gesundheits- und Sozialsystems abgeebbt sind (siehe aber die Beiträge bei Masuch et al. 2015), ist es trotz der ungewöhnlich lang anhaltenden ökonomischen Prosperität mehr als sinnvoll, sich mit langfristigen Finanzierungsfragen zu befassen. Dies gebietet nicht nur die Ökonomie, sondern ist auch eine Kernfrage sozialer Gerechtigkeit (Huster 2011). Denn die bisherige Finanzierung der sozialen Krankenversicherung mit Höchst- und Mindestbeiträgen sowie daran anknüpfend Opt Out-Möglichkeiten bei Überschreiten von Versicherungspflicht- und Beitragsbemessungsgrenzen entspricht keineswegs uneingeschränkt dem Solidarprinzip. Gerade die unteren und mittleren Einkommensschichten in abhängiger Beschäftigung werden ungleich stärker zur Finanzierung herangezogen als besserverdienende Beschäftigte, Selbständige und Beamte. Auch die Fokussierung der Beitragsbemessung auf Arbeitsentgelte und Lohnersatzeinkommen schafft Ungerechtigkeiten. Beziehende von Kapitaleinkünften, Vermietung und Verpachtung und sonstiger Einkünfte werden privilegiert, da diese Einkunftsarten nicht nur niedriger besteuert, sondern in der Sozialversicherung überhaupt nicht verbeitragt werden. Hier besteht nachvollziehbarer Reformbedarf, auch wenn die praktische Ausgestaltung von Beitragsbemessung und Beitragseinzug mehr als diffizil sein wird.

Die Veränderungen der Wirtschafts- und Arbeitswelt schaffen nicht nur neue Wertschöpfungsketten und Arbeitsformen, sondern unterhöhlen gegebenenfalls auch die traditionellen Finanzierungsgrundlagen der Sozialversicherung. Der frühere Vorsitzende des Sachverständigenrats zur Begutachtung der gesamtwirtschaftlichen Entwicklung Bert Rürup sieht als Risiken dieser Entwicklung die Polarisierung der Arbeitsentgelte, die Abnahme der Bedeutung des Normalarbeitsverhältnisses zugunsten befristeter Projekttätigkeiten und einer „Beschäftigung auf freiberuflicher Basis" sowie ein Rückgang der Einkommen aus sozialversicherungspflichtiger Beschäftigung (Rürup 2016). Er schlägt unter anderem die Wiederbelebung der Debatte um eine Wertschöpfungsabgabe vor, einer in den siebziger Jahren vom damaligen Arbeits- und Sozialminister Herbert Ehrenberg skizzierten neuen Finanzierungsform. Sicher wird auch eine Erhöhung des Bundeszuschusses aus dem allgemeinen Steueraufkommen – vor allem im Falle einer ökonomischen Krise (wie zuletzt 2008–2010 praktiziert) – im Instrumentenkasten verbleiben. Auch das Ende der Spar- und Kostendämpfungspolitik ist keinesfalls ausgemacht. Nicht ausgeschlossen ist bei Fortschreiten der digitalen Transformation, dass sich die Nutzung der Gesundheitsdaten in eine eigene Finanzierungsquelle verwandeln wird.

Dass der Siegeszug des flexiblen Kapitalismus durch Globalisierung und digitale Transformation eine völlige „Neuerfindung des Sozialen" (Lessenich 2008) erfordert und einen Systemwechsel befördert, muss der Verfasser angesichts der Ablehnung von grundlegenden Systemänderungen in der Bevölkerung (man denke nur an Steuererklärungen auf einem Bierdeckel oder die unselige „Kopfprämie" zur Finanzierung der Gesundheitsversorgung, die schon begrifflich keine Chance gegen den wohlklingenden Namen Bürgerversicherung hatte) sowie von Kompliziertheit und Komplexität der Steuerung im Gesundheitswesen bezweifeln. Trotzdem wagt er, zehn Vorschläge für eine weitreichende Reform zu unterbreiten, die in Zeiten gefüllter Staats- und Sozialkassen versorgungsbezogene Antworten auf die Fragen zu geben versuchen, die die moderne Medizin in Deutschland stellt. Alle Antworten orientieren sich an der existierenden Verfassungs- und Werteordnung und sollen sich evolutionär aus dem bestehenden System der Gesundheitsversorgung entwickeln.

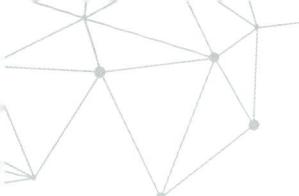

VII Neu gedacht – Vom Versicherer zum Gesundheitsgestalter

Zehn Vorschläge zur Reform des deutschen Gesundheitswesens

1. 20 Jahre nach Abschluss der Enquetekommission des Deutschen Bundestags „Strukturreform der Gesetzlichen Krankenversicherung" wird eine neue Kommission aus Parlamentariern, Wissenschaftlern und Praktikern eingerichtet, die Vorschläge zur Anpassung des deutschen Gesundheitswesens an die veränderten ökonomischen, technischen und sozialen Entwicklungen, in Staat, Wirtschaft, Gesellschaft und Medizin erarbeiten.
2. Das Sozialgesetzbuch V wird grundlegend neu kodifiziert. Dabei wird der integrierten Versorgung Vorrang vor einem sektororientierten Leistungs- und Vertragsrecht eingeräumt. Alle analogen Instrumente werden zum digitalen Einsatz frei gegeben. Erlaubnisvorbehalte werden durch Verbotsvorbehalte ersetzt.
3. Für alle Anbieter von Krankenversicherungsleistungen wird ein einheitliches Versicherungssystem geschaffen, das den grundlegenden Werthaltungen des Sozialstaats und den verfassungsrechtlichen Anforderungen gerecht wird. Hierzu sind gegebenenfalls längerfristige Übergangsregelungen zu schaffen.
4. Sektorale Instrumente zur Planung von Bedarf und Kapazitäten werden in eine sektorübergreifende Planung mit stärker flexibilisierten regionalen Komponenten überführt.
5. Für die Vergütung ärztlicher Leistungen wird ein versicherungs- wie sektorenübergreifendes System entwickelt, schrittweise implementiert und kontinuierlich evaluiert. Dieses System setzt Anreize zum schonenden Ressourcenverbrauch, zur Erhöhung der Qualität und der Förderung nutzenbelegter Innovationen.
6. Die Förderung der flächendeckenden hausarztzentrierten Versorgung wird durch die Wiedereinführung der Gemeindeschwestern und durch die flächendeckende Einrichtung von wohnortnahen Primärversorgungszentren ausgeweitet. Aufgaben und Funktionen der nichtärztlichen Heilberufe werden ausgeweitet. In der fachärztlichen Versorgung werden Kommunikation, Koordination und Kooperation gezielt gefördert. Die stationäre Versorgung wird in einem gemeinsamen Programm von Bund, Ländern und Kostenträgern und unter breiter Partizipation aller Betroffenen restrukturiert, um Effektivität und Qualität der Versorgung sowie die Effizienz des Ressourceneinsatzes zu gewährleisten.
7. Es werden neue Wege zur individuellen und kollektiven Beteiligung und Mitbestimmung der Nutzer*innen erprobt und verankert.
8. Der Zugang zu Innovationen bei Diagnose- und Behandlungsmethoden sowie Arzneimittel und Medizinprodukten wird unter Beibehaltung der Sicherheitsanforderungen erleichtert. Weiterhin ist der (Zusatz-)Nutzen zu belegen. Verfahren zur Kosten-Nutzen-Bewertung sollen (weiter-)entwickelt und erprobt werden.
9. Deutschland braucht eine umfassende Digitalisierungsstrategie einschließlich einer institutionellen Verankerung im Gesundheitswesen, die kontinuierlich an alle Veränderungen angepasst wird und Verfahren für eine Abschätzung von Chancen und Risiken konkreter Anwendungen enthält. Deutschland setzt sich stärker für eine Durchsetzung von ethischen Standards, Transparenz und Informationsfreiheiten, Datenschutz und Sicherheitsanforderungen auf europäischer und weltweiter Ebene.
10. Gesundheitliche Angebote und Leistungen werden stärker mit sozialen Angeboten und Leistungen vernetzt. Speziell in Kommunen und Stadtteilen sind die Beratung auszuweiten und Angebote aus einer Hand zu machen.

Literatur

Die verwendete Literatur beschränkt sich im Wesentlichen auf jüngere Publikationen, die in der Regel auf grundlegende Werke und weitere Nachweise zum Stand der wissenschaftlichen und politischen Diskussion verweisen.

Althammer, Lampert (2014) Lehrbuch der Sozialpolitik, 9. Aufl. Berlin/Heidelberg

Amelung, Knieps, Schönbach (Hrsg.) (2018) Vergütungs-Strukturreform, Gesundheits- und Sozialpolitik Schwerpunktheft 4-5/2018, 3ff.

Arentz (2018) Zur regionalen Verteilung von Ärzten in Deutschland – eine Frage der Privaten Krankenversicherung? Gesundheits- und Sozialpolitik 1/2018, 21ff.

Belliger, Krieger (Hrsg.) (2014) Gesundheit 2.0. Das ePatienten-Handbuch. Bielefeld

Berger et al. (2018) Krankenhaus; Impulse aus Dänemark für Deutschland. Gesundheits- und Sozialpolitik 3/2018, 19ff.

Bock, Focke, Busse (2017) Ein einheitliches Vergütungssystem für ambulante und stationäre Leistungen – Notwendigkeit und Entwicklung. Gesundheits- und Sozialpolitik 6/2017, 9ff.

Bohm, Oldenburg, Prinz (2017) Gezielter Aufbau einer hausarztgetragenen integrativen Grundversorgung. Gesundheits- und Sozialpolitik 3-4/2017, 32ff.

Brandhorst, Hildebrandt, Luthe (Hrsg.) (2017) Kooperation und Integration – das unvollendete Projekt des Gesundheitswesens. Wiesbaden

Breucker (2018) Neue Qualität der Arbeit – neue Qualität der Prävention? Herausforderungen für die Gesundheit in einer digitalen Welt. Gesundheits- und Sozialpolitik 1/2018, 13ff.

Bundesversicherungsamt (2018) Sonderbericht zum Wettbewerb in der Gesetzlichen Krankenversicherung. Bonn

Busse, Blümel, Spranger (2017) Das deutsche Gesundheitswesen. Akteure, Daten, Analysen. 2. Aufl. Berlin

Cassel, Jacobs, Vauth, Zerth (Hrsg.) (2014) Solidarische Wettbewerbsordnung. Genese, Umsetzung und Perspektiven einer Konzeption zur wettbewerblichen Gestaltung der Gesetzlichen Krankenversicherung. Heidelberg

Deppe (1987) Krankheit ist ohne Politik nicht heilbar. Frankfurt a.M.

Ebsen (Hrsg.) (2017) Handbuch Gesundheitsrecht. Bern

Gawande (2015) Sterblich sein – Was am Ende wirklich zählt. Über Würde, Autonomie und eine angemessene medizinische Versorgung. Frankfurt a.M.

Gigerenzer, Muir Gray (Hrsg.) (2013) Bessere Ärzte, bessere Patienten, bessere Medizin. Aufbruch in ein transparentes Gesundheitssystem. Berlin

Gottwaldt (2016) Die rechtliche Regulierung medizinischer Innovationen in der Gesetzlichen Krankenversicherung. Baden-Baden

Gruhl (2017) Die Mauer muss weg – ein Konzept für eine sektorübergreifende Versorgung im deutschen Gesundheitswesen. Gesundheits- und Sozialpolitik 3-4/2017, 24ff.

Hobsbawm (1995) Das Zeitalter der Extreme. Weltgeschichte des 20. Jahrhunderts. Carl Hanser Verlag Wien/München

Hofstetter (2014) Sie wissen alles. Wie Big Data in unser Leben eindringt und wir um unsere Freiheit kämpfen müssen. München

Hofstetter (2016) Das Ende der Demokratie. Wie die künstliche Intelligenz die Politik übernimmt und uns entmündigt. München

Hurrelmann, Razum (Hrsg.) (2016) Handbuch Gesundheitswissenschaften, 6. Aufl. Weinheim Basel

Huster (2011) Soziale Gesundheitsgerechtigkeit. Sparen, umverteilen, vorsorgen. Berlin

Jacobs, Schulze (2004) Systemwettbewerb zwischen gesetzlicher und privater Krankenversicherung – Idealbild oder Schimäre? G + G Wissenschaft 1/2004, 7ff.

Janssen, Augurzky (Hrsg.) (2018) Krankenhauslandschaft in Deutschland – Zukunftsperspektiven, Entwicklungstendenzen, Handlungsstrategien, Stuttgart

Keßler, WIP (2009) Ausgaben für Laborleistungen im ambulanten Sektor. Vergleich zwischen GKV und PKV 2004, 2005, 2006. Köln

Kingreen (2014) Wandel durch Annäherung. Perspektiven für eine integrierte Krankenversicherungsordnung, in: Wallrabenstein/Ebsen (Hrsg.) Perspektiven der Gesundheitsversorgung. Frankfurt a.M.

Knieps (2013) Zur Rolle von Staat und Selbstverwaltung. Staatliche Institutionen zwischen Daseinsvorsorge, Systemsteuerung, Verbraucherschutz und Aufsicht. In: Jacobs, Schulze (Hrsg.) Die Krankenversicherung der Zukunft. Anforderungen an ein leistungsfähiges System. Berlin, 225ff.

Knieps, Reiners (2015) Gesundheitsreformen in Deutschland. Geschichte, Intentionen, Kontroversen. Bern

Lanier (2014) Wem gehört die Zukunft – Du bist nicht der Kunde der Internetkonzerne, du bist ihr Produkt! Hamburg

Leber (2017) AKV pronto! Eine Streitschrift zur sofortigen Einführung einer Allgemeinen Krankenversicherung (AKV); Gesundheits- und Sozialpolitik 6/2017; 44ff.

Lessenich (2008) Die Neuerfindung des Sozialen. Der Sozialstaat im flexiblen Kapitalismus, 3. Aufl. Bielefeld

Lohmann, Kehrein, Rippmann (Hrsg.) (2016) Markenmedizin für informierte Patienten. Strukturierte Behandlungsabläufe auf digitalem Workflow. Heidelberg

Masuch, Spellbrink, Becker, Leibfried (Hrsg.) (2015) Grundlagen und Herausforderungen des Sozialstaats. 2 Bände. Köln

Matusiewicz, Kaiser (Hrsg.) (2018) Digitales Betriebliches Gesundheitsmanagement. Wiesbaden

Matusiewicz, Pittelkau, Elmer (Hrsg.) (2017) Die digitale Transformation im Gesundheitswesen. Transformation, Innovation, Disruption. Medizinisch Wissenschaftliche Verlagsgesellschaft Berlin

Mittelstadt (2017) Die Sprechstunde fällt aus. Die Verdrängung der werteorientierten Medizin durch Algorithmen, in: Otto/Gräf (Hrsg.) 3TH1CS. Die Ethik der digitalen Zeit. Berlin, 76ff.

Mommsen (1993) Das Ringen um den nationalen Staat. Die Gründung und der innere Ausbau des Deutschen Reichs unter Otto

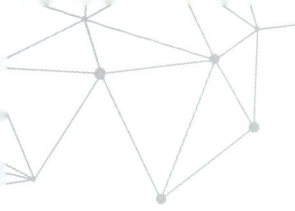

von Bismarck 1850 bis 1890; Propyläen Geschichte Deutschlands Bd. 7 1. Teil. Berlin, 614ff.

Nell-Breuning (1985) Gerechtigkeit und Freiheit: Grundzüge katholischer Soziallehre. München

Neugebauer (Hrsg.) (2018) Digitalisierung. Schlüsseltechnologien für Wirtschaft & Gesellschaft. Berlin/Heidelberg

O'Neil (2017) Angriff der Algorithmen. Wie sie Wahlen manipulieren, Berufschancen zerstören und unsere Gesundheit gefährden. München

Pfannstiel, Da-Cruz, Mehlich (Hrsg.) (2017) Digitale Transformation im Gesundheitswesen, Band 1 Impulse für die Versorgung, Band 2 Impulse für das Management. Wiesbaden

Pfister (2010) Das duale Krankenversicherungssystem in Deutschland nach dem GKV-WSG: Gesundheitsökonomische Analyse der Allokation unter besonderer Berücksichtigung von Gerechtigkeit und Nachhaltigkeit, Frankfurt a.M.

Porter M, Guth (2012) Chancen für das deutsche Gesundheitswesen. Von Partikularinteressen zu mehr Patientennutzen. Berlin/Heidelberg

Porter R (2007) Die Kunst des Heilens. Eine medizinische Geschichte der Menschheit von der Antike bis heute. Berlin/Heidelberg

Reiners (2011) Sicherstellung der Versorgung: Aufgaben und Herausforderung für die Länder, in: Jacobs, Schulze (Hrsg.) Sicherstellung der Gesundheitsversorgung. Neue Konzepte für Stadt und Land, Berlin, 73ff.

Reiners (2018a) Mythen der Gesundheitspolitik, 3. Aufl. Bern

Reiners (2018b) Bedarfsplanung und Sicherstellung. Dauerbaustellen der Gesundheitspolitik, Gesundheits- und Sozialpolitik 2/2018, 21ff.

Ruland, Becker, Axer (Hrsg.) (2018) Sozialrechtshandbuch, 6. Aufl. Baden-Baden

Rürup (2016) Deutschland: Sozialstaat 4.0. Handelsblatt 29.2.2016

Schöllkopf, Pressel (2017) Das Gesundheitswesen im internationalen Vergleich, 3. Aufl. Berlin

Schrappe (2015) Qualität 2030. Die umfassende Strategie für das Gesundheitswesen. Berlin

Schulz (2018) Zukunftsmedizin. Wie das Silicon Valley Krankheiten besiegen und unser Leben verlängern will. München

Schwab, Pyka (2016) Die vierte industrielle Revolution. München

Schwabe, Paffrath, Ludwig, Klauber (Hrsg.) (2018) Arzneiverordnungsreport 2018. Berlin

Schwartz et al. (Hrsg.) (2012) Public Health – Gesundheit und Gesundheitswesen, 3. Aufl. München

Sternberg (2015) Systemwettbewerb zwischen Gesetzlicher und Privater Krankenversicherung – Rechtliche Voraussetzungen und Grenzen. Berlin

Stich, Gleisberg, Koltermann, Follert (2017) Qualitätssicherung und Krankenhausplanung, Gesundheits- und Sozialpolitik 2/2017, 16ff.

Wasem et al. (2013) Ambulante ärztliche Vergütung in einem einheitlichen Vergütungssystem – Kompensation ärztlicher Einkommensverluste in der Konvergenz? Baden-Baden

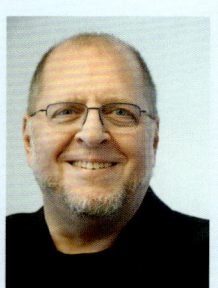

Franz Knieps

Franz Knieps ist Jurist und hat zudem Politische Wissenschaften und Neuere Deutsche Literatur studiert. Er ist nach vielen Stationen in der Gesundheitspolitik Vorstand des BKK Dachverbands. Er war von 2002–2010 Leiter der Abteilung Gesundheitsversorgung, Krankenversicherung, Pflegesicherung im Bundesministerium für Gesundheit. Der Beitrag gibt seine persönliche Meinung wieder.

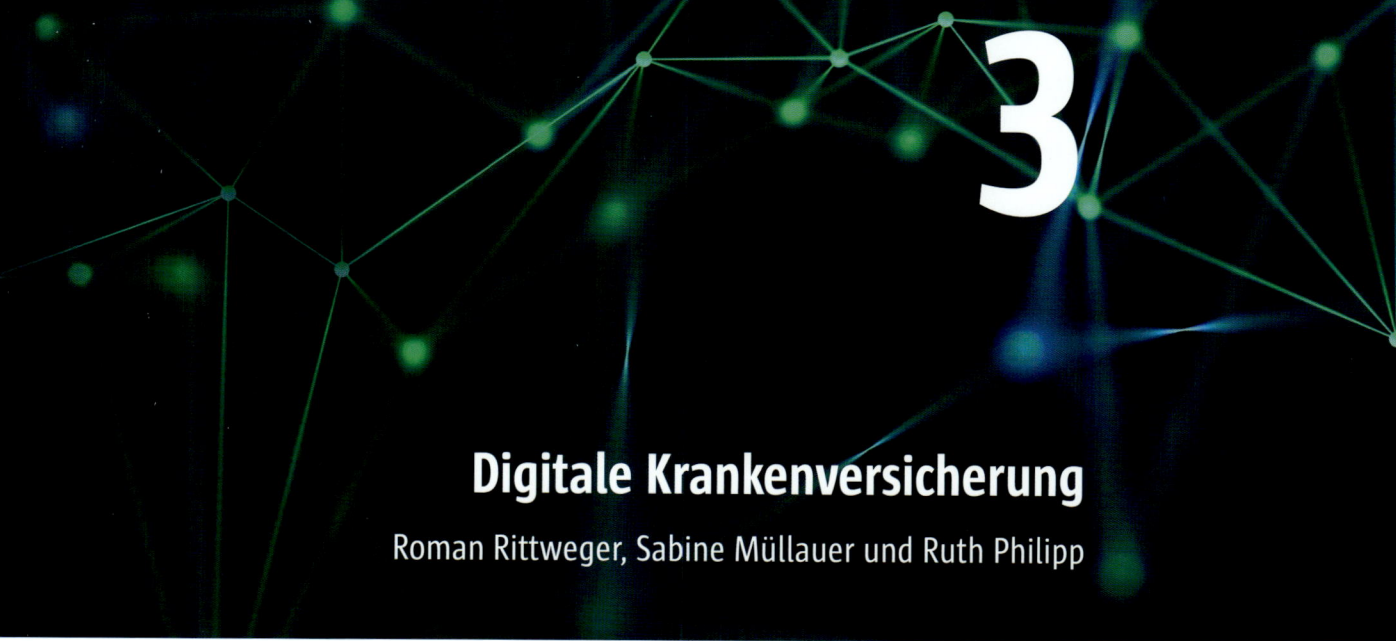

Digitale Krankenversicherung

Roman Rittweger, Sabine Müllauer und Ruth Philipp

Veränderte Kundenbedürfnisse als Inspiration für ein neues Angebot

Als in Deutschland 1883/1884 im Rahmen der Sozialgesetzgebung von Otto von Bismarck die Krankenversicherung eingeführt wurde, handelte es sich nach heutigen Maßstäben um eine revolutionäre Innovation (Birkenstock 2012). Mit der Zielsetzung, durch die Absicherung der Industriearbeiter und Handwerker den sozialen Frieden und die eigene Macht aufrecht zu erhalten, hat Otto von Bismarck damals die Grundlage für die sozialen Sicherungssysteme gelegt, die noch heute Bestand haben (Bundesgesundheitsministerium 2018).

Seither haben sich die Gesellschaft und der Kontext für die Krankenversicherung fundamental verändert. Die demografische Herausforderung und der medizinische Fortschritt machen eine Neuausrichtung der sozialen Sicherungssysteme erforderlich, die Digitalisierung ermöglicht sie.

In den letzten zwei Jahrzehnten haben sich durch die Digitalisierung viele Wirtschaftszweige neu definiert. Vor allem aber hat sich eine „Gesellschaft der Nutzer" ausgebildet (Drobinski 2018) mit Geschäftsmodellen, deren Erfolg sich über die Anzahl der Nutzer misst und die folgerichtig die individuellen Bedürfnisse der Konsumenten in den Mittelpunkt stellen. Diese neue Generation von Konsumenten und Individualisten stellt höchste Ansprüche an die Kundenerfahrung, an die Einfachheit, Transparenz, Effizienz und das Design eines Angebots. Die Digital Natives sind es gewohnt, umfangreiche Informationen auf Knopfdruck zu erhalten, und sie erwarten jederzeit auf allen Kanälen Support. Bei der Auswahl des Angebots achten sie außerdem verstärkt auf die Markenidentität eines Anbieters. Das System der Krankenversicherungen in Deutschland hat die veränderten Bedürfnisse der neuen Generation bislang noch wenig adressiert. Komplexe Sachverhalte und vergleichsweise geringer Wettbewerbsdruck haben den Erneuerungsbedarf für Versicherungsunternehmen niedrig gehalten. Zudem existieren für potenzielle neue Player hohe Markteintrittsbarrieren wie Regulierungsauflagen und Kapitalbedarf.

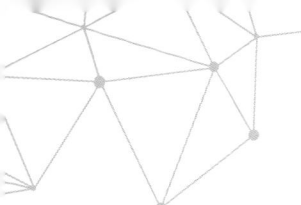

Mitte der 2010er-Jahre kam Bewegung in den Markt. Nachdem bereits Start-ups wie N26 oder Scalable Capital den Finanzsektor digital revolutioniert haben, gab es eine erste Welle von Insurtech-Gründungen in Deutschland, vor allem im Bereich der niedrigkomplexen Sachversicherungen mit Fokus auf dem Versicherungsvertrieb. Die große Chance, nämlich als eigener Risikoträger den Paradigmenwechsel von „versichert zu geschützt" zu schaffen, wurde bisher allerdings noch wenig genutzt (Wyman [Policen Direkt] 2017).

Die private Krankenversicherung hat in den letzten 17 Jahren keinen neuen Markteintritt verzeichnet – ottonova im Juni 2017 die erste komplett digitale Krankenversicherung auf den Markt gebracht hat. Inspiriert von entsprechenden Angeboten im Ausland, zum Beispiel Oscar in den USA, hat ottonova nicht nur alle versicherungsspezifischen Prozesse wie Underwriting und Schadensabwicklung digitalisiert – ebenso ermöglicht ottonova seinen Versicherten, die eigene Gesundheit und alles rund um die Versicherung digital mit der ottonova App zu steuern.

Beim Aufbau der Krankenversicherung für die neue Generation hat ottonova den (potenziellen) Kunden mithilfe der Methodik des Design Thinking in den Mittelpunkt der Entwicklung gestellt. Unter Design Thinking wird eine spezielle Herangehensweise zur Bearbeitung komplexer Problemstellungen verstanden. Das zugrundeliegende Vorgehen orientiert sich an der Arbeit von Designern und Architekten. Design Thinking ist zugleich eine Methode, ein Set an Prinzipien, eine spezielle Denkhaltung und ein Prozess mit einer Vielzahl von unterstützenden Tools für die Nutzerrecherche, das Prototyping und das Testing von Angeboten. Kernelement der Methodik ist die Empathie für den Nutzer und die Anwenderfokussierung (Brown 2009).

In die Ausarbeitung der ottonova-Kundenerfahrung wurde also von Beginn an der (potenzielle) Nutzer einbezogen. Die genutzten Tools richteten sich nach der Art der zu beantwortenden Fragestellungen. Im Wesentlichen folgt(e) die Entwicklung und fortlaufende Weiterentwicklung des Angebots den im Folgenden ausgeführten fünf Prozessschritten.

Interviews zum tieferen Verständnis der Zielgruppe

Zunächst wurden bis zu zweistündige, qualitative Interviews mit Vertretern der Zielgruppe zu ihren Zielen, Motiven und Herausforderungen durchgeführt. Dabei stellte sich unter anderem heraus, dass ein zentraler Treiber dieser neuen Generation ein sehr viel stärkeres Bedürfnis nach Selbstbestimmung, Selbstverwirklichung und Selbstoptimierung ist.

Interviews zu den produktspezifischen Bedürfnissen der Zielgruppe

Im nächsten Schritt wurden Vertreter der Zielgruppe in mindestens 90-minütigen Einzel- und Gruppeninterviews zu Verhaltensweisen und Bedürfnissen bezüglich ihrer Krankenversicherung und ihrer Gesundheit befragt. Aus den Ergebnissen entstand unter anderem eine Verhaltenssegmentierung, aus der verschiedene Nutzermodelle, sogenannte Personas, abgeleitet wurden. Die Personas sind prototypische Anwender, die die Motive und Bedürfnisse der Zielgruppe vertreten. Beispielhaft seien der „Calculated Casper", der zahlengetriebene Unternehmensberater oder Wirtschaftsingenieur, und der „Entrepreneurial Emil", der innovationsbegeisterte Gründer, genannt. Die Personas haben im weiteren Verlauf geholfen, die Marke und das Angebot von ottonova zu gestalten. Die First Follower, also die ersten Kunden von ottonova, entsprachen später sehr genau den zwei beschriebenen Personas. Auf Basis der Interviewergebnisse und unter Bezugnahme auf die Personas wurde eine ideale Customer Journey mit den entsprechenden Touchpoints gestaltet.

Testen der Touchpoints der Kundenerfahrung

Mit geeigneten Prototypes wurden die Elemente der Kundenerfahrung mit Vertretern der Zielgruppe getestet. So wurde zum Beispiel der Antragsprozess auf Verständlichkeit geprüft oder auch die Tonalität der Kundenansprache im Customer Support durch simulierte Testgespräche bzw. -chats getestet. Die Ergebnisse wurden an die entsprechenden internen Abteilungen zurückgespielt, Änderungen schnell umgesetzt und in die nächste Testrunde gegeben. Dieser iterative Prozess stellte eine effektive und kundenzentrierte Gestaltung der Kundenerfahrung sicher.

Feedback zum Antragsprozess

Jeder neue ottonova-Versicherte wird nach Durchlaufen des Antragsprozesses gebeten, diesen auf einer Skala von 0 bis 10 zu bewerten. Außerdem hat er die Möglichkeit, einen Kommentar hinzuzufügen. Interessenten, die den Antragsprozess zumindest teilweise durchlaufen, aber keinen Vertrag geschlossen haben, werden telefonisch kontaktiert, um zu verstehen, warum sie sich gegen einen Vertragsabschluss entschieden haben. Hier geht es darum, mögliche negative Erfahrungen zu identifizieren und daraus zu lernen. Voraussetzung hierfür ist, dass die Interessenten dieser Kontaktaufnahme zugestimmt haben.

Kundensurvey

Alle sechs Monate werden die Bestandskunden von ottonova gebeten, die Elemente ihrer Kundenerfahrung zu bewerten, vom Antragsprozess bis hin zur Schadensregulierung. Die Auswertungen helfen langfristig, notwendige Verbesserungen anzustoßen und Handlungsfelder für weitere innovative, digitale Angebote aufzudecken.

Ottonova hatte die Möglichkeit, eine Krankenversicherung mit dem beschriebenen Ansatz von Grund auf neu zu denken und zu gestalten. Die kontinuierliche Einbindung der Kunden und der potenziellen Nutzer in die Entwicklung des Angebots stellt sicher, dass es tatsächlich zu einem Paradigmenwechsel kommen kann. Die Krankenversicherung der Zukunft ist transparent und einfach zu verstehen. Sie muss dem Kunden nicht „aufgeschwätzt" werden („from push to pull"), sie ist ein echter Gesundheitspartner.

Die digitale Kundenerfahrung am Beispiel ottonova

Die Customer Journey bei ottonova wurde, wie oben beschrieben, konsequent aus den Kundenbedürfnissen abgeleitet – mit der Vision, eine Krankenversicherung zu schaffen, die neue Maßstäbe setzt. Zu diesem Zweck wurde ottonova 2015 von Roman Rittweger (Mediziner und Berater), Sebastian Scheerer (Designer) und Frank Birzle (Informatiker) gegründet.

Die Gründer bringen Erfahrungen aus ganz unterschiedlichen Branchen und Märkten ein. Für den Aufbau und die kontinuierliche Weiterentwicklung der Prozesse und Produkte gelten folgende Leitplanken:
- so einfach wie möglich
- so digital wie möglich
- digital ≠ weniger Service

Schaffung der IT-Infrastruktur

Alle Kernprozesse einer Versicherung und alle Kundenanwendungen wurden und werden bei ottonova digital abgebildet und von Anfang an durch eigene Mitarbeiter konzipiert, gestaltet und umgesetzt. Die Schaffung dieser neuen IT-Landschaft ohne Altlasten erlaubt eine agile Weiterentwicklung und schnelle Innovationszyklen. Es werden keine White Label-Applikationen verwendet. Dies ermöglicht es, Anwendungen zu schaffen, die genau auf die Bedürfnisse der Zielgruppe zugeschnitten sind. Die grundlegende Architektur wurde von Anfang an auf Agilität ausgelegt.

Es werden klar definierte Schnittstellen für die Kommunikation der verschiedenen Komponenten verwendet. Beim Bestands- und Leistungssystem, dem Risikoprüfungssystem und bei der automatisierten Leistungsprüfung nutzt ottonova eine Best-in-Class-Software von einem in Deutschland ansässigen Branchenexperten.

Die Daten der Versicherten liegen verschlüsselt auf ottonova-Servern. Um auf diese Daten zugreifen zu können, muss sich der Versicherte (mittels 2-Faktor-Authentifizierung) an den ottonova-Systemen anmelden und kann dann seine Daten einsehen.

Der Launch

Nach eineinhalb Jahren Vorbereitung und einem umfassenden Genehmigungsverfahren durch die Bundesanstalt für Finanzdienstleistungsaufsicht (BaFin) ist ottonova am 21. Juni 2017 als Deutschlands erste komplett digitale Krankenversicherung gestartet – auf den Tag genau 134 Jahre nach Inkrafttreten des Krankenversicherungsgesetzes von Otto von Bismarck. Gleichzeitig war es die erste Zulassung in der Sparte Krankenversicherung nach dem neuen europäischen Aufsichtsregime Solvency II. ottonova ist selbst Risikoträger – ebenfalls ein Novum in der deutschen Krankenversicherungs-InsurTech-Landschaft.

Zu den Investoren von ottonova gehören unter anderem Holtzbrinck Ventures, Vorwerk Ventures, Tengelmann Ventures, b-to-v Partners und STS Ventures. Auch die Debeka, die größte private Krankenversicherung in Deutschland, ist beteiligt.

Zum Launch wurden zwei Tarife zur Krankenvollversicherung angeboten. Die Auswahl wurde bewusst begrenzt, um die Entscheidung für den Kunden einfach zu halten. Beide Tarife wurden von Assekurata, der führenden Rating-Agentur für Versicherungsprodukte, mit Bestnoten bewertet.

- Der „Business Class"-Tarif richtet sich mit dem Primärarztprinzip an Kunden, die sich einen zentralen Ansprechpartner in Gesundheitsfragen an ihrer Seite wünschen und denen ein gutes Preis-Leistungsverhältnis wichtig ist. Der Primärarzt kann ein selbstgewählter Haus-, Allgemein-, Kinder-, Frauen-, Nerven- oder Notarzt sein und unterstützt den Versicherten bei der Auswahl der richtigen Therapie und der richtigen Fachärzte. Die Einhaltung des Primärarztprinzips kann auch auf digitalem Weg über den sog. Concierge Service oder dem digitalen Arztvideochat in der ottonova App (s. Abschnitte „Die ottonova App" und „Concierge Service") abgebildet werden.
- Der „First Class"-Tarif ermöglicht den direkten Weg zum Facharzt und bietet einen noch umfassenderen Premium-Schutz, zum Beispiel das Einbettzimmer bei Krankenhausaufenthalten oder höhere Zahlungen bei Privatkliniken.

Im November 2017 wurde die erste Zusatzversicherung, „Zahn Premium" gelauncht. Im März 2018 folgte ein Expat-Tarif. Parallel dazu wurde eine Freemium-Version der ottonova App gelauncht, um die Service- und Versorgungsangebote auch größeren Zielgruppen zugänglich zu machen.

Am 21.06.2018, pünktlich zum ersten Geburtstag von ottonova, starteten die Beihilfetarife für Beamte und Beamtenanwärter. Diese Zielgruppe macht rund die Hälfte des PKV-Marktes aus.

Zu Beginn des vierten Quartals 2018 wurden dann auch Krankenhauszusatztarife gelauncht, mit denen sich GKV-Versicherte die Chefarztbehandlung und die Unterbringung in Ein- oder Zweibettzimmern absichern können.

Marketing und Vertrieb

Traditionelle Versicherungsunternehmen vertreiben ihre Produkte größtenteils über Intermediäre, sog. Vermittler. Dies verursacht entsprechende Kosten, die ein neuer Kunde am Ende durch einen höheren Beitrag ausgleichen muss.

Bei ottonova kann der Kunde auch direkt abschließen, sodass keine Vermittlerprovision anfällt. So kann ottonova den größten Teil der Vertriebskosten aus den sogenannten Selektions- und Wartezeitersparnissen finanzieren.

Diese Ersparnis ergibt sich, weil Kunden, die erst kürzlich eine private Krankenversicherung abgeschlossen haben, geringere Gesundheitskosten haben als das erwartete statistische Mittel für ihre Altersgruppe.

Ein für Marketing und Vertrieb zentrales Ergebnis der oben beschriebenen Interviews sowie flankierender quantitativer Analysen war, dass ein Teilsegment der Zielgruppe besonders gut über die von ottonova gestalteten Tarife adressiert werden kann. Diese Teilgruppe hat sich jedoch bislang kaum mit dem Thema private Krankenversicherung auseinandergesetzt. Die Zielgruppenbestimmung für das Marketingkonzept von ottonova fokussierte sich dementsprechend nicht auf Verhaltensweisen oder Merkmale, die von einem bereits existierenden Interesse an der privaten Krankenversicherung zeugen. Ein Beispiel wäre hier etwa eine Google-Suche zum Stichwort „Private Krankenversicherung". Auf Basis des tiefen Kundenverständnisses von ottonova wurde stattdessen ein spezielles Set von Variablen kreiert, die mit hoher Wahrscheinlichkeit mit einem erhöhten Interesse am Angebot von ottonova assoziiert sind.

Die so identifizierten, potenziellen Kunden werden zielgruppengenau über verschiedenste Werbemedien und Kampagnen angesprochen, primär über die gängigen Online-Kanäle. Ergänzt wird das Online-Marketing durch ausgewählte Offline-Maßnahmen, z.B. Billboards, Promotion, Infoabende, Events oder Mailings. Über all diese Maßnahmen wird der Interessent auf die Website von ottonova geleitet. Dort kann der Antrag komplett online gestellt werden. Für ottonova ist dabei besonders wichtig, dass der Prozess möglichst einfach ist und sich der Kunde über die verschiedenen Schritte und Entscheidungen gut begleitet fühlt (s. Abb. 1).

Ottonova legt dementsprechend viel Wert darauf, das komplexe Thema des Krankenversicherungssystems in Deutschland für den Laien verständlich, aber dennoch in seiner Gesamtheit auf der Website und in sonstigen Medien darzustellen. Hierbei helfen verschiedene Online-Tools wie der „Zukunftsrechner" oder der „Online-Assistent", mit denen interessierte Kunden in kurzer Zeit eine personalisierte Antwort auf die Frage erhalten, welches System (privat oder gesetzlich) und welcher Tarif für sie geeignet sind. Das besondere hierbei ist, dass ottonova auch aufzeigt, wenn eine private Krankenversicherung im vorliegenden Fall nicht die beste Lösung ist. Ottonova ist überzeugt davon, dass eine solche Transparenz gepaart mit einem ausgezeichneten Support, der jederzeit per Chat oder Telefon erreichbar ist, dem nachhaltigen Vertrauensaufbau dient.

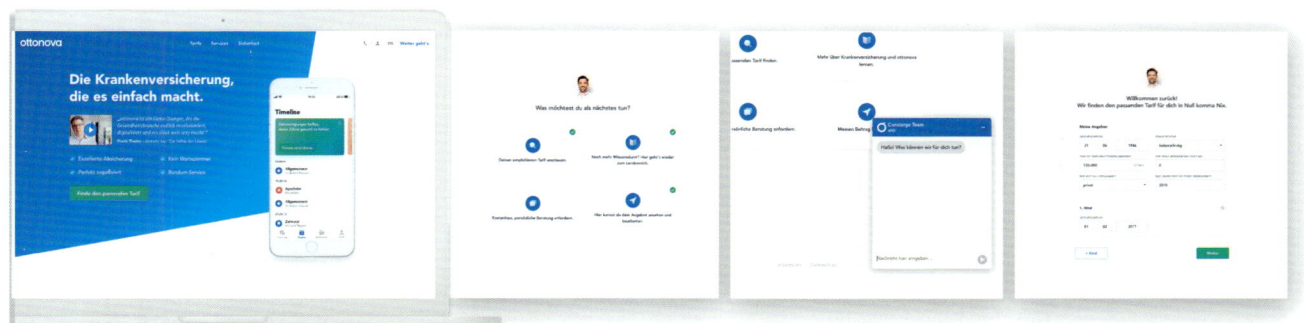

Website
... bietet klare und verständliche Informationen und Tools zur neutralen Bewertung der Optionen.

Online-Assistent
... zeigt dir auf, welcher Tarif der richtige für dich ist und berechnet einen ersten Beitrag.

Chat und Beratung
... helfen dir letzte individuelle Fragen zu beantworten.

Sign-up
... ermöglicht die einfache Eingabe von persönlichen Daten.

Abb. 1   Digitale Begleitung des Kunden bis zum Sign-up

Abb. 2 Timeline in der ottonova Kunden-App

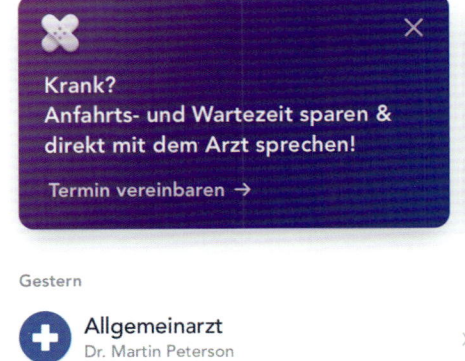

Die Wahl der richtigen Krankenversicherung ist eine langfristige und sehr individuelle Entscheidung. Deshalb bietet ottonova interessierten Kunden auch die Möglichkeit, mit geschulten Versicherungsexperten eine objektive telefonische Beratung durchzuführen.

Wenn alle Fragen geklärt sind und der Kunde seine Entscheidung getroffen hat, kann innerhalb weniger Minuten der Antrag komplett online gestellt werden, inklusive der Gesundheitsfragen. Der Interessent erhält dann ein Angebot von ottonova. Gegebenenfalls ist eine telefonische Risikoprüfung zu durchlaufen. Im positiven Fall kann der Kunde das Angebot mit einigen wenigen Klicks annehmen und so seine ottonova Krankenversicherung abschließen.

Die ottonova App

Herzstück der Kundenkommunikation nach Abschluss des Versicherungsvertrages ist die ottonova App. Sie verfügt über 4 Basisfunktionalitäten:

- **Dokumente**: Hier werden nach dem Abschluss der Versicherung automatisch alle Vertragsdokumente hinterlegt. Zudem kann der Kunde neue Dokumente, z.B. Rezepte oder Facharztrechnungen, durch Abfotografieren hochladen. Die Dokumente werden sofort geprüft und verarbeitet, sodass Rückerstattungen innerhalb von Minuten möglich werden.
- **Ereignisse**: Über die sogenannte Timeline bekommt der Versicherte einen raschen Überblick zu seiner Gesundheitshistorie, jede relevante Interaktion mit dem Gesundheitssystem wird übersichtlich dargestellt. Die Timeline erfüllt so im Kern eine der Basisfunktionalitäten einer digitalen Gesundheitsakte. Die sogenannten „Health Prompts" geben gesundheitsbezogene Hinweise, z.B. Erinnerungen an die professionelle Zahnreinigung (s. Abb. 2).
- **Profil**: Im Profil kann der Kunde seine Stammdaten und Basiseinstellungen selbst verwalten und pflegen. Hier sind auch Einwilligungserklärungen zur Teilnahme an besonderen Versorgungsangeboten hinterlegt.
- **Concierge**: Der Concierge Service ist das Eingangstor in die ottonova Service- und Gesundheitswelt. Er beantwortet Fragen, nimmt Arbeit ab und steuert den Kunden zu Experten für unterschiedliche Fragestellungen (s. Abschnitt „Concierge Service"). Zusätzlich kann von hier auch der digitale Arztbesuch gestartet werden.

Die Funktionalitäten und Features in der App werden fortlaufend weiterentwickelt und ausgebaut, auch auf Basis der Rückmeldung der Kunden. Derzeit arbeitet das Produktmanagement u.a. an den Themen Direktabrechnung oder In-App-Terminvereinbarung mit Ärzten.

Concierge Service

Der sogenannte Concierge ist der Steuermann und Begleiter bei allen Fragen rund um die Versicherung und die Gesundheit. Hier sind alle Service- und Assistance-Leistungen in der ottonova App gebündelt. Der Versicherte erhält über den Concierge Zugang zu diesen Services, per Chat oder Telefon, rund um die Uhr. Folgende Leistungen können aktuell über den Concierge angefordert werden:

- Customer Support/Fragen zum Vertrag/Leistungsanfragen
- digitaler Arztbesuch (s. Abschnitt „Besondere Versorgungsangebote")
- Facharzt-/Krankenhaussuche
- Gesundheitstelefon/medizinischer Chat
- medizinische Auslands-Assistance
- Primärarztprinzip im Tarif Business Class
- Prüfung von Heil- und Kostenplänen
- Reha-/Pflegemanagement
- Vereinbarung von Arztterminen

Gesundheitsmanagement

Ottonova vertritt ein sehr umfassendes Verständnis von Gesundheit: In Anlehnung an die Definition der Weltgesundheitsorganisation wird Gesundheit nicht nur als Abwesenheit von Krankheit verstanden, sondern vielmehr als ein Zustand völligen psychischen, physischen und sozialen Wohlbefindens (WHO 1948). Dazu gehören klassische Lebensstilaspekte wie gesunde Ernährung, Bewegung und Entspannung, aber auch praktische Gesundheitsservices, die die Navigation durch die Versorgungslandschaft erleichtern und die über den Concierge Service angeboten werden. Darüber hinaus sind auch abstraktere Konzepte, wie Glück, soziale Netzwerke, Motivation & Zielerreichung inkludiert.

Damit lehnt sich der ottonova-Gesundheitsansatz eng an die erweiterte Well-being-Theorie von Martin Seligman (2011) an. Das Modell stammt aus der positiven Psychologie, die sich im Gegensatz zur klassischen Erforschung von Defiziten, negativen Gefühlen und Krankheitsprozessen den positiven Aspekten des Lebens zuwendet.

Nach der Frage, was Gesundheit bedeutet und welche Faktoren das Wohlbefinden fördern, ist im nächsten Schritt zu überlegen, wie die genannten Faktoren positiv beeinflusst und gesundheitsförderliche Verhaltensweisen langfristig unterstützt werden können. Hierzu existiert eine Vielzahl von Modellen und Theorien, vornehmlich aus dem Bereich der (Gesundheits-)Psychologie (Lippke u. Renneberg 2006). Demnach spielen u.a. kognitive, soziale und motivationale Aspekte eine Rolle bei der Förderung von Gesundheitsverhalten. Was konkrete Methoden oder Techniken zur Verhaltensänderung anbetrifft, sind v.a. die Vereinbarung spezifischer Verhaltensziele und ein stufenweises Vorgehen in kleinen Schritten hilfreich (Samdal et al. 2017). Diese Aspekte sind auch in aktuellen Ansätzen, z.B. der Nudging-Theorie von Thaler und Sunstein (2008), enthalten.

Konkrete Angebote auf Basis der genannten Konzepte befinden sich derzeit in Ausarbeitung, so z.B.

- Health Content zu den verschiedenen Facetten von Gesundheit,
- regelmäßige, personalisierte Gesundheitsimpulse über die ottonova App oder
- ein digitaler Health Coach.

Der inhaltliche Fokus liegt im Moment auf primärpräventiven Themen. Erweiterungen entlang dem Versorgungskontinuum werden schrittweise folgen, entsprechend der sich entwickelnden Bedürfnisse des Versichertenbestands.

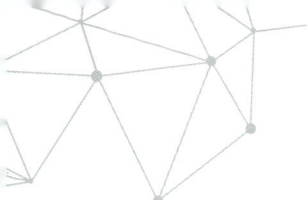

Besondere Versorgungsangebote

Ein innovatives Versorgungsangebot für ottonova-Vollversicherte ist der digitale Arztbesuch: Er ermöglicht seit Oktober/November 2017 erstmals deutschlandweit Diagnose, Therapieempfehlung und Krankschreibung per App, ohne vorherigen Arzt-Patienten-Kontakt. In Ländern wie der Schweiz, Schweden, Finnland oder Großbritannien sind solche Fernbehandlungen bereits Teil der Regelversorgung. Auch in Deutschland sind Patienten an Videokonsultationen interessiert: 45 Prozent würden solche Angebote nutzen, bei den Digital Natives liegt der Bedarf um ein Vielfaches höher (Thranberend et al. 2015). In internationalen Studien konnte nachgewiesen werden, dass die Videokonsultation in vielen Bereichen dem persönlichen Arztbesuch aus medizinischer Sicht gleichwertig ist.

Der digitale Arztbesuch für ottonova-Kunden wird von dem Ärzteteam des Schweizer Kooperationspartners eedoctors erbracht. Das Angebot kann täglich von 8 bis 21 Uhr genutzt werden. Die Behandlung ist auf Deutsch und Englisch, auf Anfrage auch in weiteren Sprachen möglich. Die Versicherten erklären ihre Einwilligung zur Teilnahme am digitalen Arztbesuch und erhalten digitale Zugangscodes. Per Deep Link erfolgt eine Weiterleitung direkt in die eedoctors App. Dort können auch Dokumente und Bilder zur Sichtung durch den behandelnden Arzt hochgeladen werden. Die Nutzung des digitalen Arztbesuchs ist freiwillig und vom Versicherungsschutz gedeckt.

Für die Patienten ergeben sich u. a. folgende Vorteile:
- Vermeidung langer Wartezeiten,
- Reduktion des Ansteckungsrisikos in der Arztpraxis,
- zeitliche und räumliche Flexibilität.

Für Ärzte können solche Versorgungsmodelle eine Ergänzung zu ihrer ambulanten Praxistätigkeit darstellen. Bei geeigneten Indikationen ist über Videokonsultation somit eine verantwortungsvolle und hochqualitative Patientenversorgung möglich, die den physischen Arzt-Patienten-Kontakt sinnvoll ergänzt.

Über 65 % der ottonova-Vollversicherten haben ihre Einwilligung zur Teilnahme am digitalen Arztbesuch erteilt (Stand: Oktober 2018). Häufige Behandlungsanlässe sind Erkrankungen des Atemtrakts, Infekte oder Hauterkrankungen. Das Angebot wird gut angenommen, entsprechend bewerteten die ottonova-Kunden den Videochat mit Ärzten im Rahmen des ersten Kundensurvey als „sehr relevant".

Mit der Liberalisierung der Fernbehandlung hierzulande (s. Abschnitt „Bedeutung für den Markt") wird nun auch der digitale Arztbesuch für ottonova-Versicherte aus Deutschland heraus vorbereitet.

Kundenzufriedenheit

Der erste Customer Survey wurde im März 2018 mit dem Bestand der vollversicherten Kunden durchgeführt. Die Teilnehmer bewerteten die App, den Customer Support und die Rechnungsbearbeitung durchweg sehr positiv. Der Net Promoter Score zu ottonova lag insgesamt bei 92. Der Chat über die App wurde als zentraler Kommunikationskanal mit ottonova angegeben. Aus dem bestehenden Servicespektrum wurden die medizinische Auslands-Assistance und der Videochat mit Ärzten am besten bewertet. An neuen Angeboten wünschten sich die Teilnehmer vor allem Direktabrechnung, Empfehlungen zum Thema Vorsorge sowie Selbsttests. Entsprechende Maßnahmen zur Erweiterung des Serviceportfolios wurden bereits eingeleitet. Die Kundenbefragung wird alle 6–12 Monate erneut durchgeführt.

Bedeutung für den Markt

Mit den Features der Kunden-App, den Concierge und Health Services sowie den besonderen Versorgungsangeboten erhält der ottonova-Kunde die „digitalste" und modernste Lösung, die momentan im deutschen Gesundheitsmarkt verfügbar ist. Ottonova möchte sich damit als echter Gesundheitspartner für den Einzelnen und gleichzeitig als Innovationstreiber für die Branche positionieren.

Dies wird am Beispiel des digitalen Arztbesuches deutlich: Mit dem positiven Votum des 121. Deutschen Ärztetages zur ausschließlichen Fernbehandlung am 10. Mai 2018 wurde der Kurs von ottonova bestätigt. Als nächsten Schritt waren, bzw. sind die Landesärztekammern am Zug. Sie müssen dieses Votum in ihre rechtsverbindlichen Berufsordnungen übernehmen. Bereits im Sommer 2016 hatte die Landesärztekammer Baden-Württemberg die Berufsordnung geändert, um Modellprojekte zur ausschließlichen Fernbehandlung zu ermöglichen, aber erst im Oktober 2017 wurde die erste Genehmigung für ein Modellprojekt erteilt – interessanterweise kurz *nach* der Veröffentlichung des ottonova-Konzepts am 13. Oktober 2017. Mittlerweile haben fünf weitere Modellprojekte grünes Licht von der Kammer in Baden-Württemberg erhalten (Stand: Oktober 2018). Beim operativen Start der ersten deutschen Fernbehandlungsprojekte um den Jahreswechsel 2017/18 herum lagen bereits praktische Erfahrungswerte aus der ottonova-Kooperation mit eedoctors vor, die in die aktuelle Entwicklung einfließen konnten. Die Ärztekammer Schleswig-Holstein hat dann im April 2018 das Verbot der ausschließlichen Fernbehandlung aufgehoben. Weitere Länderkammern sind dem gefolgt, wenige haben sich gegen eine Veränderung der Berufsordnung ausgesprochen und in einigen Bundesländern steht die Entscheidung noch aus. Ottonova hat mit dem digitalen Arztbesuch eine Vorreiterrolle bei der Einführung der reinen Fernbehandlung in Deutschland gespielt und hat damit einen Beitrag geleistet, die – längst überfällige – Entwicklung zu diesem Thema hierzulande zu forcieren. So können nun in Kürze deutschlandweit Mitglieder und Versicherte der privaten und gesetzlichen Krankenversicherung von dieser innovativen Versorgungsform profitieren.

Viele etablierte Player in der Krankenversicherungsbranche haben umfassende Projekte zur Digitalisierung ihrer Prozesse und Produkte angestoßen. Ein Anliegen von ottonova ist es, die eigenen Erfahrungen in diese Entwicklung einfließen zu lassen und so die digitale Transformation im deutschen Gesundheitswesen zu inspirieren. Ottonova hatte und hat die einzigartige Chance, eine IT-Infrastruktur und eine digitale Customer Journey „auf der grünen Wiese" und ohne Altlasten aufzubauen. Die resultierende moderne und effiziente Entwicklung bescherte ottonova eine hohe Anfrage von interessierten Dritten. Diesen bietet ottonova die Möglichkeit, die gewonnenen Erkenntnisse zu teilen und die daraus entstandenen Anwendungen, z.B. über Lizenzmodelle, zu nutzen. Dies kann beispielsweise die Integration von App-Features oder IT-Prozesskomponenten in die Infrastruktur von Unternehmen der privaten oder gesetzlichen Krankenversicherung betreffen oder die Etablierung von Entwicklungspartnerschaften mit weiteren relevanten Playern im Gesundheitswesen, wie z.B. Beihilfestellen. Ottonova positioniert sich damit als Berater und Dienstleister im digitalen Umfeld, der seine Konzepte, Services und Produkte „im Eigenbetrieb" entwickelt und getestet hat.

Zukunftstrends in der Krankenversicherung

Um die eigene Positionierung als Innovationstreiber langfristig zu untermauern, werden aktuelle Zukunftstrends bei ottonova aufmerksam und intensiv verfolgt und analysiert. Im Wesentlichen gibt es derzeit drei wichtige Treiber, die für die Krankenversicherung der Zukunft besonders relevant sind:

- Gesundheitstrends
- Technologietrends
- neue Businessmodelle

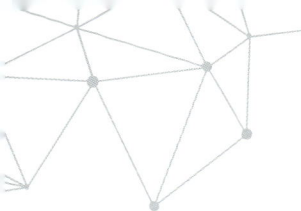

VII Neu gedacht – Vom Versicherer zum Gesundheitsgestalter

Gesundheitstrends

Einer der Megatrends im Bereich Gesundheit ist die „Personalisierung" bzw. „Individualisierung": Neue Erkenntnisse über die molekularen Zusammenhänge des Lebens erweitern das Verständnis von Gesundheit und Krankheit. Jeder Mensch ist einzigartig. Das gilt für seine Persönlichkeit genauso wie für seine Gesundheit. Erbgut, Lebensstil, Geschlecht und Alter sind einige Beispiele für die vielen individuellen Faktoren, die unsere Gesundheit und mögliche Krankheitsverläufe beeinflussen. Erfolgreiche Gesundheitsforschung berücksichtigt diese individuellen Voraussetzungen und Bedürfnisse.

Beispiel Hepatitis-C-Infektion
Bei einer bestimmten Form der Leberentzündung, der Hepatitis-C-Infektion, ist die passgenaue Behandlung schon medizinischer Alltag: Den Erkrankten können individuelle Therapien angeboten werden. Möglich ist das, weil die molekularbiologische Forschung im menschlichen Erbgut die Stelle entdeckt hat, die bei den Betroffenen den Weg für eine optimale Therapie weist (Matsuura et al. 2014). Mikrobiomanalysen können Hinweise auf die Zusammensetzung der Darmflora geben und darüber, wie der Blutzuckerspiegel individuell nach dem Essen ansteigt (Zeevi et al. 2015). Atemanalysen zeigen Enzymdefizite auf. Selbsttests für Zuhause geben Hinweise, welche Mikronährstoffe oder Vitamine fehlen. Die individualisierte Medizin will solche Erkenntnisse für alle nutzbar machen, für maßgeschneiderte Prävention, Diagnose und Therapie.

Auch der Mensch als Kunde, Konsument oder Patient fordert eine individuelle Behandlung. Er tritt im (Gesundheits-)System informierter und kompetenter auf. Der mündige Patient forscht selbst nach den Ursachen, er will die Zusammenhänge von Gesundheit und Krankheit verstehen. Er vermisst und quantifiziert sich zunehmend, aber eben nicht vollständig.

Entsprechend ändert sich die Rolle der Ärzte und Leistungserbringer. Sie sind vielmehr Wissensexperten, (Gesundheits-)Partner und Manager als „Halbgötter in Weiß". Der Patient trägt als zentrale Figur des Versorgungsgeschehens die Daten aus unterschiedlichen Quellen zusammen, und der Mediziner fügt Fachwissen zu bestimmten Fragestellungen hinzu. Beide erarbeiten gemeinsam den passenden Lösungsansatz.

Technologietrends

Auch technologische Neuerungen sind Treiber des Fortschritts. Hierbei sind für die Krankenversicherung der Zukunft die folgenden drei Handlungsfelder besonders interessant:

Big Data

Big Data ist in aller Munde und doch gibt es wenig Einigung, was es eigentlich bedeutet. Fakt ist: wir kreieren und sammeln immer mehr Daten über unser Umfeld sowie unser Verhalten, z.B.:
- Wann bin ich wie lange und wie schnell gegangen?
- Wie schnell hat mein Herz geklopft?
- Was habe ich gegessen?
- Wie habe ich geschlafen?

Das wachsende Datenvolumen wird mit einer immer höheren Geschwindigkeit generiert und transferiert. Dabei wird eine immer größer werdende Bandbreite von Datenquellen angezapft. Die Daten, die gesammelt werden, können genutzt werden, um ein besseres Bild vom Kunden oder Patienten zu erhalten. Die Verhaltensmuster könnten analysiert werden, um maßgeschneiderte Angebote und Lösungen zu präsentieren. Neben der technischen Machbarkeit sind jedoch regulatorische Vorgaben, die Wünsche des Kunden sowie ethische Grenzen zu beachten. Big Data ist also ein Thema, mit dem sich die Krankenversicherung der Zukunft ernsthaft und intensiv auseinandersetzen muss. Das Bestimmungsrecht über die Daten muss dabei immer beim Kunden bleiben, was auch Herausforderungen mit sich bringt.

Künstliche Intelligenz (KI)

KI ist, wie Big Data, ein Sammelbegriff. Inhaltlich geht es dabei um Anwendungen zur Automatisierung intelligenten Verhaltens. Der Begriff ist insofern unscharf, da es auch keine einheitliche Definition von Intelligenz gibt. Manche Autoren verstehen darunter Machine Learning, also künstliche Generierung von Wissen aus Erfahrung. An anderer Stelle wird KI mit Deep Learning künstlicher neuronaler Netzwerke gleichgesetzt. Für manche Autoren zählen auch Chatbots schon zur KI. Im Gesundheitswesen gibt es vielfältige Anwendungsmöglichkeiten für KI: Die automatische Erkennung von Belegen oder die Bearbeitung von Schadensfällen können als Beispiele angeführt werden. Über Bild- und Symptomerkennung kann KI auch in der Diagnostik genutzt werden – entweder als Unterstützung für die Leistungserbringer oder auch direkt zur Nutzung durch Endkunden bzw. Patienten. Zudem gibt es schon Anwendungen, bei denen KI genutzt wird, um das Gesundheitsverhalten und den Lebensstil von Kunden bzw. Patienten positiv zu beeinflussen. Die zentrale Frage für die Krankenversicherung der Zukunft im Umgang mit dieser neuen Technologie ist sicherlich: Wo schafft KI einen wirklichen Mehrwert? Wo gibt es ethische Grenzen?

Blockchain

Blockchain ist das dritte große Zukunftsthema. Bei der Blockchain handelt es sich um eine gemeinsam genutzte Datenbanktechnologie, bei der die Mitglieder eines Netzwerks direkt miteinander verknüpft werden. In einem digitalen Register werden alle Transaktionen zwischen den Netzwerkpartnern verzeichnet und für diese sichtbar gemacht. Bevor eine Transaktion stattfinden kann, muss diese von jedem Rechner aus bestätigt werden, selbstverständlich verschlüsselt, um die Sicherheit der Transaktion gewährleisten zu können. Jede Information, die von dem System erfasst wird ist verifizierbar. Die Notwendigkeit einer zentralen Autorität, die für die Echtheit der Daten bürgt, entfällt also. Hierin besteht der eigentliche Mehrwert der Blockchain: Verifizierte Informationen, auf die jeder Teilnehmer einer Transaktion Zugriff hat, die also gleichzeitig von mehreren Rechnern verwaltet werden, sind so gut wie unmöglich zu manipulieren. Nutzbar ist diese Technologie in vielen Anwendungsfällen, auch für Krankenversicherungen: Vorbeugung bzw. Erkennen von Betrug, Speicherung und Teilen medizinischer Daten, Automatisierung operativer Aufgaben in der Risikoprüfung oder Schadensabwicklung. Hier ist unter Abwägung von Kosten und Nutzen die Frage zu stellen, an welchen Stellen die Anwendung dieser Technologie sinnvoll ist und einen echten Mehrwert stiften kann.

Neue Businessmodelle

Die Bedürfnisse und das Verhalten der Kunden haben sich tiefgreifend geändert. Entsprechend sind ganz neue Businessmodelle entstanden – einige davon wurden bereits ins Gesundheitswesen übertragen. Im Bereich der Krankenversicherung sind solche Modelle bislang nur in Ansätzen zu finden, sie könnten aber für die Krankenversicherung der Zukunft durchaus interessant sein.

Peer-to-peer (P2P) und Crowdsourcing

Hierbei geht es um die gleichberechtigte Nutzung und das Anbieten von Diensten, bzw. um die Auslagerung von Aufgaben an ein Kollektiv. Könnte es in der Krankenversicherung der Zukunft – wie in der Sachversicherung – darauf hinauslaufen, dass die Versicherung nur eine Management-Gebühr erhebt, etwa für die Risikoprüfung und das Marketing? Das Risiko verbliebe in diesem Fall beim Kollektiv der Einzahler. Die Anlage des Kapitals würde ebenfalls vom Kollektiv getätigt.

On Demand

Bei On Demand-Modellen steht eine zeitnahe Erfüllung von Anforderungen bzw. der Nachfrage im Fokus, oftmals unter Echtzeitbedingungen. Im Bereich der Mobilität wurden solche Modelle bereits erfolgreich umgesetzt, z.B. bei der Vermietung von Fahrzeugen. Lässt sich das auch auf die Krankenversicherung übertragen? Erste Ansätze, z.B. im Bereich der Zusatzversicherungen sind bereits vorhanden. Je mehr Daten (Big Data) vorliegen, die helfen,

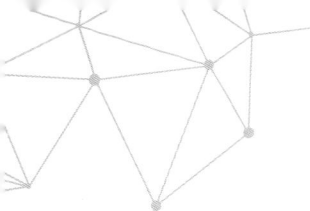

die Korrelation zwischen Schäden und ihren Ursachen aufzuklären, desto wahrscheinlicher wird dieses Szenario in der Krankenvollversicherung.

Sharing Economy

In (fast) allen Industrien gibt es mittlerweile „shared assets" – solche Konzepte sind schon seit Langem aus der Landwirtschaft bekannt. Hier geht es z.B. um die gemeinschaftliche Beschaffung oder Nutzung von landwirtschaftlichen Geräten – eine bekannte Rechtsform ist die Genossenschaft. Güter werden also in der Sharing Economy nicht mehr nur von einer Person genutzt, sondern an andere vermietet und ausgeliehen. Aktuelle Beispiele sind Airbnb oder Uber. Im Gesundheitswesen gibt es solche Modelle ebenfalls, z.B. in Gemeinschaftspraxen oder Ärztehäusern. Gibt es auch in der Krankenversicherung der Zukunft Anwendungsfelder? Wie könnte das konkret aussehen?

Gig Economy

In der Gig Economy werden kleine Aufträge kurzfristig an unabhängige Freiberufler oder geringfügig Beschäftigte vergeben. Eine Online-Plattform dient hierbei häufig als Mittler zwischen Kunde und Auftragnehmer. Beispiele sind MyHammer oder Foodora. Können sich solche Modelle in Zukunft auch in der Gesundheitsversorgung durchsetzen? Statt einen „staatlich geprüften" Pflegenden zu engagieren, könnten ausgewählte Aufgaben durch andere bzw. anders qualifizierte „Zeitarbeitnehmer" übernommen werden. Werden Krankenversicherungen solche Modelle akzeptieren und entsprechend leisten? Und wird der mündige Patient solche Modelle vielleicht sogar einfordern? Für die Krankenversicherungen könnten dadurch Kostenvorteile entstehen, für die Patienten kann idealerweise die Versorgung besser werden – nämlich dann, wenn sich die „kleinen" Anbieter besonders viel Mühe geben, die Kundenerfahrung perfekt zu gestalten.

Mögliche Szenarien für die Krankenversicherung der Zukunft

Die verschiedenen Technologietrends und Businessmodelle der heutigen Zeit geben Aufschluss darüber, wie die Krankenversicherung der Zukunft aussehen könnte oder zumindest in welche Richtung sie sich entwickeln könnte. Sicherlich sind gerade die Technologietrends beinahe ausnahmslos in das System integrierbar. Bei den Businessmodellen sieht es allerdings schon anders aus. Es wäre natürlich denkbar, dass Crowdsourcing und Sharing Economy auch eine Rolle in der Zukunft spielen, jedoch gibt es hierfür momentan kaum Anwendungsfälle und es ist ebenso zweifelhaft, dass sich diese Modelle zukünftig sinnvoll großflächig integrieren lassen.

Dagegen ist das wahrscheinlichste Szenario im Krankenversicherungsbereich die Kombination aus Technologietrends wie Big Data und KI mit dem Businessmodell On Demand. Wie bereits erwähnt, sehen wir heute schon im Zusatzbereich Entwicklungen, die sich auf die Lebenssituationen der Versicherten individuell anpassen. Auch im Vollkostenbereich lassen sich hier gewiss Anpassungen vornehmen, die sich aufgrund von Big Data und KI berechnen lassen und die die Versicherung individuell auf die Bedürfnisse der jeweiligen Lebenssituation der Kunden ausrichten.

Prinzipiell kann man festhalten, dass die Versicherung der Zukunft wesentlich individueller und flexibler gestaltbar sein wird und zusätzlich diverse Telemedizindienste integriert sein werden. Somit wird sie durch gesteigerte Interaktivität mit den Kunden eine größere, beziehungsweise zentralere Rolle im Leben der Kunden einnehmen und auch das Leben zu einem gewissen Grad mitgestalten.

Trotz der schwierigen Integration der Businessmodelle wird die Versicherung der Zukunft stark durch diese beeinflusst, da viele neue Leistungserbringer in den Gesundheitsmarkt eintreten werden, welche mit den etablierten, oder gegebenenfalls neuen digitaleren Krankenversicherungen, kooperieren müssen. Hinzu kommt, dass manche der aufkommenden Dienstleistungen sogar keine Interaktion mit Krankenversicherungen benötigen werden, da sie sich durch Businessmodelle wie Peer-to-peer und Sharing Economy beinahe autonom verhalten können. Hier könnte sich also ein interessanter koexistenter Markt bilden, welcher das gesamte Gesundheitswesen disruptieren könnte.

Wichtig wird es nun sein, die Trends in sinnvollen Geschäftsmodellen zu vereinen, welche sich ebenfalls mit den strengen Regularien des deutschen Gesundheitssystems vereinen lassen und gleichzeitig genügend Flexibilität für kommende Disruptions bieten. Es ist immer wieder zu beobachten, dass neue Modelle auf eine Weise eingebunden werden müssen, die mit der „alten Welt" vereinbar und gleichzeitig zukunftsorientiert gestaltet ist. Diese hybride Herangehensweise wird einer der Erfolgsfaktoren für kommende Innovationen sein.

Abschließend seien einige weitere Leitplanken aufgelistet, die helfen können, die Krankenversicherung zukunftsfähig aufzustellen:

- **Auf die richtigen Technologien setzen.** Da Zukunftstrends nicht genau vorhersehbar und z.T. widersprüchlich sind, müssen die Systeme „offen" gehalten werden. Die Krankenversicherung der Zukunft muss sich einer Plattform bedienen oder selbst eine Plattform sein, in einem ganzen Netzwerk von Plattformen.
- **Die richtigen Leute an Bord holen.** Die Krankenversicherung der Zukunft braucht Mitarbeiter, die offen sind und Zukunftstrends gut antizipieren oder aus anderen Branchen ableiten können. Sie müssen das Gesundheitssystem verstehen und gleichzeitig eine kreative Vorstellung davon haben, wie es in Zukunft sein könnte.
- **Sich konsequent am Kunden orientieren.** Der Kunde und die Kundenerfahrung sollten die Entscheidungen und Fortschritte bestimmen. Der Kunde muss also immer wieder in iterativen Schleifen in die Ausgestaltung und Weiterentwicklung von Angeboten einbezogen werden.
- **Sich nicht auf seinen Lorbeeren ausruhen.** Einmal erreichte und erfolgreich umgesetzte Innovationen sollen gefeiert werden, dürfen aber nicht zum Beibehalten des Status Quo führen und müssen daher immer Ansporn für weitere Entwicklung sein. Die zentrale Frage ist dabei: Was können wir noch besser machen?

Fazit

Die digitale Transformation im Gesundheitswesen und in der Krankenversicherung ist bereits Realität und Auslöser eines internationalen Innovationsrennens. Erfolgreiche Player in diesem Wettstreit sichern sich vor allen Dingen eins: den direkten Kontakt zum Kunden und zu seinen Daten – und damit den Schlüssel zu personalisierten Angeboten. So erreichen sie echte Kundennähe, können Trends erkennen und daraus wieder neue Geschäftsmodelle ableiten – und das ganz häufig ohne kostenintensive Infrastrukturen.

Die Autoren danken der Kollegin Yvonne Gründler und den Kollegen Daniel Deutsch und Maximilian Rast für ihre Mithilfe bei der Erstellung dieses Beitrags.

Literatur

Birkenstock G (2012) Krankenversicherung in Deutschland: Bismarcks Schachzug. URL: https://p.dw.com/p/15O0W (abgerufen am 16.07.2018)

Brown T (2009) Change by Design. Harper Business New York

Bundesgesundheitsministerium (März 2018) Geschichte der gesetzlichen Krankenversicherung. URL: https://www.bundesgesundheitsministerium.de/themen/krankenversicherung/grundprinzipien/geschichte.html (abgerufen am 16.07.2018)

Drobinski M (2018) Digitalisierung: Gestern noch Versprechen, heute schon Bedrohung. URL: http://www.sueddeutsche.de/kultur/digitalisierung-und-gesellschaft-heute-hoffnung-morgen-schrecken-1.3985144-2 (abgerufen am 16.07.2018)

Lippke S, Renneberg B (2006) Theorien und Modelle des Gesundheitsverhaltens. URL: http://userpage.fu-berlin.de/~slippke/d-home/skalen/Lippke&Renneberg (2006)_Theorien.pdf (abgerufen am 16.07.2018)

Matsuura K et al. (2014) Role of IL28B for Chronic Hepatitis C Treatment Toward Personalized Medicine. J Gastroenterol Hepatol 29(2), 241–249

Samdal GB et al. (2017) Effective behaviour change techniques for physical activity and healthy eating in overweight and obese adults. URL: https://ijbnpa.biomedcentral.com/articles/10.1186/s12966-017-0494-y (abgerufen am 16.07.2018)

Seligman M (2011) Flourish: A Visionary New Understanding of Happiness and Well-being. Simon & Schuster New York

Thaler RH, Sunstein CR (2008) Nudge: Improving Decisions About Health, Wealth, and Happiness. Yale University Press

Thranberend T et al. (2015) Videosprechstunden. URL: https://www.bertelsmann-stiftung.de/fileadmin/files/BSt/Publikationen/GrauePublikationen/SpotGes_VideoSprechstunde_dt_final_web.pdf (abgerufen am 16.07.2018)

WHO (1948) Constitution of the World Health Organization. URL: http://apps.who.int/gb/bd/PDF/bd47/EN/constitution-en.pdf (abgerufen am 16.07.2018)

Wyman O (Policen Direkt) (2017) Zukunft von Insurtech in Deutschland – Der Insurtech Radar 2017. URL: http://www.oliverwyman.de/content/dam/oliver-wyman/v2-de/publications/2017/dez/OliverWyman_InsurTech-Radar-2017.pdf (abgerufen am 16.07.2018).

Zeevi D et al. (2015) Personalized Nutrition by Prediction of Glycemic Responses. Cell. 163(5), 1079–1094

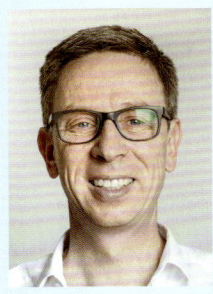

Dr. med. Roman Rittweger

Roman Rittweger studierte Medizin und erwarb einen MBA am INSEAD in Fontainebleau. Er arbeitete zunächst mehrere Jahre als Unternehmensberater für A.T. Kearney und McKinsey & Company. Im Anschluss gründete und führte er die ArztPartner almeda AG, einen Dienstleister für Krankenkassen, der 2001 von der DKV AG übernommen wurde und Pionier des Versorgungsmanagements in Deutschland ist. Danach war Roman Rittweger bei BBDO Consulting als Managing Partner für den Bereich Healthcare verantwortlich. Anschließend unterstützte er dann 10 Jahre lang bei der Advisors in Healthcare GmbH mit seinen Expertenteams Unternehmen aus dem Gesundheitswesen bei zahlreichen Innovations- und Vermarktungs-Fragestellungen. Ende 2015 gründete er mit Frank Birzle und Sebastian Scheerer die ottonova als neue kundenzentrierte, digitale private Krankenversicherung, die dann am 21.06.2017 den Geschäftsbetrieb aufnahm – 135 Jahre nachdem Otto von Bismarck die Krankenversicherung in Deutschland etablierte.

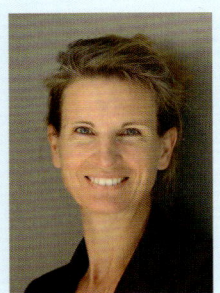

Dr. med. Sabine Müllauer

Sabine Müllauer ist Ärztin und Unternehmensberaterin mit besonderem Interesse für nutzerzentrierte Innovation. Sie war zunächst als Assistenzärztin in der nephrologischen Abteilung und der internistischen Notaufnahme des Krankenhauses München-Schwabing tätig und wechselte 2000 zur Boston Consulting Group, wo sie als Beraterin mit Schwerpunkt Gesundheitsindustrie arbeitete. Im Anschluss daran baute sie für die Firma IDEO die Health Practice in Europa auf und leitete das Business Development. Nach Tätigkeiten für verschiedene Startups im Bereich Healthcare kam Sabine Müllauer während der Gründungsphase 2016 als eine der ersten Mitarbeiterinnen zu ottonova. Als Leiterin des Bereichs Customer Focus stellte sie sicher, dass ottonovas Angebot nah am potenziellen Kunden entwickelt wird und eine Organisation entsteht, die die Bedürfnisse der Kunden in den Mittelpunkt stellt.

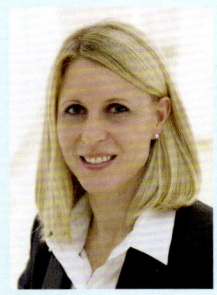

Ruth Philipp, Dipl.-Psych.

Ruth Philipp ist Diplom-Psychologin mit Schwerpunkt Arbeits- und Organisationspsychologie. Sie verfügt über langjährige Erfahrung in der Entwicklung und Umsetzung von Versorgungskonzepten. So war Ruth Philipp bei der Kassenärztlichen Vereinigung u.A. für die Einführung der Disease Management Programme in Bayern verantwortlich. Danach hat sie bei einem Dienstleister der ERGO/Munich Re-Gruppe mit ihrem Team telemedizinische Gesundheitsservices entwickelt und implementiert, auch in internationalen Märkten. Zudem war sie Lehrbeauftragte zum Thema Telemedizin an der Hochschule Rosenheim. Ruth Philipp trat Ende 2016 in die ottonova ein und leitet den Fachbereich Health Management.